FOURTH EDITION

Advanced Health Assessment *and* Diagnostic Reasoning

Jacqueline Rhoads • Sandra Wiggins Petersen

건강사정 제 4 판

김미원 김경화 남지란 장형순 정유진 최영아 외 공역

JONES & BARTLETT LEARNING

정문각 JMK

Advanced Health Assessment *and* Diagnostic Reasoning

FOURTH EDITION

건강사정 제 4 판

Jacqueline Rhoads, Sandra Wiggins Petersen 원저

김미원 김경화 남지란 장형순 정유진 최영아 외 공역

ORIGINAL ENGLISH LANGUAGE EDITION PUBLISHED BY
Jones & Bartlett Learning, LLC
5 Wall Street
Burlington, MA 01803 USA

FOURTH EDITION

Advanced Health Assessment *and* Diagnostic Reasoning

건강사정 제4판

| 저　자 |

Jacqueline Rhoads • Sandra Wiggins Petersen

| 편집위원 |

김미원	상명대학교	장형순	한림성심대학교
김경화	충청대학교	정유진	가톨릭상지대학교
남지란	구미대학교	최영아	경북보건대학교

| 공동역자 |

강혜승	세경대학교	윤정원	영진전문대학교
강희경	제주한라대학교	이선주	충북보건과학대학교
권경희	수성대학교	이영희	충북보건과학대학교
김경화	충청대학교	이인실	유원대학교
김미원	상명대학교	이창관	강서대학교
김성해	동명대학교	장형순	한림성심대학교
김유미	대동대학교	장효열	전주비전대학교
남지란	구미대학교	전소연	서울여자간호대학교
민지영	제주한라대학교	정경화	대구과학대학교
박소연	전남과학대학교	정유진	가톨릭상지대학교
박연자	경북과학대학교	정윤서	경일대학교
박현순	구미대학교	조진희	동남보건대학교
백영미	수성대학교	최영아	경북보건대학교
변규리	구미대학교	최지연	김천대학교
석윤희	경일대학교	한수연	부천대학교
석현진	영남이공대학교	한정화	경운대학교
신희건	동서대학교	현수진	대구과학대학교
염영선	백석문화대학교	홍정주	경동대학교

(가나다 순)

머리말

건강사정은 간호사에게 있어서 반드시 필요한 기술로, 매우 정밀하고 과학적인 학문입니다. 또한 환자에 대한 초기 사정 단계에서 필수적인 요소로, 임상에서 간호과정을 적용하는 데 가장 기본적인 간호 학문입니다.

그러므로 우리는 대상자의 인체구조와 기능에 따른 정상과 비정상을 구별할 수 있는 능력을 뛰어 넘어 임상현장에서 대상자와 접하면서 중요한 주관적 자료와 명확한 객관적 자료를 토대로 보다 체계적인 방법으로 대상자의 숨겨진 다양한 증상들을 예견하고 도출해 나아갈 수 있는 능력을 배양해야 할 것입니다.

이를 위해서 간호사는 좀 더 집중적이고 정확한 문진을 시작으로 건강사정 전략과 진단적 추론을 함께 생각하며, 보다 전문적인 건강사정법을 기반으로 간호진단과 간호계획을 설정해야 합니다.

이 책은 Jones & Bartlett 사의 Jacqueline Rhoads와 Sandra Wiggins Petersen의 저서인 "Advanced Health Assessment and Diagnostic Reasoning, Fourth edition"의 번역서입니다. 국내 건강사정 번역서로 출간된 기존의 도서는 매우 광범위하게 서술되어 있어 한편으로는 교육실정에 다소 어려움이 있었다고 생각합니다. 그에 반해 이 책은 임상실무 중심으로 다각적인 건강사정법을 간략하게 서술하였으며, 기존 책에서는 볼 수 없었던 내분비계장애 대상자를 위한 건강사정 단원을 포함하고 있으므로 간호사를 위한 임상에서 쉽게 적용할 수 있는 이상적인 책이라 생각합니다.

이 책의 구성으로는 각 단원별 인체기관의 해부생리를 시작으로 대상자의 건강력 조사, 신체사정, 진단적 추론의 과정을 거쳐 특정 대상자를 위한 건강사정 시 유의사항과 관련 사례 연구를 끝부분에서 요약 정리하였습니다.

끝으로 본 교재를 사용하는 모든 간호인들의 관심어린 충고와 고견을 부탁드리며, 본 교재의 출판을 맡아 수고해 주신 도서출판 정문각 JMK 대표와 임직원 여러분께 진심으로 감사드립니다.

2024년 1월

편집위원 일동

차례

1부 효과적인 건강사정 전략 · 1

1장 면담과 건강력 수집 전략 · 2

2장 신체검진 전략 · 19

3장 기록 전략 · 28

4장 문화 사정 · 39

5장 영양 사정 • 50

2부 신체 기관별 건강사정 • 57

6장 정신건강장애 • 58

7장 외피계장애 • 76

8장 안과장애(눈장애) • 104

9장 귀장애 • 126

10장 코, 부비동, 입, 인두 장애 • 152

17장 여성 비뇨생식기계장애 및 유방장애 • 338

18장 근골격계장애 • 376

찾아보기 • 420

PART 1

효과적인 건강사정 전략

Chapter 1

면담과 건강력 수집 전략

Interview and History Taking Strategies

"건강력 수집에서는 환자의 생각을 따르라, 유도질문을 하지 말라. 제안하지 말라. 환자의 호소를 옮길 때는 환자의 언어를 그대로 써라."

윌리암 오슬러 경(1849~1919) (Bean & Bean, 1968)

면담과 건강력

면담과 건강력 수집에는 다섯 가지 주요 기능이 있다.

1. 간호사와 환자 간의 초기 유대 관계를 수립한다[그림 1-1].
2. 다음 단계인 임상적 의사결정의 토대가 된다.
3. 면담 시에 수집한 객관적, 주관적 자료[박스 1-1]는 법적 기록이 되며, 임상적 판단을 내리는 데 중요한 역할을 한다.
4. 보험 청구 시 필요한 서류의 중요한 구성요소이다.
5. 근거중심간호 실무 적용과 환자 결과의 확인과 같은 임상 수행 평가 과정에서 필수적인 요소를 제공한다.

이 책의 주요 목표는 전문 지식을 바탕으로 숙련된 건강사정을 수행하는 것이며, 이 장에서는 다섯 가지 주요 기능 중 1번과 2번 기능을 주로 강조하였다. 법적 조건과 배상 요건은 간호의 모든 요소를 세심하고 포괄적이며 완전하게 기록하도록 하는데부터 시작되며, 이는 간호사와 환자 간에 처음 접할 때부터 제공되는 환자 교육과 상담을 포함한다. 이에는 직접적인 대면뿐만 아니라 이메일이나 전화상담 내용도 간호에 포함된다. 그러나 세심하고 포괄적이라고 하는 것이 반드시 장황한 것을 의미하는 것은 아니다. 숙련된 간호사는 모든 필수적인 임상 자료를 정확하게 기록하고, 진단과 치료를 결정하는 데 근간이 되는 임상적인 의사결정까지도 기록하도록 노력해야 한다. 객관적 자료는 모든 간호사가 효과적인 의사소통을 하고, 환자에게 높은 질적 간호를 지속적으로 제공하도록 하며, 간호사의 법적 취약점을 최소화하고, 의료서비스의 배상을 최대화할 수 있게 한다. 법적 관점에서 보면 기록되지 않은 것은 간호가 수행되지 않은 것으로 본다. 즉, 기록이란 수행되었음을 입증하는 것이다.

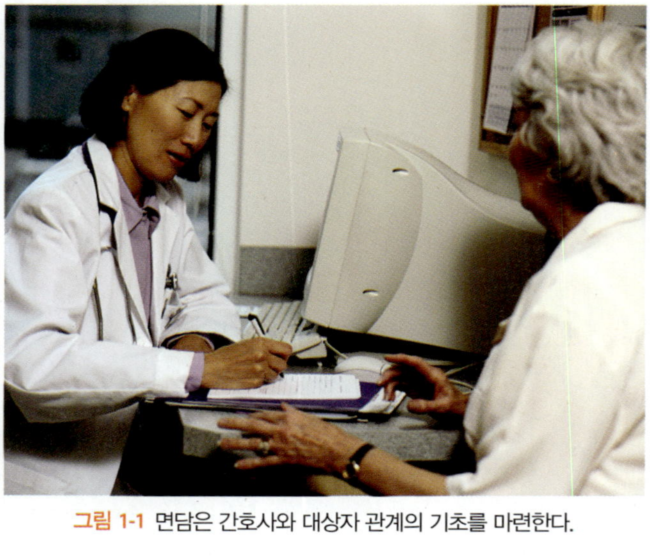

그림 1-1 면담은 간호사와 대상자 관계의 기초를 마련한다.

박스 1-1 주관적 자료와 객관적 자료

주관적 자료는 건강력을 수집하는 동안 환자나 주변 정보 제공자가 제공하는 정보들이다. 주관적 자료라고 불리는 이유는 그 자료가 환자의 현재 건강 요구와 과거 건강 상태에 대한 지각과 회상을 반영하고 있기 때문이다. 지각과 회상은 주관적 자료를 수량으로 나타내기 어렵기 때문에 다양한 이해가 필요하다.

이와는 대조적으로, 객관적 자료는 검사 결과나 신체검진 결과와 같이 측정 가능하고 입증 가능한 정보들이다.

두 형태의 자료는 충분하지 않거나 잘못 기재될 수 있고, 이것은 간호 과정에 있어 치명적인 오류가 된다. 인간의 지각은 경험들로부터 이끌어내며, 인간의 행동에 지대한 영향을 미친다. 성공적인 건강력 수집은 환자가 이행해야 할 개별화된 간호계획을 수립하기 위해 주관적 자료와 객관적 자료의 성공적인 통합에 달려 있다. 건강력은 대부분 주관적 자료를 포함한다. 검사 결과나 과거 의학적 검사와 같은 자료는 환자와 면담하는 동안 환자가 제공하는 정보들을 보충해 준다. 따라서 주관적 자료와 객관적 자료의 결합이 환자의 기본 자료가 된다.

면담

환자와의 관계 수립과 유지

간호사와 환자 간에 건강한 상호 관계를 유지하는 것은 임상에서 복합적인 건강과 질병 요구를 가진 환자를 효과적으로 관리하는 데 필수적이다. 특히, 상호 신뢰감은 무엇보다 중요한 요소이다.

또한 윤리적인 자율 원칙이 중요한데, 이는 궁극적으로 모든 치료 과정을 환자가 결정하도록 한다. 환자의 자기 결정 수행 능력은 환자를 간호 과정에서 진정한 동반자로서 적극적으로 참여시키는 간호사에 의해 크게 촉진된다. "아는 것이 힘이다."라는 오랜 속담에서 중요한 점은 환자에게 권한과 결정권을 주는 것이다. 환자가 자신 스스로 건강간호에 포함되어 있다고 느끼도록 해야 한다. 간호사가 초기 건강력과 후기 자료 수집을 위한 면담을 어떻게 하는지는 간호사와 환자의 관계 특성에 큰 영향을 미친다. 간호사와 환자는 상호 관계를 이루게 된다. 환자의 의사결정 과정을 인도하고 치료적 중재에 따르도록 하기 위해서 간호사와 환자는 계속적인 파트너십을 형성해야 하며, 파트너십은 간호에 대한 의사결정을 하는데 환자가 적극적인 역할을 하도록 상호 신뢰와 존중을 기반으로 형성되어야 한다.

문화적 간호 제공

환자 대상은 점점 더 다양해지고 있다. 미국인들의 건강에 관한 미국보건복지부의 네 번째 보고서인 'Health people 2020'은 민족성, 사회경제적인 지위, 건강 간의 관계에 관하여 주목할 만한 근거를 제시한다.

이 보고서에서는 두 가지 포괄적인 발의에 주목한다.

1. **건강과 불건강의 결정 인자:** "생물학적, 사회적, 경제적 그리고 환경적 요소(그리고 이들 간의 관계)는 이러한 지표를 향상시키기 위한 개인 및 지역사회의 역량에 미치는 영향. 이러한 결정 인자를 설명하는 것은 인구의 건강을 증진시키고 불건강에서 벗어나는데, 즉 'Health people 2020'의 총체적인 목표를 달성하는 데 중요한 열쇠가 된다."
2. **생애주기에 따른 건강:** "생애주기에 대한 관점을 활용함으로써 이 발의는 수명에 따라 다양하게 나타나는 건강의 특정 위험 요소와 결정 인자를 인식한다. 건강과 질병은 위험 요소와 결정 인자의 영향이 어떻게 축적되었는지에 의해 결정된다. 일생에 걸쳐 특별한 시점에서 중재하는 것은 위험 요소를 감소시키고 건강을 증진시키는 데 도움이 될 수 있다. 생애주기별 관점은 'Health people 2020'의 4개의 포괄적인 목적 중 하나인 삶의 질 증진, 건강한 발달 그리고 전 생애에 걸친 건강 행위를 증진한다."

모든 환자들에게 양질의 건강간호를 제공하기 위해서는 사회적 계약을 맺는 것뿐만 아니라 간호사는 문화적으로 걸맞는 간호 기술을 발전시키고 제시해야 하고, 이는 환자의 사회경제적 지위를 고려하는 치료적인 중재에 반영된다. 건강력 수집은 간호사와 환자 간의 첫 만남이 된다. 문화적 간호를 제공하기 위해서는 환자의 믿음, 가치와 습관들에 대한 지식이 필요하고, 또한 간호사는 환자의 태도, 신념, 행동들이 간호 과정에 영향을 미친다는 것에 대한 자기 성찰의 굳은 의지가 필요하다.

자기 자신의 신념과 가치가 우월하다고 믿는 자기 민족중심주의는 간호사와 환자 간의 효과적인 관계 수립에 있어 주된 방해물이 된다. 이와 비슷하게, 어떤 문화적 그룹의 규범에 대한 무지는 좋은 의미의 간호 제공 행위를 나쁘게 해석하게 할 수도 있다. 이 규범들에는 개인적인 신념, 건강의 정의, 의사소통, 눈맞춤과 건강간호 의사결정을 누가 하는가에 대한 것들이 포함된다. 대부분의 좋은 의도의 간호사는 무지함 때문에 이 규범들을 위반하게 되고, 결국 환자와의 신뢰감 증진과 치료 중재를 따르도록 하는 것에 영향을 준다. 일반적으로 간호사는 환자와의 직접적인 눈맞춤을 통해 환자가 보다 솔직하고 정직하다고 간주한다. 만약 간호사에게 환자가 눈을 맞추지 못하면 환자들이 숨길 것이 있어서 그렇다고 해석하게 된다. 많은 다양한 문화에서는 권위자를 직접 바라보는 것을 무례한 것이라고 생각하기도 한다.

비교 문화 모델은 다양한 문화적 배경을 가진 환자들에게 윤리적인 간호를 향상시키기 위해 관련 연구 결과를 적용한다. 간호사가 문화적으로 적절한 간호사가 될 수 있도록 많은 뛰어난 자원들이 개발되어 왔고, 이 장의 후반부에 자원들을 제시하였다.

간호사와 환자 간의 관계에서 어려움 극복하기

어떤 환자는 화를 내거나 적대적이어서 간호사를 처음 만나는 초기부터 간호사에게 저항하기도 한다. 간호사와 환자 간에 강한 연대감이 생겼다 하더라도 간호 과정에서의 결정적인 사건 발생이나 중요한 타인의 영향력은 관계의 안정과 효율에 크게 장애가 될 수도 있다.

의사소통 장애에 대한 인식과 반응

예상치 못한 상황들을 성공적으로 해결하기 위해서는 환자들이 나타내는 감정이나 행동(예를 들어, 슬픔, 불안, 화, 적대감)을 사전에 인식해야 한다. 인식(recognition)은 간호사가 주의 깊은 청취자와 관찰자가 되고, 또한 간호사는 환자가 보고 들은 것을 반영하고 진행시키도록 한다. 인식은 종종 거리감을 지각하거나 전에는 따뜻하고 자연스러웠던 의사소통이 부자연스러운 의사소통이 되어가고 있는 것을 지각하면서 시작된다. 이런 일이 발생하게 되면 평소에 하던 상담을 중단하고 지각한 것을 환자와 함께 나누도록 한다. 지각된 행동이나 영향을 알아내고 이 관찰이 정확한지 환자에게 확인한다. 환자 행동의 특성과 근원에 대해 아직 불분명하다면, 환자에게 그가 하는 이야기를 들었지만 환자가 왜 그렇게 느끼는지 모호하다고 말한다. 환자가 경험하고 있는 것이 무엇인지 간호사가 더 잘 이해할 수 있도록 환자에게 도움을 요청하며, 논쟁을 벌이거나 방어적이 되지 않도록 한다.

"저는 어느 부분에서 환자분이 매우 당황하셨다는 것을 알 것 같아요. 이제 좀 나아지셨나요?"와 같이 이해와 관심을 보여 주는 질문을 함으로써 환자의 감정이 적절한지 파악하고 확인하며, 공감을 표현한다[그림 1-2]. Coulehan and Block(1997)은 이해의 형태로서 공감을 정의하였다. 공감(empathy)은 어떤 사람에 대해 동정적이거나 안쓰럽게 느끼는 감정적 상태가 아니라, 오히려 감정이입이 된다는 것은 환자가 진술하는 모든 것을 들어주고 그 감정과 제스처를 표현하도록 하는 것을 의미한다. 또한 환자가 말한 것을 간호사가 올바르게 들었다는 것을 그 환자가 알도록 한다. 또한 환자가 진술한 것을 요약하고, 표현한 감정들을 분석하여 상담하도록 한다. 그리고 관심을 표명하기 위해 말한 것을 되새겨 보도록 한다. 간호사와 환자 간의 관계에서 발생하는 충돌에서 전부 그런 것은 아니지만 대부분의 경우 빠른 회복이 이루어지지 않고 일방적으로 나아간다면, 환자는 결국 관계를 더욱 악화시키게 된다. 환자를 지지하고 이해하는 것은 관계를 확립하고 유지하는데 기본적인 것이다.

접촉(touch)은 간호사가 대상자를 충분히 이해하고 있다는 것을 전달하는 데 도움이 된다. 문화적으로 적절하다고 받아들여지고 사랑하는 사람을 잃었을 때나 좋지 않은 예후를 말해야 하는 경우에 접촉은 매우 좋은 치료가 될 수 있다.

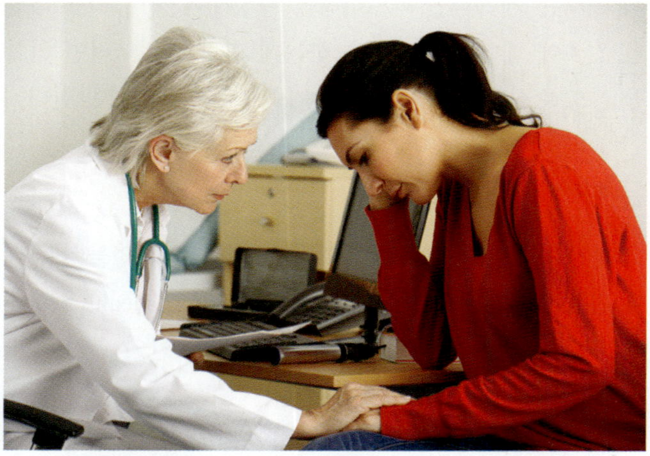

그림 1-2 환자가 혼란스러운 문제를 의논할 때 간호사가 공감을 표현하고 있다.

또한 희망(hope)을 보여 준다. 이것은 특히 예후가 좋지 않은 상황에서 중요하다. 궁극적인 결과는 변하지 않을지라도 치유는 선택이 아니기 때문에, 간호사가 절대 포기하지 않을 것이라는 강한 신념과 여전히 환자 곁에서 계속 지지하는 사람이 될 것이라는 신뢰를 준다. 또한, 남은 여생에서 환자에게 중요한 인생의 목표를 알고 성취하는 것에 간호사가 충분히 알고 이에 대한 도움을 줄 수 있을 것이라는 점을 환자에게 이해시켜야 한다.

저항적인 환자와 관계 형성

치료적인 권고에 저항적인 환자는 간호사와 환자 간의 관계에 또 다른 도전이 된다. 이러한 저항은 간호사가 환자의 건강간호에 대한 결정을 내릴 때 그 환자를 동반자로서 온전히 포함시키지 못하도록 한다.

문화적 규범과 환자의 양면감정 또한 흡연하는 환자에서와 같이 주된 요인이 된다.

흡연의 부정적인 건강 결과를 경험하지 않은 흡연자는 자신이 위험에 처해 있다고 지각하지 못하며, 그들의 사회문화적 환경은 이러한 부정적인 건강 행동을 지속하도록 만들기도 한다.

간호사는 환자가 행동이나 중재를 받아들이거나 변화시킬 준비가 되어 있는지 지속적으로 사정해야 하고, 환자의 준비 정도를 증가시킬 수 있는 기회를 활용할 준비가 되어 있어야 한다. 예를 들면, 예전에 금연간호에 관해 저항적이었던 여성 흡연자가 비정상적인 자궁경부세포진검사팝도말검사(papanicolaou smear test, Pap smear test) 결과 때문에 질경검사질보개검사를 해야 한다고 하면 금연에 대해 호응하게 되고, 그녀는 흡연과 자궁경부암자궁목암(cervical cancer)과의 관계에 대해 이해하게 된다. 아이의 부모가 일하는 동안 손자를 돌보는 흡연자인 할머니의 경우, 자신의 건강을 위해서 금연하는 것은 저항적일 수 있으나 손자의 건강을 지키기 위해서는 금연할 수 있다.

간호사와 환자 간의 관계에 영향을 미치는 제도적 요인

대부분의 간호사들은 의료기관에 고용되어 있다. 많은 의료기관의 관련 요소가 간호사와 환자 간의 관계에 영향을 미치기도 한다. 의료 비용 절감은 생산성에 초점을 두어 왔고, 환자 수는 증가하는 반면에 환자를 위한 상담과 관찰에 주어진 시간들이 줄고 있는 형편이다. 필요한 모든 자료를 수집할 때 환자를 대면하는 데 시간이 충분하지 않다면 환자는 간호사를 만나기 전에 자신 스스로 건강력 양식을 직접 작성해야 한다.

자료 수집 시 우선순위를 정하는 것은 필수적이며, 환자가 호소하는 주호소와 객관적으로 나타나는 증상과 징후에 의해 결정된다. 예를 들면, 식이, 운동과 사회력이 치료 결정에 영향을 미치지만, 질병의 급성기에는 과거병력과 계통별 문진(review of system)이 우선된다.

건강력 수집

건강력은 간호에 기초가 되며, 신체검진 시 감별 진단과 치료결정을 위한 중요한 자료로 필수적으로 사용된다. 부족한 기초 자료는 환자를 오진의 위험과 부적당하거나 잘못된 치료의 위험에 놓이게 한다. 또한 간호사가 용인된 간호 표준 안에서 수행하지 않는다는 것을 알려 주고, 소송 문제에서 취약하게 된다.

환자 권한을 위한 건강력

건강력을 개발하는데 환자를 참여하게 하는 것은 간호사와 환자 간에 파트너십을 형성하는 강력한 도구이다. 잘 고안된 문화적 · 언어적으로 적절한 건강력 양식은 미래의 간호 결정을 이끌어내는 개인적인 기초 자료를 개발할 때 환자의 수동적인 반응을 적극적인 협력자로 변화되도록 돕는다. 이 양식은 환자가 자신의 과거나 현재 건강을 검토하도록 요구하고, 환자의 건강 상태에 대한 건강간호 행동, 신념, 잠재적인 가치의 영향력을 반영하도록 요구된다. 이 반영의 과정에 환자가 참여하는 것은 건강간호 자료에 대한 소유감을 갖게 돕고, 환자가 미래 교육에 대한 수용성을 갖도록 한다.

모든 건강간호의 궁극적인 목표는 환자의 건강과 안녕을 최대화하는 것이다. 이것이 건강 유지와 질병 예방을 포함하거나 내외과적 상태의 실제 치료에 포함하던 간에, 많은 환자들은 자신이 바라는 건강 수준을 얻거나 유지하기 위하여 자신의 현재 행동이 중요하며, 지속적인 변화를 가져야 한다. 치료 요법에 대한 순응도는 환자상태의 중대성에 대한 환자 인식 및 순응과 관련된 비용을 포함하여 여러 요인에 의해 영향을 받는다. 간호사는 건강 증진과 분석에 스스로 참여함으로써 건강간호 목표를 수립하고, 문화적으로 적합한 간호계획을 고안함에 있어서 환자의 적극적인 참여를 위한 토대를 마련하게 된다. 꾸준한 협력적인 과정은 환자의 자율성을 지지하고, 치료에 잘 따르도록 하며, 최적의 임상 결과를 얻게 한다. 효과적인 면담과 건강사정을 수행할 수 있는 전략에 대한 개략적인 설명은 [박스 1–2]에 제시되어 있다.

박스 1–2 면담과 건강력 조사의 핵심지표

면담과 건강력은 효과적인 환자간호에 기본이 된다. 면담과 건강력을 수집할 때 다음의 지표를 기억한다.

- 전문가적인 용모와 행동을 보인다. 단정하지 못한 과도한 복장을 하거나 부적절한 의상과 비전문가적인 행동은 신뢰감을 주지 못한다.
- 사생활를 보호한다. 건강력은 매우 사적인 정보를 포함하며, 환자의 사생활을 최대한 보장해 주는 환경에서 수집해야 한다. 사회적으로 받아들여지지 않는 행동을 보이는 청소년과 환자는 특별히 정보를 공유하는 것을 꺼려 할 수도 있다. 특히 성적인 것과 약물, 알코올 사용과 같은 민감한 부분에 대해 물어볼 때는 부모나 보호자 없이 건강력 수집을 진행하도록 한다.
- 가능하면 조용한 곳에서 집중할 수 있는 환경을 제공한다. 간호사가 전화나 호출을 받을 경우도 주의가 산만해진다. 전문가적인 역할 수행에 필요한 것이 아니라면 전화를 받는 행동으로 환자 건강력의 흐름을 방해하지 않도록 휴대폰과 호출기를 잠시 꺼 놓도록 한다.
- 적절한 존칭으로 환자를 부른다(ㅇㅇㅇ님, ㅇㅇㅇ여사님, ㅇㅇㅇ양).
- 새로운 환자에게 자신을 소개하고 역할을 안내한다(예: "제 이름은 ㅇㅇㅇ이고, 간호사입니다.").
- 환자에게 건강력을 진행하도록 승락을 받는다.
- 환자가 옷을 입은 상태에서 건강력 자료를 수집하도록 한다. 착의는 개인적인 통합과 정체감에 중요하다. 검진자는 환자의 초기 외모를 통해 가치 있고 문화에 대한 진단적 단서를 얻는다.
- 간호사가 주도적인 역할을 하는 것을 피하고 자신을 환자와 동등한 위치에 두도록 한다[그림 1–3]. 이와 비슷하게, 개인적인 공간과 눈맞춤에 관한 문화적 규범을 존중한다.
- 간호사의 잠재적인 편견이 정확하고 완전한 건강력을 수집하는 능력에 방해가 될 수 있다는 것을 인식한다(예: 나이 또는 성에 대한 편견).
- 청력상실이나 시력상실과 같은 감각 결손이 있는지를 관찰하고, 이에 상응하여 면담 기술을 조정한다. 청력상실 환자와 면담할 때 환자가 간호사의 얼굴을 볼 수 있도록 자리 잡고 좀 더 크게 천천히 말한다.
- 환자의 신체적, 정서적인 자원에 대한 대화를 최대화하기 위해 정보 요구를 최우선순위로 둔다. 통증 환자나 급성 스트레스 환자는 특별하게 고려한다.
- 개별적 환자의 문화적 규범과 가치를 알고 존중한다. 이에 상응하여 면담 기술을 조정한다. 문화적인 규범을 환자에게 강요하지 않는다.
- 언어장벽으로 통역이 필요하다면 통역관을 보고 말하지 말고 환자를 보고 말하며, 통역과 반응에 적절한 시간을 할애한다.
- 면담하는 동안 간단한 메모를 해도 되는지 환자에게 물어본다. 건강력이 간호 결정에 영향을 미칠 수 있는 중요한 정보를 포함한다는 것을 설명하고, 중요한 정보를 빠뜨리지 않는 것이 중요하다는 것을 설명한다. 그러므로 기록할 때 잘 판단하도록 한다. 환자와의 관계가 중단될 수 있으므로 자료를 기록하는 데만 초점을 두지 않는다.
- 환자가 제공한 모든 정보는 비밀 보장이 되고 간호 결정의 기초로 사용된다는 것을 환자에게 확신시킨다. 이 정보가 다른 목적으로 사용된다면(예: 제3자 변상을 얻거나) 중요한 건강간호 자료의 이런 추가적인 사용을 위하여 환자 또는 부모/보호자에게 승인에 대한 통의를 받아야 한다.

건강력을 수집하는 면담 동안 정보를 얻기 위해 개방형 질문을 사용한다. 특히 현재병력을 얻는 초기 면담에서 환자와 정보 제공자에게 증상이나 서술어구를 제시하지 않는다. 환자가 자신의 말로 질병을 서술하도록 한다. 환자가 경험하고 있는 증상의 상대적 중요성에 대해 환자 자신이 인식하고 있는 것이 무엇이고 어떠한지에 관한 중요한 통찰력을 제공한다. 환자가 개방형 질문에 대답한 이후에 추가 자료가 필요하다면 더 구체적으로 정보를 얻기 위한 특별한 질문을 한다. 특별한 반응을 제시하는 질문, 단순히 "예" 또는 "아니오"라는 대답을 이끄는 폐쇄형 질문은 피한다. 다음은 부적절한 질문의 예이다. "당신의 통증을 날카로운 칼로 찌르는 듯한 통증이라고 기술하겠습니까? 또는 둔하고 쑤시는 통증이라고 기술하겠습니까?"

박스 1-2 면담과 건강력 조사의 핵심지표-계속

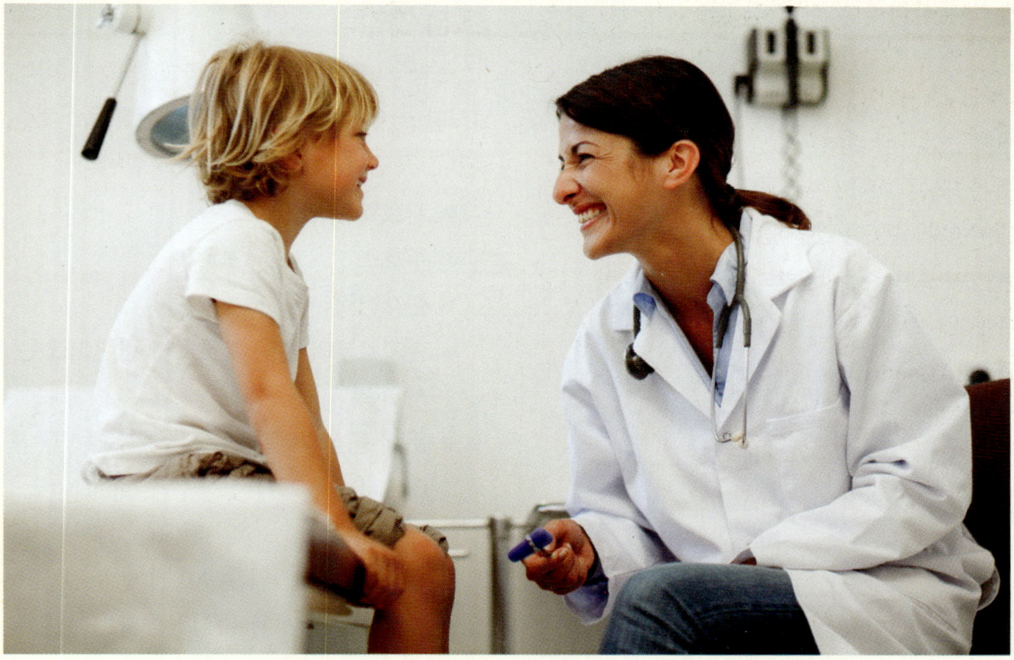

그림 1-3 간호사는 환자와 눈높이를 맞춤으로써 눈접촉을 유지한다.

- 간호 과정에서 환자가 동반자가 되도록 돕는다. 환자들의 건강간호 목표와 간호 기대를 물어본다.
- 환자가 반응할 때 적절한 시간을 준다. 특히 민감한 정보를 이끌어 낼 때는 재촉하는 분위기를 만들지 않는다.
- 기술적 용어나 의학적 용어를 사용하지 않는다. 각각의 건강력은 환자 교육의 가능성을 제공한다. 환자가 이해하고 사용하는 언어로 환자에게 설명한다.
- 주의 깊고 비판적인 청취자가 되고, 건강력을 수집하는 동안 집중적인 관찰자가 되도록 한다. 성급하게 방해하지 말고, 환자가 말을 중지하거나 침묵 시에 다른 질문을 하려고 하지 않는다. 즉각적이고 직접적인 질문으로 개입하기 전에 간호사의 질문에 대답할 생각과 시간을 준다. 즉각적인 질문이 필요하다면, "계속 하세요."와 같은 말로 그저 간단히 지지하는 것이 의사결정을 용이하게 하고, 추가적인 정보를 얻을 수 있도록 격려하는 것이다.
- 면담하는 동안 중요한 정서적인 변화, 자세 변화와 같은 비언어적 행동을 관찰한다. 이것은 좀 더 자세히 조사해야 하는 민감한 정보를 수집하는 동안 쉽게 나타난다.
- 면담을 하는 동안과 끝에 지지적인 말을 통하여 환자 정보의 가치를 인정한다. "ㅇㅇㅇ님은 저에게 현재 느끼고 있는 증상을 매우 명확하게 설명해 주셨습니다. 이것은 우리가 어떤 검사를 해야 하는지 좀 더 현명하게 결정하는 데 도움이 될 것입니다."와 같은 말은 간호사가 얼마나 많이 환자가 제공하는 정보의 질에 가치를 두고 의존하는지의 동반자적 의사소통을 의미한다. 의료정보시스템이 구축된 의료기관이라면 건강력을 수집하는 동안 환자가 잊고 말하지 못한, 간호 요구에 관한 추가 정보를 환자에게 이메일로 보내라고 할 수도 있다. 또한 장소에 보안이 되어 있다면 추후 전화 상담도 하나의 방법이다.
- 환자가 작은 정보라도 말했을 때, 특정한 건강간호를 선호한다고 표현했을 때, 간호사가 이를 알았다는 것을 입증한다. 그 정보에 대하여 이해했다는 것을 말로 요약하고, 그것이 그 환자가 제공한 정보의 설명으로 정확한지 환자에게 물어본다.
- 면담 후에 모순되는 정보가 나왔을 때, 대답의 일관성을 체크하기 위하여 초기 영역의 질문으로 다시 돌아가도록 한다. 그리고 간호사가 지각하고 있는 것이 명확한지를 환자에게 요청한다.
- 진단적 사정 과정에서 성급하게 차단하는 것은 인식한다. 환자가 보이는 증상이 특정 진단을 강하게 나타낼지라도, 대안적인 설명을 정확히 조사하지 않는 것은 간호사가 중요한 차이가 있는 진단을 잘못하여 거부하는 원인이 될 수도 있다.

건강력의 유형

건강력은 포괄적 건강력과 초점 건강력의 두 가지 유형이 있다.

포괄적 건강력

포괄적 건강력은 모든 비응급 상태의 새로운 환자에게 수행되며, 새로운 환자들은 특별한 간호사나 간호사가 그룹으로부터 계속적인 일차간호를 받게 된다. 포괄적 건강력은 다음의 요소들을 포함한다.

- **환자신상(patient identifications)**: 이름, 성별, 나이, 인종, 직업, 의뢰기관, 간호사와 만난 날짜 및 시간을 포함한다.
- **신뢰도(reliability)**: 자료를 제공하는 개인의 신뢰도를 사정하는 것은 특별히 중요하다. 대부분의 경우 환자이지만 어떤 경우는(중증 상해를 입은 환자, 노인, 아동) 환자보다도 다른 개인이 자료의 모든 또는 대부분을 제공하게 된다. 간호사는 자료의 근원을 파악하고 제공된 정보의 신뢰도에 대한 판단을 기록해야 한다. 예를 들면, 간호사는 다음과 같이 기록할 수 있다. "신뢰감이 없는 환자는 그 증상의 심각성과 과정을 진술하는 데 어려움이 있고 흉통가슴통증(chest pain)의 특성을 표현하는 데 모순된 용어를 사용할 수 있다."

  추가적인 요소는 제공된 정보의 신뢰성에 영향을 미칠 수 있는데, 이것은 환자나 정보 제공자의 두려움이나 부끄러움과 같은 감정이 포함된다. 간호사는 지지적이고 비판단적인 면담 분위기를 조성하여야 하며, 이것은 환자가 건강 및 사회적인 정보를 완전하게 공개하도록 격려한다.
- **주호소(Chief Complaint, CC)**: 이 용어는 의학적 또는 문제 중심에 초점을 둔 치료를 의미한다. 많은 환자는 건강 유지/질병 예방의 이유로 간호를 찾는다. 예를 들면, 건강한 아기가 병원을 방문하는 것이다. 이것은 좀 더 포괄적인 이유로 간호를 찾는 이유이다.

- **현재병력(Histoiy of Present Illness, HPI)**
- **과거병력(Past Medical Illness History, PMI)**
- **가족력(Family History, FH)**
- **사회력(Social History, SH)**
- **계통별 문진(Review of System, ROS)**

초점 건강력

초점 건강력은 응급 상황과 환자가 이미 계속적인 간호를 받고 있거나 특정 문제를 주호소로 하는 환자에게 수행된다. 초점 건강력은 다음을 포함한다.

- **자료확인하기**
- **주호소**
- **현재병력**
- **환자로부터 얻은 주호소와 관련이 있는 의학력, 가족력, 사회력**
- **문제 중심 계통별 문진.** 예를 들면, 흉골하복장뼈밑(substernal)통증이나 상복부명치(epigastric)통증을 호소하는 기왕력이 있는 성인 환자는 심혈관계, 호흡기계, 근골격계근육뼈대계, 위장관계에 관련된 질문을 받을 수 있다. 이런 체계에 주의집중하는 것은 간호사가 환자증상의 근원에 근거한 감별 진단을 작성하고 우선순위를 정하는 데 도움이 된다.

포괄적 건강력의 구성 요소

주호소

환자가 방문한 이유를 기록할 때는 그 말을 그대로 사용하라. 환자에게 왜 간호를 받으려고 왔는지 말해 달라고 한다. "○○○님, 무엇 때문에 오늘 병원에 오셨습니까?" 대답은 그녀가 실제 사용한 말을 그대로 기록한다. 그녀가 말한 이유를 의학용어로 다시 쓰지 않는다.

예: 옳은 예: 나는 3일 동안 콧물(runny nose)이 나고 목이 아파요(sore throat).

잘못된 예: 환자는 코감기(coryza)와 인두염(pharyngitis)을 3일 동안 앓았다고 진술한다.

현재병력

현재병력은 간호를 받는 대상자의 근본적인 이유가 될 수 있다. 완벽하고 모순 없는 현재병력를 통하여 수집된 자료들은 간호사가 환자의 계통별 문진을 할 때와 그 후 지속적인 신체검진 시에 어느 부분에 초점을 맞추어야 하는지 결정할 수 있는 자원이 된다. 간호사가 자료를 분석하는 판단을 할 때 비판적으로 생각하고 근거에 기반한 연구 결과를 적용하는 것이 필요하다.

현재병력을 수집하는 목표는 환자가 적절한 간호를 받기 위한 증상에 따른 특성과 과정의 광범위한 진술을 얻기 위함이다. 수십 년 동안 간호사는 환자가 가지고 있는 증상을 기반으로 필요한 모든 자료를 수집한다는 것에 확신을 갖고 연상 기호 기구인 **PQRST**를 사용해 왔다.

P(precipitating factors)	악화요인(증상을 유발시키는 것이 무엇인가?)
Q(quality)	특성(증상의 특성과 위치를 말한다)
R(radiation)	방사(증상이 다른 신체 부위로 방사되는가?)
S(severity)	강도(환자로 하여금 증상을 0~10의 척도를 가지고 수량화하도록 한다. 0은 증상이 없는 상태이고, 10은 증상이 가장 심한 상태이다).
T(timing)	시간(증상의 시작 시간, 지속 기간과 기타 시간과 관련된 요소)

PQRST가 증상을 정확하게 기술할 때는 유용하지만, 환자가 경험한 건강과 질병의 많은 요소 포함하지는 않는다. 다음의 연상 기호 도구는 민족 문화적으로 고려해야 하는 점을 자료 수집 과정에 통합시켜 주고, 문화적으로 적절한 간호를 준비하는 데 도움이 된다. 또한 환자 결과가 수용할 수 있는 간호 표준에 충족되었는지를 간호사에게 상기시켜 준다. 성공적인 자료 수집 결과는 문화적 및 언어적으로 충분하고 적절한 간호를 제공하는 것과 관련이 깊다. 연상 기호 도구는 **CLIENT OUTCOMES**이다.

C(character)	증상의 특성, 강도/심각성 포함
L(location)	위치, 방사가 되는지(혹시 있다면)
I(impact)	환자의 일상생활 활동(ADLs)과 삶의 질에 미치는 증상/질병의 영향
E(expectation)	간호 제공 과정에서의 환자의 기대
N(neglect)	신체 및 정서적 방임의 징후를 포함하는 태만과 학대는 환자의 상태에 중요한 역할을 한다.
T(timing)	시기, 증상의 시작 시간, 지속 기간, 빈도 포함
O(other symptoms)	주증상과 함께 나타나고 있는 다른 증상
U(understanding)	질병/상태의 가능한 원인에 대한 환자의 이해/믿음
T(treatment)	치료(증상/상태를 호전시키기 위해 환자가 사용하려 했던 약물 및 다른 치료법)
C(complementary)	보완대체의학(complementary alternative medicine, CAM), 환자가 사용한 약물과 그 실행에 관한 서술 포함
O(options for care)	환자에게 중요한 간호의 옵션(선택)(예: 사전의료의향서)
M(modulating factors)	요소를 조절하는 것, 환자의 증상/상태를 촉발하거나 악화시키거나 완화시키는 요인을 의미하는 것
E(exposure)	감염성 물질, 독성 물질이나 잠재적으로 질병을 일으킬 수 있는 다른 물질
S(spirituality)	영성, 영적인 신념, 가치와 환자의 요구 포함

과거병력

건강력 수집 시 환자의 과거 건강과 질병에 대한 정보를 수집하게 되는데, 특별히 질병 과정, 외과적 처치와 입원 과정 전반에 거쳐 주안점을 둔다. 예를 들면, 환자가 4년 전에 본태성 고혈압이라고 진단받았다고 진술할지라도, 그것은 현재 계속적인 검사와 치료가 필요로 하는 진행성 질병의 상태이다. 그러기에 많은 경우 "과거"라 함은 최초 진단받은 그 시점을 지칭하지만, 그 질환이 환자에게 더 이상 영향을 미치지 않는다는 것을 의미하지는 않는다.

이 건강력을 통해 부분적으로 얻은 정보는 간호사에게 인과 관계(병인)에 관한 중요한 단서를 제공하거나 환자의 현재의 간호 요구에 기여할 수 있는 요인이 된다. 과거병력의 핵심 요소는 다음과 같다.

<table>
<tr><td>환자의 건강에 대한 정의와 현재 건강 상태에 관한 지각</td><td>자신의 건강에 대해 충분히 말하도록 한다.</td></tr>
<tr><td>아동기 질병</td><td>날짜, 치료, 장기간 후유증, 특히 환자의 생활 기능에 영향을 미친 것[예: 소아마비증후군폴리오후증후군(postpolio syndrome)]이나 현재 건강 상태에 영향을 준 것(예: 치료받지 않은 연쇄구균감염사슬알균감염 등은 심장승모판질환으로 이환한다)을 기록한다. 기록할 질병에는 홍역/풍진, 유행성 이하선염귀밑샘염(parotiditis), 백일해, 수두, 소아마비(급성 회백수염), 디프테리아, 류마티스열, 성홍열, 천연두를 포함한다.</td></tr>
<tr><td>주요 성인 질병/상태</td><td>진단일, 치료, 현재 건강 상태가 완벽히 치료되었는지 계속적인 간호가 요구되는지 기록한다. 환자의 생활 기능과 삶의 질에 미친 영향을 사정한다. 기록할 질병/상태에는 결핵, 관상동맥심장동맥(coronary artery)질환 특히 심근경색심장근육경색, 고혈압, 이상지질혈증(dyslipidemia), 당뇨(유형 구분), 암, 전신 홍반루프스 같은 자가면역질환, 골관절염뼈관절염(osteoarthritis) 또는 류마티스관절염, 통풍, 물질 남용, HIV 혈청 반응 양성, 선천성면역결핍증, 간염(유형 구분), 비만, 성병성매개병이 포함된다.</td></tr>
<tr><td>알레르기</td><td>음식, 음료(예: 어떤 와인에는 아황산염이 있다), 약물(약물 논의 참조)과 환경이 일으키는 모든 알레르기를 기록한다. 노출 시 전반적인 신체 반응의 종류와 속도를 기록하고, 특히 호흡기계 증상에 주의한다. 잠재적인 알레르기원에 대한 환자의 지식을 사정하고, 노출을 제한시키기 위하여 취해진 조치를 알아본다. 처방약과 처방전 없이 살 수 있는 의약품(over-the-counter, OTC)의 치료와 탈민감화요법을 기록한다. 환자가 심각한 알레르기 반응의 과거병력이 있다면, 이러한 정보를 나타내는 식별 팔찌를 항상 지니고 다니는가? 아나필락시스 키트나 에피펜(Epi-Pen), 미리 주입된 자가주사용 에피네프린 주사와 같은 응급 치료 약물을 처방받았는가?</td></tr>
<tr><td>복용 약물</td><td>현재 복용하고 있는 약물, 가능하면 이전의 처방 약물과 처방전 없이 살 수 있는 약물 등을 포함하여 모든 약물의 이름, 용량, 횟수를 질문하고 기록한다. 많은 환자들은 비타민이나 변비약, 식이 보조제, 식이 보충제, 허브제제, 아스피린, 아세트아미노펜, 제산제 등의 일반 약물, 처방전 없이 살 수 있는 약물 등을 염두에 두지 않고 있으며, 특별히 묻지 않으면 그런 약물에 대해 말하지 않는다. 약물복용 시 예상되는 약물 알레르기나 부작용에 대해 충분히 설명한다.
"나는 어떠한 것에 알레르기가 있어요."라는 말을 하면 그대로 받아들이기 전에 환자의 징후(예: 벌집 같은 발진)과 증상[예: 오심구역, 욕지기(nausea)]을 경험했는지, 특정 약물에 실제로 "알레르기가 있다."고 누가 진단한 것인지 환자에게 질문한다. 환자가 약의 모든 부작용을 발견할 수 있는 것은 아님을 알아야 한다.</td></tr>
</table>

복용 약물	예를 들어, 일반적으로 스타틴 약물로 불리는 HMG Co-A 환원효소 억제제(reductase inhibitor)는 이상지질혈증을 치료하기 위해 사용하지만, 민감한 환자에서는 간효소 수치 상승을 야기할 수도 있다. 비정상적 혈액화학검사 때문에 투약이 중단된 적이 있는지 물어본다. 또한 치료용으로 먹고 있는 음식, 음료(허브티 같은) 등의 보완대체치료가 있는지 묻고 완벽하게 기록한다. 이런 정보는 간호사가 적절한 간호계획을 계획하는 데 도움이 된다. 그리고 부작용이나 약물의 이상 반응을 유발하는 약을 함께 처방하는 것을 미리 막을 수 있다.
손상	손상의 특징, 날짜, 원인(예: 자동차 사고), 치료, 결과, 장기적인 후유증(특히 환자의 일상생활 활동이나 기능에 영향을 미치는)을 기록한다.
입원	입원 이유, 날짜, 합병증(있다면)을 기록한다. 필요하면, 환자의 의학적 기록을 얻기 위하여 기관의 이름과 주소를 알아본다.
수혈	날짜, 혈액형, 투약된 혈액 번호, 어떤 심각한 반응이나 특징이 있었는지 물어보고 기록한다.
예방접종	최종 예방접종 종류(디프테리아, 백일해, 파상풍, 소아마비, 폐렴구균폐렴알균(pneumococcal) 백신, 독감, 천연두, 콜레라, 장티푸스, 탄저균, BCG 등)을 물어보고 기록한다. 또한 가장 최근 PPD 투베르쿨린 반응검사, 알레르기검사 등의 다른 피부반응검사의 날짜도 기록한다. **중요점:** B형 간염 예방접종처럼 연속적인 백신접종이 필요한 경우라면, 간격이 국가예방접종지침의 권장에 따르는지 알기 위해 각각의 접종 날짜를 기록한다. 이전 접종 시에 이상 반응이 있었는지 기록한다. 심각하지 않은 독감 유사(flu-like)증상이 2~3일 지속되는 것이 정상으로 간주되듯이 주사 부위의 국소 발적과 압통누름통증이 정상 범위로 간주된다. BCG **예방접종을 잘 마친 사람은 PPD 투베르쿨린 검사에 양성 반응을 나타낸다; BCG 접종을 한 사람에게는 PPD 검사를 시행하지 않는다.**
선별 검사	환자에게 해당되는 다음 검사 날짜를 기록한다. 자궁경부세포진검사(Pap smear test), 유방촬영, 전립선특이항원검사전립샘특이항원검사, 직장수지검사, 콜레스테롤, 지질성분검사, 혈당, 안구검사, 녹내장검사, 청력검사, PPD(기록이 안 된 경우), 환자가 BCG 예방접종을 한 경우에는 흉부가슴(thorax) X-선 검사, 치과 예방 치료
정신과, 정신건강	심리적 또는 정신과적인 중재가 필요한 상황에 대해 질문하고 기록한다. 간단히 치료 중재를 기술한다. 입원이 필요하다면 입원 시 이것을 상호 참조하라고 기록한다.

과거병력을 기록할 때 환자의 건강, 기능, 행복감에 중요한 영향을 계속적으로 미치는 건강력의 요소를 간결하게 요약 진술한다.

가족력

많은 질병 과정이 명백하게 유전적인 양상을 따른다. 현재 건강 상태 또는 환자의 친족 사망 원인에 대한 지식은 위험 분석을 용이하게 하고, 많은 질병의 발병을 지연시키거나 예방하기 위한 조기 중재를 촉진시킨다. 예를 들면, 1차 혈연 가족(부모, 형제) 중에 심혈관계질환심장혈관계질환(CVD)이 조기 발병(남자 55세 이전, 여자 65세 이전 발병)한 사람이 있는 환자는 그런 가족력이 없는 환자보다 CVD 발생 위험이 높다. 가족력은 환자가 제공할 수 있다면 두 세대를 거슬러 올라가 조사되어야 하고, 가까운 친척 간의 혈족 결혼은 꼭 기록하여야 한다. 가족력은 다음 요소를 포함한다.

혈연 가족의 주요 질병과 건강 상태	환자가 각 혈연 가족의 나이, 건강 상태와 다음 상황의 유무를 설명하도록 한다. 건강이 양호하고 다음 리스트 상황에 아무 해당사항이 없다면 혈연 가족은 "건재함"(alive & well)으로 기술할 수 있다. 건강 상태는 암(유형 구분), 고혈압, 뇌졸중, 심근경색심장근육경색, 관상동맥질환심장동맥질환(coronary artery disease, CAD)/관상동맥성 심장질환(coronary heart disease, CHD), 간질이나 헌팅턴병, 알츠하이머병 같은 신경학적 질환, 당뇨병(유형 구분), 결핵, 신장질환콩팥질환, 천식 및 다른 알레르기질환, 관절염(유형 구분), 빈혈(유형 구분), 갑상선질환, 정신질환 등을 포함하여 기록한다.
유전적 결함	낭성섬유증(cystic fibrosis), 테이-삭스병(Tay-Sachs disease), 베타지중해빈혈(beta thalassemia), 혈우병, 헌팅턴병, 다낭성 신장질환 등의 유전적으로 전달되는 장애에 대해 질문한다.
사망	원인, 사망 시 연령, 환자와의 관계 등을 기록한다.
인종적 특성	환자의 인종적 특성(특정 인종에 우세한 일련의 질병)을 기록한다.

서술 형식으로 가족력을 기록하는 것뿐 아니라 대부분의 간호사들은 그림으로 심리학적 가계도(genogram, 제3장 참조)가 유용하다는 것을 알게 되었고, 가계도는 간호사가 다른 간호사에게 자료를 빠르게 전달할 수 있도록 한다.

사회력

사회력 조사는 환자의 사회성에 대하여 세부적인 문제점이 있는지를 확인하기 위해 필요하다. 예를 들면, 환자의 신념과 행동은 간호사가 느끼는 관점과 일치하지 않을 수 있다. 사회력을 수집하는 목적은 정확한 임상적 의사결정을 지지하고, 환자와 파트너십/관계 형성을 수립하기 위함이다. 파트너십과 관계 형성을 위해 수집된 자료들은 간호계획을 결정하고 활용하는 데 도움이 되지만 환자의 사회력에 대해 비판적 사고를 갖지 않아야 한다. 또한 생색을 내거나 비난하는 듯한 태도는 소통을 막고, 간호사가 현재와 미래의 중요한 정보를 수집하는 기회를 잃게 한다. 사회력의 핵심 요소는 다음을 포함한다.

개인력	출생 장소, 출생 순서, 유년 시절 가족의 서술(가족 상태: 완전함, 별거/이혼, 편부모, 행복함, 학대당함 등), 아동기와 청소년기의 요약 서술, 교육 수준, 결혼 상태, 현재 가족의 서술 등을 기록한다.
직업	현재 직업 또는 이전 직업; 고용 조건(전일제 근무, 시간제 근무, 은퇴); 직업 훈련; 책임 수준, 환자 간호의 관리(스트레스가 많은 위치에 있는 고혈압 환자처럼)에 관련이 있다면 건강 위험 요소에의 직업적 노출(과도한 소음, 오염, 독성 물질, 증기압, 감염체); 보호 의류 및 장비의 사용 및 이용도 등을 기록한다. 환자가 그의 직업에 관한 질문에 답할 때 자아상에 반영된 그 일의 중요성을 사정한다.
주거	유형(예: 개인주택, 엘리베이터 없는 아파트); 자가, 렌트; 냉난방, 가습, 냉장, 취사 시설 등의 유형과 적절성; 잠재적인 위험[예: 석면, 납성분 페인트(1970년 이전의 건물에서는 가끔 발견됨)]; 인근 지구의 안전, 아파트인 경우 빌딩의 안전; 전화 접근성; 애완동물; 단층인가 복층인가?(계단, 층계의 수, 엘리베이터, 다른 세부사항 등에 관한 정보). 추가 정보는 환자의 특정 욕구에 따라 조사할 수 있다. 예를 들어, 천식증상을 보이는 환자라면 집의 바닥 깔개 유형에 대해 질문하라. 카펫은 천식증상을 촉발시키는 먼지진드기, 곰팡이(mold), 다른 알러지원의 은신처이다.
안전	환경적 위험 요소에의 환자의 실제적 또는 잠재적인 노출, 안전 행동에 관한 자료를 사정하고 기록한다. 환경적으로 고려해야 할 것들은 주변 환경, 직장 환경, 교통편 등의 안전에 대한 환자의 지각을 포함한다. 또한 환자 특유의 안전 욕구에 관하여 질문하는 것이 필요하다.

- 집에 흡연 알람이 설치되어 있는가? 엘리베이터가 있는 아파트는 아동보호용 방범창이 있는가? 난방용 연료를 사용하는 집에 일산화탄소가 있는가?
- 환자가 기능적 장애가 있다면 욕조바와 같은 보조 장치가 있는가?

안전 행동을 기록한다. 이런 행동에는 안전벨트 사용, 음주운전 안하기 등이 포함된다.

사회경제적 상태

의식주의 기본요건을 충족시키기 위한 개인이나 가족의 수입이 적절한지 기록한다. 여가나 여행을 위한 자유로운 지출이 가능한가? 환자나 가족의 건강보험이 있는가? (사보험, 의료보험 등의 유형 기록) 어느 정도까지 보장하는가? 건강 증진 중재와 치과 치료까지 보장하는가? 약처방을 포함한다면 복제약이나 사전 승인된 처방집에서 선택된 약물을 허용하는가? 특별히 고가의 검사나 처치가 고려될 때는 어떤 진단적, 치료적 처치에 대한 사전 승인이 필요한지를 결정된다.

식이

시간 제약은 초기 건강력을 사정하는 동안 포괄적인 식이 정보 수집을 방해한다.

즉각적인 식이 중재가 필요하지 않으면 환자에게 일상적인 일주일 동안(여가나 휴가는 제외) 음식과 음료의 섭취를 기록하도록 요구한다. 짧은 기간 동안의 식이력은 환자의 평소 식습관을 잘 대변하지 못하고, 효과적인 임상적인 관리를 촉진시키지 못한다. 환자에게 섭취한 음식과 음료의 일시, 종류, 양을 기록한다. 중요한 추가 정보는 다음을 포함하여 기록한다.

- 식습관에 영향을 미치는 문화적, 종교적 행동
- 특정한 양(예: 환자는 6잔 또는 눈금 머그컵에 커피를 마셨는가?)
- 음식이 어떻게 준비되었는가?(삶기, 볶기, 굽기 또는 다른 방법인가? 집에서 준비했는가? 사왔는가?)
- 음식을 만들 때 소금을 사용하였는가? 또는 맛을 더 내기 위해 추가로 더 사용하였는가?
- 기름을 사용했는가?(음식을 만들 때 기름을 사용했는가? 사용했다면 종류를 명기한다. 어떤 기름은 포화지방과 트랜스지방산이 매우 높다)
- 음료수의 종류(카페인 음료인지, 알코올 음료인지, 가당 음료인지 기록한다)

가능하다면, 다음 방문 전에 환자의 완성된 식이력을 제출하게 하여 간호사가 미리 검토하도록 한다. 간호사가 일하는 기관에 적절한 환자 비밀 보장 체계가 있다면 이 정보를 전자 형식으로 받아볼 수 있다.

주의점: 식습관은 많은 다른 요소에 의해 영향을 받는다. 사회경제적인 지위는 분명하게 영향을 준다. 독거노인은 많은 경우에서 다른 환자들보다 더 파악하기 어려울 수 있다. 그들이 적절한 식사를 구입하고 준비하는 방법이 있을 수 있으나 외로움 때문에 그렇게 하지 않을 수도 있다. 식사는 대부분의 사람들에게 사회적인 경험이고, 특히 독거노인 환자들에게는 영양결핍의 위험이 있다.

운동

운동의 종류, 강도, 기간, 횟수를 기록한다. 어떤 요소가 정기적 에어로빅 운동에 참여 또는 불참에 영향을 미치는가?(예: 업무, 집안일, 양육 책임, 안전한 여가 장소로의 접근, 비만이나 관절염 또는 협심증가슴조임증과 같은 신체적인 제한)

수면

하루 주기의 수면 시간을 기록한다. 환자가 교대 근무 직종에 종사하는가? 직업이 수면-각성 양상을 변화시키는가? 잠들기 어려운가? 불면증이 있는가? 자기 전에 수면을 방해하는 카페인 음료나 초콜릿, 이뇨제를 복용하는가? 코골이, 과도한 낮시간 졸림, 깰 때 피로감과 같은 수면무호흡증의 증거가 있는가? 통증이나 요의로 인해 잠에서 깨는가?

성관계	전통적으로 성관계의 대부분은 성관계의 느낌이나 만족도를 사정하는 데 초점을 두어 왔다. 예를 들면, 파트너의 숫자와 유형, 성교 횟수, 다른 성생활 습관, 피임의 종류와 사용법, 발기를 하고 유지하는 능력, 오르가즘에 도달하는 능력, 전반적인 만족감 등이다. 이것은 중요한 질문이고 발기부전과 같은 치료 가능한 상황을 찾게 한다. 또한 성적 행동은 껴안기, 포옹, 접촉하는 등의 친밀감과 호감의 광범위한 표현을 포함하는 것으로 개념화하는 것이 유용하다.
약물과 음주	본문에서 언급한 모든 종류의 물질에 대해서 사회적인 사용 조건은 소비량과 소비 형태를 결정하는 데 중요한 역할을 한다. 환자가 어떤 종류의 물질 남용에 몰두하는지, 누구와 같이 하는지에 대한 파악은 간호사가 보다 더 효과적인 중재를 제공하는 데 도움이 될 수 있다. 물질 남용을 하는 많은 환자들은 한 가지 이상의 물질을 남용하게 된다. 환자가 흡연 시 흡연량, 흡연 기간, 어떤 상황(예: 항상, 직장에서만, 사회적인 상황)에서 흡연하는지 파악한다. 누가 환자의 이차 흡연에 노출되어 있는지 물어본다. 그러나 짧게 해야 하며, 환자를 매번 만날 때마다 금연 중재를 수행해야 한다. 암페타민, 엑스타시, 코카인, 마리하나, 헤로인, 스테로이드와 같은 불법 약물을 과거 또는 현재 사용하는지 물어본다. 투약의 양, 종류, 방법과 지각된 건강상의 영향을 파악한다. 주사로 주입했다면 주사기를 함께 사용하였는가? 음주 여부, 종류, 양, 횟수를 질문한다. 술을 혼자 마시는가? 일부 집단은 음주 의존에 특별히 취약할 수 있다. 노인층의 알코올중독은 간호사들의 관심사이고, 이것은 외로움, 상실감, 신체적, 정신적 능력의 감소와 연관되어 있는 것으로 생각된다. 알코올중독이 의심되면 환자의 음주 여부를 더 깊이 사정하기 위해 CAGE 질문지(간편알코올중독판별검사)와 같은 도구를 사용할 수 있다.
사회적 지지	환자는 사회적 지지 수준을 어느 정도로 지각하는가? 누가/무엇이 지지의 일차적인 근원인가? 어느 정도까지 개인이나 후원 기관에서 지원하고 있는가?
스트레스와 분노 관리	삶에서 스트레스의 근원이 무엇인지 물어보고, 스트레스를 대처하는 전략을 기술한다. 환자의 분노조절 방법에 대해 질문한다.
여가와 여행	환자의 관심 분야나 취미가 무엇인가? 환자는 여가 활동, 직업적인/전문적인 그룹 또는 종교 그룹에 정기적으로 참여하는가? 최근의 주요 여행을 기록한다. 특히 여행 동안 오염된 물, 미처리 하수, 설치류 배설물, 감염성 질병, 기생충 등에 잠재적으로 노출되어 있는가?
문화적 신념과 습관	문화적 신념과 습관은 환자의 건강간호 행동에 어떻게 영향을 미치는가? 예를 들어, 유방 자가검진, 고환 자가검진 시 편안한가? 가족 내에서 건강간호 정보를 의사소통하는 양식을 논의한다. 누가 건강간호 결정을 내리는가? 관련이 있다면, 죽음과 죽어가는 것에 대한 생각은 무엇인가? 민간의학과 문화에 근거한 치유 행동을 이용하는가? 이런 것들이 간호계획에 어떻게 통합되는가? 간호사는 치료 목표를 달성하기 위해 이러한 행동을 수정하도록 협의할 것인가?
영성	영적인 신념이나 습관은 환자의 삶에 어떤 역할을 하는가? 그것들이 환자를 지지하는 핵심 근원인가? 그것이 환자의 치료 계획에 어떻게 구성 요소가 되는가?
군복무	군복무 부대, 기간, 직업적인 특수성, 지형적인 위치, 유해 물질이나 상황에 잠재적인 노출 가능성을 기록한다.

계통별 문진

건강력의 마지막 구성 요소는 계통별 문진이다. 이때 간호사는 환자에게 병리적 증상을 경험한 적이 있는지 질문한다. 질문의 특성과 깊이는, 환자가 간호를 요구하는 이유(주호소)와 급성 문제가 있다면 상태의 심각성에 의해 결정된다.

계통별 문진의 유형

비응급 일차 건강 관리 현장에서는 계통별 문진은 포괄적인 것(포괄적 사정) 또는 집중적인 것(초점 사정) 중 한 가지를 따른다.

계통별 포괄적 사정. 이 방법은 환자가 일반적인 건강 유지/질병 예방을 위해 오는 경우에 수행한다. 간호사는 일반적인 질문을 하는데, 그 질문은 환자의 신체 체계에 실제적이거나 잠재적인 문제가 있는 증상들을 경험하고 있는지 알아보도록 고안되었다. 질문은 모든 신체 체계에 대한 것이다.

각 신체의 체계에 대해 질문할 핵심 질문들을 검토하기 전에 중요한 개념이 있다. **중요하거나 관련 있는 긍정**과 **중요하거나 관련 있는 부정**이다. 질병에 대한 서술은 대개 일련의 증상군을 나타낸다. 그러나 어떤 증상은 다른 증상보다 특별한 상태를 나타내는 것으로 간주된다. 예를 들면, 흉통(chest pain)은 위장관계장애나 근골격계장애근육뼈대계장애와 함께 나타날 수 있어도 심장질환과 밀접하게 연관되어 있다.

계통별 포괄적 자료를 수집하는 다양한 질문들은, 환자가 긍정적으로 반응을 하며, 제공된 정보가 실제 병리학적으로 질병이 있는지를 암시하는 질문들이다. 따라서 환자가 질문을 받고 있는 증상을 경험한 적이 있다고 긍정의 반응을 보일 때는 이것을 중요한 정보라고 간주한다. 이런 반응이 계통별 포괄적 사정 시에 나타나는 경우 간호사는 증상의 특성들을 더 잘 기술하기 위해 다른 관련 증상 유무와 증상을 기술하기 위한 추가적인 질문을 하게 된다. 예를 들면, 환자가 흉통을 경험하고 있다고 인식하고 있다면 간호사는 그 통증에 대하여 정확히 기술하기 위하여 좀 더 심도 있게 조사해야 한다(PQRST). 간호사는 왼팔이나 턱, 견갑골어깨뼈(scapula) 사이로 방사되는 통증의 유무와 그것을 발생시키거나 악화시키는 근본적인 요인에 관하여 질문한다(예: 신체 활동이나 정서적인 흥분/고통으로 통증이 생겨났다면 그것이 휴식으로 가라앉는지).

간호사는 오심이나 발한땀남과 같이 동반 증상이 있는지 질문한다. 만약 환자가 흉통 발생 시에 오심과 발한 등의 추가적인 증상을 느낀다면 통증의 근원이 심장이라는 것을 확인할 만한 중요한 근거로 간주될 것이다. 반대로, 관련된 증상을 질문하였을 때 부정적인 반응은 중요하며, 이러한 증상이 없다는 것은 통증의 특성상 심장 부위 통증의 가능성을 줄여 주기 때문이다. 중요한 긍정이나 부정의 반응을 이끌어내고 이것을 기록하는 것은 정확한 간호진단과 간호계획을 수립하고 환자증상의 심각성을 사정하는 데에 필수적이다.

계통별 초점 사정. 이러한 형태의 계통별 사정은 환자가 특별한 주호소를 할 때 실행하는 방법이다. 환자의 증상을 유발하는 신체 체계에 대하여 직접적으로 질문을 한다. 다른 부위에 대하여는 질문을 하지 않는다. 예를 들면, 환자가 인두목구멍(throat), 눈밑의 통증과 압박감을 호소하면 간호사는 눈, 코, 입, 목, 부비동코곁굴(sinuses), 림프선림프샘(lymph gland), 호흡기를 포함하는 머리와 목 부분에 대한 문제에 국한된 질문을 한다.

계통별 포괄적 사정의 요소

일반적/구조적	체중 감소 또는 증가, 식욕 변화, 일반적인 건강 상태, 안녕 상태, 힘, 에너지 수준, 일상 활동 능력과 운동 내인성, 야간 발한과 통증에 대해 질문한다.
피부 Skin	발진, 가려움(itch), 착색, 습기 또는 건조, 질감, 색깔의 변화, 점의 크기와 모양, 모발의 변화(성장과 소실)와 손톱의 변화(곤봉형, 숟가락형, 산마루형)의 피부 변화에 대해 질문한다.
눈 Eyes	손상, 복시겹보임, 시력(최근과 과거), 갑작스러운 시력상실, 누액(한쪽 또는 양쪽), 암점, 통증, 시야 흔들림, 야간 시력, 운전 시 수명증눈부심, 후광과 두통(협우각녹내장 의심), 분비물, 반점 출현(부유물 암시)에 대해 질문한다.

귀 Ears	통증, 분비물, 손상(항공 여행이나 잠수 시 기압 손상), 청력, 이명귀울림(ear noise), 현훈현기증(vertigo), 균형[내이속귀(internal ear) 기능], 치료를 포함한 감염 횟수와 심한 정도, 이구귀지 제거 외의 귀 치료에 관해 질문한다.
코 Nose	비출혈코피(횟수), 감기, 폐쇄막힘, 분비물(색깔과 양), 후각, 용종폴립, 재채기, 후비부코뒤 분비물에 대해 질문한다.
입/인두 Mouth/Throat	치아 문제, 병변, 치은잇몸 비대와 출혈, 의치 사용, 침분비 적절성, 쉰목소리, 분명히 말하기 어려움(발성장애), 치료를 포함한 인후통목앓이(sore throat)의 횟수와 심한 정도, 혀 모양이나 미각의 변화에 대해 질문한다.
심혈관계 Cardiovascular	흉통, 흉골하(substernal) 불편감, 심계항진두근거림(palpitation), 실신, 운동 시 호흡곤란, 좌위호흡앉아숨쉬기(orthopnea), 발작성 야간성 호흡곤란, 부종, 청색증, 고혈압, 심잡음, 정맥류, 정맥염, 파행증, 객혈, 팔다리 냉감(심한 정도와 상태를 기록하기)에 대해 질문한다.
호흡기계 Respiratory	통증(위치, 특성, 호흡 관련), 짧은 호흡(SOB), 호흡곤란, 천명음쌕쌕거림(wheezing), 협착음그렁거림(stridor), 기침(발생 시간, 객담가래이 심하면 하루의 양을 스푼이나 컵으로 측정, 객담 색깔 기록), 객혈, 호흡기감염, 결핵(또는 결핵에 노출), 발열과 야간 발한에 대해 질문한다. 흉부가슴 X−선(CXR) 촬영 날짜를 기록한다.
위장관계 Gastrointestinal	식욕, 연하곤란삼킴곤란(dysphagia), 소화불량, 특이체질, 복통배앓이, 속쓰림, 트림, 오심, 구토, 토혈혈액구토(hematemesis), 황달, 용종, 변비, 설사, 비정상 대변(점토색, 타르색, 혈변, 지방변, 악취가 나는 대변), 고창위창자내공기참(flatulence), 치질, 최근의 장창자 습관 변화에 대해 질문한다.
비뇨생식기계 Genitourinary	긴박뇨, 빈뇨, 배뇨곤란, 요부산통허리급통증, 치골상부통증두덩위통증(suprapubic pain), 얼굴이 부풂, 야뇨, 혈뇨, 다뇨, 핍뇨소변감소(oliguria), 소변의 비정상 색깔이나 변화, 결석, 감염, 신장염콩팥염(nephritis), 탈장, 배뇨지연, 소변줄기의 굵기와 세기 변화, 소변의 지림방울떨어짐(dribbling), 급성요정체급성소변정체(acute urinary retention) 또는 실금(스트레스성 또는 역류성 요실금 등의 종류를 기록), 성욕 변화, 성교 능력, 생식기 상처, 분비물과 성병에 대해 질문한다. 남성에게 제2차 성징이 시작된 연령을 물어보고 발기, 사정, 생식력, 고환 통증이나 덩어리, 고환 자가검진 횟수와 방법에 대해 질문한다. 여성에게 월경이 시작된 연령, 월경주기의 기간과 규칙적인지, 자궁경부세포진검사의 최종 검진 날짜, 월경주기의 마지막 날짜, 월경불순, 월경과다, 자궁출혈, 음부소양증음부가려움, 폐경 후 출혈, 성교불쾌증, 호르몬대체요법이나 피임요법(전부 기록하되 혈전정맥염의 병력과 같은 금기사항 기록), 성행위의 종류와 횟수, 성대상자 수, 불임, 임신과 출산의 자녀 수와 결과(산과력, 임신력) · 임신 · 출산 · 산욕기 합병증(예: 산후우울증) · 분만 유형[예: 정상, 자연 질분만, 겸자분만집게분만(forceps delivery), 제왕절개]에 대해 질문한다.
유방 Breast	유방덩어리/혹, 병변, 압통누름통증(tenderness), 종창부기, 유두젖꼭지 분비물, 유방 어느 부위에서든지 옴폭패임/퇴축이 있는지, 자가유방검진(Breast Self−Examination, BSE)의 횟수와 방법 조사하기. 주의: 남성도 유방암이 생길 수 있으므로 분비물, 덩어리, 기타 관련된 증상이나 증후에 대해 질문한다.
근골격계 Musculoskeletal	근육이나 관절에 통증, 종창, 발적, 뼈 기형, 동작 제한, 근육약화, 근육위축, 근육경련의 경험이 있는지 질문한다.

신경계 Neurologic	두통, 어지럼증, 경련, 마비, 협동 운동실조, 감각 변화(부전마비, 마취, 지각과민증 같은), 정신 작용의 변화, 실신, 실신 경험, 의식 상실, 기억이나 말하기 어려움, 감각 또는 운동의 어려움, 근육조정력의 어려움[운동실조, 진전떨림]에 대해 질문한다.
정신/심리 Mental/Psychiatric	우세한 정서, 정서적 문제, 불안, 우울(자살에 대한 생각 포함), 집중이 어려움, 명백한 기왕력이 있는 경우 가족, 배우자 및 노인 학대, 과거 정신 치료 경력, 비정상적인 지각과 환상에 대해 질문한다.
림프계 Lymphatic	국소적 전신성 림프절 비대 또는 민감성 또는 화농곪음(suppuration)에 대해 조사한다.
혈액계 Hematologic	빈혈, 비정상적인 출혈이나 응고, 유연성, 수혈 경험이나 반응, Rh 부적합성에 대해 질문한다.
내분비계 Endocrine	다음, 다갈, 다뇨, 다식, 명확하지 않은 체중 변화, 피부결 또는 머릿결과 분포의 변화, 에너지 수준, 식욕, 정신 작용의 변화, 갑상선 비대와 민감성, 머리 또는 손 크기의 변화, 천식, 호르몬요법, 성장이나 2차 성징 발달, 추위나 열과민증에 대하여 조사한다.

계통별 사정을 끝마침으로써 건강력은 완성된다. 신체검진을 하기 전에 건강력을 수집하는 동안 환자가 추가적인 자료 수집을 허락하지 않거나 회피하더라도 환자가 건강에 대해 어떤 관심이나 문제가 있는지 질문하는 것은 바람직하다. 환자가 추가적인 질문을 하는 것은 존경의 뜻을 보이고, 환자의 건강에 관한 의사결정의 역할을 강화하고, 간호사와 환자 간의 파트너 관계를 강화하도록 돕는다.

요약

건강력은 환자간호를 시행하는 데 있어 가장 기본이 된다. 간호사가 다양한 건강력을 확보하기 위해 사용하는 방법과 기술은 간호사와 환자 간의 관계 개발과 간호진단과 간호계획 및 중재를 이행하는 데 중요한 영향을 미친다. 간호계획에 관한 모든 의사결정과 환자의 반응들은 추후 결과, 비용, 이익 분석, 환자만족도에서 평가될 것이다. 환자의 예후와 환자 만족은 친밀하게 연결되어 있다. 경험이 많은 간호사는 환자의 문화적 결정을 이해하고 존중함으로써 환자가 처한 문화적 맥락을 고려하여 세심한 간호를 수행해야 한다. 이러한 총체적 간호는 건강사정을 성공적으로 이끄는 데 도움이 되며, 환자의 임상 결과가 좋아지고 간호에 대한 만족도가 높아질 것이다. 또한 간호사는 근거중심을 기반으로 과학적이고 체계적인 방법으로 건강사정을 수행해야 한다. 건강력 조사에 있어서 **C-L-I-E-N-T O-U-T-C-O-M-E-S**를 기억하도록 한다.

참고문헌

Bean, R. B., & Bean, W. B. (Eds.). (1968). *Sir William Osler: Aphorisms from his bedside teachings and writings.* Springfield, IL: Charles C. Thomas. Retrieved from http://www.vh.org/adult / provider/history/osler/intro.html.

Coulehan, J. L., & Block, M. R. (1997). *The medical interview: Mastering skills for clinical practice* (3rd ed.). Philadelphia, PA: F. A. Davis.

Jones, M. E., Bond, M. L., & Cason, C. L. (1998). Where does culture fit in outcomes management? *Journal of Nursing Care Quality, 13*(1), 41–51.

Platt, F. W., & Gordon, G. H. (2004). *Field guide to the difficult patient interview* (2nd ed.). Philadelphia, PA: Lippincott Williams & Wilkins.

Salimbene, S. (1999). Cultural competence: A priority for performance. *Online Journal of Nursing Care Quality, 13*(3), 23–36.

U.S. Department of Health and Human Services (2010). *Healthy People 2020 (Conference Edition, in two volumes).* Washington, DC: Author.

U.S. Department of Health and Human Services, Public Health Service (2014). *Fact sheet—addressing racial and ethnic disparities in health* (AHRQ Publication No. 00-P041). Rockville, MD: Author.

추가문서

Culture Clues

http://depts.washington.edu/pfes/CultureClues.htm

Culture Clues, produced by the University of Washington Medical Center's Patient and Family Education Committee, are of value to a busy clinician. These invaluable clinical tools are designed to allow a caregiver to quickly (in 3 to 5 minutes) acquire a baseline understanding of the defining characteristics, values, and beliefs of a particular cultural group, such as Korean, Latino, Albanian, Vietnamese, and hard of hearing. Additional Culture Clues are under development.

The National Center for Cultural Competence

http://nccc.georgetown.edu

The National Center for Cultural Competence (NCCC) at Georgetown University's Center for Child and Human Development has developed instruments for both individual and institutional assessment of cultural and linguistic competency.

Chapter 2

신체검진 전략

Physical Examination Strategies

신체검진의 기능

신체검진은 환자를 사정할 때 감각을 이용한다. 검진자의 시각, 청각, 촉각, 후각을 통해 환자 건강에 대한 다양한 객관적인 자료를 수집한다. 검진 전략이 별도로 논의되었지만, 병력을 보완하고 신체검진을 통해 확인하는 것은 매우 중요하다. 병력과 신체검진은 치료 계획의 기본이다. 병력은 단서를 제공하고 신체검진 과정을 위한 지침을 제시한다. 검진이 시작되면 검사 과정의 몇 가지 요소들에 대한 병력을 확인한다. 신체검진 동안 신중하게 병력과 연관성을 확인하는 것이 기본이며, 이를 통해 때로는 근본적인 문제를 진단할 수 있다.

일반적 고려사항

환자와의 상호작용

신체검진을 수행하는 동안 환자는 불편하고, 창피스러우며, 때로는 고통스러울 수 있다. 검진자는 환자가 잦은 침습적인 검사를 한 경험에 대해 절대로 편안하게 생각하지 말아야 한다. 정중해야 하며, 환자의 상태를 존중하도록 해야 한다(제1장 참조).

정확한 병력과 신체검진을 위해 환자의 신뢰와 자신감을 얻는 것이 필수적이다. 간호사가 환자를 검진하는 동안 환자도 동시에 검진자를 살펴보게 된다[그림 2-1]. 환자는 검진자의 목소리 톤 변화나 망설이는 태도, 특정 신체를 사정하는 데 소요하는 시간, 표정 등을 주목할 것이다.

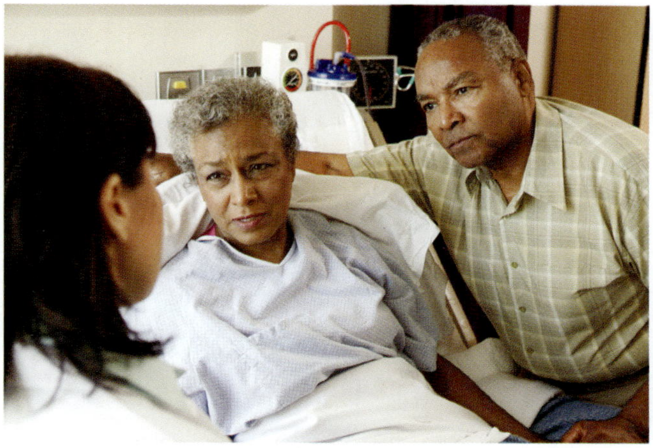

그림 2-1 환자는 검진자의 말투나 태도에 주목한다.

신체검진 범위

신체검진에는 전반적 검진(comprehensive examination)과 집중검진(focused examination)의 두 종류가 있다. 종합신체검진(머리에서 발끝까지: head-to-toe)은 새로운 환자를 처음 만나게 될때 시행되며 충분한 시간이 필요하다. 종합검진의 구성 요소를 이 장의 후반에 설명하겠다.

집중신체검진은 응급 상황이나 이미 치료를 진행해 온 환자 그리고 특수한 문제가 있는 환자에게 실시한다. 4장에서 16장까지 다양한 신체 계통별 문제(systemic disorder)에 대한 집중건강사정 방법을 설명한다.

검진 기술

시진

시진(inspection)은 시각이나 후각을 통해 자료를 수집하는 것이다. 검진자는 환자와의 첫 대면 시 환자의 버릇, 걸음걸이, 키와 다양한 신체적 특성을 관찰한다. 시진은 중요한 통찰력으로 잠재된 질병이나 장애를 파악할 수 있다. 찾는 것이 무엇인지와 의미하는 것이 무엇인지를 아는 것은 시진에 집중하도록 도움을 준다. 신체적 장애를 다루는 장에서는 진단검사의 초점과 검사들이 어떤 가능성 있는 질환과 상호 관련되는지 알려 줄 것이다.

촉진

촉진(palpation)은 촉각을 이용하여 자료를 수집하는 것이다. 촉진은 체온이나 감촉, 압통누름통증(tenderness)이나 통증, 고통, 감각 등의 특성으로 파악한다. 또한 촉진은 비장지라(spleen) 비대와 같은 체내의 장기에 대한 정보를 알 수 있다. 촉진은 압력을 가함에 따라 가벼운 촉진, 중정도 촉진, 깊은 촉진으로 파악한다. 손의 다양한 면으로 여러 다른 부분들을 검사한다.

타진

타진(percussion)은 내부 조직을 진단하기 위해 가볍게 두드리는 것이다. 타진은 느끼거나 들을 수 있는 진동들을 일으킨다. 타진은 위치나 크기, 밀도 또는 반사와 같은 특성으로 평가한다. 직접 타진(direct percuussion)은 손가락이나 손을 이용하여 환자 몸의 피부를 치거나 두드리는 것이다. 간접 타진(indirect percussion)은 한 손 전체를 환자의 몸에 대고 다른 손으로 몸에 댄 손을 치는 것이다[그림 2-2]. 타진음은 고음, 과다공명음공명과다, 둔탁음 또는 편평음으로 나타난다.

청진

청진(auscultation)은 청진기를 이용하여 신체음을 듣는 것으로 폐, 심장, 복부 사정에 특히 중요하다.

대부분의 청진은 청진기가 필요하며, 대부분의 청진시에 청진기가 필요하므로 음질이 우수하고 사용하기에 편안한 좋은 품질의 청진기를 구입하는 것이 중요하다.

청진기를 구입하기 전에 다음을 고려한다.

귀꽂이(eartips): 검진자에게 잘 맞는 귀꽂이가 중요하다. 귀꽂이가 귀에 위치할 때 잘 맞아야 하고 헐겁지 않아야 소리가 명확하고 크다. 귀꽂이가 맞지 않으면 소리가 새고 중요한 소리를 놓칠 수 있다.

판막(seal): 청진기는 검진자의 귀로 환자의 신체음을 전하도록 공기밀봉을 필요로 한다. 헐겁거나 금이 간 튜브(tube)는 공기밀봉을 방해할 수 있다.

종(bell): 이중 청진기 사용 시 검진자는 종 또는 판막(diaphragm) 모두를 사용할 수 있다. 음의 질과 양은 종의 질에 달려 있다.

청진관(tubing): 검진자의 주머니에서 관은 모양과 유연성이 유지되어야 한다. 관은 검진자나 대상자에게, 특히 알레르기와 같은 피부 자극을 주는 물질을 함유하지 않는 재질이어야 한다. 소리를 확대하기 위해 관은 이중관이어야 한다.

A B

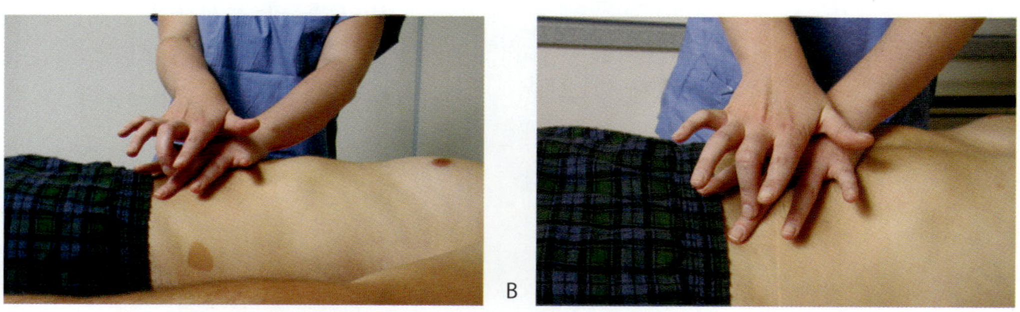

그림 2-2 간접 타진법

머리에서 발끝까지 종합검진

검진 준비

필요한 의료 기구를 준비한다[그림 2-3]. [박스 2-1]은 종합검진에 필요한 도구들이다. 검진을 시작하기 전에 환자의 방광을 비우고 겉옷을 벗고 가운을 입힌다. 정중하게 대한다(문을 닫고 커튼을 쳐주고 환자가 옷을 갈아입거나 벗는 동안 방에서 나가 있는다). 환자가 편안함을 느끼는 데 도움이 된다면 방에 보호자와 있는 것을 허락해도 된다. 손을 씻고 들어간다(장갑을 낀다). 검진이 시작되기 전에 환자에게 무엇을 할 것인지에 대해 말해 주어야 한다.

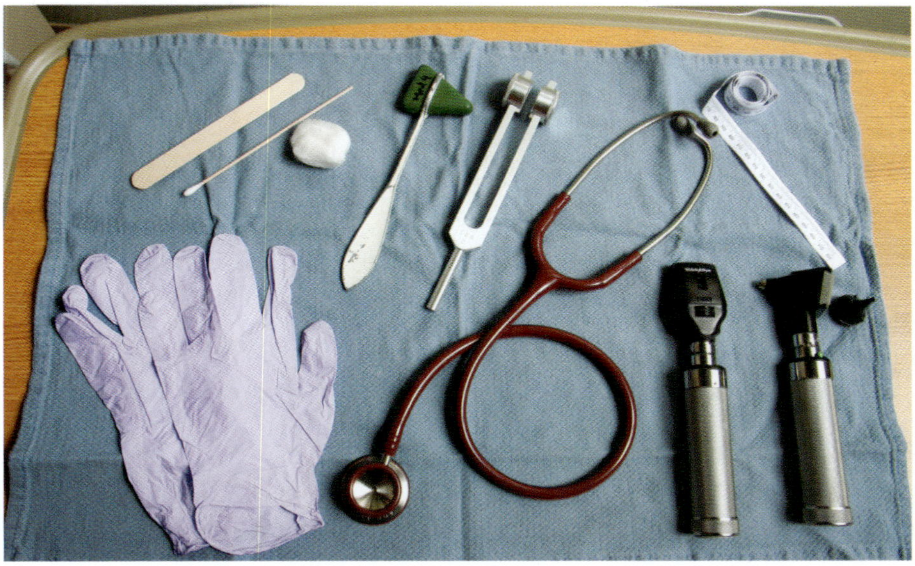

그림 2-3 기본적인 도구

박스 2-1 신체검진을 위한 일반적인 도구 목록

기본적인 도구

- 약솜
- 면봉
- 커튼
- 투과 조명 장치가 있는 손전등이나 펜라이트
- 거즈
- 장갑
- Graves or pederson speculum(Craves or pederson 질경)
- 윤활제
- 마킹 펜
- 줄자
- 비경코벌리개(nasal speculum)
- 냄새나는 물건
- 검안경
- 공기 주입 전구가 달려 있는 검안경
- 펜라이트
- 반사 망치
- 날카롭고 뭉툭한 검사 도구
- 혈압계
- 판막형과 종형 청진기
- 미각 검사용 물질
- 체온계
- 설압자혀누르개(tongue depressor)
- 음차소리굽쇠(tuning fork)
- 시력표

검사물 수집 도구

- 배양기
- 유리 슬라이드
- 수산화칼륨
- 잠혈반응검사 용기
- 자궁경부세포진검사팝도말검사(PAP smear)용구 일체(자궁경부 세포 채취를 위해 고안된 막대기나 솔, 95% 에탄올 고정액, 검체용기)
- 생리식염수
- 멸균 면봉

진행 순서

종합검진은 연습이 필요하며, 안정감과 자신감을 높이기 위해 익숙해 질때까지 연습을 해야 한다. 자연스러운 진행을 위해서는 검진 절차를 위한 시간이 필요하다. 상황에 적응하는 것을 배우고 규칙적인 순서와 방법을 익히고 발전시키는 것은 더욱 안정감 있고 자연스러운 느낌을 갖게 한다. 환자를 위해 능률적이면서도 안정되고 체계적인 방법을 익힘으로써 검진 시 빠뜨림 없이 신속하게 할 수 있다.

검진은 한 가지만의 옳은 방법이 있는 것은 아니다. 목표는 아주 자연스럽게 진행하도록 순서를 익히고 환자의 편의를 도모하는 것이다. 또한 특별한 상황이나 장애가 있는 환자가 아니면 여러번 자세를 변경하지 않도록 한다.

다음은 신체검진 방법의 예이다.

일반적인 조사

환자가 방으로 들어오면 검진이 시작된다.

- 연령, 성별, 인종, 얼굴 표정, 옷, 눈맞춤, 기분, 명료한 의식 상태, 지남력을 평가한다.
- 자세, 신장, 크기, 윤곽, 영양 상태 등의 신체적 구조를 기록한다.
- 앉거나 일어설 때의 움직임과 걸음걸이를 포함한 운동성을 평가한다.
- 말하는 양상을 기록한다.
- 청력 저하로 보청기를 기록한다.

측정

- 체중을 잰다.
- 키를 잰다.
- 활력징후를 측정한다(체온, 맥박, 호흡, 혈압).

신체검진의 구성 요소

환자가 검진자와 마주 보고 앉아있는 상태

머리와 얼굴

- 피부 특징을 시진한다.
- 두피머리덮개(scalp)와 머리카락의 질감, 분포, 숱, 양, 종양, 기생충, 병변을 시진과 촉진한다.
- 얼굴의 외모와 표정, 대칭적인 얼굴 구조, 양상과 움직임을 시진한다.
- 환자에게 눈썹을 올리거나 눈 찌푸려보기, 웃기, 눈 깜박거리지 않기 등을 시켜 본다. 안면근육의 균형과 근력을 기록한다[삼차신경과 안면신경얼굴신경(facial nerve)].
- 얼굴 각각의 이마와 볼, 턱의 감각을 평가한다(삼차신경).
- 환자가 이를 꽉 문 상태로 교근깨물근(masseter)과 측두근관자근(temporalis)을 촉진한다.

눈

- 각막 반사를 확인한다(Hrschberg's test).
- 가림안가림검사(cover-uncover test)를 수행한다.
- 6가지 기본 방향을 응시하도록 하여 외안눈바깥(extrinsic eye) 운동을 사정한다.
- 눈의 위치와 정렬 상태를 사정한다.
- 안검눈꺼풀(eyelid)과 속눈썹을 시진한다.
- 누선눈물샘(lacrimal gland) 외형과 결막(conjunctiva)을 시진한다.
- 공막의 색깔과 투명도를 시진한다.
- 동공을 시진한다(동공의 균등성, 구형, 빛에 대한 반응 –PERRL).
- 안저안구바닥(fundus)검사를 실시한다.
  - 적반사(red reflex)를 관찰한다.
  - 시신경유두시신경원반(optic disc)를 시진한다.
  - 망막에 출혈, 삼출물, 병변 등이 있는지 시진한다.

귀

- 이개귓바퀴(auricle)의 위치, 크기, 모양의 대칭성을 관찰한다.
- 조심스럽게 양 귀를 각각 촉진한다. 이주귀구슬(tragus)에 압력을 가한다.
- 이경귀보개(otoscope)을 사용하여 외이도바깥귀길(external auditory canal)와 고막을 시진한다.
- 청력검사를 실시한다(Weber, Rinne, whisper 검사).

코

- 코 외부의 전체적인 모양과 형태, 대칭성, 부종을 시진한다.

- 코 주위 피부의 병변, 색깔과 불규칙한 이상이 있는지를 시진한다.
- 코의 연조직물렁조직과 콧대를 촉진한다.
- 부비동코곁굴(paranasal sinus)에 부종이 있는지 시진, 촉진, 타진한다.
- 비강코안(nasal cavity)을 시진한다.
    - 비강의 열림 여부와 비중격코사이막(nasal septum)의 연속성을 사정한다.
    - 비갑개코선반(nasal concha)의 색깔, 감축, 분비물을 사정한다.
    - 점막의 색깔을 관찰한다.
- 후각검사를 한다(후각신경).

입과 구인두입인두(oropharynx)

- 입과 입술의 움직임을 관찰하고 어떤 비대칭이 있는지 기록한다.
- 입술의 대칭과 색깔, 부종, 병변을 시진한다.
- 환자의 호흡 시 나는 냄새를 기록한다.
- 구강점막볼점막(buccal mucosa)을 시진하고 치은잇몸의 색깔, 궤양, 병변 또는 외상이 있는지 시진한다.
- 치아의 위치, 색깔, 수를 관찰한다.
- 혀의 색깔, 감축을 시진한다.
- 혀의 위축이나 움직임을 사정한다(안면신경).
- 경구개단단입천장(hard palate)와 연구개물렁입천장(soft palate)의 색깔과 모양을 시진한다.
- 환자에게 "아" 소리를 내도록 하거나 설압자로 구개궁입천장활(palatal arch)을 건드려서 구역반사 여부를 관찰한다[설인신경혀인두신경(glossopharyngeal nerve)과 미주신경].
- 편도의 존재 여부와 크기, 분비물이 있는지 기록한다.
- 미각을 사정한다[안면신경과 미주신경].

목

- 경부림프절목림프절(cervical lymph node)을 촉진한다.
- 한 번에 한쪽씩 경동맥목동맥(carotid) 박동을 촉진한다.
- 기관(trachea)의 위치를 조사한다.
- 갑상선을 촉진한다.
- 경동맥과 갑상선의 잡음을 청진한다.

팔(upper extremity)

- 쇄골빗장뼈(clavicle), 견갑골어깨뼈(scapula), 어깨의 윤곽을 시진한다.
- 흉쇄관절복장빗장관절(sternoclavicular joint), 견봉쇄골관절봉우리빗장관절(acromioclavicular joint), 견봉어깨뼈봉우리(acromion), 쇄골과 상완골위팔뼈(humerus)의 대전자큰돌기(greater trochanter)를 촉진한다.
- 견관절어깨관절(shoulder joint)과 주관절팔꿉관절(elbow joint)의 관절가동범위검사관절운동범위검사(ROM test)를 한다.
- 상완이두근위팔두갈래근(biceps brachii muscle), 상완요골근위팔노근(brachioradialis muscle), 상완삼두근위팔세갈래근(triceps brachii muscle) 반사를 사정한다.
- 요골노뼈(radius)과 상완위팔(brachial) 맥박을 사정한다.
- 손을 시진한다. 통증이 있는지 촉진해 본다.
- 손과 손목의 관절가동범위검사를 한다.

환자가 검진자에게 등을 보이고 앉아있는 상태

후흉부뒷가슴(posterior chest)와 등

- 피부 병변을 시진한다.
- 흉곽가슴우리(thoracic cage)의 형태를 기록한다.
- 척추를 촉진한다.
- 신장콩팥(kidney)을 타진한다.
- 폐사정:
    - 흉부가슴(thoracic)의 팽창 상태를 평가한다.
    - 촉각진탕음촉각진동감(tactile fremitus)을 촉진한다.
    - 흉부(chest)를 타진한다.
    - 횡격막가로막(diaphragmatic) 운동을 평가한다.
    - 흉곽의 뒷면을 청진하고, 호흡음을 기록한다.

환자가 검진자에게 흉부를 노출하고 앉아있는 상태

전흉부앞가슴(anterior chest)

- 흉곽 형태와 대칭성을 평가한다.
- 폐사정:
    - 호흡 수와 양상을 확인한다.
    - 잡음과 마찰음비빔소리을 촉진한다.
    - 흉부 팽창을 평가한다.
    - 호흡음을 청진한다.

- 심장사정:
  - 심첨맥박심장꼭대기맥박(apical pulse)을 시진한다.
  - 심장음을 청진한다.
- 유방사정: 다음의 자세, 즉 환자의 손을 머리 위로 올린 자세, 엉덩이에 두 손을 댄 자세, 두 손을 흉부 앞으로 모은 자세, 몸을 앞으로 기울인 자세로 유방을 시진한다.
  - 유방의 크기와 대칭성을 시진한다.
  - 유방 피부의 촉감과 색깔을 시진한다.
  - 정맥계를 시진한다.
  - 병변이나 종양이 있는지 시진한다.

환자가 45° 각도로 비스듬히 기댄 상태

환자가 45° 각도로 비스듬히 기댄 자세를 취하도록 도와주고, 환자가 안정감을 갖도록 옆에 서 있는다.

- 경정맥맥박목정맥맥박(jugular venous pulse)을 시진한다.
- 경정맥압목정맥압(jugular venous pressure)을 측정한다.

환자가 흉부를 노출하고 똑바로 누운 상태

환자가 똑바로 누울 수 있도록 도와준다. 만약 환자가 똑바로 눕기 힘들 때는 가능한 한 머리를 30° 각도로 높이도록 한다. 다리(lower extremity)와 복부배(abdomen)를 덮어주고 흉부만 내놓는다.

여성의 유방

환자의 등 밑에 수건이나 베개를 놓고 환자에게 머리 위로 팔을 올리도록 한다.

- 유방을 촉진하고 시진한다.
- 유두젖꼭지를 촉진한다.

심장

- 상복부부위(precordium)를 촉진한다.
- 심첨맥박(apical pulse)을 촉진한다.
- 심장가장자리(borders of the heart)를 타진한다.
- 심장음(heart sound)을 청진한다.

환자가 복부를 노출하고 똑바로 누운 상태

환자의 가운으로 흉부를 덮고 복부만 노출시킨다.

복부

- 복부의 연동 운동, 비대칭, 복부팽만배팽만을 시진한다.
- 복부의 피부, 색깔, 상처, 발진이나 병변을 사정한다.
- 4영역의 장음창자소리을 청진한다
- 혈류음, 잡음, 정맥잡음, 마찰음을 청진한다.
- 4영역의 둔탁음을 타진한다.
- 고음과 과다공명음공명과다을 타진한다
- 간을 타진한다.
- 비장(spleen)을 타진한다.
- 4영역 모두 가볍게, 중정도, 깊은 촉진을 실시한다.
- 이동 둔탁음 검사(fluid wave test)를 실시한다.
- 반동압통되튐통증(rebound tenderness)이 있는지 촉진한다.
- 흡기들숨 시 통증이 있는지 촉진한다(Murphy's sign).
- 맥버니 징후(McBurney's sign)가 있는지 촉진한다.
- 복부대동맥류배대동맥자루(abdominal aortic aneurysm)가 있는지 촉진한다.
- 간의 오른쪽 경계 부분을 촉진한다.
- 간을 촉진한다.
- 신장을 촉진한다.
- 비장을 촉진한다.

남성 생식기

- 음모(pubic hair)의 분포 상태를 시진하고 기록한다.
- 음경에 어떤 병변, 상처, 발진이나 종양이 있는지 시진하고 촉진한다.
- 요도구요도구멍(urethral meatus)를 시진하고 촉진한다.
- 음낭에 어떤 병변, 발진, 색깔 변화나 부종이 있는지 시진한다.
- 고환을 촉진한다.
- 서혜탈장샅굴탈장(inguinal hernia)을 사정한다.

환자가 다리를 드러내고 바로 누운 상태

가운이나 천으로 복부나 치골두덩뼈을 덮어둔다.

엉덩이

- 앞쪽의 뼈돌출 부위를 촉진한다.
- 관절가동범위검사를 실시한다.

다리

- 종창부기(swelling), 기형, 근육긴장도, 슬개골무릎뼈(patella)의 정렬 상태를 시진한다.
- 무릎을 촉진하고 관절가동범위를 검사한다.
- 발목과 발의 부종, 기형의 반상출혈을 시진한다.
- 발목과 발을 촉진하고 관절가동범위를 검사한다.

환자가 검진자를 보며 앉은 상태

신경계

- 빠른교대운동(Rapid Alternative Movement, RAM)검사를 한다.
- 발꿈치-정강이검사(heel-to-shin test)로 다리의 조화운동장애(dystaxia)가 있는지 관찰한다.
- 외수용감각(exteroception)을 검사한다.
  - 표재성(얕은) 통증의 감각 능력을 사정한다.
  - 온도감각을 검사한다.
- 고유감각(Proprioception)을 사정한다.
  - 동작과 위치감각을 검사한다.
  - 진동감각을 검사한다.
- 피질감각겉질감각(cortical sensory)을 사정한다.
  - 입체감각인식(stereognosis)을 검사한다.
  - 서화감각피부그림감각(graphesthesia)을 검사한다.
  - 두점간식별감각(two-point discrimination)을 검사한다.
  - 소거(extinction)를 사정한다.
- 족저반사발바닥반사(plantar reflexe)와 아킬레스건반사아킬레스힘줄반사(achilles tendon reflex)를 검사한다.

환자가 서 있는 상태

신경계

- 환자가 서 있는 자세, 보통으로 걷기, 뒤꿈치를 들고 걷기, 발끝으로 걷기, 발꿈치를 먼저 닿고 발가락으로 닿으며 걷기를 관찰한다.
- 환자가 눈을 감고 앞으로 몇 발자국을 가도록 지시한다.
- 롬버그검사(Romberg's test)를 실행한다.
- 회내근엎침근(pronator) 변이를 검사한다.

척추

- 자세를 사정한다.
- 척주를 촉진한다.
- 척주 주위의 근육을 촉진한다.
- 관절가동범위를 관찰한다. 환자가 자신의 발끝에 닿도록 굴곡구부리기, 신전늘이기, 양쪽 측면으로 움직이도록 한다.

쇄석위돌제거자세(lithotomy position)의 여성 환자

천으로 적절하게 가려 준다.

- 치구불구덩(mons pubis)의 일반적인 위생, 음모의 분포 상태와 잠재적인 피부 상태를 사정한다.
- 음문외음(vulva)의 부종, 색깔, 분비물을 시진한다.
- 음핵(clitoris)과 요도구(urethral orifice), 질(vaginal introitus)의 입구를 시진한다.
- 바르톨린선큰질어귀샘(Bartholin's gland)의 종양, 압통 또는 부종을 촉진한다.
- 질경질보개을 사용하여 내부의 생식기를 시진한다.
  - 자궁경부를 시진한다. 색깔이나 촉감을 기록한다.
  - 자궁 입구(cervical os)를 시진한다.
- 양손 합진을 실시한다.
  - 질을 촉진한다.
  - 자궁경부를 촉진한다.
  - 자궁과 자궁저자궁바닥를 촉진한다.
  - 양쪽 난소를 촉진한다.
- 직장질곧창자질(rectovaginal) 검사를 실시한다.

특정대상자를 위한 신체검진

임산부에 대한 고려사항

- 임산부를 위한 검진 순서는 보통 성인과 같지만 복부와 골반의 전반적인 검사가 더 요구된다. 임산부에게 앙와위바로누운자세를 취하도록 하는 것은 더욱 어렵다는 것에 주의한다. 옆으로 눕는 자세가 좋으며, 앙와위는 필요할 때만 취한다. 검진을 하기 전에 우선 임산부의 방광을 비우도록 한다. 임산부는 갑자기 또는 자주 소변이 마렵기 때문에 복부사정이 특히 불편하고 어려울 수 있다.

신생아에 대한 고려사항

- 신생아는 신체사정 시 특별한 주의가 요구된다. 검사 기술은 나이, 깨어 있는지 또는 질병의 상태의 따라 다양하게 달라질 수 있다. 신생아를 만지기 전에 주의 깊게 시진하고, 아기를 방해하지 않고 검사하는 것이 중요하다. 육안으로 진단을 하는 것은 정보를 파악하는 데 중요하다[박스 2-2]. 신생아의 검진 순서는 머리, 팔다리, 복부 그리고 몸의 나머지 부분이다. 끝으로 이경검사귀보개검사(otoscopic examination)와 같은 침습적인 방법에서도 보호해야 한다.

박스 2-2 신생아의 육안검진법

신생아의 시진은 다음 주요 특징이 포함되어야 한다.

- 인식(awareness), 각성도(alertness), 반응성과 장난기 많음
- 자세
- 이완성, 긴장성과 경직성
- 육안으로 확인되는 기형
- 행동의 즉흥성
- 부모와 아이 사이의 명백하고 미묘한 상호작용
- 먹고, 빨고, 삼키기

소아에 대한 고려사항

- 검진을 수행하는 동안 발달 단계를 고려해야 함을 기억하라. 아이들은 예측불가능하기 때문에 상황에 따라 사정의 순서가 바뀔 수 있다. 예를 들면, 우는 아이에게는 구인두(oropharynx)를 볼 수 있는 반면 잠든 아기는 심장, 폐허파, 복부의 진찰이 좋을 수가 있다. 만약 필요하다면 아이와 부모에게 안정감을 주도록 부모를 진찰대에 있도록 허락해도 좋다[그림 2-4].
- 아이의 협조를 위해 검진 이전에 안정감을 주도록 한다. 이완된 환경을 만들기 위해 시간을 갖는다. 1세 영아에게는 손에 물건을 쥐어 주도록 한다. 걸을 수 있는 아기는 토닥거려 주거나 기분 좋은 말을 사용하고, 상호적인 놀이를 한다. 검사를 하는 동안 검사 기구를 만지도록 허락한다. 예를 들면, 청진기로 부모의 심장소리를 듣도록 허락한다[그림 2-5].

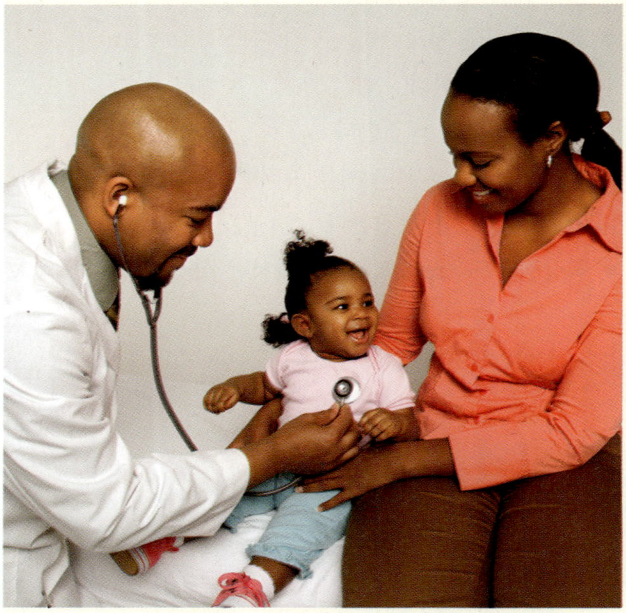

그림 2-4 검진 동안 엄마가 아이를 붙들고 있도록 한다.

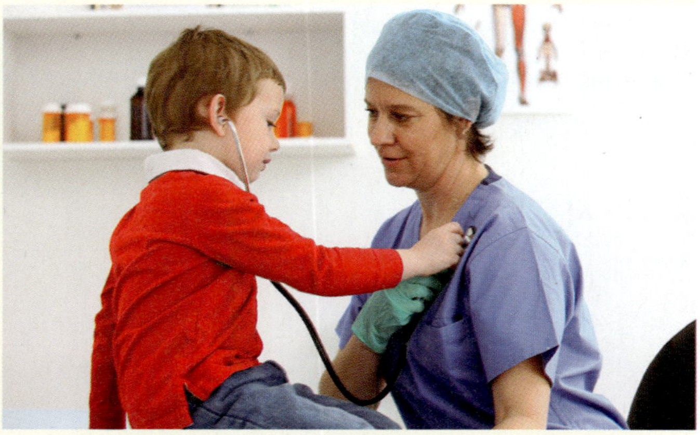

그림 2-5 아동이 청진기를 사용함으로써 두려움을 가라앉힌다.

특정대상자를 위한 신체검진–계속

노인에 대한 고려사항

- 나이가 많은 환자의 검진 순서는 젊은 성인과 같다. 그러나 나이가 많은 사람을 검진하는 경우 몇 가지 특별한 주의사항이 있다. 노인의 경우 특정 자세가 불편할 수 있으며(예: 쇄석위, 슬흉위무릎–가슴 자세, 앙와위), 감각 능력 또한 떨어지기도 한다. 자세를 변경할 때 노인 환자를 돕기 위해서는 힘이 필요하며, 반드시 안전하게 해야 한다. 또한 반응 시간이 길어질 수 있다. 가능한 한 어떤 방법으로든 환자를 보조하며 인내를 가지고 하도록 한다. 테이블로 안내하거나 말을 천천히 하고 반복해야 한다. 노인 환자에게 중요한 것은 반드시 신체검진의 정확성에 대해 알려 주어야 하는 것이다.
- 노인들에게는 매일매일의 과업을 수행하기 위한 기능적 사정[박스 2–3]을 해야 한다. 기능적 사정은 다음과 같다.
  - 삶의 일상적인 요구를 처리할 수 있는 노인의 능력
  - 관리 계획을 형성하는 방법
  - 제공할 수 있는 교육 수준
  - 관리 계획을 지킬 수 있는 환자의 능력

박스 2–3 노인의 기능적 사정

- 목욕하기, 옷입기, 화장실 이용, 식사하기와 같은 일상생활 활동을 수행하는 기본적인 능력(ADLs)
- 집안일, 돈 관리, 시장 보기, 식사 준비와 같은 일상생활 활동을 위해 도구를 사용할 수 있는 능력
- 이동성(지팡이, 걷기, 휠체어 사용하기)
- 말하기, 전화 이용 능력, 청력을 포함하는 의사소통
- 안전성(집에 들어오기 또는 외출하기, 샤워, 운전 등 도움이 필요한지의 여부)
- 식이요법, 물품 구입, 이행, 건강 관리 접근 능력을 포함하는 투약 상태
- 정신 상태와 정서장애

참고문헌

DeGowin, R. L., & Brown, D. D. (2014). *DeGowin's diagnostic examination* (8th ed.). New York, NY: McGraw-Hill.

Kuczmarski, M. F., Kuczmarski, R. J., & Najjar, M. (2001). Descriptive anthropometric reference data for older Americans. *Journal of the American Dietetic Association, 100,* 59–66.

Lipman, T. H., Hench, K., Logan J. D., DiFazio, D. A., Hale, P. M., & Singer-Granick, C. (2000). Assessment of growth by primary healthcare providers. *Journal of Pediatric Health Care, 14*(4), 166–171.

Purnell, L. D., & Paulanka, B. J. (2003). *Transcultural health care: A culturally competent approach* (2nd ed.). Philadelphia, PA: F. A. Davis.

Chapter 3

기록 전략

Documentation Strategies

기록

기록(documentation)은 건강사정에서 아주 중요한 단계이다. 간호사가 검진을 훌륭하게 시행할 수는 있지만 그 뒤에 따라 오는 기록이 그 검진의 가치를 결정한다. 환자–간호사 간의 기록은 환자의 추후 관리 필요성을 결정하는 근거가 될 뿐만 아니라 환자–간호사 간의 현재 상호작용 및 향후 상호작용에 관한 법적 근거를 마련해 준다. 만약 지난 기록에 "아무 문제없음"이라고만 되어 있다면 다음 간호사가 지난 번 검진 시 어떤 부분을 사정했고 어떤 질문을 했었는지에 대해 정확히 알 수 없을 것이다. 예를 들어, 호흡기계에 관한 과거병력에 있어서 단순히 "아무 문제없음"이라고만 기록되어 있을 경우, 다음 간호사나 법적인 문제로 차트를 검토하는 사람이 환자가 결핵, 만성 폐쇄성 폐질환, 천식 또는 수면무호흡증과 같은 질병에 대해 제대로 사정이 되었는지를 정확히 알 수 없을 것이다. 또한 제대로 되지 않은 기록은 보험수가와 관련된 특정한 검사나 치료에 대한 가격을 산정하기 위한 충분한 자료를 제공해 주지 못할 것이다. 실용적인 측면에서 본다면 좀 더 상세한 항목과 질문들을 검토하는 것이 간호사가 기록을 함에 있어서도 도움이 되고, 환자와 향후 치료 및 중재 계획을 세우는 것에 도움이 된다[그림 3–1]. 간호사가 일단 환자의 과거병력에 대해 상세하게 기록해 놓으면 다음 번 면담 시 같은 질문을 반복할 필요가 없을 것이다. 대신에 간호사는 지난 번 면담 이후로 환자 상태가 달라진 점은 없는지에 대해 중점적으로 사정할 수 있을 것이다. 이것은 중재의 연속성을 유지하고 간호사가 환자 자신의 과거병력에 대해 잘 알고 있

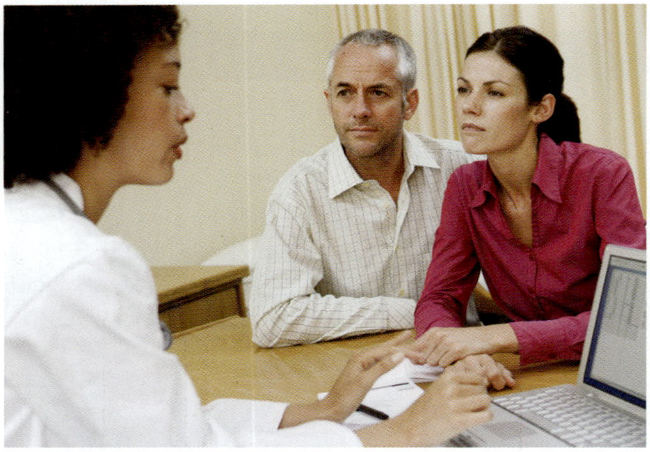

그림 3-1 간호사가 환자의 과거병력을 듣고 관련 자료를 기록하고 있다.

으므로 지금 현재의 건강 문제를 잘 해결해 줄 수 있을 것이라는 신뢰감을 가지는 데 도움을 준다.

일반적 고려사항

간호사들이 과거병력과 신체검진 결과를 문서화함에 있어 중요하게 기억해야 할 몇 가지 간단한 전략들이 있다. 만약 사전에 제작된 체크리스트 형식의 양식을 사용한다면 환자를 면담하거나 신체검진을 하는 도중에 양식을 완성하는 것이 적절하다. 활력징후를 측정했다면 자신의 기억에 의존하지 말고 즉시 기록하는 것이 좋다. 만약 사정 중 빠뜨리고 넘어간 항목이 있다면 검진 과정 중 다시 앞으로 돌아와 빠뜨린 것을 사정하면 되지만, 중요한 것은 반드시 사정한 정보만을 정확히 기록해야 한다는 것이다. 만약 사전 제작되지 않은 자유로운 형식의 양식을 사용한다면 환자

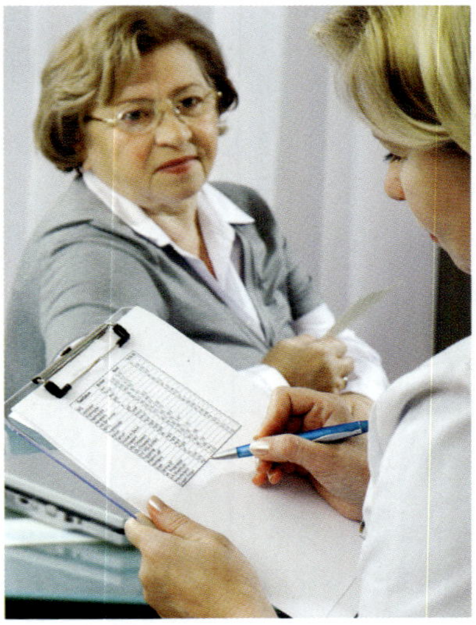

그림 3-2 간호사가 환자와 면담 중 간단하게 기록하고 있다.

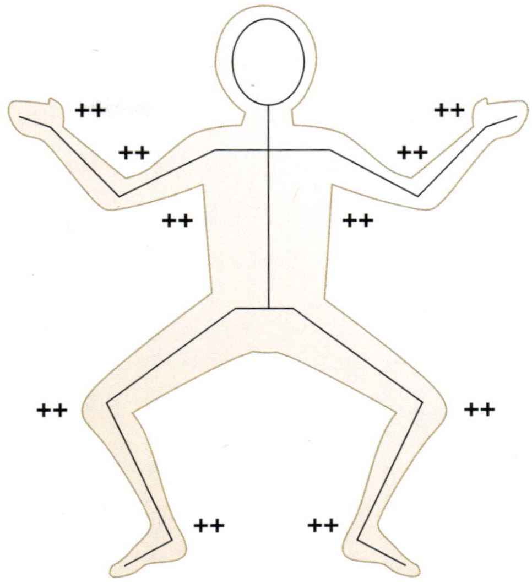

그림 3-3 심부건반사를 기록하기 위해 막대인체도를 사용할 수 있다. 0: 아무 반응 없음. 1+: 반응이 느림. 2+: 기대한 반응을 보임. 3+: 약간 과민 반응을 보임. 4+: 과민 반응을 보임.

를 사정하는 동안 되도록 자세히 기록을 한 다음 바로 공식적인 기록 양식에 맞게 옮겨 기록하는 것이 효과적이다[그림 3-2]. 다시 한번 강조하지만, 만약 과거병력이나 신체검진 중 어느 한 항목을 빠뜨린 것이 있다면 "사정하지 않음"을 나타내는 표시를 남겨 놓는 것이 적절하며, 어떤 정보도 허위로 기록해서는 안 된다. 대신 다음 번 환자 방문 시 추가로 사정되어야 함을 치료 계획에 기록해 두는 것이 좋다. 예를 들어, 간호사가 환자의 갑상선 사정을 빠뜨렸는 데 환자의 주호소 중 하나가 피로일 때, 환자와 다음 번 면담 시 치료 계획에 갑상선을 사정할 것과 갑상선자극호르몬(TSH) 수치를 검사할 것을 기록해 두는 것이 바람직하다.

건강력 및 신체검진을 할 때 그 무엇보다 정확성이 가장 중요하지만 기록하는 속도 또한 아주 중요하다. 정확성과 속도를 모두 확실하게 지킬 수 있는 전략 중 하나는 그림을 이용하는 것이다. 종종 간호사는 맥박이나 심부건반사깊은힘줄반사(deep tendon reflex) 등을 기록하기 위해 막대인체도(stick figure)를 사용한다[그림 3-3]. 또한 전신이나 부분 해부학적 인체도를 이용하여 피부 병변, 발진, 상처 등의 크기나 위치를 기록한다. 많은 기관에서 막대인체도나 해부학적 인체도가 그려진 검진기록지를 사용하는 반면에 간호사가 직접 검진기록지를 그려야 하는 기관도 있다. 문서화된 양식이든 그림이 포함된 양식이든 환자의 상태를 가장 잘 나타내어 추후 사정 자료와 비교할 수 있는 근거 기반의 정보 제공이 목적이라 하겠다.

기록 과정에서 표준화된 약어만을 사용하는 것은 매우 중요하다. 기관마다 약어 사용에 대한 각기 다른 기준이 있을 것이다. 어떤 기관에서는 의료사고나 투약사고로 연결되었던 적이 있었을 경우 약어의 사용을 엄격하게 규제할 수도 있다. 그러므로 간호사는 각자가 속한 기관이 어느 정도의 약어 사용을 허용하는지 정확히 확인해야 한다. 참고로 일상적으로 흔히 사용되는 약어나 기호는 의학사전에서 쉽게 찾아볼 수 있다. 약어의 사용이 과거병력이나 신체검진 결과를 신속하게 기록하는 데 도움이 된다고 할지라도 다른 사람이 그 기록지를 읽고 환자에 대한 정보를 정확하게 이해할 수 있는 방식으로 기록하는 것이 필요하다.

컴퓨터를 이용하여 기록하는 전산화 기록 등 다양한 기록 방법들이 개발되어 왔지만 이러한 방법을 사용할 때는 유의하여야할 것이 있다. 미국에서는 2003년 4월부터 직접적이든 간접적이든 환자에 관한 정보를 유출하는 것을 엄격히 제한하는 개인정보보호법인 HIPPA(Health Insurance Portability Accountability)라는 정부 법안이 시행되었다. 간호사는 컴퓨터를 이용하여 환자에 관한 정보를 손쉽게 기관 정보망에 기록할 수 있다. 하지만 이 과정에서 컴퓨터 스크린을 켜둔 채 자리를 비워서 기관에 종사하는 직원이 아닌 일반인이 환자 정보를 볼 수 있는 일이 일어나지 않도록 조심해야 하는 책임이 더해진 것이다. 개인정보보호협은 간호사가 환자의 정보를 누구와 공유할 수 있는지에 대해서도 규제하고 있다. 또한 환자가 자신의 의학적 정보를 다른 사람에게 공개하기를 원할 때는 동의서를 쓰도록 요구하고 있다. 간호사는 환자의 정보에 관한 비밀유지 권한을 위반하지 않는 범위 내에서 가장 최신의 기록을 이용하여 건강력과 신체검진 정보를 적절하게 기록해야 한다.

환자의 정보를 공유하려고 이메일이나 팩스를 이용하는 것도 문제가 될 수 있다. 많은 기관들이 환자와 관련된 모든 서신의 아래쪽에 이 정보가 기밀사항임을 알리는 문구를 넣도록 권고하고 있다. 예를 들어, 만약 어떤 정보가 전자 문서상으로 공유되어야 할 때 다음과 같은 문구를 삽입한다.

"개인정보보호법 공지사항: 본 이메일에 쓰여진 내용이나 첨부된 어떤 문서도 오직 지정된 개인이나 기관만을 위한 것입니다. 이 정보는 기밀이 유지되어야 하는 자료를 포함하고 있을 수도 있습니다. 만약 실수로 본 이메일을 받았다면 발신자에게 즉각 알려 주시고 받으신 메일과 문서는 삭제하여 주세요."

SOAP 접근법

가장 흔히 사용되는 건강력 및 신체검진기록법은 SOAP 양식이다. SOAP은 주관적 자료, 객관적 자료, 사정, 계획을 의미한다.

과거병력과 신체검진 결과를 기록할 때 "**주관적 자료(Subjective data)**"에는 환자가 제공한 자료 혹은 차트에 나와 있는 정보나 사실만을 기록해야 한다. 주호소, 현재병력, 과거병력, 약물복용력, 알레르기, 최종 월경일, 가족력, 사회력, 영향 정보 그리고 신체기관 전반에 대한 사정력 등이 이에 포함된다.

"**객관적 자료(Objective data)**"는 간호사가 자신의 눈, 귀 그리고 손을 이용하여 얻은 정보를 말한다. 간호사가 수행한 건강사정 결과 혹은 실험실검사 결과, 진단검사 결과도 포함된다. 예전에 했던 검사 결과는 현재병력이나 신체기관 사정력에 기록한다.

"**사정(Assessment)**"은 "주관적 자료"와 "객관적 자료"에서 얻은 모든 정보를 종합하여 진단을 내리기 위한 최종 평가를 의미한다. "**계획(Plan)**"은 신체검진 시 뚜렷하게 나타나는 주호소, 현재 가지고 있는 동반질환 또는 다른 문제점들과 관련된 간호계획을 나타낸다.

SOAP 양식의 두 가지 하위 분류 체계는 "포괄적 건강력과 신체검진" 그리고 "중점적 건강력과 신체검진"이다. 두 하위 분류 체계 모두 같은 양식을 사용하지만 그 내용은 다르다(각 하위 분류 체계의 구성 요소에 대한 자세한 설명은 제1장 참조). 환자가 병원을 찾은 이유와 질병의 정도에 따라 어떤 양식을 사용할지를 결정한다. 만약 환자가 인후통 목앓이과 같은 아주 구체적인 문제로 병원을 찾았다면 "중점적 건강력과 신체검진" 양식을 사용해서 기록해야 한다. 만약 환자가 매년 시행하는 정기검진으로 병원을 찾았거나 처음 병원에 방문한 신환일 경우 "포괄적 건강력 및 신체검진" 양식을 사용하여 환자의 모든 신체기관을 사정해야 할 것이다. 간호사의 역할 중 하나는 어떤 SOAP 양식을 사용해야 하는지, 어떤 질문들을 사용하여 사정을 해야 하는지 그리고 그렇게 해서 얻은 정보는 어떻게 통합하여 적절한 진단, 감별 진단 또는 문제점 파악에 적용할 것인지를 결정하는 것이다. 이러한 정보의 조직화가 다음 단계인 치료 및 중재 계획을 세우는 데 중요한 초석이 된다.

기록 요령

과거병력 구성 요소는 진단을 내리고 치료를 결정하는 데 중요한 정보를 포함한다. 정확한 질문을 하는 것만큼이나 정보를 정확히 기록하는 것은 중요하다. 여기에서는 적절한 기록을 위한 요령을 제공하고자 한다.

항목별로 해당란에 체크하는 방식의 사전에 제작된 양식과 공란에 자유롭게 정보를 기록하는 개방적 양식 등 기록에는 여러 가지 서식을 사용할 수 있다. 두 가지 서식 모두 장단점을 가지고 있다. 사전에 제작된 양식은 사용하기 쉽고 빠르다. 이 서식은 간호사가 환자의 모든 영역을 빠짐없이 모두 사정할 수 있도록 도와줄 뿐만 아니라 일일이 정보를 글로 기록하는 고충을 덜어 준다. 그러나 사전에 제작된 양식에는 추가로 얻은 정보를 기록하는 공간에 제한이 있어서 중요한 정보를 획득했을 경우 그 정보를 정확히 기록하는 것을 어렵게 하기도 한다. 반면에 공란에 자유롭게 정보를 기록하는 개방적 양식은 어떤 제목이나 방법도 포함하고 있지 않은 백지나 마찬가지인 서식이다. 따라서 간호사는 원하는 정보를 얼마든지 포함시킬 수 있다는 장점이 있는 반면, 어떠한 선택 사항이나 도움을 주는 사전 제작된 항목이 없기 때문에 꼭 필요한 정보의 기록을 빠뜨릴 수도 있다. 또한 모든 간호사가 사정된 정보를 일일이 기록해야 하므로 시간이 많이 걸리고, 어떤 단어를 선택해서 기록해야 하는지 등의 쟁점이 발생할 수 있다.

어떤 양식을 사용하든지 간에 중요한 것은 환자의 진술과 간호사가 사정을 통해 발견한 정보를 빠짐없이 정확하게 기록하는 것이다. 건강사정 과정에서 환자와 이런저런 일상적인 대화를 나누면서 자기도 모르게 건강과 관련된 중요한 정보를 얻게 되는 경우가 종종 있다. 환자가 진술한 주관적 자료는 "주관적 자료"란에 기록하고, 건강검진자가 신체검진을 통해 얻은 객관적 자료는 "객관적 자료"란에 각각 정확하게 기록하는 것이 중요하다. 또한 환자가 제공하는 정보를 잘 듣고 가능한 한 그와 관련된 가장 적절한 의학용어를 사용하여 기록하는 것이 중요하다. 종종 환자의 주호소만을 직접적인 인용으로 기록하는 경우가 많다. 예를 들어, 환자가 "심장마비(heart attack)"를 겪었다고 진술할 경우, 간호사는 환자가 심근경색심장근육경색(Myocardial Infarction, MI)을 겪었다고 기록한다. 또한 신체검진과 관련하여 중요하게 기억해야 할 것은, 검진이 신체의 특정 부위나 영역별로 이루어졌다 할지라도 기록은 기관별로 해야 한다는 것이다. 예를 들어, 목을 검진할 때 갑상선이나 경동맥목동맥을 사정한다. 그러나 갑상선 사정 결과는 "내분비계"에, 경동맥 사정 결과는 "심혈관계"에 기록해야 한다.

주관적 자료

신상 정보 및 주호소

간호사는 먼저 이름, 생년월일, 검진날짜 등 환자의 신상 정보를 기록해야 한다. 그리고 난 다음 환자의 "주호소"를 기록한다. 주호소(Chief Complaint, CC)는 환자가 진술한 그대로 인용 부호를 사용하여 기록해야 한다. 예를 들어, 환자가 병원에 와서 복통배앓이에 관해 주호소를 하는데 있어 "내 위가 사람 잡네요."라고 표현했을 경우, 주호소는 "내 위가 사람 잡네요."라고 그대로 기록해야 한다는 것이다. 주호소를 환자의 어휘 그대로 기록하는 것은 환자가 병원을 찾은 이유를 강조해 준다.

현재병력

주호소 다음으로는 현재병력을 기록한다. 현재병력(History of Present Illness, HPI)은 환자의 최근 병력을 간결하게 묘사한 것을 말한다. 첫 문장은 주호소와 관련된 중요한 정보, 즉 환자의 연령, 성별 그리고 주요 동반질환 등을 포함해야 한다. 예를 들어, 환자가 "유방에 덩어리가 만져짐"을 주호소로 한 10주된 임산부라면 현재병력의 첫 문장에 "26세 여성 환자로 10주된 임산부이며, 왼쪽 유방 상외측위가쪽(superolateral)에 덩어리가 만져짐"이라고 기록한다. 이 정보는 모든 간호사들이 환자는 임산부이므로 중요 치료 계획을 세우는데 있어 이 점을 중요하게 고려해야 한다는 경각심을 제공해 준다. 만약 이 환자가 정말로 유방암을 앓고 있다면 임산부라는 점을 고려하여 유방암 치료법을 수정해야 할 것이다. 태아에게 치명적인 영향을 줄 수 있는 어떤 치료법이나 약물도 이 환자에게는 적합하지 않을 것이다. 만약 이 정보를 기록에서 빠뜨렸다면 심각한 법적 문제가 생길지도 모른다.

첫 문장을 완성하고 난 후에는 환자의 현재 증상 및 징후를 기록한다. 각각의 증상 및 징후와 관련해 간호사는 제1장에서 다루었던 "PQRST"나 "CLIENT OUTCOMES"에 따라 적절한 질문을 하여 충분하게 사정해야 한다. 현재병력은 환자의 치료 계획을 세우거나 앞으로 어떤 교육을 제공해야 하는지를 파악하는 데 중요한 요소가 된다.

환자가 한 가지 이상의 증상 및 징후를 호소한다면 각각을 모두 조사해야 한다. 예를 들어, 환자가 심각한 두통과 오심구역, 욕지기/구토를 호소한다면 각각의 증상을 심도 있게 사정하여 기록해야 한다. 간호사는 어떤 경우에도 각각의 증상 및 징후가 관련되어 있을 것이라고 가정해서는 안 된다. 두통은 환자가 오랜 기간 항상 앓아 왔던 만성적인 문제점이고, 오심/구토는 새로 발생한 문제점일 수도 있기 때문이다.

예를 들어, 화상 환자가 입원했을 때 환자의 현재병력이 너무 광범위할 경우, 현재병력에는 주요 관련 정보만을 기록하여 앞으로 이 환자를 담당하게 되는 모든 간호사가 이 환자에게 무슨 일이 있었고 지금까지 어떤 치료 및 중재를 받았는지 이해할 수 있도록 한다. 또한 최근에 행해진 모든 진단검사 결과와 최근 입원 기간 동안 행해진 중재 결과를 요약해서 기록해야 한다. 환자가 응급실에서 기도삽관을 받았다면 첫 번째 기도삽관의 시도는 성공적이었는지, 어떤 크기의 기관을 사용했는지, 기관이 환자의 입술에 잘 부착되어 있는지, 흡인 시 어떤 내용물이 나왔는지 등을 기록해야 한다. 만약 기도삽관이 아주 어려웠다면 이를 기록하여 다른 간호사가 환자에게 토혈혈액구토(hematemesis)과 같은 출혈성 구강입안 분비물이 있을지도 모른다는 것을 알 수 있도록 해야 한다. 또한 이 기록은 환자에게 기도삽관 제거 후 후두부종뒤통수부종과 같은 합병증이 생길지도 모른다는 것을 다른 사람들에게 알릴 수 있다.

현재병력은 모든 검사 결과 및 검사날짜를 기록해야 한다. 예를 들어, 만약 흉통가슴통증을 호소하는 환자가 2주 전 음성으로 판독된 스트레스검사를 받은 적이 있다면 이를 현재병력에 기록해야 하는데, 이는 그 검사 자체가 환자에게 흉통을 일으킬 수 있는 직접적인 부담을 주었을지도 모르기 때문이다. 그러나 만약 같은 환자가 혈뇨 때문에 검사를 받으려고 병원에 왔다면 최근에 받은 스트레스검사 결과는 과거병력에 기록되어야 한다. 검사 결과는 다른 간호사가 한눈에 잘 알아볼 수 있도록 잘 요약해서 기록해야 한다. 현재병력은 공식적인 진단검사기록지와 중복되어서는 안 된다. 날짜를 기록하는 것도 다른 간호사가 이전 상황을 이해하는 데 도움이 되지만, 단순히 날짜를 순서대로 나열하기보다는 정보를 잘 요약해서 현재병력에 기록하는 것이 중요하다. 다시 말해서 현재병력은 환자의 증상 및 징후를 잘 나타내고 현재까지 환자에게 어떤 일들이 있었는지를 잘 나타낼 수 있도록 요약해서 기록해야 한다. 현재병력 기록 시 가장 중요하게 고려할 점은 간결하면서도 모든 관련 정보를 빠짐없이 정확하게 기록해야 한다는 것이다. 신규 간호사들에게 가장 중요한 것은 어떤 것이 주요 관련 정보인지를 구별하는 것이라고 하겠다.

과거병력

환자의 현재병력을 간결하게 기록하고 나면 환자의 과거병력을 기술한다. 과거병력(Past Medical History, PMH or Past Medical Illness, PMI)은 과거나 현재의 질환, 입원, 수술, 상처, 예방접종, 약물복용, 알레르기에 관한 중요한 정보를 포함한다. 또한 수혈 및 수혈부작용 경험, 예방접종, 각종 선별검사 결과 등에 관한 정보도 기록한다. 이런 기록을 할 때는 환자의 과거병력에 대한 정확한 관점을 제공하기 위해 검진날짜(만약 기억을 못한다면 대략적으로 가장 가까운 날짜)를 함께 기록하는 것이 좋다. 여성 환자의 경우에는 최종 월경일(Last Menstrual Period, LMP)을 기록해야 한다. 현재병력은 서술형으로 기록하는 것이 일반적이지만, 과거병력은 정확한 날짜와 함께 간단한 나열형으로 기록하는 경우가 많다. 만약 사전에 제작된 양식을 사용하는 경우에는 정확한 날짜와 결과를 함께 기록하는 것이 중요하다. 예를 들어, 환자가 고혈압 과거병력이 있을 때 사전에 제작된 양식을 사용하여 기록할 경우 고혈압 해당란에 체크한 후 고혈압 진단을 받은 연도나 고혈압을 앓은 기간 그리고 고혈압이 잘 조절되고 있는지의 여부 등을 함께 기록하는 것이 중요하다. 만약 환자가 알레르기가 없거나 어떤 복용약도 없는 경우 "해당 없음"에 꼭 체크하는 것이 중요하다. 그래야 간호사가 알레르기나 복용약 유무에 대해 다시 묻는 번거로움을 피할 수 있다.

가족력

과거병력 다음으로는 가족력을 기록한다. 가족력(Family History, FH)은 가족원의 암, 당뇨, 뇌졸중, 심근경색, 유전적 결함의 유무 등을 주로 조사한다. 각각의 범주 내에서 질환이 있다면 좀 더 조사하는 것이 좋다. 예를 들어, 환자 가족원 중 암을 앓은 사람이 있다면 어떤 종류의 암인지 가족원 중 누가 앓았는지 등을 더 조사해야 한다. 예를 들어, 환자의 아버지가 54세에 심근경색을 앓고 그로 인해 사망한 경우와 84세에 심근경색을 앓은 것은 환자의 심혈관질환 위험 요소를 결정할 때 각각 다른 영향을 줄 것이다.

어떤 경우에는 가계도를 포함시킬 수도 있다. 가계도는 정보를 함축적으로 빨리 제공할 수 있는 좋은 방법으로, 친척들이 생존해 있는지, 사망하였는지 ,가족원이 어떤 종류의 동반질환을 앓았는지 등의 정보를 보여 준다. 가계도를 그릴 때는 가족원을 나타내는 상징이 되는 기호를 사용한다. 원형은 여성 친척, 사각형은 남성 친척을 상징하고, 유색은 해당 가족원이 사망하였음을 의미한다. 실선은 결혼과 자녀 관계를 가리킬 때 사용하고, 파선은 이혼을 의미한다. 가계도를 그릴 때는 환자가 가계도 내에서 어디에 위치하는지를 화살표로 정확하게 나타내는 것이 중요하다. 위의 그림은 가계도를 나타낸 것이다[그림 3-4].

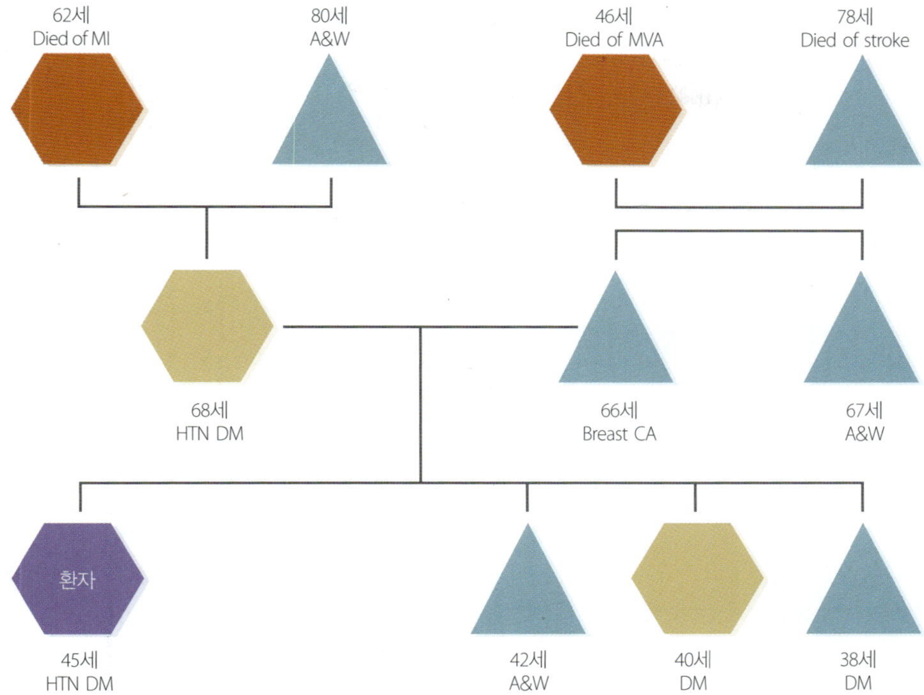

그림 3-4 가계도: 45세 남성으로, 고혈압과 당뇨를 앓고 있는 환자이다. 그에게는 여자 형제 두 명과 남자 형제 한 명이 있다. 여자 형제 중 한 명과 남자 형제 한 명은 당뇨를 앓고 있다. 환자의 부모는 모두 생존해 있다. 아버지는 고혈압과 당뇨를 앓고 있으며, 현재 68세이다. 어머니는 66세로 유방암을 앓고 있다. 이모는 67세이고 건강한 상태이다. 외조부모는 모두 사망하였다. 외할아버지는 46세에 오토바이 사고로 사망하였고, 외할머니는 78세에 뇌졸중으로 사망하였다. 조부모는 이혼한 상태다. 할아버지는 62세에 심근경색으로 사망하였고, 할머니는 건강하게 생존해 있다.

사회력

가족력 다음으로 환자의 영양 상태를 포함한 사회력(Social History, SH)을 기록해야 한다. 사회력은 환자의 결혼 상태, 교육 수준, 음주 경험, 흡연, 각성제 약물 사용 여부(제1장 참조) 등을 포함한다. 그 외에도 수면 습관, 운동 습관, 종교 선호도 등을 포함할 수 있다. 이런 정보는 환자의 치료 계획을 개별화함에 있어 관련이 있는 것만을 간략하게 요약하여 기록하는 것이 중요하다. 그러므로 환자가 매일 다양한 종류의 스포츠나 운동을 하고 있더라도 환자의 운동 양상에 관한 간략한 기록만이 필요할 뿐이다. 예를 들어, 환자가 스포츠와 관련된 상태를 진술한다면 "환자는 주당 45분씩 세 번 운동한다."라고만 기록하면 충분하다. 반면 만약 환자가 수입이 매우 제한적이라고 한다면 주거 환경 불량, 식수 공급 불량 등의 상세한 정보를 기록하는 것이 필요한데, 이는 환자의 치료 계획에 그러한 정보가 직접적인 영향을 미칠 수 있기 때문이다. 환자의 영양 상태는 그것이 환자의 현재 문제에 직접적인 관련이 있지 않는 이상 24시간 동안 섭취한 것을 모두 기억해서 자세히 기록할 필요 없이 간략하게 요약하여 기록하면 된다. 예를 들어, 환자가 노숙자이고 치료가 제대로 되지 않고 있는 개방 상처가 있다면 환자의 추후 지원이나 사회복지 서비스 등의 요구를 충족시켜 주기 위해 좀 더 자세한 환자의 식이섭취에 대해 기록해 두는 것이 필요하다.

계통별 문진

다음으로 주관적 자료의 범주는 계통별 문진(Review Of System, ROS)이다. 각 범주에서 간호사는 관련 있는 음성 결과까지 포함한 정보를 찾아 기록해야 한다. 단순히 "주요 발견 사항 없음"이나 "음성"이라고만 기록하는 것은 피하는 것이 좋다. 그러한 기록은 어떤 질문을 했는지 안 했는지에 대한 구체적인 정보를 제공하지 못한다. 양성 결과는 아주 구체적으로 기록해야 한다. 예를 들어, 만약 환자의 주호소가 "감기"였고, 계통별 문진을 통해 그가 천식을 앓았다는 것을 발견했다면, 간호사는 그가 천식을 몇 년 동안 앓았는지, 천식을 촉발시키는 요인은 무엇인지, 현재 천식발작은 어떻게 발생했는지, 무엇이 천식을 완화시키는지 또는 약화시키는지, 마지막 천식발작은 언제 있었는지 등을 기록해야 한다. 이 책의 다음 장에서 각 기관과 관련된 구체적인 질문들에 대해서 자세히 다룰 것이고, 제1장에서 전반적인 범주에 관해 안내한 바 있다. 어떤 기관을 검진할 것인가는 환자의 주호소, 동반질환, 해당검진의 종류가 "포괄적 건강력 및 신체검진"인지 아니면 "중점적 건강력 및 신체검진"인지에 달려 있다. 포괄적 건강력일 경우 모든 기관을 적절히 검사하지만, 집중검진일 경우 현재병력이나 과거병력과 관련이 있는 기관만을 검사한다.

계통별 문진은 SOAP의 주관적 자료의 마지막 단계라 할 수 있다.

객관적 자료

신체검진

객관적 자료에서 가장 먼저 기록할 것은 신체검진(Physical Examination, PE) 결과이다. 이는 이전 단계의 계통별 문진 결과와 일맥상통해야 한다(만약 계통별 문진에서 모든 기관을 사정했다면 신체검진에서도 모든 기관을 사정해야 한다). 만약 계통별 문진 단계에서 일반적 검사, 호흡기계, 심혈관계에 국한된 집중검진이 이루어졌다면 신체검진에서도 이 세 기관계에 국한된 사정을 시행한다. 반대로 만약 일반적 검사, 호흡기계, 심혈관계, 소화기계에 관해 신체검진을 시행했다면 앞서 계통별 문진에서 이 네 기관계에 대한 사정을 시행했었다는 것을 의미한다.

신체검진에서 발견한 정보에 대해 간결하고 정확하게 기록하는 것은 매우 중요하다. 올바른 용어, 정확한 기술, 적절한 범례, 완성도 등은 신체검진에서 아주 중요한 요소이다. 법적으로 기본적인 원칙은 다음과 같다. 만약 기록이 되어 있지 않다면 사정하지 않았거나 사정을 완전히 끝내지 않았다는 것을 의미한다. 그러므로 생략은 매우 중요한 문제가 될 수 있다. 만약 간호사가 "폐허파의 모든 엽에서 깨끗한 청진음이 들렸다."라고 기록하지 않았다면 누구도 폐의 모든 엽이 사정되었다고 가정해서는 안 된다. 또한 만약 심장사정 결과에서 간호사가 맥박 수, 리듬, 맥의 소실 등에 관해 기록해 두지 않았다면 누구도 이러한 부분에 대해 검진되었다고 가정해서는 안 된다.

진단검사

객관적 자료의 마지막 요소는 진단검사(Diagnostic Tests, DT)이다. 어떤 기관에서는 진단검사 결과를 적절한 계통별 문진에 포함시키기도 한다. 예를 들어, 동맥혈 가스 분석이나 최근의 흉부가슴 X-선 검사는 호흡기계에 기록할 수 있다. 어떤 기관에서는 기초검사나 대사검사 결과 등을 따로 기록하기도 한다. 약어나 기호를 사용할 수는 있으나 기관이 정한 바에 따라야 한다.

진단

주관적 자료와 객관적 자료를 모두 조사하고 나면 간호사는 모든 정보를 조직화하여 "최종 사정 결과"라는 부분에 적절히 기록해야 한다. 최종 사정 결과는 세 가지 범주로 나눌 수 있는데, 첫 번째는 기존의 진단을 포함한 모든 새로운 진단, 두 번째는 감별 진단 또는 추후검사나 확진이 필요한 진단, 세 번째는 문제 목록이다.

최종 사정 결과에 포함된 추가적인 정보는 현재병력에 직접적으로 관련이 있을 수도 있고 아닐 수 있다. 예를 들어, 만약 환자가 흡연력이 있다면 담배 오남용에 대해 기술해야 하고, 환자가 제2형 당뇨가 있다면 환자의 주호소와 관련된 진단 외에도 제2형 당뇨와 관련된 기록이 있어야 한다. 그러나 진단이 확실치 않은 경우가 많은데, 이런 경우 "감별 진단"이라는 진단을 내릴 수도 있다. 어떤 사람은 이를 "가진단(rule out)"이라고 기록하기도 한다. 예를 들어, 54세 남성 환자가 2시간 동안 상복부명치(epigastric)에 국한되고 제산제로 완화된 흉통을 호소했다고 하자. 이러한 증상은 숙련되지 않은 간호사로 하여금 위식도역류병(Gastro−Esophaseal Reflux Disease, GERD)을 의심할 수 있게 한다. 그러나 좀 더 중요한 감별 진단으로는 급성 관상동맥증후군심장동맥증후군(acute coronary syndrome)을 의심할 수 있으므로 이는 GERD를 진단하기 이전에 "확진되지 않은(ruled out)" 진단인 것이다.

사정의 세 번째 범주는 문제 목록이다. 모든 환자가 문제 목록을 가지는 것은 아니지만, 많은 입원 환자들의 경우 문제 목록은 실질적인 진단은 아님에도 불구하고 진단이나 치료 계획의 결과로 꼭 고려해야만 하는 문제들을 포함한다. 예를 들어, 환자가 심부전심장기능상실(heart failure)으로 입원하였는데, 그녀의 기초대사검사 결과 저칼륨혈증이 나타났다면 이 환자의 진단은 "심부전"이고 문제 목록에 저칼륨혈증이라고 기록한다. 일반적으로는 문제 목록에는 치료 가능하거나 해결 가능한 것들을 기록한다. 예를 들어, 심부전의 경우 치료할 수는 있지만 완치할 수는 없다. 그러나 적절한 칼륨대체요법을 제공하면 저칼륨혈증이 해결되어 문제 목록에서 제거될 수 있다. 따라서 계속해서 재사정을 하여 문제 목록을 업데이트하는 것이 추후 치료와 중재에 도움이 된다. 문제 목록은 잠재적인 재사정이 필요한 문제들을 언제든지 되돌릴 수 있도록 준비된 형식으로 기록한다. [박스 3-1]은 문제 목록의 예를 보여 준다.

계획

건강사정의 마지막 단계는 계획이다. 계획(plan)은 비약물요법, 약물요법, 환자 및 가족 교육, 추후 관리, 위탁 등 다섯 가지 구성 요소를 포함한다. 계획 단계에서 어떤 구성 요소를 포함할 것인가는 주관적 및 객관적 자료와 진단 및 감별 진단 단계에서 얻은 자료를 바탕으로 결정한다. 예를 들어, 모든 환자가 계획 단계에서 비약물요법이라는 요소를 가지고 있는 것은 아니다. 이 요소는 주로 입원 환자를 대상으로 한 것이고 간호사가 따라야 할 의사의 "처방(orders)"을 의미한다. 또한 환자의 진단에 따라 약물요법이 처방되지 않기도 한다. "교육"에서는 환자나 가족에게 제공되는 모든 지시 사항을 모두 기록하는 것이 중요하다. 언제 추가적으로 의학적인 주의를 기울여야 하는지에 관한 모든 지시 사항을 포함한다. 환자나 가족들의 진술 중 종종 법적으로 문제가 되는 것이 "우리는 들은 적이 없다."라는 것이다. 이러한 상황을 피하기 위해서 간호사들은 첫째 무엇을 교육하고 설명했는지, 둘째 누구에게 교육하고 설명했는지, 셋째 환자나 가족들이 지시 사항이나 정보를 이해했다고 말로 진술했는지, 넷째 어떤 방법으로 교육하고 설명했는지를 기록하는 것이 중요하다. 예를 들면, 지시 사항을 구두뿐만 아니라 서면으로 모두 전달했는가 하는 것이다.

요약

환자의 건강력과 신체검진 결과를 기록하는 것은 환자의 치료 및 중재 계획을 세우고 다른 간호사에게 계속적인 피드백을 제공하고 법적 근거를 마련하는 데 있어 매우 중요하다. 간호사는 정확하고 간결하게 또한 비밀유지를 할 수 있는 방법으로 기록해야 한다. 이것은 결코 간과해서는 안 되는 중요한 건강사정의 단계이다. [그림 3-5]는 기록을 어떻게 하면 좋은지의 예를 보여 주고 있다. 이것은 이 책의 다음 단계에서도 계속해서 예로써 사용될 것이다.

박스 3-1 심부전 환자 문제 목록의 예

- 심방세동심방잔떨림
- 저칼륨혈증
- 잠재적 고칼륨혈증(칼륨보존성 이뇨제 사용의 결과 이차적으로 발생하는)
- 체액 과다
- 호흡곤란
- 피부손상
- 불안(호흡곤란의 결과 이차적으로 발생하는)
- 잠재적 심부정맥혈전증깊은정맥혈전증(비활동의 결과 이차적으로 발생하는)
- 잠재적 호흡부전호흡기능상실
- 잠재적 심인성정신성 쇼크

이름 홍○○	날짜 2018/03/05	시간 08:45
	생년월일 1953/01/16	성별 남

병력

주호소
"가슴에 통증이 있어요."

현재병력
65세 남성 환자로 2시간 동안 지속된 급성 흉통으로 내원함. 아침에 일어나니 흉부에 새로운 "묵직한 통증"을 느꼈다고 함. 두 알의 제산제를 복용했으나 완화되지 않았다고 함. 통증은 점점 더 악화되었고 왼쪽 팔로 방사되었다고 함. 통증의 정도는 8점(통증 척도 0~10점)임. 오심 및 가벼운 호흡곤란을 호소함.

투약
Vasodec: 10mg qd(antihypertensive med). Last does 2013/1/18. ASA: 81mg qd(blood thinner). Last does 2013/1/18.

알레르기
해당 없음.

과거병력
질환: 협심증가슴조임증(angina), 심근경색(MI) 이력 없음. 5년간 고혈압(HTN) 앓음. 위식도역류병(GERD)을 앓고 있어 Tums 자가복용 중임.

입원/수술
입원 및 수술 경험 없음.

가족력
아버지는 심근경색으로 52세에 사망함. 암이나 당뇨 가족력 없음.

사회력
25세에 결혼하여 2명의 자녀를 둠. 컨설턴트 자영업자로 의료보험을 가지고 있음.
한 달에 1~2회 운동함. 저지방식이를 하려고 노력하고 있다고 함. 25년간 하루 2갑씩 흡연을 함.

계통별 문진

일반적 외모 최근 체중 및 식이 변화 없음.	**심혈관계** 고혈압 이력 있음. 왼쪽 팔로 방사되는 흉통 있음(현재 질환의 과거병력 참조).
피부 반흔흉터, 습진, 건선마른비늘증, 암 없음.	**호흡기계** 하루 2갑 흡연(근 25년), 약한 호흡곤란.
눈 근시로 안경 착용함. 녹내장 이력 없음.	**소화기계** 흉통과 함께 오심 시작. 위식도역류병(GERD)의 이력 있으며, PPI로 잘 조절됨.
귀 청력 문제없음	**비뇨생식기계/부인과계** 지난 몇 년 동안 소변 시작이 어려움. 2회의 야뇨. 6개월 전 경한 전립선전립샘 비대 진단 받음.
머리/귀/눈/목 구강입안 문제없음. 위아래 의치 착용함.	**근골격계**근육뼈대계 골절, 관절염, 외상 이력 없음.
유방 문제없음.	**신경계** 경련, 뇌졸중, 실신 병력 없음. 파킨슨병, 진전떨림, 마비, 두통, 낙상, 현훈현기증 이력 없음. 우울증, 기억장애, 치매, 언어장애 없음.

그림 3-5 사례 기록

신체검진

체중 88.5kg	체온 36.7℃	혈압 82/78mmHg
신장 152.4cm	맥박 118회/min	호흡 24회/min 노력성 호흡

일반적 외모
건장한 남성으로 급성 흉통 호소함.

피부
차갑고 창백함: 피부긴장도, 빠르게 반동.

머리/눈/귀/코/인두
눈: 공막의 홍반 없음. 분홍색 결막, 분비물 없음. EOM intact하고 안검하향지체눈꺼풀내림지체(lid lag)나 안구진탕안구떨림(nystagmus) 없음.
안저검사안구바닥검사 시 AV 병변이나 면화반 발견하지 못함.
귀: 진주빛 회색 고막, 분비물 없음.
입: 분홍색 구강점막볼점막, 병변 없음.

심혈관계
분열(splitting)이나 잡음(murmurs) 없이 S1, S2 잘 들림. S3는 심첨심장꼭대기에서 두드러지게 들림.
최대박동점(PMI) 5번째 늑간갈비사이(5th ICS)에 있는 쇄골중간선빗장중간선(midclavicular line).
경정맥확장목정맥확장(JVD)은 언급 없음. 경동맥은 잡음 없이 양쪽 동일함. 대동맥, 신장동맥콩팥동맥, 장골동맥엉덩동맥, 대퇴동맥넙다리동맥 잡음 없음.
모세혈관 충만(capillary refill) 신속. 경골전부종정강뼈앞부종(pretibial edema) 양측 +1.

호흡기계
노력성 호흡함. 모든 엽에서 청진음 깨끗함.

소화기계
모든 부위에서 장음창자소리(bowel sound) 활동적임. 복부배가 부드럽고 압통누름통증 없음. 간 비대 없음, 비장지라 비대 없음.

비뇨생식기계
검진하지 않음.

근골격계근육뼈대계
양쪽 팔다리 근육 강도 5/5임. 모든 관절에서 전체 관절가동범위(ROM)임. 위축 없음. 관절 마찰음비빔소리 없음. 걸음걸이 지연됨.

신경계
각성(awake), 명료(alert), 지남력(orient) ≈3. 중등도의 불안. 동공은 PERRLA임, 언어 명료. 뇌신경 CN II~XII 결함 없음. 모든 심부건반사(DTRs) 양측 2+.

기타

임상검사
실험실 검사: Tropin I, CK−MB, basic metabolic panel, PT, PTT 시행했으나 결과 아직 나오지 않음.

특수검사
12 lead ECG상에서 leads II, III과 AVF에서 ST segment 상승 있음.
현재 Q파 없음. V_1−V_3 리드에서 좋은 R파의 진전떨림 있음. 흉부 X−선 깨끗함.

최종 검진 결과
1. 급성 관상동맥증후군(acute coronary syndrome)
2. HTN(고혈압)
3. 담배 오남용(cigarette abuse)

그림 3-5 사례 기록−계속

참고문헌

DeGowin, R., & Brown, D. (2015). *DeGowin's diagnostic examination* (10th ed.). New York, NY: McGraw-Hill.

Venes, D., & Thomas, C. (2013). *Taber's cyclopedic medical dictionary* (19th ed.). Philadelphia, PA: F. A. Davis.

추가문서

HIPAA Regulations

https://www.hhs.gov/hipaa/index.html

This website gives national standards about maintaining patient privacy.

Chapter 4

문화 사정

Cultural and Spiritual Assessment

앞서, 우리는 Healthy People 2020과 건강한 삶의 단계 중 한 영역에서, 그리고 건강의 사회적 결정 요인 부분에서 문화적으로 유능한 간호 제공이라는 개념을 배웠다. 이러한 목표를 성취하기 위해서는 대응력 있는 보건의료 전달 체계와 문화적으로 유능한 의료 서비스를 제공하는 보건의료인이 필요하다.

보건의료인들은 문화적으로 유능한 간호 제공을 준비하기 위해서 건강의 사회적 결정 요인을 구성하는 다섯 가지 영역을 이해해야 하는데, 그 다섯 가지 영역은 아래 그림 4-1에 나와 있다.

보건의료에서 문화적 역량이 왜 중요한가? 미국 의학 연구소(The Institute of Medicine)에서 발표한 불평등한 치료에 관한 보고서에 따르면, : 보건의료에서 인종과 민족 차별은 실제 존재하며, 이는 종종 더 나쁜 치료 결과, 의료 제공자의 편견, 고정관념, 호감과 비호감, 그리고 임상적 불확실성을 초래하며, 이런 요인들이 보건의료에서 인종적, 민족적 불평등을 유발할 수 있다고 결론내렸다(Smedley, Stith, & Nelson, 2003). 이러한 결과를 바탕으로, 문화적으로 유능한 간호를 제공할 수 있는 지식, 기술 및 능력을 향상하는 것은 점차로 보건의료인들의 의무가 되고 있다.

보건의료 분야에서 문화적 역량은 많은 사람이 탐구해 온 개념이다. 이 개념의 핵심은 환자의 문화적 상황을 고려

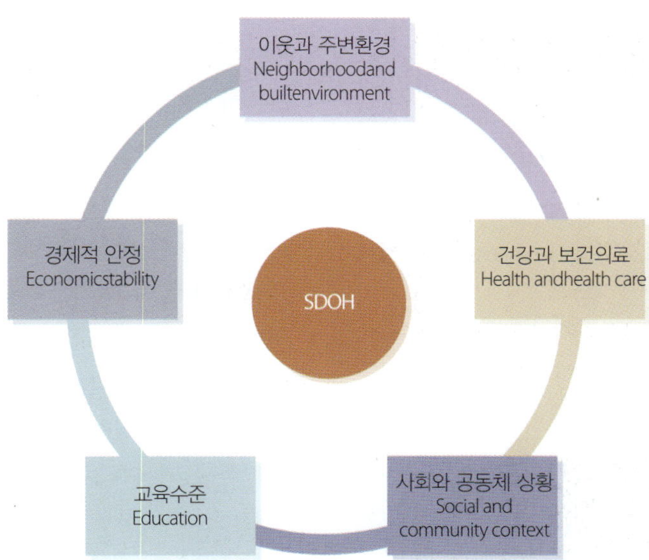

그림 4-1 건강에 영향을 미치는 사회적 결정인자 5영역

해서 일할 수 있는 보건의료인의 능력이다. 환자의 문화적 상황은 단지 환자 개인의 특성을 넘어 환자의 가족과 문화 공동체의 개념까지도 포함한다(Campinha−Bacote, 2007). 문화적 역량 외에도, Campinha−Bacote의 문화적 역량 모델에서는 문화 인식(cultural awareness)과 문화 지식(cultural knowledge)이라는 개념도 포함하고 있다(Campinha−Bacote, 2011).

문화 인식은 타인에 대한 자신의 편견과 억측에 대해 탐색하는 것이지만(Campinha−Bacote, 2011), 보건의료인들 − 타인을 "돌보는" 것이 목적인 공동체의 구성원 − 은 자신이 제공하는 치료와 간호에 영향을 미치는 편견이 있다는 사실을 인정하는 데 어려움을 겪고 있다. 사회인지 연구에는 드러나지 않는 인지 편향이 심지어 가장 좋은 의도를 가지고 치료를 제공하는 의료인에게도 나타날 수 있다는 것을 보여주는 광범위한 문헌들이 있다(Burgess, Fu, & van Ryn, 2004).

Braverman과 Blumenthal−Barby(2012)는 편견에 대해 근거보다는 인지적 요인에 기초하여 체계적인 결정을 내리는 인지적 경향으로 정의하였다. 2007년, Burgess 등은 인종과 민족적 편견이 의료 제공자의 임상적 의사 결정에 부정적인 영향을 미친다고 보고했다. Hall 등의 연구자가 수행한 체계적 문헌고찰 결과는 겉으로 드러나지 않는 편향이 "환자−제공자 상호작용, 치료 결정, 치료 이행 그리고 환자 건강 결과와 유의하게 관련이 있음"을 보여주었다(2015, p. e60). Mania, Belton, Ginzberg, Singh과 Johnson(2018)은 드러나지 않는 편향이 치료 권장 사항, 통증 관리, 공감, 치료적 관계 결속에 대한 기대, 그리고 환자−제공자 상호작용에서 차이가 있다는 것을 발견하였으며, 이러한 경향은 10년 이상 지속되고 있다. 따라서 보건의료인들이 수행할 문화 사정의 첫 단계는 자가 사정(self−assessment)에서부터 시작해야 한다.

자가 사정

보건의료인이 자가−진단 목적으로 사용할 수 있는 도구에 대해서는 관련 문헌에 잘 나와 있지 않다. Emami와 Safipour(2013)는 다양성에 대한 의료인들의 인식과 수용성 정도를 조사하기 위해 신뢰성과 타당성이 높은 도구를 개발하였다.

자가−사정 도구는 보건의료인들이 가지고 있는 편견을 스스로 탐색할 수 있도록 하며, 자가 사정은 자신의 편견이 환자−참여 활동에 어떤 영향을 미치는지 성찰할 수 있는 상태까지 도달해야 완성된다. 보건의료인이 나이, 인종, 신체 습관, 민족, 성별, 성적 정체성, 그리고 언어 능력 등을 포함하여 건강에 영향을 미치는 사회적 결정 요인을 탐색할 때, 자신의 편견이 환자와의 상호작용에 잠재적으로 어떻게 영향을 미칠 수 있는지에 대해 깊이 생각해야 한다. 자가−사정의 첫 단계는 드러나지 않는 편견이 나에게도 있다는 것을 인정하는 것에서 시작된다.

사회 심리학 분야에서는 드러나지 않는 편견을 식별하는 방법으로 IAT(Implicit Association Test : 내재적 연관 검사)를 활용하고 있는데, IAT는 개인이 의도하지 않거나 규명할 수 없는 태도나 신념을 측정한다.

환자 사정

문화 지식은 인종적, 문화적으로 다양한 집단에 대한 참된 교육을 추구하는 과정으로 설명되고 있다(Campinha−Bacote, 2011, Table 2). 문화적 지식 과정은 보건의료인들이 끊임없이 노력해야 할 것이다. 이 과정에는 공식 교육 프로그램이 포함될 수도 있겠지만, 의료인들이 환자와의 상호과정 경험에서 스스로 터득할 수도 있을 것이다. 예를 들어, 그들이 (문화적으로나 성별로) 어떻게 자기 인식을 하는지, 간병인이나 보호자를 원하는지, 또는 타인에게 몸의 노출을 꺼려서 같은 성별의 의료인에게 진료받고 싶어 하는지 등이 있다. 환자 문화에 대한 많은 사항은 포괄적인 건강력 조사 과정을 통해 얻을 수 있다.

Levin, Like, Gottlieb(2000)은 의료인들이 환자와 면담을 진행할 때 유용한 ETHNIC 기억법(ETHNIC mnemonic)을 제시하였다. 자신의 분명한 편견을 "확인"하고 잠재적인 편견의 원인을 규명하는 것은 보건의료인이 환자와 면담하고 그 결과를 기록하는 과정에서 매우 중요하다. ETHNIC의 구성요소는 다음과 같다:

ETHNIC의 구성요소	반응이나 행동 사례
설명(Explanation); 환자에게 자신의 문제를 어떻게 생각하는지 질문한다.	"이렇게 기침을 못 이기는걸 보니 내 폐가 약한 것 같아요."
치료(Treatment); 환자와 함께 그들이 시도해왔던 치료 방법들에 대해 탐색한다.	"의사가 알부테롤 흡입기를 처방했지만, 기침 완화에는 도움이 되지 않았어요. 할머니가 밤에 가슴을 문질러서 폐를 확장하라고 하셨지만, 그것도 도움이 되지 않았어요. 한약상이 저에게 도라지청을 먹어보라고 말했고, 그건 약간 도움이 되었어요."
치유자(Healers); 환자가 비의료인에게 조언을 구했는지 여부를 질문한다.	"말했듯이, 할머니와 한약상이 저에게 조언을 해주었습니다."
협상(Negotiate); 서로 동의할 수 있는 치료 계획 찾기.	의사는 기관지 확장제 외에 추가로 소염제 흡입기를 처방하였고, 도라지청은 계속 먹어도 되고, 2주 후 다시 내원하도록 했다; 이 치료 계획에 대해 환자와 상의했으며 환자도 동의하였다.
중재(Intervention); 이 치료 계획이 실행되도록 촉진.	의사는 소염제 흡입기를 처방했으며 예약된 병원 방문일을 잘 지키도록 격려하였다.
협력(Collaborate); 환자의 치유 "시스템"과 관련된 모든 구성원과의 협력	간호사는 환자에게 도움이 될만한 한약상 리스트를 찾아 필요한 경우 협력/상담 할 수 할 수 있도록 설명하였다.

문화와 생활양식 사정

보건의료인들 사이에서 문화와 생활양식이 환자-중심 의료에 미치는 영향이 크다는 인식이 확산되고 있다. 모든 집단이 주류 문화에 동화되는 것은 아니다; 대신, 이들은 자기 문화의 고유한 모습을 유지하고 있는데, 이런 모습이 다른 민족 문화 집단과의 차별성과 다르다는 인식을 증가시키고 있다. 물론 많은 보건의료인은 어디에서 일하던지 문화적으로 민감하고, 환자-중심의 의료와 교육 제공에 많은 관심을 보이고 있다. 세계 모든 문화에 대해 안다는 것은 사실상 불가능하므로, 간호사가 대상자의 문화와 생활양식에 대해 사정할 때 일반적인 조사 방식을 사용하는 것이 더 실용적이고 도움이 될 것이다.

보건의료인들은 의료계가 직면하고 있는 어려운 문제를 해결하기 위해 반드시 어떤 중요한 이슈가 있는지를 먼저 고려해야 하는데, 간호사는 환자에게 다음과 같은 문제가 발생할 수 있음을 잘 알아야 한다:

- 보건의료인 또는 의료 시스템에 대한 전반적인 신뢰 부족
- 의학 연구나 실험의 대상이 되지 않을까 하는 두려움
- 약물과 그 잠재적 부작용에 대한 두려움
- 서구 의료의 생명공학적 신념 체계에 대한 불편함.
- 자신의 생활양식이나 신념을 존중하지 않는 의료인에 의해 자신이 판단되거나 배척되는 것에 대한 두려움

문화 사정에서 얻은 자료는 환자와 간호사가 상호 수용 가능하고 문화적으로 공감할 수 있는 간호 계획을 수립하는 데 도움이 될 것이다. 문화 사정의 핵심은 환자들이 자신의 문화적 신념, 선호도, 가치, 그리고 관습에 대한 권리를 가지고 있으며, 간호를 제공할 때 이러한 요소들을 이해, 존중, 고려해야 한다는 것이다. 문화와 생활양식 사정의 첫 단계는 환자 고유의 문화와 생활양식 측면을 모두 고려해서 건강에 대한 기대와 질병의 의미를 아는 것이다.

박스 4-1 문화, 생활양식에 대한 대상자의 가치관을 사정하는 데 도움이 되는 질문들

- 문화 사정에서 얻은 자료가 이 병원에서 어떻게 다루어지길 원하나요?
- 가까운 곳에 다른 가족들이 함께 살고 있습니까? 그들 중에 함께 사는 사람이 있나요? 그들이 당신의 치료에 어떻게 관여하기를 원하나요?
- 치료에 참여시키고 싶은 다른 사람들이 있나요? 있다면, 누구입니까? 당신은 그들이 어떻게 관여하기를 원합니까?
- 다른 사람이 당신의 치료에 영향을 미치는 어떤 치료 결정에의 참여를 찬성합니까?
- 당신이 생각하기에, 건강이라는 말은 어떤 의미입니까?
- 당신이 걸린 병의 원인이 무엇이라고 생각하는지요?
- 당신의 병이 처음 시작되었을 때 왜 걸렸다고 생각했나요?
- 이 병을 앓은 이후로, 당신은 낮이나 밤, 또는 특정 요일에 따라 상태가 다르게 느껴졌나요?
- 당신을 병원에 오게 만든 병을 뭐라고 부릅니까? 전에 이런 병을 앓은 적이 있습니까? 그랬다면 언제 시작되었나요? 그때 기분이 어떠셨습니까?
- 이 병이 당신과 가족의 삶에 어떤 영향을 미칠까요?
- 치료를 받으러 온 이유가 무엇입니까?
- 병원 방문은 두려울 수 있습니다. 여기 오게 된 기분이 어때요?
- 병에 대해 어떤 두려움이 있나요?
- 지금 병원 상황에서 가장 불안한 것은 무엇입니까?
- 이 병에 대한 당신의 감정이 어떤지 말해 주세요. 이 병이 당신에게 어떤 영향을 미칠 것 같나요?
- 당신에게 좋은 치료란 어떤 의미인가요? 당신이 아플 때 간호사와 다른 의료인들이 어떻게 치료하기를 원하나요? 병원에 있는 동안 우리 의료진이 무엇을 하면 당신이 좋은 치료를 받았다고 느낄까요?
- 당신이 아프거나 정기 검진을 받을 때 가장 자주 가는 곳은 어디입니까?
- 전문적인 치료를 받는 동안 긍정적이거나 부정적인 경험을 한 적이 있습니까?
- 지금 복용 중인 약(용량, 빈도, 투약 목적 등)에 대해 알려주세요.

영양

- 보통 하루에 몇 끼를, 주로 몇 시에 먹나요?
- 식사할 때 어떤 음식을 주로 먹나요.
- 특정 시간에는 먹지 않거나, 절대 먹지 않는 음식이 있습니까? 있다면 그 이유는?
- 당신은 보통 누구와 식사를 합니까?

환경

- 당신 또는 가족이 살거나 일하는 곳이 해로운 공기, 물 등에 노출되어 있나요?
- 환경 알레르기(예: 화학물질, 곰팡이 등)가 있나요?
- 집에 전기, 수돗물/정수기 물, 실내 배관, 계단 등이 있습니까?

수면

- 보통 몇 시에 잠을 잡니까? 수면에 도움이 되는 어떤 방법이나 방해하는 것이 있습니까?

Reproduced with permission from Andrews, J. (2014). Cultural, ethnic, and religious reference manual for healthcare providers (4th ed.). Winston–Salem, NC: JAMARDA Resources.

박스 4-2 대상자의 언어 능력을 알아보기 위한 질문

- 당신의 모국어는 무엇입니까? 모국어 외 다른 언어를 말하고 이해할 수 있습니까? 있다면, 어떤 언어인가요?
- 읽고 쓸 줄 압니까? 어떤 언어인가요?
- 어떤 학습 방식이 가장 효과가 있었나요?
- 가정에서 건강 유지나 학습에 도움이 되는 장비/기술(전화, 컴퓨터, 태블릿 등)을 사용하십니까?

Reproduced with permission from Andrews, J. (2014). Cultural, ethnic, and religious reference manual for healthcare providers (4th ed.). Winston–Salem, NC: JAMARDA Resources.

언어 사정

언어는 효과적인 간호사–환자 관계를 위한 기본이며 개인 간, 그리고 문화 간 소통에 중요하다. 환자와의 의사소통은 정확하고 포괄적인 환자와 가족 사정을 가능하게 하고, 효과적인 치료 계획의 수립과 수행, 간호 중재의 효과 판단, 그리고 제공된 간호의 결과를 평가하는 데 매우 중요하다. 우리나라도 외국인 노동자, 결혼이민자, 유학생의 증가로 의료인들은 점점 더 한국어로 말하지 못하거나 제한적으로 구사하는 환자들과 소통해야 하는 어려움에 직면하고 있다. 세계 여러 곳에서 일하고 있는 간호사들 역시 효과적인 의료 및 간호 서비스 제공과정에서 비슷한 문제에 직면하게 될 것이다.

때때로 간호사는 번역가나 통역사를 통해 환자와 소통하면서 간호해야 한다는 것을 알게 될 것이다. 가능하다면, 문화적으로 유능한 간호 서비스를 환자에게 제공하기 위해 최선의 노력을 해야 할 것이다.

경제적 요인

치료 비용은 특히 건강보험에 가입되지 않은 환자들이 치료 처방을 이행하는데 중요한 요인이 될 수 있다. 어떤 국가에서는 정부 기관에서 의약품을 제공해 주지만, 환자가 그곳으로 갈 수 있는 교통수단이 충분하지 않아서, 어떤 이들은 돈이 부족해서, 그리고 의약품의 부족해서 의료서비스가 제한될 수 있다.

간호사는 자신이 근무하는 국가의 사정 프로토콜과 치료 표준이 본국의 양식과 서로 다르다는 것을 발견할 것이다. 이러한 환경에서는 환자에게 간호를 제공하기 전에 이런 차이점을 아는 것이 중요하다. 따라서, 환자가 이용 가능한 자원이 무엇인지에 대해 질문하는 것은 문화와 생활양식 사정에 있어 중요한 부분이다.

포괄적인 건강 사정을 위한 문화적 고려사항

간호사가 환자 병력 조사를 마쳤다면, 다음 단계로 체계적인 신체 검진 또는 초점 검진을 진행해야 한다. 신체 검진 시 간호사가 고려해야 하는 문화적 민감성은 아래에서 설명하고, 개별 신체 검진 방법은 이 교재 각 장에서 상세히 설명하겠다.

정신건강 사정

소통 방식, 장소, 사회 조직, 시간, 환경적 요인, 몸의 상태 변화는 대상자와의 면담과 정신상태 평가에 영향을 미친다. 간호사는 많은 문화권에서 정신 질환이 오명이나 사회적 낙인이 찍힐 수 있다는 것을 잘 인식해야 한다. 정신건강 사정을 수행하기 전에 간호사는 정신 질환에 대해 대상자의 문화권에서는 어떤 인식이 있는지를 먼저 알아봐야 할 것이다.

호흡계 사정

환자의 부끄러워함을 존중하라. 일부 환자는 같은 성별의 의료인에게 진료받기를 원한다. 청진기를 이용한 호흡음 사정도 같은 성별의 간호사가 수행하는 것을 더 선호한다.

심혈관계 사정

다음의 결과와 장애는 특정 인구집단이 다른 인구 집단보다 더 흔하게 발생한다:

- 다음의 결과와 장애는 특정 인구집단이 다른 인구 집단보다 더 흔하게 발생한다. :
- 심혈관계 질환은 아프리카계 미국인들의 사망원인 1위로, 심장병, 뇌졸중, 고혈압, 울혈성 심부전 그리고 기타 죽상경화성 질환이 포함된다.

박스 4–3 간호사가 대상자의 경제적 요구를 이해하는 데 도움이 되는 질문

- 필요로 하는 약이나 치료를 보통 어떻게 받습니까?
- 일상적인 요구 사항에 대한 금전적 보조/지원 서비스를 받고 있습니까? 있다면 그것은 의료 서비스인가요? 치료약인가요?
- 의료 서비스, 약, 음식이나 다른 일상 용품을 받으러 가기 위한 교통수단이 있습니까?

Reproduced with permission from Andrews, J. (2014). Cultural, ethnic, and religious reference manual for healthcare providers (4th ed.). Winston–Salem, NC: JAMARDA Resources.

- 멕시코계 미국인 중 남성의 27%, 여성의 29%가 심혈관계 질환을 앓고 있다.
- 백인 남성의 약 30%, 여성의 24%가 심혈관 질환을 앓고 있다.
- 아시아계 미국인들과 태평양 섬주민들은 백인들보다 심혈관계 질환 발생률이 낮다.

위장관계 사정

위험요인에 대해 사정할 때 다음의 사항들을 기억하라:

- 낮은 사회경제적 지위의 사람들은 지방과 나트륨 함유량은 높고 영양가는 낮은 음식들이 더 싸기 때문에 주로 섭취하는 경향이 있다. 이러한 식습관이 환자를 비만, 당뇨병, 고혈압, 심혈관 질환의 위험을 높인다.
- H. pylori 위염 발병률은 아프리카계 미국인과 히스패닉계 미국인이 백인들보다 더 높은데, H. 파일로리 위염은 위암의 주요 위험요인이다.
- 아메리카 원주민, 히스패닉, 아프리카계 미국인이 다른 민족들보다 대장암 발병률이 높다.

내분비계 사정

위험요인에 대해 사정할 때 다음의 사항들을 기억하라:

- 아프리카계 미국인들과 미국 원주민들은 당뇨가 더 많이 발생하고, 당뇨 합병증(예: 심장 질환, 당뇨성 족부 병변으로 인한 하지 절단, 당뇨성 망막증, 신장 질환)도 더 많다.

신경계 사정

일반적으로, 신경계의 구조와 기능은 인종이나 민족에 따라 다르지 않지만, 초기 아동의 운동 발달 영역에서 약간의 차이가 관찰되기도 하였다. 예를 들어, 아프리카계 미국인 아이들은 일반적으로 다른 인종의 아이들보다 더 빨리 운동 기술을 발달시킨다.

영적 사정

지금까지 우리는 문화 사정 수행에 핵심적인 개념에 대해 살펴봤고, 이제 영적 사정에 대한 논의로 넘어가겠다. 주로, 민족적, 문화적인 전통에는 종교적인 신앙이나 정신적인 믿음을 포함하고 있다. 문화 사정 과정에 영적 사정이 포함된다고 볼 수도 있지만, 포괄적이고 핵심적인 영적 사정을 위해서는 환자의 종교적 신앙, 또는 전통의 범위를 뛰어넘어야 할 것이다.

Betty Neuman의 간호 체계 이론에서는 인간을 각 층이 5개의 하위체계를 갖는 계층적, 다차원적인 "대상자 체계"로 설명하고 있다(Neuman & Fawcett, 2010). 여기에서 영적 체계는 모든 것을 초월하는 것으로 기술된다. 이러한 개념에 따라 영적 사정의 핵심은 보건의료인이 대상자의 문화 사정에서 "영적" 사정을 반드시 포함해야 한다는 것이다. Eckersley(2007)에 따르면, 영성(Spirituality)은 항상 의식적으로 드러나는 것은 아니지만, 우리가 살고 있는 세계와의 직관적이고 심오한 연결성으로 설명하고 있다. 문헌에 있는 영성에 대한 가장 포괄적인 정의 중 하나는 다음 Cook의 설명이다. :

> 영성은 인간 내면의 주관적 인식과 공동체, 사회 집단, 전통 안 모두에서 발생하는 독특하고, 잠재적으로 창조적이며 보편적인 차원의 인간 경험이다. 이것은 매우 친밀한 "내 안의" 나와, 다른 사람들 안에서, 그리고/또는 완전히 "다른", 초월적이고 자아를 넘어선 절대자와의 관계로 경험할 수 있다. 영성은 가장 근본적이거나 궁극적인 중요한 존재로 경험되며, 따라서 삶의 목적과 의미, 그리고 진리와 가치의 문제와 관련되어 있다.

그리고 환자를 대상으로 수행하는 "의미 있는" 영적 사정 활동을 위해 미국의 합동 위원회(The Joint Commission : TJC)는 2001년에 몇몇 의료기관에서 사용할 수 있는 영적 사정표준을 발표했다. TJC는 영적 사정을 보다 쉽게 수행하도록 도움이 되는 질문 목록을 제공하였다.

"문화 사정 도구"에 대한 문헌이 부족한 것과 달리, 영적 사정 도구에 대한 문헌은 풍부한 편이다. Seddigh, Keshavarz-Akhlaghi 그리고 Azarnik(2016)은 16가지 영적 요구 도구에 대한 서술적 문헌 고찰 연구를 발표하였으며, 또한

Lucetti, Bossi 그리고 Lucetti(2013)는 임상 실무에서 영성 수준을 조사할 수 있는 여러 도구에 대해 체계적인 문헌 검토를 하였다. 그 결과, FICA(Faith and belief, Importance, Community, Address in care; Puchalski & Romer, 2000), HOPE(Hope, Organized religion, Personal spirituality and practices, Effects on health care and end-of-life choices; Anandarajah & Hight, 2001), SPIRITUAL History(Maugans, 1996), 그리고 Royal College의 정신과 의사들이 개발한 도구에 대해 높은 신뢰성과 타당성이 있다고 결론내렸다.

박스 4-4 간호사가 대상자의 신념 체계, 관습, 종교, 철학에 대한 조사에 도움이 되는 질문.

- 우리 의료진은 당신의 가치와 신념을 존중하기 위해 최선을 다하고 있습니다. 당신의 건강을 회복/유지하기 위해 저희가 알아야 할 사항이 있을까요?
- 건강을 유지하기 위해, 또는 몸이 좋지 않을 때 비-의료인에게 도움을 요청하신 적이 있으십니까?
- 당신의 건강에 무엇이 도움이 됩니까?
- 몸이 좋지 않을 때 회복되기 위해 하는 일들은 무엇이 있습니까?
- 복용 중인 보약이나 비타민제(용량, 빈도, 복용 이유 포함)에 대해 알려주세요. 보약, 영양보충제 등은 어떻게 구입하나요?
- 건강과 행복을 위해 어떤 활동을 하는지 알려주세요.
- 병을 치료하기 위해 병원에 오기 전 복용하거나 수행한 행위가 있습니까? 그것이 당신의 상태를 호전 또는 악화시켰나요? 아니면 변화가 없었습니까?
- 의료진은 남성도 여성도 있습니다. 이 사람들은 모두 환자 치료업무와 관련되어 있으며 진료실에 들어갈 수도 있습니다. 다른 성별의 사람이 당신의 치료에 참여하는 것이 불편하신가요?
- 당신의 종교적 신앙/관습과 관련하여 우리가 알아야 할 고려 사항(식단, 기도/명상 시간 등)에 대해 말씀해 주십시오.
- 혈액 수혈/혈액제 치료와 관련하여 어떤 금지 사항이 있습니까?
- 당신에게 정신적/종교적 도움을 주는 사람이 있습니까?
- 건강 관리와 관련하여, 어떻게 하면 영적으로 가장 잘 도와 줄 수 있을까요?
- 개인 물품/귀금속(십자가, 팔찌/끈, 부적, 약봉지 등)에 관해 : 이런 것들은 당신에게 어떤 의미가 있나요? 이것을 제거하면 당신의 행복이 영향을 받나요? 그렇다면 어떤 방식으로?
- 기분이 가라앉을 때 /"우울할 때"/스트레스를 받을 때 보통 어떤 것들이 기분 회복에 도움이 되나요?

사례 연구

소수인종, 소수민족 환자들에게 적절한 간호를 제공하기 위해서는 문화적 맥락을 고려해 현재 주호소에 대한 상세한 조사가 필요하다. 정확한 문화 사정을 위해서는 면담 과정에 환자의 문화와 생활양식 관련 질문을 포함해야 할 것이다.

주호소

"두통이 자주 있고 배가 아파서 지난 몇 달 동안 잠을 제대로 못 잤습니다."

현병력 (HPI)

69세의 필리핀계 미국 여성인 A는 반복되는 두통, 복통, 불면증 때문에 그녀 딸의 손에 이끌려 외래로 내원했다. A씨는 3년 전쯤 회계사인 큰딸이 미국으로 와달라고 요청해서 이민을 왔다. 현재 환자는 딸과 변호사인 사위, 그리고 4살 손녀, 2살 손자와 함께 살고 있었다.

간호사는 A씨와 딸에게 인사를 하고 검진실에 앉으라고 했다. 간호사는 A씨와 악수하면서 자신을 소개하였으며, 그녀에게 어떤 호칭으로 불리길 원하는지 물어보았다. 환자는 "A씨"라고 대답하였다. 그 사이 그녀의 딸이 끼어들어 지금까지 "모든 종류의" 검사를 다 했지만 "어떤 이상한 것도 발견하지 못했다"고 말했다. 간호사는 즉시 환자의 검사 결과를 검토하고 모두 정상임을 확인하였다. 딸은 더 큰 소리로 빠르게 말을 계속하고 있고, 어머니 A씨는 점점 더 괴로워하는 표정이었다. 간호사는 A씨 검진 준비를 하면서 딸에게 옆방에서 잠시 기다리라고 요청하였다.

신체 검진을 마무리하면서 간호사는 환자에게 천천히 한 번에 하나씩 몇 가지 추가 질문을 하였다:

"가까운 곳에 사는 다른 가족들이 있습니까?"
"그들이 당신의 치료에 어떻게 참여하기를 원합니까?"
"당신의 신앙이나 건강 습관과 관련하여 우리가 알아야 할 사항에 대해 말씀해 주십시오."

A씨는 현재의 상황과 관련된 질문에 답하면서 곧 울기 시작하였다. 그녀는 남편이 3년 전에 세상을 떠났으며, 필리핀에 살 때 그녀와 남편은 근처에 사는 친척들과 매우 가까운 관계를 유지하고 있었다고 했다; 친지들이 주로 부부의 건강 관리 결정에 참여했었으며, 그녀는 마을의 민간 치유사에게 의식행위, 약초, 그리고 치유 물건들을 받았고, 건강 관련 조언도 자주 구했다. 남편이 사망했을 때, 그녀는 딸과 함께 있고 싶고, 손주들을 돌보기 위해 미국으로의 이주를 결심했다. 이주 후, 그녀는 필리핀에 두고 온 친구들과 친척들을 무척 그리워했고, 점점 더 외로워졌지만, 다시 돌아갈 수 없다는 것을 잘 알고 있었다. 그럴수록 그녀는 무력함과 고립감을 느꼈다. 딸과 사위가 전업 직장을 가지고 있어 온종일 어린 손주들의 육아로 몸이 녹초가 되었다. 그녀는 앞으로 자신이 가족들에게 짐이 될까 걱정하였으며, 자신의 건강 유지에 도움이 되었던 민간 치유사와 더 이상 만날 수도 없다고 한탄하였다.

증상의 시작 (Onset)	각 신체 증상에 대해 증상이 언제 시작되었는지, 증상이 갑자기 나타났는지, 점진적으로 진행되었는지 조사한다. 이 경우, 환자는 자신의 증상(두통 및 복통)이 특별한 원인 없음으로 나온 것에 대해 많은 불만을 가지고 있었다. 시행했던 모든 검사와 이전 검진에서는 모두 결과가 음성으로 나왔다. 중요한 정신건강 문제 역시 뚜렷한 병태 생리학적 비정상이 없었다.
부위 (Location)	각 증상마다 어디가 불편한지 부위를 조사한다. 환자에게 두통 부위와 복통 부위를 손으로 짚어 달라고 요청한다.
심한 정도 (Severity)	환자에게 자신이 느끼는 두통과 복통 수준이 1–10까지 숫자 중 어디에 해당하는지?
시기(Timing)	언제 통증이 시작되는지? 두통은 언제? 복통은 언제 시작되었는지?
촉진 요인 (Precipitating factors)	환자는 외상을 입은 적이 있는지? 삶에 어떤 변화나 사건이 있었는지? 스트레스를 주는 사건이나 변화가 있는지? 최근에 복용하던 약에 변화가 있는지? 이 환자의 경우, 남편의 사별과 같은 중요한 삶의 변화, 거기다 전혀 낯선 미국이라는 곳으로 이주라는 스트레스, 먹는 음식과 매일 유지되었던 일상의 변화, 그리고 수면 양상의 변화를 경험했다. 이런 상황들은 아마도 딸이 있는 미국으로 이주했던 시기와 일치할 것이다.
연관 증상 (Associated symptoms)	두통, 복통과 관련된 다른 증상이 있는지? 불면증이 두통이나 복부 불편함과 관련이 있는지? 아니면, 완전히 다른 별개의 건강 문제인지? 그 외 환자가 말한 다른 증상이 있는지?
완화 요인 (Alleviating factors)	무엇이 두통과 복통을 완화하는지? 환자는 증상을 완화하기 위해 어떤 약을 복용했는지? 대체 요법이나 비약물적 방법을 시도 했는지? 잠을 자기 위해 수면제를 복용하고 있는지?

**기본 수면 양상 선별 질문에는 다음의 내용을 포함해야 한다:
1. 충분한 수면(양)을 취하고 있다고 느끼는지?
2. 하룻밤 자고 나면 기분이 상쾌한지(질)?
3. 당신이 원하는 시간(시기)에 규칙적으로 잠을 자는지?
이러한 질문에 대한 응답과 주변 사람들의 수면 관찰 진술을 기반으로 대상자의 수면에 대한 평가를 할 수 있다.

다음과 같은 질문도 도움이 될 것이다:
1. 보통 몇 시에 잠자리에 들어, 몇 시에 잠이 드나요?
2. 보통 몇 시에 일어나나요? (특히 시간이 비정상적으로 늦거나 일찍 일어나는 경우인지)
3. 수면 시간이 당신의 원해서 그렇게 하는 것인지, 아니면 환경이나 상황 때문에 어쩔 수 없는 것인지? 또한 수면 시간이 바뀌었으면 하는지?
4. 자주 밤을 새는지?
5. 주로 어디서 자는지? (보통 침실이지만, 종종 그렇지 않은 경우도 많다.)
6. 낮에 졸리는지?

과거 병력

과거 건강상태나 수술 여부(Past health conditions or surgeries)	두통의 요인이 될 수 있는 고혈압, 갑상샘항진증, 그리고 계절성, 또는 지속적 알레르기 등 다른 질병을 진단받은 적이 있는지 질문한다. 그리고 복통을 초래할 수 있는 소화성 궤양, 과민성 장, 담석증, 위식도역류질환(GERD) 등의 복부 질환이 있는지도 물어본다. 수술에 대해서도 질문한다: 백내장이나 다른 눈 수술 여부; 시력 문제 등. 이들이 두통의 원인이 될 수 있다. 복부 수술(담낭 절제술, 맹장 절제술, 자궁 절제술, 제왕절개 등)도 복부 통증의 원인이 될 수 있다. 우울증이나 정신 질환 병력은? (해당하는 경우 PHQ-2 또는 PHQ-9를 따라야 한다.)** 치료되지 않은 우울도 두통, 복통, 불면증 등과 같은 비-특이적 신체 증상으로 나타날 수 있다.

***PHQ-9의 처음 2개 항목으로 구성된 PHQ-2는 지난 2주 동안 개인이 우울한 기분과 아무런 감정도 느끼지 않는 무감동을 경험한 정도에 대해 질문한다. 이 도구는 우울증으로 최종 진단하거나 대상자의 우울증 정도를 모니터하는 것이 아니라 우울증의 선별이 목적이다. 만약 이 검사에서 양성이면 PHQ-9를 사용하여 좀 더 심도 있게 우울증 여부를 확인해야 할 것이다.

신체사정과 활동 계획

간호사는 환자의 신체 검진을 마친 후, 환자와 딸에게 A씨가 우울증에 걸린 것 같다고 조심스럽게 설명하였다.

간호사는 A씨가 고립감을 느끼지 않을 활동이 필요하다고 조언하였다. 또한 A씨의 딸에게 어머니는 우울증과 수면을 위한 약이 처방될 것이며, 주변의 필리핀 사람들과의 정기적인 만남이 어머니의 회복에 중요하므로, 가능하다면 필리핀 사람들이 모이는 지역 노인센터에서 일주일에 반나절 정도 지낼 것을 제안하였다. 딸 역시 어머니가 그녀의 조국에서 일어나는 일들을 잘 알고 고국의 문화와 "다시 이어"질 수 있도록 필리핀 텔레비전 채널을 구독하겠다고 말했다. 그녀는 또한 어머니의 손주 육아 부담을 덜어주고 휴식 할 수 있도록 일주일에 하루 중 반나절 동안 어린이집에 보내는 것에 동의하였다.
간호사는 약국에 처방전을 보내고 A씨가 따라야 할 간단한 활동 지침을 작성하였다. :
- 에너지 보존과 수면을 위해 처방받은 약을 매일 복용하기.
- 매주 화요일 오전 9시~12시까지 노인센터에 가기

추후 내원

간호사가 A씨를 몇 주 후에 다시 보았을 때, 그녀는 훨씬 더 좋아져 있었다. 그녀는 노인센터에서 만난 새로운 친구들과 교회에 다니고 있었고, 최근 필리핀에서 이주한 민간 치유사로부터 새로운 "부적"을 얻었다고 자랑하였다. A씨는 삶이 다시 한번 자기와 "함께" 하고 있다고 느낀다고 말했다.

논의

문화 사정 기법을 통해 간호사는 환자의 가치관, 신념, 그리고 관습을 치료 계획에 포함하는 등 문화적으로 유능하고 환자 중심의 간호를 제공할 수 있다. 또한, 의미 있고 의도적인 문화적 만남은 간호사가 환자의 문화 집단에 대한 고정관념이 아닌 고유한 한 인간으로서 환자와 "연결"될 수 있도록 한다.

참고문헌

Anandarajah, G., & Hight, E. (2001). Spirituality and medical practice: Using the HOPE questions as a practical tool for spiritual assessment in office practice. *American Family Physician, 63*(1), 81–88.

Andrews, J. (2014). *Cultural, ethnic, and religious reference manual for healthcare providers* (4th ed.). Winston-Salem, NC: JAMARDA Resources.

Andrews, M. M., & Boyle, J. S. (2008). *Transcultural concepts in nursing*. New York, NY: Wolters Kluwer/Lippincott, Williams & Wilkins.

Brangman, S., & Periyakoil, V. S. (Eds.). (2014). *Doorway thoughts: Cross-cultural health care for older adults* (2nd ed.). New York, NY: American Geriatrics Society.

Braverman, J., & Blumenthal-Barby, J. (2012). Assessment of the sunk-cost effect in clinical decision-making. *Social Science & Medicine, 75*(1), 186–192.

Burgess, D., Fu, S., & van Ryn, M. (2004). Why do providers contribute to disparities and what can be done about it? *Journal of General Internal Medicine, 19*(11), 1154–1159.

Burgess, D., van Ryn, M., Dovidio, J., & Saha, S. (2007). Reducing racial bias among health care providers: Lessons from social-cognitive psychology. *Journal of General Internal Medicine, 22*(6), 882–887.

Campinha-Bacote, J. (2002). The process of cultural competence in the delivery of healthcare services: A model of care. *Journal of Transcultural Nursing, 13*(3), 181–184.

Campinha-Bacote, J. (2007). *The process of cultural competence in the delivery of healthcare services: The journey continues*. Cincinnati, OH: Transcultural CARE Associates.

Campinha-Bacote, J. (2011). Coming to know cultural competence: an evolutionary process. *International Journal for Human Caring, 15*(3), 42–48.

Cook, C. (2013). Recommendations for psychiatrists on spirituality and religion: position statement PS03/2013. Retrieved from http://dro.dur.ac.uk/9872/2/9872_2013.pdf

Eckersley, R. (2007). Culture, spirituality, religion and health: Looking at the big picture. *Medical Journal of Australia, 186*(10), S54–S56.

Emami, A., & Safipour, J. (2013). Constructing a questionnaire for assessment of awareness and acceptance of diversity in healthcare institutions. *BMC Health Services Research, 13*(1), 145.

Feldman, J. (2007). Preventative care of the transgendered patient: An evidence-based approach. In R. Ettner, S. Monstrey, & A. E. Eyler (Eds.), *Principles of transgender medicine and surgery* (pp. 33–72). Binghamton, NY: Haworth Press.

Hall, W., Chapman, M., Lee, K., Merino, Y., Thomas, T., Payne, B., Eng, E., … Coyne-Beasley, T. (2015). Implicit racial/ethnic bias among health care professionals and its influence on health care outcomes: a systematic review. *American Journal of Public Health, 105*(12), e60–e76.

Keatley, G., Deutsch, M., Sevelius, J., & Gutierrex-Mock L. (2014). Creating a foundation for improving trans health: Understanding trans identities and health care needs. In H. J. Makadon, K. M. Mayer, J. Potter, & H. Goldhammer (Eds.), *The Fenway guide to lesbian, gay, bisexual, and transgender health* (2nd ed., pp. 459–478). Philadelphia, PA: ACP.

Levin, S., Like, R., & Gottlieb, J. (2000). A framework for culturally competent clinical practice. In Appendix: Useful clinical interviewing mnemonics. *Patient Care, 34*(9), 188–189.

Lucchetti, G., Bassi, R., & Lucchetti, A. (2013). Taking a spiritual history in clinical practice: A systematic review of instruments. *Explore: The Journal of Science and Healing, 9*(3), 159–170.

Mania, I., Belton, T., Ginzberg, S., Singh, A., & Johnson, T. (2018). A decade of studying implicit racial/ethnic bias in healthcare providers using the implicit association test. *Social Science & Medicine, 199*, 219–229.

Maugans, T. (1996). The spiritual history. *Archives of Family Medicine, 5*(1), 11–16.

Neuman, B., & Fawcett, J. (2010). *The Neuman systems model*. Upper Saddle River, NJ: Pearson.

Overfield, T. (1985). *Biologic variation in health and illness: race, age, and sex differences*. Menlo Park, CA: Addison-Wesley, Nursing Division. ISBN 0-201-12810-1.

Pulchaski, C., & Romer, A. (2000). Taking a spiritual history allows clinicians to understand more fully. *Journal of Palliative Medicine, 3*(1), 129–137.

Seddigh, R., Keshavarz-Akhlaghi, A., & Azarnik, S. (2016). Questionnaires measuring patients' spiritual needs: A narrative literature review. *Iranian Journal of Psychiatry and Behavioral Sciences, 10*(1), e4011.

Singleton, K., & Krause, E. (2009). Understanding cultural and linguistic barriers to health literacy. *The Online Journal of Issues in Nursing, 14*(3). https://doi.org/10.3912/OJIN.Vol14No03Man04

Smedley, B., Stith, A., & Nelson, A. (2003). *Unequal treatment: Confronting racial and ethnic disparities in health care*. Washington, DC: The National Academies Press.

University of Wisconsin-Madison. (2018). Whole health education: Advancing skills in the delivery of personalized, proactive, and patient-driven care. Retrieved from https://wholehealth.wisc.edu/tools/spiritual-assessment-tools/

추가문서

Cultural Competence

Transcultural C.A.R.E. Associates

http://transculturalcare.net/the-process-of-cultural-competence-in-the-delivery-of-healthcare-services/This site provides additional information and tools on cultural competence.

Georgetown University National Center for Cultural Competence

https://nccc.georgetown.edu/assessments/

This site provides online and PDF self-assessment tools for healthcare professionals on biases in health care.

Project Implicit

https://implicit.harvard.edu/implicit/takeatest.html

This site provides access to various IATs that healthcare providers can take to assess their implicit biases.

Spiritual Assessment

The Joint Commission

https://www.jointcommission.org/standards_information/jcfaqdetails.aspx?StandardsFaqId =1492&ProgramId=46

This site provides a list of FAQs regarding standards for spiritual assessment.

The GW Institute for Spirituality and Health

https://smhs.gwu.edu/gwish/clinical/fica

This site provides additional recommendations for using the FICA tool in practice and for self-assessment.

HOPE Questions

https://www.aafp.org/afp/2001/0101/p81.html#sec-5

This site provides additional context for the creation of the HOPE assessment tool and examples of questions that can be used for the HOPE approach.

Chapter 5

영양 사정

Nutritional Assessment

세계보건기구(WHO)는 식이가 심혈관 질환(고지혈증, 고혈압, 뇌졸중 등), 제2형 당뇨, 비만 그리고 특정 암의 주요 발생 원인이라고 보고했다(WHO, 2003). 치료 결과와 식이의 관련성을 설명하는 의학 문헌이 넘쳐나는 상황에서도, 의료인이 환자에게 영양 또는 식이요법 상담을 제공하는 경우는 11%에 불과하였다(Vetter, Herring, Sood, Shah, & Kalet, 2008).

미국 의학 협회의 식품, 영양 위원회(CFNAMA : The Council on Food and Nutrition of the American Medical Association)는 영양에 대해 "식품학 ; 음식 안에 들어있는 영양소와 영양물질들; 건강과 질병 관련 영양소의 역할, 상호작용, 그리고 균형 잡힌 영양; 그리고 인체내에서 섭취, 소화, 흡수, 운반, 에너지로 활용하는 대사 과정, 그리고 음식물의 배설 등 포괄적으로 정의하고 있다." (White & Selvey, 1980). 이와 같은 영양에 대한 정의를 고려할 때, 영양 사정의 요소와 역할에 대한 탐색은 개인의 식단 평가 이상의 정보를 제공해준다.

영양장애(Malnutrition)에 대해 Soeters 등(2008)은 "다양한 수준의 영양 과잉 또는 부족이 비교적 만성적인 상태로, 그로 인한 염증 작용이 체조직 성분의 변화와 기능 저하를 초래하는 상태"로 정의하였다(p. 708). 현재 의료 환경에서 영양장애 유병률은 30~50%로 추정되며(Bharadwaj et al., 2016), 이는 보건의료계에 상당한 수준의 사회경제적 문제를 유발한다. 그러므로 보건의료인은 치료와 간호에 미치는 다차원적인 측면들에 대한 심층적인 이해를 기반으로 영양 사정을 진행해야 할 것이다.

영양 사정의 이론적 근거

미국 성인의 25~30%가 비만이며, 그중 50세~70세 사이 여성들의 비율은 60%에 이른다. 체중이 4.5kg~40kg 이상 초과한 45세 이상 성인의 사망률은 정상 체중 성인들보다 각각 8%~116% 더 높다. 당뇨 발병률은 평균 체중인 사람과 비교해 비만한 사람이 2.5배, 심혈관-신질환은 1.5배 더 높다(Vilter & Thompson, 1951).

과거에는 지금처럼 의료인들이 영양에 대한 심층적인 지식과 이해를 얻을 수가 없었다. 문헌에 따르면, 보건의료 계열 학과에서 영양에 관한 필수 교육 시간이 계속 줄어들어 영양 문제를 파악하고 관리하기에 보건의료인들의 준비가 미흡한 것으로 나타났다(Adams, Butsch, & Kohlmeier, 2015; Sacks, 2017). 영양과 질병의 상관관계에 관한 수많은 문헌이 있지만, 실제 치료에서 영양의 영향을 그렇게 크게 비중 두지 않는 것으로 보인다.

보건의료인들은 어떤 의료기관에서든 만성 질환자들과 상호 작용하고 있다. 비용을 줄이고 환자의 안전을 강조하는 시대에, 지난 10여 년 동안 입원환자들의 환경은 극적으로 변했다. 현재는 가장 중증의 환자들만이 입원환자가 되고 있다. 이전에는 입원해서 평가 및 관리를 받아오던 환자가 이제는 대부분 외래에서 시행되고 있다. 대상자의 영양 상태는 치료 결과와 상관관계가 있으므로 모든 환자, 특히 만성 질환자에게 적절한 영양 사정이 이루어져야 할 것이다. 미국의 Medicare와 Medicaid 센터에서는 영양 사정을 위한 표준과 지침을 발표하였다.

영양관련 해부 생리

음식물의 섭취, 소화, 흡수, 운반, 에너지 이용(대사), 그리고 배설에는 인체의 여러 다양한 생리적 과정이 관여하고 있다.

위장관계 장애

위장관계 질환자들은 증상 완화를 위해 '위산' 생성을 억제하는 약물들을 복용하고 있다. 염산의 기능은 단백질 소화를 위해 펩시노겐 효소를 펩신으로 활성화시키고, 공복 시 pH를 낮추어 위액의 산성도를 유지하는 것이다. 위산분비 억제제를 복용하는 환자들은 단백질 흡수 부족으로 단백질을 섭취할 수 있지만 소화 능력이 손상될 수 있다.

내분비계 장애

최근 통계에 따르면, 환자 3명 중 1명은 비만(또는 과체중)이며 이 추세는 점차로 증가할 것이다. 지방 조직은 내분비 기관 및 에너지 항상성과 관련해 주요 저장 기관으로 기능한다(Lyons, Kennedy, & Roche, 2016). 지방 세포는 호르몬과 cytokines을 방출하며, 이 물질들은 시상하부의 기능, 지단백(lipoprotein) 대사 조절에 영향을 미치고, 염증 과정에도 관여한다. 생각해봐야 할 문제는 식욕에 미치는 영향이 식욕에 어떤 역할을 하며, 영양 상태에 미치는 영향이 영양 상태에 어떤 영향을 미치는가 하는 것이다.

신경학적 장애

말초신경계는 뇌신경(cranial nerve : CN)과 척추신경으로 이루어져 있다. CN I, V, VII, IX, X, 그리고 XII번 신경이 음식 섭취에 영향을 미친다. 다른 말초신경계인 자율신경계(ANS)는 교감신경계와 부교감신경계가 작용하는 제어 기전을 통해 인체의 여러 계통을 조절하는데, 그중 교감신경계는 스트레스에 반응해서 활성화되고, 교감신경이 활성화되면 소화기계로의 혈류공급이 감소되어 타액 생성, 담낭 기능, 췌장효소 방출, 소화작용, 연동운동 등이 억제되고 영양소의 소화, 흡수, 운반, 대사, 그리고 배출에 영향을 미친다. 이처럼 교감신경계와 부교감 신경은 영양의 모든 측면에 영향을 미친다.

> "미래의 의사는 어떤 약도 주지 않을 것이다. 그렇지만 그의 환자들은 인간의 골격, 식이, 그리고 질병의 원인과 예방에 관심을 가질 것이다."
>
> — Thomas A. Edison

영양 사정 방법

영양 사정에 관한 문헌들은 대부분 개인의 식이 조사 방법에 초점을 두고 있는데, 임상에서 영양 사정 활동도 이와 비슷하다. 개인의 식이에 대한 조사가 영양 사정의 핵심 요소이지만, 영양학적 상태에 대해 심층적인 평가를 위해서는 그 이상의 조사가 필수적이다.

영양장애 위험 사정 도구들(Malnutrition Risk Assessment Tools)

영양실조 선별 도구 (Malnutrition Screening Tool : MST)	이 도구는 급성 입원환자와 암 환자의 영양실조 평가에 타당하며 신뢰할 수 있다(Skipper 외 2012).
영양 위험 선별 도구 (Nutritional Risk Screening : NRS) 2002	이 도구는 내-외과와 급성기 입원환자의 영양사정에 유효하다(Skipper 외, 2012).
간단 -단축형 영양 사정 (Mini-Nutritional Assessment Short Form : MNA-SF)	통원치료 환자나 아급성 환자 평가에 적절하다(Skipper et al., 2012).
주관적인 전반적 사정 (Subjective Global Assessment : SGA)	영양상태 조사 방법에서 신체 계수 측정 및 임상검사 자료보다 우수한 결과를 보인다(da Silva Fink, de Mello, & de Mello, 2015).

몇 가지 영양장애 위험 평가 도구와 방법이 문헌에 나와 있다(아래 표 참조). 이러한 대부분의 사정 도구들의 목적은 입원환자, 재활 또는 장기요양 시설에 있는 일반 환자, 또는 노인들의 영양장애 위험을 알아내는 것이다. 이러한 도구의 유용성과 타당성은 잘 설명되어 있으며, 이들 도구는 영양실조의 위험 정도를 평가할 때 가치가 있다.

영양장애의 위험이나 초기 영양실조 상태임이 확인되면 의료인은 대상자의 영양 상태에 대해 좀 더 포괄적인 평가를 진행해야 한다. Soeters 등(2008)은 대상자의 영양 상태 평가를 위해 네 가지 유형의 측정 모델을 제시하였으며, 이 도구들에는 5번째 영역인 영양에 대한 사회적 결정 요인도 포함되어있다(영역 1 – 양양 균형 상태 사정).

이 5가지 평가 영역을 적절히 적용하면 의료인들은 그리 어렵지 않게 대상자의 종합적인 영양 사정을 수행할 수 있을 것이다. 간호사는 환자 대상으로 영양사정을 수행할 때 영양의 모든 측면에 초점을 두어야 할 것이다. 환자의 상태 – 입원환자 Vs 통원 환자, 급성 질환 Vs 만성 질환, 급성 외상, 감염 또는 염증의 정도, 그리고 영양장애의 심각도 등 – 에 따라 적용되는 사정 도구는 달라질 수 있으므로 정확한 결과를 얻기 위해서는 적절한 도구를 선택해야 할 것이다.

영역 1 – 양양 균형 상태 사정

음식 섭취	**음식 일기** — 먹은 음식, 마신 음료수, 섭취량/1인분의 크기, 그리고 이런 것을 먹었을 때의 "느낌" 또는 증상 등에 대해 v–log처럼 매일 기록; 보통 3일 정도 기억해서 작성 **24시간 먹은 음식 기억** – 구조화된 설문지를 이용해 지난 24시간 동안 먹었던 음식들을 조사 : 보통 밤 12부터 다음날 밤 12시까지. **섭취 음식 빈도 설문** – 지정된 기간(일반적으로 일주일 또는 한 달) 동안 매일 대상자가 어떤 음식이나 음료를 먹었는지, 얼마만큼 자주 먹었는지를 조사
영양소의 소화와 조절	혈청 P04 — 낮은 수치는 영양실조의 지표 혈청 Ca : PO4 비율 — 단백질과 Ca의 관계 평가 소변 케톤 — 에너지 대사에 지방 사용 정도 평가 소변 인디칸(Urine indican) — 높은 수치는 단백 소화 불량을 의미 소변 침전성분 분석 — 총 용량, 칼슘옥살레이트(CaOx), CaPhos, 요산 수준 평가
분비물 내 영양소 및 유기 화합물	일반, 또는 24시간 소변 — pH, 크레아티닌, Na, PO4, Mg, Cl, 단백질, 암모니아, 유로빌리노겐, 요소, 포도당, 아스코르브산 수준 평가 구토물 — 전해질 불균형, 흡수 변화, 초래작용 설사 — 전해질 불균형, 흡수 변화, 이화작용 여부 확인
에너지 소모	대사 — 빠른지/느린지, 총 소변 Ca와 관련된 소변 침전성분 총량 평가 Weissurochrome test – 이화작용을 나타냄 간접 열량측정계(Indirect calorimetry) * 간접 열량 측정계는 인체가 소모하는 산소 수준을 측정하고, 휴식 대사율이 어느 정도인지 알려주는데, 이들 수치를 토대로 대상자의 체중 감소, 증가 또는 유지에 필요한 열량이 정확히 얼마인지, 어느 수준으로 음식을 섭취해야 할지 알 수 있다. (이 측정 결과는 비만, 대사증 후군, 당뇨, 갑상샘저하증, 갑상샘항진증, 고혈압, 심혈관계 질환자들의 영양관리에도 도움) 활동 측정 기구 — 만보계, 손목 착용 건강 밴드 등

질소 평형	단백질 대사 평가에 가장 유용하고 "기본적인 방법" ; 질소 평형은 단백영양 섭취와 소모 사이의 관계를 의미하고, 음질소 평형은 단백 영양실조 상태를 나타낸다 ; 지속적인 음질소 평형은 부정적인 건강 결과와 관련있음

영역 2 – 체성분(Body Composition) 사정

체중	Kg 또는 pound로 측정
키	cm나 inch로 측정
체질량 지수 (BMI : Body Mass Index)	BMI = kg(kilograms, 사람의 몸무게), m^2(meters, 사람의 신장) 키와 체중으로 계산한 대략적인 인체 성분 조사
팔뚝둘레 두께 측정 (MAMC : Mid–arm muscle circumference)	*팔뚝 둘레 두께 측정은 어깨와 팔꿈치 관절 중간에 있는 이두박근과 다른 팔근육 둘레를 측정한 수치. 이 방법은 체격을 파악하고 체중 증가 여부 확인에 사용되며, 또한 골격근 질량 측정과 인체의 근육 단백 양을 추정하는 데도 도움이 된다.
상완삼두근 피하지방두께(TSF : Triceps skinfold)	*상완삼두근 피하지방 두께는 삼두근 위에 있는 피하지방 두께. 피하지방 조직의 두께를 측정하는 피지후계(skinfold caliper)를 사용해서 측정.
생체 전기저항 분석법/생체 전기저항 분광학 (BIA : Bioelectrical Impedance Analysis/BIS : bioimpedance spectroscopy)	*BIA/BIS는 일반적으로 신체 구성, 특히 체지방 정도를 알아보기 위해 사용되는 방법.

영역 3 – 염증 작용 사정

주관적, 객관적 자료	염증의 일반적인 증상인 통증, 발열, 발적, 부종, 그리고 비정상적인 근육 수축은 척추 신경의 자극과 관련(20세기 신경의학자인 Henry Head경과 심장 전문의 James McKenzie 경이 설명함). * 아프고 비정상적인 근육 수축은 경련(쥐)으로 더 잘 알려져 있다. 극심한 근육 경련은 근육과 신경의 손상을 초래.
임상병리 검사	혈청 알부민 검사 혈청 전 알부민(Pre–albumin)검사 Transferrin 검사 레티놀–결합 단백(Retinol–binding protein) 검사 C– 반응성 단백 검사(CRP) 총림프구 수(Total lymphocyte count : TLC) 검사

영역 4 – 신체 기능의 사정

근육 기능	악력 수준
면역 기능	총림프구 수(TLC) 염증 과정 면역 억제 상태 여부 총림프구 수
인지 기능	간단 정신상태 검사(Mini-mental status exam : MMSE)

영역 5 – 영양상태에 영향을 미치는 사회적 결정 요인

나이	고위험 집단인 노인들
교육 수준	낮은 교육 수준
거주지역	건강에 좋은 식품을 구할 수 있는 동네인지 여부
건강 상태와 의료기관 접근성	만성 질환을 관리할 수 있는 능력 여부 여러 약물(Polypharmacy) 복용의 문제

영양과 유전자학

유전자학이 약물 성분 선택에 영향을 미치는 것처럼 유전자학을 이용해 인간의 영양 개선이 가능한지에 대한 논의는 이미 시작되었다. 개인이 먹는 음식은 만성 대사성 질환의 진행을 가속화하여, 이를 관리하는 공중 보건 시스템의 능력을 넘어선 실정이다. 영양학과 식품학은 현재 대사 사정 기법을 개발, 수행하기 위해 다른 학문 분야와 협력하고 있다(German, Roberts, & Watkins, 2003).

> "음식이 당신의 약이 되고, 약이 당신의 음식이 되게 하라."
>
> — Hippocrates

사례 연구

주호소와 현병력

"제 당뇨병은 도저히 조절이 안돼요. 식이와 관련해 도움이 필요해요."

67세의 남성 환자는 고혈압과 제2형 당뇨를 앓고 있다. 처음 방문했을 때, 그의 몸무게는 123kg, 혈압은 130/70, 그리고 BMI는 43.9이었다. 발에 당뇨성 말초신경병증이 있어 마비, 부종, 근육 경련, 허약감 등의 증상을 호소하였다. (치료하지 않으면, 이 상태는 몸 전반의 신경 손상을 초래할 수 있으며, 증상은 점차 진행되어 발 뿐만 아니라 손가락, 손, 팔로 진행될 수 있다.) 최근 혈액 검사 결과는 공복 시 혈당 수치 274mg/dl, 당화혈색소(HbA1C) 11.10으로 정상 범위보다 두 배 이상 높았다. 그 외에도 중성 지방(triglyceride)과 페리틴(ferritin) 수치 또한 높았다.

과거력

K씨는 30년 동안 당뇨, HTN, 고콜레스테롤혈증, 말초신경병증 등을 가지고 있으며, 종종 심각해지기도 했다. 그는 만성의, 재발성, 국소적이고 심하게 가려운 하지 병변을 보고하였다. 부모 모두 당뇨와 심장병을 앓았고 60대 후반에 두 사람 모두 합병증으로 사망했다. 그는 어렸을 때 수두와 유행성 이하선염을 앓았다고 했다. 이전에 K씨는 수술이나 수혈을 받은 적이 있다.

영양 문제가 있는 환자의 과거 병력 조사는 다른 의학적 문제와 마찬가지로 포괄적이어야 한다.

과거 건강상태 또는 수술	– 갑상샘 질환, 암, 혈전, 폐질환 등 건강 상태에 대해 질문한다. – 환자가 이전에 수술을 받았거나 큰 병에 걸린 적이 있는지? 입원한 적이 있었는지? K씨는 또한 내분비계 전문의로부터 "당뇨 악화 징후"가 있다는 말을 들었으며, 하지와 발에 당뇨병성 샤코 신경 관절병증(Charcot Neuroarthropathy)이 있으며 이로 인해 상처 치유가 지연되는 경향이 있어 1년 이상 그의 다리에는 잘 낫지 않는 궤양 상처가 있다. 그 외 다른 증상들로는 고콜레스테롤혈증, 비만과 피부 문제, 순환계 장애, 과잉눈물 분비와 황반변성이 있었다. 환자는 "몇 가지 비타민제", 고혈압 약 2종류, 고지혈증 약, 그리고 경구혈당강하제 두 가지를 복용하고 있었다. K씨는 지난 6개월 동안 "고혈압"으로, 또 한 번은 "고혈당"으로 몇 차례 입원했었는데, 그때 혈당이 644까지 상승했다고 밝혔다.

사회력

교육 수준, 의학적 치료/의약품, 그리고 기타 의료자원에 대한 접근성 정도 질문

K씨는 시골에서 자랐으며, 고등학교 중퇴 후 줄곧 농장에서 살았고, "특별한 일이 없으면 읍내 마을에 자주 가지 않았어요." 그는 일주일에 두세 번 혈당 검사를 하고 있었다. 그와 아내는 40년 동안 생계를 위해 소를 키우고 있지만 소득은 "낮은" 편이다. 식품과 약값은 자기들 소득 중에서 큰 비중을 차지하고 있다. "우리 부부는 가능한 줄일 수 있는 부분에서 돈을 좀 아껴보려고 애쓰고 있어요."라고 말했다.

문진과 신체 검진 외에도 영양 평가를 위해 다음 요소가 추가되었다. 간단 정신상태검사(MMSE)는 인지 상태를 알아보기 위해 수행되는데, 일반적으로 MMSE 점수가 낮은 사람들이 영양 결핍의 위험이 증가하기 때문이다.

식이 섭취

– 환자는 24시간 섭취한 음식 기억 설문지를 작성해야 한다.
– 환자는 음식 섭취 빈도 체크리스트를 작성해야 한다.

영양 설문지와 체크리스트를 검토한 결과, K씨는 당뇨 치료 식이를 잘 지키지 않고 있는 것으로 나타났다. 그는 하루 종일 고칼로리, 고탄수화물의 식사와 간식을 먹고 있었다. 그와 아내는 매달 식자재를 사러 나갈 때 "많은 과자와 간식"을 사서 온다. 그들의 농장은 가장 가까운 마을에서 약 48km 떨어진 곳에 있다. 그는 "물맛을 싫어하기 때문에" 하루 동안 여러 개의 탄산음료를 마신다.

음식 일기를 통해 계산한 결과 그는 현재 하루에 약 3200~4000Kcal 정도 섭취하는 것으로 추측되었다.
K씨와의 대화는 칼로리 섭취를 줄일 필요성에 초점을 두었다. 가정 방문 시 간접 열량 측정 검사를 하면 K씨가 일주일에 500g~1kg 정도 체중 감소를 위해 필요한 열량이 얼마인지를 아는데 도움이 될 것이다.

인체 분비물에서 영양소/영양성분과 유기 화합물의 소화와 조절

환자에게 검사를 위해 소변을 받아오라고 하였다. : 혈청 PO4와 혈청 PO4 비율, 그 외 다른 추가 검사를 시행하였다. : 혈청 알부민, 프레알부민(Prealbumin), 트랜스페린, 레티놀 결합 단백질(Retinol–binding protein), C 반응성 단백 검사, 총 림프구 수(TLC)

소변 검체는 바로 실험실로 보냈으며, 24시간 소변 검사를 위한 방법을 환자에게 설명하였다.
소변검사 결과, 영양 불량의 지표인 케톤에서 양성이 나타났다.

간호사는 소변의 pH, 크레아티닌, Na, PO4, Mg, Cl, 단백질, 암모니아, 유로빌리노겐, 요소, 포도당, 아스코르브산 등을 확인하기 위해 추가로 처방 난 24시간 소변 수집검사를 설명하고 있다. 혈액 검사는 염증 표지자(inflammatory markers)를 알아보기 위해 처방되었다.

에너지 소모

진료실에서 환자의 간접 열량 측정 검사를 하였다.

검사 결과, 일주일에 500g~1kg 정도의 안전한 체중 감량을 위해 K씨는 하루에 약 1850Kcal를 섭취해야 한다. 병원에서 제공하는 영양 상담은 김씨의 목표 달성에 도움이 될 것이다.

참고문헌

Adams, K., Butsch, W., & Kohlmeier, M. (2015). The state of nutrition in US medical schools. *Journal of Biomedical Education,* 2015. https://doi.org/10.1155/2015/357627

Bharadwaj, S., Ginoya, S., Tandon, P., Gohel, T., Guirguis, J., Vallabh, H., Jevenn, A., & Hanouneh, I. (2016). Malnutrition: Laboratory markers vs nutritional Assessment. *Gastroenterology Report,* 4(4), 272–280.

Campbell, I. (1999). Limitations of nutrient intake: the effects of stressors, trauma sepsis and multiple organ failure. *European Journal of Clinical Nutrition, 53*(s1), s 143.

Center for Disease Control. (2011). *National ambulatory medical care survey: 2011 summary tables.* Retrieved from https://www.cdc.gov/nchs/data/ahcd/nhamcs_2011_opd_factsheet.pdf

da Silva Fink, J., de Mello, P., & de Mello, E. (2015). Subjective global assessment of nutritional status—a systematic review of the literature. *Clinical Nutrition, 34*(5), 785–792.

German, J., Roberts, M., & Watkins, S. (2003). Personal metabolomics as a next generation nutritional assessment. *The Journal of Nutrition, 133*(12), 4260–4266.

Institute of Medicine. (2012). *Living well with chronic illness: A call for public health action.* Washington, DC: National Academies Press. Retrieved from http://www.nationalacademies.org/hmd/~/media/Files/Report%20Files/2012/Living-Well-with-Chronic-Illness/livingwell_chronicillness_reportbrief.pdf

Lyons, C. L., Kennedy, E. B., & Roche, H. M. (2016). Metabolic Inflammation-Differential Modulation by Dietary Constituents. *Nutrients, 8*(5), 247.

Norman, K., Pichard, C., Lochs, H., & Pirlich, M. (2008). Prognostic impact of disease-related malnutrition. *Clinical Nutrition, 27*(1), 5–15.

Pirlich, M., Schutz, T., Kemp, M., Luhman, N. Minko, N., Lubke, H., Rossnagel, K., . . . Lochs, H. (2005). Social risk factors for hospital malnutrition. *Nutrition, 21*(3), 295–300.

Sacks, G. (2017). The shrinking of formalized nutrition education in health professions curricula and postgraduate training. *Journal of Parental and Enteral Nutrition, 41*(2), 217–225.

Skipper, A., Ferguson, M., Thompson, K., Castellanos, V., & Porcari, J. (2012). Nutrition screening tools: An analysis of the evidence. *Journal of Parental and Enteral Nutrition, 36*(3), 292–298.

Soeters, P., Reijven, P., vanBokhorst-de van der Schueren, M., Schols, J., Halfens, R., Meijers, J., & van Gemert, W. (2008). A rational approach to nutritional assessment. *Clinical Nutrition, 27*(5), 706–716.

Vetter, M., Herring, S., Sood, M., Shah, N., & Kalet, A. (2008). What do resident physicians know about nutrition? An evaluation of attitudes, self-perceived proficiency and knowledge. *Journal of the American College of Nutrition, 27*(2), 287–298.

Vilter, R., & Thompson, C. (1951). Nutrition and the control of chronic disease: Public health aspects. *Public Health Reports, 66*(20), 630–636.

White, P., & Selvey, N. (1980). Nutrition in the 1970s. *Journal of the American Medical Association, 243*(21), 2220–2222.

World Health Organization, Food and Agriculture Organization of the United Nations. (2003). *Diet, nutrition and the prevention of chronic diseases.* Retrieved from http://www.who.int/nutrition/publications/obesity/WHO_TRS_916/en/

PART 2

신체 기관별 건강사정

Chapter 6

정신건강장애

Mental Health Disorders

모든 의료인은 기본적이고 공식적인 진단명으로 정신과적인 건강 상태를 사정하고 진단하여 치료한다. 특히 불안장애, 우울, 약물 남용과 같은 정신과적 문제는 통증, 불편감, 불면증 또는 위장관계 증상으로 나타나므로 감춰질지도 모른다. 그러므로 잠재되어 있거나 표출된 정신장애를 찾고 명확히 하는 기술과 인식은 검진자들에게 필수적이다.

뇌의 해부 생리

정신건강사정은 뇌의 조직적 기능의 사정을 포함한다. 인간의 뇌는 대뇌(cerebrum), 소뇌(cerebellum), 뇌간뇌줄기(brain stem)으로 구성되어 있다[그림 6-1]. 정신건강사정은 주로 대뇌 기능사정에 초점을 맞춘다. 대뇌는 두 개의 반구로 구분되고, 더 나아가 엽으로 세분되어 있다(제16장 참조). 대뇌의 외층바깥층(outer layer)은 대뇌피질대뇌겉질(cerebral cortex)이라 불린다. 대뇌피질은 고도의 정신 기능을 담당하고 일반적인 움직임, 본능적 기능, 인지, 행동과 이러한 기능들의 통합을 관장한다. 교련섬유맞교차섬유(commissural fiber)는 각 뇌의 반구의 맞은편 영역을 연결하며, 고도의 감각과 운동 기능을 통합하고 조정한다.

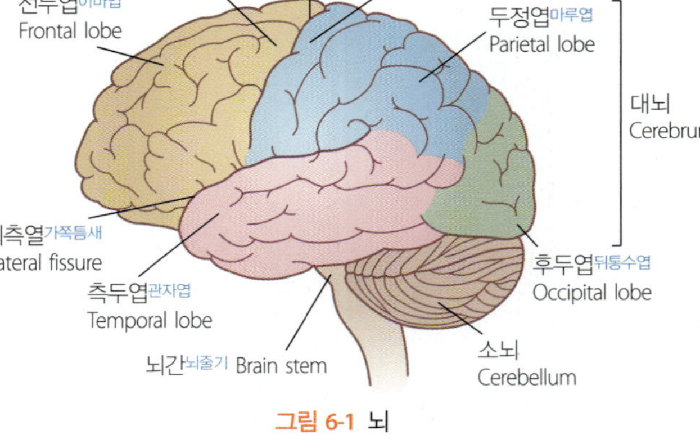

그림 6-1 뇌

뇌의 엽

대뇌의 엽(lobe)은 인지와 운동 기능을 담당한다. 전두엽이마엽(frontal lobe)은 운동피질운동겉질(motor cortex)을 포함하는데, 자발적 골격의 움직임과 언어 형식과 관련이 있다(브로카 영역, Broca's area). 이 영역은 자신의 감정, 정서, 충동(drive) 및 자아 인식과 관련된다.

두정엽마루엽(parietal lobe)은 기본적으로 감각 정보의 과정을 담당한다(시각, 촉각, 미각, 후각, 청각). 또한 문어의 해석과 고유감각(proprioception)을 담당한다(신체 부분과 자세의 인식). 측두엽관자엽(temporal lobe)은 소리의 인지와 해석, 소리의 근원을 알아내는 것을 담당한다. 또한 베르니케 언어 영역을 관장하는데, 이것은 문어와 구어의 해석을 조절한다. 또한 측두엽은 냄새, 맛과 균형과 같은 통합된 감각을 포함한다. 행동, 감정과 인격의 통합은 이곳에서 일어난다.

후두엽뒤통수엽(occipital lobe)은 기본적으로 시각 과정에 관여하고, 시각 입력의 해석을 제공한다.

대뇌변연계

대뇌변연계대뇌둘레계통(cerebrum limbic system) 또는 "감성적 뇌"는 두려움, 공격성, 짝짓기와 같은 생존과 관련된 행동의 양식을 중재한다. 또한 단기기억, 정보의 획득, 재기억의 능력은 대뇌변연계가 담당한다. 정서적 반응은 대뇌변연계와 전두엽 사이의 연결에 의해서 조절된다. 중요한 대뇌변연계의 구조는 해마(기억), 편도체(혼란, 두려움, 분노), 대상회띠이랑(cingulate gyrus; 주의 행동과 성행위), 중격사이막 부위(septal area) , 뇌측전뇌속안쪽앞뇌다발(medial forebrain bundle; 기쁨) 그리고 시상하부를 포함하며, 이것은 자율신경계, 대뇌변연계, 내분비계를 연결한다. 감정(기분과 정서)은 대뇌변연계와 피질겉질(cortex), 시상하부 사이의 기능과 중재에 의존한다.

뇌신경은 뇌로부터 나오는 말초신경이고, 머리와 상체의 감각과 운동 기능을 담당한다. 인지하고 감각을 해석(소리, 맛, 시각)하는 인간의 능력은 정신건강의 중요한 요소이다. 뇌신경의 기능 평가는 신경학적 검사에 필수적이지만, 간단한 사정이 정신상태검사로 포함될 수 있다. 뇌신경은 오감을 관장하며, 숙련검사로 사정될 수 있다. 정상적 기능으로부터의 일탈은 뇌반구나 국소적 부상으로 인한 외상이나 병변을 나타낸다.

뇌신경의 간단한 피상적 검사는 사람의 안면근육얼굴근육(facial muscle) 긴장도와 강도를 관찰하는 것이다. 입이나 눈의 흘림, 안면근육 긴장도나 근육 강도의 변화 또는 감각의 소실은 정상으로부터의 아탈을 의미하며, 보다 종합적인 신경계검사가 요구된다.

건강력

몇 가지 기본적인 요소는 의료인이 가장 적절하게 정신상태사정을 하도록 도움을 준다. 즉, 조용하고 개인적이며 여유로운 환경은 장벽을 없애 주고 개인적인 심리사회적 문제들에 대한 대화를 촉진시킨다. 적절한 눈맞춤, 배려하는 몸짓[그림 6-2], 상냥하고 자연스러운 목소리, 경청 기술과 지속적인 구두 보고와의 차이 여부 평가가 필수적이다. 서두르지 않고 능숙한 공감적 경청을 하며, 환자가 이야기하는 것을 명확하게 하는 것은 돌봄, 공감, 연민을 교류하는 것이다. 환자와 의료인 간의 환경, 상황과 사고는 정신 상태의 사정에서 중요 요소이다. 환자가 의료인으로부터 따뜻함, 진정성, 자신감, 유머의 적절한 사용과 공감적 공유를 느낀다면 사정은 잘 이루어질 수 있다.

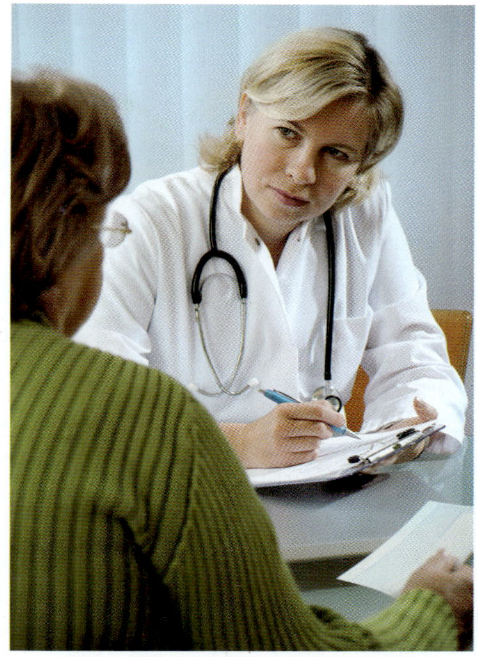

그림 6-2 건강전문가가 배려하고 공감하는 몸짓 언어를 보이고 있다.

반면에 방해, 차단, 하찮게 여김, 비난, 사생활 보호 및 배려의 부족 등은 장벽이 될 수 있다. 환경적 방안 온도, 두려움, 불안, 배고픔, 통증 또는 바쁜 일정은 정신 상태 정보 수집에 나쁜 영향을 미칠 수 있다. 예를 들어, 입원, 퇴원 또는 부정적인 소식을 접한 상황에서 사정을 수행하는 경우 환자 상태를 잘 드러내지 못하는 결과를 유발할 수 있다. 면담 기술과 의사소통은 특히 정신건강사정 시에 중요하다. 효과적인 면담과 의사소통을 위한 전략의 개요는 제1장을 참조하라. 이와 더불어, 검진자는 증상들이 이해가능하고 정상 범위에 있다는 심리사회적(정신과적 정신건강) 정보를 표현하는 환자를 재확신시키는 것이 중요하다. 예를 들어, 의료인은 "어떤 사람은 이 약물복용으로 성적 부작용을 겪기도 합니다만, 그 사람은 절대 그것을 말하지 않죠, 이 약물이 당신에게 그런 문제를 유발한다는 것을 저에게 말씀해 주시면, 저희가 다른 약물을 선택하거나 해결 방법을 찾을 수 있을 것입니다."라고 말할 수 있다. 추가적인 전략으로 면담은 의료 부분에서 현재의 심리사회적 주제까지 정보를 연결하는 전환적인 진술을 만드는 것이다.

예를 들어, 환자가 어떤 질환으로 "지속"하고 적응하는 것이 어렵다고 말한다면, 검진자는 우울의 수준과 자살 충동에 대한 질문들을 할 수 있다. 환자가 "잠들기 위해서 알코올이 필요하다."라고 말한다면 알코올의 양과 병력에 대한 질문이 필요하다. 환자가 정신건강 문제들의 표현을 거부할지라도 "씨앗이 자라 열매를 맺는다."는 말을 고려하여 의료인은 듣고 중재하기 위한 관심과 의지를 가져야 한다. 환자는 의료적이고 정신건강 문제들을 고려하는 검진자의 전인적인 접근으로 기분이 나아질 수 있다.

정신질환 진단 및 통계편람 5(The Diagnostic and Statical Manual of Mental Disorder, 5th Edition, DSM-5; 2015)는 정신건강실무자가 정신과적 문제들을 평가, 치료 및 모니터링함에 있어 일반적이고 확정적인 안내를 제공하는 권위 있는 책이다. 이것은 선택된 정신건강 상태의 사정의 가이드라인, 비정상의 정신 상태가 의심될 때 사용하는 질문들 그리고 이후의 평가를 위한 특별한 기준을 포함한다.

주호소와 현재병력

"너무 피곤하고, 편히 자거나 먹을 수가 없어요."

> 김씨는 31세의 여성으로, 생물학 전공 대학원 학생이다. 그녀는 "너무 피곤하고, 자거나 먹을 수가 없어요."라고 호소한다. 김씨는 지난달에 비하여 7kg 정도 체중이 감소하고 평소와 달리 매일 아침 일찍 일어난다. 거의 대부분 피로를 느껴서 좋아하는 취미인 테니스에도 더 이상 관심이 없다. 김씨는 "모범적인" 학생이지만, 지난달에는 정상적으로 수업에 참여할 수 없었고 이것에 대한 죄책감을 느끼고 있다. 그녀는 종교적인 이유로 자살사고는 부정하지만, 매일의 대부분이 우울하고 재미있는 것이 없다고 말한다. 이런 느낌은 5~6주 동안 지속되고 있다. 그녀는 "테니스를 다시 하고 수업에 들어갈 수 있을 정도로 기분이 좋아지면 좋겠어요. 내 자신을 찾고 싶어요. 비타민이 도움이 되겠지요."라고 말한다. 그녀는 질문에 자세한 답을 하지 않으며 우물거리는 톤으로 이야기한다. 그녀는 환청은 부정하고 타인을 비난하지는 않지만 이런 상황의 자신을 비난한다.

정신장애와 관련된 주호소는 수면장애, 심리적 장애, 기분/감정의 변화, 체중의 감소나 증가, 인지장애, 인격 변화와 망상이나 환각 등의 증상을 포함한다. 이 장에서는 수면장애와 인격 변화를 자세하게 다룰 것이다.

피로, 불면증과 기타 수면장애들

수면 양상은 정신 상태를 해석하는 단서를 제공하며, 이것은 종종 정신건강 문제가 현존한다는 신호이다. 갑자기 잠들고, 졸린 상태이고, 자주 또는 일찍 깨어나는 문제들은 밝혀져야 한다. 종종, 우울한 사람은 우울한 감정에 일찍 깨어나기도 하고, 반면에 불안한 사람은 잠들기 어렵다. 조현병정신분열병(schizophrenia)이나 조증인 사람들이 수면에 문제가 있을 때는 그들의 질환이 나빠지고 있다는 것이다.

외상 후 스트레스장애가 있는 사람은 숙면을 취할 수 없고, 그렇기 때문에 만성적인 피로를 느낀다. 수면 부족은 정신상태검사의 모든 요소에 영향을 미친다. 그래서 수면의 양과 양상의 질에 대해서 질문하는 것이 중요하다.

발병	갑자기 발병하였는가, 서서히 발병하였는가?
질	잠드는 데 어려움이 있는가? 잠을 유지하는 데 어려움이 있는가? 항상 피곤한가? 밤새 잤어도 피곤한가? 불면증이나 피로의 본질을 아는 것은 진단을 내리는 데 도움을 준다. 우울은 잠드는 데 어려움이 있고 언제나 피곤을 느끼는 것을 나타낸다. 일반적인 불안장애가 있는 환자는 쉽게 피곤할 수 있고 잠들거나 지속하는 데 어려움이 있다. 조울증장애가 있는 환자는 잘 필요가 없다고 느끼기도 한다.
기간	이런 증상들은 얼마 동안 경험하고 있는가? 경도우울증은 우울장애가 2년 이상 지속된 경우이다.
관련 증상	집중장애, 취미에 대한 기쁨이나 흥미의 상실, 식욕 상실, 죄책감, 자살사고, 과도한 걱정 또는 조절되지 않는 불안, 기분의 상승 또는 과다행동을 포함한 관련 증상들을 질문한다. 우울한 환자는 집중장애, 취미의 흥미 상실, 죄책감, 자살사고와 식욕부진을 표현한다[박스 6-1]. 자살사고는 사정되어야 한다[박스 6-2]. 범불안장애는 집중장애와 과도한 고민을 표현한다(다른 특성의 정의는 [박스 6-3] 참조). 양극성장애 환자는 종종 기분 고양, 과대망상과 과다행동을 경험한다(조울증장애에 대한 더 많은 정보는 [박스 6-4] 참조).

투약 복용하는 약물이 있는가?
어떤 약물들은 수면장애를 유발한다.

박스 6-1 우울 진단하기

DSM-4-TR 진단 기준과 관련하여 우울의 자율신경계 징후는 Massachusetts General Hospital의 Dr.Carey Gross에 의해 개발된 "SIGECAPS"로 사정될 수 있다. 네 가지 증상에 우울한 기분이나 무쾌감증(기쁨이 없음)이 더하여 최소 2주 이상 지속되면 주요 우울이라고 진단할 수 있다. 경도우울증은 우울증이 2년 이상 지속되는 것으로, 환자가 우울을 느끼지 않았을 때부터 우울을 느낀 기간을 간단히 질문해서 사정할 수 있다. 경도우울증이 있는 사람은 SIGECAPS 증상 중 두 가지 우울한 기분을 2년 동안 느끼는 것이다. **SIGECAPS**의 약어는 다음 요소를 표현한다.

- **S**leep(**수면**): "얼마나 잘 자는가?"
- **I**nterest(**흥미**): "취미가 얼마나 즐거운가?"
- **G**uilt(**죄책감**): "어떤 것에 대하여 죄책감을 느끼는가?"
- **E**nergy(**에너지**): "당신이 좋아하고 필요로 하는 것을 할 수 있을 만큼 충분한 에너지가 있다고 느끼는가?"
- **C**oncentration(**집중**): "당신은 학생이라고 내게 말했는데, 공부에 얼마나 집중할 수 있는가?"
- **A**ppetite(**식욕**): "당신의 식욕과 체중은 어떠한가? 큰 변화가 있었는가?"
- **P**sychomotor activity(**정신 운동적 행동**): "나는 당신이 대기실에서 걸어 다니고 손을 움직이는 것을 보았다. 당신의 기분은 어떠한가?"
- **S**uicide(**자살**): "당신은 자신을 해하거나 죽이는 것에 대한 생각을 가지고 있는가?"

박스 6-2 자살 위험 사정하기

의료인은 자살 위험을 사정하기 위하여 죽는 것이 좋겠다는 생각을 하는지에 대해서 우울증 환자에게 질문한다. 환자들은 흔히 "아니요."라고 대답하지만, 그들이 "네."라고 대답한다면 그 생각, 의지(심각성), 계획과 자살 시도에 대한 생각이 있는지 등에 대해서 질문을 해야만 한다. 심각성과 자살 시도의 생각을 가지는 것에 대한 위험 요소는 다음을 포함한다.

- 자살 시도와 우울증의 병력
- 자살의 가족력
- 급성적인 알코올 또는 중추신경계 억제제의 과용
- 중한 실망감이나 무기력감("희망의 원인으로 무엇을 보았는가?"라고 질문한다)
- 죽음에 대한 유혹
- 상실감이나 분리감
- 심각한 의료 상태(인지되거나 또는 사실)
- 십대나 80세 이상의 남성
- 특별한 물건 버리기

반대 의견이 많음에도 불구하고, 자살에 대한 의료인의 질문에 완화된 기분을 느끼기도 한다.

박스 6-3 범불안장애의 징후

- 최소 6개월 동안 대부분 특정한 주제에 대한 과도한 불안과 걱정
- 걱정거리를 조절하는 데 어려움
- 최소 6개월 동안 대부분 다음의 3가지 이상과 관련된 과도한 불안과 걱정
  - 안절부절, 긴박한 감정과 "긴장함"
  - 쉽게 피곤해짐
  - 집중이나 기억하기 어려움
  - 과민 반응
  - 근육긴장
  - 수면장애: 잠들고 수면을 지속하기 어려움, 뒤척이는 수면

박스 6-4 양극성장애 진단하기

인구의 1~2%가 양극성장애를 가지고 있으며, 특히 우울한 기분의 기간에 있는 환자에서는 흔히 간과된다. 기분안정제 없이 항우울증 약물을 처방받은 환자에서 조증 에피소드가 촉진된다. 주요 진단 질문은 환자가 너무나 행복한 기분을 느꼈는지 또는 환자가 너무 빨리 말하거나 과다행동을 보이는 것을 친구들이 알려 주었는지를 물어보는 것이다. 긍정적인 반응은 "DIGFAST" 기분에 의해서 사정할 수 있는데, 이것은 조증의 DSM-4-TR 증상들이다. 조증은 최소 1주 이상 안절부절못하거나 고양된 기분과 다음의 일곱 가지 "DIGFAST" 증상 중 3가지가 포함된다.

- **D**istractibility(**주의산만**): 특별한 과업과 일거리에 집중하지 못함.
- **I**ndiscretion(**무분별한 행동**): 쾌락적인 행동에 무분별하게 몰두함. "최근에 돈을 어떻게 사용했는가?"
- **G**randiosity(**과장**): 우월감과 권한의 발견되지 않은 자기주장
- **F**light id ideas(**사고의 비약**): "당신의 생각이 연달아 빠르게 일어난다."
- **A**ctivity increase(**행동 증가**): 지속적이고 동시다발적으로 새로운 주제와 흥미를 보임.
- **S**leep deficit(**수면장애**): "당신은 잠이 필요하지 않은 것처럼 느낀다."
- **T**alkativeness(**수다스러움**): 빠르고 비정상적으로 크고 활기차게 쉬지 않고 말하기.

인격 변화

가족이나 환자를 동반한 사람들은 인격이나 행동 변화를 보고하기도 한다. 변화 양상, 시작 시점과 관련된 증상들의 주의 깊은 병력은 잠재된 원인을 알아보는 데 도움을 준다.

시작 시점	갑작기 시작되었는가, 서서히 시작되었는가? 섬망은 급성적으로 시작되는 반면에 치매는 느리고 점진적으로 시작된다.
질	인격의 변화를 기록한다. 치매가 있는 환자는 극단적인 인격 변화를 보일 수도 있다. 예를 들어, 꼼꼼하게 옷을 입는 사람이 복장에 거의 신경을 쓰지 않으며, 종종 구김이 있거나 부조화된 옷을 입는다. 치매가 있는 환자는 감정적인 격분을 보인다. 섬망과 함께 감정들은 넘쳐나고, 심한 불안, 우울, 다행감, 무관심을 보인다. 조현병 환자는 무감각이나 부적절한 감정과 편집증을 보이기도 한다. 양극성장애 환자는 고양된 기분과 과대망상을 보이기도 한다.
관련 증상	비논리적인 생각이나 언어와 기억장애, 의식 수준의 변화, 불면증이나 수면장애, 과다행동, 망상, 환각 또는 편집증과 같은 인지장애를 포함한 관련 증상들을 질문한다. 섬망증상들은 주의산만, 업무에 집중하기 어려움, 횡설수설, 부적절, 압박, 지리멸렬 그리고 주제에서 주제로 옮아가는 과정에서 체계적이지 못한 사고 과정을 포함한다. 치매는 종종 단기기억장애와 장기기억장애, 실어증언어상실증, 실인증인식불능증과 수면장애를 포함한 인지장애를 표현한다. 조현병은 종종 환각, 망상과 사고 과장의 장애를 표현한다. 조울증장애 환자는 집중장애, 수면장애, 사고의 비약과 과다행동을 보인다.
촉진 요소	최근의 질환이나 상해에 관하여 질문한다. 어떤 약물을 복용하고 있는가? 망상은 흔히 약물 작용, 불법 약물의 오용 또는 뇌의 외상과 같은 신경학적 문제와 관련되어 있다. 치매는 HIV와 같은 질환이나 뇌손상의 결과로 1차적 또는 2차적으로 생길 수 있다.

과거병력

김씨는 섭식장애, 성적 또는 신체적 학대 또는 우울의 병력이 없다. 김씨는 최근에 상해, 질환, 입원 또는 수술을 하지 않았다. 그는 단지 일시적인 두통이나 근육통으로 아스피린을 복용하였다.

과거 건강 상태 또는 수술	과거 또는 진행 중인 건강 상태를 질문한다. HIV나 AIDS와 같은 상태들은 정신장애에 영향을 미칠 수 있다. 우울, 일반적인 불안장애, 조현병, 조울증, 반사회적 장애, 식욕부진과 식욕항진증과 같은 정신장애의 과거병력을 질문한다. 과거의 수술에 대해서 질문한다.
상해	머리손상, 중추신경계(CNS)손상, 출생 시 상해, 척추손상과 말초신경 상해와 같은 과거 상해에 대해서 질문한다. 환자가 외상의 병력이 있다면 언제 그리고 어떻게 일어났는가? 치료는 하였는가? 그렇다면 어떻게 하였는가? 머리손상은 신경학적 상해로 일어날 수 있다.
학대	성적, 감정적 또는 신체적 학대에 대해서 질문한다[박스 6-5]. 학대는 많은 정신장애와 관련되어 있다.
투약	복용하는 약물이 있는가? 정신 상태에 영향을 미치는 변수들은 항콜린성 약물, 코르티코스테로이드 약물, 심장과 혈압약(propranolol), 불법 약물, 허브, 처방 약물, 니코틴 또는 카페인 그리고 민간요법과 같은 투약을 포함한다.

박스 6-5 폭력의 사정

간호사는 타인을 조절하거나 상처 주는 시도를 하는 주변 사람들에 의해서 학대와 방임이 이루어졌는지 사정해야만 한다. 그러한 양상은 사회경제적, 민족적, 성적 그리고 연령 그룹에 걸쳐서 발견되고, 가정 폭력, 성적 학대 또는 성인, 청소년, 어린이 또는 친근한 파트너의 강제에 의해 일어난다. 또한 학대는 방임, 신체적인 치료의 방치 또는 사랑의 언어적이고 행동적인 표현을 제공하는 것의 감정적 실패를 포함한다. 실무자로부터의 간호, 공감적 질문은 환자의 닫힌 마음의 문을 열 수 있다. 학대에 대한 질문에 따른 환자의 대답에 민감한 것은 필수적이며, 얼굴을 맞대고 이야기하는 것이 문서로 질문하는 것보다 더욱 효과적이다. 명료한 메시지로 환자가 혼자가 아니며, 비난받지 않고, 폭력적 치료가 아니며, 도움이 필요하다고 느끼도록 의사소통을 해야 한다. 다음은 가정 학대를 명료화하고 평가하는 잠재적인 질문들(Campbell과 Humphreys, 1993)이다.

- 마지막 방문 이후, 과거에 또는 임신 중: 누군가로부터 맞거나, 차이거나 신체적으로 손상을 받은 적이 있는가? 그렇다면 누구인가? 몇 차례인가? 자세히 어떻게 일어났는가?
- 당신에게 가까운 누군가로부터 감정적으로나 신체적으로 학대를 받은 적이 있는가?
- 과거에 원치 않는 성관계를 한 적이 있는가? (있다면 누구인가?)
- 당신의 파트너 또는 누군가가 두려운가?

학대의 신체적 증상과 더불어, 의료인은 다음과 같은 정서적이거나 언어적인 학대에 민감해야만 한다.

- 계절에 맞지 않는 옷을 입는 것
- 환자 혼자서 의료인과 면담하는 것을 허락하지 않는 가족
- 환자가 두려움이나 불편함을 암시하는 자세로 앉는 것
- 수면장애
- 특정한 사람을 피하려고 하는 것
- 혼자 있거나 집에 가는 것에 대한 두려움
- 최근의 체중 변화
- 수동적이거나 과도하게 공손한 행동
- 과다각성(깜짝 놀라는 반응), 악몽과 감정에 대한 무감각과 같은 외상 후 스트레스 행동
- DSM-4-TR에서 논의된 불안이나 우울증, 약물 남용 또는 섭취장애의 다른 증상들

다음의 **SAFE** 약어(Ashur, 1999)는 가정 학대와 위험 요소의 사정을 지시한다.

- **S**: 관계에서의 스트레스, 당신의 파트너와 있을 때 안전한가?
- **A**: 당신의 파트너가 화가 났을 때 어떻게 하는가? 그때 당신은 두려운가? 학대받은 적이 있는가?

박스 6-5 폭력의 사정-계속

- **F**: 당신이 필요로 하는 재정적 근원은 무엇인가? 현재 집에 흉기가 있는가? 당신의 상황을 알고 있는 친구나 가족이 있는가?
- **E**: 지금 응급 상황인가? 만일 필요하다면 피할 수 있는 응급 대처 계획이 있는가?

가정 학대는 임신 기간 중 합병증을 유발하는 가장 흔한 원인 중 하나이다. 임신 여성의 4명 중 1명이 신체적 학대를 당하고, 여성이 10대일 경우에 그 비율이 높아진다. 이러한 가정 학대에 예민하게 반응하고, 의료기관 방문 시에 상황이나 이유에 상관없이 질문한다.

가족력

많은 정신장애는 유전과 관련되어 있으므로 건강 제공자는 가족병력에 대해 물어보아야 한다. 정신장애가 있는 환자에게는 종종 같거나 유사한 장애를 경험한 가족이 있다.

> 김씨의 어머니는 6개월 전에 암으로 사망하였고, 그녀는 다시 학교로 돌아오며 죽음을 극복하였다고 믿고 있다. 그녀의 아버지에게는 알려지지 않은 의료나 정신과적 문제들이 있다. 그녀는 세 명의 자매 중 맏이며, 두 명의 여동생은 잘 지내고 있다. 그녀의 조모는 "생활 기능 저하(change of life depression)"로 치료받았으며, 외조부는 남몰래 술을 마셨다.

생존한 친척의 연령	부모, 형제, 자녀와의 관계 및 건강 상태를 포함한다.
사망	사망한 사람과 사망 원인의 관련성에 대해서 질문하라. 특히 정신건강 합병증을 야기하는 장애를 사정한다.
만정질환; 신경학적 또는 정신적 건강장애	만성 질환과 정신장애에 대하여 질문하라. 가족에게 정신장애의 병력이 있는가? 만일 그렇다면 정신장애가 있는 가족은 누구인가? 어떤 장애를 가지고 있는가? 특히 가족력이 가능한 우울증, 치매, 공황장애, 강박장애, 조현병의 가족력을 사정한다.

사회력

> 김씨는 대학원생이다. 그녀는 독신이고 혼자 살고 있다. 그녀는 최근에 "수업에 참석하고" 학업을 지속하는 데 어려움이 있다는 것을 표현하였다. 김씨는 테니스를 즐겼으나 더 이상 그렇게 할 에너지를 가질 수가 없다. 그녀는 흡연을 하지 않고 일주일에 와인 두 잔 이상은 마시지 않으며, 불법 약물을 사용하지 않는다. 그녀는 수업 중에 다른 대학원생들과 즐겁게 지냈으나 최근에는 그녀 혼자 있다. 김씨는 정기적으로 교회에 갔으나 요즘에는 자주 빠지고 있다.

이 부분에서 추가적으로 논의할 것은 정신건강사정 동안에 문화, 종교와 영적, 성적인 부분을 사정해야 하는데, 이는 이러한 영역들이 정신건강 상태에 영향을 미치기 때문이다. 기초 정보 이후에 이런 주제에 대해서 환자에게 질문하는 것은 관계 형성이 촉진되고, 환자가 안정되게 상의할 수 있도록 한다. 또한 일상생활 활동(ADLs)의 수행에 어려움이 있는 경우와 같은 단서는 진단의 심각성에 대한 통찰력을 제공한다.

가족	현재 가족 구성원에 대하여 환자에게 질문한다.
직업	환자의 직업은 무엇인가? 환자에게 직업적으로 최근에 문제들은 없는가? 일에 집중하고 완성하는 것에 대한 능력의 변화는 인지 상태의 손상이나 의식 수준의 변화를 보여 주는 것이다. 신체적이고 심리적인 스트레스에 대하여 질문한다.
취미	여가 시간의 사용에 대하여 질문한다. 예전에 즐겁게 느끼던 활동을 더 이상 하고 싶지 않는가? 우울증은 종종 환자가 취미를 즐기기 못하는 원인이다. 식욕부진이 있는 환자는 과도하게 운동을 하기도 한다.

일상생활 활동	적절한 위생과 섭취와 같은 일상생활 활동을 수행하는 능력의 감퇴에 대해서 질문한다. 치매는 일상생활 활동을 방해할 수 있다. 환자의 위생, 영양과 안전은 종종 위협받는다. 우울증이 있는 환자는 나쁜 위생 상태를 보여 준다. 조현병, 망상, 환각과 편집증이 있는 환자는 일상생활 활동의 수행 능력에 영향을 미친다.
흡연	양상, 양, 흡연 기간과 간접흡연을 포함하여 흡연에 대해서 질문한다.
음주	환자는 음주를 하는가? 만일 그렇다면 양상과 양은 얼마나 되는가? 부록 A의 CAGE 선별검사를 참고하라. 알코올 남용은 종종 우울증과 같은 정신장애와 관련된다.
전환용 약물의 복용	환자는 전환용 약물을 복용하는가? 만일 그렇다면 종류와 양은 얼마나 되는가? 어떤 정신장애는 약물 사용과 관련이 있다.
성적 활동	성경력에 대해서 환자에게 질문한다.

계통별 문진

많은 정신장애는 신체조직에서 다양하게 나타난다. 종합적인 전신 평가가 가능한 언제라도 이루어져야 한다. 하지만 시간과 다른 제약들 때문에 검진자는 집중된 전신 평가를 수행할 수밖에 없다. 집중적인 전신체계평가 동안에 검진자는 정신건강 문제들이 가장 잘 나타나는 시스템에 대한 질문에 초점을 맞춘다.

다음 표는 정신건강 문제에서 가장 흔하게 나타나는 징후들의 요약이다.

부위	증상과 징후	관련 질환
일반적	수면장애	우울, 범불안장애, 조울증장애
	체중 감소	신경성 식욕부진, 식욕이상항진증, 우울, 치매, 약물 남용
	체중 증가	우울, 조현병
	현기증 어지러움	공황장애
피부	갈라지고 건조한 피부; 말단, 몸통과 얼굴의 솜털	신경성 식욕부진
	손의 찰과상(구토로부터 유발된)	식욕이상항진증
	건조하고 갈라진 손(반복적인 손 씻기로 인한)	강박장애
눈	시각장애/어려움	치매
입	치아 미란 까짐	식욕이상항진증
호흡기계	과호흡 잦은숨	범불안장애, 공황장애
심혈관계	빈맥 빠른맥, 심계항진 두근거림	범불안장애, 공황장애
위장관계	구토(스스로 유발된)	식욕이상항진증
	식욕 감퇴	우울, 치매
비뇨생식기계	성적 흥미의 상실	우울, 신경성 식욕부진
	무월경증	신경성 식욕부진
근골격계 근육뼈대계	성장부진	신경성 식욕부진
	근육긴장	범불안장애
	허약감	식욕이상항진증
신경계	언어장애, 기억장애, 간질	치매
	비조직된 언어	조현병
	의식 수준의 감소	망상

정신상태검사

필요한 기구

- 종이와 필기구
- 시계, 종이클립 및 동전 같은 일반적인 용품들

종합적인 정신상태검사

종합적인 정신상태검사(Mental Status Examination, MSE)는 외모와 행동, 인지 능력, 감정적 반응과 말 그리고 언어의 사정을 포함한다. 사정 결과는 직접적인 질문과 관찰을 통해 가능하며, 환자의 병력에 관한 정보와는 달리 덜 확실하다. 정신 상태 개요는 사람이 환경과 상호작용하는 능력을 반영하는 여러 부분을 포함하고, 이러한 구성 요소를 자아 기능이라고 한다. 의료인은 환자의 감정을 "분류"하고 "정당화"시키는 것을 피하는 용어로 묘사하고, 적절하고 믿음직스러운 반응을 확인하는 분명한 검사를 제공해야 한다.

인지 기능의 사정은 MSE의 통합된 부분이다. 인지 과정의 장애는 신경학적 장애, 유기성, 발달 지체 또는 정신질환의 징후를 나타낼 수 있다. 환자의 인지 능력 사정의 많은 부분은 건강력 획득 면담을 통해서 이루어진다.

검진	이론적 근거
1. 외모와 행동을 사정하라. 수집된 정보는 환자를 접하지 않은 사람들도 쉽고 명확하게 알 수 있도록 분명하게 문서화해야 한다.	
a. 환자의 위생과 복장을 관찰한다.	**a.** 환자는 양호한 위생과 적절한 복장을 해야만 한다. 우울증, 치매, 조현병이 있는 환자는 위생 상태가 불량할 수 있다. 조울증장애 환자는 특이하거나 부적절한 복장을 한다. 치매 환자 또한 부적절한 복장을 한다.
b. 환자의 신체 크기와 모습을 기록한다.	**b.** 식욕부진 환자는 종종 저체중이다. 식욕부진은 성장 장애의 원인이다. 식욕이상항진증 환자는 약간 저체중이다. 치매와 우울증은 체중 감소의 원인이다.
c. 머리카락과 피부 톤을 관찰한다.	**c.** 피부 톤은 인종을 고려한다. 불안이나 공황장애에는 붉게 상기된다. 식욕부진 환자는 말단 및 몸통과 얼굴에 솜털을 보일 수도 있다.
d. 환자의 전반적인 협조성, 적대감 또는 내성적 행동을 기록한다.	**d.** 이런 모든 것들은 정신건강을 표현한다. 우울증은 환자를 내성적으로 만드는 원인이기도 하다. 조현병, 섬망과 치매는 환자를 비협조적이고 적대감 있게 만드는 원인이기도 하다.
2. 면담에 참가하는 환자의 능력을 결정하는 감각 중추(의식의 수준)를 평가한다.	**2.** 의식의 수준은 지남력과 민감성의 용어로 고려될 수 있다. 민감성은 내부와 외부 자극의 인식을 포함하여 피질하겉질밑(subcortical) 망상활동계그물활동계의 활동성을 반영한다. 의식 수준은 명료(정상적 결과)로부터 무의식까지 다양하다[표 6-1].

검진	이론적 근거

표 6-1 의식의 수준

수준	설명
명료 alert	깨어 있고 자극에 반응함.
혼돈 confused	주의력과 기억의 감소; 부적절하게 질문에 대답함.
기면졸음증 lethargy	졸림; 쉽게 잠이 듦; 깨울 때 졸린 상태지만 질문에 적절하게 대답함.
섬망 delirium	인식장애로 혼돈스럽고, 주의력 감소, 자극에 부적절하게 반응함.
혼미 stupor	늦은 반응; 시각적, 언어적 또는 통증 자극에 의해서 짧은 시간은 각성됨.
무의식 coma	깨어 있거나 명료하지 않고, 통증 자극에도 제뇌자세대뇌제거자세(decerebrate posturing) 상태임.

3. 기분(mood)과 정동(affect)을 사정한다.

3. 이러한 주관적 기준들은 종종 같은 것으로 고려되지만, 다소 다른 측면이 있다. 기분은 느껴지는 감정이고, 정동은 그러한 기분이 어떻게 전달되는가이다.

a. 환자의 기분을 명확히 알 수 있게 도와주는 환자의 마음 상태에 대해서 질문한다.

a. 기분은 환자가 표현하는 지속적인 느낌으로 구성되는데, 이는 슬픔, 과도한 희열, 우울, 분노와 같은 감정들을 포함한다. 예를 들어, 양극성장애 환자는 조증 기간에 쾌감을 느낄 수 있다.

b. 목소리, 얼굴 표정과 태도에서 자주 관찰되는 감정적 톤이나 기분의 표현과 정서를 기록한다.

b. 정서는 무감동, 부적절(슬픈 사건에서 웃기), 불안정(크게 기뻐하다가 안절부절 못하는 것과 같이 극단적으로 빠르게 변함)과 같은 용어로 묘사될 수 있다. 우울증이 있는 환자는 둔마(느리고 둔한)된 정동을 표현할 수 있다. 조현병(조현병)은 부적절한 정서를 표현할 수 있다. 치매는 불안정한 정동을 표현할 수 있다.

4. 말하는 양상을 평가하며, 양, 내용, 속도를 사정한다. 흔치 않은 단어를 사용하거나 '항상 그런 식이다' 등을 모든 반응의 끝에 붙이는 특징적인 양상이 있다면 기록한다.

4. 양상은 횡설수설하고, 압박감을 가지며, 느리고, 빠르고, 크고, 왜곡되고, 논리정연하게 잘 표현한 것으로 묘사될 수 있다. 함구증무언증(mutism)은 환자가 말을 하지 않을 때 나타나지만 대화에 참여하는 것처럼 보인다. 차단은 환자가 특별한 이유 없이 갑작스럽게 이야기를 멈출 때 발생한다. 어떤 환자들은 다른 이들은 알아듣지 못하는 자신에게만 특별한 의미가 있는 단어를 만들어 내는데, 이를 신어조작증(neologism)이라고 한다.

조현병에서 환자는 많은 이야기를 하지만 정보를 거의 전달하지 못하며, 언어는 조직화되지 못한다. 섬망 환자는 불명료한 언어를 사용한다. 진행된 치매 환자는 실어증(aphasia)이나 작화증말짓기증(confabulation)을 표현한다.

검진	이론적 근거
5. 운동 행위를 사정한다. 걸음걸이, 과다활동, 지연된 움직임, 경직, 손 비틀기, 옷 만지작거리기, 비정상적인 놀람반사(startle reflex), 틱(tic)과 진전떨림(tremor)을 기록한다.	**5.** 치매는 경직을 표현할 수 있다. 우울증은 정신 운동 지연 또는 불안을 표 현할 수 있다. 불안 환자는 안절부절못하고 손을 비틀며 움직이고 꼼지락거리는 것으로 표현할 수 있다.
6. 판단력과 통찰력을 평가한다.	
a. 판단력과 통찰력은 서로 관련성 있는 용어이다. 판단력은 대체물을 비교하고 평가한 후에 특정한 상황에서 적절하게 결정을 내리는 능력을 말한다. 판단력을 사정할 때, 환자가 가족과 사회 규범에 맞추는 능력과 얼마나 미래에 대한 계획을 실제적으로 세우는지 그리고 가상적인 문제들을 해결 하는지를 평가한다.	**a.** 판단력에 대한 비정상적 조사 결과에는 충동적이고, 우유부단하고, 현실성 검사에서 결핍 상태을 포함한다. 즉, 현실성 검사는 실재에 없거나 기초하지 않은 것을 구별하고 입증하는 능력이다. 치매 환자는 악화되고 충동적인 판단력을 보인다. 조증 기간에 조울증 환자는 충동적인 판단력을 보인다. 우울증 환자와 불안장애 환자는 우유부단할 수 있다.
b. 통찰력은 개인적인 행동 문제를 연관짓고, 시행착오로부터 배움을 얻고 행동의 결과와 질병을 이해하는 능력을 포함한다.	**b.** 통찰력이 없는 환자는 약물을 복용하는 적절한 지시를 따르는 것에 실패한다. 그들은 정신적 증상을 막아주는 항정신성 약물과 같은 약물을 복용하는 것을 이해하는 데 어려움을 느낀다.
7. 사고 양상을 평가한다. 이 영역은 환자가 논리와 일관성 그리고 그 내용에 관하여 "어떻게" 생각하는지와 환자가 "무엇"을 생각하는지를 사정하는 것이다. 환자가 대화와 관련하여 사고/반응하는 방법을 기록한다.	**7.** 사고는 부정, 망상(나쁜 신념이 고정된), 피해사고, 과대사고, 관계사고와 신체화와 같은 단어로 묘사할 수 있다. 그 밖에 편집증, 연상의 지연, 사고의 비약, 우회증(불필요하게 세부 사항에 집착하여 초점에 이르는 것이 지연되는 것), 이상언행반복증(단어나 생각의 지속적인 반복), 사고강박증 등을 포함한다. 양극성장애 환자는 과대하거나 연달아 일어나는 사고 양상을 경험한다. 조현병은 종종 망상적이고 편집증적인 사고를 나타낸다. 강박증 환자는 이상언행반복증과 강박적인 사고 양상의 경험을 표현한다.
8. 지각을 사정한다. 지각은 청각, 시각, 촉각, 후각, 미각의 오감을 통한 정보의 유입과 관련된다.	**8.** 지각은 외적이거나 내적일 수 있다. 예를 들어, 환각은 외부 환경에 없는 사물이 내적으로 있는 것이며, 착각은 실재적으로 외부에 있는 사물을 잘못 판단하는 것이다. 비정상적인 지각은 청각이나 시각의 환각, 탈인격화, 극단적 불안을 동반하는 비실재적 감정의 지속, 비현실감, 왜곡된 감각, 조현병과 섭식장애에서 발생하는 왜곡된 신체 이미지를 포함한다.
9. 기억력(정보를 등록하고 기록하고 저장하는 능력)을 사정한다.	

검진	이론적 근거
a. 이름, 주소, 결혼 상태, 아이들의 수와 이름, 직업과 아침에 무엇을 먹었는지와 같은 일반적 사실과 관계를 명확히 하기 위하여 환자에게 질문하여서 최근의 (단기)기억을 사정한다.	**a.** 섬망이나 치매 환자는 단기기억장애가 있다. 건망증 장애는 새로운 학습이나 즉각적인 회상 능력이 완전하지 않는 것이 원인이다.
b. 생일, 다닌 학교, 가지고 있는 직업이나 과거 사건 같은 일반적인 지식에 대한 먼 (장기)기억을 평가한다.	**b.** 장기기억은 말기 치매에서 가장 흔히 나타난다.
c. 시간, 장소와 사람의 지남력을 사정한다. • 오늘의 날짜는 어떻게 되는가? • 지금은 어떤 계절인가? • 이 장소나 건물의 이름은 무엇인가? • 현재의 대통령은 누구인가?	**c.** 지남력은 약물, 전해질 불균형, 감염과 저산소증에 의해 가역적이거나 알츠하이머 치매와 같이 인지 기능 저하와 관련되어 비가역적으로 될 수 있다. "장소"에 대한 혼미는 정신과적 장애와 기질성 뇌증후군에서 발생할 수 있는 반면에, "사람"에 대한 혼미는 머리손상, 경련과 기억상실에 따를 수 있다. 시간에 대한 지남력의 문제는 기질성 뇌증후군과 함께 불안과 우울장애를 나타낸다. 사람에 대한 지남력의 문제는 뇌외상과 기질적 또는 정신과적 장애를 나타내기도 한다.
d. 단기 회상과 주의력을 테스트한다. "세계(world)"와 같은 다섯 글자 단어를 환자에게 말하게 하고 그 철자를 말하게 한다. 연필, 오렌지, 트럭과 같은 관련성이 없는 세 가지 단어를 말하게 한다. 그리고 그것들을 즉각적으로 반복하거나 5분 후에 다시 말해 보도록 한다.	**d.** 정상적으로 사람들은 이러한 작업들을 어려움 없이 할 수 있다. 손상된 의식의 가장 첫 번째 징후는 주의집중기간의 감소이다. 이런 기억의 양상은 우울증, 불안, 인지장애와 혼돈된 상태에서 방해받는다.
e. 다음과 같은 간단한 수학 문제를 풀어보라고 환자에게 요구한다. • 7씩 빼기(serial 7s): 79에 이를 때까지 100부터 7씩을 빼게 한다. • 17+24+31처럼 짧게 숫자를 더하게 한다. • 2×3, 4×3과 5×7과 같이 다소 복잡한 과제를 준다.	**e.** 평균적인 지능과 건강한 정신 상태인 환자들은 이러한 간단한 계산은 쉽게 할 수 있다. 하지만 계산의 어려움은 심한 우울과 널리 퍼진(미만성) 뇌질환에서 발생한다. 이런 질문에 의하여 밝혀진 최근 기억의 장애는 섬망이나 치매가 있는 환자에게서 나타난다.
10. 전반적인 지능을 사정한다. 이것은 지능(IQ) 검사의 수행으로 측정된다.	
11. 간단한 계산이나 구두 논리 작업을 환자에게 실행하도록 하여 적응 기능을 측정한다. 추상 논리를 시험한다. 추상 논리는 결론을 끌어 내거나 몇 가지 정보로부터 추론하는 과정이며, 이것은 대상자가 은유나 비유, 문장을 설명하도록 하여 평가한다.	**11.** 평균적인 지능과 건강한 정신 상태인 사람들은 이러한 간단한 작업은 쉽게 할 수 있다. 실행과 관련된 문제들은 뇌병변[왼쪽 또는 우성대뇌반구(dominant hemisphere)], 뇌상해, 기질성 뇌증후군 또는 낮은 수준의 지능을 나타낼 수 있다.

검진	이론적 근거
12. 쓰기와 운동 능력을 사정한다. 이름과 몇 단어 또는 간단한 문장을 적게 한다. 1~12까지의 숫자와 시 · 분침을 가진 시계 그리고 2시 10분 전의 시각을 그려보도록 환자에게 요구한다. 종이에 있는 모양을 똑같이 그려보도록 요구한다[그림 6-3].	**12.** 조정하는 능력과 완전한 운동 작업은 온전한 중추신경계를 나타낸다. 예를 들어, 시간 숫자의 틀린 배열과 침의 위치를 포함한 엉성하거나 틀린 시계 구조는 치매나 두정엽 손상을 나타낸다. 숫자나 모양의 삭제나 추가, 단어의 실수는 실어증을 나타낼 수 있다. 기하학적이고 일반적 모양이 아니거나 또는 조정되지 않은 글쓰기는 소뇌 병변이나 말초신경증을나타낸다. 정신지체 환자는 이 모든 작업의 수행의 지장을 보인다.

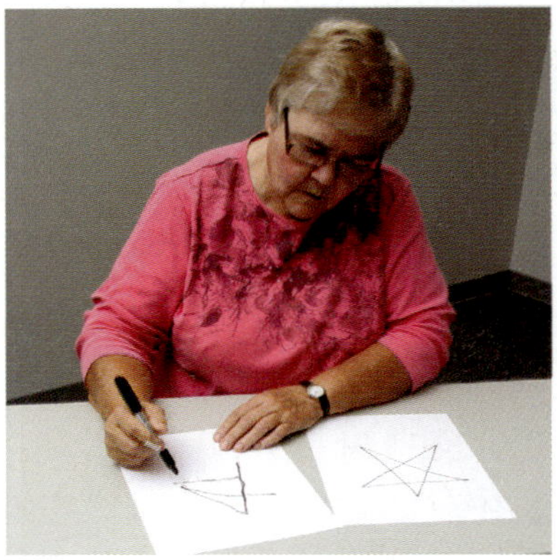

그림 6-3 모양을 복사하는 환자의 능력 사정

표 6-2 일반적인 정신건강장애와 관련된 조사 결과들

진단	정서/감정	사고	인지/관점	판단력	운동 행동	언어
우울증	슬픔	부정적, 느림	낮은 자존감	우유부단	느림, 지연됨	부드러움
조증	고양, 화를 폭발함	빠름	과대함	충동적	과다활동	억압됨
조현병	둔마, 부적절함	망상, 편집증	환청 소리환각	우유부단	경직되고 내성적	비조직적임
불안증	불안함, 두려움	강박적, 집중하기 어려움	걱정, 두려움	우유부단	안절부절 못하고 긴장함	빠름
섬망과 치매 (단기기억)	불안정함	작화, 망상	환시 또는 환촉 촉각환각	충동적, 인지 상실로 인한 어려움	배회, 안절부절 못함	다양함

[표 6-2]는 정신상태검사와 관련된 일반적인 정신건강장애를 설명한다.

간이 정신상태검사

간이 정신상태검사(MMSE-K)는 인지 기능의 사정과 인지변화의 수량적인 기록을 위하여 일반적이고 간단한 진단 도구로 사용된다. 그것은 5~10분 안에 완성할 수 있는 11개의 질문으로 구성되어 있다. 검사 점수는 각각의 정상 반응에 대한 점수의 합이다. 각 항목은 특별한 점수가 있다. 간이 정신상태검사는 시간, 장소와 사람에 대한 지남력, 회상, 단기기억, 연상 기술과 같은 환자의 인지 기능에 대한 질문이나 작업의 도구로 의료진이 사용한다. 인지장애로 판단하는 점수는 23~25점까지이다. 나이 들고 교육 수준이 낮은 환자들은 정신적 또는 신경학적 질환이 없음에도 가양성 점수를 보이기도 하며, 이 도구는 경한 장애를 놓치기도 한다. 검사 점수가 20점 이하는 흔히 치매, 조현병 또는 섬망 환자이지만, 정동장애 환자는 일반적으로 24~30점 사이의 점수를 보인다.

진단적 추론

의료인은 건강력과 정신상태검사 결과를 토대로 평가 및 계획을 세우게 된다. 예를 들어, 환자는 진단을 내리는 데 도움이 되는 많은 증상들을 이야기할 것이다. 그러면 과거병력과 정신상태검사에서 발견된 소견들로 한 개 또는 두 개 정도의 진단을 내릴 수 있다. 수면장애는 일반적인 주호소이다. 수면장애는 진단을 결정하기 위해 구체적 사정이 필요하다. [표 6–3]은 수면장애와 관련된 일반적인 정신장애의 차별적 진단들을 설명하고 있다.

표 6–3 피로의 차별적 진단

차별적 진단	환자력에서의 유의한 조사 결과들	환자의 정신건강검사에서의 유의한 조사 결과들	진단적 검사
우울증	피로, 불면증, 식욕 상실, 무쾌감증, 자살사고, 최소 2주 동안에 발생한 증상들	둔마정동, 집중하기 어려움, 우유부단함, 심리운동적 지연 또는 불안	CBC, CMP, TFTs(불명확한 다른 시스템의 원인) HAMD, Beck Depression Inventory
기분부전장애	피로나 만성 피로, 무쾌감증, 식욕 상실, 인지된 책임감 적응의 불능, 자살사고	둔마정동, 집중하기 어려움, 우유부단함	CBC, CMP, TFTs(불명확한 다른 시스템의 원인) HAMD, Beck Depression Inventory
일반적인 불안장애	피로, 불면증, 과도한 불안과 걱정, 오심구역, 욕지기	안절부절 못함(손비틀기, 우왕좌왕), 집중하기 어려움, 우유부단함, 빠르게 말하기	CBC, CMP, TFTs(불명확한 다른 시스템의 원인) HAMA

Abbreviations: CBC, complete blood count; CMP, comprehensive metabolic panel; HAMA, Hamilton Anxiety Scale; HAMD, Hamilton Depression Scale; TFTs, thyroid function tests.

특수대상자의 정신건강사정

임산부에 대한 고려사항

- 우울과 불안에 대한 증상과 징후를 고려하여 임신 환자를 주의 깊게 살펴본다.
- 일상적 간호의 일부분으로, 의료 제공자는 출산 후 정신건강을 사정해야만 한다. 출산 후에는 분만 후 4주와 그 이후 몇 달 동안 주요 우울증상이 나타난다. 우울의 병력은 출산 후 우울의 기간과 잠재성을 증가시킨다. 우울증상에 대한 SIGECAPS 범주([박스 6–1] 참조)는, 산후우울증이 분만 후 3~5일 사이에 최고조에 이르고, 약 10일 정도는 지속되는 "출산 후 우울"과는 차별적이라는 것을 명료화할 수 있다. "출산 후 우울"은 불안, 피로, 슬픔, 안절부절 못함과 경한 우울로 나타난다. 에딘버러 산후우울증 척도(Edinburgh Postnatal Depression Scale–EPDS)는 일차 의료 전문가들에게 출산 후 우울의 발견을 도와주는데, 출산 후 우울은 약 10%의 산모에게 영향을 미치며, 대부분은 치료하지 않는다. EPDS는 자가 보고의 0~3점 범위의 10개의 질문으로, 각 질문에서 가장 심한 우울 반응이 3점이다. 점수의 총합이 12~15점이면 경한 우울, 16점 이상이면 심한 우울을 의미한다. 출산 후 기간 동안, 아빠들도 우울, 불안 또는 안절부절 못함과 도움의 신호를 사정해야만 한다. 발견되지 못한 우울은 가족에게 오랫동안 영향을 미칠 수 있다.

  반대로 출산 후 정신증은 분만 이후 며칠 동안에 발생하고, 몇 주를 지속하기도 한다. 산모들의 망상과 환각은 자신과 아기들의 상해에 초점을 맞춘다. 이 장애의 다른 증상으로는 분노, 편집증, 혼자 있는 것에 대한 두려움, 적의, 과다행동과 중증의 우울증이 있다. 출산 후 정신증은 즉각적인 의료적 주의가 요구된다.

소아에 대한 고려사항

- 정신상태사정을 수행할 때, 자료 수집은 적절한 발달 단계에 있는지에 집중한다. 성인과 청소년은 개방적 질문으로 진행되는 면담에 참석할 수 있지만, 소아는 불안해지거나 일상적인 많은 질문에 대하여 대답할 능력이 없을 수 있다. 소아의 불안을 줄이려면 의료인은 눈맞춤을 유지하고 소아의 눈높이에 위치하고 치료적 거리를 유지해야 한다. 소아를 진정시키고 가족과의 상호작용을 관찰하기 위한 사정 과정 내에 성인 가족 구성원이 있는 것이 도움을 줄 수 있다.
- 소아는 종종 그들의 감정을 명확히 하고 언어화하는 것에 적응하지 못할 수도 있다. 감정 차트나 포스터의 사용이 소아의 감정을 집어내는 데 도움을 줄 수 있다. 또한 가족 간의 상호작용이나 역할을 묘사하기 위해서 소아가 그리고 색칠하거나 하는, 그림을 이용하게 하는 것은 사정 결과를 증진시키는 기술이다[그림 6–4].

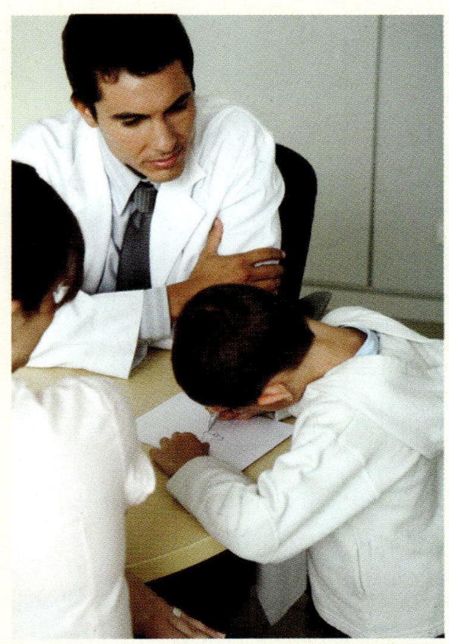

그림 6-4 가족의 역할과 상호작용을 표현하기 위하여 소아가 가족의 그림을 그리게 한다.

특수대상자의 정신건강사정-계속

노인에 대한 고려사항

- 나이와 관련된 변화는 중추신경계 전달 물질, 시각, 운동성과 청각을 포함하는 모든 신체조직에 영향을 미친다. 예를 들어, 청력 감소는 적절한 정신 상태 정보의 획득에 방해물이 된다.
- 다양한 질환을 위한 다양한 약물의 사용은 정신 상태의 사정을 복잡하게 만든다. 알코올, 니코틴, 카페인, 허브와 처방된 약물의 사용은 정신상태검사 결과에 역으로 작용할 수 있다.
- 노인 환자는 의료인의 질문이 무엇인지 알 수 있는 지식이 부족할 수 있고, 이해 부족으로 당황하는 감정을 느낄 수 있다. 의료인은 "사람들은 때때로 ____에 대한 질문을 합니다. 당신이면 어떻게 할지 궁금합니다."와 같은 질문으로 문제를 명료화할 수 있다.
- 모든 노인들이 같은 욕구를 가지고 있다고 가정하지 않고, 존경과 존중의 자세로 노인을 대하는 것은 MSE를 수행하는 긍정적 접근법이다.
- 노인 환자들은 노인 우울 척도, Hamilton 우울 순위 척도, Beck 우울 도구, 단순 정신 순위 척도, CAGE MMSE 또는 삶의 질 척도로 사정하여 정신과적 상태를 진단할 수 있다.
- 기분, 느낌, 두려움에 대한 직접적인 질문은 사정 동안에 포함될 수 있다. 기초적인 검사는 사회복지사/사회사업가, 성직자 또는 다른 정신건강전문가와의 도움을 필요로 할 수 있는 부분이다.
- 인지, 사고, 기억과 같은 정신 기능에 어떠한 변화가 갑작스럽거나 점진적으로 있는지 항상 질문하며, 또한 환자가 우울한지도 사정한다.
- 인격은 일반적으로 노령화에 의해 변화하지 않지만, 현재의 인격적 특성은 노령화 동안에 더욱 표현될 수도 있다. 편집증은 이런 경향을 보여 주며, 의료인은 편집증이 존재하는지 여부를 평가해야 하고, 누군가 환자에게 해를 입히려 한다는 사실에 근거한 이유가 있는지 평가해야만 한다.
- 알츠하이머 질환은 치매의 경우 35~50%를 차지하며, 65~85세 노인의 5%, 95세 이상의 노인에서 20%를 차지한다.

사례 연구

이 장을 통해서 김씨를 소개받아 왔다. 이 장은 그의 병력을 함께 끌어내고, 그 병력을 문서화하고, 신체검진을 입증한다.

주호소

"너무 피곤하고, 편히 자거나 먹을 수가 없어요."

수집된 자료

김씨는 31세의 여성으로, 생물학 전공 대학원 학생이다. 그녀는 "너무 피곤하고, 자거나 먹을 수가 없어요."라고 호소한다. 김씨는 지난달에 비하여 7kg 정도 체중이 감소하고 평소와 달리 매일 아침 일찍 일어난다. 거의 대부분 피로를 느껴서 좋아하는 취미인 테니스에도 더 이상 관심이 없다. 김씨는 "모범적인" 학생이지만, 지난달에는 정상적으로 수업에 참여할 수 없었고 이것에 대한 죄책감을 느끼고 있다. 그녀는 종교적인 이유로 자살사고는 부정하지만, 매일의 대부분이 우울하고 재미있는 것이 없다고 말한다. 이런 느낌은 5~6주 동안 지속되고 있다. 그녀는 "테니스를 다시 하고 수업에 들어갈 수 있을 정도로 기분이 좋아지면 좋겠어요. 내 자신을 찾고 싶어요. 비타민이 도움이 되겠지요."라고 말한다. 그녀는 질문에 자세한 답을 하지 않으며 우물거리는 톤으로 이야기한다. 그녀는 환청은 부정하고 타인을 비난하지는 않지만 이런 상황의 자신을 비난한다.

김씨는 섭식장애, 성적 또는 신체적 학대 또는 우울의 병력이 없다. 김씨는 최근에 상해, 질환, 입원 또는 수술을 하지 않았다. 그는 단지 일시적인 두통이나 근육통으로 아스피린을 복용하였다.

김씨의 어머니는 6개월 전에 암으로 사망하였고, 그녀는 다시 학교로 돌아오며 죽음을 극복하였다고 믿고 있다. 그녀의 아버지에게는 알려지지 않은 의료나 정신과적 문제들이 있다. 그녀는 세 명의 자매 중 맏이며, 두 명의 여동생은 잘 지내고 있다. 그녀의 조모는 "생활 기능 저하(change of life depression)"로 치료받았으며, 외조부는 남몰래 술을 마셨다.

김씨는 대학원생이다. 그녀는 독신이고 혼자 살고 있다. 그녀는 최근에 "수업에 참석하고" 학업을 지속하는 데 어려움이 있다는 것을 표현하였다. 김씨는 테니스를 즐겼으나 더 이상 그렇게 할 에너지를 가질 수가 없다. 그녀는 흡연을 하지 않고 일주일에 와인 두 잔 이상은 마시지 않으며, 불법 약물을 사용하지 않는다. 그녀는 수업 중에 다른 대학원생들과 즐겁게 지냈으나 최근에는 그녀 혼자 있다. 김씨는 정기적으로 교회에 갔으나 요즘에는 자주 빠지고 있다.

주요 근거	주요 사항
피로와 불면증	많은 정신건강 문제는 수면장애와 관련되어 있다.
재미있는 것이 없고 죄책감을 느낀다고 말하는 것	무쾌감증과 죄책감은 우울의 증상이다.
식욕 상실과 체중 감소	우울과 관련되어 있다.
환청이 들리지는 않음	조현병이 아니라고 추측할 수 있다.

이름 김○○	날짜 2018/03/05	시간 10:15
	생년월일 1987/04/04	성별 여

병력

주호소
"너무 피곤하고, 편히 자거나 먹을 수가 없어요."

현재병력
지난 5~6주 전부터 우울, 죄책감, 피로, 불면증(일찍 깨어남), 식욕 감퇴와 체중 감소(지난 달에 비해 8kg 감소)의 이력이 있음.
수업(대학원생)에 참석하는 데 어려움이 있음. 더 이상 취미에 재미가 없음. 환청은 없음.
6개월 전에 모친 사망함(슬퍼할 시간을 갖지 못할 수도 있음).

투약
가끔씩 통증으로 아스피린(acetylsalicylie acid)을 복용함.

알레르기
알려지지 않은 약물성 알레르기.

과거병력
상해, 섭식장애, 남용 또는 우울증의 병력 없음.

입원/수술
입원이나 수술의 병력 없음.

가족력
어머니는 유방암으로 사망함(60세). 아버지는 정신건강 또는 의료 문제없었음.
조모는 폐경기 동안 우울증으로 치료 받음. 외조부는 알코올 남용이었음. 두 명의 여자 형제는 건강하게 잘 지냄.

사회력
대학원생. 정기적으로 수업에 참석하지 못함. 예전에는 모범적인 학생이었음. 자신에게 철저함.
더 이상 정기적으로 교회에 참석하지 못함. 니코틴과 약물 사용 없음. 주말에 와인 1~2잔 정도 마심.

계통별 문진

일반 외형 피로, 체중 감소.	심혈관계 심계항진과 그 밖의 다른 문제없음.
피부 발진 없음.	호흡기계 과호흡과 그 밖의 다른 문제없음.
눈 문제없음.	소화기계 식욕 없음.
귀 문제없음.	비뇨생식기계/부인과계 문제없음.

<table>
<tr><td>코/입/목
문제없음.</td><td colspan="2">근골격계
다소 근육약화를 느낌.</td></tr>
<tr><td>흉부
덩어리 없음.</td><td colspan="2">신경계
두통 없음.</td></tr>
<tr><td colspan="3">신체검진</td></tr>
<tr><td>체중 50kg</td><td>체온 36.8℃</td><td>혈압 110/70mmHg</td></tr>
<tr><td>신장 170cm</td><td>맥박 74회/min</td><td>호흡 20회/min</td></tr>
<tr><td colspan="3">일반적 외모
협조적임. 날씬하고 피곤하게 보이는 백인 여성.</td></tr>
<tr><td colspan="3">피부
따뜻하고 건조함.</td></tr>
<tr><td colspan="3">머리/귀/눈/코/목
동공검사 정상. 청각 정상.</td></tr>
<tr><td colspan="3">심혈관계
심첨맥박심장꼭대기맥박 촉진됨. 규칙적인 비율과 리듬. S1과 S2 청진됨. 심잡음, 마찰음비빔소리 또는 잡음 없음.</td></tr>
<tr><td colspan="3">호흡기계
호흡에 대한 어려움 없음.</td></tr>
<tr><td colspan="3">위장관계
검사하지 않음.</td></tr>
<tr><td colspan="3">비뇨생식기계
검사하지 않음.</td></tr>
<tr><td colspan="3">근골격계
비자발적인 움직임 발견되지 않음.</td></tr>
<tr><td colspan="3">신경계
AJO × 3</td></tr>
<tr><td colspan="3">기타</td></tr>
<tr><td colspan="3">둔마정동(Flat affect). 질문에 자세한 답변이 거의 없음. 우유부단함. 집중하기 어려움.</td></tr>
<tr><td colspan="3">임상검사</td></tr>
<tr><td>CBC: 정상 범위</td><td colspan="2">T3 total: 100ng/dL</td></tr>
<tr><td>TSH: 2.1μIU/mL</td><td colspan="2">T4 total: 7.1ng/dL</td></tr>
<tr><td colspan="3">특수검사
Hamilton's 우울 점수 척도: 우울증 요건 충족.</td></tr>
<tr><td colspan="3">최종 사정 결과
우울증.</td></tr>
</table>

참고문헌

American Psychiatric Association. (2015). *Diagnostic and statistical manual of mental disorders* (5th ed.). Washington, DC: American Psychiatric Press.

Ashur, M. L. (1999). Advisor Forum: SAFE questions about domestic violence. *The Clinical Advisor*, July–August, 52.

Bear, M. F., Connors, B. W., & Paradiso, M. A. (2015). *Neuroscience: Exploring the brain* (4th ed.). Philadelphia, PA: Lippincott Williams & Wilkins.

Black, M. C., Basile, K. C., Breiding, M. J., Smith, S. G., Walters, M. L., Merrick, M. T., . . . Stevens, M. R. (2011). *The National Intimate Partner and Sexual Violence Survey (NISVS): 2010 summary report. Atlanta*, GA: National Center for Injury Prevention and Control, Centers for Disease Control and Prevention. Retrieved from http://www.cdc.gov/violenceprevention/pdf/nisvs_report2010-a.pdf.

Breiding, M. J., Smith, S. G., Basile, K. C., Walters, M. L., Chen, J., & Merrick, M. T. (2014). Prevalence and characteristics of sexual violence, stalking, and intimate partner violence victimization—National Intimate Partner and Sexual Violence Survey, United States, 2011. *Morbidity and Mortality Weekly Report. Surveillance Summary 6*(Suppl 8), 1–18.

Campbell, J. C., & Humphreys, J. (1993). *Nursing care of survivors of family violence*. Saint Louis, MO: Mosby.

Cox, J. L., Holden, J. M., & Sagovsky, R. (1987, June). Detection of postnatal depression. Development of the 10-item Edinburgh Postnatal Depression Scale. *British Journal of Psychiatry, 150, 782–786.*

Erikson, E. H. (1963). *Eight stages of man in childhood and society*. New York, NY: W. W. Norton.

Ewing, J. A. (1984). Detecting alcoholism: The CAGE questionnaire. *Journal of the American Medical Association, 252*(14), 1905–1907.

Folstein, M. F., Folstein, S. E., & McHugh, P. R. (1975). Mini-mental state examination: A practical method of grading cognitive state of patients for the clinician. *Journal of Psychiatric Research, 12*, 189.

Markin, P. A., & Schneidman, M. E. (2014). Evaluation of psychiatric illness. In J. T. Dipiro, R. L. Talbert, G. C. Yee, et al. (Eds.), *Pharmacotherapy: A pathophysiological approach* (8th ed., pp. 1137–1148). New York, NY: McGraw-Hill.

Maslow, A. H. (1968). *Toward a psychology of being*. New York, NY: D. Van Nostrand.

Matzke, H. A., & Foltz, F. M. (1979). *Synopsis of neuroanatomy*. New York, NY: Oxford University Press.

Piaget, J. (1963). *The child's conception of the world*. New York, NY: Littlefield, Adams.

Sajatovic, M. S., & Ramirez, L. F. (2004). *Rating scales in mental health* (2nd ed.). Hudson, OH: Lexi-Comp.

Wise, M. G., & Gray, K. F. (2014). Delirium, dementia and amnestic disorders. In R. E. Hales, S. C. Yudofsky, & J. A. Talbott (Eds.), *The American Psychiatric Press textbook of psychiatry* (4th ed.). Washington, DC: American Psychiatric Press.

추가문서

Mini–Mental Status Examination

Holstein, M. F., Holstein, S. E., & McHugh, P. R. (1975). Mini-mental state: A practical method for grading the cognitive state of patients for the clinician. *Journal of Psychiatric Research*, 12(3), 189–198. http://dx.doi.org/10.1016/0022-3956(75)90026-6

National Institute of Mental Health

http://www.nimh.nih.gov

This government site provides resources and studies related to a variety of mental health disorders and issues.

Chapter 7

외피계장애

Integumentary Disorders

외피계의 해부 생리

피부는 몸 전체에 첫 번째 방어선을 제공하는 역할을 담당한다. 많은 신체 기관들은 긴밀하게 서로 상호 작용하지만, 피부는 개별 구조 내에서 많은 특정 기능을 수행하는 매우 역동적인 구조이다. 피부의 기능은 다음과 같다.

- 체액 손실 방지
- 유기체 침입에 대한 장벽 제공
- 촉각, 온도, 통증 감각 전달
- 체온 및 혈압 조절
- 비타민 D 합성
- 땀, 요소, 젖산 배설

피부

피부 구조는 표피(epidermis), 진피(dermis), 피하 조직으로 구성된다[그림 7-1]. 피부의 각 층은 명확하게 계층화되어 있지만 신체 내 위치에 따라 깊이는 차이가 있다.

표피는 피부의 가장 바깥쪽에 있는 무혈관 층이다. 각질층(stratum corneum), 주로 손과 발의 피부에서 발견되는 투명층(stratum lucidum), 과립층(stratum granulosum), 유극층(stratum spinosum), 기저층이라고 불리는 발아층(stratum germinativum) 등 4~5개의 층으로 구성되어 있다. 기저층발아층에서 발견되는 각질 세포(keratinocytes)는 방수성 단백질 각질 세포를 생성하고, 합성하여 피부를 보호한다. 초기 배아 각질 세포는 핵을 잃고 각질층의 죽은 각질 세포로 이루어진 단단한 층을 형성할 때까지 표피층을 통해 조

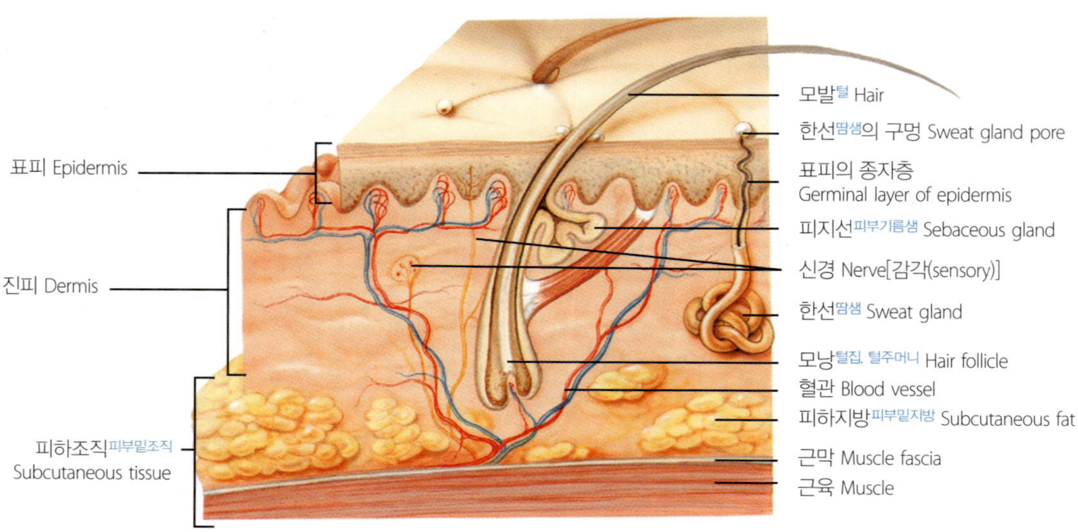

그림 7-1 피부의 구조

직화되지 않은 방식으로 증식하며 위로 이동한다. 평균적으로 표피는 30일마다 기저층에서 각질층으로 상향 분화한다. 14일이 지나면 최상층이 탈락하고 다음 층으로 대체된다. 표피에는 각질 세포 외에도 피부에 색을 부여하는 색소 생성 세포인 멜라닌 세포가 포함되어 있다.

진피는 얇은 상층인 유두 진피(papillary dermis)와 두꺼운 하층인 **망상 진피(reticular dermis)**의 두 층으로 구성되어 있다. 망상 진피는 유두 진피와 피하 조직 사이에 위치한다. 진피는 결합 조직층으로서 강도와 안정성을 제공한다. 콜라겐과 엘라스틴의 섬유질 기질은 불규칙한 방식으로 배열되어 있어 이동성과 저항성이 발생할 수 있다. 진피는 세포, 신경, 혈관으로 구성되어 있으며, 대부분의 모낭은 진피에서 시작된다.

피하층(subcutaneous layer)은 지방과 결합 조직으로 구성되어 있으며, 진피와 기저에 있는 신체 조직을 결합한다. 일부 땀샘과 깊은 모낭은 피하층으로 확장되며, 피하층의 지방 침착은 쿠션 작용을 위한 기반이 된다.

피부 부속기

피부 층 외에도 손톱, 모발, 에크린 및 아포크린 땀샘 등 피부 부속기는 외피의 전체 구성요소를 형성한다.

털

모발의 구조는 모낭(follicle), 모간(shaft), 피지선(sebaceous gland), 입모근(arrector pili muscle)으로 구성된다[그림 7-2]. 팽대(bulb)의 털유두에 있는 혈관은 모낭에 영양을 공급하고, 모낭을 유지한다. 피부와 마찬가지로 팽대에 있는 멜라닌 세포가 색을 제공한다.

모간(hair shaft)은 죽은 단백질로 이루어져 있으며, 기질의 살아있는 세포에서 시작하여 모낭에서 증식하여 발생한다. 모발 성장 주기는 모발성장기, 모발퇴행기, 휴지기의 세 단계를 거쳐 지속적으로 진화한다. 모발의 생물학 및 성장 단계를 인식하면 탈모를 이해하는 데 도움이 된다.

손발톱

손가락과 발가락에서 발견되는 손발톱은 각질화된 판이다. 정상적인 손발톱의 해부학적 구조는 경질 케라틴 손발톱 판, 손발톱 바닥, 근위 손발톱 주름, 손발톱 기질을 포함한다. 손발톱은 손가락과 발가락을 보호하는 역할을 한다. 손발톱은 손발톱 홈(nail groove)에서 자란다. 손발톱 판의 배아 부위인 손발톱 기질은 손발톱 홈의 바닥을 형성한다. 손발톱 바닥은 손발톱판을 기저 표피에 부착한다.

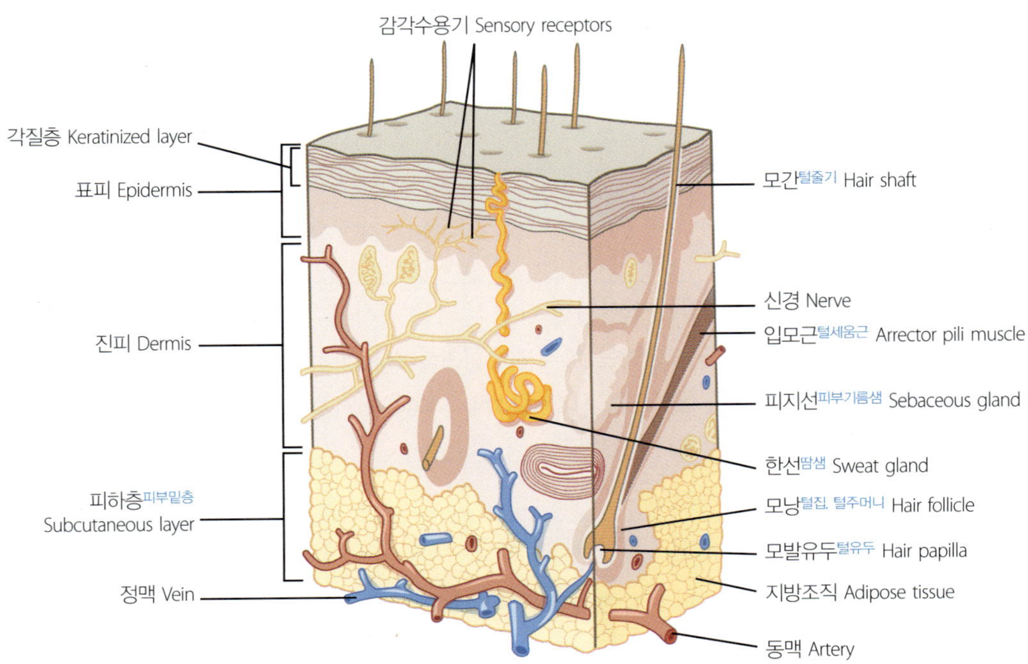

그림 7-2 모발의 구조

에크린 땀샘

에크린 땀샘은 진피에서 시작되며, 시상하부의 조절로 수분 분비와 증발을 통해 체온을 조절한다. 에크린 땀샘은 입술 가장자리, 손발톱 바닥, 포피 안쪽 표면, 귀두를 제외한 모든 부위에 분포되어 있으며 피부 표면에서 직접 열려 있다.

아포크린선

아포크린샘은 겨드랑이, 유두, 유륜, 눈꺼풀 부위의 진피층 깊숙한 곳에 위치한다, 외이 및 생식기 부위에 있습니다. 아포크린 분비물은 투명하고 무취이며 콜린성 및 호르몬 조절 하에 분비된다. 아포크린 분비물이 피부 표면의 박테리아와 섞이면 체취를 유발한다.

건강력

외피계 장애를 평가하는 것은 인지를 통해 식별하는 것으로 대부분 생각되지만, 다른 계통의 평가와 마찬가지로 좋은 병력 청취는 진단에서 매우 중요하다. 외피계에 대한 즉각적인 병력 청취는 검사자에게 피부 문제의 원인 또는 촉발 요인에 대한 단서를 제공하고, 주의 깊은 병력 청취는 국소 질환뿐만 아니라 일반적인 질환의 가능성을 알려준다.

주호소와 현재병력

"반점이 생기고 온 몸이 가려워요."

> 42세 남성인 김씨는 3주 전부터 홍반성 구진과 판이 다리의 앞쪽, 안쪽, 바깥쪽에 천천히 발생하여 지속되고 있다. 일반 의약품인 네오마이신 항생제 연고를 사용하는 동안 악화되었고, 연고 사용을 중단한 후 약간 호전되었다. 김씨는 비슷한 증상이 반복적으로 나타나며, 중등도의 하지 소양증을 호소하였고, 약간의 압통과 담황색이며, 무취의 배농이 지난 5일 동안 발생하였다. 환자는 팔과 등의 다른 부위에 산발적인 심한 소양증을 호소하고 있다. 직장이나 집 안팎에서 화학물질에 노출된 적인 없다고 이야기하고, 여행을 한적도, 비슷한 문제를 가진 사람과 만난적도 없다고 한다. 현재 머리카락이나 손발톱의 변화를 동반하지 않는다고 한다.

병변, 발진 및 소양증은 일반적인 피부과적 주호소이다. 현재 병력과 관련된 병변/발진 및 소양증에 대한 구체적인 정보 및 질문은 다음과 같다.

병변/발진

모든 병변은 잠재적인 악성 종양에 대하여 평가해야 한다. 특히 신규 환자가 '반점'을 호소하는 경우 철저한 병력 및 위험 요인 평가가 필요하다. 피부 악성 종양이나 원인을 알 수 없는 신생물이 임상적으로 의심되는 경우 조직학적 평가(생검)를 실시할 수 있다. 발진은 특히 원인을 알 수 없는 경우가 많으므로 체계적으로 평가해야 한다. 형태학적 발현/변화 병력, 발열, 오한, 무기력, 독성 출현의 주요 전신 증상이 중요하다.

발병	갑자기 발병하였는가, 점진적으로 발병하였는가?
기간	병변이나 발진이 얼마나 오래 되었는가?
양과 부위	환자는 단일 병변을 가지고 있는가 아니면 다수 병변을 가지고 있는가? 병변은 어디에 위치해 있는가? 생식기 부위에 국한된 발진 또는 병변은 성적 매개질환을 암시한다. 대상포진은 일반적으로 흉부, 삼차신경, 요천골(lumbosacral) 부위에 국한된다. 농가진(impetigo)은 주로 얼굴에서 발견된다. 장미증은 보통 얼굴의 중간 1/3에 국한된다.
질	병변의 크기, 모양, 높이, 색깔을 기술한다. 삼출물, 딱지, 통증에 대해 질문한다.
발병 이후 병변의 변화	발병 이후로 크기, 형태, 융기, 위치 또는 색깔이 변화하였는가? 수두는 붉은색 반으로 시작하여 구진으로 빠르게 진행되고, 수포가 딱지로 빠르게 진행된다. 수두, 풍진, 홍역은 보통 얼굴에서 시작하여 몸통과 사지로 퍼진다.

관련 증상	발열, 가려움증, 불쾌감, 두통, 오한, 식욕부진 등 관련 증상이 있는가? **수두의 경우 발열, 불쾌감, 식욕부진이 흔히 나타난다. 유행성 이하선염 환자는 종종 두통, 식욕부진, 발열을 경험한다. 홍역 환자는 발진 외에도 발열, 기침, 피로를 동반하는 경우가 많다.**
유발 요인	이전에 악성 종양을 경험한 적이 있는가? 최근에 피부 손상이나 외상을 경험하였는가? 최근에 여행을 다녀왔거나 화학 물질에 노출된 적이 있는가? **화학물질에 노출되면 자극성 접촉 피부염이 발생할 수 있다.** 최근 야외에서 시간을 보냈거나 덩굴옻나무나 담쟁이덩굴에 노출된 적이 있는가? 약물을 복용하고 있는가? **약물에 대한 이상 반응은 종종 발진으로 나타난다.** 최근에 새로운 음식을 먹은 적이 있는가?
완화 및 악화요인	증상을 완화하거나 악화시키는 요인은 무엇인가? 환자가 약물을 복용한 적이 있는가? 환자가 국소 크림이나 젤을 바른 적이 있는가? 온찜질이나 냉찜질과 같은 다른 방법으로 증상이 완화되었는가?

소양증

소양증(가려움증)은 실제로 통증의 한 형태이다. 많은 국소적 및 전신적인 증상이 소양증과 함께 나타난다. 또한 소양증은 많은 환경적 요인과 관련이 있으며, 이러한 요인을 잠재적 원인으로 평가해야 한다. 때때로 전신 질환이 가려움증과 연관될 수 있으므로 신체 검사 전에 면밀한 병력 청취가 선행되어야 한다.

발병	갑자기 발병하였는가, 점진적으로 발병하였는가?
양과 부위	소양증의 정도를 설명한다. 환자가 소양증을 느끼는 부위는 어디인가?
양상과 기간	소양증은 밤이나 특정 계절에 더 심해지는가? **옴과 관련된 소양증은 밤에 더 심해지는 경우가 많다.**
관련 증상/상태	발진이나 병변, 천식, 알레르기 등 관련 증상/질환에 대해 질문한다. **아토피 피부염 환자는 천식이나 만성 알레르기의 병력이 있는 경우가 많다.** 소양증은 발진이나 병변 부위에서 흔히 발생한다.
유발 요인	벌레 물림이나 벌레에 노출된 적이 있는지 질문한다. **대부분의 벌레 물림은 소양증이 심하다.** 환자가 약물, 특히 아스피린, 호르몬제, 아편제, 페노티아진, B_{12}, 퀴니딘, 중추신경계 자극제, 베타 차단제, 와파린을 복용하고 있는가? 환자가 최근에 여행을 다녀왔는가?
완화 및 악화 요인	무엇이 증상을 완화시키는가(예: 냉찜질, 바르는 약, 먹는 약)? 무엇이 가려움증을 악화시키는가(예: 낮은 습도, 특정 직물, 스트레스, 세정제)?
목욕 습관	얼마나 자주 목욕을 하는가? 어떤 제품을 사용는가?

과거병력

김씨는 14년 간 전신 소양증을 앓고 있으며, 증상이 종종 심한 경우가 있다. 그는 하지의 만성, 재발성, 국소성, 심한 소양증 병변이 있다고 진술하였다. 그는 전신 질환은 아니라고 하였으며, 알레르기 패치 테스트를 시행한 결과, 다른 결과가 나오지 않았다고 한다. 환자는 여러 가지 경구용 항히스타민제를 복용해 보았으나 현재는 복용하지 않고 있다. 환자는 어린 시절 습진, 피부암 또는 전암의 병력이 없었지만, 수두를 앓은 적이 있다고 진술하였다. 본인은 햇빛에 대한 내성이 보통정도이며, 이전에 수술이나 수혈을 받은 적은 없다고 하였다.

피부 질환이나 장애를 앓고 있는 환자의 과거 병력(PMI)은 다른 의학적 증상과 마찬가지로 포괄적으로 사정되어야 한다. 병력을 면밀히 검토하면 재발 또는 발진의 패턴이 유발 요인 및 완화 요인과 연관되어 있음을 알 수 있다.

과거 건강 상태 또는 수술	당뇨병, 갑상선 또는 기타 내분비 기능 장애, HIV, 아토피성 질환(알레르기성 천식, 건초열, 습진), 혈전색전증 등의 건강 상태에 대해 질문한다. 이러한 질환은 피부 질환 진단에 단서를 제공하거나 피부법을 변경할 수 있다. 알레르기의 면역반응, 천식, 조직 염증 반응 등과 같은 복합적인 전신 증상은 아토피성 피부염(습진), 건선 및 바이러스 감염과 관련이 있다. 환자가 수술을 받은 적이 있는가? 이전의 치료, 수술, 외상은 피부 장벽의 자연적인 방어 기능을 방해하여 감염과 염증이 발생하기 좋은 환경을 제공한다.
피부, 모발, 조갑 상태	피부, 모발, 조갑에 현재 장애가 있거나 과거에 있었던 적이 있는가? 장애가 있나요? 치료에 대해 질문한다. 피부암 또는 전암 병력이 있는가? 피부암 또는 전암성 피부병의 과거 병력은 피부암 위험을 증가시킨다. [박스 7-1]에 피부암의 추가적인 위험 요인을 제시하고 있다.
햇빛에 대한 내성	환자에게 햇빛에 대한 내성 및 일광 화상 병력에 대해 질문한다. 피츠패트릭(Fitzpatric) 태양민감도 피부 유형화 척도[표 7-1]는 잠재적 위험에 대한 일관된 평가를 위해 피부 유형을 분류하는 도구로 사용된다. 한 번의 심한 일광 화상은 흑색종 발병 위험을 두 배로 높인다.
알레르기 검사	알레르기 검사를 받은 적이 있는가?

박스 7-1 피부암 위험 요인

- 50세 이상 남성
- 파란색 또는 녹색 눈
- 금발 또는 빨간 머리
- 피부암 가족 병력
- 피부암의 개인 병력
- 직장이나 놀이 중 햇빛에 지속적으로 노출됨
- 화상, 주근깨가 있거나 쉽게 붉어지는 밝은 피부
- 특정 유형 및 많은 수의 점

표 7-1 피츠패트릭 피부 유형 분류

유형	태양 반응*	유형	태양 반응*
I	항상 화상을 입고, 태닝은 전혀 되지 않음	IV	약간만 화상을 입고, 태닝은 쉽게 됨
II	쉽게 화상을 입지만, 태닝은 잘 되지 않음	V	화상은 드물게 발생하고, 쉽게 어두운 색으로 태닝이 됨
III	간혹 약간 화상을 입고, 태닝은 서서히 됨	VI	화상은 전혀 입지 않고, 언제든지 매우 쉽게 어두운 색으로 태닝이 됨

* 태양 반응은 여름 태양에 30분간 노출되었을 때를 기준으로 한다.

가족력

> 김씨는 관절염, 습진, 건선, 심장병, 당뇨병, 피부암에 대한 가족력이 없다. 그는 외동아들이며, 부모님 모두 건강하게 살아계신다. 어머니는 화장품과 자외선 차단제에 민감하며 어린 시절 가려움증과 발진의 병력이 있다. 그와 그의 부모는 모두 하얀 피부와 파란 눈을 가지고 있다.

부모로부터 유전된 눈과 머리카락, 피부의 색은 피부의 자연적 태생적 보호 또는 결핍의 징후이다. 많은 피부 질환은 가족성 또는 유전성이므로 피부 질환의 가족력(FH)을 조사하는 것이 중요하다.

살아있는 가족의 나이	부모, 형제자매, 자녀와의 관계와 건강을 포함한다.
사망한 가족	사망자와 환자와의 관계 및 사망 원인(특히 피부에 영향을 미치는 장애)을 포함한다.
만성 질환; 피부 장애	가족 내 만성 질환에 대해 질문하고 환자와 가족 중 해당 질환을 앓고 있는 사람의 관계를 포함한다. 유전성 피부 질환이나 피부 증상이 나타나는 질환에 초점을 맞춘다. 유전성 피부 장애는 몇 가지 광범위한 분류로 나뉜다. 각질화 장애는 X 연관 비늘증(X-linked ichthyosis) 또는 피부의 과도한 각질화로 인해 발생한다. 신경피부 장애(Neurocutaneous disorders)는 17번 염색체의 분리로 발생하며, 초기에 갈색 반점이 특징적으로 나타난다. 기계적 수포성 장애(mechanobullous disorders), 특히 수포성 표피 박리증은 세포의 구조적 완전성을 담당하는 케라틴 단백질과 콜라겐 유전자의 결함으로 인해 발생한다. 아토피 피부염, 건선, 지루성 피부염과 같은 면역 매개성 질환은 특별히 유전되는 질환은 아니지만 가족력 패턴을 따른다. 세포 매개 면역이 저하되면 신체적 또는 정서적 스트레스 요인으로 인해 피부에 염증이 나타날 수 있다. 피부 면역 반응과 관련된 가족력에는 천식, 건초열, 환경 알레르기 항원, 지속적인 발진이 포함된다.
유전적 결함	선천적 결함에 대한 병력이 있는가?

사회력

> 김씨는 담배를 피우거나 술을 마시지 않는다. 그는 사회복지사로 일하고 있으며, 아내와 두 자녀와 함께 단독주택에 살고 있다. 현재 김씨의 집에는 강아지 10마리, 개 1마리, 고양이 1마리가 살고 있다. 그는 야외에서 일하는 직업이 아니라고 하였으며, 장시간 야외에 있을 때는 SPF 15의 자외선 차단제를 바른다고 하였다. 그는 베트남에서 원거리로 고엽제에 노출된 적이 있다고 하였다.

평생 자외선에 대한 노출된 누적량은 피부암 발병 위험을 예측하는 가장 강력한 인자이다. 통계적으로 60세 이상 환자의 절반 이상이 어떤 형태로든 피부 악성 종양으로 발전한다. 따라서 피부암 위험 요인을 잘 평가하는 것이 중요하다[박스 7-1 참조]. 환자의 사회력(SH)은 피부암 위험을 결정하는 데 연관있는 정보를 제공한다. 예를 들어, 열대 기후에 살면서 자외선 차단을 실천하지 않는 사람은 북부 기후에 사는 사람보다 피부암 발생률이 더 높다.

가족	현재 가족 구성원에 대해 질문한다.
직업	직업에 대해 질문한다. 농부나 조경사처럼 햇빛에 장시간 노출되는 야외 직업은 피부암 발생 위험을 크게 증가시킨다. 여름철 야외에서 일하는 횟수가 3회 정도만 있어도 위험에 노출될 수 있으며, 만성적인 노출보다 더 해로운 여러 번의 강렬한 노출도 위험요소로 간주된다. 특정 직업은 화학물질에 노출될 수 있다.
취미	취미와 활동에 대해 질문한다. 골프나 요트와 같은 야외 취미 활동은 햇빛에 노출될 가능성이 높다.
흡연	담배의 종류, 양, 사용 기간, 간접흡연 노출 등에 대해 질문한다. 흡연과 같이 면역 체계를 억제하는 습관은 강렬한 자외선에 노출된 후 세포 손상을 복구하는 능력을 억제한다.
음주	술을 마시는가? 마신다면 어떤 종류의 술을 얼마나 마시는가? 과도한 음주는 피부암의 위험을 증가시킨다.
기분전환 약물	기분전환 약물을 사용하는가? 사용한다면 어떤 종류의 약을 얼마나 사용하는가? 약물 사용은 피부 관련 문제를 일으킬 수 있다. 암페타민은 피부 건조와 소양증을 유발한다.

계통별 문진

많은 피부 질환/장애는 외피계 이외의 다른 계통에 증상이 나타난다. 가능하면 계통별 문진이 포괄적으로 수행되어야 하지만, 시간 및 기타 제약으로 인해 의료진은 계통별 초점 문진을 수행하게 된다. 계통별 초점 문진을 하는 동안 외피계 문제를 유발할 가능성이 가장 높은 계통의 문제에 대해 집중적으로 질문한다. 다음은 외피계 문제의 일반적인 증상을 요약한 내용이다.

신체검진

필요한 기구

- 장갑
- 눈금자
- 돋보기
- 밝은 조명

계통	증상 또는 징후	가능한 연관 질환/장애
전신 General	발열, 권태감	대상 포진, 수두, 홍반성 결절, 장미진, 홍역
머리, 눈, 귀, 코, 목 HEENT	충혈된 눈 결막염 상기도 감염	주사(Rosacea) 홍역 홍반성 결절
호흡기계 Respiratory	천식, 알레르기 기침	아토피 피부염 홍역
심혈관계 Cardiovascular	정맥류, 하지 부종	정맥 울혈 피부염(Stasis dermatitis)
소화기계 Gastrointestinal	식욕부진, 복통	장미진
근골격계 Musculoskeletal	관절염, 관절 경직	건선, 감염성 홍반

신체검진의 구성 요소

시진

모든 피부 소견에 대해 구체적이고 상세하게 기술하는 것이 중요하다. 일차 및 이차 피부 병변의 특성에 대한 지식은 피부 평가에서 기초가 된다. 피부 평가는 크기, 모양, 구성, 색상, 질감, 융기, 함몰 및 덩어리에 대한 설명을 포함하여 기본 피부 병변(일차)을 식별하는 것으로 시작된다. 이차 병변은 일차 병변에 겹쳐져 구분이 모호할 수 있으며, 일차 병변이 없이 존재할 수 있다. 특정 피부 소견의 형태, 배열 및 분포에 따라 국소적이고, 일반화된 피부 소견을 체계적으로 기술하는 것은 진단을 정확하게 할 수 있게 한다.

시진은 조명이 밝은 방에서 실시하여 병변의 분포와 부위적 특성을 파악할 수 있도록 해야 한다. 필요한 경우 돋보기로 확대하여 검사를 시행하는데, 이를 통해 관찰한 일차 병변의 특징만으로도 진단을 내릴 수 있는 경우가 많다.

압시법 또는 현미경 슬라이드를 이용한 압박은 세동맥의 팽창을 차단하여 혈관 기시 부위의 병변을 식별하는 데 도움이 될 수 있다. 표면적으로 모세혈관이 충혈되어 피부가 광범위하게 변색된 부위에 압시법을 적용하면 표면 혈관에서 혈액을 밀어내어 피부의 다른 색이 시각적으로 덜 가려지게 된다.

검진	이론적 근거
1. 피부 전반에 대한 전반적인 시진부터 시작한다. 전신의 피부색을 관찰한다.	**1.** 전신의 피부색은 일관되어야 하며 일반적으로 환자의 유전적 배경을 반영한다. 피부색이 어두운 환자는 손바닥과 발바닥이 더 밝을 수 있다. 비정상 소견으로는 창백, 청색증 또는 황달이 있다.
2. 피부병변이 있는지 시진한다.	

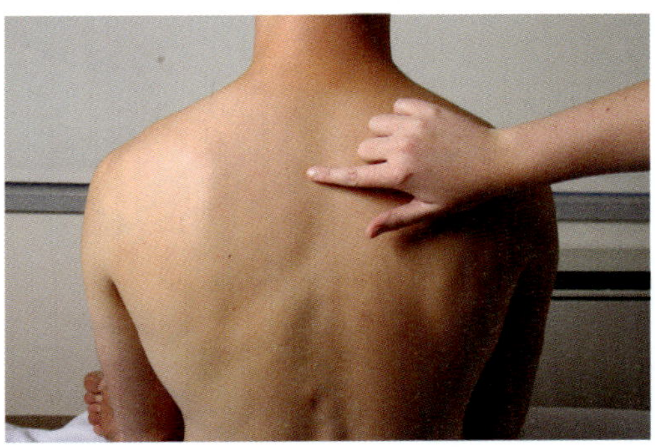

그림 7-3 병변의 시진

검진	이론적 근거
a. 병변의 높이, 모양, 크기 등 병변의 형태를 파악한다. 필요에 따라 돋보기를 사용한다. 눈금자를 사용하면 크기를 측정하는 데 도움이 된다.	**a.** 육안적 형태, 즉 피부 병변의 구조와 형태는 외피계 문제 진단의 핵심이다. 평가는 일차 병변부터 시작한다. 이차 피부 병변은 병리학적인 것이 아니라 조작이나 감염의 결과이거나 단순히 일차적 과정에서 자연스럽게 변화된 결과물이다. 때때로 일차 또는 이차 병변으로 설명할 수 없는 병적 병변이 존재하기도 한다. 이러한 특수 병변은 독특하여 쉽게 식별할 수 있다. 일차, 이차 및 특수 병변에 대한 설명과 예는 [표 7-2], [표 7-3] 및 [표 7-4]에 제시되었다.

표 7–2 일차 피부 병변

종류	묘사	예	삽화
반점 Macule	직경이 1cm 미만, 편평하고, 만져지지 않으며, 경계가 있고, 변색됨	• 갈색: 주근깨, 경계모반, 흑색점, 기미 • 파란색: 몽고반점, 갈색병 • 적색 : 약물발진, 바이러스성 발진, 2기매독 • 저색소증 : 백반증, 특발물방울멜라닌저하증	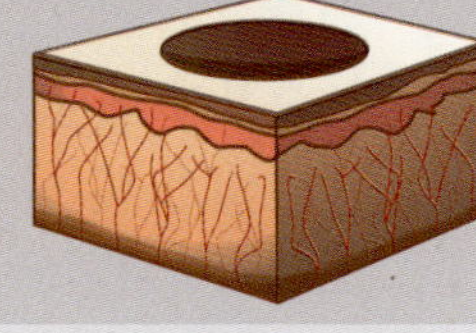
반 Patch	직경이 1cm 초과, 편평하고, 만져지지 않으며, 불규칙한 모양이고, 변색됨	• 갈색: 더 큰 주근깨, 경계모반, 흑색점, 기미 • 파란색: 몽고반점, 갈색병 • 빨간색: 약물발진 바이러스성 발진, 2기매독 • 저색소증: 백반증, 특발물방울멜라닌저하증	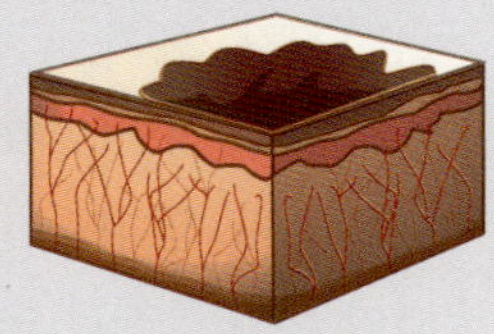
구진 Papule	직경 1cm 미만, 융기되어 있고, 만져지며, 단단함	• 피부색, 흰색 또는 노란색: 편평 사마귀, 비립종, 피지 과형성, 피부연성섬유종 • 청색 또는 보라색: 정맥호(venous lake), 편평태선, 흑색종 • 갈색: 지루성 각화증, 흑색종, 피부섬유종, 모반 • 적색 : 여드름, 체리혈관종(버찌혈관종), 초기 모낭염, 건선, 두드러기, 습진	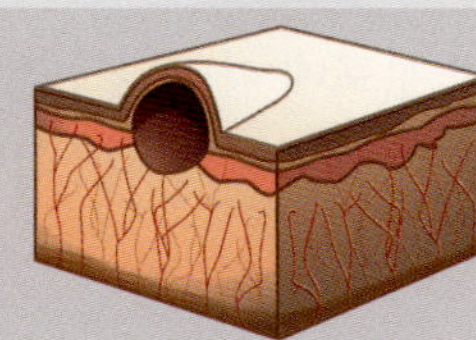
결절 Nodule	직경 1cm 초과, 융기되어 있고, 단단함	사마귀, 황색종, 결절성양진, 신경섬유종증	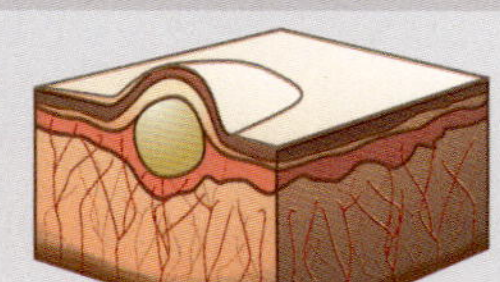
판 Plaque	직경 1cm 초과, 융기되어 있고, 표면형의 평평한 상단, 거침	건선, 원반루푸스, 체부백선, 습진, 지루성 피부염	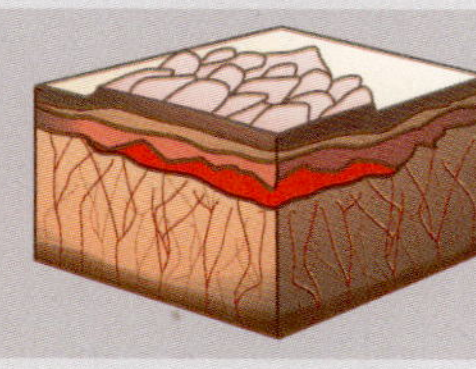
종양 Tumor	큰 결절	전이성 암종, 스포로트릭스증	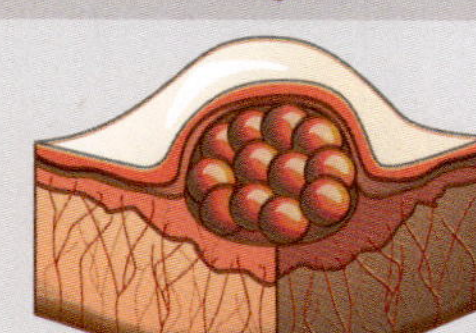
소수포 Vesicle	직경 1cm 미만, 표면이 융기되어 있고, 장액으로 채워짐	단순포진, 대상포진, 다형홍반, 농가진	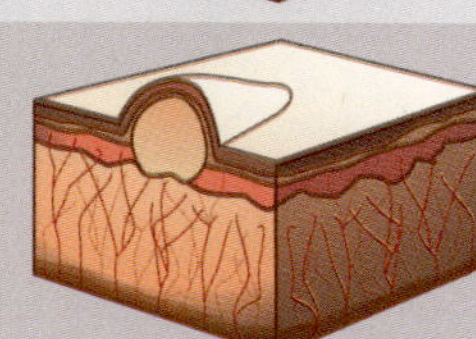
대수포 Bulla	1cm 초과 소포	천포창, 임신포진, 고정약물발진	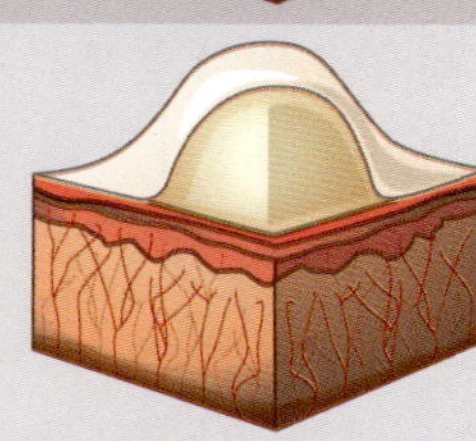
농포 Pustule	표면이 융기되어 있고, 탁하고 화농성 액체로 채워짐	여드름, 칸디다증, 장미증, 농가진, 모낭염	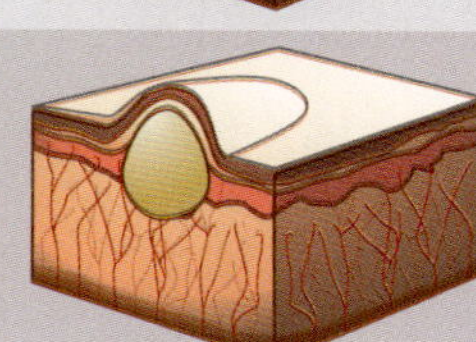

표 7-2 일차적 병변-계속

종류	묘사	예	삽화
화농액 Wheal	융기된 불규칙한 부종 부위, 단단한, 일시적으로 나타나는, 다양한 크기	두드러기, 콜린두드러기, 혈관부종, 피부그림증	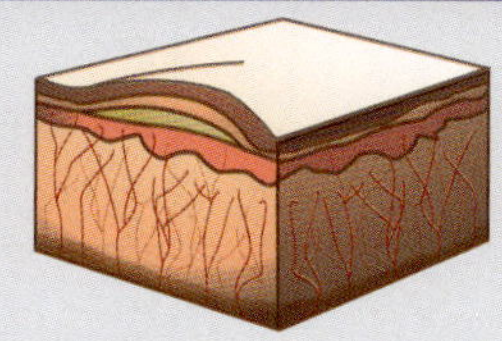
낭종 Cyst	융기된, 국소적인, 액체 또는 반고형물로 채워진 주머니 공간	수지점액낭종, 표피낭종, 모낭	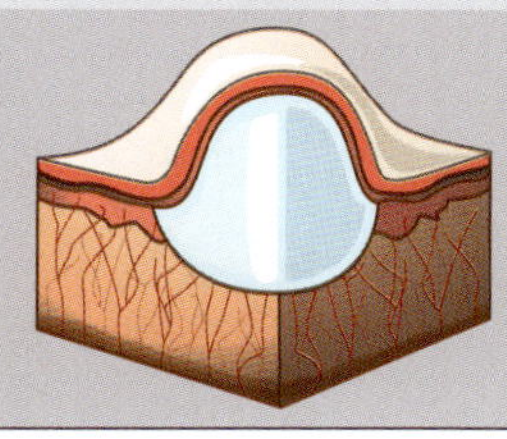

표 7-3 이차 피부 병변

종류	묘사	예
인설 Scale	박리되고, 각질화된 세포의 불규칙한 형성, 불규칙한 모양과 크기	건선, 어루러기, 장미잔비늘증, 지루성 피부염
가피 Crust	건조된 혈청, 혈액 또는 삼출물이 있고, 약간 융기됨	농가진, 두부 백선, 급성 습진성 염증
태선화 Lichenification	문지름으로 인해 피부선이 두드러지고, 두꺼워진 표피	만성단순태선
반흔 Scar	피부 손상 후 얇거나 두꺼워진 섬유 조직	화상, 여드름, 켈로이드, 대상포진, 한선염
열창 Fissure	표피와 진피를 침범한 피부의 선형 손상	주부습진, 간찰진
균열 Excoriation	표피의 전체 또는 일부가 움푹 패이고 함몰된 모양	습진, 벌레 물림, 여드름 찰과상(acne excorié)
미란 Erosion	표피의 국소적 손상, 흉터 없이 치유	단순포진, 구각염
궤양 Ulcer	표피와 진피의 손상, 크기의 변화	욕창, 인공궤양, 괴저고름피부증
위축 Atrophy	표피 및/또는 진피의 손실로 인한 패임	국소피부경화증, 위축선, 노화, 피부근염, 국소 및 병변 내 스테로이드

표 7-4 특수 피부 병변

종류	묘사	예
구멍 Burrow	기생충에 의해 생성된 좁고 융기된 홈	옴
모세혈관확장증 Telangiectasia	표재성 혈관 확장	장미증, 국소 스테로이드의 부작용
점상출혈 Petechiae	둘레가 1.0cm 미만으로 국한된 혈액 침착물	임균혈증, 수막알균혈증
자색반 Purpura	둘레가 1.0cm 이상으로 국한된 혈액 침착물	노인성 외상 자색반

b. 병변의 색과 배열을 시진한다.

b. 피부 병변에 대한 평가는 병변의 크기와 높이를 식별하는 것으로 시작되며, 색상과 배열을 고려하면 감별 진단이 빠르게 좁혀진다. 특정 배열의 다중 병변은 특정 질병의 특정 병리학적 징후를 제공하는 데 매우 유용할 수 있다. 예를 들어, 장미색 비강진의 크리스마스 트리 배열이나 대상포진의 피부 조직 배열은 많은 중요한 배열 패턴 중 하나이다.

[표 7-5]는 배열 패턴의 일반적 예를 제시하고 있다.

표 7–5 배열 양상

배열 양상	묘사	예	배열 양상	묘사	예
원형	동전 모양	동전 습진	아치형	아치 모양	약물반응
고리모양	원형 또는 고리 모양	체부백선	그룹화	서로 밀접하게 발생	대상포진
선형	선 형성	칼자국	회오리형	복잡하고 구불구불한 모양	이행발진

검진	이론적 근거
c. 부위별 관련 및 침범 여부를 검사한다.	**c.** 대부분의 피부 질환은 호발하는 부위가 있다. 특정 신체 부위의 피부 구조, 기능 및 물리적 특성은 피부 질환이 호발한다. 예를 들어, 피부가 많이 접히는 부분은 한선염과 칸디다증이 호발하고, 머리와 목은 사진에서 처럼 기저세포암(그림 7–4) 및 편평세포암(그림 7–5)과 같은 피부 악성 종양이 빈번하게 발생한다. 가슴과 등과 같이 모낭이 많이 분포하는 부위는 모낭염과 낭성 구조물이 발생하기 쉽다. 분포라는 용어는 피부 소견을 설명할 때 사용된다. 분포를 묘사하기 위해 전신형, 국소형, 분리형 또는 융합형 등의 용어가 일반적으로 사용된다. 국소적 접근법이 항상 유용한 것은 아니지만, 알레르기성 접촉 피부염의 국소적 침범 부위와 같은 특정 분포 패턴은 진단에서 중요하게 사용된다. 분포 패턴을 설명하는 데 사용되는 용어에는 굴곡성, 신전성, 피부분절성 등이 있다.
3. 머리카락을 시진한다. **a.** 색상, 질감, 분포를 관찰한다.	**a.** 국소 탈모증이 있는 경우 흉터가 있는지, 없는지 관찰한다. 반흔성 탈모증은 모낭을 파괴하고 흉터를 남기는 질병으로 인해 발생한다. 뚜렷한 모낭이 보이지 않고 매끄럽고 반짝이며 흉터가 있는 두피는 원반형 홍반성 루푸스 및 편평 태선과 같이 모낭이 파괴되는 깊은 염증 상태를 암시한다.

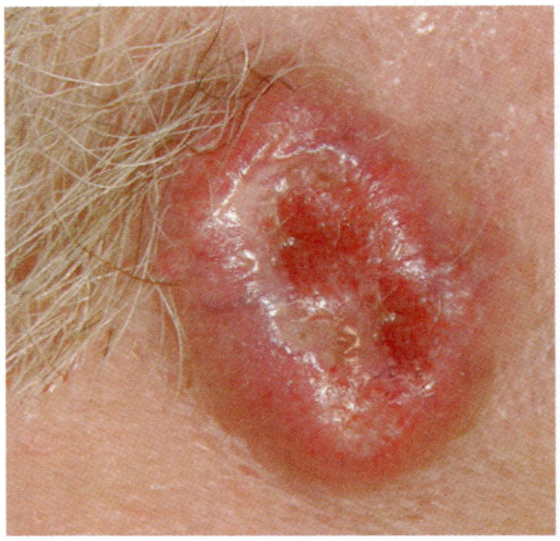

그림 7-4 기저세포암

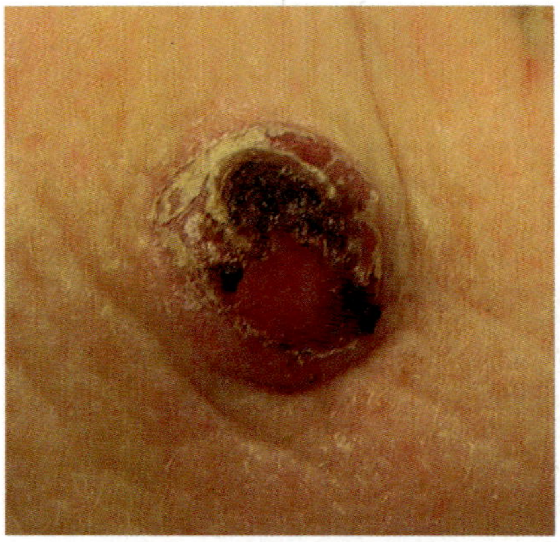

그림 7-5 편평상피세포암

검진	이론적 근거

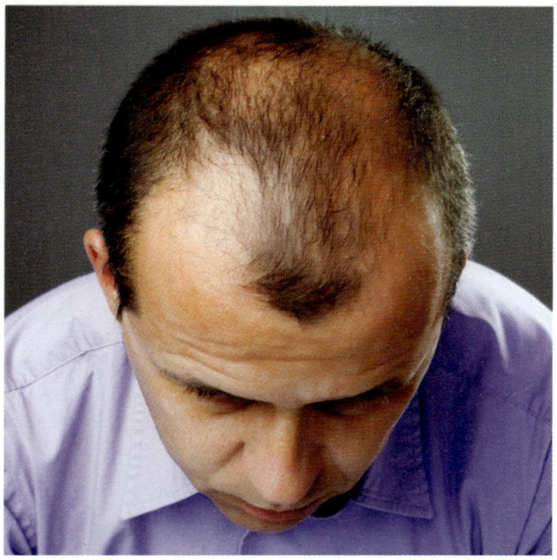

그림 7-6 남성형 탈모증

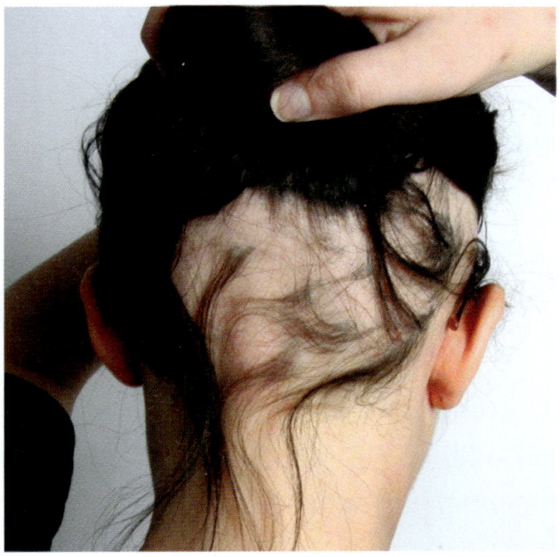

그림 7-7 원형탈모증

단일 또는 여러 개의 반점이 관찰되는 비반흔성 탈모증은 견인성 탈모증과 발모성 탈모증과 같이 모발 파손에 의해 발생한다. 두 가지 모두 곰팡이 감염으로 인한 백선염에서 볼 수 있는 모발 손상과 달리 인위적인 조작으로 인해 발생한다. 미만성 남성형 탈모증(그림 7-6)과 같은 만성 질환은 20~30년에 걸쳐 서서히 진행될 수 있다.

휴지기 탈모는 일반적으로 내부 스트레스 요인과 관련된 일반적인 탈모로, 스트레스를 받은 후 3개월이 지나면 뚜렷한 탈모가 시작된다.

자가 면역 세포 매개 문제인 원형 탈모증(그림 7-7)은 모발이 있는 모든 표면에 발생할 수 있으며, 일반적으로 1~5cm의 원형 또는 타원형 탈모 반점으로 발생한다.

특히 후두부에서 설명할 수 없는 반점형 탈모는 항상 매독의 이차적 소견으로 평가해야 한다.

b. 두피에 병변이나 감염이 있는지 시진한다.

b. 머릿니는 모간(털줄기)에 흰 알을 낳고 심한 가려움증을 유발한다.

c. 과도한 머리카락이 있는지 확인한다.

c. 다모증은 여성에게 수염 부위, 등 위쪽, 어깨, 흉골, 겨드랑이, 치골 등 남성에게 일반적으로 털이 있는 부위에 나타나는 것을 말한다. 원인으로는 내분비 장애 및 안드로겐 관련 장애(난소와 관련이 있음)가 있다. 다낭성 난소 질환은 고안드로겐증과 경미한 다모증의 가장 흔한 원인이다. 다모증, 탈모, 목소리 변화가 빠르게 진행되는 경우 심각한 질환을 고려해야 한다. 광범위한 검사 결과 음성으로 평가되었다면 다모증은 특발성으로 분류될 수 있다.

검진	이론적 근거

4. 조갑을 시진한다.

a. 밀도/질감을 관찰한다. 조갑판이 조갑바닥에서 분리되어 있는지 확인한다.

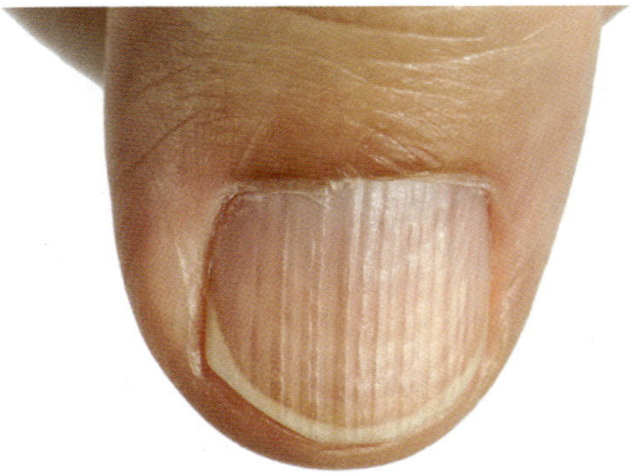

그림 7-8 노화와 관련된 정상 소견인 세로 능선

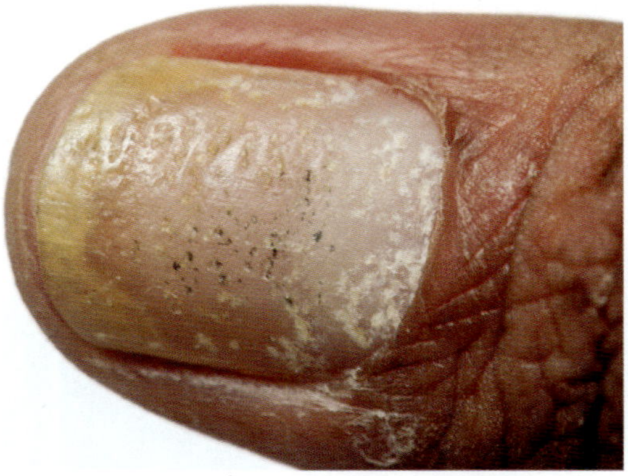

그림 7-9 건선으로 인한 조갑 함몰

a. 조갑 표면은 매끄럽고 균일해야 한다. 조갑판는 조갑바닥에 부착되어야 한다.

세로 능선(Longitudinal ridging)[그림 7−8]과 조갑반월의 소실은 나이와 관련이 있으며 질병을 의미하지는 않는다. 습관적으로 손톱을 뜯는 행위는 조갑판의 뒤틀림을 유발할 수 있지만 조갑의 부착을 방해하지는 않는다.

건선은 일반적으로 조갑 함몰[그림 7−9], 조갑하 비후 및 뒤틀림으로 나타난다.

편평태선이 발생한 조갑은 세로로 홈이 파여 있다.

조갑 곰팡이 감염은 감염 진입 지점의 패턴에 따라 설명되며, 원위 조갑하 조갑 진균증 (가장 흔함), 백색 표재성 조갑 진균증, 근위 조갑하 조갑 진균증 및 칸디다성 조갑 진균증 등이 있다. 두꺼워짐, 불투명화, 조갑 부서짐, 뒤틀림(이영양증)은 곰팡이 감염의 일반적인 증상이다. 진단은 조갑판 밑변을 긁어낸 것을 수산화칼륨(KOH) 제제를 이용하여 배양하거나, 조갑을 생검하여 과요오드산−쉬프(PAS) 염색을 통하여 이루어진다.

단순 헤르페스 바이러스(HSV)의 전염으로 인해 발생하며 의료 종사자에게 자주 발생하는 바이러스 감염인 조갑백선은 예리한 부종과 통증을 유발할 수 있다.

조갑판이 조갑바닥에서 분리되는 것은 외상 후 발생하거나 건선 또는 녹농균 감염과 관련이 있을 수 있다.

b. 조갑의 색깔을 시진한다.

b. 조갑은 불투명하지 않고 반투명해야 한다.

색소 침참된 세로 띠는 흑인 사이에서 흔하게 발견되지만 말단 흑색종의 감별 진단을 위해서는 주의 깊게 평가해야 한다.

조갑에 칸디다 감염이 발생하게 되면 황녹색으로 색이 변할 수 있지만 조갑판은 완전한 상태를 유지한다. 반면 녹농균 감염은 대부분 흑녹색 변색과 조갑박리가 나타난다.

촉진

피부 검사의 대부분은 시진을 통해 수행할 수 있지만, 피부를 촉진하고 만져봄으로써 귀중한 정보를 얻을 수 있다. 병변의 표피 및/또는 진피 특징은 촉진을 통해 비교적 쉽게 설명할 수 있고, 진단을 내리는 데 도움이 된다. 균일함, 팽팽함, 온도, 이동성, 압통은 촉진의 중요한 소견 중 하나이다. **개방된 상처의 병변을 촉진할 때는 장갑을 착용해야 한다.**

검진	이론적 근거
1. 피부의 온도, 수분량, 질감을 평가한다.	**1.** 피부를 만졌을 때 차갑거나 따뜻해야 한다. 검진실의 온도는 피부온도에 영향을 미칠 수 있다. 피부는 지나치게 촉촉하거나 건조하지 않아야 한다. 지나치게 촉촉한 피부는 체온 조절 문제를 나타낼 수 있다. 갑상선 기능 항진증의 경우 건조한 피부가 나타날 수 있다. 피부는 매끄러워야 한다. 매우 거친 피부는 각질화 장애를 암시할 수 있다. 심하게 갈라지거나 균열된 피부는 화학적으로 손상되거나 건조증 일 수 있다. 피부 표면이 매우 매끈하거나 약간 함몰된 피부는 대개 흉터일 수 있습니다.
2. 피부 긴장도 검사를 시행한다[그림 7–10]. 엄지와 손가락 사이로 환자의 피부를 가볍게 잡았다가 놓는다. 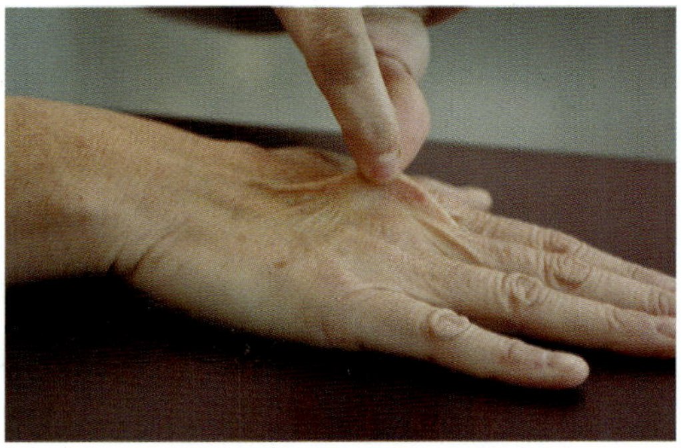 그림 7-10 피부 긴장도 검사	**2.** 피부가 제자리로 돌아와야 한다.
3. 병변을 촉진한다. 1차 또는 2차 병변의 유형에 따라 다음의 방법을 사용한다.	
a. 병변의 위치를 파악하기 위해 꽉 쥐어보거나 옆으로 압박을 가한다. 진피는 섬유질이며 피하 결절 윗부분에서 집어 올려 이동할 수 있다.	**a.** 쥐어 짜보면 때때로 피부에서 액체 또는 반고형물질이 피부 밖으로 빠져나올 수 있다.

검진	이론적 근거
b. 표면 병변에 대한 정보를 얻기 위해 피부 표면을 긁어낸다.	b. 피부사상균 및 건선반은 표피에 위치하며 수술용 칼로 긁으면 비늘이 쉽게 떨어진다. 피부사상균과 유사한 형태의 고리육아종은 긁어도 비늘이 떨어지지 않는다. 궤양을 덮고 있는 두꺼운 딱지는 표면 딱지를 제거하여 피부 침범의 깊이를 가늠할 수 있다.
c. 피부그림증이나 두드러기 팽진을 유발하는 피부 비만세포 관련 질환에서 염증 매개체를 방출시키기 위해 뭉툭하고 가는 물체로 선형 압력을 가하거나 피부 표면을 문지른다.	c. 활동성 천포창 수포의 주위 정상 피부에 측면 압력을 가하면 표피가 벗겨진다(니콜스키 징후 Nikolsky's sign).
d. 티눈과 사마귀의 감별 진단을 돕기 위해 껍질벗기기(paring)을 시행한다.	d. 티눈 표면을 껍질을 벗기면 매끄럽고 반짝이는 각질 알갱이가 나타나고, 사마귀 표면을 벗기면 작고 어두운 혈관이 보인다.
4. 머리카락 당기기 테스트를 수행한다. 손가락으로 약 60개의 머리카락을 잡고, 천천히 지속적으로 잡아당긴다.	4. 잡아당김으로 6개 이상의 머리카락이 빠지면 안된다. 만약 6개 이상의 머리카락이 빠진다면 팽대부위를 시진하여 탈모 단계를 파악한다.
5. 조갑을 촉진한다.	
a. 질감, 온도, 부드러움을 평가한다.	a. 조갑은 매끄러워야 하며 조갑바닥에 단단히 붙어 있어야 한다. 촉진 시 압통이 있어서는 안된다. 급성 박테리아 감염 및 만성 손발톱주위염은 발열, 압통, 부기 및 홍반이 나타난다.
b. 손발톱바닥을 벗겨낸다.	b. 조갑의 표면 각질을 벗겨내면 조갑바닥을 평가할 수 있고, 조갑하 혈종이 의심될 때 혈액 유무를 확인할 수 있다.

피부 질환/상태의 특징은 일반적으로 쉽게 식별할 수 있다. 1차 병변이 정확하게 식별되면, 대부분의 질환은 고유의 특징적인 형태로 식별할 수 있다. [표 7-6]에서 [표 7-14]에는 일반적인 피부 질환의 특징적인 형태가 설명되어 있다.

표 7-6 구진비늘 질환

진단	병변의 위치	신체검진 소견	사진
지루피부염 및 비듬 Seborrhea and dandruff	머리와 몸통 부위 피지선, 기름진 피부	건조하거나 기름진 인설이 있는 홍반성 반	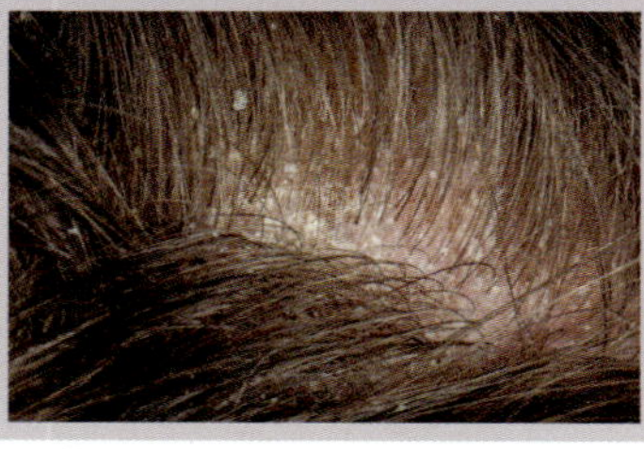

표 7-6 구진비늘 질환–계속

진단	병변의 위치	신체검진 소견	사진
건선 Psoriasis	무릎, 팔꿈치, 엉덩이	은색 인설이 있는 만성의 경계가 명확한 홍반성 반	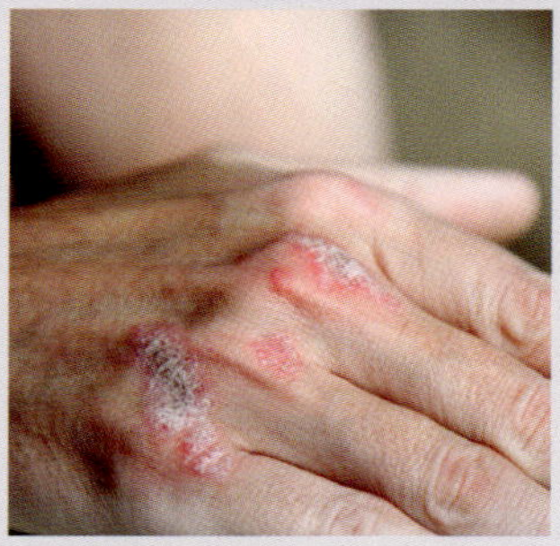
장미잔비늘증 Pityriasis rosea	몸통의 피부선을 따라	발병 시 3~4cm의 단일 타원형 반이 나타나고 그 뒤에 잔고리인설(collarette scale)이 있는 여러 개의 작은(1cm 미만의) 반이 나타남	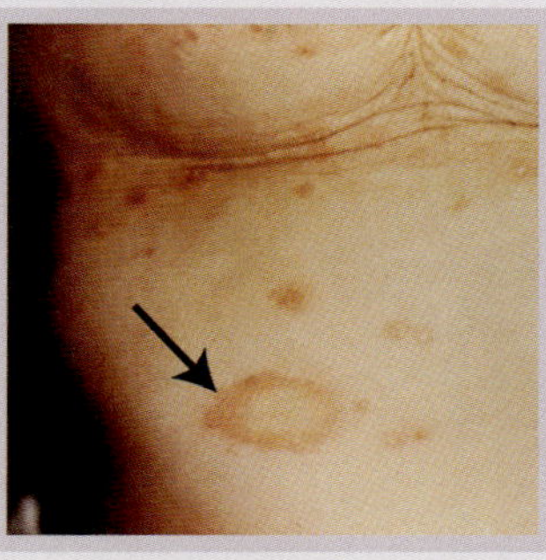
장미증 Rosacea	얼굴	구진, 농포, 면포(comedones)는 없음	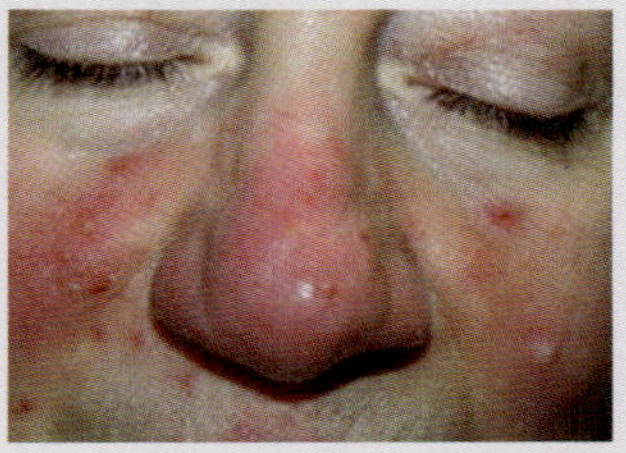
편평태선 Lichen planus	사지	소양감, 다각형, 평면, 자주색 구진; 물결무늬 표면	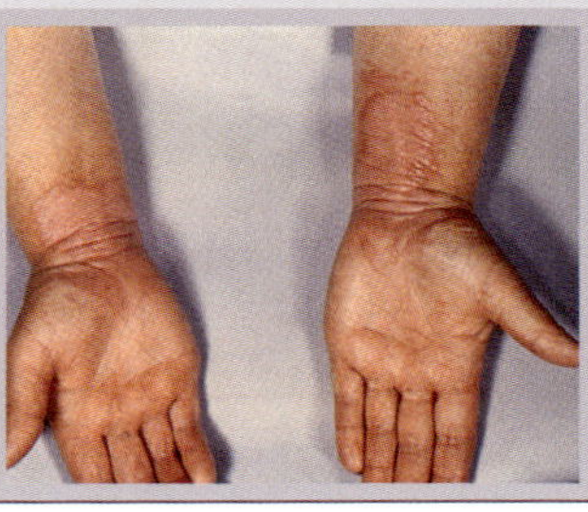

표 7-7 수포성 질환

진단	병변의 위치	신체검진 소견
농가진 Impetigo	얼굴, 목, 사지	벌꿀색 딱지로 치유되는 얇고 홍반성 수포성 수포 또는 농포
단순 포진(초기 및 재발성) Herpes simplex	입주위, 생식기	통증과 함께 확장되는 미란; 활동성 경계성 소수포 및 부채꼴 모양의 주변부
대상포진 Herpes zoster	흉부, 두개골, 삼차신경, 요추 및 천골 신경의 피부분절	순차적인 통증; 홍반성 구진과 반이 발생하고, 이어서 미란성 수포가 발생
한포진 Dyshidrosis	대칭적으로 손바닥, 옆쪽 손가락과 발가락, 발바닥	맑은 체액으로 깊게 자리잡은 매우 가려운 수포가 갑작스럽게 나타난 후 동그랗게 인설이 생기고, 벗겨짐
다형홍반(작은) Erythema multiforme	사지의 신근 표면, 구강 점막	분명한 경계가 있는 세 가지 색깔의 병변이 연속적으로 모여있음
다형홍반(큰) Erythema multiforme	광범위한 몸통 및 점막의 침범	융기되고 편평한 홍반성 반점 및 구진; 경계가 분명하지 않은 2가지 색깔의 영역; 광범위한 발진, 표피박리 및 전신증상

표 7-8 피부염

진단	병변의 위치	신체검진 소견	사진
알레르기접촉피부염 Allergic contact dermatitis	노출 부위; 주로 손, 팔뚝, 얼굴, 발등	수포, 부종, 발적, 극심한 소양증	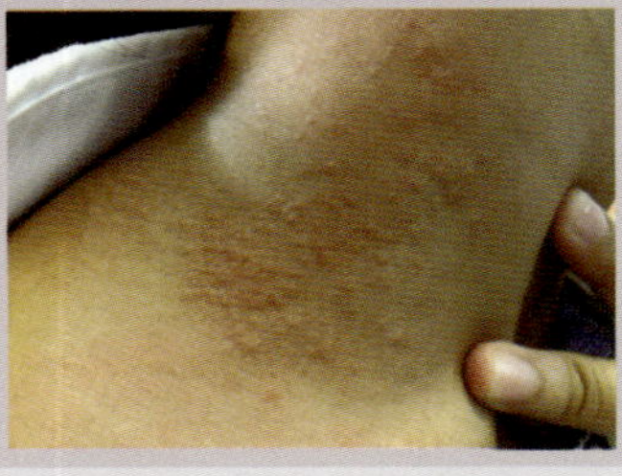
아토피피부염 Atopic dermatitis	어린이의 굴곡쪽, 성인의 신전쪽	갑작스러운 발병; 심한 가려움증, 발적 및 인설을 동반한 홍반성, 삼출성, 수포성 급성 발진	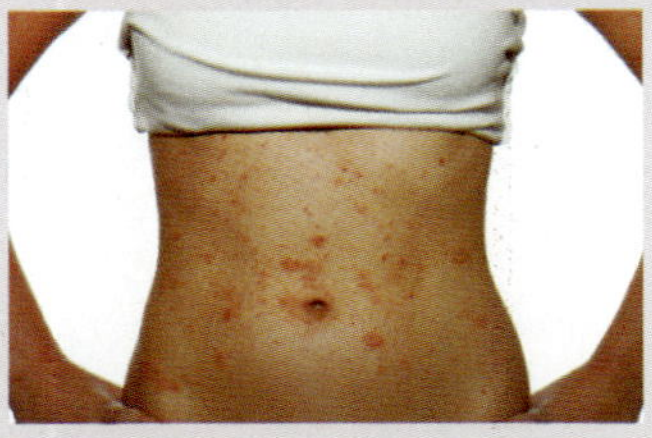
화폐상피부염 Nummular dermatitis	사지와 몸통	습진성 염증을 동반한 분명한 경계, 인설, 고리모양 반	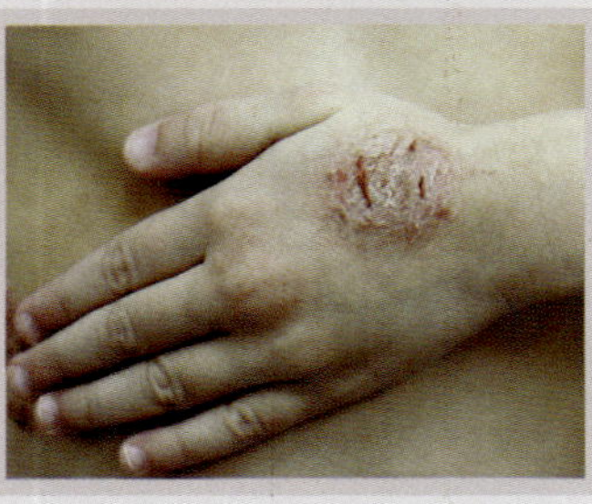
정체피부염 Stasis dermatitis	정맥류, 정맥확장, 부종이 있는 다리	균열, 만성 정맥 울혈, 과다색소침착을 동반한 습진성 피부염	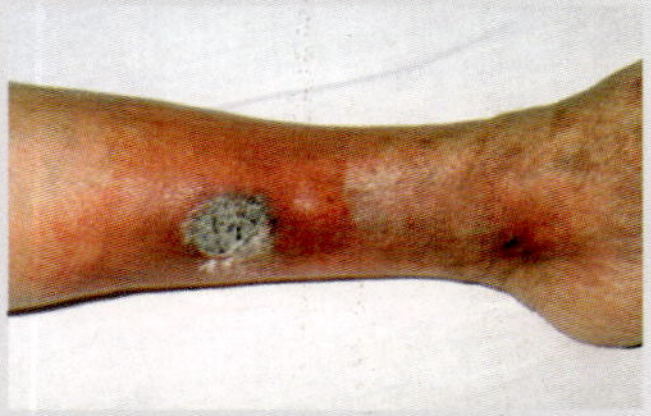
기저귀 부위 피부염 Diaper area dermatitis	영아의 엉덩이/생식기, 기저귀에 닿는 부위	빨간색의 위성 농포(satellite pustules); 가장자리 촉촉한 인설	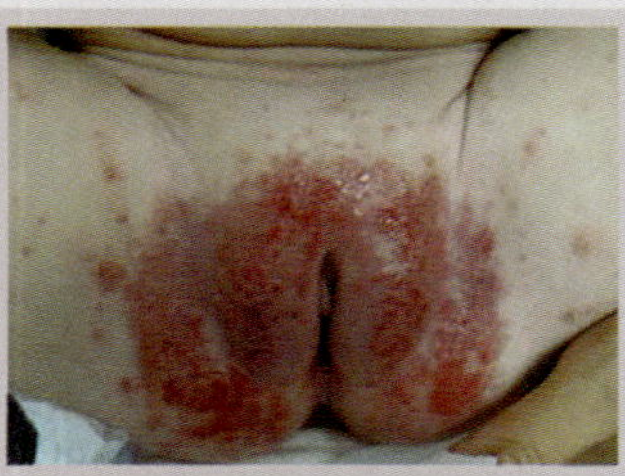 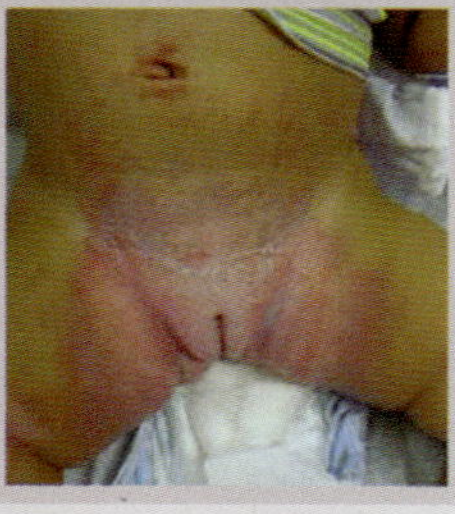
지루성 피부염 Seborrheic dermatitis	두피, 눈썹, 부비강, 코곁 및 귀 뒤쪽, 굴곡 부위	기름지고, 인설이 들러붙어 뭉쳐있는 반점, 구진, 반	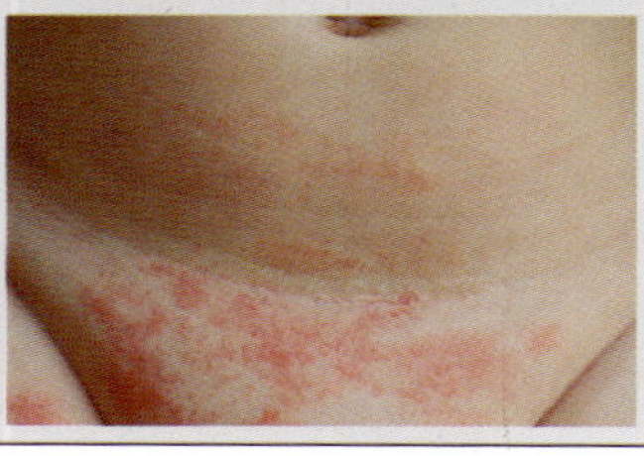

표 7-9 결절

진단	병변의 위치	신체검진 소견
결절홍반 Erythema nodosum	사지의 신근 측면	종종 정강이에 양측성, 불분명한 붉은 결절 모양의 부종
피부섬유종 Dermatofibroma	다리	단독형, 돔형, 고정된 분홍색에서 갈색; 측면 압력으로 인한 패임
고리육아종 Granuloma annulare	손/발의 측면 또는 등쪽 표면	무증상의 피부색 또는 붉은 구진이 인설 없는 환형 고리로 진행
낭종 Cyst	등, 목	벽과 내강이 액체 또는 고체로 채워진 원형의 병변

표 7-10 염증성 질환

진단	병변의 위치	신체검진 소견
여드름 Acne	얼굴, 목, 등, 가슴	면포와 염증성 구진, 농포, 결절
종기 Boil furuncle	털이 있는 신체 부위: 머리, 목, 겨드랑이, 엉덩이	붉고 단단하며 부드러우며 파동성
땀샘염 Hidradenitis	겨드랑이, 서혜부, 항문주위	염증성 피하 결절, 천공, 배액 및 치유 시 동공 형성
고름육아종[고름육아종] Pyogenic granuloma	머리, 입술, 목, 손	이전 외상 부위에서 발생하는 부스러지는 혈관 구진

표 7-11 증식

진단	병변의 위치	신체검진 소견
사마귀 Verruca	손, 팔꿈치, 무릎, 발	단일, 다중 또는 융합성의 표피 증식
물렁종[연성종양, 물렁종] Molluscum	몸통, 사지, 얼굴	중심함몰이 있는 흰색의 단단하고 피부색의 돔 모양 구진
티눈 Corn	발	뼈 돌출부
표피낭 Epidermal cyst	머리, 목, 몸통	점을 덮고 있는 작은 피부 결절
황색판종 Xanthelasma	눈꺼풀	노란색 반
쥐젖 Skin tag	목과 피부가 접히는 부분	피부색의 압축성 구진

표 7-12 양성 종양

진단	병변의 위치	신체검진 소견
지루각화증 Seborrheic keratosis	어디든	다양한 색상, 매끈한 표면, 달라붙은 외관
모반 Mole	어디든; 햇빛에 노출된 곳	피부의 다양한 층에 배열된 모반 세포 덩어리
지방종 Lipoma	어디든	단일하고 연하며 경계된 분명한 종양
피부섬유종 Dermatofibroma	다리	단독형, 돔형, 고정된 분홍색에서 갈색; 측면 압력으로 인한 패임
흉터종[흉터종, 켈로이드] Keloid	가슴 앞쪽, 어깨, 목	인접한 정상 피부로 확장되는 크고 융기된 흉터
혈관종 Hemangioma	머리, 목	빠른 성장, 안정형, 붉은색에서 보라색으로 변하며 퇴화됨
신경섬유종 Neurofibroma	말초신경 경로를 따라서	나이가 들면서 피부 및 피하 종양 증가

표 7-13 전암성[풋암성] 질환

진단	병변의 위치	신체검진 소견
광선각화증 Actinic keratosis	머리, 목, 손등	인설이 달라붙어 있는 경계가 모호한 충혈
각질가시세포종[각질가시세포종] Keratoacanthoma	손등	중앙에 각화된 마개가 동반된 단독형의 둔탁한 붉은 결절
이형성모반 Dysplastic nevus	어디든; 몸통과 상지	흑색종 발병률이 높은 다발성 비정형 모반

표 7-14 악성 질환

진단	병변의 위치	신체검진 소견
기저세포암종 Basal cell carcinoma	얼굴, 두피, 귀, 목, 햇빛에 노출된 몸통 부위, 사지	진주 빛 흰색 돔 모양의 구진으로 딱딱하고 궤양을 동반한 출혈이 있는 중심부
편평세포암종 Squamous cell carcinoma	머리, 목, 손, 햇빛에 노출된 피부 부위	중앙이 융기되고 괴사되고 딱지가 있는 빨간색의 경계가 모호한 기저부
흑색종 Melanoma	등, 가슴, 다리	색과 모양 다양함; 색소성 및 비색소성 병변
파제트병 Paget's disease	유방, 유방 외 부위	붉고, 뚜렷한 경계가 있으며, 불규칙한 윤곽의 반 또는 구진
피부T세포림프종 Cutaneous T-cell lymphoma	몸통, 둔부, 엉덩이, 허벅지 위쪽, 팔 또는 다리 안쪽	붉은색, 비늘 모양, 습진 또는 건선과 유사한 발진
카포시 육종 Kaposi's sarcoma	발과 다리 하부	융기, 타원형, 경계가 불분명한 녹 또는 자줏빛 반점, 반 또는 결절
피부 전이 Metastasis to the skin	머리, 목, 가슴, 복부	뚜렷하고 단단하며 통증이 없는 결절

진단적 추론

의료진은 병력 및 신체 검진 결과를 바탕으로 평가 및 계획을 수립해야 한다. 예를 들어, 환자가 여러 가지 진단이 가능한 다양한 증상을 보일 수 있지만, 과거 병력과 신체 검사에서 발견한 소견에 따라 가능한 진단이 한두 가지로 좁혀질 수 있다. 발진은 가장 흔한 주요 증상이다. [표 7-15]는 발진과 관련된 일반적인 질환의 감별 진단을 제시한다.

진단 검사는 검사자의 진단에 도움이 될 수 있다. [박스 7-2]는 피부 질환을 진단하는 데 사용되는 일반적인 실험실 및 기타 검사에 대해 설명이다.

표 7-15 소양성 발진의 감별 진단

감별 진단	환자 병력에서 발견된 중요한 소견	환자의 신체검진에서 중요한 소견	진단적 검사
감별 진단	환자 병력에서 발견된 중요한 소견	환자의 신체검진에서 중요한 소견	진단 검사
알레르기성 또는 접촉성 피부염	신규 발병, 원인을 알 수 없는 상처	접촉 부위에 국한된 소양감, 구진소포성 발진	첩포 검사
아토피피부염	소아 습진, 알레르기성 비염의 병력, 알레르기성 비염 및 습진의 가족력	소양성 발진; 신근 부위에 영향을 미치는 홍반성, 융합성 구진 및 반; 흉터	생검, 혈청 총 IgE, KOH 검사
절지동물에 물린 상처	과민 반응, 실외 노출 병력	분리된, 홍반성, 소양성 구진 및 소포	없음

참고: 인설 발진은 곰팡이 감염 여부를 감별하기 위해 KOH 검사를 위해 표면을 긁어내야 한다.

박스 7-2 피부 질환 진단에 사용되는 일반적인 임상 및 진단 검사

신체검진을 통해 감별 진단의 범위를 좁혔으나 최종 진단을 내릴 수 없는 경우, 다른 진단 보조 검사를 통해 유용한 정보를 얻을 수 있다. 진료실 내 진단 검사에는 피부 표면 현미경 검사, 우드광선검사, 피부경 검사, 세포 도말 검사, 면봉 또는 조직 배양 검사, 첩포검사, 조직 검사를 위한 피부 생검 등이 포함된다.

우드광선검사

설명

우드광선 또는 장파장 자외선(UV)은 주로 표피 색소 질환 및 피부 감염 검사에 사용된다.

어두운 방에서 정상적인 피부 소견을 보이는 피부 색소 장애 피부에 장파장 자외선을 조사하면 표피 색소가 강조되어 나타난다. 탈색소도 마찬가지로 정상 피부에 비해 과장되어 백악질같은 흰색으로 나타난다.

박스 7-2 피부 질환 진단에 사용되는 일반적인 임상 및 진단 검사-계속

우드광선검사 결과

진균성 질병

- *Microsporum audouinii* : 밝은 청록색
- *M. canis*: 밝은 청록색
- *M. distortum*: 밝은 청록색
- *Tinea tonsurans*: 무형광
- *T. versicolor*: 탁한 황금빛 노란색

세균성 질병

- *Erythrasma*: 눈부신 산호빛, 붉은 분홍색, 주황색
- *Pseudomonas aeruginosa*: 황록색

색소 질환

- 표피성: 강조된 색소 침착
- 진피성: 색소 가시성 변화 없음
- 탈색소: 색소가 보이지 않음, 흰색

표면 현미경

색소성 병변은 체내 피부 표면 현미경 검사를 통해 더 잘 평가할 수 있다. 표면 현미경검사 또는 위발광 현미경검사는 오일 방출 기법으로, 표피를 반투명하게 만들어 조명이 있는 10배율 확대경으로 표피-진피 접합부와 멜라닌 세포 활동을 평가할 수 있는 향상된 검사이다. 색소 병변은 **ABCDE** 연상기호를 활용하여 평가한다: 비대칭(**A**symmetry), 불규칙한 경계(**B**order irregularity), 얼룩(**C**olor variegation), 6mm 이상 직경(**D**iameter), 융기 또는 확대(**E**levation or Enlargement) 여부를 검사한다. ABCDE 연상기호로 평가 후 색소성 연결망의 패턴을 분석하기 위해 조직학적 기질을 검사한다. 이 과정은 복잡하며 임상 경험과 숙련도가 필요하다.

찰과

비특이적 진균을 식별하기 위해서 피부나 손톱에서 긁어낸 피부를 수술용 칼을 사용하여 활성 경계부위를 긁어내어 현미경 슬라이드와 커버 슬립에 올려놓고 20% KOH를 도포한다. 냉각기를 사용하여 저조도에서 직접 검사하면 균사와 포자를 식별하는 데 도움이 된다. 잔크 도말(Tzanck smear)은 헤르페스 바이러스 감염 여부를 확인하기 위해 시도하는데, 수포 기저부에서 긁어낸 부분을 슬라이드에 놓고 Giemsa 또는 Wright 염색을 적용하여 다핵거대세포가 확인되면 진단이 확정된다. 위음성이 발생할 수 있으므로 바이러스 배양과의 비교를 권장한다.

진드기를 확인하기 위해 신체 굴곡 부위의 구불구불한 굴을 긁어낸 것을 암컷 기생충, 알 또는 진드기 배설물 알갱이(scybala)를 생성하기 위해 미네랄 오일이 있는 슬라이드 위에 올려놓아 검사한다.

배양

상처나 배액 조직을 배양하여 다양한 잠재적 미생물을 식별할 수 있다. 감염된 부위의 완전히 치료하기 위해서는 정확한 미생물 식별이 필수이다. 박테리아, 바이러스, 곰팡이 배양은 특정 유기체를 식별하기 위해 적절한 배지에서 수집하고 배양한다. 피부 사상균 배양 배지(DTM)는 7~21일에 걸쳐 피부 사상균을 성장시켜 배양한다.

첩포검사

알레르기 접촉성(자극성이 아닌) 피부염을 진단하기 위해서는 가장 흔한 알레르겐에 노출시키는 첩포검사가 가장 좋은 방법이다. 가장 흔한 20가지 알레르겐이 포함된 패치를 붙이고, 2일 후에 제거한다. 알레르겐 노출 부위에 구진 소포성 발진이 나타나면 양성으로 판정한다.

생검

일반적으로 피부 소견의 병리를 정확하게 식별하려면 피부 생검이 필요하다. 표면 또는 표층 피부 생검은 소량의 조직 샘플로 병리학적 진단이 이루어질 수 있는 경우에 시행한다. 일반적으로 유경, 구진 또는 외피성 병변에 대해서는 표층생검을 실시한다. 표피에서 피하 지방까지의 깊이에서 잠재적으로 질병과 관련된 염증성 피부 상태를 평가하기 위해 펀치 생검을 수행한다. 펀치 생검은 사용되는 장비에 따라 2mm에서 10mm까지 다양한 크기의 실린더를 이용하여 실시한다. 펀치 생검을 통해 침범 깊이를 검사하고, 특수 조직을 염색한다. 절제 생검은 전체 병변을 제거하는 것이 바람직할 때 시행하며, 더 깊은 표본을 제공한다. 절제 생검은 절제부위의 봉합이 필요하다.

특수대상자의 피부사정

임산부에 대한 고려사항

- 임신과 관련된 일반적인 피부질환을 확인한다. 임신소양성팽진구진(PUPP; Pruritic Urticarial Papules of Pregnancy), 임신간내담즙정체(ICP; Intrahepatic Cholestasis of Pregnancy), 임부양진(prurigo gravidarum) 등 모두 소양증이 일반적인 증상으로 나타난다.
- 임신헤르페스와 임신소양성팽진구진을 구별한다. 임신포진으로 불리우는 임신헤르페스(herpes gestationis)는 임신소양성팽진구진보다 매우 적은 빈도(1:50,000)로 발생하는 임신 중 나타나는 소양성 상태이다. 치료에 일반적으로 코르티코스테로이드를 사용하며, 입안임신소양성팽진구진과 구별되어야 한다. [표 7-16]은 임신헤르페스와 임신소양성팽진구진의 임상적 과정과 외형을 비교하여 제시하고 있다.
- 두가지의 다른 공통적인 임신 중 소양증이 발생하는 상황을 인식한다. 임부양진과 임신간내담즙정체. 재발성 임신담즙정체임신쓸개즙정체는 눈에 보이는 일차적 피부 병변 없이 임신 시 후기에 발생하며, 이는 저체중과 출산 및 조산과 연관되어 발생할 수 있다. 임신 기간 동안 재발이 나타날 수 있고, 이러한 증상은 분만 후 해결된다. 임신간내담즙정체는 일반적으로 30주 이후에 발병하며, 임신 유지 중 50% 이상에서 재발한다. 임신간내담즙정체를 앓는 환자는 담석증으로 진단될 가능성이 크다.

표 7-16 임신헤르페스와 임신소양성팽진구진의 비교

특징	임신헤르페스	임신소양성팽진구진
원인	자가면역	팽진, 반응 양상
발생률	1:50,000	1:600~300; 초임부에서 높다.
증상	심한 소양증	소양증
형태	긴장성 수포, 대수포	융합구진
부위	몸통, 엉덩이, 팔다리	복부, 드물게 배꼽
시기	언제나, 주로 임신 3~6개월	일반적으로 임신 마지막 석달(6~9개월)
임상적 과정	악화와 완화	고정된 발진, 산후 깨끗해진다.
조직병리	피부 호산구	혈관 주위 침전물
산후 예후	계속된 임신에서 재발한다.	계속된 임신에서 재발하지 않는다.
신생아 치사율	일부 조산, 연령에 비해 작다.	태아에 영향 없음

신생아에 대한 고려사항

- 유색의 선천성 반점의 가능성과 중요성을 인식한다.
- 화염상모반(nevus flammeus, 뒷목의 황새 물림자국)을 주의 깊게 관찰한다.
- 몽고반점을 확인한다. 어두운 피부를 가진 신생아의 천골과 볼기 부위에 깊은 색소침착 으로 나타난다.

소아에 대한 고려사항

일반적인 사항

- 다음을 주의깊게 관찰한다.
  - 소아 환자는 만성 피부질환 뿐 아니라 다수의 급성 감염과 기생충 침입이 나타난다. 감염(세균, 바이러스, 피부사상균에 대한 치료는 소아 치료에 중요한 부분이다.
  - 미개한 위생 습관과 빈번한 접촉으로 소아에게는 과다한 유기체가 번식한다. 이는 쉽게 발견할 수 있으며, 쉽게 치료가 가능하다.
- 병력 수집 시 다음을 상기한다.
  - 많은 가족들이 의학적 진단 전에 아동을 진단하고 쉽게 이용이 가능한 일반의약품 치료제로 치료한다. 피부질환을 앓고 있는 아동을 평가할 때, 이전에 사용한 치료제를 분명하게 확인하는 것이 반드시 필요하다.
  - 가까운 모든 개인 연락처를 물어본다.

특수대상자의 피부사정–계속

공통적 피부 상태/질환

- **세균감염**: 표면피부감염, 농가진(수포성 및 비수포성)은 일차적으로 황색포도구균의 감염으로부터 초래되며, 드물게는 연쇄구균으로부터 초래된다. 드물게, 유기체들은 피부 깊숙이 침입하여 단독(erysipelas), 봉와직염(cellulitis), 림프관염(lymphangitis)을 유발한다. 표면세균감염에서 임상적 과정은 얼굴과 몸통상의 깨진 피부 부위에서 시작하며, 국한된 수포성 확대가 뒤따르고, 파열되어 염증을 일으킨 중심 수포로부터 혈청이 스며나와 꿀색 가피가 뒤따른다. 경한 홍반성 경계는 경우에 따라 진전될 수 있다. 치유된 병변에 염증 후 과색소침착 또는 저색소침착이 뒤이어 나타난다. 세심한 병력은 발생 기간에 주목하여 도출되어야 한다. 예를 들어, 연쇄구균이 피부감염의 원인이 되고, 1주 이상 지속되면 신장염(nephritis) 발병률이 증가할 수 있다.
- **바이러스감염**: 피부 바이러스감염은 소아 피부검사의 또 다른 흔한 소견이다. 일반적인 사마귀, 족저사마귀, 편평사마귀는 사람유두종바이러스의 흔히 볼 수 있는 징후이며, 이는 표피의 단단한 각화과다구진 및 판으로서 아동기와 청소년기에 보여진다. 수두바이러스에 의해 유발되는 피부바이러스감염인 감염성연속종, 물사마귀는 또한 피부 표면에 단단하게 융기되어 있으며, 양성 성장물이 나타난다. [표 7–17]은 피부바이러스질환의 공통적인 유형과 임상적 외형을 비교하고 있다. 대개 수두(chickenpox)로 규명되는 수두바이러스는 호흡기에 의해 감염된다. 수두는 노출 후 10~14일에 발병하여 홍반성 발진 위에 다수의 물방울 모양의 수포가 나타난다.

표 7–17 바이러스성 피부감염

진단	바이러스 유형	병변의 위치	신체검진 결과	배열	특징
연속종 Molluscum	마마바이러스	얼굴, 몸통, 팔다리	지붕 모양, 배꼽 같은 구진, 1~5mm	단일하거나 집락되어 있다.	반질반질한 외양
보통사마귀 Verruca vulgaris	사람유두종바이러스 1, 2, 4, 7	손, 팔다리	각화과다구진, 판으로 확대될 수 있다.	단일하거나 집락되어 있다.	혈전이 형성된 모세혈관으로 이루어진 검은 점
발바닥사마귀 Verruca plantaris	사람유두종바이러스 1, 4, 63	발바닥 표면	각화과다구진 또는 판	수많은 작은 사마귀가 모자이크 표면으로 결합될 수 있다.	측면 압박은 통증을 유발한다.
편평사마귀 Verruca plana	사람유두종바이러스 1, 4, 63	얼굴, 손, 다리	위쪽이 편평한 구진, 1~3mm	긁거나 면도로 인한 외상으로 선형이거나 집락되어 있다.	다수가 약간 융기되어 있다.

- **표면진균감염**: 표면진균감염은 피부의 가장 위쪽, 각질층에서 나타낸다. 아동기에 표면진균감염은 두피, 몸통, 팔다리, 발 위에 자주 발생한다. 일반적으로 여러 속에 속하는 곰팡이는 다양한 정도의 염증성 반응을 만들어 내며, 전형적으로 활동성 인설성 경계를 나타낸다. [표 7–18]은 흔한 외형과 원인이 되는 유기체와 함께 아동기의 일반적인 표면진균감염을 묘사하고 있다.

표 7–18 표면진균감염

진단	병변의 위치	특징	원인 유기체	임상적 아형
족부백선 Tinea pedis	발바닥, 발갈퀴막	인설, 염증, 짓무름	Trichophyton rubrum 또는 T. mentagrophytes	Interdigital, moccasin, vesiculobullous
두부백선 Tinea capitis	모간	얇은 인설, 백선종창	T. tonsurans T. schoenleinii	Endothrix, Ectothrix, Favus
체부백선 Tinea corporis	비모발성 팔다리, 몸통	경계가 전진하는 활 모양	T. rubrum T. mentagrophytes Microsporum canis	Cranulomatous, verrucous, tinea incognito
전풍 Tinea versicolor	몸통, 목, 팔, 어깨	얇은 인설, 저색소침착 및 과색소침착된 편평한 구진	Pityrosporum orbiculare	
피부칸디다증 Cutaneous candidiasis	기저귀 부위	위성 구진을 가진 밝은 홍반	Candida albicans	

- **기생충감염**: 아동기에는 기생충감염의 피부징후들을 나타날 수 있다. 신체 주름, 피부 손금, 발의 진드기 구멍은 심각한 소양증을 야기한다. 또 다른 구멍을 파는 기생충감염인 피부의 유충이행증(CLM; Cutaneous Larvae Migrans)은 서서히 진행하는 발진으로 알려져 있으며, 대개 발에 구멍을 팔 때 나타난다. 몸, 머리, 생식기 부위에 서식하며 혈액을 빨아들이는 사면발이는 피부를

특수대상자의 피부 사정-계속

뚫고 타액으로 자극과 소양증을 만들어 낸다. 한편 다소 덜 흔한 진드기이며 지리적으로 예견할 수 있는 참진드기감염은 스피로헤타 Borrelia burgdorferi를 감염시킬 수 있으며, 치사율을 유발한다. 따라서 모든 곤충자상이나 기생충감염의 감별 진단을 반드시 해야 한다. [표 7-19]는 기생충감염의 임상적 특징을 나타내고 있다.

표 7-19 기생충감염

진단	감염 방법	잠복기	생명주기	증상	임상적 특성
이감염증 Pediculosis	공유된 의복 또는 침구류	30일	25일	자극, 소양증	대개 직모를 가진 코카시안 아동들에게 침범된다.
사면발이 Pubic louse	대인 접촉으로 또는 대인접촉 없이	알은 10일 동안 살아있다.	25일, 36시간 동안 숙주없이 살 수 있다.	자극, 소양증	한 번의 성 노출 후에 감염된 상대로부터 95% 획득할 가능성이 있다.
참진드기 Ticks	나무, 풀, 덤불, 동물로부터 인체 피부에 달라붙는다.	7~14일 후에 커진다	암컷은 먹이를 먹고, 커지며, 1~2주 후에 죽는다.	둥글고, 가피가 진 궤양; 자주 의식되지 않은 채 물린다.	리켓치아, 바이러스, 스피로헤타 감염이 가능하다.
옴 Scabies	대인 접촉, 의복, 침구류, 가구	대개 3~4주; 8주까지	암컷은 96시간 동안 인체를 벗어나 생존한다.	중증의 야간 소양증	고감염성이다. 집먼지진드기와 항원성이 교차한다.

■ 만성 재발성 질환

- **아토피피부염**: 아동기에 발생하는 흔한 만성 질환으로 소아 인구의 약 10%에서 발생한다. 진단되지 않고 잘 관리되지 않으면 증상이 심화된다. 임상 전문가들은 정확한 병력 청취를 통해 정보를 얻을 수 있으며, 전형적인 피부 증상으로 질병을 규명하고, 진단한다. 하지만 다른 경우에 있어서는 급성, 아급성, 만성 아토피피부염의 역동적인 과정은 다양한 형태와 연령의 변화로 인하여 검사에 혼란을 준다.
- **여드름**: 여드름은 다요인성 상태로, 활동적인 아동기와 청소년기에 발생하는 만성 질환이다. 보통 12~24세 사이 연령이 전체 발생률의 85%에 해당한다. 원인이 되는 요인은 유전적 소인, 남성 호르몬, 염증성 요인이 있다. [표 7-20]은 여드름 아형들은 제시하고 있다. 여드름은 광범히하게 비염증성과 염증성의 두 가지 범주를 나눈다. 비염증성 여드름은 개방성과 폐쇄성 면포의 형태로 이루어져 있으며, 자주 각각 블랙헤드와 화이트헤드로 나타낸다. 염증성 병변은 형태학적 묘사로 특징지어 지는데; 여드름 병변은 크기가 다양하며[지름 5mm 이하의 구진, 5mm 이상의 결절], 화농성고름형성 내용물(농포)이 있을 수 있다. 중증도는 경도, 중등도, 중증도로 나뉘며, 존재하는 병변의 수와 염증량으로 결정된다. 여드름 환자에서 여드름 병변의 신체적 평가 다음에 심리적 평가가 이어진다. 여드름 치료의 목표를 설명하는 것은 중요하며, 새로 나는 여드름을 조절하고 반흔을 최소화하기 위함이다.

표 7-20 여드름 아형

여드름 아형	염증성 특징/기여 요인
기계적 여드름	피부의 기계적 압박(예: 턱 끈, 모자)
스테로이드 여드름	구강 코르티코스테로이드
약물 유도 여드름	대사스테로이드, 항전간제, 이소나이아지드
신생아 여드름	모체 안드로겐에 의해 자극 받은 거대 피지선
찰과성 여드름	자가-수기/찰상
화장품 여드름	미용 레이저, 지나치게 문지르는 세수는 염증성 구진이나 색소침착을 유발한다

- 대개 여드름으로 오해되는 유사한 모습을 보이는 병변은 입주변 피부염, 장미증, 화농한선염, 진성 각질낭이 포함된다. 입주변 피부염은 불내성 반응으로, 턱과 코입술주름에 구진과 농포가 생기며, 젊은 여성에서 자주 나타난다. 장미증은 혈관으로부터 기인한다. 장미증을 앓는 환자는 자주색 홍조, 구진, 농포, 모세혈관확장증, 조직 종창이 있다. 면포가 없는 것은 장미증을 나타낸다. 화농한선염은 상피화 질환으로 염증성 낭 아래 구명 형태의 도관과 통해 있다.

노인에 대한 고려사항

일반적인 사항

- 주로 노인 환자에게서 볼 수 있는 손상된 상피는 외부 자극제에 더욱 민감할 수 있다는 것을 유념한다.
- 연령에 따라 보이는 피부징후들은 내재적, 외재적 노화에 기인할 수 있다는 것을 기억해야 한다. 내재적, 외재적 노화의 특징은 중복될 수 있으나, 대개 시진과 촉진으로 구별될 수 있다.
  - 내재적 노화의 징후들을 감별하기 위해 시진한다. 내재적 노화 또는 정상 성숙에 기인하는 변화는 대부분 현저하게 한선과 모낭의 감소, 모발 색소의 감소(얇고 회색화 모발), 피부 콜라겐 감소, 피부 탄력 섬유 수의 감소(잔주름), 얇고 패인 조갑, 피하 지방 침전의 감소 또는 증가를 포함한다.
  - 예를 들어, 외적 손상으로부터 기인하는 외재적 노화의 징후들을 시진한다. 가장 유의한 것은 태양광선이지만 태닝 공간에서 자외선 노출에 의해 그리고 치료적 자외선 취급에 의해 이차적으로 발생할 수 있다. 환경 오염과 흡연은 세포면역과 또한 기능에 부정적으로 영향을 미친다. 표피에서, 광선 노출의 초기 변화는 주근깨와 일광흑색점의 형태를 취한다. 이런 변화는 멜라닌세포 수의 증가로 멜라닌 생산이 증가되는 결과를 입증한다. 표피의 비후(가죽과 같은 외양)는 30대처럼 조기에 보일 수 있다. 장기간 태양 노출로 인한 깊숙이 있는 유두진피의 변화는 주름진 피부, 모세혈관확장증, 노년자색반, 노년흑색점노년검버섯, 노년면포 및 피부암을 포함한다. 자외선 노출은 피부 콜라겐을 분해하고, 피부를 약하게 하며, 위축을 초래하여 비정상적인 탄력 섬유들을 생산한다. 검진자는 작은 외상 부위 혈관 주변의 피부 콜라겐 상실은 일반적인 일광자색반을 생산하는 것을 자주 알게 된다. 분명하게 경계가 표시된 자색반 부위는 대개 팔에서 찾아볼 수 있다. 일반적으로 얼굴 피부와 입술의 정맥호(venous lake)에서 보이는 모세혈관확장증은 광선 노출 부위에서 분리된 혈관 형성이며, 부수적인 태양 노출은 결국 혈관 주변의 콜라겐에 영향을 미친다.
- 노인에게 일상적인 염증성 피부질환은 건조증, 피부사상균증, 정체피부염, 지루피부염, 장미증을 포함하며, 인생 중 어느 때나 발생할 수 있지만, 노년 인구에서 빈도가 증가하여 발생한다.

공통적 피부 상태/질환

- **건조증(xerosis)**: 비정상적인 표피세포 전환을 초래하는 손상된 각질세포 형성은 노인에서 건조증과 가장 일반적인 소양증의 원인이 된다.
- **정체피부염(stasis dermatitis)**: 다리의 건조하고 가려운 피부는 진행되는 혈관 변화에 대한 특별한 평가를 요한다. 부종과 압박의 근원이 되는 혈관장애를 동반한 표재성 정맥류는 정체피부염에서 보여지는 다리의 발진으로 나타난다. 염증이 생긴, 때로는 궤양이 생긴 급성 정체피부염의 피부는 과다색소침착, 태선화, 치유된 궤양의 반흔을 포함하는 정체피부염의 만성 변화가 수반된다.
- **장미증(rosacea)**: 노인 인구에 국한되지 않지만, 장미증은 진단되지 않거나 잘못 진단되는 염증질환으로, 만성이며 진행성이다. 노인 인구에서 장미증의 특징은 두꺼운 조직(비류형)과 확장된 모세혈관에 있으며, 일반적으로 수년간의 지속된 발적과 홍조 후에 나타난다. 노인에서 또 다른 장미증의 일반적 변화는 안구장미증이나 대개 안구검사에서 간과하여 발견하지 못하는 경우가 있다.
- **피부암(skin tumors)**: 노인 환자들은 일반적으로 피부에 무엇인가 "자라고" 있기 때문에 자주 검사를 요하며, 노인은 누적된 자외선 노출의 결과로서 피부 악성 종양이 발병할 높은 수준의 의심을 해야 한다. 많은 피부종양들이 악성은 아니다. [표 7-21]은 일반적인 노인성 양성 종양들과 이들 종양의 확인을 돕는 특징들을 묘사하고 있다.

표 7-21 노인성 양성 피부종양

양성 표피 생장	종양의 위치	특징	감별 진단
지루각화증 Seborrheic keratosis	얼굴, 몸통	달라붙은 외양, 색깔과 건조, 밀랍질의 정도가 다양하다. 자갈 또는 사마귀 모양의 표면	색소침착된 바닥세포와 편평세포암종, 악성흑색종, 흑색점, 사마귀, 광선각화증
노년혈관종 Cherry angioma	몸통	매끈하고, 단단하고, 깊고, 적색이며, 연령이 증가함에 따라 몇 개에서 수백 개가 있다.	점상출혈
연성섬유종 Acrochordon (Soft fibroma, Skin tag)	목, 액와, 서혜부, 안검	부드럽게 눌러지며, 지루형이거나 분출형이다	지루각화증, 피부모반, 사마귀

노인에 대한 고려사항–계속

양성 표피 생장	종양의 위치	특징	감별 진단
정맥호 Venous lake	입술, 귀의 주홍색 경계	압박하면 병변이 부스러진다.	청색모반, 흑색종, 타투
피지선증식 Sebaceous hyperplasia	얼굴–미간	1~2mm의 부드러운, 지붕 모양이며, 중심 함몰을 동반한 창백한 노란색이다.	기저세포암종, 단순포진바이러스, 연속종
이륜결절성연골피부염 Chondrodermatitis nodularis helicis	이륜, 대이륜의 외측 표면	단일하고, 단단하고, 2~6mm의 통증성이며, 붉은색에서 흰색의 결절이다.	광선각화증, 각질극세포종

사례 연구

이 장을 통해서 김씨를 소개받아 왔다. 이 장은 그의 병력을 함께 끌어내고, 그 병력을 문서화하고, 신체검진을 통해 확인한다.

주호소(현재 질환)

"반점이 생기고 온 몸이 가려워요."

면담하는 동안 수집된 정보

김씨는 42세 남자로 전면, 중앙, 측면 다리에 느리게 발병하여 지속된 홍반성 구진(papule)과 판(plaque)의 3주 병력을 말하고 있다. 일반의약품 네오마이신 연고를 사용하는 동안 상태는 더 악화되었다. 김씨는 그 연고를 중단하고서 다리가 약간 개선되었다. 김씨는 비슷한 사건들의 재발을 경험해왔다. 김씨는 중등도의 하지소양증을 호소한다. 지난 5일 이상 약간의 압통과 담황색, 무취의 배출물이 발병하였다. 환자는 팔과 등에 드문드문 소양성 부위가 심해졌다고 묘사한다. 환자는 작업 시 또는 집안팎에서 화학적 노출을 부인하고 있다. 그는 여행한 적이 없으며, 비슷한 문제를 지닌 사람에게서 노출된 적이 없었다. 환자는 모발과 조갑 모양이 변화하지 않았다고 말한다.

김씨는 자주 심해지는 14년간의 전신성 소양증 병력을 가지고 있다. 환자는 다리에 만성, 재발성, 국소성 그리고 강한 소양증 병변을 보고한다. 환자는 전신질환이나 모발, 조갑의 모양이 변함을 부인한다. 알레르기 첩포검사가 수행되었으나, 환자에게서 가치 있는 아무런 소견들도 보이지 않았다. 환자는 다수의 구강 항히스타민제를 복용하였다. 환자는 현재 아무 것도 복용하지 않는다. 환자는 습진, 피부암이나 전암 등의 아동기 병력을 부인한다. 환자는 어렸을 때 단순포진을 앓았다고 진술한다. 김씨는 그가 햇빛에 조금 견딜 수 있다고 보고한다. 환자는 이전의 수술이나 수혈은 부인한다.

김씨는 관절염, 습진, 건선, 심장질환, 당뇨병, 피부암이 없는 가족병력을 가지고 있다. 환자는 유일한 자녀이며 ,부모 양쪽 모두 생존해 있으며 잘 있다. 환자의 어머니는 화장품과 일광차단제에 민감하고 아동기 때 소양증과 발진병력을 가지고 있다. 환자와 부모는 모두 흰 피부와 파란 눈을 가지고 있다.

김씨는 흡연과 음주를 하지 않는다. 환자는 사회복지사로서 고용되어 있다. 환자는 그의 아내 그리고 두 자녀와 함께 단독 주택에서 살고 있다. 현재 환자의 집에는 10마리의 강아지, 한 마리의 개, 한 마리의 고양이가 거주하고 있다. 환자는 야외에서 작업하는 직업 또는 여가 활동을 하고 있지 않다고 한다. 김씨는 장기간 야외에 나갈 때는 자외선 차단 지수(SPF) 15의 크림을 바른다고 보고한다. 환자는 베트남에서 고엽제에 원거리로 노출된 적이 있다고 한다.

단서	요점
표면 특징이 줄어든 아토피성 반	반흔 형성은 치유가 반복된 상처의 가시적이고 촉감이 있는 결과물이다.
과색소침착	염증 후 색소침착성 변화를 가리킨다.
홍반성, 융기된, 경계가 불분명한 구진	염증 반응은 국한된 부종과 가장자리가 없는 홍반을 이끈다

미란	최초의 긁기검사는 중앙 표면의 조직 상실 없이 표피를 벗겨낸다. 긁기나 문지르기와 같은 반복된 외상은 조직 비대나 태선화를 초래한다. 팔, 다리, 상부의 등과 같이 접근하기 쉬운 부위에 자주 발생한다.
다리의 건조하고 갈라진 피부	피지선 활동이 가장 적은 곳에서 일반적으로 발견되는 건조한 피부는 소양증을 자주 일으킨다. 가로막히거나/벗겨진 피부는 알레르기원과 감염성 유기체에 쉽게 공격을 받는다
홍반성 테로 둘러진 산재하고 격리된 농포	농포는 마찰 부위에 세균성 염증 과정을 가리킨다.

이름 김○○	날짜 2018/03/05	시간 10:00
	생년월일 1976/07/12	성별 남

병력

주호소
"반점이 생기고 온 몸이 가려워요."

현재병력
3주 동안 다리의 소양성 홍반성 농포, 반이 있음; 현재 담황색의 누출액을 동반한 압통; 네오마이신 도포 항생제로 악화됨.

투약
없음. 이전에 비강용코안용 스테로이드와 구강용 항히스타민을 처방 받음; 스스로 중단함.

알레르기
땅콩, 설파제, 계절성 환경성 알레르기.

과거병력
전신 소양증을 동반한 민감성 피부의 14년 병력; 지난해 다리의 만성, 재발성, 국소성의 강렬한 소양성 부위를 동반함.

질환
아동기 수두; 환자는 재발성 소양성 부위를 경험함.

입원/수술
없음.

가족력
천식 가족력은 알려진 바 없음. 어머니가 화장품과 자외선차단제에 민감하며 아동기에 습진성 발진들을 앓음. 가족력은 알레르기, 습진, 심장질환, 당뇨를 포함한다. 피부암의 가족력은 없다고 함.

사회력
아내, 두 자녀와 살고 있음. 1마리의 개, 10마리의 강아지, 1마리의 고양이. 사회복지사로 일함. 옥외 여가 활동은 없다고 함.

계통별 문진

전신 최근의 체질의 변화가 없다고 함.	**심혈관계** 주목할 만한 것이 없음.
피부 다리에서 염증성, 소양성 구진, 판의 재발 사건이 있음.	**호흡기계** 천식 없음. 환경 알레르기에 양성임.
눈 결손 없음. 교정 없음.	**소화기계** 오심구역, 욕지기과 구토 없음.
귀 결손 없음.	**비뇨생식기계** 발진 또는 최근 변화 없음.

<table>
<tr><td>코/입/목
치아 상태 온전함.</td><td colspan="2">근골격계
무릎의 퇴행관절염.</td></tr>
<tr><td>유방
음성.</td><td colspan="2">신경계
정신 상태의 변화가 없다고 함.</td></tr>
<tr><td colspan="3">신체검진</td></tr>
<tr><td>체중 71.7kg</td><td>체온 36.7℃</td><td>혈압 132/70mmHg</td></tr>
<tr><td>신장 182.6cm</td><td>맥박 82회/min</td><td>호흡 20회/min</td></tr>
<tr><td colspan="3">일반적 외모
의식은 정상임, 잘 발달됨. 정상적인 습관, 급성 질환 없음.</td></tr>
<tr><td colspan="3">피부
다수의 중등도의 홍반, 분리되거나 융합된 구진과 반, 느슨하게 정렬됨. 다리의 건성 피부에 중심 미란을 동반함. 열감 없음; 최소량의 누출액; 한 부위에 일부 가피와 약간의 압통. 다수의 태선화. 다리에 과색소침착과 위축된 반점이 있음.</td></tr>
<tr><td colspan="3">머리/눈/귀/코/인두
정상적 머리, 안구의 분비물이 증가함. 약간의 맑은 비루콧물.</td></tr>
<tr><td colspan="3">심혈관계
정상 리듬과 맥박, 혈압정상.</td></tr>
<tr><td colspan="3">호흡기계
천명음쌕쌕거림이나 기침 없음.</td></tr>
<tr><td colspan="3">소화기계
해당사항 없음.</td></tr>
<tr><td colspan="3">생식기계
해당사항 없음.</td></tr>
<tr><td colspan="3">근골격계
안정적인 걸음걸이.</td></tr>
<tr><td colspan="3">신경계
전반적으로 온전함.</td></tr>
<tr><td colspan="3">기타</td></tr>
<tr><td colspan="3">임상병리검사
과산화수소검사상 인설 반.</td></tr>
<tr><td colspan="3">특수검사
치료에 반응하지 않으면 배양과 조직검사를 고려함.</td></tr>
<tr><td colspan="3">최종 검사 결과
1. 농가진화고름딱지형성를 동반한 아토피피부염.
2. 도포용 네오마이신에 알레르기 또는 민감성의 가능성이 있음.</td></tr>
</table>

참고문헌

American Academy of Family Physicians (AAFP). (1999). AAFP core educational guidelines: Conditions of the skin. *American Family Physician, 60(4), 1258–1264.*

Arndt, K. A. (1997). *Primary care dermatology*. Philadelphia, PA: W. B. Saunders.

Boguniewicz, M. (2002, September). Introduction to immunology (the A's, B's, and T's). *Adapt: Evolving strategies for the management of atopic dermatitis*, 1–24.

Burkhart, C. G. (2001, July/August). Case 4: Oh boy! *Clinical Advisor*, 76–86.

Callen, J. P., Greer. E., Paller, A. S., Swinyer, L. J. (2000). *Color atlas of dermatology* (2nd ed.). Philadelphia, PA: W. B. Saunders.

Grin, C. M. (2001). Can you identify these disorders in black skin. *Consultant*, 41(4), 550–562.

Habif, T. (2015). *Clinical dermatology: A color guide to diagnosis and therapy* (6th ed.). Edinburgh, UK: Saunders/Elsevier.

Porth, C. M. (2013). *Pathophysiology: Concepts of altered health states* (9th ed.). Philadelphia, PA: Lippincott Williams & Wilkins.

추가문서

The Skin Cancer Foundation

http://www.skincancer.org

This site provides extensive information about detection, prevention, and treatment of skin cancer.

Chapter 8

안과장애(눈장애)

Eye Disorders

눈의 해부 생리

눈은 시신경(뇌신경 CN II)을 통하여 시각적 자극을 뇌로 전달하여 해석하는 감각기관이다. 총 12개의 뇌신경(Cranial Nerves, CN) 중 4개의 뇌신경이 눈의 기능에 직접 관여한다. 이 중 동공의 크기 조절, 눈의 깜빡임, 안구 운동은 뇌신경 CN III[동안신경안구신경(oculomotor nerve)]이 관련되며, 안와눈확(orbit)에서 눈을 움직여 물체의 상에 초점을 맞추는 것은 뇌신경 CN III, IV, VI이 조절한다. 안와의 뼈는 눈을 보호한다. 눈의 앞부분은 외부에 노출되어 있으며, 나머지는 두개골머리뼈 안에서 보호된다.

눈의 외부

눈의 외부는 눈썹, 안검눈꺼풀, 속눈썹, 결막이음막, 누선눈물샘으로 구성되어 있으며[그림 8-1], 외안근을 따라 분포되어, 눈을 보호하고 지지한다.

안검(eyelid)은 눈을 보호하고 습기를 유지한다. 상안검위눈꺼풀(upper eyelid)은 일반적으로 홍채의 일부를 덮으나 동공과 겹치지는 않는다. 상안검과 하안검아래눈꺼풀(lower eyelid) 사이의 구멍을 안검열눈꺼풀틈새(palpebral fissure)이라 한다. 속눈썹(eyelashes)은 일반적으로 안검의 가장자리로부터 바깥으로 휘어져 있다. 안검판눈꺼풀판(tarsal plate)이라 불리는 결합조직의 치밀한 띠가 안검 안에 자리한다.

안검판은 안검판선눈꺼풀판샘(meibomian gland)의 행을 포함한다. 안검판선은 눈물의 과도한 증발을 방지하고, 안검이 닫힐 때 밀봉의 역할을 하는 기름진 윤활 물질을 분비한다. 동안신경은 안검거근눈꺼풀올림근(muscle to upper eyelid)을 자극하여 상안검을 들어 올린다. 안검거근은 눈 위쪽과 뒤쪽에서 시작하여 상안검의 위쪽 가장자리로 들어간다. 상안검의 움직임에 작용하는 근육 중의 하나인 Muller's 근육(Müller's muscle)은 교감신경의 영향을 받는다. 깨어 있는 동안 이 근육은 수축되어 있지만 피곤하거나 졸린 순간에는 근육이 이완되어 눈이 감기게 된다.

결막(conjuntiva)은 얇고 투명한 막으로, 안구의 앞부분을 덮고 있다. 결막의 안검 부분[안검결막눈꺼풀결막(palpebral conjunctiva)]은 안검의 내측을 따라 분포하고, 안구 부분[안구결막(bulbar conjunctiva)]은 공막 위에 위치한다. 두 결막 부분은 가장자리에서 각막을 만난다. 건강한 결막에 있는 분비선은 눈물막을 생성하는데, 이것은 건강한 각막 표면을 유지하는 데 필수적이다.

누선은 안구의 상외측위가쪽에 위치한다. 누선은 안검판

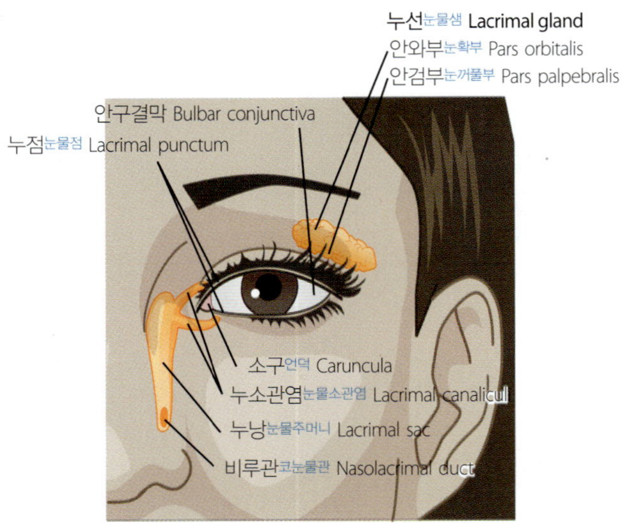

그림 8-1 눈의 외부 구조

선, 결막과 함께 눈물을 만들어 결막과 각막이 건조해지지 않게 하며, 미생물이 자라지 못하도록 하고, 각막의 표면을 매끄럽게 한다. 눈물은 누점눈물점(lacrimal puncta)이라 불리는 두 개의 작은 구멍을 통해 누낭눈물주머니(lacrimal sac), 비루관코눈물관(nasolacrimal duct)을 통과하여 코로 들어간다. 누점은 내측 눈구석에서 조금 떨어진 안검 위와 아래에 각각 위치하는데, 안구와 잘 맞닿아 있다. 한편 결막 내측에 보이는 주름은 반월주름반달주름(plica semilunaris)이다. 누구눈물언덕(lacrimal caruncle)는 피부 및 결막과 비슷하게 보이며, 약간 불룩해 보이는 부위이다. 비루관에서 흘러 나온 눈물은 부비동벽코곁굴벽을 타고 콧속으로 흐르는데, 이것이 바로 사람이 울 때 코를 푸는 이유이다. 눈물 생성과 비루관을 통한 눈물 배출의 균형이 맞지 않으면 '마른 눈(dry eye)' 혹은 '안구건조증눈마름증(keratitis sicca)'의 원인이 된다.

눈의 내부

눈의 내부 구조는 공막, 각막, 홍채, 동공, 전방앞방(anterior chamber), 수정체, 모양체섬모체(ciliary body), 맥락막얽힘막, 망막으로 구성되어 있다[그림 8-2]. 안구는 공 모양이며, 망막에 있는 감각신경 다발에 집중된다. 안구는 세 개의 층이 있다. 이 중 섬유층은 공막과 각막, 혈관층은 맥락막과 모양체, 감각층은 망막으로 구성된다.

공막(sclera)은 눈의 '흰자 부분'으로, 안구의 바깥쪽 층을 형성하며, 안구의 앞쪽에서 각막과 합쳐진다. 공막과 상공막공막바깥(episclera)은 결합조직으로 되어 있어 눈의 보호막을 제공한다. 그리고 공막의 단단한 구조는 안구가 움직일 때 시야를 유지할 수 있게 한다. 공막에는 세 쌍의 안근인 상직근위곧은근(superior rectus), 외측직근가쪽곧은근(lateral rectus), 중직근가운데곧은근(medial rectus)이 부착되어 있다. 이 근육들은 상사근위빗근(superior oblique), 하사근아래빗근(inferior oblique)과 함께 안구를 회전시키고 물체의 상이 항상 중심와중심오목(fovea centralis)에 맞춰지도록 조절한다.

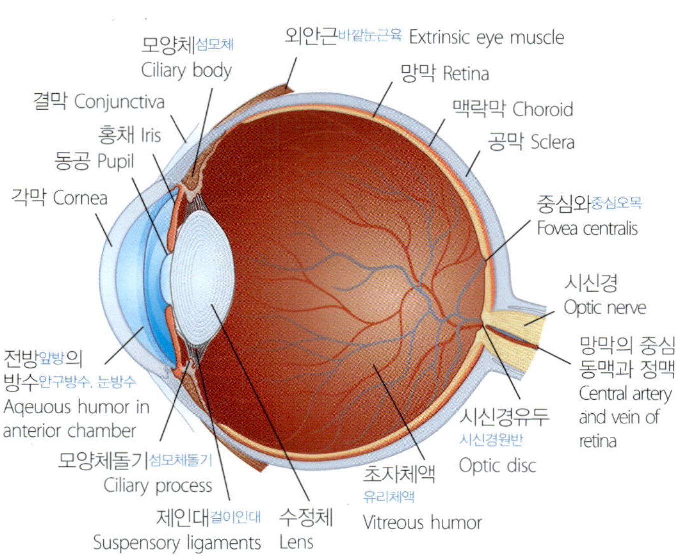

그림 8-2 눈의 내부 구조

각막(cornea)은 동공과 홍채를 덮고 있는 매끄럽고 촉촉한 조직이며, 결막과 이어져 있다. 각막은 투명하고 삼차신경(뇌신경 CN V)을 통해 감각신경이 풍부하게 분포되어 있다. 누액의 지속적인 세척은 각막표면을 보호하여 건조하지 않게 한다. 각막을 통해 들어온 빛은 수정체를 거쳐 망막에 도달한다. 또한 각막은 전방수앞방수를 외부 환경과 분리시킨다.

전방(anterior chamber)은 각막의 뒷부분에 있다. 앞부분은 각막, 외측가쪽은 공막과 모양체, 뒷부분은 홍채와 수정체가 있다. 전방은 방수안구방수, 눈방수(aqueous humor)로 채워져 있다. 방수는 액체 상태로, 모양체 돌기에서 만들어져 후방뒷방(posterior chamber)에서 동공을 통해 전방으로 들어간 후 슐렘관(canal of Schlemm)을 통해 배출된다. 방수의 생성속도와 배출에 대한 저항 사이의 관계가 안압안구내압(보통 15mmHg±3mmHg)을 결정한다.

홍채(iris)는 눈의 색깔을 결정하는 색소를 가지고 있는 원반 모양의 근육이다. 홍채의 색은 멜라닌세포가 만들어 내는 유멜라닌(eumelanin, 갈색 혹은 흑색멜라닌)과 페오멜라닌(pheomelanin, 적색 혹은 황색 멜라닌)의 양에 의해 결정된다. 갈색 눈의 사람들은 유멜라닌을 더 많이 가지고 있고, 파란색과 초록색 눈의 사람들은 더 많은 페오멜라닌을 가지고 있다.

동공(pupil)은 원 모양의 검게 보이는 구멍으로, 빛이 눈에 들어오도록 해준다. 동공이 작아지거나 커짐으로써 빛이 들어오는 양이 조절된다. 또한 사물의 원근 조절을 위해 동공의 크기가 변한다.

수정체(lens)는 홍채의 뒤에 위치한다. 수정체는 빛을 굴절시켜 망막에 전달되도록 한다. 홍채근육은 동공의 크기를 조절하고, 모양체의 근육조직은 수정체 두께를 조절하여 물체의 원근 거리에 따라 초점을 맞출 수 있게 한다.

안저안구바닥(fundus)는 눈의 뒷부분에 있으며, 검안경을 통해 관찰할 수 있다. 안저에는 망막, 맥락막, 중심와, 황반, 시신경유두시신경원반, 망막혈관 등이 있다. 안저는 빛 이미지를 일련의 충동이나 뇌에 대한 시각적 자극으로 변환시킨다. [그림 8-3]은 안저를 설명하는 그림이다. 시신경과 망막혈관은 시신경유두에 있다. 시신경유두의 측면 아래쪽 망막표면에 약간 함몰된 작은 부위가 있는데, 이 부분이 시력의 중심점이 된다. 이 함몰된 부분을 둘러싸고 있는 더 어두운 색의 부위는 중심와(fovea centralis)이다. 황반(macula)은 중심와를 둘러싸고 있으며, 형태와 색을 상세하게 구별한다. 내부 망막은 신경 섬유를 포함하고 있는데, 이것은 혈관 구조와 함께 뇌에서 시냅스를 형성한다. 혈관 구조는 주로 신경 섬유층에서 나타나며 임상적으로는 내부 망막의 혼탁함으로 보인다.

초자체액유리체액(vitreous humor)은 수정체와 망막 사이에서 발견되는 맑은 액체로, 유리체를 형성한다. 신생아의 초자체액은 내용이 계란흰자와 유사하고 망막에 단단히 붙어 있는데 반해 나이가 들면 점점 얇아지고 안구 뒤쪽에서 분리된다. 이러한 현상은 안구건강에 아무런 문제를 일으키지는 않는다. 망막으로부터 유리체가 분리될 때 섬광이나 이 물질의 부유감을 느낄 수 있다. 부유물질은 망막 조직에 있는 떨어진 유리체의 작은 조각이다. 양성 부유물은 특히

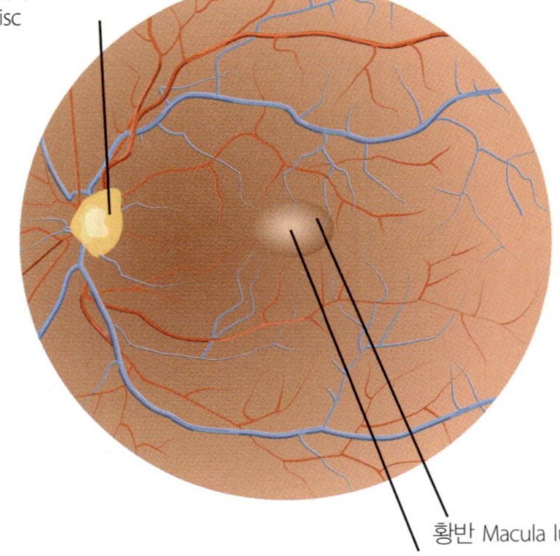

그림 8-3 안저

두부 손상 후의 망막 파열이나 박리와 반드시 구분되어야 한다. 섬광(flashes)은 신경학적 원인일 경우가 있는데, 편두통이 그 예이다. 섬광, 부유감, 시야의 암막현상, 부유물의 증가 등이 갑작스러운 시력 저하와 동반되면 안과적으로 심각한 문제가 있음을 의미한다.

시력

물체가 반사한 빛은 정확한 상을 인식하기 위해 반드시 눈의 투명한 구조를 통과해야 한다. 빛은 눈으로 들어가 각막에서 굴절되어 동공을 거쳐 망막에 도달한다. 모양체는 수정체의 두께를 조절하여 망막에 물체의 상이 선명하게 맺히도록 한다. 망막의 막대세포와 원뿔세포는 빛을 전기적 자극으로 변화시킨다. 시신경은 물체의 상을 뇌의 후두피질뒤통수겉질로 전달하여 인식시킨다.

가까이 있는 물체를 볼 때 눈은 수정체의 굴절을 증가시키고 동공을 축소시키는 조절 작용을 한다. 분산된 빛은 망막에 정확한 상이 맺힐 수 있도록 굴절된다. 모양체의 수축은 수정체가 불룩해지도록 탄력을 주고 초점을 맞추기 위해 굴절을 변화시킨다.

홍채의 원형 섬유의 수축 결과로 동공 수축이 이루어진다. 동공 수축은 빛의 초점을 안내하여 가까운 거리에서 더 선명한 이미지로 볼수 있게 한다. 동공은 가까운 물체를 보고 밝은 곳에서 눈의 구조를 보호하기 위해 수축한다.

각 눈은 다소 다른 상을 보지만 시야는 매우 많은 부분에서 겹쳐진다. 사람은 양안이므로 시각피질시각겉질(visual cortex)은 두 개의 약간 다른 상을 융합하여 한 개의 물체를 보게된다. 외안근바깥눈근육(extraocular muscles)은 양쪽 눈에 각각 맺힌 상을 평행이 되도록 균형을 유지하는 기능을 한다.

시각로

상은 실제 모습의 위쪽이 아래쪽으로, 오른쪽이 왼쪽으로 거꾸로 되어 망막에 맺힌다. 예를 들어, 하측두부 시야에 있는 물체는 망막의 상측두부에 상이 맺힌다. 중심와는 시력의 정확성과 관련되어 있는 아주 중요한 시각점이다. 중심와는 가깝고, 집중하여 보는 모든 것에 초점을 맞춘다. 빛은 신경 자극에 영향을 주어 망막, 시신경, 시각로를 거쳐 시방선시방사, 시각부챗살(optic radiation)이라 불리는 경로를 통해 전달된다. 시방선은 뇌의 후두엽뒤통수엽의 일부인 시각

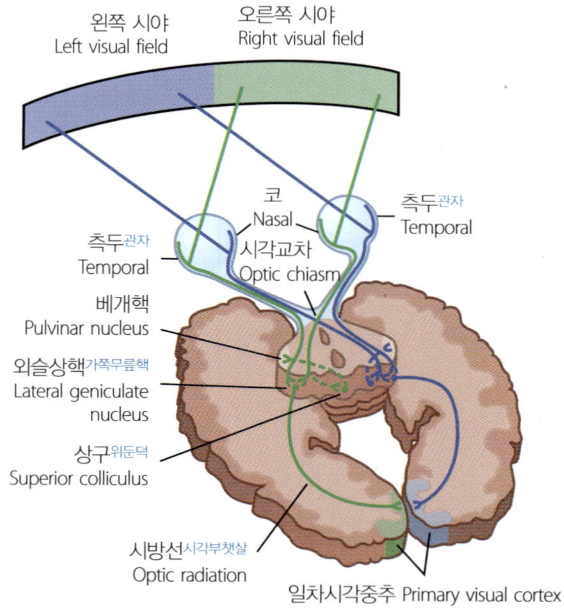

그림 8-4 시각로

피질까지가 있다. [그림 8-4]는 시각로(visual pathway)를 보여준다.

시야

눈을 움직이지 않고 볼 수 있는 범위를 시야(visual field)라고 한다. 시야는 환자가 보고 있는 점을 중심으로 원을 그렸을 때 시각이 형성되는 공간적 범위를 말한다. 원의 중심은 눈이 응시하고 있는 점으로부터 주변 90° 반경의 범위를 두었을 때 범위시야의 초점에 해당된다. 각 눈의 시야는 4분원으로 구분한다. 양쪽 측두부관자쪽 시야가 가장 넓다. 시야의 정상 범위는 위쪽으로는 눈썹, 아래쪽으로는 광대뼈, 안쪽으로는 코가 보이는 부분이다. 시각신경유두에 망막수용체가 부족하면, 일시적으로 15° 정도의 타원형의 맹점(blind spot)을 만든다. 사람이 두눈을 사용할 때, 시야가 겹쳐 결국 두 눈을 이용하여 사물을 보게 되는 양안시(binocular vision)가 된다. 시선의 바로 바깥쪽 범위인 주변시(peripheral vision, lateral vision)는 단안(monocular)이다.

건강력

성공적인 진단과 치료에 필수적인 것은 대상자의 과거와 현재병력, 사회력, 가족력 그리고 그 밖의 신체를 포함한 전반적인 부분에 대하여 주의 깊고 적절하게 파악하는 것이다.

주호소와 현재병력

"눈이 아파요, 눈에 뭐가 들어간 것 같아요."

> 임씨는 44세의 여자로, 하루 전부터 오른쪽 눈이 아프기 시작하였다. 빛을 보면 눈을 잘 뜰 수가 없고 아프며 잘 보이지 않기까지 한다. 임씨는 증상이 나타나기 전 날 정원 손질을 하고 있을 때 눈물이 흐르고 불편감이 느껴졌다. 집에서 가정용 눈세정제로 눈을 씻어 보았고, 충혈이 있어 비처방용 안약도 사용해 보았으나 나아지지 않았다. 임씨는 평소에 연속착용형 소프트렌즈를 사용하고 있다.

환자사정을 하기에 앞서, 건강 제공자는 환자로부터 병원에 오게 된 결정적 이유가 무엇인지 알아내는 것이 중요하다. 그럼으로써 건강 제공자는 주호소와 증상에 초점을 맞추어 주의 깊게 분석을 하며 건강사정을 할 수 있다. 눈과 관련된 주호소에는 통증, 충혈, 이물감, 시력 저하와 시야 변화 등이 있다. 이 중 여러 증상이 복합적으로 나타나며 각 증상의 서로 다른 조합은 각 안과적 질환의 특징을 나타낸다. 예를 들어, 통증이나 시력 장애 없이 나타나는 충혈은 결막염이나 안검염눈꺼풀염(blepharitis)일 수 있으며, 반면에 통증과 시력 저하를 동반하는 충혈은 녹내장, 공막염, 각막염일 수 있다.

눈의 통증

눈의 통증(eye pain)은 흔한 눈 증상이다. 따라서 통증이 급성 시력 손상을 동반한 것인지 이물질로 눈물이 나며 아픈 것인지를 구별해야 한다.

발병	갑자기 발병하였는가, 서서히 발병하였는가? 통증이 어떻게 진행되었는가? 증상이 나타나기 직전 환자는 무엇을 하고 있었는가?
질	눈의 통증인가, 자극인가?

부위와 방사	통증 부위가 오른쪽 눈인가, 왼쪽 눈인가, 양쪽 눈인가? 통증이 눈 이외의 부분으로 퍼지는가? 각막의 포진성 병변은 눈 주위로 통증성 피부염으로 시작될 수 있다.
중증도	환자에게 통증의 정도를 1~10점 척도로 점수를 매기도록 요청한다. 심한 눈 통증은 각막궤양(corneal ulcer), 포도막염(uveitis), 급성 폐쇄각녹내장(acute angle–closure glaucoma), 안구내염눈속염(endophthalmitis)을 일 수 있다.
시간	통증이 언제부터 시작되었는가?
유발요인	환자가 외상이 경험한 적이 있는가? 환자가 이물질이나 강한 광선(예: 용접불꽃)에 노출된 적이 있는가? 환자가 눈에 바른 약이 있는가? 다양한 물질이 눈을 자극할 수 있다. 네오스포린은 눈에 자극을 주므로 피해야 한다.
관련 증상	전체 또는 일부 시야가 흐릿한가? 복시겹보임나 광선공포증눈부심이 있는가? 대상을 볼 때 주위에 광륜(halo)이 보이는가? 녹내장은 종종 통증, 눈부심, 광륜 증상을 녹내장은 종종 통증, 눈부심, 광륜을 동반한다.
완화요인	무엇이 통증을 완화시키는가?

이물감

눈의 이물감(foreign body sensation)은 안과적 문제에서 흔한 증상이다. 안구가 건조하거나, 결막찰과상, 결막 자극, 각막의 이물질 등에 의해 생길 수 있다.

발병	갑자기 발병하였는가, 서서히 발병하였는가? 언제부터 증상이 나타나기 시작했는가? 통증이 나타나기 시작한 지 24시간 경과한 경우, 환자는 처음에 '점'처럼 보이던 금속 이물질이 지금은 '둥근 철심'처럼 보인다고 말할 것이다.
부위와 방사	이물감이 느껴지는 부분이 오른쪽 눈인가, 왼쪽 눈인가 아니면 양쪽 눈인가? 특정 부위에 이물감이 있는가? 특정 부위의 이물감은 실제로 이물질이 눈에 존재함을 의미한다. 마취약 사용을 잠시 미루는 것이 시력확보를 돕는다.
중증도	환자에게 불편감의 정도를 질문한다.
관련 증상	환자에게 관련 증상(통증, 발적, 시력 저하와 변화 등)에 대해서 질문한다.
유발요인	환자가 이물질이 들어갈만한 연마작업이나 용접작업 등을 했는지 질문한다.
완화요인	무엇이 통증을 완화시키는가?

과거병력

> 임씨는 연속착용형 소프트렌즈를 착용하며 매년 안과 정기검진을 받고 있다. 지금까지 환자는 눈수술, 외상, 녹내장 등과 같은 문제는 없었으며, 당뇨, 고혈압, 심장질환도 없다. 환자는 수혈을 받은 경험이 없다.

건강 제공자는 환자의 과거병력, 외상 경험, 수술 등 모든 사항을 자세히 질문하여 정확히 파악해야 한다. 환자의 모든 정보는 간호계획 수립에 구체적으로 반영될 수 있다.

과거 건강 상태 및 수술	환자의 건강 상태에 대해서 질문한다(당뇨, 고혈압, 갑상선기능항진증, 계절성/지속성 알레르기 등). 당뇨뿐만 아니라 심장질환과 갑상선질환은 망막과 관련이 있으며, 시력에 영향을 준다. 안과 수술을 한 적이 있는 환자의 경우 상태, 시기, 결과 등을 질문한다. 이전의 수술을 통해 병리적 소견과 질환에 대한 정보를 수집할 수 있다(예: 원뿔각막에서 렌즈삽입술).
눈의 외상과 손상	사고 경험, 눈의 구조손상 등에 대한 과거병력을 알아보고, 어떤 치료를 받았으며 회복은 어느 정도 되었는지 질문한다. 각막손상의 경우 영구적 시력 손상을 가져온다.
안경이나 컨택트 렌즈 사용	환자가 안경이나 콘텍트렌즈를 사용하는가? 소프트콘텍트렌즈나 연속착용형 렌즈의 사용은 시력과 안구감염 위험성과 깊은 관련이 있다. 예를 들어, 소프트콘텍트렌즈 착용자는 녹농균감염(슈도모나스감염) 위험이 더 높다.
최근 안과검진	최근에 한 마지막 안과검진 날짜와 결과에 대하여 질문한다.

가족력

> 임씨는 가족 중에 고혈압 환자가 있고, 당뇨, 천식, 암, 심장질환을 가진 사람은 없다. 임씨의 부모와 형제는 모두 생존해 있으며 건강하고, 가족 내 유전질환은 없다.
> 임씨는 현재 자녀가 없다.

많은 경우의 병리적 소견은 가족 내 유전과 관련이 깊다. 예를 들어, 친척중에 개방각녹내장이 있는 경우 녹내장으로 진행될 위험성이 5~6배 더 높다.

생존해 있는 친척 나이	부모, 형제, 자매, 자녀와의 관계 및 건강
사망	환자와의 관계 및 사망원인(특히 눈에 영향을 주는 질병)
만성 질환	가족 내 만성 질환에 대하여 질문한다. 이때 유병 기간, 녹내장, 백색증 같은 가족성이거나 유전적 질환이 가족 중에 있었는가를 질문한다.
유전적 결함	유전적 문제나 선천성 기형이 있는가?

사회력

지역사회 구성원으로서의 상호작용 능력에 대해 파악한다. 취미, 사회 활동을 알아보면서 음주와 흡연 습관, 마약 투약 등에 대한 상태도 알아본다.

> 임씨는 담배와 마약류는 사용하지 않으며, 술은 주말에 와인 한두 잔 정도 마신다고 한다. 임씨는 미혼으로 유치원 선생님이다. 정원손질이 임씨의 취미이다.

가족	현재 함께 거주 중인 가족에 대하여 질문한다.
직업	직업에 대하여 질문한다. 직업 특성에 따라 눈의 외상과 이물질로 인한 안과적 손상이 발생할 수 있다. 예를 들면, 용접 시 안전장구를 제대로 갖추지 않고 작업을 하면 용접작업 시 생기는 자외선으로 인한 각막결막염(keratoconjunctivitis)과 심한 통증이 발생할 수 있다.

취미	평상시 취미 활동이 무엇인지 질문한다(용접, 연마 등). **분진이나 금속성 미세입자가 각막에 들어갈 수 있다.** 기타 다른 유해성이나 외상에 노출될 가능성 여부에 대해 질문한다.
흡연	흡연 종류, 양, 기간 및 간접흡연 노출에 대해 질문한다. 금연을 시도했던 경험이 있다면 방법 및 성공 여부의 영향 요인에 대해 질문한다. **장기간 흡연을 한 환자의 경우 안저사정**안구바닥사정**을 통해 혈관변성 유무 및 상태를 알 수 있다.**
음주	술을 마시는가? 어느 정도 마시는가? 어떤 종류를 마시는가(예: 와인, 맥주, 독주)? 부록 A의 CAGE 선별검사를 참조하라. **음주는 부상의 위험을 높인다.**
약물 사용	유흥약물을 사용하는가? 만일 그렇다면 약의 종류(예: 엑스터시, PCP, 코카인, 헤로인), 양, 방법에 대해서 질문한다. 약물은 안과검진 시 관찰할 수 있는 전신성 영향이 있다. **코카인, 암페타민: 동공확대　　헤로인: 동공수축** **헤로인, 알코올, 벤조다이제핀, 코카인, 암페타민: 동공반사지연 또는 동공반사부재**

계통별 문진

안과질환의 대부분은 눈 이외의 신체체계에 임상증상이 나타난다. 눈 문제가 발생할 가능성이 높은 신체의 계통별 종합검토가 수행되어야 하며, 다음의 안과 문제에 대한 요약을 따르도록 한다.

계통	증상 및 징후	관련 질환
내분비계	당뇨(다뇨, 다음증, 비만, 잦은 감염)	당뇨성 망막증, 혈관성 질환
심장계	혈압 상승	안구출혈
신경계	두통	시신경 유두부종(뇌압 상승), 녹내장(안압 상승)
	안진눈떨림(선천성)	수두증물뇌증, 간뇌종양사이뇌종양, 약물중독, Arnoid–Chiari 기형, 뇌종양, 뇌기형
	안진눈떨림(후천성)	실명, 다발경화증, 말초전정질환, 소뇌/뇌간 질환, 약물 사용

신체검진

필요한 기구

- 스넬렌 차트 또는 E차트
- 한천석시력표
- 휴대용 근거리 시력검사지
- 불투명 카드
- 펜라이트
- 검안경
- 색약검사표
- 일회용 장갑

신체검진

안과검진은 시력, 시야, 외안근 운동을 포함한다(사진, 촉진(최소범위), 검안경 검진).

시력, 시야, 외안근 운동, 색깔 구별

안과에서 시력은 일종의 "주요 징후"이다. [박스 8–1]은 시력측정법을 설명한다. 안과검진은 시야검사를 포함하며, 이것은 [박스 8–2]에서 설명하고 있다.

박스 8–1 시력측정

시력측정

시각신경을 검사하는 스넬렌 차트를 이용하여 중심시력의 정확도를 검사한다. 대상자가 안경을 착용하는 사람이면 평상시 사용하는 안경(독서용으로만 착용하는 안경이 아닌)을 쓰고 검사한다.

박스 8-1 시력측정-계속

검사법

- 대상자를 차트로부터 6m 떨어진 위치에 세운다.
- 대상자로 하여금 한쪽 눈을 가리게 하고, 가능하면 가장 작은 문자가 나열된 줄을 읽게 한다.
- 대상자가 문자나 기호를 절반 이상 읽은 마지막 줄이 어디인지 측정한다.
- 각 줄의 오른쪽에 있는 시력을 기록한다.

시력의 표시와 기록

시력은 두 개의 숫자로 표시된다(예: 20/40). 첫 번째 숫자는 대상자가 시력표에서 떨어져 문자를 읽은 거리(20ft = 약 6m)이다. 두 번째 숫자는 대상자가 정상적인 눈으로 문자나 기호를 읽을 수 있는 거리이다. 시력 20/200은 대상자가 정상적인 시력을 가지고 200ft(약 12m)에서 인쇄물을 읽을 수 있다는 것을 의미한다. 두 번째 숫자가 클수록 시력이 좋지 않은 것이다. 법정 실명 측정치는 20/200이거나 이보다 더 나쁜 상태를 말한다. 주의: 시력측정이 불가능하거나 시력이 점점 더 나빠지는 것으로 판단되면 즉시 안과의사에게 검진을 의뢰한다.

기타 검사

노안인 경우 근거리 시력검사지를 이용한 근접시력을 검사하도록 한다. 연령이 40세가 넘으면 눈의 조절 능력이 저하되어 노안이 오기 시작한다. 따라서 환자는 시력검사지를 정확히 보기 위해 차트를 멀리 떨어뜨려서 보려고 한다. 평소에 시력검사지를 침대 가까이에 두고 체크를 하는 것은 많은 도움이 될 것이다. 시력검사지를 구하기 어려운 경우 신문 같은 인쇄물을 이용하여 평소의 시력을 체크하도록 한다.

박스 8-2 시야검사

환자의 시야를 검사하기 위해서 환자와 마주보도록 한다. 환자의 귀에서 옆으로 약 60cm 거리를 두고 검진자의 두 팔을 뻗는다. 환자에게 검진자의 손가락이 환자의 시야에 들어 올 때 검진자의 손가락을 잡도록 설명한다. 환자를 마주보고 가상의 원을 그려 시야에 들어오는 원호의 끝이 어디인가 확인한다. 이 검사를 위, 아래 사분역으로 나누어 모두 시행한다. 많은 경우 외측면 시야에 문제가 발견된다. 환자가 양쪽 시야에서 검진자의 손끝을 모두 본다면 정상 시야이다.

만일 시야검사 중 비정상적 소견이 관찰된다면 더 자세한 검사를 진행하도록 한다. 환자의 한쪽 눈을 가린다. 이때 문제가 있는 것으로 의심되는 눈이 아닌 정상인 눈을 가리도록 한다. 환자를 마주보고 앉는다. 검진자는 환자의 반대쪽 눈을 가린다. 가리지 않은 눈으로 상대방을 직접 바라본다. 그런 다음 가리개를 들고 있지 않은 팔을 아래로 쭉 뻗은 후 한 손가락을 아래에서 위쪽으로 움직여 대상자가 손가락을 볼 수 있을 때까지 움직이면서 올린다. 대상자에게 검진자의 손가락이 보이면 "지금"이라고 말하도록 지시한다. 종종 한쪽 눈 시야의 일시적인 결함은 다른 쪽 눈과 관련된 코의 결함을 나타낸다. 반대쪽 눈도 동일한 방법으로 검사하여 코의 결함을 확인한다.

색각(color vision)은 환자의 안전 및 활동과 관련하여 중요한 항목이다. 색각 상실은 망막과 시신경 기능장애의결과로 나타난다. 따라서 운전처럼 신호등을 보아야 하는직업에서는 반드시 확인되어야 할 검사이다. 이시하라 검사표 등을 이용하여 다양한 색깔의 수를 식별하는 것으로 선별할 수 있다.

시진과 촉진

검진	이론적 근거
1. 외안근 기능을 시진한다.	
a. 히르쉬버그검사각막빛반사검사, 각막대광반사검사(Hirschberg test): 각막 빛 반사의 대칭여부를 사정하는 검사이다. 대상자에게 양쪽 눈을 똑바로 쳐다보도록 요청한다. 조명이 있는 방에서 대상자의 약 30~38cm 떨어진 곳에 서서 펜라이트를 대상자의 콧마루를 향해 비춘다.	**a.** 대광반사빛반사는 양쪽 눈의 동공에서 대칭적으로 나타나야 한다. 각막의 대광반사가 불안정하면 가림안가림검사(cover-uncover test)를 실시한다(**b** 참조). 만일 히르쉬버그검사나 가림안가림검사 결과가 비정상이면 약시(amblyopia)나 사시(strabismus)임을 의미한다.

검진	이론적 근거
b. 가림안가림검사(cover–uncover test): 환자에게 특정 물체를 응시하도록 한다(아이들을 평가할 때는 작은 장난감이 도움이 된다). 환자의 한쪽 눈을 불투명 카드로 가린다. 한쪽 눈을 가릴 때 반대쪽 눈은 초점을 맞추기 위해 움직이는데, 이러한 눈 운동의 미세한 불균형을 평가한다. 그 다음 카드를 제거하고 눈의 움직임 또는 또는 편위를 평가한다. 움직이지 않아야 한다. 다른 쪽 눈도 검사를 반복한다.	**b.** 가린 눈의 불투명 카드를 제거한 후 다시 초점을 맞추기 위한 눈의 움직임이 있으면 약한 눈이다. 이것은 안과의사의 추가 조사가 필요하다.
c. 외안근의 기능사정: 물체를 시계 방향을 따라 6개의 운동 방향으로 움직이면서 대상자의 안구 움직임을 관찰한다[박스 8–3].	**c.** 안구는 6개의 운동 방향을 따라 자연스럽게 대칭적으로 움직인다. 극도의 외측가쪽 시선에서의 경미한 안구진탕안구떨림(수평, 수직, 회전 또는 혼합 방향에서 안구의 무의식적인 움직임)은 정상이지만 지속되어서는 안 된다. 안구가 한 방향 또는 모든 방향에서 비대칭적으로 움직이면 외안근 약화 또는 뇌신경 CN III, IV, VI의 기능장애를 나타낸다.

박스 8–3 외안근의 기능검사

6개의 운동 방향을 따라 안구가 움직이는 것을 검사하기 위해 환자에게 검진자의 손가락이 움직이는 방향대로 머리를 돌리지 않고 눈으로만 따라 오도록 지시한다. 검진자는 손가락을 위에서 아래로 천천히 움직이며 환자의 안구 움직임을 관찰한다. 이때 검진자는 가상의 영어 알파벳 'H'를 허공에 그려 환자에게 보여주어 시선을 따라오게 한다.

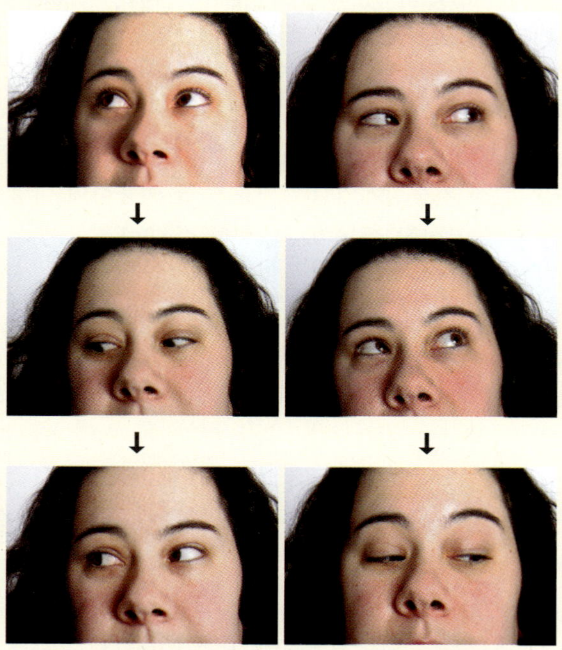

검진	이론적 근거
2. 눈의 위치와 배열을 사정한다.	**2.** 양쪽 눈의 안쪽 또는 바깥쪽 편위, 비정상적인 돌출은 그레이브스병(Graves' disease)일 수 있다.

검진	이론적 근거
3. 눈썹의 양, 분포, 대칭 등을 시진한다. 피부도 관찰한다.	**3.** 적은 눈썹, 가피딱지, 각질, 비대칭 등은 비정상을 의미한다. 가장자리 부근의 눈썹이 빠지는 경우 갑상선저하증(hypothyroidism)를 의심할 수 있다.
4. 안검과 속눈썹을 시진한다.	
a. 안검과 속눈썹의 대칭, 위치, 닫힘을 사정한다.	**a.** 속눈썹은 고르게 분포되고 안검의 바깥쪽으로 말려 있어야 한다. 양쪽 안검열은 동일해야 하고 상안검 가장자리는 홍채의 위가장자리와 동공의 위가장자리 사이에 있어야 한다. 하안검은 홍채 아래모서리에 있다. 흰 공막은 홍채 위나 아래에 보이지 않는다. 안검열은 수평적일 수 있다. 위아래 모서리는 쉽게 닫히고, 눈을 감을 때 자연스럽게 맞닿는다. 안검하수증(ptosis)은 뇌신경 CN III 마비와 중증근무력증에서 나타난다[그림 8-5].
b. 안검의 색깔, 부종, 병변, 결절, 맥립종다래끼, 분비물을 관찰한다.	**b.** 안검 가장자리는 부종, 삼출물, 병변, 결절, 발적 없이 분홍색이어야 한다. 황색판종(xanthelasma)은 안검 주위에 지질 성분이 뭉쳐 있는 노란 판으로[그림 8-6], 비정상적인 지질 침전물 생기는 것이다. 맥립종(stye, hordeolum)은 속눈썹 모낭털집, 털주머니에 생기는 농양고름집으로, 통증을 동반한다[그림 8-7]. 산립종콩다래끼(chalazion)는 안검판선에 생긴 염증성 육아종이다. 안검염(blepharitis)은 안검의 부종과 딱지, 안검판선의 막힘 증상을 동반한다[그림 8-8].

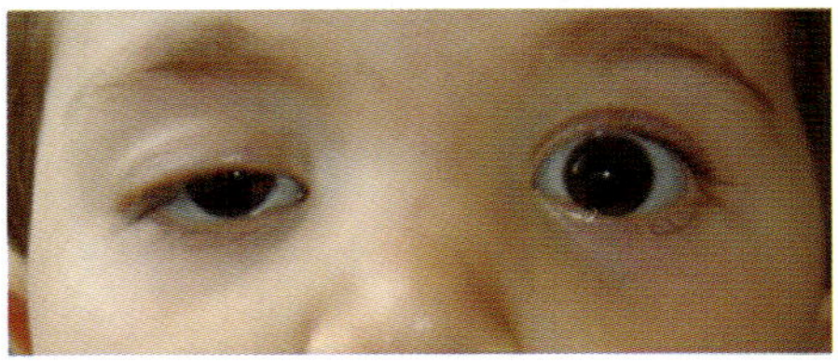

그림 8-5 좌상안검왼위눈꺼풀의 선천성 안검하수증

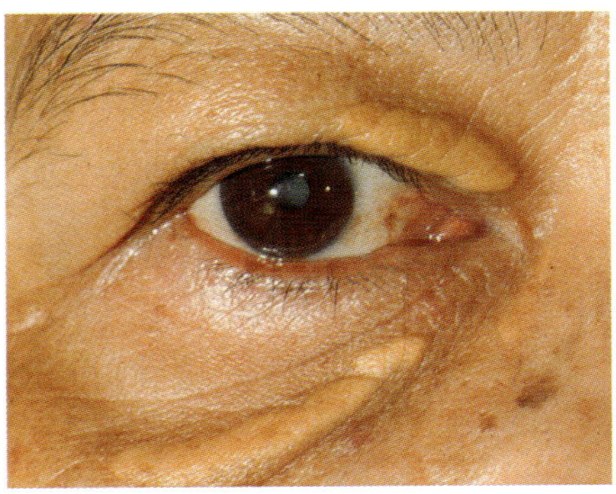

그림 8-6 황색판종

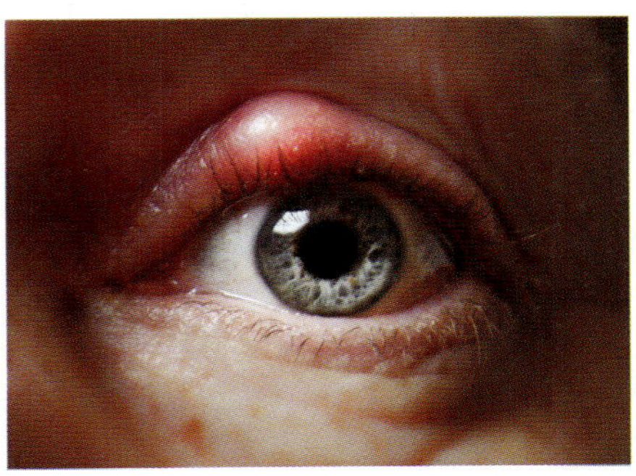

그림 8-7 맥립종

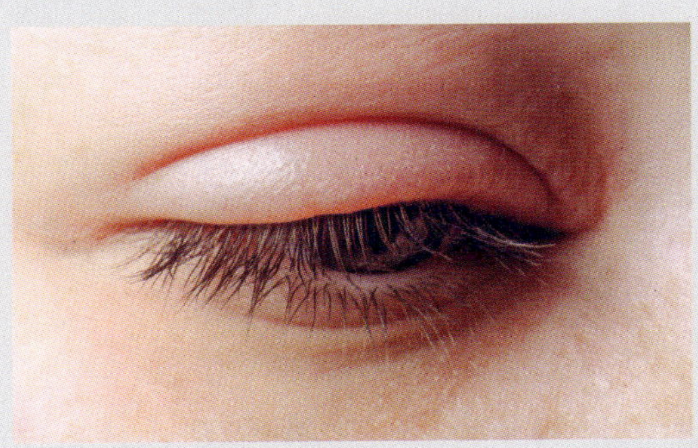

그림 8-8 감염성 안검염

검진	이론적 근거
c. 안검내반눈꺼풀속말림(entropion)과 안검외반눈꺼풀겉말림(ectropion)을 사정한다.	**c.** 안검내반과 안검외반은 눈을 화끈거리고 따끔거리게 한다.

검진	이론적 근거
d. 눈깜빡임을 확인한다.	**d.** 1분에 15~20회 정도 양쪽 눈이 자연스럽게 깜빡이는지 관찰한다.
5. 눈물기관과 결막검사	
a. 누낭(lacrimal sac)의 부종을 관찰한다.	**a.** 눈물관폐쇄눈물관막힘(lacrimal duct obstruction)일 경우 누낭의 부종이 관찰된다.
b. 익상편군날개(pterygium; 눈자위에서 각막으로의 조직 성장)가 있는지를 관찰한다[그림 8-9].	**b.** 익상편은 바람과 같은 만성적인 각막 자극손상 시 나타난다.

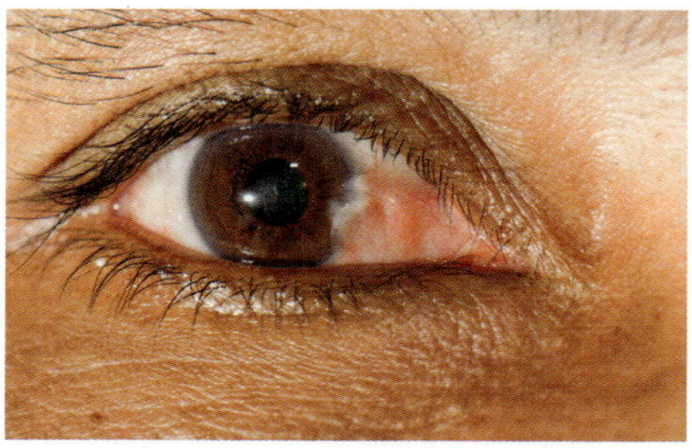

그림 8-9 초기 익상편

검진	이론적 근거
c. 병변, 결절, 이물질 등을 관찰한다.	**c.** 세척으로 없어지지 않는 눈의 이물질, 병변, 결절은 안과의사의 진찰을 받도록 한다.
d. 결막 색깔을 관찰한다. 홍반, 삼출물, 출혈을 관찰한다.	**d.** 결막은 분홍색을 띠고 있어야 하며, 빨갛거나 창백하지 않아야 한다. 붉은색 결막은 감염과 자극을 받았음을 의미하며, 창백한 결막은 빈혈을 의미한다. 바이러스성 결막염은 안검부종눈꺼풀부종과 결막발적을 보인다. 세균성 결막염은 결막충혈과 안검부종, 분비물 등을 보인다[그림 8-10]. 선명한 적색의 뚜렷한 경계선이 보이면 결막하출혈결막밑출혈을 의미한다.

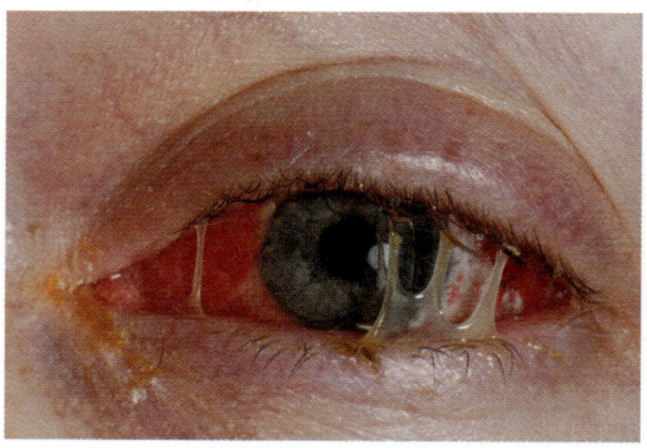

그림 8-10 급성 세균성 결막염

검진	이론적 근거
e. 장갑을 착용하고 하안검을 아래로 당긴 다음 대상자에게 위를 보도록 한다. 안검결막(palpebral conjunctiva)을 평가한다.	**e.** 안검결막은 불투명하고, 분홍색이며, 혈관이 풍부하게 분포되어 있어야 한다.
f. 공막과 결막의 혈관을 관찰한다.	**f.** 혈관은 충혈되지 않아야 하며 충혈은 자극을 나타낸다.
g. 하안검을 내측 눈구석 방향으로 누른다. 눈 안쪽에 있는 반점에서 분비물이 나오는지 관찰한다.	**g.** 점액성 분비물이 나오면 눈물관폐쇄를 암시한다.
6. 공막의 색, 선명도를 관찰한다.	**6.** 공막은 희고 촉촉해야 한다. 공막이 노란 경우는 간 또는 담도 질환으로 인한 황달을 나타낼 수 있다.

검진	이론적 근거

7. 각막의 투명도, 표면 상태를 관찰한다. 비스듬한 조명을 이용하여 각막 표면의 대광반사를 관찰한다. 각막이 깨끗하고 매끈하며 빛나는지 투명도를 관찰한다.

세극등현미경검사틈새등현미경검사(slit lamp)를 쉽게 사용할 수 없는 경우 + 20 디옵터의 검안경을 사용하여 병변을 확대해 볼 수 있다[박스 8-4].

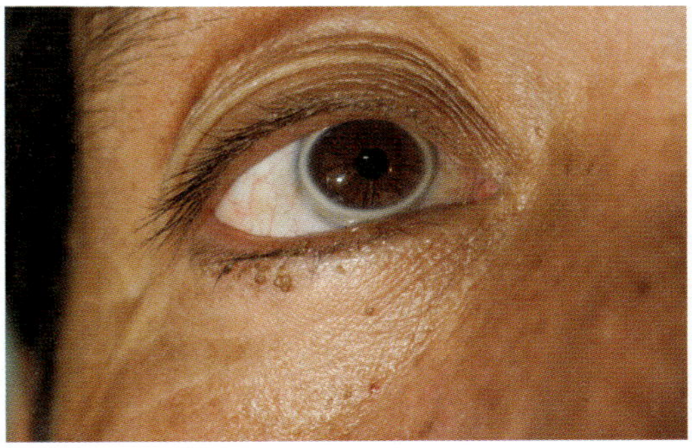

그림 8-11 노년환

7. 각막 표면의 불투명, 불규칙한 표면 상태를 기록한다.

각막의 전이대 주위에 불투명한 백색테두리가 보이는 것은 노인에게서 흔히 발견되는 노년환노년고리(arcus senilis)인데[그림 8-11], 환자가 40세 미만이라면 고지혈증을 확인한다.

금속성 이물질이 있는 경우 녹빛 고리(rust ring)가 관찰된다[그림 8-12].

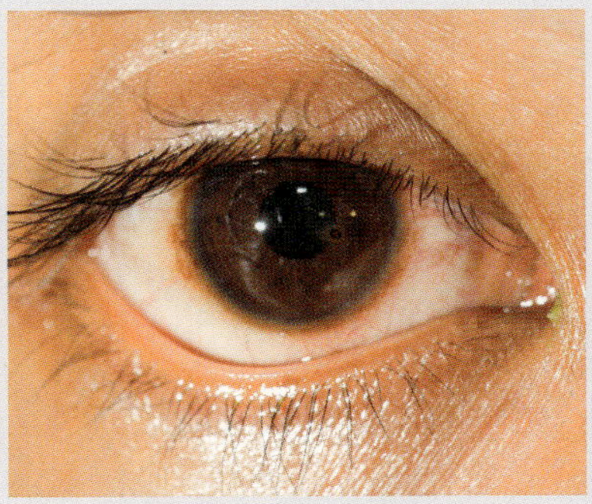

그림 8-12 각막의 녹빛 고리

박스 8-4 세극등현미경검사

세극등생체현미경틈새등생체현미경(slit lamp biomicroscope)은 전안부눈앞부분 검사에 적합하다. 환자의 턱과 이마를 받침대에 잘 맞추어 앉게 한다. 환자가 바르게 자리를 잡으면 양안렌즈와 빛의 각도(대상자/검진자 축에 대해 45°)를 맞춰 검사하고자 하는 부위를 확대하여 관찰한다. 빔(beam)은 각막과 안구 내 내용물의 분리된 층을 보여 준다.

8. 플루오레세인(fluorescein)을 사용하여 눈을 염색하여 병변 또는 이물질이 있는 곳을 표시한다. 안구를 침투하지 않는 모든 안구의 문제는 플루오레세인 염색약으로 평가해야 한다. 오염을 피하기 위해 액체가 아닌 플루오레세인 종이 스트립을 사용해야 한다. 어두운 방에서 코발트블루 빛은 병변을 표시해준다.

8. 문제가 있는 각막의 병변에는 다홍색의 형광염료가 염색된다. 통증을 동반한 각막의 헤르페스 병변은 형광염료가 흡수되어 관찰된다[그림 8-13].

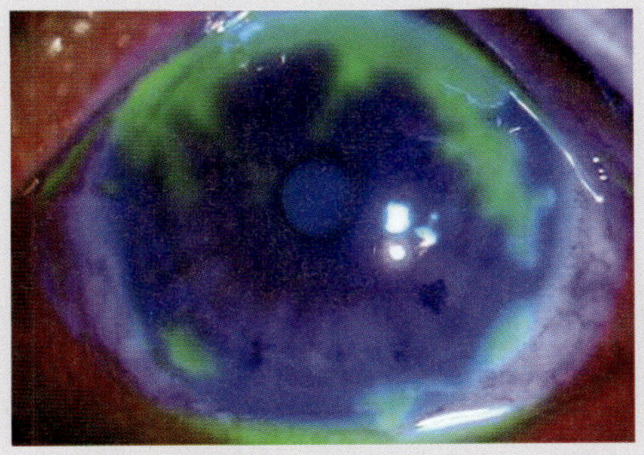

그림 8-13 플루오레세인염색을 한 헤르페스 병변

9. 빛을 비춰 나타나는 그림자를 이용하여 전방(anterior chamber)의 깊이를 측정한다.

9. 그림자가 보이면 비정상이다. 편평한 홍채와 정상적인 전방의 깊이는 그림자를 만들지 않고 빛을 통과시킨다.

검진	이론적 근거
10. 전방출혈앞방출혈(hyphema; 전방의 혈액)을 확인한다.	**10.** 전방출혈은 외상이나 수술 후에 생긴다[그림 8-14].

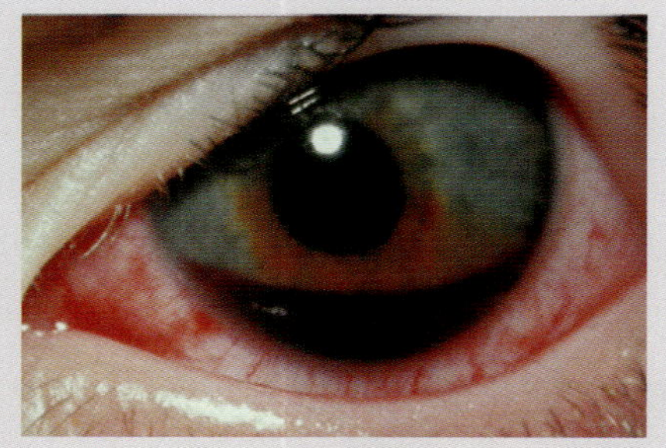

그림 8-14 전방출혈

11. 동공을 시진한다.

a. 동공의 크기와 모양을 관찰한다.

a. 동공은 둥글고 양쪽의 크기가 같아야 한다. 동공의 비정상적 반응과 크기는 약물 사용, 두개내압 변화, 선천성 기형, 이전의 수술을 암시한다.

b. 빛에 대한 동공반사검사: 밝거나 빛을 직접 비추면 동공은 수축한다. 동공에 펜라이트를 비추면 반대쪽 동공도 재빠르게 수축하는 간접 반응을 보인다. 양쪽 동공에 대한 직접 반응과 간접 반응을 관찰한다.

b. 부적절한 동공의 반사는 뇌신경 CN III 기능장애를 암시한다. 직접 반응은 동공에 빛을 비추었을 때 수축이 되는지를 알아보는 것이다. 동공이 빛에 느리게 반응하면 비정상적인 것이다. 필요시 정밀검사를 위해 환자를 안과의사에게 연결하도록 한다.

동공은 양쪽이 같고 둥글며 빛에 반응해야 한다(PERRL).

c. 환자에게 먼 거리 물체를 바라보다가 가까운 거리 물체를 바라보도록 한다.

c. 동공은 먼 거리의 사물을 볼 때 커진다. 환자가 시선을 가까운 사물로 움직이면 동공이 수축하고 가운데로 모인다. 갑상선항진증에서는 이런 반응이 약하다.

d. 홍채를 관찰한다.

d. 홍채는 둥글고 편평하며 고르게 색을 띈다.

급성 협전방각녹내장좁은앞방각녹내장(narrow-angle glaucoma)에서는 안압 상승으로 인해 홍채와 각막의 공간적 여유가 줄어든다. 이런 현상은 방수의 흐름이 차단되어 일어난다. 환자는 한쪽눈의 통증을 호소하고 앞이 '뿌옇다'고 한다. 홍채에 펜라이트로 빛을 비추면 외측면에 그림자가 생기는데, 이는 급성폐쇄각녹내장임을 의미한다.

개방각녹내장(open-angle glaucoma)은 녹내장의 더 흔한 질환으로, 보통 별다른 증상이 없으나 경우에 따라서 시력 저하가 나타나기도 한다. 따라서 정확한 진단을 위해 안압측정이 필요하다.

특수검사

검진	이론적 근거
12. **각막반사검사(corneal reflex test)는 필요한 환자에게만 실시한다(무의식 환자).** 각막의 표면을 면 조각으로 살짝 건드린다[그림 8-15].	12. 안검은 한쪽 눈만을 건드려도 양쪽 모두 감긴다. 만일 그렇지 않을 경우는 뇌압 상승을 암시하며, 이는 감각신경가지(뇌신경 CN V)와 운동신경가지(뇌신경 CN VII)에 문제가 있는 것이다.

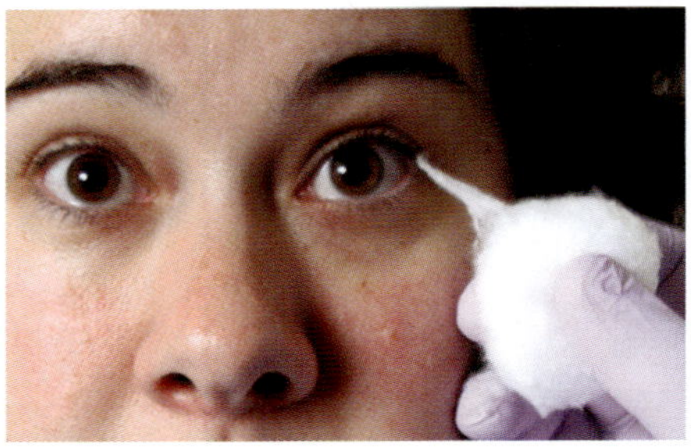

그림 8-15 각막반사검사

검진	이론적 근거
13. **환자가 안구통증, 이물감을 호소하는 경우 상안검을 뒤집는다.** 속눈썹을 잡고 아래쪽으로 당긴다. 면봉을 상안검 중간에 놓는다. 지긋이 누르며 안검을 면봉쪽으로 뒤집는다[그림 8-16]. 안검부종, 압통, 이물질을 검사한다. 눈세척을 하기 위해 양쪽 상안검과 하안검을 각각의 안검판눈꺼풀판쪽으로 뒤집어서 눈세정제와 생리식염수로 부드럽게 눈 전체를 닦아낸다.	13. 이물감을 검사하기 위해서는 안검외번눈꺼풀뒤집기을 해야 한다. 양쪽 눈의 안검판외번눈꺼풀판뒤집기은 눈세척을 위해 필요하다. 환자는 스스로 자신의 눈을 적절히 세척하기 어렵다.

A
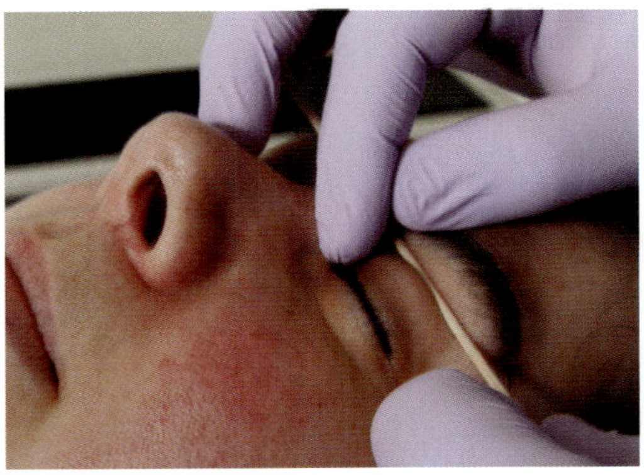

B
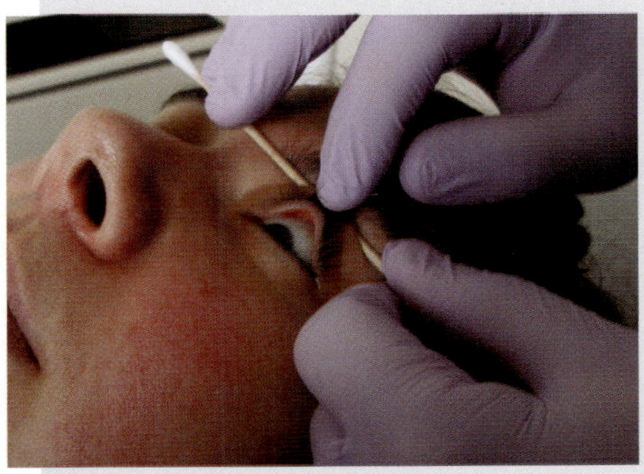

그림 8-16 상안검의 외번뒤집기

안저사정

안저검사안구바닥검사는 안과의 기본검사로, 산동동공확대없이 실시되며 검사 결과는 제한적이다. 산동제동공확대제(mydriatics)는 기본검사에서는 거의 사용하지 않는다. 산동제는 안압이 상승되어 있는 녹내장이나 폐쇄각녹내장이 의심되는 경우 금기이다. 영유아의 경우 전신적인 영향을 줄 수 있으므로 사용 시 주의해야 한다[박스 8-5, 8-6].

박스 8-5 검안경(ophthalmoscope)검사 기술

① 안경은 벗되 콘택트렌즈는 그대로 착용하게 한다.
② 환자의 동공이 확대되도록 검사실을 어둡게 한다.
③ 환자로 하여금 검사실 맞은편 벽에 있는 먼 거리 사물을 주시하도록 한다.
④ 검안경의 렌즈를 가까운 거리 사물에 맞추거나 렌즈의 디옵터를 0에 맞춘다. 검진자는 검지를 렌즈 회전판 위에 올려 초점을 맞춘다.
⑤ 대상자로부터 약 30~40cm 정도 떨어진 곳에서 환자의 시선에서 15°각도로 검사한다.
⑥ 환자의 오른쪽 눈을 검진하기 위해 오른손으로 검안경을 잡고 오른쪽 눈을 검안경을 통하여 들여다 본다. 반대로, 환자의 왼쪽 눈을 검진하기 위해 왼쪽 손을 사용한다.

Tip: 검사 중 검진자는 호흡을 잠시 멈추도록 한다. 이는 환자의 불편감과 부담감을 줄여 검사시간을 단축시킨다.

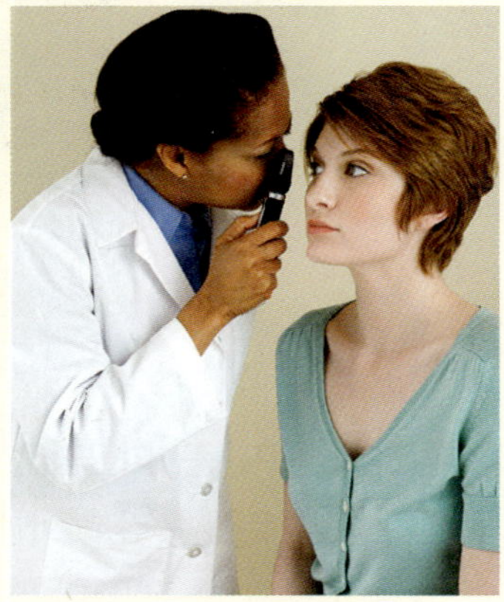
눈의 검진

박스 8-6 팬옵틱검안경(PanOptic ophthalmoscope) 사용법

① 환자에게 검사를 위해 검안경의 안구컵이 눈썹에 닿을 것이라고 설명한다. 검사 중 머리를 움직이지 말고 전방을 주시하도록 한다.
② 검진자는 가능하면 안경을 벗어 환자의 눈에 더 가까이 갈 수 있도록 한다. 이는 환자의 눈을 더 잘 보기 위함이다.
③ 엄지손가락을 초점다이얼에 두고 방 안의 3–5미터 떨어진 물체에 초점을 맞춘다. 깨끗하고 정확하게 보이도록 초점을 맞춘다.
④ 검안경의 다이얼을 작은 구멍이나 'home'에 맞추는데, 이때 다이얼에 녹색줄로 표시된다. 이는 동공이 확대되지 않은 상태에 적합한 세팅이다.
⑤ 3.5볼트의 전압으로 검안경을 켠다. 밝기강도를 조절하여 최대로 맞춘다.
⑥ 빛을 환자의 눈에 비춰 망막의 적색반사를 찾는다. 적색반사를 따라 천천히 환자를 향해 동공으로 이동한다.
⑦ 안구컵이 반쯤 눌릴 정도로 환자쪽에 가까이하여 시야를 최대화한다.
⑧ 시신경유두 전체와 주위 혈관을 관찰할 수 있어야 한다. 안저와 혈관을 명확히 볼 수 있도록 한다.
⑨ 검진자는 본인의 눈을 검안경에 대고 있던 그대로 유지하고 환자의 반대쪽 눈을 계속해서 검사할 수 있다.

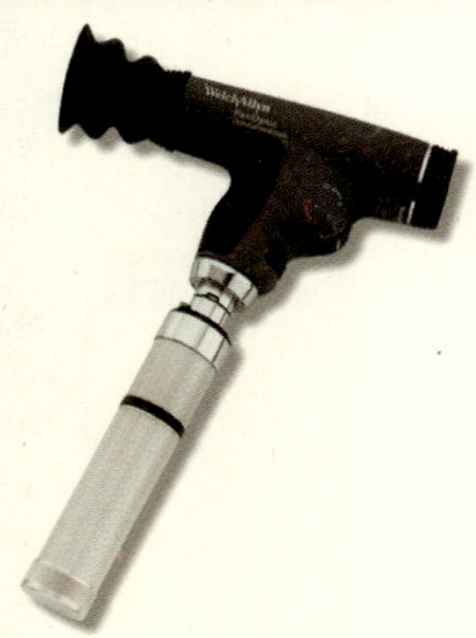

검진	이론적 근거
1. 망막의 적색반사(red reflex, 안저반사)를 관찰한다.	**1.** 망막의 적색반사가 없음은 망막박리(retinal detachment), 맥락망막염(chorioretinitis), 망막모세포종(retinoblastoma)을 의미한다. 망막의 백색반사는 백색동공(leukokoria)이라 부른다. 망막의 반사는 신생아와 유아의 백색동공이나 선천성 백내장 진단에 중요하다.

검진	이론적 근거
2. 시신경유두(optic disc)의 모양과 색깔을 보기 위해 검안경을 환자의 눈에 더 가까이 대고 가까이 대고 렌즈의 디옵터를 조절한다.	**2.** 시신경유두는 뚜렷한 경계를 가진 원형 또는 타원형이다. 색깔은 연노랑색에서 분홍색이다. [그림 8-17]은 정상 안저를 보여 준다. 시신경유두부종시신경원반부종(papilledema)은 양측의 시각신경 유두의 부종으로 경계가 흐려지는 것을 말하며, 두개내압 상승을 나타낸다.
생리적 함몰을 기록한다.	생리적 함몰은 시신경유두의 중심으로부터 약간 바깥쪽에 있는 작은 크기의 오목한 부분이다. 이 부분은 시신경유두보다 약간 밝게 보이며, 지름은 시신경유두의 반지름보다 작다. [그림 8-18]은 녹내장유두함몰 사진이다. 시신경유두함몰은 안압상승의 결과이다. 생리적 함몰의 크기가 양 눈에서 비대칭적으로 보이면 녹내장을 암시한다[그림 8-19].

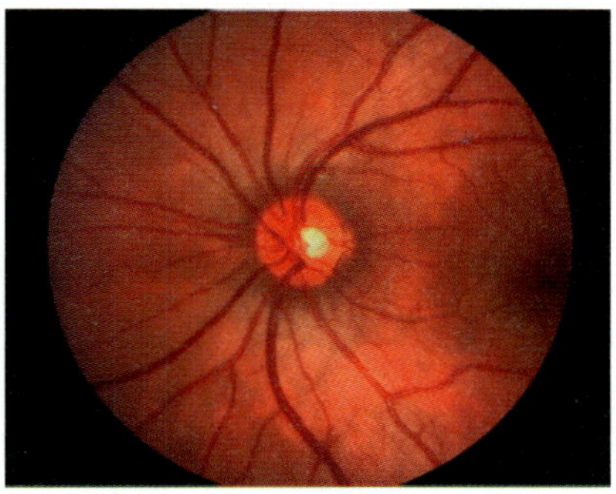

그림 8-17 정상 안저

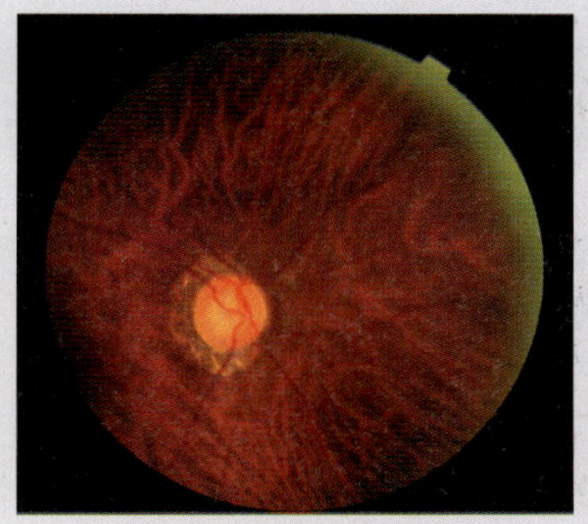

그림 8-18 녹내장유두함몰

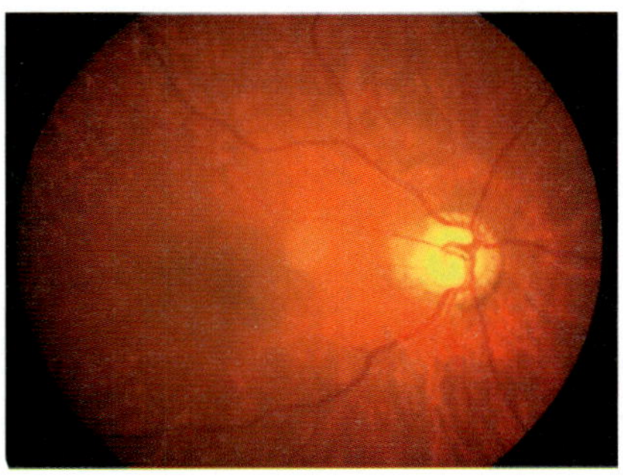

A

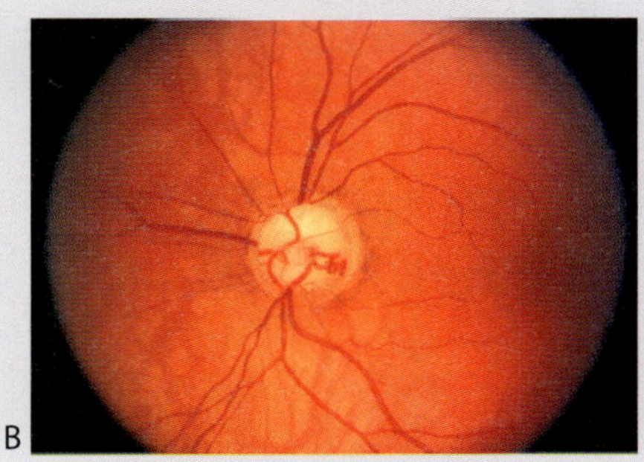

B

그림 8-19 A/B 녹내장에서 보이는 비대칭적 생리적 함몰

검진	이론적 근거
3. 시신경유두로부터 망막의 혈관을 따라 원반의 네 방향 모두를 관찰하고, 동정맥교차 부위에서의 각각의 크기와 특성을 기록한다.	**3.** 정맥과 비교했을 때, 동맥은 더 밝은 붉은색이며, 중앙에 좁은 띠를 보일 수 있다. 정맥은 동맥보다 좀 더 어두운 붉은색이며, 동맥에 비해 25% 정도 더 두껍다. 고혈압성 망막증(hypertensive retinopathy)인 경우 망막동맥이 좁아지고, 동정맥 교차부위도 변화를 보일 수 있다.

검진	이론적 근거
4. 망막출혈, 삼출물, 병변을 관찰한다.	**4.** 고혈압망막증은 망막출혈, 삼출물, 면화반을 동반한다[그림 8-20]. 미세동맥류미세동맥꽈리(microaneurysm), 삼출물, 부종은 비증식성 당뇨망막병증에서 발생한다[그림 8-21]. 대다수의 망막출혈, 정맥 이상, 시신경유두의 혈관신생(neovascularization)은 증식성 당뇨망막병증을 암시한다[그림 8-22]. 붉은 반점이 보이는 망막 표면의 백색변성은 중심 망막동맥의 폐쇄를 의미한다[그림 8-23].

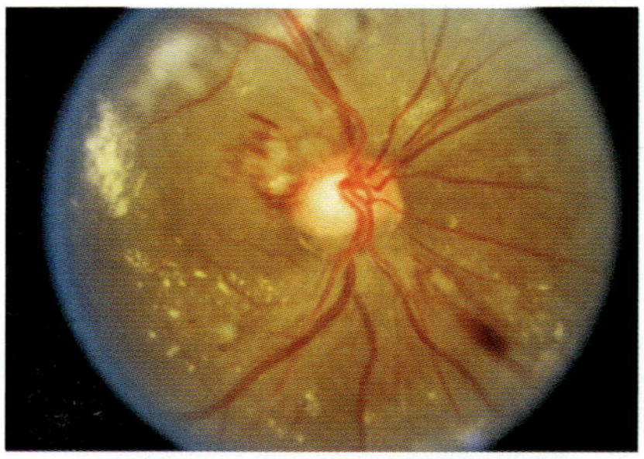

그림 8-20 고혈압망막증 제3기

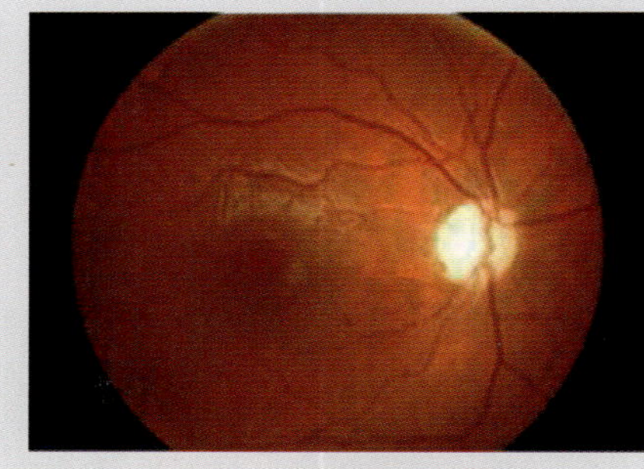

그림 8-21 비증식성 당뇨망막병

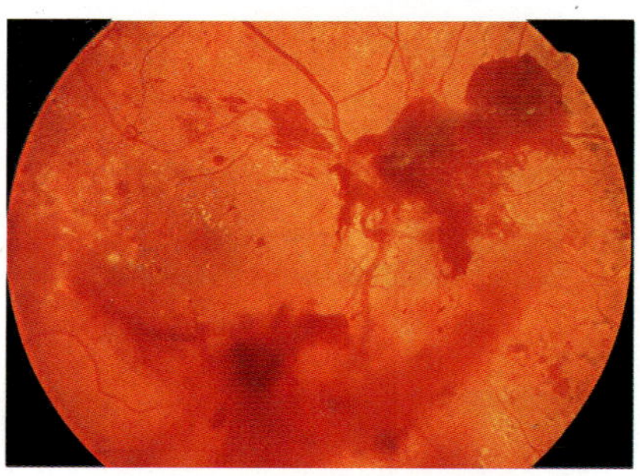

그림 8-22 증식성 당뇨망막병

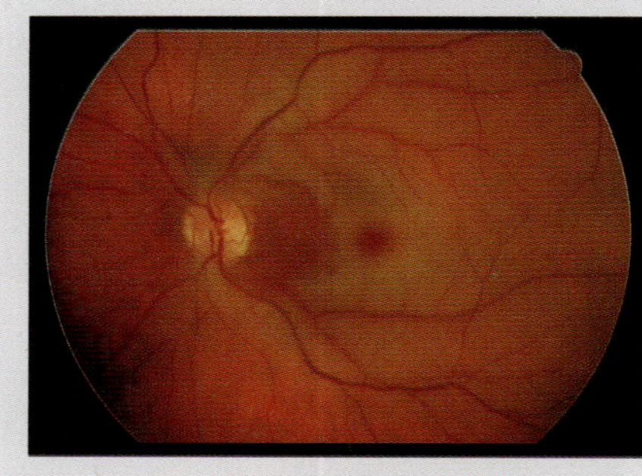

그림 8-23 망막중심동맥폐쇄

검진	이론적 근거
5. 대상자로 하여금 빛을 직접 바라보도록 하여 황반의 색과 표면을 검사한다.	**5.** 황반 바로 위에서 보이는 작은 빛 반사는 정상적인 중심와를 나타낸다. 항상 양성(정상) 또는 음성으로 기록되어야 한다. 감소된 경우에는 양성으로 기록하되 감소 또는 작음으로 기록해야 한다. 음성 빛반사는 드루젠, 망막색소상피 이동, 부종, 나이와 관련된 황반변성의 결과일 수 있다.

[박스 8-7]은 안과질환사정에 유용한 여러 가지 임상정보를 제공한다.

박스 8-7 안과질환사정 시 유의점

- 콘택트렌즈 착용은 녹농균감염의 위험이 높다.
- 네오스포린(neosporin)은 눈에 민감한 약물이므로 피해야 한다.
- 안구를 관통하여 생긴 문제가 아닌 나머지 모든 안과적 문제는 플루오레세인 염료로 검진한다.
- 통증을 동반한 각막의 포진성 병변은 플루오레세인 염료를 흡수하여 병변을 정확히 관찰할 수 있다.
- 스테로이드성 점안액은 기본검진 단계에서 안압검사가 이루어질 수 없는 경우 사용하지 않는다.

진단적 추론

의료인은 건강력과 신체검진 결과를 토대로 평가 및 계획을 세우게 된다. 예를 들어, 환자는 진단을 내리는 데 도움이 되는 많은 증상들을 이야기할 것이다. 그러면 과거병력과 신체검진 결과에서 발견된 소견들로 한 개 또는 두 개 정도의 진단을 내릴 수 있다. 안구통증은 일반적인 주호소이다. [표 8-1]은 안구통증과 관련된 질환들의 일반적인 감별 진단들을 설명한 것이다.

표 8-1 안구통증의 감별 진단

진단	과거병력	신체사정 시 주요 결과	진단검사
이물질 Foreign body	이물질 노출 및 잠재적 가능성	눈물, 이물질, 안검판을 세척한 후 경감되는 안구통증	플루오레세인염색, 청색등검사, 세극등검사틈새등검사
각막찰과상 Corneal abrasion	이물질, 안구 손상 이후의 안구 통증	눈물, 광선공포증, 각막 결함	플루오레세인염색, 청색등검사, 세극등검사
전방출혈 Hyphema	안구통증과 외상	전방의 출혈	관찰 및 안과 진료 의뢰
포진성 병변 Herpetic lesion	안구통증, 얼굴의 포진성 발진, 외상 없음	수포성물집성 발진이 뇌신경 CN V 첫 분절. 코끝이 침범한 경우(Hutchinson's sign)는 안구가 침범된 것임. 상피수상돌기가 플루오레세인 염료에 녹색으로 염색됨.	플루오레세인염색, 청색등검사, 세극등검사

특수대상자의 눈사정

임산부에 대한 고려사항

임산부의 눈은 눈물관 기능의 변화로 민감하고 건조해진다. 이로 인해 콘텍트렌즈 착용이 어려워진다.

신생아에 대한 고려사항

일반적인 사항

- 임신 초기 8주 동안 태아의 눈이 형성된다.
- 태아의 눈은 자궁 내 약물노출, 모성감염 등에 특히 취약하여 안구 기형을 초래할 수 있다.
  - 태아의 시력은 20/200 정도이다.
  - 주변시는 출생과 동시에 완성되지만, 중심시력은 이후에 발달한다.

검사

- 적색반사검사
- 밝은색 물체나 장난감으로 아이의 시선을 유도하여 안구 운동을 검사한다.

소아에 대한 고려사항

일반적인 사항

- 연령별 안구 발달과 변화
  - 생후2~3개월에 안근안구근육을 자발적으로 조절하게 시작한다.
  - 생후2~3개월에 눈물관눈물관을 통해 눈물이 비도콧길로 흐르기 시작한다.
  - 생후 8개월에 색을 구별할 수 있다.
  - 생후 9개월에 안근의 조정 능력으로 하나의 이미지를 인식할 수 있다.
  - 안구가 구체에 더 가까워 근시성 시력을 갖는다.
  - 6세에 이르러 성인시력에 도달한다.
  - 가족 중에 약시, 사시, 발달지연[세염색체증(trisomy 21, 다운증후군), 뇌성마비인 사람이 있으면 시력에 문제가 생길 위험 가능성이 높으며, 반드시 의사의 검진을 받도록 하여야 한다.
- 건강력 검사에 다음 항목이 반드시 확인되어야 한다.
  - 임균에 대한 예방적 항생제 복용
  - 모성의 질감염 여부 및 종류와 치료

특수대상자의 눈사정–계속

- 고농도 산소를 이용한 인공호흡기 사용
- 시력과 관련된 발달단계에의 아동의 수준
- 교내 연례 시력검사, 칠판 및 교실수업도구 식별, 독서 중 시력 변화

검사

- 적색반사검사
- 밝은색 물체나 장난감으로 아이의 시선을 유도하여 안구 운동을 검사한다.
- 생후 6개월이 지나면 가림안가림검사를 실시한다.
- 3세가 지나서부터 시력검사를 실시한다.
- 양안시검사를 실시한다.

노인에 대한 고려사항

일반적인 사항

- 다음의 생리적 변화를 기록한다.
  - 눈물이 감소하여 안구건조증이 생긴다.
  - 각막의 민감성이 떨어져 감염과 손상 위험성이 높아진다.
  - 파랑, 보라, 초록색에 대한 색깔 구별 능력에 변화가 온다.
  - 수정체가 단단해지며(약 45세) 노안이 생긴다.
  - 수정체의 밀도가 높아지고 홍채세포, 각막, 수정체 변성이 빛의 산란을 가져오고 눈이 부시다.

검사

- 눈의 외부 형태 변화를 관찰한다. 눈썹, 속눈썹의 양과 색의 변화, 안검근눈꺼풀근육 탄력 저하.
- 각막반사가 소실되거나 저하된다.
- 시력 저하 정도를 알아보기 위해 시력검사를 실시한다.
- 노인의 경우 검안경검사는 필수이다.
- 녹내장검사를 한다.

사례 연구

이 장을 통해서 임씨를 소개받아 왔다. 이 장은 그의 병력을 함께 끌어내고, 그 병력을 문서화하고, 신체검진을 입증한다.

주호소(현재 질환)

"눈이 아파요, 눈에 뭐가 들어간 것 같아요."

면담하는 동안 수집된 정보

임씨는 44세의 여자로, 하루 전부터 오른쪽 눈이 아프고, 빛을 보면 눈이 부시고 잘 보이지 않았다. 임씨는 증상이 나타나기 전날 정원손질을 하였는데, 이후 눈물이 흐르고 불편감이 느껴졌다. 집에서 가정용 안과세정제로 눈을 씻어 보았고, 충혈이 있어 비처방용 안약도 사용해 보았으나 나아지지 않았다. 임씨는 평소에 연속착용형 소프트렌즈를 착용하며, 매년 안과 정기검진을 받고 있다. 지금까지 환자는 눈수술, 외상, 녹내장 등과 같은 문제는 없었으며, 당뇨, 고혈압, 심장질환도 없다.
임씨는 가족 중에 고혈압 환자가 있고, 당뇨, 천식, 암, 심장질환을 가진 사람은 없다. 임씨의 부모와 형제는 모두 생존해 있으며 건강하고, 가족 내 유전질환은 없다. 임씨는 현재 자녀가 없다.
임씨는 담배와 마약류는 사용하지 않으며, 술은 주말에 와인 한두 잔 정도 마신다고 한다. 임씨는 미혼으로 유치원 선생님이다. 정원손질이 임씨의 취미이다.

주요 근거	주요 사항
주호소 증상 발생 후 1일 경과	급성 발병
한쪽 눈에만 증상 존재	전신증상 없음
발병 시 정원손질	이물질의 안구 유입 가능성/각막손상
눈 세척과 다른 처치로 증상완화 없음	환자는 스스로 자신의 눈을 적절하게 세척하기 어려움
연속착용형 소프트렌즈 착용	녹농균감염 위험성

이름 임○○	날짜 2018/03/05	시간 13:40
	생년월일 1965/07/10	성별 여

병력

주호소
"눈이 아파요, 눈에 뭐가 들어간 것 같아요."

현재병력
임씨는 44세의 여자로, 하루 전부터 오른쪽 눈이 아프기 시작하였다. 빛을 보면 눈이 부시고 아프며 눈물이 나는 동시에 잘 보이지 않기까지 한다. 임씨는 증상이 나타나기 전 날 정원손질을 하였는데, 이후 눈물이 흐르고 불편감이 느껴졌다. 집에서 가정용 안과세정제로 눈을 씻어 보았고, 충혈이 있어 비처방용 안약도 사용해 보았으나 나아지지 않았다. 임씨는 평소에 연속착용형 소프트렌즈를 사용하고 있다.

투약
없음.

알레르기
페니실린, 설파제.

과거병력
심각한 과거병력은 없음. 연속착용형 소프트렌즈 착용. 매년 안과 정기검진 받음.
안과수술, 외상 경험없음. 수혈받은 적 없음.

입원/수술
없음.

가족력
고혈압 환자(+), 관상동맥질환(−), 천식(−), 당뇨(−), 암(−).

사회력
담배와 마약류는 사용하지 않으며, 술은 주말에 와인 한두 잔 정도 마심. 직업은 유치원 선생님.

계통별 문진

피부 자외선 노출 시 쉽게 타는 편임.	**호흡기계** 기침, 호흡곤란 없음.
눈 주호소 증상 참조할 것. 그 외의 증상 없음.	**소화기계** 변비, 설사, 오심, 구토 없음.
귀 귓병이나 분비물 없음.	**비뇨생식기계** 핍뇨소변감소, 다뇨 없음.
입/목 없음.	**부인과계** 규칙적인 월경, 월경통 없음. 마지막 생리일 2005-9-1.

<table>
<tr><th colspan="3">계통별 문진</th></tr>
<tr><td>유방
종양, 분비물 없음</td><td colspan="2">근골격계근육뼈대계
관절통, 근육통 없음.</td></tr>
<tr><td>심혈관
흉통, 체중 증가, 부종 없음.</td><td colspan="2">신경계
현훈현기증, 집중/기억장애, 두통 없음.</td></tr>
<tr><th colspan="3">신체검진</th></tr>
<tr><td>체중 80.7kg</td><td>체온 37℃</td><td>혈압 100/60mmHg</td></tr>
<tr><td>신장 173cm</td><td>맥박 80회/min</td><td>호흡 18회/min</td></tr>
<tr><td colspan="3">일반적 외모
보통의 건강한 사람으로, 한쪽 눈을 가리고 있으며, 다른 특이사항은 보이지 않음.</td></tr>
<tr><td colspan="3">피부
따뜻하고 건조함</td></tr>
<tr><td colspan="3">머리/귀/눈/코/목
정상 머리, 목 유연함. 고막 정상, 회색, 투명.
시력 20/20(우), 20/30(좌), 20/20(양안: 소프트렌즈 착용).
양안 동공 크기 동일, 둥글고, 빛에 반응함(PERRL).
안구 운동 적절함. 결막충혈 4+.
오른쪽 눈 3시 방향에 각막 손상 약간 있음.</td></tr>
<tr><td colspan="3">심혈관계
규칙적인 심장리듬, S3,S4없음, 심잡음 없음.</td></tr>
<tr><td colspan="3">호흡기계
전후 좌우 흉곽가슴우리 비율 정상. 청진상 폐 깨끗함.</td></tr>
<tr><td colspan="3">위장관계
장음 있음. 압통누름통증, 간비장비대 없음.</td></tr>
<tr><td colspan="3">비뇨생식기계
늑골척추각 압통(CVA tenderness) 없음.</td></tr>
<tr><td colspan="3">근골격계
명료한 의식상태, 뇌신경 CN II~XII 사정 정상, 롬버그검사 정상, 운동실조 없음, 감각손상 없음, 양쪽 근력 정상, 감각장애 없음, 상하지심부건반사다리깊은힘줄반사(+2).</td></tr>
<tr><th colspan="3">기타</th></tr>
<tr><td>임상병리검사
없음.</td><td colspan="2">특수검사
오른쪽 안검판 외번 후 세척.
플루오레세인염색. 검안경검사/세극등검사.
→ 각막찰과상. 이물질 없음.</td></tr>
<tr><td colspan="3">최종 검진 결과
오른쪽 눈 3시 방향 각막찰과상.</td></tr>
</table>

참고문헌

Chern, K., & Zegens, M. (2011). *Ophthalmology review manual* (2nd ed.). Philadelphia, PA: Lippincott Williams & Wilkins.

Eagling, E. M., & Roper-Hall, M. J. (1986). *Eye injuries: An illustrated guide.* Philadelphia, PA: J. B. Lippincott.

Tasman, W., & Jaeger, E. (Eds.). (2001). *The Wills Eye Hospital atlas of clinical ophthalmology* (2nd ed.). Philadelphia, PA: Lippincott Williams & Wilkins.

추가문서

Ophthalmic Examination Instruments

This website describes and provides photographs of various instruments used in eye assessment.

Family Practice Notebook

http://www.fpnotebook.com

Clinicians can search for information on various disorders and examination techniques.

Diseases and Conditions Simulation

http://www.fpnotebook.com

This site provides simulation of the progression of various eye disorders, helping clinicians to understand them and explain them to patients.

Ask NOAH About: The Eye

http://www.noah-health.org/

This site provides a multitude of links related to eye assessment, including information on various disorders, clinical trials and new treatments, and assessment techniques.

Martindale's "Virtual" Medical Center

http://www.martindalecenter.com/MedicalAudio_2_C.html

The site features tutorials and simulations, helping practitioners refine their skills.

Welch Allyn PanOptic Ophthalmoscope

https://www.welchallyn.com/en/students/ophthalmoscopy-pathologies.html

Common normal and abnormal fundoscopic findings are depicted.

Chapter 9

귀장애

Ear Disorders

귀의 해부 생리

귀는 머리에 좌우대칭으로 위치하며, 눈과 비슷한 높이로 있는 청각과 평형을 담당하는 기관이다. 귀의 위치는 머리와 얼굴 외형을 결정하는 데 큰 비중을 차지한다. 귀는 다음의 기능을 담당한다.

- 소리를 해석하고 식별한다.
- 한쪽 귀와 다른 쪽 귀에서 소리를 듣는 시간 차이와 강도를 식별하여 소리의 방향을 감지한다.
- 평형유지

이 장에서는 이러한 기능들에 대하여 기술하였다. 귀는 외이바깥귀, 중이가운데귀, 내이속귀의 세 부분으로 나눈다. [그림 9-1]은 귀의 구조를 보여 주고 있다.

외이

외이바깥귀(outer ear)는 이개귓바퀴와 외이도바깥귀길로 이루어져 있다. 이개귓바퀴(pinna)는 외이에서 관찰되는 부분이며,

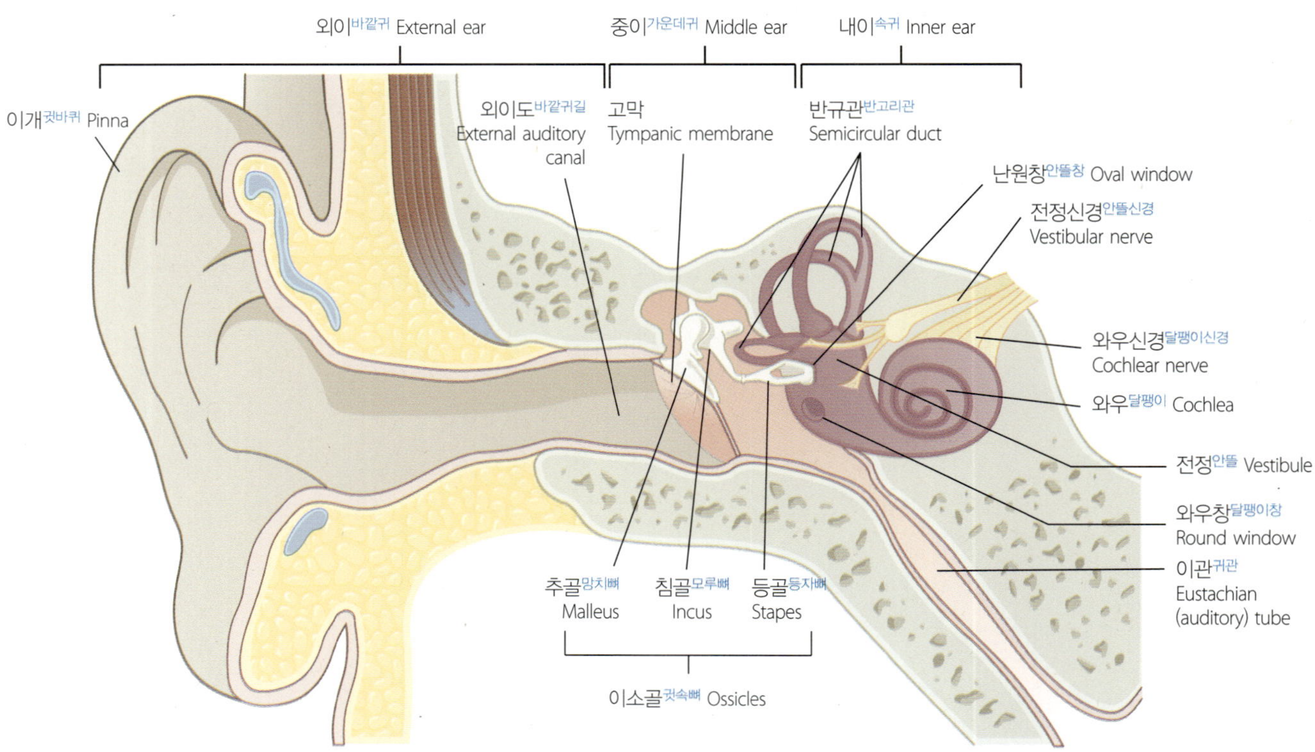

그림 9-1 귀의 구조

상피로 덮여 있고 대부분 연골로 구성되어 있다. 피부 표면에 피지선피부기름샘이 있다. 이개의 아랫부분은 지방과 피하조직피부밑조직으로 구성되어 있다. 후방뒷방, 전방앞방, 상방윗방의 귀근육들은 귀를 두개골머리뼈에 고정시킨다. 이주귀구슬(tragus)는 외이 개구부에 위치한다. 외이 개구부 근방은 악관절턱관절(temporomandibular joint)이다. 악관절의 통증은 귀의 이상을 의미할 수 있다.

외이도바깥귀길(external auditory canal)는 불규칙하고, 길이는 약 2.5cm 정도이다. 외이도는 3세 이전에는 위쪽을 향하고, 3세 이후에는 앞쪽아래방향을 향한다. 외이도는 중간과 고막 근처에서 좁아지고, 연골이 뼈로 전환되는 부분에서 가장 좁다. 이러한 굴곡으로 인하여 고막을 관찰하기 이전에 외이도를 일자로 만들어야 한다.

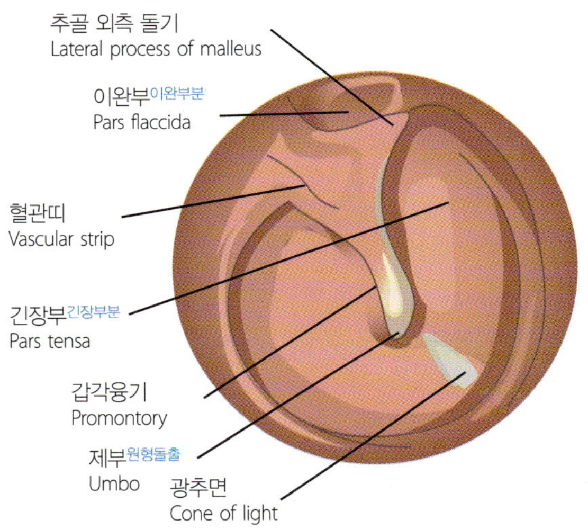

그림 9-2 고막

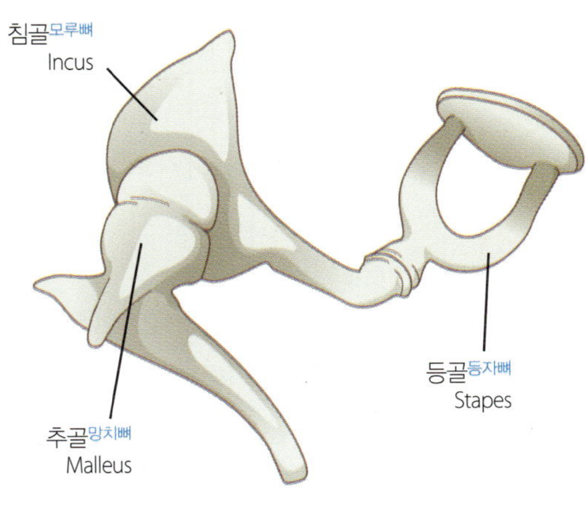

그림 9-3 이소골

외이도 바깥 2/3는 연골이고, 피지선과 모발로 구성된 피부로 덮여 있다. 외이도 내측 1/3은 뼈로 구성되어 있고, 이도선귀지샘(ceruminous gland)이 포함된 얇고 민감한 피부로 덮여 있다. 외이도의 이구귀지(cerumen)와 모발은 이물질이 외이도 안으로 들어가지 못하도록 보호한다. 이구의 종류는 유전적으로 결정되는데, 크게 두 가지 형태이다. 마른 이구(dry cerumen)는 회색이고 외이도에서 조각조각 떨어지며, 젖은 이구(wet cerumen)는 어두운 갈색으로 축축하다. 마른 이구는 아시아인의 80%, 에스키모인을 포함한 북미 원주민에게서 발견되고, 젖은 이구는 코카시안의 97%, 아프리카 아프리칸의 99%에서 발견된다.

음파(sound wave)는 두개골로 직접 전도되어 구심신경섬유들신경섬유를 자극하기도 한다. 대부분의 청각은 외이, 중이, 내이를 통하여 공기전도로 이루어진다. 청각 과정은 외이에서 음파를 모으고 고막으로 전달하는 것으로 시작된다. 고막에서는 물리적인 진동으로 바뀐다. 한 쌍의 귀로 양쪽에서 듣는데, 이것은 소리의 방향을 알아내는 데 중요하며, 평형을 유지할 수 있게 한다. 한쪽 귀와 다른 쪽 귀에서 소리를 듣는 시간 차이와 강도를 뇌에서 식별하여 소리의 방향을 알아낸다.

고막(tympanic membrane)은 혈액순환이 되는 얇고, 반투명하며, 진주빛 회색을 띠는 막이다. 지름이 대략 7~9mm 정도이며, 외이와 중이를 구분한다. [그림 9-2]은 오른쪽 귀의 고막이다. 바깥 피부층, 중간 섬유층, 내측 점막층으로 구성되어 있다. 정상 고막 표면에서 보여지는 특징은 고리 모양으로 두꺼운 테두리가 측두골관자뼈에 붙어 있는 모습이다. 제부원형돌출는 추골망치뼈이 고막에 붙어 있는 것이고, 이완부분은 추골의 짧은 돌기 위이며, 긴장된 나머지 부분은 긴장부분이라 한다. 긴장부분의 가운데 부분은 소리에 반응하여 진동하는 표면으로, 이것은 성장하는 구조여서 고막이 뚫여도 막히게 되고 환기관이 빠질 수 있다.

중이

중이가운데귀(middle ear) 또는 고실(tympanic cavity)은 고막과 와우관달팽이관의 난원창안뜰창 사이이다. 중이는 소리를 전달하고 압력을 조절하는 기능을 한다. 고실은 비인두코인두부터 유양돌기꼭지돌기(mastoid process)까지 점막으로 덮인 공기로 채워진 공간으로, 중이의 구조물을 보호한다.

중이는 고막을 제외하고 모두 뼈로 되어 있는데, 세 개의 이소골귓속뼈(ossicles), 난원창안뜰창(oval window), 와우창달팽이창(round window), 비인두와 연결하는 이관귀관(auditory tube)의 상구개부로 구성되어 있다. 이소골은 추골망치뼈(malleus), 침골모루뼈(incus), 등골등자뼈(stapes)로 구성되며, 고막의 진동을 난원창으로 전달할 수 있도록 움직이는 연결 형태이다. [그림 9-3]는 이소골이다. 근육, 인대, 관절이 이소골을 제 위치에 있게 해 준다. 추골은 고막에 붙어 있고, 등골의 발판은 중이와 내이의 외림프를 분리하는 막인 난원창에 붙어있다. 침골은 추골과 등골을 연결한다.

소리는 진동을 하는 긴장부분을 통해 중이로 들어오고, 진동은 증폭되어 추골, 침골, 등골로 전달된다. 이것이 내이 안의 림프액을 움직이게 한다. 청각을 위해 중이는 공기로 채워져야 하고, 세 개의 이소골은 하나가 되어 작동해야 하며, 이 중 어느 것 하나라도 만족되지 않으면 난청청력소실이 되거나 청각을 잃게 된다.

이관귀관(auditory tube)은 약 3.8cm의 길이로, 중이와 비인두를 연결하고 외부와 중이의 압력이 같게 하여 고막이 자유롭게 진동하게 할 수 있다. 이관은 과도한 비인두음코인두음과 분비물로부터 중이를 보호한다.

성인의 이관은 두 부분으로 구성되는데, 외측가쪽 1/3은 이관의 내측면안쪽면에서 올라온 뼈 부분이고, 내측안쪽 2/3는 비인두로 들어가는 섬유연골 부분이다. 영유아에서는 뼈 부분이 더 길고 넓으며, 섬유질 부분이 낮게 위치하여 성인에 비해 좀 더 수평적이다. 비인두가 열리면 원주섬모세포원뿔섬모세포와 배상세포술잔세포(goblet cell)와 점막선을 포함하여 호흡상피조직과 함께 일직선으로 된다. 뼈 부분이 열리면 소리와 비강호흡코안호흡이 이관을 통해 내이로 들어가는 것을 막기 위해 나머지 연골 부분이 닫힌다. 이관은 삼키거나, 하품을 하거나, 압력이 올라가면 열린다.

고도가 바뀌어 압력이 바뀌면 이관이 열려 공기가 흡수되게 하여 중이의 압력을 유지시킨다. 이관은 열리고 닫힘을 반복적으로 하여 분비물을 비인두로 배출한다. 이관이 제대로 열리고 닫히지 않게 된다면 청각이상이나 다른 귀의 이상징후가 나타나게 된다.

두개골의 아래면에 위치한 측두골의 유양돌기는 이개가 바로 뒤에 있어서 뼈가 두드러지게 보인다. 유양돌기는 뼈의 피질겉질로 둘러싸인 정육면체 모양의 벌집(air cell)으로 구성되어 있다. 각각의 벌집은 중이의 상피세포와 연속된 점막상피세포로 씌워져 있고, 각각의 공기로 채워진 벌집은 측두골을 가볍게 하고 중이에 공기 저장소를 제공한다.

내이

내이속귀(inner ear)는 여러 개의 방과 관으로 연결되어 청각과 평형을 담당하는 기관이다. 내이는 측두골의 딱딱한 추체부바위부(petrous section)에 위치하며, 림프액으로 채워져 있고, 골미로뼈미로(bony labyrinth)는 와우관, 세 개의 반규관반고리관, 전정안뜰(vestibule)으로 되어 있다[그림 9-4]. 고밀도의 뼈는 이런 구조물을 기계적 손상으로부터 보호해 준다. 각 구조는 골미로 안에 막미로(membranous labyrinth)가 있고, 두 개의 미로 사이에 공간이 있다. 막미로 내측에 내림프액속림프액(endolymph fluid)이 있고, 고칼륨, 저나트륨인 세포내액과 유사하다. 막미로와 골미로 사이의 공간에 외림프액바깥림프액(perilymph fluid)이 있으며, 고나트륨인 세포외액세포바깥액과 비슷하여 혈장과 삼투가 비슷하다.

청각과 평형기관은 중앙의 방인 전정에서 담당한다. 와우달팽이(cochlea)는 전정의 한 쪽에 위치하고, 반규관은 다른 쪽에 위치한다. 그 외 평형기관은 전정에 인접한 난원낭타원주머니(utricle)과 구형낭둥근주머니(saccule)이다.

와우는 수평으로 있으며, 나선기관코르티기관(organ of Corti)으로 알려진 청각기관의 마지막 부분이고, 2와 3/4바퀴의 달팽이 모양을 하고 있다. 소리진동은 등골에서 난원창으로 전달되고, 이것은 미로 안의 외림프액 파동을 유발하며, 이것은 다시 와우창을 진동시킨다. 이러한 림프액의 파동은 내림프액으로 전달되고, 이것은 나선기관에 있는 수용체 유모세포털세포((hair cell)들을 움직이게 한다. 유모세포는 기계적인 에너지를 전기화학적 에너지로 바꾸어 뇌신경 CN VIII인 청각신경 부분으로 전달되고, 뇌간을 통해 뇌로 전달되어 소리로 해석하게 된다.

신체평형은 자기수용, 전정, 시각구조를 포함하여 여러 감각기관 사이의 복합적인 연관을 통해 이루어진다. 평형과 균형에서 가장 중요한 구조는 전정기관안뜰기관(vestibular apparatus)으로, 반규관, 난원낭, 구형낭으로 구성되며, 머

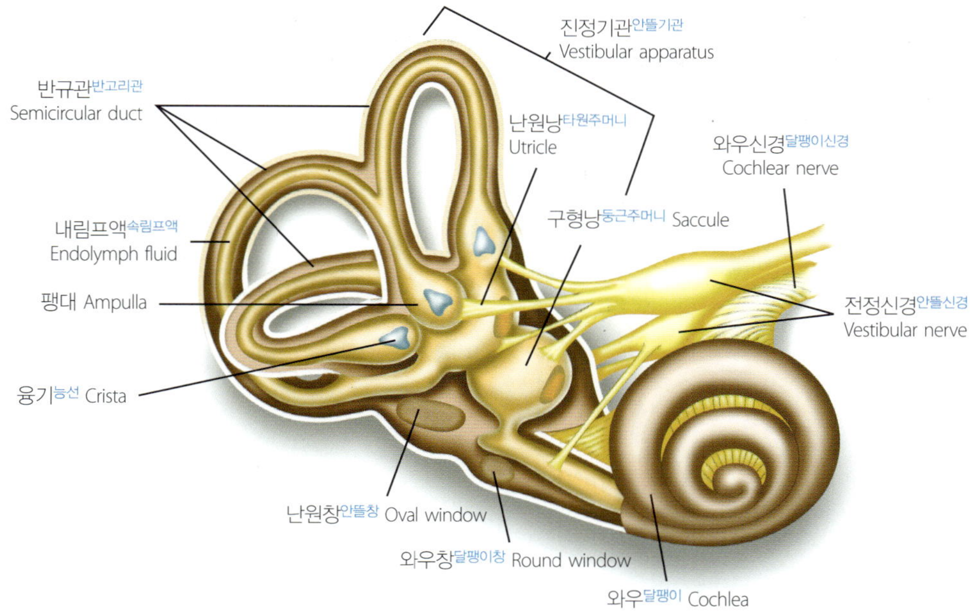

그림 9-4 내이

리의 움직임과 위치를 인식한다. 이 구조가 기능을 잘 하면 몸이 서 있는지 또는 돌고 있는지 또는 어느 방향으로 움직이는지 결정하는 전정기관의 신호를 뇌가 해석하게 된다. 뇌신경 CN VIII의 전정신경안뜰신경 가지는 반대쪽 귀의 신호를 같이 접속한다.

머리의 회전은 뒤쪽, 위쪽, 수평적으로 있는 반규관에 의해 알 수 있다. 각 반규관의 아래면에는 유모세포가 있는 팽창된 부분이 있으며, 이 영역은 내림프액의 움직임을 파악하여 뇌신경 CN VIII의 전정신경 가지에 전기자극을 보낸다.

반규관의 다른 기능은 머리가 움직일 때 눈이 제자리에 있을 수 있도록 조절한다. 안근안구근육들은 반규관에 의해 일직선으로 유지하는데, 하나의 관은 눈의 근육 하나와 짝을 이룬다. 이것은 전정안구반사안뜰눈반사(vestibulo-ocular reflex, VOR)이다.

난원낭과 구형낭은 전정에 위치한 감각기관이다. 섬모는 작은 수정체[이석귀돌, 평형모래(otolith)]가 박혀 있는 젤라틴 같은 딱딱한 덩어리[반점(macula)]에 위치한다. 머리가 움직이면 이석이 박힌 젤라틴 덩어리가 유모세포를 당긴다. 그러나 자동차 안처럼 일정한 속도로 움직이면 이석은 평형하게 되고 더 이상 움직인다고 인식하지 않게 된다. 내이에서 수평하게 있는 난원낭은 수평적인 움직임을 감지한다. 수직으로 있는 구형낭은 상하좌우와 같이 움직임을 감지한다. 난원낭과 구형낭은 중력에 반해서 몸을 수직으로 세우는 것에도 중요한 역할을 한다. 머리와 몸이 기울어지면 전정핵안뜰핵(vestibular nuclei)은 자세 조정을 한다.

귀, 뇌, 외부기관, 상기도의 해부생리의 연관성을 이해하고, 언어발달 저하, 학업수행 저하, 사회적 고립, 난청, 낙상위험, 호흡기와 구강감염입안감염 진단과 같은 다양한 결과들을 피할 수 있도록 관찰해야 한다.

건강력

임상적인 평가로서, 정확한 진단을 위한 귀사정의 건강력은 필수적인 첫 단계이다. 주호소의 진술을 잘 조사하고, 귀질환에 관한 정보를 신체병력과 사회력으로 자세히 추론한다. 가족력을 통하여 청각손실이 선천적인지, 후천적인지도 알 수 있다. 일반적인 이염귀염(otitis), 현훈현기증(vertigo), 난청(hearing loss)을 분석하여 정확하고 자세하게 귀를 사정할 수 있다.

주호소와 현재병력

"제 딸이 오른쪽 귀를 잡아당기며 밤새 울었어요."

한씨는 12개월된 여아로, 5일간 감기증상이 있었고, 녹색을 띠는 누런 비루가 나며, 기침을 하고 식욕이 없다. 어젯밤에 집에서 측정한 고막체온이 38.8~39.4℃였다. 한씨는 매우 보채며, 가끔 자기 귀를 잡아당기는 행동을 보인다. 한씨의 엄마 권씨는 한씨에게 아세트아미노펜을 두 번 주었다. 한씨는 걸음마를 배우고자 애쓰는데 종종 넘어졌다. 엄마에 의하면 출생 후 의식상실이나 머리손상으로 인한 증상은 없었다고 한다.

귀통증

귀통증귀아픔(otalgia, 귀앓이)은 귀에서 발생하는 일차성이 있고, 다른 부위에서 귀로 오는 이차성이 있다. 일차성 귀통증의 원인은 중이, 외이 또는 유양돌기의 감염과 염증으로 인한 것이다. 이차성 귀통증의 원인은 악관절 장애(TMJ), 치아나 치주치아주위의 문제, 부비동코곁굴과 비인두, 혀의 염증, 경부근골격목근육뼈대 문제, 뇌신경 CN V, VII, IX, X과 경신경목신경 I, II, III을 포함한 신경통일 수도 있다.

발병	갑자기 발병하였는가, 서서히 발병하였는가?
양상	통증이 둔탁한가 아니면 날카롭고 타는 듯한가? 찌르는 듯한가?
부위	환자가 경험하는 통증의 부위가 어디인가? 예를 들면, 이개, 외이도, 내측 깊숙한 곳, 유양돌기 부위인가? (이개 또는 이개와 외이도까지의 통증은 외이염을 의미한다.) 통증이 귀로 방사되는가? 통증이 오른쪽 혹은 왼쪽인가 아니면 양쪽인가?
빈도; 규칙성	통증이 가끔씩 나타나는가, 지속적인가, 간헐적인가?
중증도	환자에게 통증척도를 사용하여 통증의 점수를 매길 수 있는가?
유발요인	통증이 어떤 특정한 환경, 활동, 시간과 관계되는가? 예를 들면, 귀통증이 씹거나 삼킬 때 심해진다면 치아나 악관절 장애, 비인두감염코인두감염과 연관된다. 급성 중이염으로 인한 일차성 귀통증은 삼킬 때 심해진다. 머리를 움직이는 자세(숙이기, 몸 구부리기, 기대기)로 귀통증이 악화된다면 일반적으로 중이나 외이의 감염과 염증이다. 환자가 이전에 머리에 둔기에 의한 외상이나, 압력이 가해지거나, 직접적인 귀의 외상이 있었는가?
악화, 완화요인	통증을 악화시키는 것은? 예를 들면, 환경적 요인, 활동, 돌발적이거나 지속적인 소음 등 통증을 완화시키는 것은? 처방약이나 비약물적인 방법을 질문한다.
관련 증상	현기증어지러움, 분비물, 소양증가려움, 난청, 이명귀울림, 발열, 발작, 인두염, 후두염, 부비동염코곁굴염, 식욕부진, 치주의 질환, 목의 이상, 귀가 가득찬 느낌(무통증의 압박감) 등을 포함한 증상에 대해 질문한다. 분비물, 소양증, 발열은 귀의 급성 감염과 관련이 있다. 발열은 귀의 통증을 초래하는 주변조직의 감염과 관련이 있다(비인두와 치아). 소양증과 통증은 귀진균증귀곰팡이증(otomycosis) 또는 외이나 외이도의 이차성 세균감염에 의한 알레르기 반응을 의미한다.

난청

난청청력소실(hearing loss)은 관절염과 고혈압에 이어 세 번째로 많은 만성 건강 문제로, 최소 2천 8백만의 미국인에 발병된다. 65세 이상 성인의 30% 이상이 노인성 난청이다. 난청은 일반적으로 서서히 진행되나 갑자기 진행되기도 한다. 뇌(교뇌다리뇌의 와우관핵달팽이관핵이나 측두엽관자엽의 청각피질청각겉질)의 손상이나 내이, 중이, 외이의 손상으로 난청이 되기도 한다. 외이나 중이를 통해 음파가 잘 전달되지 못하면 전도성 난청이다. 와우관의 질환이나 음파충동이 뇌신경 CN VIII과 뇌간뇌줄기으로 잘 전달되지 않으면 감각신경성 난청이다. 혼합성 난청은 전도성과 감각신경성 난청이 같이 있음을 의미한다.

발병	몇 달 또는 몇 년에 걸쳐 점진적으로 진행되었는가 아니면 급성으로 진행되었는가? 점진적으로 진행되는 난청의 원인은 노인성 난청, 이독성 약물, 만성 감염, 이경화증귀경화증 등이 있다. 급성으로 진행되는 난청의 원인은 다음과 같다. 급성 중이염과 같은 급성 감염; 수막염과 같은 비인두감염; 부종, 이물질, 출혈로 인한 급성 외이도폐색바깥귀길폐색; 급성 이염이나 두개골 기저출혈 등으로 삼출액이나 출혈이 중이에 축적; 압력장애나 뾰족한 도구로 인한 고막천공고막뚫림; 귀와 머리의 외상; 이독성 약물; 와우관의 바이러스 감염; 뇌종양; 청각신경의 신경종; 내이나 뇌의 뇌혈관 급성 폐색; 자가면역, 알레르기장애
부위	난청이 오른쪽 귀인가, 왼쪽 귀인가, 아니면 양쪽인가?
빈도; 규칙성	난청이 일시적인가, 지속적인가, 간헐적인가?
분류	난청이 선천적인가, 후천적인가?
양상	남자 또는 여자 목소리에 음악, 고음, 저음, 전화기음, 텔레비전에 대해서만 난청인가? 특정 상황에서만 난청인가, 특정 시간에서만 난청인가(이른 아침, 오후 늦게)? 평소보다 소리를 크게 말하거나 부드럽게 말하면 잘 알아듣는가?
중증도	환자에게 어느 정도 어려운지 질문한다(조금, 보통, 매우어려움).
유발요인	난청이 시끄러운 환경이나 전화통화 같은 특정한 상황, 환경, 시간과 관련되었는가? 환자가 이전에 머리에 둔기에 의한 외상이나 소음장애, 압력장애(공기압이 갑자기 바뀌어 오는 손상)나 직접적인 귀의 외상이 있었는가? 과거 또는 현재 소음의 노출 정도나 군대에서의 소음과 같은 직업적 요인을 질문한다. 과도한 소음에 노출된 취미 또는 활동을 하는지 물어본다. 이독성 약물복용에 대해 문진한다(현재, 과거, 종류, 양, 복용기간, 시기).
악화, 완화요인	난청을 악화시키는 것은? 예를 들면, 환경, 활동, 소리(소음의 종류와 크기) 난청을 완화시키는 것은? 처방약이나 비약물적 방법에 대해 질문한다.
관련 증상	현기증, 분비물, 소양증, 난청, 이명, 발열, 귀의 가득찬 느낌 등과 같은 관련 증상을 질문한다.

이명

이명귀울림(tinnitus)은 중앙 청각계통에서 발생하고, 전체 인구의 10%가 겪고 있다. 일시적이거나 지속적이기도 하고, 약하거나, 보통, 심하게 일어나기도 한다. 이명은 주관적(환자만 들림)이거나 객관적(환자와 검진자에게 소리가 들림)이다. 이명 발생은 나이에 따라 증가한다.

발병	갑자기 발병하였는가, 서서히 발병하였는가? 예를 들면, 점진적인 발병의 원인은 나이가 들수록, 메니에르병, 이경화증, 대상 상태(당뇨, 갑상선저하증), 악관절의 문제 등이다. 급성 발병의 원인은 소음장애, 압력장애, 급성 외이도폐색바깥귀길폐색, 환경적인 알레르기, 서거나 앉았을 때 갑작스러운 혈압변화, 머리와 목의 손상, 이독성 약물치료, 귀와 비인두감염 등이다.

부위	오른쪽 귀인가, 왼쪽 귀인가, 양쪽인가, 아니면 국소화되지 않는가?
빈도; 규칙성	일시적인가, 지속적인가, 간헐적인가, 시간이 지남에 따라 계속 진행되는가? 이명이 발생되는 시간이 하루 중 특정 시기가 있는지 질문한다.
특성	소리가 단순히 딸깍거리는가, 바람부는 소리인가, 윙윙거리는가, 쉿쉿거리는가, 와글와글거리는가, 톡톡거리는가, 맥박소리 같은가, 찍찍거리는가, 으르렁 거리는가? 와글와글하고 으르렁거리는 소리는 전형적으로 이경화증이나 메니에르병과 관련된다. 맥박소리는 혈관질환과 관련된다.
높낮이	높은가, 낮은가, 여러 가지인가? 대부분 감각신경성 난청 환자들은 고음의 이명을 경험하고, 전도성 난청 환자들은 저음의 이명을 경험한다.
강도	소리가 시끄러운가, 부드러운가, 다양한가?
중증도	이명이 약한가(조용한 환경에서), 보통인가(업무에 집중하거나, 잠들려고 할 때 느껴질 정도로 일반적으로 지속됨), 강한가(집중하는 데 방해가 되거나 잠들기 어려울 정도로 지속)?
유발요인	환자가 이전에 머리에 둔기에 의한 외상이나, 소음장애, 압력장애, 직접적 귀의 외상이 있었는가? 이명이 발생되는 특정 환경이나 장소가 있는지 질문한다. 이독성 약물복용에 대해 질문한다(현재, 과거, 종류, 양, 복용기간, 시기).
악화요인, 완화요인	이명을 악화시키는 것은(예: 환경, 활동, 소리)? 이명을 완화시키는 것은? 처방약이나 비약물적 방법을 질문한다.
관련 증상	현기증, 분비물, 소양증, 난청, 귀통증, 발열, 귀의 가득찬 느낌 등과 같은 관련 증상을 질문한다.

이루

이루귓물(otorrhea)는 외이나 중이에 급성 또는 만성 감염으로 초래된다. 귀에 도구(면봉, 종이, 이물질 등과 같은 단단하고 뾰족한)를 환자 혼자서 넣거나 머리의 외상으로 인해 발생되기도 한다. 이루는 고막천공과 관련된다.

발병	갑자기 발병하였는가, 서서히 발병하였는가?
기간	현재까지 얼마 동안 이루가 있었는지 질문한다(며칠, 몇 달, 몇 년).
빈도; 규칙성	일시적인가, 지속적인가, 간헐적인가?
부위	오른쪽 귀인가, 왼쪽 귀인가, 양쪽인가?
색깔; 농도	분비물이 맑은가, 노란가, 녹색인가, 흰색인가, 붉은 혈액색인가, 갈색인가, 회색인가? 분비물이 묽은가, 축축한가, 진한가, 점액상인가? 노란색이나 녹색 분비물은 외이나 중이의 감염을 의미한다. 점액질이 있는 맑은 분비물은 고막이 뚫린 만성 중이염과 관련된다. 물기가 많은 맑은 분비물은 고막이 뚫린 기저두개골바닥머리뼈 골절 또는 습진과 같은 피부병이 외이에 발생한 것과 관련된다. 흰색 분비물은 진균감염곰팡이감염이나 외이도의 피부병을 의미한다. 붉은 혈액색은 외상이나 만성 감염을 의미한다. 갈색이나 회색 분비물은 단순히 이구가 액화된 것이다.

냄새	분비물이 냄새가 없는가, 악취가 나는가? 냄새가 역겨운, 특히 화농이루고름귓물(purulent otorrhea)라면 혐기성균감염에 의해 측두골이나 유양돌기가 파괴된 것이다.
유발요인	환자가 이전에 머리에 둔기에 의한 외상이나, 소음장애, 압력장애, 직접적인 귀의 외상이 있었는가? 압력장애가 있을 수 있는 취미 활동(예: 수영, 잠수, 등산, 고공비행 등)을 하는가?
완화요인	이루를 완화시키는 것은? 처방약이나 비약물적 방법을 질문한다.
관련 증상	현기증, 통증, 두통, 소양증, 이명, 발열, 귀의 가득찬 느낌 등과 같은 증상을 질문한다.

현훈

현훈현기증(vertigo)은 요통허리통증 다음으로 많은 의학적 주호소로, 성인의 약 40%가 의학적 해결을 모색한다. 현훈은 현기증어지러움의 한 형태로, 내이나 중앙 전정통로안뜰통로의 질환으로 초래된다. 현훈은 빙빙 도는 느낌으로 머리와 몸을 움직이지 않았을 때에도 발생하고, 머리를 갑자기 움직일 때도 발생한다.

발병	갑자기 발병하였는가, 서서히 발병하였는가?
기간	현재까지 얼마 동안 현훈이 있었는지 질문한다(며칠, 몇 달, 몇 년).
빈도: 규칙성	일시적인가, 지속적인가, 간헐적인가? 일시적이라면 각각 얼마 동안 지속되는지 질문한다(몇 초, 몇 분, 몇 시간, 며칠). 머리를 움직일 때 잠시(몇 초, 몇 분) 현훈이 있다면 양성발작성두위현기증양성발작성위치현훈(benign paroxysmal positional vertigo, BPPV)이다. 현훈이 한 번에 몇 시간 동안 지속된다면 메니에르병, 바이러스내이염바이러스미로염, 외림프액누공바깥림프액샛길과 같은 내이질환속귀질환과 관련된다. 며칠 동안 또는 지속적으로 나타나는 장기적인 현훈은 척추뇌기저부전척추뇌바닥부전, 다른 중추신경계 상태, 전신성 자가면역질환(류마티스), 전신성 대사질환(당뇨, 갑상선저하증)과 관련된다.
중증도	환자에게 강도를 질문한다. 약한가, 보통인가, 강한가?
유발요인	환자가 이전에 머리에 둔기에 의한 외상이나, 소음장애, 압력장애, 직접적인 귀의 외상이 있었는가? 현훈이 발생되는 특정환경이나 장소가 있는지 질문한다. 현훈이 발생되는 시간을 질문한다. 어떠한 규칙이 있는가? 이독성 약물복용에 대해 질문한다(현재, 과거, 종류, 양, 복용기간, 시기).
악화, 완화요인	현훈을 악화시키는 것은? 예를 들면, 환경, 활동, 자세변화. 현훈을 완화시키는 것은? 처방약이나 비약물적 방법, 자세 변화를 질문한다. 코를 풀거나, 기침, 재채기, 갑자기 발사바법(Valsalva maneuver)을 한 것과 연관된 갑작스러운 현훈은 와우창파열이나 외림프액누공바깥림프액샛길을 의미한다.

과거병력

> 한씨는 상기도감염으로 항생제 처방을 받았다. 한씨는 귀에 한 가지 문제가 있다. 2달 전부터 귀통증이 있는데 항생제 처방을 받지 않았고, 별 문제없이 회복되었다. 예방접종은 현재까지 모두 맞았다. 한씨는 입원한 적이 없었다. 한씨는 엄마와 관계가 좋아보여 아동학대는 없는 것으로 보인다. 한씨는 '엄마', '아빠', '공'과 같은 한 단어를 말하여 언어발달은 나이에 적절하다. 자연임신으로 38주에 정상 자연분만을 하였고, 출생 시 몸무게는 3.41kg, 선천적 결손은 없다. 한씨는 기어다니는 데 문제가 없고 탁자를 잡고 혼자서 일어서며, 종종 넘어지기도 하지만, 머리를 들고 걸음마를 하려고 애쓴다. 의식을 잃은 적도 없고, 머리 외상 흔적도 없다. 한씨는 매일 액상 복합 비타민을 마신다. 한씨의 어머니는 임신 기간 동안 이독성 약물을 복용했는지에 대해 모른다. 한씨에게도 이독성 약물복용에 대한 기록은 없다. 한씨는 4개의 유치가 있고 상태는 좋다. 한씨는 amoxicillin에 알레르기가 있는 것으로 보인다(몇 달 전에 상기도감염 처방약을 먹은 후 몸에 팽진이 생겼다).

이 면담은 수술, 외상, 과거질병에 대한 전반적인 개방형 질문을 통해 이루어졌다. 이 정보를 통해 건강관리 제공자는 과거와 현재의 병력을 분석하여 치료 계획을 세울 수 있다.

과거 건강 상태 및 수술	이전 질병과 진단에 대해 질문한다. **귀 증상과 관련된 것일 수도 있고, 관련되지 않았다고 여겨지는 진단일 수도 있다. 메니에르병, 당뇨, 고혈압, 거대세포바이러스감염, 발작, 뇌졸중, 기립저혈압, 다혈구증, 빈혈, 부정맥, Stokes–Adams attack, 매독, 귀와 호흡기계 감염, 급성 · 만성 부비동염, 전이암, 뇌종양, 동맥경화증, 시야이상, 고지혈, 교원성 혈관질환, 정신과적 문제, 다발경화증, 파킨슨병, 라임병, 전신홍반루프스(systemic lupus erythematosus), 외이의 태양 노출로 인한 피부병, 배멀미, 습진, 진균감염 피부병** 수술에 대해 질문하는데, 진단명, 날짜, 병원명과 집도의, 수술명, 수술결과, 합병증에 대해 질문한다. 특히, 귀수술, 혈관수술, 머리신경수술, 머리외상수술, 목수술(정형외과, 신경외과), 그 외 코와 목 수술, 치과수술에 대해 주목한다. **이러한 수술이 최근에 있었다면 이차적으로 귀통증, 이명, 난청을 초래할 수 있다.**
유아기 질병	급성 또는 만성의 귀, 상기도, 구강입안/치아 감염(특히, 중이염, 장액성 이염, 만성 중이염, 유양돌기염꼭지돌기염, 인두염, 편도선염, 수막염, 뇌염, 선천성 매독)과 거대세포감염에 대해 질문한다. 홍역, 유행성이하선염볼거리, 유행성귀밑샘염, 풍진, 결핵과 같은 감염병 질환에 대해서 질문한다. 아동학대에 대해서 질문한다. **자주 머리 부위를 때렸다면 귀에 이상이 생길 수 있다.** 언어발달 장애, 조산, 신생아 중환자실 입원, 선천성 질병에 대해 문진한다. **조산, 조기입원, 선천적 결손은 귀의 선천적 결손을 의미하고, 청각장애를 초래한다. 청각장애로 인해 언어발달이 지연된다.** 외이도로 이물질이 삽입된 적이 있는지 주목한다. 환자는 아동기에 어떤 행동장애가 있었는가? **청력상실과 연관된 사회적 고립으로 인해 행동장애가 생길 수 있다. 청각장애로 인해 지시에 따르는 데 실패하기도 하고, 집중을 잘못하게 되고, 학업이 부진하게 된다. 만성 이염, 현훈, 이명을 진단받지 않았더라도신경질환이나 심리적 문제없이 행동장애가 나타나게 된다. 귀질환으로 인해 학교생활에 결석이 잦아져 사회적 상호작용이 잘 이루어지지 않아 행동장애가 초래되기도 한다.**
입원	이전의 입원이 있었는지 알아보고, 진단명, 날짜, 병원명, 의료진과 어떤 치료를 받았는지 그리고 치료결과에 대해 문진한다.

외상	환자가 다음과 같은 외상이 있었는가? 머리나 뇌손상, 교통사고나 소음장애, 압력장애, 직접적 귀손상(습관적인 귀후비개 사용), 비의료기관에서 치료 중 손상을 받았거나 경부외상목외상, 아동학대 등
예방접종	예방접종의 종류, 날짜, 접종 후 반응에 대해 질문한다. 예방접종을 하지 않으면 중추신경계가 감염되고 이차적으로 내이손상속귀손상을 초래한다. 특히, B형인플루엔자간균; 홍역, 유행성이하선염, 풍진(MMR); 폐렴구균폐렴알균 질환
복용약	복용약에 대해 문진한다. 이독성 약물에 노출되었는지 질문한다. 특히 aminoglycosides, salicylates, loop 이뇨제, 항암제 중 일부(nitrogen mustards, bleomycin, cisplatinum, vincristine), 중금속 노출(수은, 금, 납, 비소), 퀴닌유도체. 이명과 관련된 약에는 안지오텐신변환효소억제제, 마크로라이드, 퀴놀론, 설파계 항생제, 삼환계약제 우울증약, 항히스타민, 베타차단제, 칼슘채널차단제, 마약의 일부, NSAIDs 등이 있다.
알레르기	약물 알레르기 외에, 알레르기 항원이 귀에 접촉하여 나타나는 반응에 대해 문진한다(샴푸, 니켈, 헤어스프레이, 향수, 화장품 등). 부비동염코곁굴염, 이염, 현훈, 청각장애를 일으키는 환경적인 알레르기에 대해 문진한다.
태아기	임신 기간 동안 청각장애나 이독성 약물복용이 있었는지 문진한다. 태아기감염(특히, 풍진, 거대세포바이러스감염, 단순포진)이 있었는지 질문한다. 분만 시 손상에 대해 알아본다.

가족력

> 한씨는 부모님과 7세 오빠, 5세 언니와 함께 살고 있고, 모두 건강하다. 아빠는 35세로 건강하며, 어릴 때 귀에 감염이 자주 있어서 18개월에는 고막에 관을 삽입하였다. 엄마는 30세로 과체중이지만 그 외에는 건강하다. 친할머니는 60세로 당뇨, 고혈압, 심장병이 있다. 친할아버지는 65세에 교통사고로 사망하셨는데, 큰 건강 문제는 없었다. 외할머니는 65세로 과체중, 고혈압, 시력감퇴가 있다. 외할아버지는 65세로 45세에 이경화증 진단을 받았고, 그외에는 다른 건강 문제는 없다. 한씨의 언니는 무척 건강하다. 한씨의 오빠는 주의력결핍과잉행동장애(ADHD)가 있어 약물치료로 조절하고 있고, 전반적인 건강은 양호하다.

가족력을 보면 가족 내에 귀질환/상태에 일정 규칙이 있다. 많은 상태가 유전되기도 하고 유전적으로 결정되기도 하며, 많은 선천적 증상들은 난청과 관련되기도 하고 귀의 해부학적 발달결손으로 인해 생기기도 한다. 사정 시 귀의 측정과 신장콩팥의 병리적 문제도 포함해야 한다.

살아 있는 친족의 연령	부모, 형제, 자매, 자녀의 건강과 관련성을 포함한다.
사망	관계, 나이, 사망원인을 포함한다.
만성 질환	가족 내에 만성 질환에 대해 문의한다. 부모와 가족 구성원의 질병과 얼마나 오랜 기간 동안 질병을 앓았는지도 포함한다.
가족 내 난청 유형	다른 가족들에게 선천적 혹은 후천적 청력상실이 있는지 문진한다. 가계도에 지표를 넣어 가족 간 관련성을 확인한다. 가족 내 노인성 난청이 있는지 질문한다. 질환이 있는 구성원의 성별, 나이에 주목한다.

선천적 증상, 유전적 결손	유전적 이상이 있는지 문진한다. 귀 상태가 유전될 가능성이 있는 가족에 주목한다(이경화증, 메니에르병, 만성 중이염, 노인성 난청). 다운증후군, 어셔증후군, 트리쳐콜린스증후군, 태아알코올증후군, 크루존증후군, 알포트증후군, 편측안면소체, 스티클러증후군, 아가미-귀-콩팥증후군, 펜드리드증후군, CHARGE증후군, 2형신경섬유종증, 바르덴부르크증후군, 선천성 풍진증후군, 삐에르로진증후군, 파타우증후군, 구순열입술갈림증/구개열입천장갈림증은 선천성 귀의 이상과 관련된다.

사회력

한씨는 편의시설이 잘 갖추어진 중산층 지역에서 부모님과 핵가족으로 살고 있다. 부모 모두 직장에 다니며, 건강보험의 보장을 받고 있다. 한씨는 하루 대부분을 주간보호시설에서 지낸다. 부모 모두 하루에 한 갑을 흡연하지만, 자녀를 위해 실외에서 흡연한다고 한다. 자녀와 차에 탔을 때는 금연한다. 한씨는 잠들 때 젖병을 물고 잠이 든다. 아프지 않을 때는 저녁 8시부터 아침 6시까지 깨지 않고 잔다. 한씨는 혼자서 손가락으로 밥을 먹는다. 지난 2~3일간 한씨는 잘 먹지 않았다. 지난 24시간 동안은 잘 마시지 않았다(24시간 동안 기저귀를 2~3개만 사용). 한씨는 가족과의 관계가 12개월 발달과정에 적절해 보인다.

사회력에 관한 정보는 몇몇 증상을 잘 설명해 줄 것이고, 귀 상태나 질병을 치료하는 중재를 세우는 데 기반이 될 것이다. 최근에는 흡연에 노출되는 것이 아동기의 중이감염가운데귀감염에 주요한 위험 요소이다.

가족	최근 가족 상황에 관해 질문한다.
직업	직장에서 소음이 심한 장소에 관해 문진한다(기계, 건설업, 공장, 공항, 공연장소, 실내스포츠 장소 등에서 근무). 소음노출 정도가 일시적이거나 지속적으로 증가되었는지 알아본다.
교육기관/주간보호	학업에서 최고 점수는 몇 점이었는지, 학업에서 어려움은 무엇이었는지 질문한다. **청각이 좋지 않아 학업부진이 될 수도 있다. 귀 상태와 관련된 치료법이 성공적일지 아닐지 환자의 교육 수준으로 예측할 수 있다.** 귀이상으로 인해 학교에 며칠 또는 몇 주간 결석했는지 질문한다. 아동일 경우 학교에서 집중하지 못하고 이해하지 못하는 것에 대해 선생님의 설명을 참고한다. 주간보호시설에 대해서도 질문한다. **주간보호시설에 출석하는 아동들 사이에 귀와 호흡기계 감염이 있었는지 알아본다.**
군 경력	사격장 소음이나 다른 소음(수송부 차량, 항공기 엔진, 기관실-음향 외상)에 노출되었는지 질문한다. 곰팡이질환이 만연한 정글지역에 근무했는지 확인한다.
일상생활	난청, 귀통증, 이명, 현훈으로 인해 일상생활에 제한이나 어려움이 있었는가? 특히, 전화 사용의 제한, 대화하기의 제한(다시 말해 달라고 상대에게 요청). 대화가 부적절함, 낙상 가능성, 초인종 소리를 못들음, 사회적 고립, 집중을 못함, 직장 업무 수행을 못함, 현훈

일상생활	이러한 질문들은 청각 문제와 현훈의 중증도를 확인할 수 있다. 대화 시 환자의 목소리 강도 변화(평소보다 크게 말하거나, 천천히 말하는 지)에 대해 환자보다는 주변인에게 정보를 수집한다. 가족과 환자 주변인이 목소리의 강도변화를 먼저 알게 된다. 전도성 난청 환자는 저음으로 말하게 되고, 신경성 난청 환자는 고음으로 말하는 경향이 있다.
취미 활동	취미 활동과 귀증상의 연관성에 대해 질문한다. 특히, 귀통증과 현훈을 일으키는 신체 활동. 귀통증, 이명, 현훈, 난청으로 인해 좌식 활동을 하게 되는 것을 포함하여 귀증상으로 인해 신체 활동이 제한되는 것에 대해 질문한다. 사냥, 사격, 락콘서트 참여, 자동차 경주, 목공, 손수레/썰매 타기 등과 같은 소음이 높은 취미 활동을 하는가? TV나 라디오 소리를 보통보다 크게 해야 들리는지 질문한다. 사회적 상호작용을 피하는 경향이 있는지 주목한다.
영양 상태	이차적인 현훈 증상인 멀미와 구토로 인해 음식 섭취에 어려움이 있는지 질문한다. 감염과 같은 귀 문제로 인한 식욕부진에 대해 질문한다.
수면 습관	이명, 귀통증, 현훈으로 인해 수면 시간이 제한되는 것을 포함하여 수면 습관에 관해 질문한다. 중이 통증은 누워 있을 때 악화되고 서 있을 때 나아진다. 잠들기가 어려워서 조용한 음악이나 라디오를 들으며 잠에 드는지, 귀통증이나 현훈 때문에 잠이 깨는지, 취침 중에 잘 쉬는지, 귀 증상 때문에 수면이 방해되는지에 주목한다.
흡연	종류, 양, 흡연 기간, 간접흡연 노출 등을 포함하여 흡연에 대해 질문한다. 흡연은 기도부종을 일으키며, 중이에 삼출물이 축적되고 압력이 상승하여 이관을 막게 한다. 이로 인해 아동이 급성 중이염에 잘 걸린다.
음주	종류, 양, 음주 기간에 대해 질문한다. 알코올 소비 정도와 귀증상의 관계를 알아본다.
마약류 복용	종류, 사용 빈도, 영향에 대해 질문한다. 또한 카페인 섭취량에 대해 질문한다. 다른 약물보다 마약류는 이독성 물질에 잘 노출되고, 현훈이나 이명 증상이 잘 생긴다.

계통별 문진

이상적으로, 신체구조별 문진을 완벽히 하여야 환자의 과거병력과 현재의 증상을 자세히 알게 된다. 충분히 문진할 시간이 없다면 환자의 주호소와 관련된 증상과 징후에 초점을 두어 계통별 문진(Review of Systems, ROS)을 하여 대체할 수 있다. 다른 신체 구조의 증상과 징후는 귀질환 및 상태와 관련될 수 있다. 다음 표는 계통별 문진 부분에서 가장 중요한 점을 다루었다.

부위	증상 또는 징후	관련 질환
일반/ 체질	체중 감소 피로	현훈과 관련된 오심/구토 귀통증이나 이명으로 인한 수면부족
	발열	귀감염
피부	소양증(귀 주변) 발진(임신 기간)	귀진균감염귀곰팡이감염(귀진균증) 출산 후 선천성 귀이상 가능성

부위	증상 또는 징후	관련 질환
눈	안구진탕안구떨림 독순술입술읽기 누액과다	현훈과 관련 귀먹음 이차적 귀통증으로 인한 부비동염 가능성
코	비울혈코울혈, 비루콧물	귀 상태로 인한 알레르기, 코감기
입/목	인후통목앓이 치아/치주 통증 또는 감염	중이염 이차적 귀통증으로 인한 치아/치주 감염
심혈관계	두통, 고혈압, 협심증가슴조임증, 일과성허혈발작	중추신경계 혈관질환으로 이명과 현훈 발생
호흡기계	기침, 호흡곤란, 기관지염, 흉막염가슴막염, 객담과다가래과다	귀감염과 관련된 호흡기계감염
소화기계	식욕감퇴	현훈
비뇨생식기계	소변증상(배뇨곤란, 혈뇨, 요실금, 옆구리통증)	선천성 비뇨기계 이상과 관련된 선천성 귀 이상
근골격계	약함, 근육위축 관절부종과 통증 악관절 통증	현훈과 관련된 류마티스질환 이차성 귀통증과 관련된 악관절통턱관절통
신경계	운동실조, 정신신경증상(지각이상, 국소마비), 언어장애	귀증상(이명, 현훈, 난청, 이차적 귀통증)과 관련된 뇌혈관질환
정신	우울증, 분노, 행동장애	난청으로 인한 사회적 고립 가능성

신체검진

필요한 기구

- 줄자
- 펜라이트
- 다양한 크기의 이경귀보개
- 공기이경공기귀보개
- 음차소리굽쇠

신체검진의 구성 요소

시진

시진은 첫 대면부터 시작하여 면담과 신체검진 시행 내내 이루어진다.

검진	이론적 근거
1. 다음을 포함하여 환자의 일반적 외모를 시진한다.	
a. 환자가 방으로 들어 올 때 걸음걸이가 안정적인지 주목한다.	**a.** 다른 신경계나 근골격계근육뼈대계 이상이 아닌데 걸음걸이가 불안정하다면 일반적으로 현훈 때문이다.
b. 대화 시 소리크기가 적절한지, 발음이 분명한지 주목한다.	**b.** 비정상적으로 큰 소리로 이야기하는 것은 감각신경성 난청이고, 비정상적으로 작게 말하는 것은 전도성 난청이다. 질문을 잘 듣지 못하거나 방안에 있는 다른 사람이 말하는 것을 잘 듣지 못하기 때문에 부적절하게 대화한다. 발음장애는 비정상적인 귀와 관련하여 구인두입인두 구조의 비정상을 의미한다. 또한 신경 손상도 주요한 원인이 된다.

검진	이론적 근거
c. 검진자의 지시와 질문을 잘 이해하는지 주목한다.	c. 구두 지시에 따르지 못하고, 적절하게 대답하지 못하는 것은 난청, 무감각, 우울, 중증 귀통증 때문일 수 있다.
d. 대화하는 동안 환자의 머리 위치를 관찰한다.	d. 머리의 위치는 귀 문제를 의미한다. 한쪽 귀만 들리지 않는다면 양호한 귀가 관찰자 쪽으로 향하도록 머리를 돌린다. 귀통증이 심하다면 아픈 귀 쪽으로 머리를 기울이게 된다. 현훈일 때는 머리를 조금씩 움직인다.
e. 얼굴 표정과 신체언어를 주목한다.	e. 얼굴 표정과 신체언어는 통증, 우울, 분노, 좌절, 불안 등을 반영한다. 귀감염, 귀통증, 현훈은 무력감을 느끼게 하고, 얼굴을 찌푸리거나 울게 하고, 머리의 움직임이 없어지고, 균형을 잡기 위해 지지물이 필요하며, 귀의 통증과 관련된 보호행동을 하게 된다. 이러한 것들은 감염과 관련된 독성을 의미한다.
f. 머리와 얼굴, 귀의 비정상에 대해 시진한다.	f. 선천성 귀 상태는 보통 머리와 얼굴, 귀의 비정상과 관련된다. 홍채이색증홍채얼룩증, 모발과 피부의 비정상 색소침착, 소이증작은귀증, 외이 근처에 쑥 들어가 연성 섬유종, 저위이처진귀(low-set ear), 구순열, 얼굴비대칭, 얼굴구조형성부전, 양안과다격리증두눈먼거리증(hypertelorism), 소두증작은머리증 등이 포함된다.
2. 외이를 시진한다. 외이 관찰을 위해, 환자는 앉고, 검진자는 눈높이에 맞추어 앉거나 선다. 각각의 귀는 환자로부터 떨어져 관찰하고, 직접 빛을 비추어 잘 보이도록 한다. 펜라이트가 필요하다.	2. 이개의 굴곡굽힘과 균열, 귀뒤쪽, 외이도의 겉부분을 포함하여 외이를 시진할 때 적절히 하기 위해서는 적절한 밝기로 눈높이에서 시행해야 한다. 눈높이로 관찰하면 냄새도 맡을 수 있다.

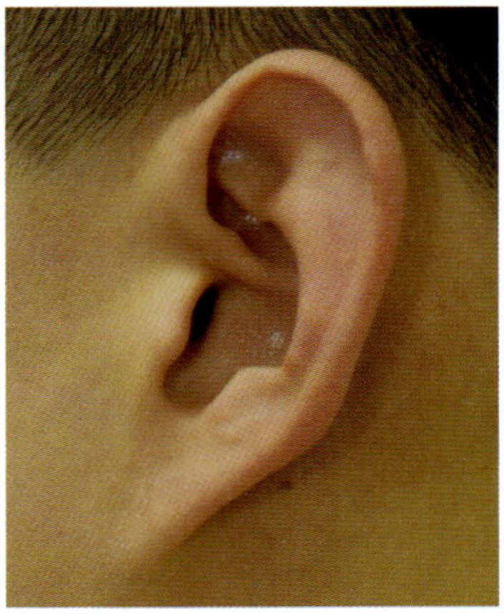

그림 9-5 외이

검진	이론적 근거
a. 이개의 위치, 크기, 모양, 대칭을 관찰한다.	**a.** 후두에 몸과 같은 쪽에 있는 외안 눈초리에 가상의 선을 긋는다면 이개의 위쪽은 선과 같거나 살짝 위에 있다. 이 선보다 이개가 전체적으로 아래에 있으면 저위이이고, 지나치게 작으면 소이증이다. 이러한 귀는 귀의 구조적 이상과 관련되고, 선천적 난청과도 관련된다.
b. 귀와 주변조직의 피부를 관찰한다.	**b.** 특히 이륜귀둘레의 궤양은 광선노출성 암, 지루각화증기름흐름각화증, 광선각화증, 각질극세포종각질가시세포종(keratoacanthoma; 피부암)과 관련된다. 결절은 염증이 있을 수도 없을 수도 있는데, 이개에 있다면 기저세포암종바닥세포암종, 기름낭종피지낭종, 모낭종털낭종일 수 있다. 통풍 환자의 이륜이나 대이륜귀맞둘레에 통풍결절이 있는지 주목한다. 아프리카계 미국인이 귀에 피어싱을 한 후에 단단한 결절(반흔종흉터종, 켈로이드)이 이수귓불에 생기는지 주목한다. 최근이나 과거 외상으로 생긴 연골염이 이개의 기형(보통 한쪽에만 생김)을 초래하기도 한다. 급성 염증(부종, 홍반, 변색)은 외이도와 유양돌기의 감염과 관련된다. 흑색종멜라닌종은 보통 이개와 귀뒷면 두피머리덮개에 잘 생긴다.
c. 외이도를 시진한다. 성인의 경우에는 이개를 뒤쪽위방향으로 잡아당기고, 어린이는 뒤쪽아래방향으로 잡아당긴다. 이구, 분비물, 부종, 홍반, 압통이 관찰한다. 분비물은 색, 냄새 농도에 주목한다.	**c.** 홍반, 화농성 분비물고름분비물, 부종, 외이도에 압통이 있는 외이염은 귀통증이 있다. 외이염은 외이도의 부종과 분비물과 막혀서 갑자기 잘 안들리게 된다. 이물질 삽입은 어린이에게 흔한데, 가렵고 갑자기 잘 안들리며, 심각하게는 감염의 병변이 된다. 어른에게서 이구가 꽉 차면 잘 안 들리게 된다(특히 보청기를 사용하는 노인). 외이도의 인설은 습진이나 진균감염이 원인일 수 있는데, 가렵고, 귀통증이나 다른 증상을 초래할 수 있다. 분비물의 색, 농도, 냄새에 주목하여 외상이나 급성 또는 만성 감염과 같은 특정 진단을 확인한다.

박스 9-1 이경검사 방법

이경검사귀보개검사는 다음과 같은 방법으로 한다.

1. 외이도를 눈높이에 맞춘다.
2. 외이도의 바깥 부분을 잘 보기 위해 펜라이트를 사용한다.
3. 단단한 이경 스펙큘럼을 외이도의 연골 부분에 쉽게 넣기 위해 최대한 '일직선' 자세로 하려면 이개를 부드럽게 잡아당긴다.
   - 3세 이상 어린이와 성인은 뒤쪽위방향
   - 3세 이하 어린이는 뒤쪽아래방향
4. 외이도를 유연함 정도를 보면서 일직선으로 만들고, 불편하지 않으면서도 최대한 큰 이경 스펙큘럼을 고르기 위해 지름을 가늠한다.
5. 편안한지 확인하면서 외이도에 이경과 스펙큘럼만 삽입한 후 이경과 연결한다.
6. 이경 스펙큘럼을 이경과 연결한 후 자주 사용하는 손(오른손잡이인 경우 오른손)에 도구를 잡고 고정한다. 기구의 끝 부분을 잡을 때는 12시 방향 기준으로 기구를 거꾸로 잡는다.
7. 관찰하는 동안 자주 사용하는 손의 손등면을 환자의 귀 위쪽 머리 부분에 손가락으로만 댄다. 이렇게 하면서 스펙큘럼이 외이도 안 깊은 곳으로 갑자기 들어가는 것을 막을 수 있고, 환자가 검진자 쪽으로 갑자기 머리를 돌려서 깊은 곳이 손상되는 위험을 막을 수 있다.
8. 이경 렌즈로 보이지 않으며 원하는 방향으로 이개를 잡아당기면서 이경 스펙큘럼과 외이도를 직접 보면서 이경 스펙큘럼을 1~1.5cm 정도 더 삽입한다. 이렇게 하면 정확하게 조절하면서 스펙큘럼을 삽입할 수 있다.
9. 눈을 댄다.
10. 외이도와 내용물을 관찰한다.
11. 고막을 본다.
12. 고막을 안정되게 시진하도록, 고막 움직임을 탐지하기 위해 양압과 음압을 잘 맞추어 공기이경의 공 모양 접착 부분을 이용한다.

검진	이론적 근거
3. 이경을 사용하여 시진한다[그림 9-6]. 이경의 올바른 사용법은 [박스 9-1]을 참조하라.	**3.** 이경검사는 청력검사보다 먼저 시행한다. 이는 외이도가 잘 개방되어 있는지 확인하고, 고막 전체를 잘 볼 수 있게 한다.

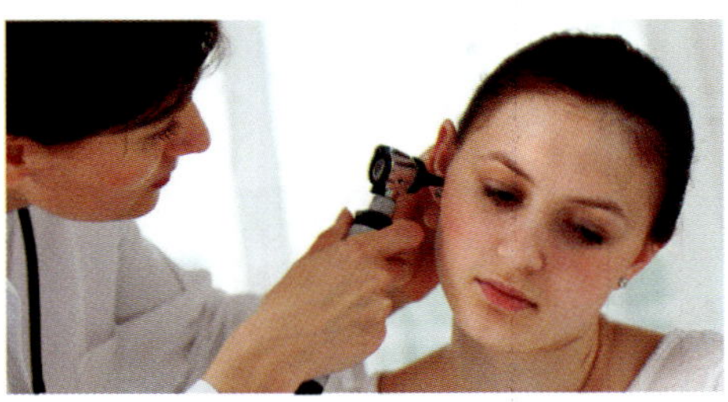

그림 9-6 이경으로 귀시진

검진	이론적 근거
a. 외이도 깊숙한 곳을 시진한다. 외이도의 중간 부위까지 이경을 삽입하고 고막, 이물질, 귀후비개 같은 도구로 혼자 사용하다가 다친 부분(혈종, 열상찢김), 피부 상태(홍반 습진, 인설, 진균균사곰팡이실, 종양, 혈액, 다른 분비물 등을 관찰한다.	**a.** 외이도의 깊숙한 곳은 외부시진으로 잘 보이지 않는다. 염증이 없는 외이도의 골질 분비물은 외이도까지 골성장하여 좁아진 외골종 때문이다.
b. 고막을 시진한다. • 색에 주목한다. 정상 고막색은 진주빛(혹은 분홍의) 회색이다.	• 홍반은 세균감염(중이염), 바이러스감염(수포성물집성 고막염), 외상, 유양돌기염을 의미한다.

검진	이론적 근거

중이염은 광택이 없고 투명도가 떨어지는 홍반성이다.

노란색은 급성 중이염을 의미한다. 노란색, 호박색, 주황색은 중이염의 정도가 심한 것이다.

고막이 푸르스럼한 것은 두개골 바닥의 골절이나 종양을 의미한다.

고막의 하얀 조각은 콜라겐이 축적되고, 유리질, 석회화는 고실경화증 같은 양성을 의미하거나, 중이염과 같은 만성 염증을 의미한다.

- 고막의 주요 부분을 시진한다. 긴장 부분, 이완 부분, 추골의 손잡이 부분, 제부, 침골, 고막신경을 주목한다.
- 윤곽을 시진한다. 정상 고막은 앞쪽아래방향에서부터 오목하다.

- 표식이 있어야 검진자는 고막을 잘 관찰할 수 있다. 뼈 표식(특히, 침골)은 고막이 투명하다는 증거이다. 추골의 돌출부는 윤곽에 대한 결론을 허락한다.
- 고막이 외이도 쪽으로 불룩해지면 추골의 손잡이가 잘 보이지 않게 된다. 중이염, 중증 중이염, 두개골이나 바닥 부분 골절로 인한 삼출액 축적을 의미한다.

볼록해진 고막은 보통 급성 중이염이다. [그림 9-7]는 급성 중이염이다.

고막이 중이 쪽으로 움직이거나 퇴축되면 추골이 손잡이 부분보다 더 잘 보인다. 중이염이 퇴축되고, 만성 중이염, 중증 중이염, 이관기능장애귀관기능장애를 일으킨다.

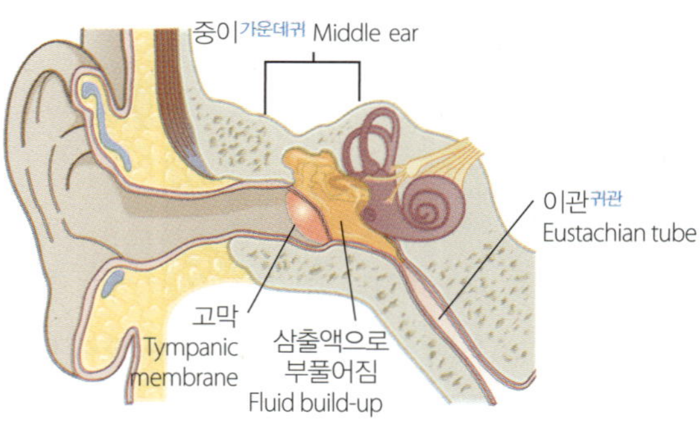

그림 9-7A 급성 중이염

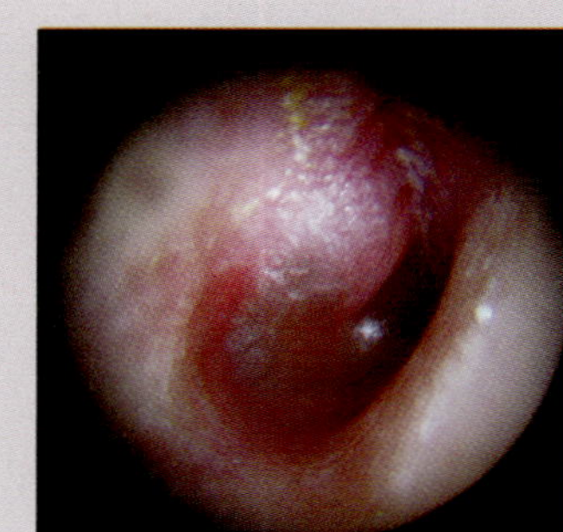

그림 9-7B 불룩해진 고막은 보통 급성 중이염을 의미한다.

- 고막의 광추면반사가 관찰된다. 이경을 사용하면 이경의 불빛이 반사되는 것인데, 앞쪽아래방향 1/4에서 관찰된다.
- 투명도를 시진한다. 정상 고막에서는 반투명하여 중이 구조물(추골의 손잡이 부분, 침골의 뼈 부분, 뇌신경 CN VII의 일부분)이 고막을 통해 보인다.

- 광추면반사가 있다면 정상 고막이다. 광추면반사가 구부러져 보인다면 고막이 불룩해졌거나 퇴축되었음을 의미한다.
- 고막이 반투명하지 않아 추골과 침골이 보이지 않는다면 천공은 되지 않았으나 만성 이염으로 인한 만성적 반흔, 고실경화증, 천공과 치료가 반복되었는지 주목한다. 투명한 고막에서 공기기포공기거품이 보이면 심각한 중이염과 삼출성 급성 중이염을 의미한다.

검진

- 통합성을 관찰한다. 일반적으로 이완부에서 천공이 잘 생기지만 긴장부에서도 생길 수 있다. 천공은 중심부, 고막 표면 대부분, 가장자리에서 생길 수 있다. 천공은 한 개 또는 여러 개일 수 있다[그림 9-8].

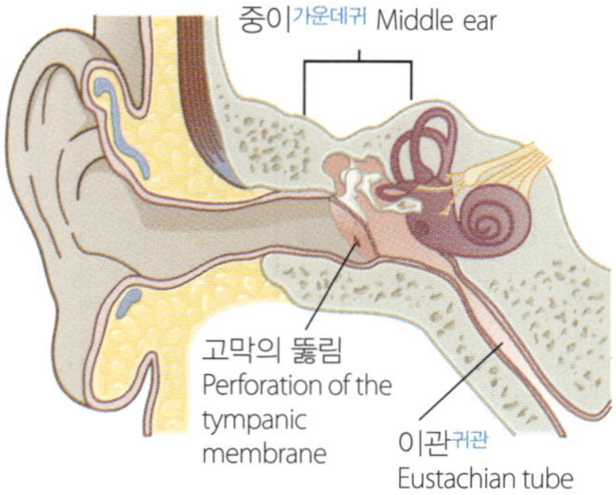

그림 9-8A 고막천공

- 움직임을 시진한다. 공기이경을 외이도에 넣고 기압을 변화시켜 움직이게 할 수 있는데, 이것은 고막이 들어갔다 나왔다 하며 유연하기 때문이다.

이론적 근거

- 고막천공은 삼출성 급성 중이염, 만성 중이염, 소음장애, 압력장애, 혼자서 귀후비기, 중이진주종, 이물질로 인한 외상에 주목한다.

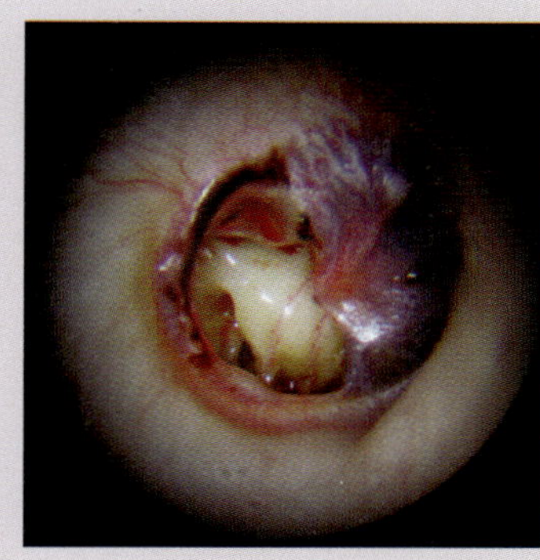

그림 9-8B 고막천공

- 움직이지 않는다면 반흔흉터이지만 삼출물의 압력으로 인해 고막이 경직되어서이다. 경직되는 경우는 중이염, 진주종, 만성 감염으로 인한 반흔이다. 유연성이 줄어들면 전도성 난청이 된다.

촉진

검진

1. 이개를 뒤쪽위방향이나 뒤쪽아래방향으로 조심스럽게 잡아당긴다[그림 9-9].

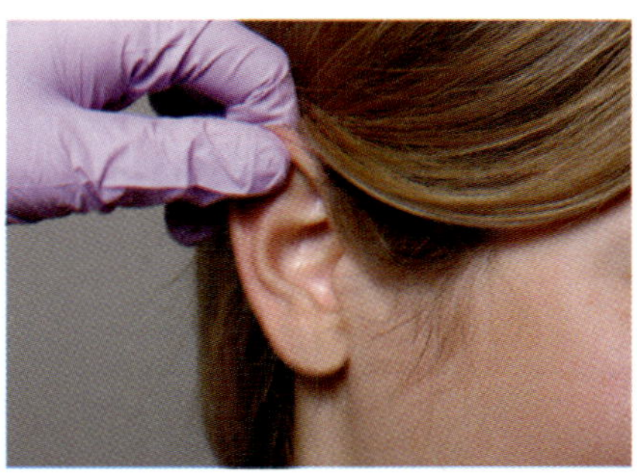

그림 9-9 귀 촉진

2. 이주에 압력을 가한다.

이론적 근거

1. 이개를 움직일 때 경직되었다면 외이염(세균, 바이러스, 진균곰팡이), 연골염, 외상출혈, 표피낭감염을 의미한다.
2. 이주를 누를 때 단단하다면 외이염이다.

신체검진에는 청력검사도 포함한다[박스 9-2].

박스 9-2 청력검사

음차검사소리굽쇠검사(tuning fork test)

음차검사는 환자가 순음을 들을 수 있는지 검사하는 것이다.

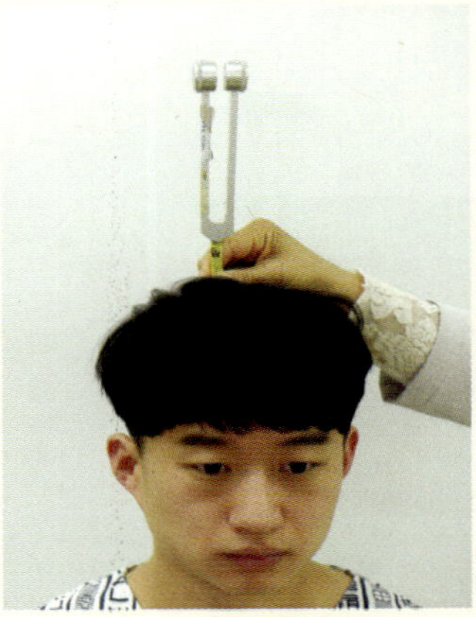

그림 9-10A 웨버검사

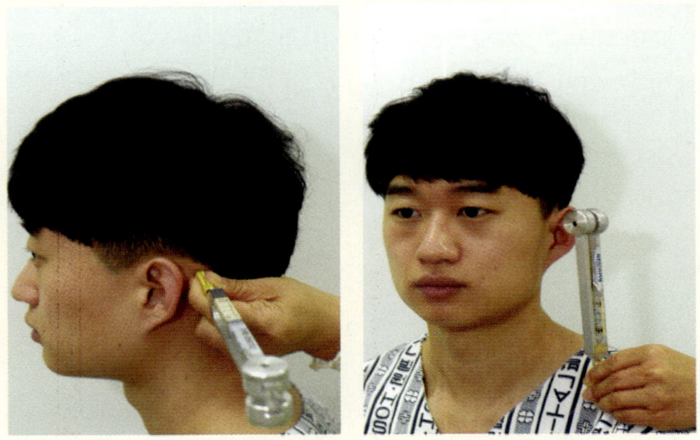

그림 9-10B 린네검사

웨버검사(Weber test)

웨버검사는 골전도뼈전도가 적절한지 사정한다[그림 9-10A]. 음차의 손잡이만 잡고 512-cps 음차를 진동시켜 환자 두개골 정중앙이나 이마, 치아에 댄다. 환자에게 양쪽 귀에서 똑같이 잘 들리는지 한쪽이 다른 쪽보다 더 잘 들리는지 질문한다. 원하는 답을 들으려고 의도가 담긴 질문을 하지 않는다. 만약 양쪽 귀에서 똑같이 들리지 않는다면 어느 쪽 귀에서 더 크게 들리는지 묻는다. 이것을 소리가 한쪽 귀에 편중되었다고 말한다. 소리가 양쪽 귀에서 동일하게 들려야 한다. 한쪽으로 편중되어 들리면 비정상이며, 전도성 난청에서는 병변이 있는 곳이 더 크게 들리고, 감각신경성 난청에서는 병변이 있는 곳이 더 작게 들린다.

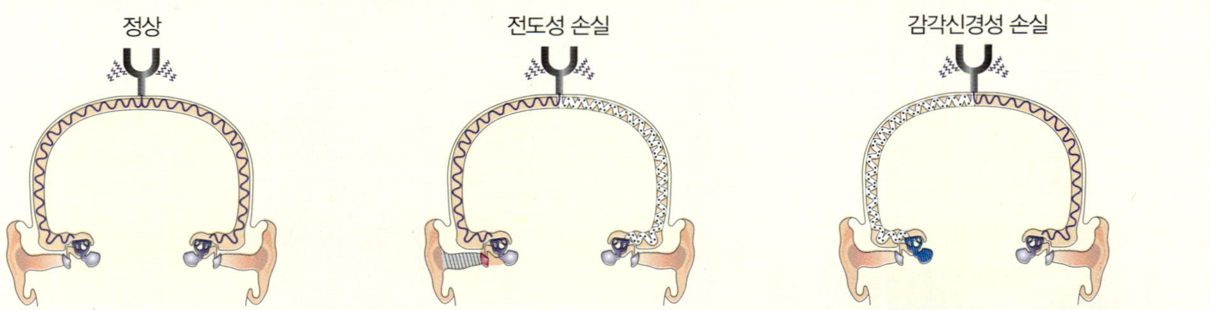

소리가 양쪽 귀에서 같이 들린다. 소리가 편위되지 않는다.

소음이 있는 방에서 병변이 있는 귀쪽으로 소리가 편위되어 들린다. 정상 귀는 소리에 방해를 받는다. 병변이 있는 귀전도성 장애가 있는 귀는 소음에 영향을 받지 않아 골전도 소리를 더 잘 들을 수 있다(예: 장액성 또는 화농중이염고름중이염에서의 일시적인 전도성 장애).

병변이 없는 정상 귀에 소리가 편위되어 들린다. 병변이 있는 귀신경장애가 있는 귀는 소리를 인지할 수 있다.

린네검사(Rinne test)

린네검사는 각각의 귀에서 골전도와 공기전도를 비교하는 검사이다[그림 9-10B]. 음차의 손잡이만 잡고서 512-cps 음차를 진동시켜 환자의 한쪽 귀 유양돌기에 댄다. 환자가 소리가 들리는지 확인하고, 더 이상 소리가 들리지 않는다면 신호를 보내도록 하여 소리가 들린 전체 시간을 잰다. 음차가 진동하므로 손잡이 이외의 부분을 만지지 않고, 같은 쪽 귀에서 약 2.5cm 떨어진 곳에 두어, 다시 한번 환자가 소리가 들리는지 확인하고, 더 이상 소리가 들리지 않는다면 신호를 보내도록 하여 소리가 들린 전체 시간을 잰다. 골전도 시간과 공기전도 시간을 비교한다. 만약 공기전도 시간이 더 길다면 최소 2배가 되는지 확인한다(양성). 다른 쪽 귀에서 같은 방법으로 반복해서 검사한다.

린네검사를 변환시켜 비슷하게 수행할 수 있는데, 음차가 소리가 나지 않을 때까지 두는 것이 아니라 환자에게 골전도 소리가 더 큰지 공기전도소리가 더 큰지 질문한다. 만약 검사하는 귀에서 공기전도 소리가 골전도 소리보다 크다면 린네검사는 양성이다.

박스 9-2 청력검사-계속

양성 린네검사는 정상이고 공기전도소리가 골전도 소리보다 더 크고 더 길게 드린다. 음성 린네검사는 병변이 있는 쪽 귀가 전도성 난청이고, 골전도 소리가 공기전도 소리보다 더 크고 더 길게 들린다. 양성 린네검사에서 병변이 있는 쪽 귀가 감각신경성 난청이면 골전도와 공기전도 모두 줄어든다.

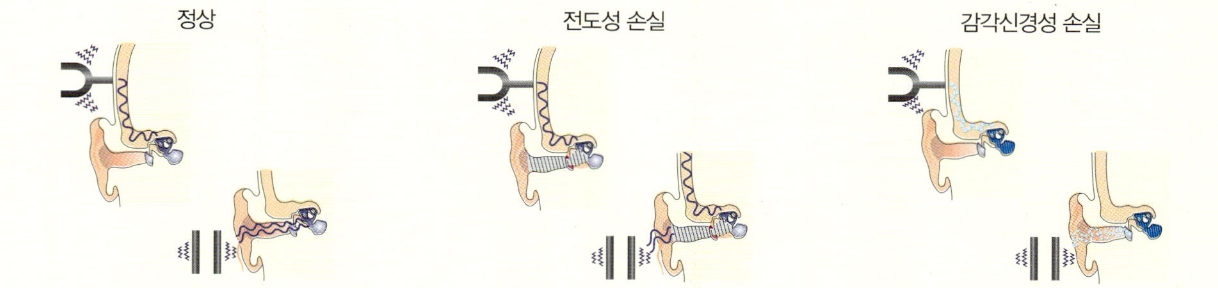

정상: 소리가 골전도(BC)보다 공기전도(AC)에서 2배 정도 길게 들린다: Rinne검사 "양성" 또는 AC>BC.

전도성 손실: 골전도와 같거나(AC=BC) 더 길게 들린다(AC<BC). 린네검사 "음성"

감각신경성 손실: AC>BC의 정상 비율을 보이지만 전체적으로 감소한다. 즉, 두 경로 모두에게 청력이 떨어진다.

속삭임검사

청력을 알아보는 총체적인 선별검사로 이용된다. 속삭임검사는 몇 가지가 있고, 환자가 들을 수 있는지, 들을 수 있는 소리 주파수 범위를 알아보는 검사이다. 독순술을 하는 것을 막기 위해 입을 가리고, 환자 앞이나 뒤에 서서 검사한다. 다음으로, 한쪽 귀에서 약 60cm 떨어진 곳에 서서 여러 음절의 단어를 말한다. 한 음절로 자음이 다르고 모음이 같은 단어나(hat, bat, cat), 2음절로 비슷한 단어(baseball, staircase, daydream)를 말한다. 단어 대신 숫자(nine-four, three-seven)로 검사해도 된다. 검사하지 않는 다른 쪽 귀는 환자의 손이나 검진자의 손으로 막아서 소리가 들리지 않도록 한다. 환자에게 모음과 자음을 정확하게 따라 말하도록 한다. 속삭임검사에서 들은 단어의 적어도 50% 이상을 맞추면 정상이다. 만약 환자가 따라서 말하지 못한다면 검진자가 소리를 좀 더 크게 말해서 환자가 따라 말하면 통과한다. 다른 쪽 귀에서는 다른 단어를 사용하여 검사한다.

각각의 귀에서 한 개나 두 개의 단어를 바르게 따라 말한다면 정상 청력이다. 검사하는 귀에서 자음 구분을 적어도 50% 못한다면 전도성 또는 감각신경성 난청이다.

진단적 추론

의료인은 건강력과 신체검진 결과를 토대로 평가 및 계획을 세우게 된다. 예를 들어, 환자는 진단을 내리는 데 도움이 되는 많은 증상들을 이야기할 것이다. 그러면 과거병력과 신체검진 결과에서 발견된 소견들로 한 개 또는 두 개 정도의 진단을 내릴 수 있다. 귀통증은 일반적인 주호소이다. [표 9-1]은 귀통증과 관련된 질환들의 일반적인 감별진단들을 설명한 것이다.

표 9-1 귀통증의 여러 진단들

감별 진단	환자병력에서 주요 결과	환자 신체검진에서 주요 결과	진단검사
급성 중이염 Acute otitis media	소아, 최근 상기도감염, 발열, 간접흡연, 아픈 귀를 잡아당김	붉게 부풀어진 고막으로 지표나 대광반사가 보이지 않는다.	N/A
만성 중이염 Chronic otitis media	소아, 반복된 중이염 기왕력, 난청	두꺼워지고 움직이지 않고 퇴축된 고막, 삼출액이 있는 고막 천공	N/A
장액성 중이염 Serous otitis	소아, 난청	삼출물, 움직이지 않고 퇴축된 고막	고막검사
외상 Trauma	최근 외상, 이관통상, 직접 귀후빔, 귀에 이물질	고막천공	N/A

특수대상자의 귀사정

임산부에 대한 고려사항

임신호르몬으로 인해 머리와 목의 혈관이 확장되어 코와 부비동에 이차적 충혈이 되므로 귀충혈과 귀의 가득찬 느낌의 증상이 생길 수 있다.

- 임신 중 흡연은 출산 후 신생아 귀감염 위험을 높인다.
- 임신 중 바이러스감염(풍진, 거대세포바이러스)은 출산 후 선천적 귀 구조 이상 및 청각상실과 관련된다.
- 임신성 당뇨, Rh 부적합증, 임신중독증은 태아의 선천성 난청 위험을 높인다.
- 고막부종으로 인해 청각이 손상(특히 전도성)된다.
- 임신기간에 이경화증이 악화된다.

신생아에 대한 고려사항

일반적인 사항

신생아 사정 시 다음을 주의한다.

- 태아기 때 신장은 외이, 중이, 내이와 같은 시기에 발달한다. 귀 발달장애가 있다면 신장도 유추할 수 있다.
- 출생 시 임신 기간, 출생 시 몸무게, 신생아 중환자실 입원 기간에 대해 문진하는 것이 중요하다. 저체중아가 고음을 잘 듣지 못하는 것은 중환자실 장비 소음에 노출되어서이다.
- 임신 중 흡연은 출산 후 신생아 귀감염 위험을 높인다.
- 임신 중 바이러스감염(풍진, 거대세포바이러스)은 출산 후 선천적 귀 구조 이상 및 청각상실과 관련된다.
- 임신성 당뇨, Rh 부적합증, 임신중독증은 태아의 선천성 난청 위험을 높인다.
- 5일 이상 내 이독성(ototoxic) 약물을 복용하고 환경소음이 높으면 입원한 미숙아의 청각발달에 부정적 영향을 미친다.
- 신생아는 모든 영역의 소리를 듣는데, 특히 고음에 반응한다.
- 작은 종소리를 들려 주어 청력감별검사를 한다. 아기가 울면 멈추고, 조용하던 아기가 눈을 깜빡이면 소리를 들을 수 있다는 것이다.
- 신생아는 갑자기 소리가 나면 울거나 눈을 깜빡이며 반응하지만, 조용히 말하면 아기도 조용해진다.

시진

- 귀의 위치를 관찰한다. 한쪽 귀가 다른 쪽보다 낮게 위치한다면 비정상이다. 저위이는 다운증후군과 같은 선천성 이상과 관련된다.
- 이개전귓바퀴앞 피부연성섬유종쥐젖(skin tags)이나 피부동피부굴(dermal sinus)을 사정하고, 이것은 정상이거나 신장 또는 염색체 이상과 관련된다.

소아에 대한 고려사항

일반적인 사항

- 3세 이하의 75% 어린이가 적어도 한 번은 중이염에 걸린다. 어린이의 42%가 중이염으로 항생제를 복용한다. 이것으로 인해 만성 중이염으로 진행되고, 심각한 부작용을 초래한다.
- 아기나 어린이는 부모의 무릎에 앉게 하는 것이 검진하기 쉽다.
- 검진을 '게임'하듯이 한다면 아이와 협조가 잘 이루어진다.
- 검진하기 전에 아이와 부모는 친해지는 시간을 가져 신뢰를 얻는다. 아이들은 만 1세가 되면 낯을 가리게 된다.
- 유아기에는 검진기구를 두려워하는데, 잘 설명하여 기구와 친해지도록 해 준다[그림 9-11]. 아이의 공포가 누그러진다.
- 다음의 환아 특성에 주의한다.
    - 듣기에 따라 말을 잘하게 되는데, 특히 만 2세까지는 더욱 그렇다. 삼출성 중이염이 자주 있거나 만성인 어린이는 언어발달과 사회성 발달에 지장을 준다.

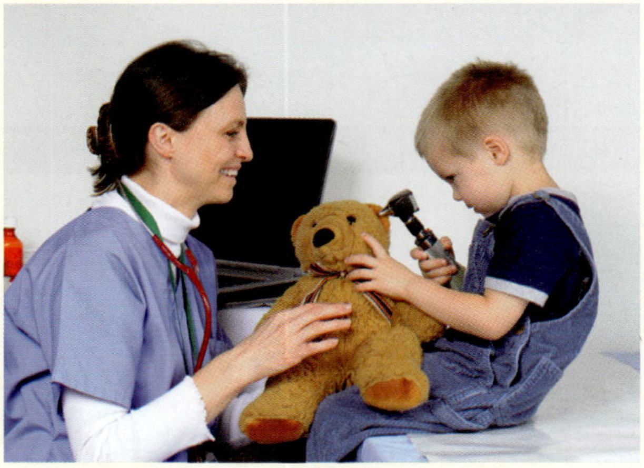

그림 9-11 이경검사 전 유아 진정시키기

특수대상자의 귀사정–계속

- 아동은 자신의 신체에 호기심을 가지고 놀기 때문에 귀를 가지고 장난을 한다. 열이 없거나 잠이 잘 안오면 귀를 잡아당기는데, 급성 감염과는 아무 상관이 없다.

시진

- 이경검사를 하기 전에 외모를 잘 관찰하고 비침습적 검진을 한다.
- 아동은 이경검사를 하기 위해 귀 위치를 잡을 때 주의한다. 3세 미만은 귀를 뒤쪽아래방향으로 잡아당긴다.
- 다음에 주의한다.
  - 아동의 이관은 성인보다 짧다. 그래서 삼출액이나 미생물이 비인두에서 중이로 쉽게 이동한다.
  - 울게 되면 외이도와 고막이 빨갛게 되는데, 고막과 주변의 혈관을 잘 보이도록 만들기 때문이다. 고막은 혈관조직이고, 열은 혈관을 확장시켜 고막이 빨갛게 보이게 된다. 붉어졌다고 반드시 감염을 의미하는 것은 아니다.

노인에 대한 고려사항

일반적인 사항

노인 환자 사정 시 다음을 주의한다.

- 노인성 난청은 청각상실의 주요원인이다. 65세 이상 노인의 30~40%는 어느 정도 노인성 난청을 경험한다.
- 약 70세 노인에서는 이명이 많다.
- 노화와 함께 현훈이 증가한다. 귀 이외의 현훈 원인은 신경계, 정신적, 심혈관계 이상이다.
- 이구가 축적되어 잘 안 들리기도 한다.
- 망상이나 불안으로 인해 잘 안 들리기도 한다.
- 40세 이후에는 여자보다 남자가 잘 못듣는다.

시진

- 노인은 이개가 길어지고 두꺼워진다.
- 외이도의 연골 부분에서 모발의 성장이 증가한다.
- 피부암을 시진한다. 이개에서는 태양 노출성 피부암이 일반적이다.

사례 연구

이 장을 통해서 한씨를 소개받아 왔다. 이 장은 그의 병력을 함께 끌어내고, 그 병력을 문서화하고, 신체검진을 입증한다.

주호소(현재 질환)

"제 딸이 오른쪽 귀를 잡아당기며 밤새 울었어요."

면담하는 동안 수집된 정보

한씨는 12개월된 여아로, 5일간 감기증상이 있었고, 녹색을 띠는 누런 비루가 나며, 기침을 하고 식욕이 없다. 어젯밤에 집에서 측정한 고막체온이 38.8~39.8도였다. 한씨는 매우 보채며, 가끔 자기 귀를 잡아당기는 행동을 보인다. 한씨의 엄마 권씨는 한씨에게 아세트아미노펜을 두 번 주었다. 한씨는 걸음마를 배우고자 애쓰는데 종종 넘어졌다. 엄마에 의하면 출생 후 의식상실이나 머리손상으로 인한 증상은 없었다고 한다.

한씨는 상기도감염으로 항생제 처방을 받았다. 한씨는 귀에 한 가지 문제가 있다. 2달 전부터 귀통증이 있는데 항생제 처방을 받지 않았고, 별 문제없이 회복되었다. 예방접종은 현재까지 모두 맞았다. 한씨는 입원한 적이 없었다. 한씨는 엄마와 관계가 좋아보여 아동학대는 없는 것으로 보인다. 한씨는 '엄마', '아빠', '공'과 같은 한 단어를 말하여 언어발달은 나이에 적절하다. 자연임신으로 38주에 정상 자연분만을 하였고, 출생 시 몸무게는 3.41kg, 선천적 결손은 없다. 한씨는 기어다니는 데 문제가 없고 탁자를 잡고 혼자서 일어서며, 종종 넘어지기도 하지만, 머리를 들고 걸음마를 하려고 애쓴다. 의식을 잃은 적도 없고, 머리 외상 흔적도 없다. 한씨는 매일 액상 복합 비타민을 마신다. 한씨의 어머니는 임신 기간 동안 이독성 약물을 복용했는지에 대해 모른다. 한씨에게도 이독성 약물복용에 대한 기록은 없다. 한씨는 4개의 유치가 있고 상태는 좋다. 한씨는 amoxicillin에 알레르기가 있는 것으로 보인다(몇 달 전에 상기도감염 처방약을 먹은 후 몸에 팽진이 생겼다). 한씨는 부모님과 7세 오빠, 5세 언니와 함께 살고 있고, 모두 건강하다. 아빠는 35세로 건강하며, 어릴 때 귀에 감염이 자주 있어서 18개월에는 고막에 관을 삽입하였다. 엄마는 30세로 과체중이지만 그 외에는 건강하다. 친할머니는 60세로 당뇨, 고혈압, 심장병이 있다. 친할아버지는 65세에 교통사고로 사망하셨는데, 큰 건강 문제는 없었다. 외할머니는 65세로 과체중, 고혈압, 시력감퇴가 있다. 외할아버지는 65세로 45세에 이경화증 진단을 받았고, 그 외에는 다른 건강 문제는 없다. 한씨의 언니는 무척 건강하다. 한씨의 오빠는 주의력결핍과잉행동장애(ADHD)가 있어 약물치료로 조절하고 있고, 전반적인 건강은 양호하다.

한씨는 편의시설이 잘 갖추어진 중산층 지역에서 부모님과 핵가족으로 살고 있다. 부모 모두 직장에 다니며, 건강보험의 보장을 받고 있다. 한씨는 하루 대부분을 주간보호시설에서 지낸다. 부모 모두 하루에 한 갑을 흡연하지만, 자녀를 위해 실외에서 흡연한다고 한다. 자녀와 차에 탔을 때는 금연한다. 한씨는 잠들 때 젖병을 물고 잠이 든다. 아프지 않을 때는 저녁 8시부터 아침 6시까지 깨지 않고 잔다. 한씨는 혼자서 손가락으로 밥을 먹는다. 지난 2~3일간 한씨는 잘 먹지 않았다. 지난 24시간 동안은 잘 마시지 않았다(24시간 동안 기저귀를 2~3개만 사용). 한씨는 가족과의 관계가 12개월 발달과정에 적절해 보인다.

주요 근거	주요 사항
아동 나이	이 나이에는 중이감염이 일반적
5일 전 호흡기계 증상이 있었고, 최근 12시간 이내에 다른 문제도 있음.	상기도감염은 귀감염의 전구증상일 수 있음.
오른쪽 귀를 잡아당김.	습관일수도 있고, 통증이나 다른 증상의 반응일 수 있음. 열이 있으면서 먹거나 잠들기 힘들 때 귀를 잡아당기면 급성 감염과 관련됨.
열 때문에 잠들기 어려움.	중이감염은 잠드는 데 어려움.
기침, 열(38.8~39.4℃)	호흡기감염과정
아세트아미노펜 2회	해열효과, 진통제
주간보호시설	사람이 많아 감염 전파 가능
젖병 물고 잠	젖병 빨아 고막 퇴축 가능
부모 흡연	간접흡연 노출로 중이염 관련

<table>
<tr><td rowspan="2">이름 한○○</td><td>날짜 2018/03/05</td><td>시간 09:00</td></tr>
<tr><td>생년월일 2017/03/05</td><td>성별 여</td></tr>
<tr><td colspan="3">병력</td></tr>
<tr><td colspan="3">주호소
“제 딸이 오른쪽 귀를 잡아당기며 밤새 울었어요.”</td></tr>
<tr><td colspan="3">현재병력
12개월 여아로 5일간 상기도감염: 12시간 전부터 발열. 오른쪽 귀를 잡아당김. 잠을 못잠. 불안해 하고 울고 있음.</td></tr>
<tr><td colspan="3">투약
1. 매일 복합비타민
2. 아세트아미노펜, 1/2티스푼, 열과 통증 시 매 4시간×2회</td></tr>
<tr><td colspan="3">알레르기
amoxicillin 가능성–몇 달 전 복용 후 몸에 발진</td></tr>
</table>

<table>
<tr><td colspan="3">과거병력
질환
예방접종 모두 맞음.
상기도감염 자주 있음.
중이염–2개월 전
입원/수술
외상이나 수술 경험은 없음: 수혈 받은 적 없음.</td></tr>
<tr><td colspan="3">가족력
오빠 1명(7세): 주의력결핍과잉행동장애(ADHD)
언니 1명(4세): 무척 건강
아빠(35세): 하루에 한 갑 흡연: 그 외에는 건강: 어릴 때 귀의 감염으로 고막에 관을 삽입
엄마(30세): 과체중: 그 외에는 건강: 하루에 한 갑 흡연
외할머니(65세): 45세에 이경화증: 건강 양호
친할머니(60세): 2형 당뇨, 고혈압, 심장병
친할아버지(65세): 교통사고로 사망: 당시 건강에는 큰 문제가 없었음.</td></tr>
<tr><td colspan="3">사회력
편의시설이 잘 갖추어진 중산층 지역에서 부모님과 핵가족으로 살고 있음.
부모 모두 직장에 다니며 흡연함. 하루 대부분을 주간보호시설에서 지냄.
한 단어를 몇 개 말하고, 12개월 발달 과정에 적절해 보임. 잠들 때 젖병을 물고 잠이 듦.
아프지 않을 때는 저녁 8시에서 아침 6시 까지 깨지 않고 잠. 혼자서 손가락으로 밥을 먹음.</td></tr>
<tr><td colspan="3">계통별 문진</td></tr>
<tr><td>일반적 외모
열이 있고 아파 보임.</td><td colspan="2">심혈관계
심장병 없음.</td></tr>
<tr><td>피부
따뜻하고 발진 없음.</td><td colspan="2">호흡기계
빠른 호흡, 자주 운다. 기침할 때 하얀 점액성 객담가래 나옴.</td></tr>
<tr><td>눈
적절함</td><td colspan="2">소화기계
지난 12시간 동안 잘 안 먹음.</td></tr>
<tr><td>귀
오른쪽 귀를 주기적으로 잡아 당김.</td><td colspan="2">비뇨생식기계/부인과계
24시간 동안 기저귀 2~3개</td></tr>
<tr><td>머리/귀/눈/코/목
비울혈, 누런 녹색 비루</td><td colspan="2">근골격계
외상이 없다고 엄마가 말함.</td></tr>
<tr><td>유방
이상 없다고 엄마가 말함.</td><td colspan="2">신경계
발작 등 이상이 없다고 엄마가 말함.</td></tr>
<tr><td colspan="3">신체검진</td></tr>
<tr><td>체중 9kg</td><td>체온 38.8℃(고막 체온)</td><td>혈압 측정 안함</td></tr>
<tr><td>신장 66cm</td><td>맥박 160회/min</td><td>호흡 40회/min</td></tr>
<tr><td colspan="3">일반적 외모
12개월, 영양 상태 좋음. 히스패닉계 여아. 엄마 무릎에 앉아 있고 약간 지침. 간혹 울고 있음.
단정한 외모로 엄마에게 매달림. 얼굴이 붉어짐. 불안.</td></tr>
<tr><td colspan="3">피부
깨끗함, 따뜻함, 건조. 탄력도: 피부를 잡았다 놓으면 약간 느리게 회복됨. 발진 없음.</td></tr>
</table>

머리/눈/귀/코/인두	
머리: 정상. 종양 없음. 경직 없음. 외상 흔적 없음. 천문 닫힘. 머리둘레 46cm.	
눈: PERRL(동공은 같고, 둥글고, 빛에 반응함), 안구운동 정상, 공막 흰색, 안구진탕안구떨림 없음.	
귀: 양측 대칭, 성장 양호; 기형 없음; 오른쪽 귀 만지면 아파함.	
이개: 피부 이상 없음.	
외이도: 분비물, 부종, 이물질 없음.	
청각: 보통 소리에 적절히 반응함.	
유양돌기: 양측에 부종이나 홍반 없음.	
고막	– 오른쪽: 외상 없음. 고막이 약간 붉게 부어올랐고, 대광반사와 지표가 보이지 않음. – 왼쪽: 외상 없음. 고막이 부풀지 않고 혈관이 도드라짐. 원뿔의 대광반사와 지표가 보이고 투명함.
공기이경	– 오른쪽 고막의 운동성이 떨어짐. 왼쪽 고막은 움직임.
외비공콧구멍	– 양쪽 코에서 누렇고 녹색인 진한 비루가 많이 남. 비감개코선반의 홍반, 부종.
구인두	– 약간 염증; 손상 없음. 혀는 중앙 4개의 유치 양호. 편도는 삼출물이 없이 약간 비대됨.
목, 림프	– 목 유연. 턱을 흉부에 댈 때 통증 없음.
경부림프절목림프절	– 오른쪽은 1~2cm 커짐. 움직이고 딱딱한 결절 없음. – 왼쪽은 정상
심혈관계	
약간 빈맥빠른맥(12개월은 90~150이 정상: 평균 119). 심잡음 없음.	
호흡기계	
호흡 시 수포성 소리, 양측에서 다른 것은 없음. 호흡 수가 약간 올라감. 호흡 시 흉골복장뼈이 들어가거나 보조근육은 사용하지 않음.	
소화기계	
복부는 부드럽고 나이에 맞게 불룩 나옴. 결절 없음. 배꼽 탈장 없음.	
비뇨생식기계	
생식기계 발달이 나이에 적절함. 엉덩이 회음부; 피부 깨끗하고 온전함; 기저귀 발진 없음.	
근골격계	
팔다리로 잘 기어감. 탁자를 잡고 혼자 일어섬. 도와주면 주변을 걸어감. 인형을 집음: 근력이 나이에 적절함.	
신경계	
소리 잘 들음: 검진자 말에 반응함: 신경계적으로 나이에 적절함.	
기타	
검사실 검사 없음	
최종 검진 결과	
1. 오른쪽 귀에 급성 중이염 2. 상기도감염	

참고문헌

Bagai, A., Thavendiranathan, P., & Detsky, A. S. (2006). Does this patient have hearing impairment? *Journal of the American Medical Association, 295,* 416.

Brunton, L., Chabner, B., & Knollman, B. (2011). *Goodman and Gilman's the pharmacological basis of therapeutics* (12th ed.). New York, NY: McGraw Hill Medical.

Carlson, L. (2002). Update on otitis media. *The American Journal for Nurse Practitioners, 6*(10), 9–14.

Carlson, L., & Marcy, S. M. (2004). Diagnosis and management of acute otitis media: Summary of the new clinical practice guideline. *Clinician Reviews: A Self-Study Supplement* (June), 2–13.

Chole, R. A, & Cook, G. B. (1988). The Rinne test for conductive deafness: A critical reappraisal. *Archives of Otolaryngology and Head and Neck Surgery, 114,* 399.

Cunningham, J., Cox, E. O., & The Committee on Practice and Ambulating Medicine and the Section in Otolaryngology and Bronchoesophagology. (2003). Hearing assessment in infants and children: Recommendations beyond neonatal screening. *Pediatrics, 111*(2), 436–440.

Dean, W. A., & Davison, M. (2002). Hearing loss in adults. *Clinician Reviews, 12*(6), 62–67. [Online.] Retrieved from www.medscape.com/viewarticle/439298.

Desai, H. (2002). Recurrent episodic vertigo. *Medscape Internal Medicine, 4*(2). [Online.] Retrieved from http://www.medscape.com/viewarticle/442820.

Meadows, C. (1999). Assessment of the auditory system. In W. J. Phipps, F. D. Monahan, J. K. Sands, J. F. Marek, & M. Neighbors (Eds.), *Medical-surgical nursing: Health and illness perspectives* (7th ed.). St. Louis, MO: Mosby.

Paul, B. C., & Roland, J. T., Jr. (2015). An abnormal audiogram. *Journal of the American Medical Association, 313,* 85.

Pirozzo, S., Papinczak, T., & Glasziou, P. (2003). Whispered voice test for screening for hearing impairment in adults and children: Systematic review. *British Medical Journal, 327,* 967.

Shuman, A. G., Li, X., Halpin, C. F., Rauch, S. D., & Telian, S. A. (2013). Tuning fork testing in sudden sensorineural hearing loss. *JAMA Internal Medicine, 173,* 706–707.

Uy, J., & Forciea, M.A. (2013). In the clinic. Hearing loss. *Annals of Internal Medicine, 158,* ITC4.

Yueh, B., Collins, M. P., Souza, P. E., Boyko, E. J., Loovis, C. F., Heagerty, P. J., . . . Hedrick, S. C. (2010). Long-term effectiveness of screening for hearing loss: The Screening For Auditory Impairment—Which Hearing Assessment Test (SAI-WHAT) randomized trial. *Journal of the American Geriatrics Society, 58,* 427–434.

Chapter 10

코, 부비동, 입, 인두 장애

Nose, Sinus, Mouth, and Throat Disorders

코와 부비동 장애의 사정

코와 부비동의 해부 생리

코의 네 가지 주요한 기능은 다음과 같다.

- 흡기와 호기의 일차적인 장소이다.
- 공기를 여과, 가온, 가습한다.
- 냄새를 맡는다(후각수용기 자극을 통해).
- 발성 시 공명을 일으킨다.

부비동의 두 가지 주요한 기능은 다음과 같다.

- 공기를 여과, 가온, 가습한다.
- 발성 시 공명을 일으킨다.

외비

외비바깥코(external nose) 또는 코의 바깥 부분은 뼈와 점막으로 덮여 있는 유연한 연골로 구성되어 있다. 외비의 위 1/3은 뼈인 반면 아래 2/3는 유연한 연골이다. 두 개의 비골코뼈(nasal bone)은 윗부분을 형성한다. 이들 비골은 중앙에서 서로 이어지고 외측가쪽으로 상악골위턱뼈과 전두골이마뼈이 이어진다. 외비는 외비공콧구멍(nares, nostrils)이라 불리는 두 개의 외부 통로를 포함한다. 외비공은 공기가 비강코안으로 드나드는 출입구가 된다[그림 10-1].

비강

비강코안(internal nose, nasal cavity)은 전비공앞콧구멍(anterior nasal aperture)에서 후비공뒤콧구멍(choana)까지이며, 결국 비인두(nasopharynx)로 개구한다[그림 10-2]. 비중격코사이막(septonasal)에 의해 분리된 두 개의 비강으로 구성되어 있다. 각 비강은 비강 양 외측벽가쪽벽으로부터 비갑개코선반(turbinate)라 불리는 세 개의 돌출부가 있다. 섬모가 비갑개를 덮고 있다. 비갑개는 혈관이 많이 분포하며 점막으로 덮여 있다. 혈관은 들어오는 공기를 가온한다. 점막은 코의 표면적을 증가시키며 습도를 조절한다. 비갑개는 섬모 운동과 분비된 점액을 이용하여 먼지와 이물질을 걸러 공기를 여과한다. 그런 다음 섬모 운동을 통해 인두 쪽으로 움직여 삼킨다. 각 비갑개 아래는 부비동으로부터 점액을 배출하는 길이 있다.

후각수용기는 비강의 윗부분에 있는 점막 위에 있다. 지나가는 공기가 이들 수용기들을 자극하면 후각신경이 자극되어 해석을 위해 신호를 뇌의 전두골에 보낸다.

후각은 미각의 중요한 요소로, 이 둘은 밀접한 관계가 있다. 후각은 후각신경 자극으로 검사한다. 급성 후각상실과 관련된 미각 능력의 감소는 거의 대부분 일시적이며, 상기도감염과 관련이 있다. 만성 후각상실은 제대로 이해되지 않으며, 기본적인 사정을 위한 표준이 존재하지 않는다.

부비동

4쌍의 부비동코곁굴(paranasal sinuses; 공기로 차 있는 공간)은 비강 양측에 있다. 상악골(빰부분) 안와 바로 아래에 있는 상악동위턱굴(maxillary sinus), 눈썹 바로 위 전두골에 있는 전두동이마굴(frontal sinus), 눈과 코 뒤에 있는 사골벌집뼈(ethmoid bone)에 있는 사골동벌집굴(ethmoidal sinus) 그리고 접형동나비굴(sphenoidal sinus)을 포함한다. 이러한 공기로 채워진 공간은 두개골머리뼈의 무게를 가볍게 하며 발성을 공명하는 작용을 한다.

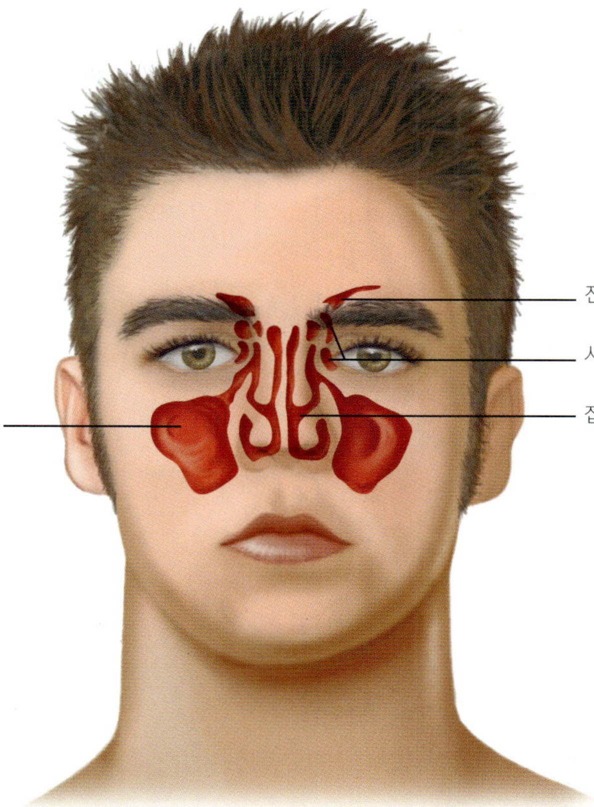

그림 10-1 외비

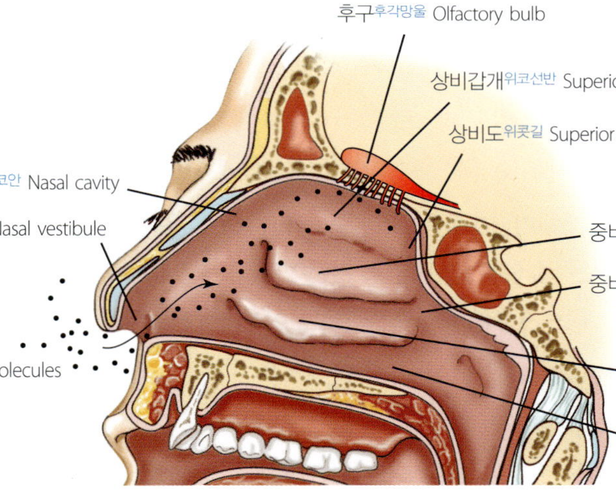

그림 10-2 비강의 옆모습

코의 내부처럼, 각 부비동은 섬모와 점막으로 덮여 있으며, 이물질을 잡아 밖으로 밀어내는 작용을 한다. 부비동은 비도콧길(nasal meatus)를 통해 코 내부와 연결된다. 부비동은 코 내측이 자주 막히므로 자주 감염되는 부위이다. 상악동과 전두동은 간접적인 검진이 가능한 반면, 사골동과 접형동은 작으면서 두개골의 깊은 곳에 있어 직접적으로 검진할 수 없다.

건강력

현재의 주호소에 대한 자세한 병력은 코에 대한 주호소의 성공적인 사정에 필수적이다. 가족력과 사회적인 요소뿐 아니라 과거병력과 현재의 건강력 역시 중요하다. 신체검진 또한 중요한 정보를 줄 수 있다. 울혈충혈(congestion)과 비루콧물(nasal discharge)는 대상자가 의료기관을 찾는 흔한 주호소이다. 예를 들어, 냄새는 미각과 밀접한 관계가 있기 때문에 식욕과 영양 상태가 영향을 받을 수 있다. 맛과 냄새를 느낄 수 없을 때 대상자의 식습관은 깨진다. 덧붙여, 비울혈코울혈은 먹을 때 숨을 쉬기 어렵기 때문에 영양 섭취량을 감소시킨다. 감소된 섭취량은 변비 또는 설사와 같은 위장관계 문제를 유도할 수 있다.

주호소와 현재병력

"숨을 쉴 수 없어요. 코가 막혀요."

> 최씨는 45세 여성이다. 최씨는 비울혈, 유루증눈물흘림증, 피곤함을 지난 3일간 경험했다고 한다. 그녀는 이러한 증상을 매년 봄마다 경험한다고 한다.

대상자들은 다음의 일반적인 증상들이 자주 있다. 비울혈, 재채기, 소양증, 비염(알레르기성, 혈관운동성, 기타), 비루, 만성 분비물, 비출혈코피(epistaxis), 후각과 미각의 감소.

비울혈

발병	갑자기 발병하였는가, 서서히 발병하였는가? 급성 발병이나 점진적 발병은 촉진요인이나 관련 질환에 관한 정보를 제공한다.
기간; 양상	대상자가 비울혈을 얼마나 오랫동안 경험하였는가? 이는 비울혈이 급성 또는 만성과 관련이 있는지에 대한 정보를 제공한다. 비울혈이 아침, 낮 동안, 밤에 자는 동안 또는 집, 직장, 친구집처럼 특정 장소에서 발생하는가? 특정 환경하에 발생하는 비울혈은 잠정적인 환경적 알레르기원을 의심해 볼 수 있다. 하루 종일 지속되는 비울혈은 급성 감염일 수 있다.
심각성	비울혈이 얼마나 심각한가? 일할 때 또는 밤에 수면에 방해가 되는가? 증상의 강도는 필요한 중재의 정도를 결정하는 것을 돕는다.
관련 증상	객담가래이 있는 기침, 재채기, 가려움, 유루증눈물흘림증과 같은 관련 증상이 있는가? 맑은 객담이 있는 기침은 알레르기성 비염과 관련이 있을 수 있다. 재채기나 유루증눈물흘림증은 계절성 알레르기와 관련이 있을 수 있다.
촉진요인	어떤 활동이나 환경적 사건과 함께 증상이 발생하는지 확인한다. 날씨 및 계절 변화와 발병이 관련이 있는가? 대상자의 비울혈이 집에서 더 악화된다면 유사한 원인은 먼지 또는 애완동물에 알레르기가 있을 수 있다. 계절성 증상은 진균곰팡이과 관련된 알레르기를 암시한다. 겨울에 비울혈이 심해지는 것은 진균 또는 감소된 습도와 관련이 있을 수 있다. 코를 비틀면 비울혈과 함께 통증 또는 압력이 있는가? 코를 비틀 때 비울혈과 함께 압력이 증가하거나 통증이 있다면 부비동염코곁굴염을 암시할 수 있다.

완화요인	비울혈을 감소시키는 요인은 무엇인가? 환경적 요인을 질문한다. 대상자가 공기청정기가 있는 환경에서 비울혈이 완화된다면 원인은 꽃가루에 의한 알레르기일 수 있다. 충혈제거제, 진해제, 알레르기 약의 사용에 대해 물어본다. 처방약, 일반의약품, 한약에 대해 물어본다. 아세트아미노펜(acetaminophen; Tyrenol) 또는 이부프로펜(ibuprofen)은 통증과 같은 상기도감염의 징후와 증상을 경감시키는 데 도움이 될 수 있다. diphenhydramine(Benadryl) 또는 loratidine(Claritin)와 같은 일반의약품인 충혈제거제는 비울혈 감소에 도움이 될 수 있다.
약물복용	사용하고 있는 약물, 특히 일반의약품인 코에 사용하는 스프레이에 대해 물어본다. 3일 이상 사용했다면 코 스프레이는 비울혈을 다시 재발하게 할 수 있다. 안지오텐신전환효소억제제, 베타차단제, 경구피임약은 비울혈을 증가시킬 수 있다.

비루

비루콧물(nasal discharge, rhinorrhea)는 흔히 발생하는 또 다른 일반적인 증상이다. 주의 깊은 병력이 비루의 원인을 결정하는 데 도움이 된다.

기간; 양상; 발병	대상자가 얼마나 오랫동안 증상을 경험하였는가? 이는 비루가 급성 또는 만성과 관련이 있는지에 대한 정보를 제공한다. 비루가 아침, 낮 동안, 밤에 자는 동안 또는 집, 직장 친구 집처럼 특정 장소에서 발생하는가? 특정 환경하에서 발생하는 비루는 잠정적인 환경적 알레르기원을 의심해 볼 수 있다. 아침에 발생하는 비루는 알레르기성 비염일 수 있는 반면, 하루 종일 지속되는 비루는 상기도감염 또는 감기일 수 있다.
질과 심각성	대상자에게 비루의 색, 양, 농도, 냄새를 포함하여 설명하도록 한다. 다량의 맑은 분비물은 알레르기를 암시하는 반면 녹색이거나 색깔이 있는 분비물은 대부분 감염을 암시한다. 알레르기성 코 분비물은 냄새가 없는 반면 감염성 코 분비물은 흔히 악취가 난다. 한쪽만 비루가 나는 것은 이물질, 종양, 용종폴립으로 인한 비울혈을 의미한다.
관련 증상	열, 재채기, 눈이 가려움, 유루증눈물흘림증을 포함한 관련 증상이 있는지 물어본다. 열은 급성 감염을 암시한다. 재채기는 알레르기성 비염, 감기 또는 상기도감염과 같은 문제들과 관련이 있을 수 있다. 통증, 특히 부비동 부분의 통증은 부비동염을 암시한다. 가렵거나 누액이 나는 눈은 알레르기를 암시한다.
촉진요인	날씨 및 계절 변화 또는 환경적 사건과 발병이 관련 있는가? 계절과 관련된 발병은 꽃가루와 관련이 있다.
완화요인	비루를 감소시키는 요인은 무엇인가? 사용하는 약물과 다른 조치들에 대해 질문한다. 일반의약품인 항히스타민제는 알레르기성 비루를 완화시킬 수 있다.
기타 약물복용	기타 사용하고 있는 약물에 대해 물어본다. 스프레이나 점적약과 같은 비강에 사용되는 약물은 비루를 증가시킬 수 있다.

비출혈

비출혈코피(nasal bleeding)의 주호소, 특히 발병, 양, 촉진요인 등에 대한 주의 깊은 병력이 원인을 결정하는 데 도움이 된다.

발병	비출혈이 갑자기 발병하였는가, 서서히 발병하였는가? 급성 발병은 흔히 외상과 관련된다.
부위	출혈은 양쪽인가 한쪽인가? 한쪽 출혈은 흔히 외비공콧구멍의 상처 또는 궤양과 관련된다. 양쪽 출혈은 흔히 전정안뜰이나 더 윗부분에서 비롯된다.
양	대상자의 출혈량은 어느 정도인가? 다량이나 지속적인 출혈은 항응고 특성 약물과 관련이 있을 수 있다 처방약인 항응고제, 일반의약품인 진통제, 은행잎추출물과 같은 일부 건강기능식품이 출혈을 연장할 수 있다.
기간, 빈도	비출혈이 얼마나 지속되는가? 얼마나 자주 발생하는가? 대량의 단기간의 출혈은 외상과 관련되며 단독 사건으로 발생한다. 만성출혈은 약물요법, 항암요법과 관련될 수 있으며 매우 건조한 환경과 허약한 비강정맥과 관계가 있다.
촉진요인	출혈이 환경 변화 또는 외상과 관련이 있는가? 대상자는 비울혈이나 폐색, 소양증이나 자극 등의 또 다른 증상이 있는가? 환경 변화는 점막의 건조와 혈관을 더욱 약해지게 만든다. 소양증이나 자극은 대상자가 코를 문지르거나 긁어 출혈을 유발할 수 있다.
완화요인	출혈을 감소시키는 요인은 무엇인가? 출혈을 멈추게 하는 것은 어려운가? 지혈의 어려움은 응고장애나 혈액장애와 관련된 문제를 암시할 수 있다.
약물복용	대상자가 사용하고 있는 약물은 무엇인가? 대상자가 항응고 치료나 아스피린을 사용하고 있는지 사정한다. 아스피린은 혈소판응집을 억제하며, 이는 적절한 응고를 방해한다. 비강 스프레이의 남용은 비울혈의 재발과 비강 모세혈관의 약화로 이어진다. 건강기능식품 역시 출혈의 원인이 되므로 사정하여야 한다. 은행잎추출물은 항혈소판 작용과 관련된 출혈의 위험성을 증가시킨다.

후각과 미각의 감소

발병: 기간	대상자는 얼마나 오랫동안 후각 감소를 경험하였는가? 후각상실의 발병과 기간은 후각상실이 급성 또는 만성과 관련이 있는지를 결정하는 데 도움이 된다.
촉진요인	후각상실이 새로운 약물, 질병 또는 건강과 관련이 있다면 확인한다. 후각과 미각이 모두 감소했다면 감기 또는 독감과 관련될 수 있다. 다른 원인들은 일반적으로 알려져 있지 않다. 약간의 후각상실은 노화와 관련이 있을 수 있다. 일부 약물 역시 미각과 후각의 변화와 관련이 있을 수 있다.
약물복용	대상자가 복용하고 있는 약물은 무엇인가? 많은 약물들이 미각을 가리는 뒷맛을 가지고 있다.

부비동의 통증과 압박

발병; 기간; 양상

대상자가 얼마나 오랫동안 증상을 경험하였는가?

이는 부비동통증코곁굴통증과 압박이 급성 또는 만성과 관련이 있는지의 결정에 도움이 된다.

부비동통증과 압박이 아침, 낮, 밤에 자는 동안 발생하는가?

이러한 정보는 가능한 원인을 확인하기 위한 단서를 제공하는 데 도움이 될 수 있다. 아침에 발생하여 하루 종일 지속되는 부비동통증과 압박은 부비동감염코곁굴감염을 암시할 수 있다.

질; 심각성; 부위

통증과 압박의 위치를 포함하여 통증과 압박 정도를 설명하도록 대상자에게 질문한다.

통증과 압박은 가벼운 정도부터 심한 정도의 범위일 수 있다. 통증과 압박 부위는 질환 부위에 대한 단서를 제공할 수 있다. 예를 들어, 뺨과 위쪽 치아 부분의 통증은 상악동염위턱굴염을 암시한다(눈 부위는 사골동염벌집굴염, 눈썹 부분은 전두동염이마굴염, 눈 아래는 접형동염나비굴염).

관련 증상

열, 재채기, 비루를 포함한 관련 증상이 있는지 질문한다.

열은 급성 감염을 암시한다. 재채기는 계절성 알레르기인 알레르기성 부비동염과 관련이 있을 수 있다. 다량의 비루는 흔히 급성 부비동염이다. 알레르기성 부비동염은 물처럼 줄줄 흐르는 분비물과 관련이 있다. 코를 비틀거나 부위를 만져서 통증 또는 압박이 심해진다면 급성 부비동염을 암시한다.

촉진요인

대상자가 최근에 감기나 세균감염에 이환된 적이 있는가? 대상자가 알레르기가 있다면 최근에 알레르기성 비염을 경험하였는가? 코를 비틀거나 얼굴을 만지는 것과 같은 특정 행위와 함께 압박이나 통증이 심해지는가?

상기도감염은 원인균에 따라 세균성이거나 바이러스성 급성 부비동염을 유발할 수 있다. 잠복기간이 긴 세균감염은 만성 부비동염을 유발할 수 있다. 알레르기성 부비동염은 흔히 알레르기성 비염을 일으킨다.

완화요인

통증이나 압박을 감소시키는 요인은 무엇인가? 사용하는 약물과 다른 조치들에 대해 질문한다.

아세트아미노펜이나 이부프로펜과 같은 일반의약품은 부비동과 관련된 통증완화에 도움이 될 수 있다. 일반의약품인 항스타민제는 통증과 압박을 일으키는 알레르기성 충혈을 완화시킬 수 있다. 냉요법 또는 온요법이 통증을 완화시키는 데 도움이 될 수 있다.

과거병력

최씨는 계절성 알레르기가 있다. 그녀는 천식이나 습진은 없다고 한다. 어떠한 코의 외상이나 수술도 하지 않았다고 한다. 최근에 감기나 독감과 비슷한 사건이 없었다고 한다. 정기적으로 치과를 방문하여 치아는 좋은 상태라고 한다.

과거병력은 코의 외상이나 수술에 관한 상세한 정보를 포함한다. 또한 상기도감염과 알레르기 병력에 관하여 확인한다. 이러한 병력을 상세하게 기술한다.

과거의 건강 상태와 수술

용종, 부비동염이나 비중격만곡코사이막치우침 또는 수술과 같은 호흡기계 문제뿐 아니라 알레르기, 독감, 건강 상태와 감기를 포함한 과거 건강 상태에 대해 질문한다.

알레르기는 흔히 습진이나 천식과 관련이 있으며, 이는 코의 증상이 함께 존재한다. 비울혈, 비루, 미각과 후각의 감소 같은 징후와 증상은 독감이나 상기도감염 후 1주일 내지 2주일 동안 지속될 수 있다.

수술은 이차적인 반흔 조직 형성으로 폐색될 수 있다.

외상	과거 외상에 관해 질문한다. 외상으로 막힐 수 있다.
용종	대상자는 용종의 병력이 있는가? 이는 자주 만성 알레르기가 있는 대상자에게서 발견된다. 용종은 폐색성이다.
치과병력	치과병력을 확인한다. 수술이나 발치와 같은 과도한 치과 치료는 코와 입의 구조를 변형시킬 수 있다.

가족력

> 최씨의 부모는 건강하다. 42세의 여동생이 있다. 그녀는 천식, 암이나 습진에 대한 가족력은 없다고 한다. 그녀의 여동생과 부모는 계절성 알레르기를 앓고 있다.

가족력은 대상자의 주호소의 숨겨진 원인에 대한 단서를 확인하는 데 있어 매우 중요하다. 알레르기와 같은 특정한 상태들은 가족 구성 요소를 흔히 가지고 있다. 덧붙여, 용종이나 암과 같은 상태들은 유전적으로 결정될 수 있다.

살아 있는 친족의 연령	부모, 형제자매, 자녀의 관계와 건강 상태를 포함한다.
사망	대상자와 사망한 자의 관계와 사망원인(특히 코나 부비동의 암과 같이 코에 영향을 주는 질환)을 포함한다.
만성 질환	가족 중 만성 질환이 있는지 질문한다. 대상자와의 관계와 이환기간을 포함한다. 습진이나 천식과 같이 가족 특유의 또는 유전적이거나 화학 물질에의 노출과 같은 환경적인 것일 수 있는 질환에 초점을 맞춘다. 계절성 알레르기성 비염 대상자는 흔히 가족력이 있다.
알레르기	알레르기에 대해 질문한다. 알레르기 가족력이 있는 대상자는 알레르기 징후와 증상에 위험성이 있다.

사회력

> 최씨는 흡연이나 간접흡연 노출군이 아니라고 한다. 최씨는 애완견이 있다. 비행기 여행을 하지 않는다고 한다. 그녀는 컴퓨터엔지니어이며, 여가시간에 독서와 요리를 즐긴다. 음주는 자주 하지 않으며, 마약류는 복용하지 않는다.

사회력은 환경이 증상에 영향을 미치는지 여부를 결정하는 데 도움을 준다. 비행기 여행이나 고도 변화는 혈관운동성 비염의 원인이 될 수 있다. 집, 직업, 여가 환경은 코와 부비동의 기능에 해롭게 영향을 미칠 수 있다.

가족	대상자에게 현재 가족의 코와 관련된 병적 상태를 설명하도록 질문한다.
직업	대상자에게 직장 환경에 관하여 질문한다. 코의 건강 문제와 관련이 있는 독소, 화학 물질, 알레르기원에 노출되면 문제가 발생한다.
주택	대상자의 생활 환경, 냉난방 유형, 필터를 얼마나 자주 교환하는지 확인한다. 필터는 미생물의 은닉처가 될 수 있으며, 대상자의 감염 위험성을 증가시킨다. 덧붙여, 필터는 자주 교환하지 않으면 오염 물질과 알레르기원의 은닉처가 된다.

취미	취미에 대해 질문한다. 건물 모델이나 목공 같이, 어떤 취미들은 코점막과 목을 자극할 수 있는 미립자를 증가시킨다. 계속적인 압력으로 마감 재료를 봉제하는 것도 역시 자극의 원인이 될 수 있다.
애완동물	대상자가 애완동물이 있는지 사정한다. 애완동물이 있다면 어디에 재우며 집 안에서 키우는가, 집 밖에서 키우는가? 애완동물 비듬은 비점막 증상과 관련된 빈번한 알레르기 유발요인이다.
흡연	피우는 담배의 종류(담배, 시가, 파이프, 비흡연); 흡연 기간과 흡연량[담배소비량(pack−years)=흡연 연수×하루에 피운 담뱃갑 수)]; 흡연 시작 연령; 금연하려는 노력, 실패 또는 성공의 영향요인; 가정 또는 직장에서의 간접흡연. 직 · 간접흡연은 코와 부비동의 암을 포함하여 암과 밀접한 관련이 있다.
음주	음주를 하는가? 얼마나 많이 마시는가? 술의 종류는 무엇인가(예를 들어, 와인, 맥주, 독주)?
마약류 복용	종류와 양을 포함하여 마약류를 복용하는지 질문한다.

계통별 문진

많은 코질환은 코보다 다른 신체 부위에 징후가 있다. 가능한 한 포괄적이며 전반적인 검토가 이루어져야 한다. 그러나 시간과 다른 제약 때문에 의료진은 단지 초점을 맞춘 전반적인 검토를 수행할 수밖에 있다. 의료진은 초점을 맞춘 전반적인 검토가 이루어지는 동안 증상이 있을 것 같은 코 문제가 있는 신체 부위에 초점을 두고 질문을 한다. 다음 표는 코 문제의 일반적인 증상의 요약이다.

부위	증상과 징후	관련 질환
전신	열	감기, 상기도감염, 부비동염
피부	습진이나 알레르기성 반응/과민성 반응; 다크써클, 코를 자주 비빔(코주름; 알레르기성 경련)	알레르기성 비염
	코 부위 피부의 타박상이나 벗겨짐	코외상/코골절
	외비공통증콧구멍통증과 비루를 자주 닦은 부위의 갈라짐	감기, 상기도감염, 알레르기성 비염
눈	가렵고 눈물흘림	알레르기성 비염
귀	이명귀울림과 귀의 꽉찬 느낌	감기, 상기도감염
호흡기계	호흡곤란, 천명음쌕쌕거림, 기침(객담성 혹은 비객담성 소리)	알레르기성 비염, 상기도감염, 천식

신체검진

필요한 기구

- 펜라이트 혹은 기타 조명
- 이경귀보개
- 비경코벌리개나 가능한 한 가장 큰 이경
- 장갑

신체검진의 구성 요소

코검진은 주로 외비의 시진, 촉진과 비강의 시진에 의존한다. 코를 사정할 때 부비동의 시진, 촉진, 타진, 필요하다면 광선투시법을 수행한다. 밝은 불빛이 필수적이다. 점막과 접촉을 하려고 할 때는 장갑을 낀다.

시진

검진	이론적 근거
1. 외비의 전반적인 모양, 대칭성, 부종이 있는지를 검사한다. 한쪽 비공을 막고 다른 쪽 비공으로 숨을 내쉬고 들이쉬게 하여 외비공이 막혔는지 확인한다.	**1.** 코는 모양이 매끄럽고 대칭적이어야 한다. 비대칭은 과거의 골절과 편향 가능성을 암시할 수 있다.
2. 코 주위의 피부에 병변, 색깔, 불규칙성이 있는지 검사한다.	**2.** 코는 코 주위의 피부색과 유사해야 하며, 병변이 없어야 한다.
3. 부비동에 부종이 있는지 검사한다.	**3.** 정상적으로, 부비동은 부어오름 없이 편평하게 보여야 한다. 부비동에 나타난 부종은 눈이나 눈썹 밑의 부종에 의한 것일 수 있으며, 부비동감염의 가능성을 암시한다.
4. 비루나 분비물이 흐르는지 관찰한다.	**4.** 분비물의 특성은 원인을 확인하는 데 도움이 될 수 있다. 예를 들어, 맑은 물 같은 분비물은 알레르기성 비염을 암시하는 반면, 농성 분비물은 감염을 암시한다.
5. 비강을 시진한다[그림 10-3]. 대상자에게 콧김을 내품도록 요청한다. 대상자가 머리를 뒤쪽으로 기울이도록 한다. 왼손과 손가락을 이용하여 이 자세에서 대상자의 머리를 안정시킨다. 엄지손가락으로 코끝을 약간 위쪽으로 압력을 가하면서 코 내부에 비경(nasal speculum)의 불빛을 비춘다. 필요하다면 비경을 사용하여 외비공을 부드럽게 넓힌다.	**5.** 콧김을 내품는 것은 시진을 방해할 수 있는 분비물이나 코딱지를 비강에서 제거한다. 이 자세는 코의 내부 구조를 잘 보이게 한다. 정확한 시진을 위해 적절한 조명이 요구된다. 비경은 외비공을 넓혀서 좀 더 나은 시야를 제공한다.

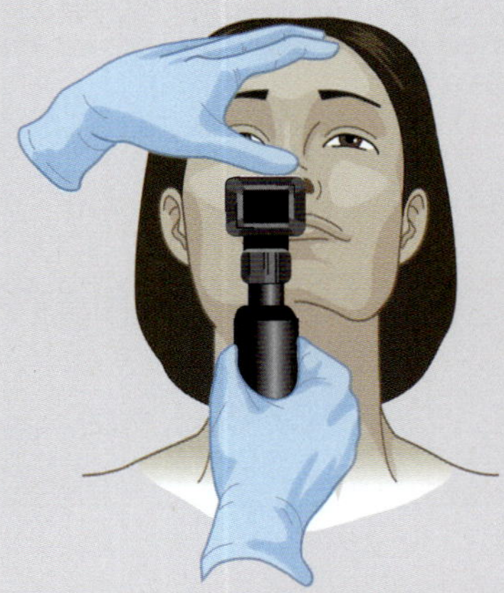

그림 10-3 비강을 시진하기 위한 자세와 방법

검진	이론적 근거
a. 비강폐색과 비중격 연속성을 사정한다.	**a.** 비강은 개방되어야 하며 폐색이 없어야 한다. 비중격은 편향이나 천공 없이 끊어지지 않아야 한다. 다른 비공을 막고 숨을 들이쉬고 내쉬는 능력은 막지 않은 비공의 개방을 암시한다. 그렇게 할 수 없는 것은 팽창, 비울혈, 용종, 이물질에 기인한 폐색을 암시한다.

검진	이론적 근거
b. 비갑개 색깔, 피부결, 분비물을 사정한다. 점막 색깔을 검사한다.	**b.** 코점막은 어두운 분홍색이며, 촉촉하고 병변이나 팽창이 없어야 한다. 일반적으로 분비물은 없어야 한다. 점막은 어두운 분홍색이며, 분비물 없이 촉촉해야 한다. 창백하고 축축한 비갑개는 알레르기를 암시한다. 홍반성이며 부어오른 비갑개는 흔히 감염이 있는 것으로 보여질 수 있다.
c. 혹, 병변, 용종이 있는지 주목한다.	**c.** 비강은 혹, 병변, 용종 없이 깨끗하고 개방되어 있어야 한다. 병변은 코카인 남용, 외상, 만성 염증, 만성적으로 코를 푸는 행위와 관련이 있을 수 있다. 용종은 알레르기가 있는 대상자에게 나타날 수 있다.

촉진과 타진

검진	이론적 근거
1. 코의 콧대와 연골 부분을 만져 본다[그림 10-4].	**1.** 코의 콧대 부분은 딱딱해야 하는 반면 연조직물렁조직은 만져져야 한다. 촉진 시 압통은 감염을 암시할 수 있다.

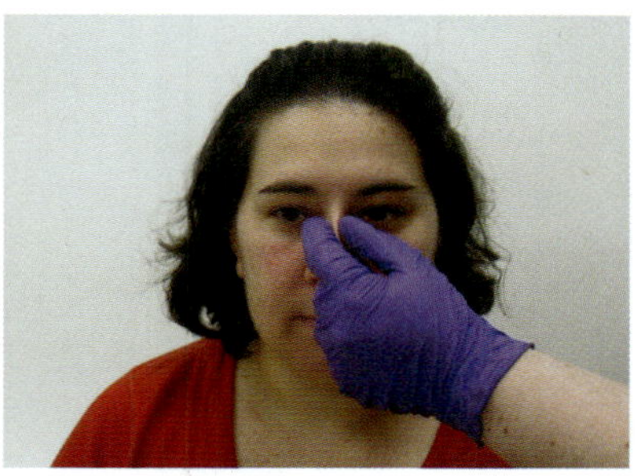

그림 10-4 콧등과 연골 부분 촉진

검진	이론적 근거
2. 부비동을 촉진한다. 대상자의 앞이마 눈썹 부분에 엄지손가락을 놓고 위쪽으로 압력을 가한다. 그 후 엄지손가락을 대상자의 뺨 쪽으로 옮겨가서 상악골이 있는 관골광대뼈 바로 아래쪽을 위쪽으로 압력을 부드럽게 가한다. 촉진하면서 마찰음비빔소리 느낌에 주목한다[그림 10-5].	**2.** 부비동은 양측에 압통이 없어야 한다. 촉진 시 압통은 알레르기성 비염이나 부비동감염을 암시할 수 있다. 마찰음은 다량의 분비물 축적을 암시한다.
3. 부비동을 타진한다. 전두동과 상악동에 압통누름통증이 있는지 가볍게 두드려 본다. [그림 10-6]은 부비동 타진을 설명한 것이다.	**3.** 부비동은 타진 시 공명음이어야 하고 압통이 없어야 한다. 압통이나 둔탁음은 알레르기성 비염이나 부비동감염을 암시할 수 있다.
4. 부비동의 촉진과 타진 시 압통이 있다면 추가적인 정보를 수집하기 위해 부비동을 투시한다.	**4.** 투시 진단은 부비동이 공기나 액체로 차 있는지 결정하는 데 도움이 될 수 있다.
a. 검진실을 어둡게 한다. 전두동을 투시하기 위해 눈썹 바로아래 강하고 폭이 좁은 불빛을 비춘다. 불빛을 가리기 위해 다른 손을 사용한다. 양쪽 부비동을 통과한 빛을 비교한다.	**a.** 정상적으로 부비동이 공기로 차 있을 때 불빛은 붉은 빛으로 보인다. 그렇지 않다면 부비동은 흔히 액체나 화농성 분비물고름분비물로 차 있다.

검진	이론적 근거

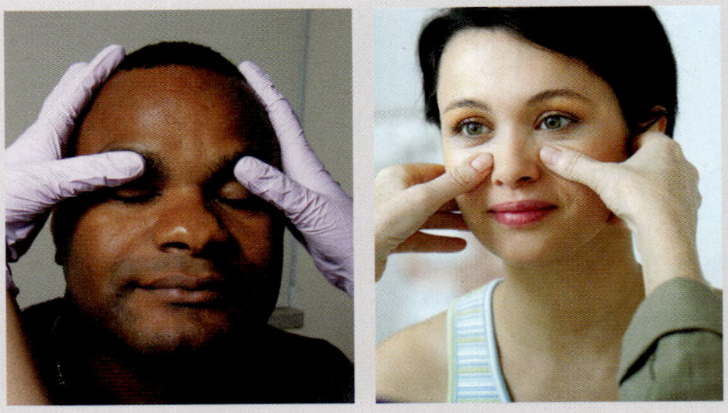

A B

그림 10-5 상부비동 촉진: A. 전두동 B. 상악동

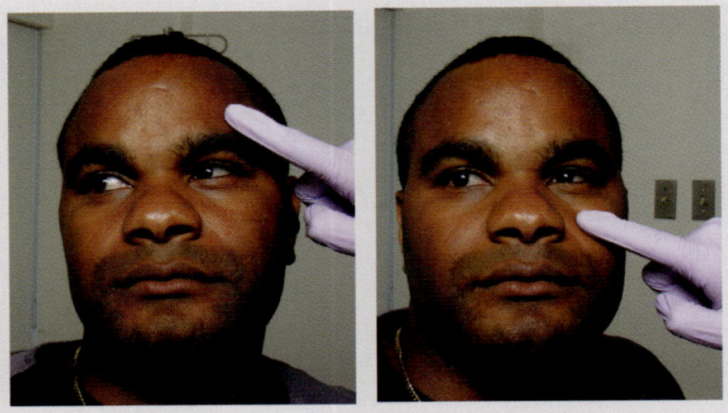

A B

그림 10-6 부비동 타진: A. 전두동 B. 상악동

b. 상악동에 직접 불빛을 비춤으로써 전두동을 투시한다. 대상자의 입을 벌리게 한다. 경구개단단입천장에서 불빛을 찾는다. 양쪽 불빛을 비교한다[그림 10-7].

b. 정상적으로 부비동이 공기로 차 있을 때, 불빛은 붉은빛으로 보인다. 그렇지 않다면 부비동은 흔히 액체나 화농성 분비물고름분비물로 차 있다.

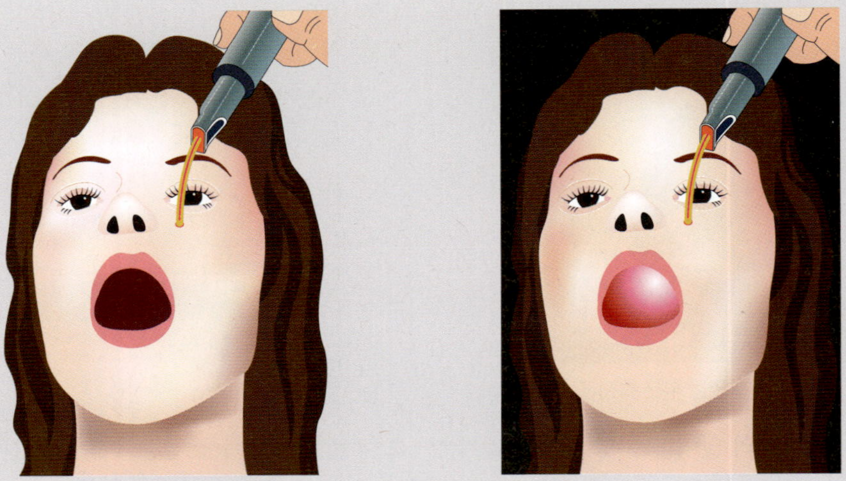

그림 10-7 상악동의 투시

진단적 추론

의료인은 건강력과 신체검진 결과를 토대로 평가 및 계획을 세우게 된다. 예를 들어, 환자는 진단을 내리는 데 도움이 되는 많은 증상들을 이야기할 것이다. 그러면 과거병력과 신체검진 결과에서 발견된 소견들로 한 개 또는 두 개 정도의 진단을 내릴 수 있다. 비울혈은 일반적인 주호소이다. [표 10-1]은 비울혈과 관련된 질환들의 일반적인 감별진단들을 설명한 것이다.

진단적 검사는 검진자가 진단을 내리는 데 도움을 줄 수 있다. [박스 10-1]은 코질환을 진단하는 데 이용하는 일반적인 검사실 검사와 기타 검사를 설명하고 있다.

표 10-1 비율혈의 감별 진단

감별 진단	대상자 병력에 있어서 의미 있는 결과물	대상자 신체검진에 있어서 의미 있는 결과물	진단검사
이물질 Foreign body	대상자 연령이 3~5세	한쪽의 붉어짐, 부어오름, 부종, 분비물, 한쪽 비공의 보상적 개방	N/A
알레르기성 비염 Allergic rhinitis	계절성 알레르기, 습진, 천식의 가족력	양쪽의 맑은 분비물 축축한 비점막, 알레르기성 반짝거림, 알레르기성 주름	방사선알레르기흡착검사나 피부과민검사, 호산구를 위한 비점막표본검사
부비동염 Sinusitis	대상자가 몸을 숙일 때 심해지는 뺨과 눈 위 부분의 둔통	진한 녹색에서 어두운 노란색 분비물(냄새가 날 수 있음), 투시하에 붉은빛이 없음	부비동 방사선 필름

박스 10-1 코장애를 진단하는 데 이용하는 일반적인 검사와 진단적 검사

알레르기검사

- 방사선알레르기흡착검사(RAST)는 IgE 항체의 혈액 분석이다. 이 검사는 증상들의 원인이 되는 특정 알레르기원을 확인할 수 있다. 알레르기원에 노출되지 않아 과민 반응의 위험은 없다.
- 피부과민검사는 피부 아래에 의심이 되는 특정 알레르기원을 주입하여 그 반응을 평가한다. 이는 불편할 수 있는 국소 알레르기 반응을 야기한다.
- 호산구 수 검사는 비도부터 점막 표본의 의뢰에 의해 수행될 수 있다. 이 검사는 알레르기 반응의 정도를 평가하는 데 유용하나 알레르기원의 특이성은 없다.

기타 검사들

- 갑상선자극호르몬(TSH)검사는 TSH 수준을 결정하고, 갑상선의 기능을 결정하는 데 유용하며, 이는 비율혈에 영향을 미칠 수 있다.
- 혈액응고검사는 만성 비출혈의 원인을 결정하는 데 유용할 수 있다.
- 부비동과 비도의 방사선검사는 코의 구조, 물리적 만곡, 종양, 기타 이물질의 영상을 보여 준다.
- 안면동의 초음파는 부비동 안에 축적된 액체의 범위를 결정한다.

특수대상자의 코와 부비동 사정

임산부에 대한 고려사항

- 호르몬 변화는 비점막에 영향을 줄 수 있으며, 비율혈을 악화시킨다.
- 순환 체액량의 증가는 비율혈의 원인이 될 수 있다.
- 호르몬 변화에 기인한 혈관 분포 증가는 비출혈의 원인이 될 수 있다.

신생아에 대한 고려사항

일반적인 사항

신생아에 있어서 생리학적 차이를 인식한다.

- 신생아는 정상적으로 비강호흡코안호흡을 한다. 사람들은 비도를 깨끗하게 하기 위한 재채기를 하며, 이는 정상으로 인지한다.
- 신생아는 점막 분비물을 깨끗하게 하는 방법이 없으며, 비강 주사기를 이용하여 점막을 깨끗하게 할 수 있다.
- 분비물과 비율혈의 증가는 수유와 수면 시 신생아의 능력에 방해가 될 수 있다.

시진

- 비익확장외비공 벌렁거림을 사정한다. 이는 문제의 지표이며, 철저한 호흡기사정을 요한다.
- 입을 다물고 한쪽 비공을 막고 비강의 개방을 확인한다. 불편함이나 고통에 주목한다. 후비공폐쇄증뒤콧구멍폐쇄증이 의심되면 작은 카테터(10~12 Fr)를 비강과 비인두코인두 내에 삽입해 본다.
  카테터는 어떤 저항없이 정상적으로 자유롭게 통과해야 한다. 반대쪽 비공에도 검사를 반복한다.

특수대상자의 코와 부비동 사정-계속

소아에 대한 고려사항

시진

- 이물질을 사정한다. 어린아이들은 비강에 다양한 작은 물건들을 집어 넣을 수 있다. 이러한 이물질의 범위는 땅콩과 건포도부터 인형과 신발까지이다.
- 영아와 유아에 있어서 비익확장을 사정한다. 이는 흔히 호흡기장애를 암시한다.
- 비강을 시진하기 위해 비경을 사용하지 말라. 대신, 내부 코 구조를 보기 위해서는 코끝을 위쪽으로 올리고 불빛을 이용한다.

촉진

부비동이 완전하게 발달하지 않아 촉진할 수 없으므로 영아와 유아의 부비동은 촉진하지 않는다. 전두동은 대략 6세에 완전히 발달한다.

노인에 대한 고려사항

다음의 생리적 변화에 주목한다.

- 노인은 수화와 조직 통합성을 유지하는 능력이 감소할 수 있으며, 이는 점막의 약화를 증가시킬 것이다.
- 많은 노인들은 출혈을 증가시킬 수 있는 항응고 치료를 하고 있다.

사례 연구 1

이 장을 통해서 최씨를 소개받아 왔다. 이 장은 그의 병력을 함께 끌어내고, 그 병력을 문서화하고, 신체검진을 입증한다.

주호소(현재 질환)

"숨을 쉴 수 없어요. 코가 막혀요."

면담하는 동안 수집된 정보

최씨는 45세 여성이다. 최씨는 비울혈, 누액, 피곤함을 지난 3일간 경험했다고 한다. 그녀는 이러한 증상을 매년 봄마다 경험한다고 한다.

최씨는 계절성 알레르기가 있다. 그녀는 천식이나 습진은 없다고 한다. 어떠한 코의 외상이나 수술도 하지 않았다고 한다. 최근에 감기나 독감과 비슷한 사건이 없었다고 한다. 정기적으로 치과를 방문하여 치아는 좋은 상태라고 한다.

최씨의 부모는 건강하다. 42세의 여동생이 있다. 그녀는 천식, 암이나 습진에 대한 가족력은 없다고 한다. 그녀의 여동생과 부모는 계절성 알레르기를 앓고 있다.

최씨는 흡연이나 간접흡연 노출군이 아니라고 한다. 최씨는 애완견이 있다. 비행기 여행을 하지 않는다고 한다. 그녀는 컴퓨터 엔지니어이며, 여가시간에 독서와 요리를 즐긴다. 음주는 자주 하지 않으며, 마약류는 복용하지 않는다.

주요 근거	주요 사항
계절성 순환	흔한 알레르기는 진균과 꽃가루이며, 이는 계절성 변화와 관련된다.
맑고 물처럼 흐르는 분비물; 누액; 비울혈; 피로	맑은 분비물은 흔히 알레르기 반응이며, 녹색 분비물은 세균감염, 흰색 분비물은 바이러스감염으로 보여진다.
대상자는 알레르기 병력과 알레르기에 대한 가족력과 관련된다.	알레르기는 흔히 가족적 구성 요소를 가지고 있다.

이름 최○○	날짜 2018/03/05	시간 09:00
	생년월일 1973/08/04	성별 여

병력

주호소
"숨을 쉴 수 없어요. 코가 막혀요."

현재병력
지난 3일간 맑은 분비물, 누액, 피로를 동반한 코충혈의 3일 병력이 있는 45세 여성.

과거병력
최씨는 처방 약물을 사용하지 않는다고 한다. 일반의약품인 종합비타민제를 복용하고 있다.
그녀는 어떤 건강기능식품도 복용하지 않는다고 한다. 그녀는 때때로 널리 보급되어 있는 감기와 부비동 치료를 위한 약과 두통을 위해 타이레놀을 사용한다. 경구피임약과 호르몬치료제는 사용하지 않는다.

알레르기
없음.

현재병력

질환
습진이나 천식 병력은 없다. 지난 몇 년간 가벼운 계절성 알레르기 병력을 경험하였다.

입원/수술
없음.

가족력
부모는 건강함. 부모 모두 봄에 고생하며 알레르기 증상이 악화됨; 여동생(42세)은 건강함.

사회력
컴퓨터프로그래머이다. 비흡연가이다. 애완견이 있다. 최근 비행기로 여행을 하지 않았다. 음주는 자주 하지 않는다. 마약류는 복용하지 않는다.

계통별 문진

전신 기민하고 협조적임. 질환 없음.	심혈관계 문제없음.
피부 따뜻하고 건조함, 발진은 없음.	호흡기계 SOB나 천식 없음.
눈 돋보기 착용.	소화기계 문제없음.
귀 청력상실이나 소양증, 충혈 없음.	비뇨생식기계 문제없음.
코/입/목 현재병력 참조.	근골격계근육뼈대계 문제없음.
흉부 문제없음.	신경계 문제없음.

신체검진

체중 74.4kg	체온 37℃	혈압 135/72mmHg
신장 163cm	맥박 84회/min	호흡 14회/min

일반적 외모
외관상 건강한 45세 스페인계 여성, 약간 과체중, 기민하고 협조적임.
피부
약간 태움, 만졌을 때 따뜻함. 발진 없음.
머리/눈/귀/코/인두
머리 정상임. 외이바깥귀와 이도귀길 정상, 양쪽 눈은 약간 충혈, 분비물은 없음, 양쪽 눈 언저리에 검은 멍, 비갑개는 축축함, 전두동과 상악동은 압통 없음. 투시는 정상이며 샘병증은 없음.
심혈관계
심잡음 없으며, 심장박동 정상임.
호흡기계
호흡은 정상이며 힘들지 않음. 청진 시 폐는 깨끗함.
소화기계
검사하지 않음.
비뇨생식기계
검사하지 않음.
근골격계
움직임에 어려움이 없으며 검사 테이블을 도움 없이 오르내림. 걸음걸이 정상임.
신경계
뇌신경 CN I~XII까지 대체적으로 건강함.
기타
임상병리검사
현재는 없음. 알레르기가 있고 일상생활이나 일에 지장을 준다면 대상자에게 알레르기검사(방사선알레르기흡착검사 또는 피부과민검사 중 하나)를 권해야 함.
특수검사
징후가 없음.
최종 검사 결과
계절성 알레르기와 관련된 알레르기성 비염.

입과 인두의 장애 사정

입과 구인두의 해부 생리

입의 주요 기능은 다음과 같다.

- 말할 때 필요한 소리생성을 보조한다.
- 저작, 타액분비, 연하를 통해 영양소 섭취와 소화 초기 단계를 돕는다.
- 미뢰맛봉오리를 통해 미각을 제공한다.
- 부가적인 공기의 통로로서 작용한다.

구인두입인두의 세 가지 주요 기능은 다음과 같다.

- 음식을 식도로 보낸다.
- 공명과 발음을 통해 말을 한다.
- 공기의 통로로 작용한다.

입

상악위턱과 하악아래턱은 입과 구강입안(oral cavity)의 구조적 형태를 형성한다. [그림 10-8]은 구강을 묘사하고 있다. 입술과 뺨은 구강의 바깥 경계를 형성한다. 입술은 앞쪽 경계로 작용하고, 입의 입구를 제공하며, 온도와 촉감의 감각

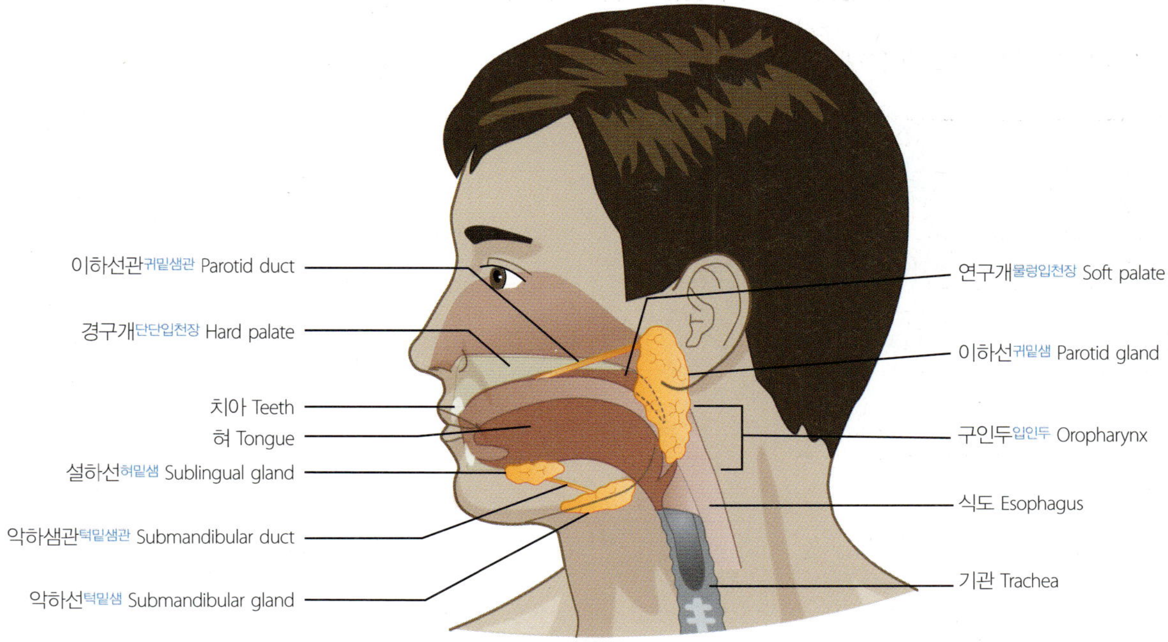

그림 10-8 구강의 외측면

적 구조로서 작용한다. 뺨은 구강의 바깥쪽 경계로 작용하며, 점막으로 덮여 있다.

구강에는 경구개단단입천장(hard palate), 연구개물렁입천장(soft palate), 치아(tooth), 혀(tongue), 치은잇몸(gum), 타액선침샘(salivary gland), 편도(tonsil)가 있다. 구개입천장(palate)는 비강과 구강을 나누며 입의 지붕을 형성한다. 경구개는 입의 앞쪽에 있고, 연구개는 구강의 뒤쪽에 있으며 부드럽다. 연구개 뒤쪽 가운데에 구개수목젖(uvula)가 있으며, 이것은 설인신경혀인두신경(glossopharyngeal nerve)에 의해 움직인다. 연구개 위와 비인두 위에 인두편도(pharyngeal tonsil)가 있다(림프성 조직의 작은 덩어리).

치아(성인 32개)는 점막으로 덮여 있는 치은에 위치한다. 각각의 치아는 치근치아뿌리(dental root; 치은에 박혀 있음)과 눈에 보이는 윗부분인 사기질 부분[치관치아머리(dental crown)]으로 이루어져 있다. 치아는 소화를 돕기 위해 음식물을 좀 더 작은 입자로 부수는 작용을 한다.

3개의 주요 타액선으로는 이하선귀밑샘(parotid gland), 악하선턱밑샘(submandibular gland), 설하선혀밑샘(sublingual gland)이 있다. 이하선은 볼 아래와 귀 앞쪽아래방향에 위치하며, 스텐슨관(Stensen's duct)을 통해 침을 분비한다. 이 관들은 뺨에 위치하며, 두 번째 어금니 부위에 있다. 악하선은 턱의 각진 곳에 있는 턱밑에 위치하며 와튼관(Waton's duct)을 통해 침을 분비한다. 이 관들은 혀의 설소대혀주름띠(lingual frenulum) 부위에 위치한다. 설하선은 혀 밑에 있으며, 입바닥에 위치한 여러 개의 관들을 통해 침을 제공한다. 타액선들은 침을 분비하며, 음식물 덩어리를 형성하기 위해 씹은 음식과 섞인다. 침 역시 충치를 일으킬 수 있는 세균을 제거하고 파괴함으로써 구강위생입안위생을 유지하는 데 도움을 준다.

혀는 입의 바닥에 있으며, 뒤쪽으로 하악골아래턱뼈(mandible)과 설골목뿔뼈(hyoid bone)에 부착되어 있다. 위쪽 표면 위에 설유두혀유두라 불리는 돌기가 있다. 설유두는 혀의 앞쪽과 옆쪽에 위치하며 미뢰를 가지고 있다. 혀의 외측 근육은 혀를 여러 방향으로 움직이게 한다. 혀의 내측 근육은 혀의 모양을 변화시킨다. 이러한 움직임이 함께 음식 덩어리를 씹고, 구인두로 보내고 삼키는 것을 돕는다.

입과 혀는 몇 개의 뇌신경에 의해 현저하게 영향을 받는다. 뇌신경 CN IX, X은 연하 작용, 구개의 움직임, 구토반사에 관여하며, 뇌신경 CN V, VII, X, XII는 목소리, 말하기, 혀의 움직임과 관련된다. 편도는 구인두에 위치한다.

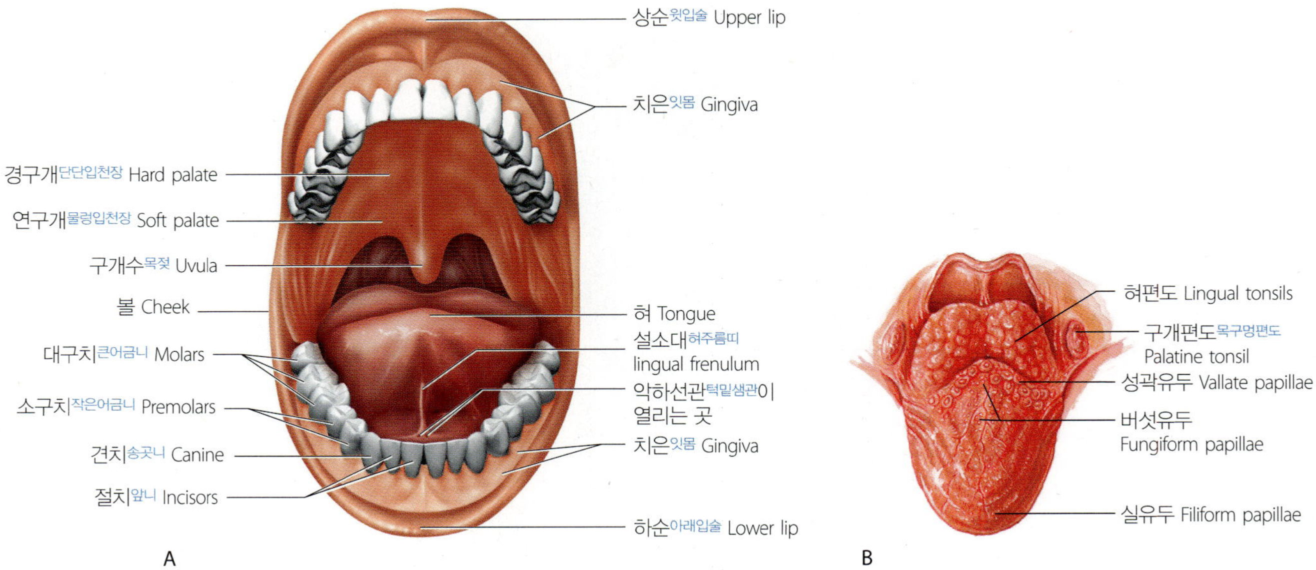

그림 10-9 A. 구강의 구조, B. 혀의 표면 구조

구인두

구인두입인두(oropharynx)는 구강과 연결되어 비인두와 합쳐지며 후두인두(laryngopharynx)까지 이어진다. 구개편도목구멍편도(palatine tonsil)는 구인두 양쪽에 위치하며, 연구개의 궁활(arch) 바로 뒤에 있다. 구인두는 식도 쪽으로 음식물을 이동시키며, 또한 공명과 발음을 통해 말하는 것을 돕는다. 발성은 구인두의 변화 모양과 크기에 의해 형성된다. 구인두는 비인두처럼 공기의 통로가 된다[그림 10-9].

건강력

입과 목은 소화 기능과 호흡 기능에 있어서 주요 역할을 한다. 입과 목의 문제는 대상자의 적절한 영양소를 획득하고 일상생활을 수행하는 기능에 영향을 줄 수 있다. 건강력은 입, 혀, 목의 암과 같은 장애의 가능한 위험요인의 단서를 제공하며, 예방교육을 위한 계획을 수립하는 데 유용한 정보를 제공한다.

주호소와 현재병력

"목이 아파요."

> 김씨는 29세의 남성으로, 지난 2일 동안 목이 아팠다고 호소한다. 그는 열은 없었다고 한다. 김씨는 비루가 약간 난다고 호소하며, 가끔 기침은 하나 객담은 없었다고 한다. 또한 귀가 아프거나 눈 자극증상은 없었다고 한다. 김씨는 현재 인두염 치료를 받고 있는 유치원에 다니는 아들이 있다. 그는 현재 통증 완화를 위해 아세트아미노펜을 복용 중이다.

현재병력은 주호소의 기간, 관련 증상, 완화 방법과 증상의 강도에 초점을 두어야 한다. 입 및 목과 관련된 흔한 증상은 인후통목앓이(sore throat), 연하곤란삼킴곤란(dysphagia), 치통(toothache), 치은출혈잇몸출혈(ulorrhagia) 구취입냄새(halitosis), 병변이다.

인후통

발병	갑자기 발병하였는가, 서서히 발병하였는가? 세균감염에 의한 인후통목앓이(sore throat)은 갑자기 발병하며, 집에 유사한 증상이 있는 누군가와 관련이 있을 수 있다. 바이러스성 징후와 증상은 서서히 발병하며, 시간을 오래 끈다. 이는 후기 세균감염과 관련이 있을 수 있다.
기간	대상자가 인후통을 얼마나 오랫동안 경험하였는가? 얼마나 자주 인후통이 있었는가? 아침에 목이 근질거렸다가 금방 사라지는 증상은 구강호흡입안호흡이나 건조한 환경과 관련될 수 있다.

양상; 심각성 인후통의 특성과 심각한 정도를 표현하게 한다.

세균감염과 관련된 인후통은 목이 매우 아프며 삼키기 힘들다.

바이러스성 인후통은 덜 아프다. 알레르기성 인후통은 자극이 있고 간질거린다고 표현한다.

관련 증상 열, 쉰목소리, 연하곤란 또는 발진을 포함하여 관련 증상에 관해 질문한다.

열은 급성 감염을 암시할 수 있다. 쉰목소리는 상기도감염 또는 알레르기, 흡연, 자극제 흡입 또는 과도한 목소리 사용을 암시할 수 있다. 연하곤란은 바이러스 또는 세균감염과 관련이 있을 수 있다. 연쇄구균감염사슬알균감염(GABHS)은 복부와 팔에 거칠고 미세한 붉은 발진이 있을 수 있다.

촉진요인 인후통을 발생시키는 환경 또는 다른 변화가 있는가?

알레르기성 인후통은 계절 또는 동물이나 다른 알레르기원과의 접촉에 의해 발생한다.

완화요인 통증 완화 요소는 무엇인가?

가글과 일반의약품인 진통제가 증상을 완화시킨다면 인후통은 감염 반응과 연관됨을 암시할 수 있다. 부비동 약물을 복용하여 통증을 경감시킨다면 알레르기성 불편감을 의미한다.

약물복용 대상자가 현재 복용하고 있는 약물은 무엇인가?

구강 건조는 많은 약의 흔한 부작용이며, 이는 대상자가 구강호흡을 하게 하여 목을 마르게 하고 인후통과 미각 변화를 유도한다.

연하곤란

발병 갑자기 발병하였는가, 서서히 발병하였는가?

세균감염에 의한 연하곤란삼킴곤란(dysphagia)은 인후통과 관련하여 갑자기 발병한다. 바이러스성 관련 징후와 증상은 흔히 좀 더 서서히 발병하며 시간을 오래 끈다. 이는 후기 세균감염과 관련이 있을 수 있다.

기간; 빈도 대상자가 연하곤란을 얼마나 오랫동안 경험하였는가? 얼마나 자주 연하곤란이 있었는가?

초기에 인후통과 연관된 연하곤란은 통증 부위의 염증 및 부종과 관련된 문제를 암시한다. 시간을 끌거나 통증이 없는 연하곤란은 신경계장애, 불안, 식도장애나 입과 목의 암을 암시할 수 있다.

질; 심각성 연하곤란의 특성과 심각한 정도를 표현하게 한다.

세균감염과 관련된 연하곤란은 심각할 수 있는 반면 바이러스성 연하곤란은 덜 심각할 수 있다.

관련 증상 구토, 역류, 체중 감소, 식욕부진, 쉰목소리, 호흡곤란이나 기침을 포함하여 관련 증상에 관해 질문한다.

연하곤란은 식도장애와 관련된 가장 흔한 증상이며, 유일한 증상일 수 있다. 구토, 역류, 체중 감소와 연관된 연하곤란은 식도 문제를 암시하며, 탈수, 영양 문제를 발생시킬 수 있다. 호흡곤란이나 기침과 관련된 연하곤란은 기도폐쇄나 후두암을 암시할 수 있다.

촉진요인 고체나 액체와 연관된 연하곤란인가? 연하곤란은 차가운, 뜨거운, 미적지근한 음식과 같은 음식의 온도에 따라 다른가? 매운 음식에도 영향을 받는가?

고형 음식과 액체 음식을 수반한 연하곤란은 이완불능증이완못함증(achalasia), 만성 인두염, 식도경련이나 근골격계장애근육뼈대계장애와 관련될 수 있다. 고형 음식을 수반한 연하곤란(액체 음식을 수반한 연하곤란으로 진행)은 근위축측삭경화증근육위축가쪽경화증이나 진행전신경화증을 암시할 수 있다. 매운 음식은 자극을 촉진시킬 수 있으며, 일반적으로 인후통을 동반한다. 뜨겁거나 찬 음식은 아픈 목점막을 자극하거나 진정시킬 수 있다.

완화요인	만약 있다면, 삼키는 것을 어렵게 하는 것은 무엇인가? 여러 번 나누어서 삼키거나 물을 마시거나 자세를 바꾼 후 연하곤란 문제가 사라지는가? 여러 번 나누어 삼키는 것은 침을 제공하게 되어 자극되고, 마르고 아픈 목을 촉촉하게 한다. 자세 변경이나 물을 마심으로써 경감되는 연하곤란은 식도경련과 같은 식도질환을 암시한다.
약물복용	대상자가 현재 복용하고 있는 약물은 무엇인가? 일부 약물은 점막을 자극하고, 침을 마르게 한다.

치은출혈

발병	치은출혈(ulorrhagia)을 처음 알게 된 것은 언제인가? 이 정보는 치은출혈의 가능한 원인과 만성 질환인지 급성 질환인지에 대한 단서를 제공한다.
기간; 빈도	얼마나 자주, 얼마나 많이 치은출혈이 있었는가? 양치질 동안 다량의 치은출혈은 재생불량성빈혈(aplastic anemia)이나 혈우병과 같은 응고와 관련된 근원적인 혈액장애 또는 와파린이나 헤파린 같은 약물의 사용을 암시할 수 있다. 비타민 C나 K의 결핍 또한 치은출혈과 연관이 있다.
촉진요인	출혈은 칫솔질이나 호르몬 변화와 관련이 있는가? 출혈은 사춘기나 임신의 호르몬 변화와 관련될 수 있다. 임신 첫 3개월이나 6개월에는 정상적인 생리적 반응이다. 흔히 칫솔질과 관련된 삼출성인 치은출혈은 너무 세게 칫솔질을 하거나 치은염잇몸염과 관련이 있을 수 있다.
관련 증상	치은통증잇몸통증, 염증, 불쾌한 맛을 포함하여 관련 증상에 관해 질문한다. 붉어지고 붓고, 통증이 있는 치은은 치은염과 연관된다. 출혈을 동반한 불쾌한 맛은 치주질환을 암시할 수 있다.
약물복용	아스피린이나 비스테로이드성 비스테로이드성 항염증제(NSAIDs) 또는 건강기능식품과 같은 일반의약품을 포함하여 복용하고 있는 약물에 대해 질문한다. 피임약과 호르몬대체요법은 치은출혈의 위험성을 증가시킬 수 있다. 헤파린이나 와파린과 같은 항응고 치료나 아스피린 또는 NSAIDs와 같은 혈소판 응고에 영향을 줄 수 있는 약물은 치은출혈의 위험성을 증가시킬 수 있다. 은행잎추출물과 같은 건강기능식품 역시 응고 시간을 감소시킬 수 있다.

구취

양상	대상자에게 구취입냄새(halitosis)를 설명하도록 한다. 당뇨병 대상자의 입김은 과일향으로 묘사된다. 대장폐색큰창자막힘 시 호흡은 대변 냄새와 같을 수 있다. 곰팡이 냄새, 달콤한 냄새, 퀴퀴한 냄새는 간성뇌증을 암시한다. 신부전콩팥기능상실 대상자의 호흡은 가끔 곰팡이 냄새이거나 암모니아 냄새가 난다(신장질환콩팥질환 말기). 퀴퀴한 냄새 호흡은 감기나 만성 부비동염을 의미한다. 마늘이나 양파와 같은 특정 음식은 특유의 냄새를 낼 수 있다.

관련 증상	충치, 치은출혈이나 안면통증을 포함하여 관련 증상에 관해 질문한다. 후비루코뒤흐름나 목이 갈라지는 듯한 밭은기침; 다뇨, 다식, 다갈; 혈변과 토혈혈액구토. 충치와 치은염을 동반한 구취는 치주질환을 암시할 수 있다. 구취를 동반한 인후통, 후비루나 기침은 부비동염을 암시할 수 있다. 다뇨, 다음, 다갈은 고혈당증을 암시한다. 호흡 시 대변 냄새가 나면서 혈변이나 토혈은 장폐색창자막힘을 암시할 수 있다. 구강과 상기도 부분의 감염 역시 원인이 될 수 있다. 상복부통증명치통증과 연관된 구취는 역류와 연관이 있을 수 있다. 연하 시 통증이 심해지는 삼출성 인후통은 특유의 악취를 가지고 있다.
촉진요인	칫솔질, 흡연 유무, 당뇨나 신장질환 병력과 같은 다른 가능한 요인들에 대해 질문한다. 칫솔질을 잘 하지 않는 것은 구취의 가장 흔한 원인이다. 흡연 역시 원인이 될 수 있다. 약물 부작용으로 인한 구강건조증입안건조증이나 방사선 치료는 구취의 촉진요인이 될 수 있다.
완화요인	구치의 완화요인은 무엇인가? 대부분의 구취는 구강 위생관리와 영양관리로 인해 완화될 수 있다.
약물복용	한방 치료를 포함하여 복용하고 있는 약물은 무엇인가? 많은 약물이 미각과 호흡에 영향을 미칠 수 있다. 예를 들어, 살리실산염은 과일향 냄새의 원인이 될 수 있다. 또한 마늘 캡슐의 복용은 구취의 원인이 될 수 있다.

치통

발병	치통(toothache)이 갑자기 발병하였는가, 서서히 발병하였는가? 민감한 기간이 있거나 통증의 빈도와 강도가 증가하고 있다면 치아충전제 상실, 외상이나 치아 관리 소홀의 최근 병력이 있을 수 있다. 치아 관리를 잘하고 있는 15세에서 25세 사이의 대상자에 있어서 서서히 발생하지만 지속적인 통증은 사랑니(wisdom tooth)가 나는 것 때문일 수 있다.
부위; 방사	통증 부위를 설명하도록 한다. 통증이 퍼지는가? 충치는 치통의 가장 흔한 원인이다. 충치가 진행됨에 따라 통증이 증가하며 지속적이 된다. 통증은 치은, 턱, 얼굴로 퍼질 수 있다.
관련 증상	치아 변색, 치은 주위로부터의 삼출물, 구취와 부종을 포함하여 관련 증상에 관해 질문한다. 변색, 삼출물, 구취와 부종은 치주질환과 이차적인 감염을 암시할 수 있다. 안면부종이나 비대칭은 충치와 치아나 치은의 감염성 과정을 암시할 수 있다.
촉진요인과 악화요인	통증을 촉진시키거나 악화시키는 요인은 무엇인가? 찬 음식 섭취가 통증을 증가시킨다면 치아민감성을 암시한다. 뜨겁거나 차가운 음식은 대상자의 치통을 증가시킨다. 대상자가 민감성 시기가 있다면 그리고 치통의 빈도와 강도가 증가한다면, 치아충전제 상실, 외상이나 치아 관리 소홀이 원인이 될 수 있다. 사랑니가 올라오면서 생기는 통증은 턱을 벌리거나 다물 때 증가할 수 있다.

구강궤양

발병

구강궤양[입안궤양]이 갑자기 발병하였는가, 서서히 발병하였는가? 계절성이거나 재발하는 경향이 있는가?

겨울과 봄에 가장 흔히 발생하는 구강미란[입안까짐]은 갑자기 발병할 수 있고 재발할 수 있다.

질; 특성; 심각성

색깔, 부위, 삼출물을 포함하여 궤양을 설명한다. 어떻게 아픈가?

심각성 헤르페스 병변이 있는 대상자는 발진 전 일정 기간 욱신거렸다고 가끔 호소한다. 헤르페스 병변은 보통 입 주위에 발생하며, 하루 정도 지나면 딱딱해진다.

구강미란은 흔히 구강과 구강점막[볼점막]에 발생한다. 농가진[고름딱지증]은 며칠 동안 계속 꿀색 삼출물이 생긴다. 이는 보통 코와 입 주위에 발생하며, 뺨으로 퍼질 수 있다. 구강점막, 혀, 구개, 치은에 돋아오른 부드러운 플라그(반점)는 칸디다감염증을 암시한다. 이러한 플라그는 닦을 수 있다.

문질러서 제거할 수 없는 흰 반점은 만성적인 치아자극이나 흡연에 의해 발생할 수 있다. 이는 또한 세포 형성이상증[이형성증]이나 초기 편평세포암을 암시할 수 있다. 구순증[구각증, 입술증](cheilosis; 입가가 딱딱해지거나 찢어지는)은 보통 성가시지만 통증이 아주 심한 것은 아니다. 이는 영양결핍이나 입을 계속 벌리고 있어서 피부가 약해진 것이다.

촉진요인

특정 음식을 섭취한 후 궤양이 나타나는가? 대상자는 적절하게 영양분을 섭취하는가? 질환을 앓고 있는가? 흡연을 하는가? 최근 구강에 외상이 있었는가?

가공하지 않은 파인애플이나 신 음식, 효소 음식이나 매우 뜨거운 음식은 구강궤양의 원인이 될 수 있다.

멀티비타민 부족은 구순증을 유발할 수 있다. 헤르페스는 다른 질환이나 스트레스 기간 후에 발생할 수 있다.

구강암은 보통 흡연과 관련이 있다. 외상은 구강 병변의 가장 흔한 원인이다. 예를 들어, 치아교정기가 구강점막을 마찰하면 궤양이 발생할 수 있다.

약물복용

일반의약품, 한약 치료를 포함하여 대상자가 현재 복용하고 있는 약물에 대해 질문한다.

페니실린, 설파제, 아스피린, 바비튜레이트와 같은 많은 약물의 알레르기 반응은 보통 구강궤양으로 발전한다. 스테로이드성 흡인제는 칸디다증을 유발할 수 있다. 구강궤양은 항암치료제의 흔한 부작용이다.

과거병력

> 김씨는 학령전기에 편도절제수술을 받았다. 그는 매년 한 번에서 두 번 상기도감염을 앓는다고 한다. 당뇨와 같은 만성 질환과 알레르기는 없으며, 정기적인 치과 치료를 받고 있다. 최근에 구강 외상은 없었다.

과거병력은 어떤 구강 외상이나 수술에 관한 상세한 정보를 포함한다. 또한 상기도감염과 알레르기병력에 관해 확인한다. 이러한 병력을 상세하게 기술한다.

과거의 건강 상태와 수술

당뇨, 심혈관질환, 알레르기, 상기도감염과 성 매개성 질환을 포함하여 건강 상태에 관해 질문한다.

당뇨의 미세혈관성 합병증으로 인해 구강과 치은의 철저한 구강사정[입안사정]을 할 필요가 있다.

심혈관계질환은 치은질환에 기여한다. 특정 심혈관계 약물(phenytoin, nifedipine)은 대상자가 치은질환에 쉽게 이환되게 할 수 있다. 비울혈을 수반하는 알레르기는 대상자가 입으로 숨쉬게 하며, 이는 구강점막을 마르게 하여 자극의 위험성을 증가시켜 궤양으로 진전되게 한다. 알레르기와 부비동염과 관련된 후비루는 인후통을 유발할 수 있다.

	상기도감염과 만성 부비동염 병력은 구취를 야기할 수 있다. 과거에 수술, 특히 구강과 목 수술을 했는지 질문한다. 날짜와 결과를 기록해 둔다.
치과적 병력	구강위생과 치과적 문제에 대해 질문한다. 치과적 문제와 치료는 구강 상태에 중대한 영향을 줄 수 있다. 불소 사용과 치아홈 메우기는 충치를 예방할 수 있다. 치료를 받지 않으면 치은염은 치주염과 치아 상실을 유발할 수 있다. 치아 상실은 부정교합맞물림장애과 씹기 문제를 유발할 수 있다.
구강 또는 목의 외상이나 손상	부러지거나 빠진 치아와 목을 포함하여 구강 외상 병력에 관해 질문한다. 치료를 요하는 구강 외상이나 손상은 현재병력의 단서를 제공할 수 있다. 예를 들어, 인공치아를 사용하는 경우 보철이 느슨해지거나 위치가 잘못 되어 염증과 통증이 발생할 수 있다.
섭식장애	대상자는 섭식장애 병력이 있는가? 폭식증 대상자는 구토 시 위산으로 인해 치아에 미세한 균열과 사기질 부식이 있다.

가족력

김씨는 계절성 알레르기 병력이 있으나 습진과 천식 병력은 없다. 그의 어머니는 살아 계시며, 혈압이 약간 있고, 식이요법과 경구약으로 조절되는 당뇨를 앓고 있다. 아버지는 뇌졸중으로 67세에 사망하였고, 형이 두 명 있으며, 둘 다 건강하다.

암과 같은 질환은 가족력이 있다.

생존 친족의 연령	부모, 형제, 자매, 자녀의 건강과 관련된 요인을 포함한다. 현재 보육시설 또는 학교에 다니는 아이들은 호흡기 질병에 과다노출되어 있다. 그들은 가족들에게 호흡기질환을 감염시킬 수 있다.
사망	대상자와 사망한 자의 관계와 사망 원인(특히 입이나 목에 영향을 주는 질환)을 포함한다. 구강암은 유전적 소인이 있으므로 가족력이 중요하다.
만성 질환/장애	가족 중 만성 질환이 있는지 질문한다. 대상자와의 관계를 포함한다. 습진이나 천식과 같이 유전성이 있는 입과 목의 질환에 초점을 맞춘다. 구강암의 위험성은 구강암 가족력에 따라 증가한다.
유전적 결함	유전적 결함이나 출생 시 결함에 대한 병력이 있는가? 구개열입천장갈림증 장애는 복합적인 증후군과 관련이 있을 수도 없을 수도 있다. 구개열은 대부분 출생 시에 진단받으며, 안면이상 전담팀에 의해 잘 치료된다. 코와 입의 기능에 있어서 이러한 장애의 영향은 현재의 구개열과 관련 증상과 치유과정에 따라 달라진다. 대상자의 치료는 전담팀에 의해 이루어진다. 상세한 병력은 코와 목에 미치는 구개열의 영향을 결정하는 가장 중요한 요소이다.

사회력

김씨는 이혼했다. 유치원에 다니는 4살 난 아들이 있고, 주말에 방문한다. 하루에 한 갑 담배를 피운다. 약물복용이나 구강성교는 하지 않는다. 그는 투자회사에 다니며, 현대식 연립주택에 거주하고 있다.

가족	현재의 가족을 설명하도록 대상자에게 질문한다. 유치원에 다니는 아동과 학령기 아동은 가족에게 전파시킬 수 있는 다수의 급성 질환과 만성 질환에 노출되어 있다.
직업	대상자의 직업과 스트레스 수준에 대해 질문한다. 스트레스 정도는 소홀한 치아위생, 스트레스를 줄이는 수단으로서 흡연과 같은 나쁜 건강 습관을 가져올 수 있다. 여려 명이 일하는 것은 질병 전파를 일으킬 수 있다.
흡연	피우는 담배의 종류(담배, 시가, 파이프, 비흡연); 흡연 기간과 흡연량[담배소비량(pack−years)=흡연 연수×하루에 피운 담뱃갑 수)]; 흡연 시작 연령; 금연하려는 노력, 실패 또는 성공의 영향요인; 가정 또는 직장에서의 간접흡연. 흡연은 혈관수축을 야기하며, 치은과 구강점막에 영향을 줄 수 있다. 담배는 발암성 인자이며, 흡연은 구강암 위험성 증가와 관련된다.
음주	음주를 하는가? 마신다면 어떤 종류를, 얼마나 많이 마시는가? 음주는 구강암과 구취의 유발요인이 될 수 있다.
마약류 복용	대상자는 마약류를 복용하는가? 만약 그렇다면, 어떤 종류를, 얼마나 많이, 얼마나 자주인가? 마리화나 흡입은 흡연과 같은 많은 건강 문제의 원인이 될 수 있다.
피어싱	대상자는 구강 피어싱이 있는가? 혀 피어싱은 장신구의 끊임없는 마찰과 관련하여 미세한 치아의 사기질 균열의 원인이 될 수 있다.
성생활	대상자에게 성에 대한 병력을 설명하도록 한다. 구강성교나 다중성교, 피임기구 없이 하는 성교는 단순포진이나 임질을 포함하여 성매개질환의 위험성을 증가시킨다.

계통별 문진

많은 구강질환입안질환이나 장애는 구강이나 목보다 다른 신체 부위에 징후가 있다. 가능한 한 포괄적며 전반적인 검토가 이루어져야 한다. 그러나 시간과 다른 제약 때문에 의료진은 단지 초점을 맞춘 전반적인 검토를 수행할 수 있다. 의료진은 초점을 맞춘 전반적인 검토가 이루어지는 동안 증상이 있을 것 같은 구강이나 목 문제가 있는 신체 부위에 초점을 두고 질문을 한다. 다음 표는 구강과 목 문제의 일반적인 증상의 요약이다.

부위	증상과 징후	관련 질환	부위	증상과 징후	관련 질환
전신	열	인두염, 헤르페스 인두염, 편도 주위 농양고름집, 단순포진	위장관계	속쓰림 식욕부진, 복통	위식도성 역류 질환(GERD) 헤르페스 인두염
귀	통증	인두염	호흡기계	기침	GERD, 바이러스성 인두염
코	비울혈	바이러스성 인두염		호흡곤란	후두개염, 편도 주위 농양

신체검진

필요한 기구

- 장갑
- 조명, 이경 또는 펜라이트
- 설압자
- 거즈

신체검진의 구성 요소

구강과 목에 대한 신체검진은 시진과 촉진을 포함한다. 대상자의 점막과 접촉을 하려고 할 때는 장갑을 낀다.

시진

구강 사정은 시진에 기초를 둔다. 사정할 때 밝은 불빛은 필수적이다. 펜라이트나 이경을 사용할 수 있다.

검진	이론적 근거
1. 대상자를 똑바로 앉도록 하고 검진자와 대상자의 눈높이를 맞춘다. 대상자에게 질문한다. 대상자가 말할 때 검진자는 대상자의 구강과 입술의 움직임을 관찰하고 비대칭이 있는지 주목한다.	**1.** 대상자는 입과 입술의 대칭적인 움직임으로 분명하게 말할 수 있어야 한다. 비대칭은 입과 입술에 연결된 뇌신경과 연관된 문제를 암시할 수 있다. 부정교합이나 치아 상실은 명확한 발음을 방해할 수 있다. 구강의 비대칭은 흔히 뇌졸중, 신경계 감염이나 외상과 같은 신경계 손상과 연관된다.
2. 입술의 대칭성, 색깔, 부종, 병변을 시진한다[그림 10–10]. 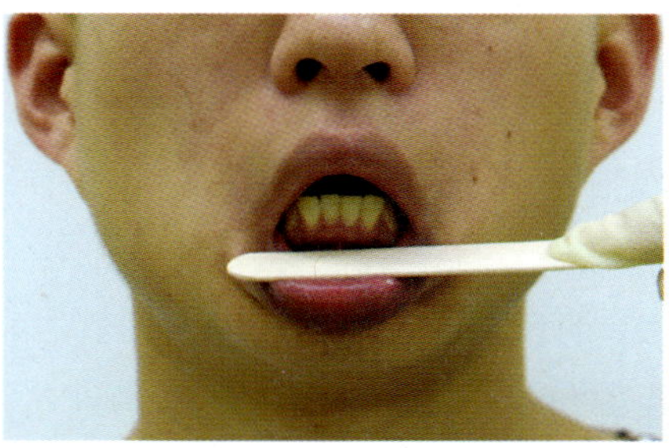 그림 10-10 입술검진	**2.** 입술은 대칭적이고, 핑크빛이며, 병변이 없어야 한다. 입술선의 병변은 종종 단순포진과 연관된다. 입술 가장자리가 찢어지는 것은 멀티비타민 결핍과 연관된다. 입술 주위가 창백해지는 것은 빈혈이나 쇼크와 관련이 있다. 입술이 파래지는 것(청색증)은 저산소혈증을 암시한다. 입술 주위의 불그스레한 색은 진성 적혈구 증가증이나 일산화탄소중독을 동반한 만성 폐쇄성 폐질환(COPD)을 암시할 수 있다. 입술 부위의 부종은 국소나 전신의 급성 감염을 암시할 수 있다. 이는 또한 아나필락시스와 같은 심각한 알레르기 반응과 관련될 수 있다.
3. 구강에 있는 치아 장치들을 제거하고 입을 크게 벌리게 한다. 구취에 주목한다.	**3.** 치아 장치는 구강을 보는 데 방해가 될 수 있다. 비정상적인 냄새가 없어야 한다. 달콤한 과일향은 당뇨병케톤산증을 암시할 수 있다. 대장폐색은 호흡 시 대변 냄새가 날 수 있다. 곰팡이 냄새, 달콤한 냄새나 퀴퀴한 냄새(이제 막 벤 건초 냄새)는 간성뇌증을 암시할 수 있다. 신부전 대상자의 호흡은 곰팡이나 암모니아 냄새가 난다(신장질환 말기). 퀴퀴한 냄새 또한 감기나 만성 부비동염을 동반한다. 마늘이나 양파 같은 특정 음식은 특유의 냄새를 낼 수 있다. 불량한 구강위생은 불결한 냄새를 유도할 수 있다.

검진	이론적 근거

4. 펜라이트와 설압자를 이용하여 볼 내측 점막과 치은의 색깔, 궤양, 병변이나 외상이 있는지 관찰한다[그림 10-11].

볼 내측에 두 번째 어금니 맞은편에 있는 이하선 개구부(Stensen's duct)를 관찰한다.

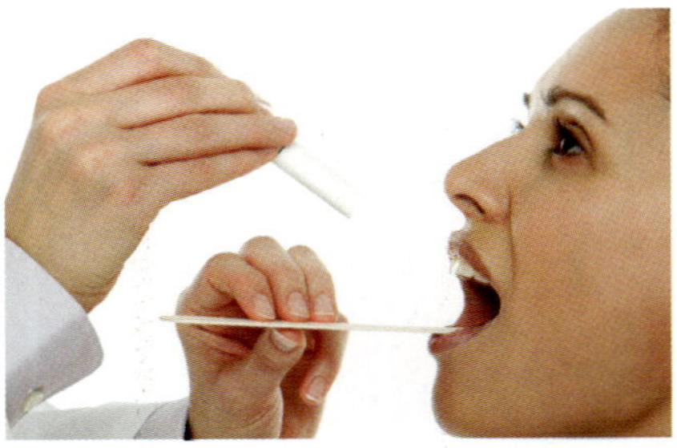

그림 10-11 구강의 시진을 돕기 위한 펜라이트와 설압자 사용법

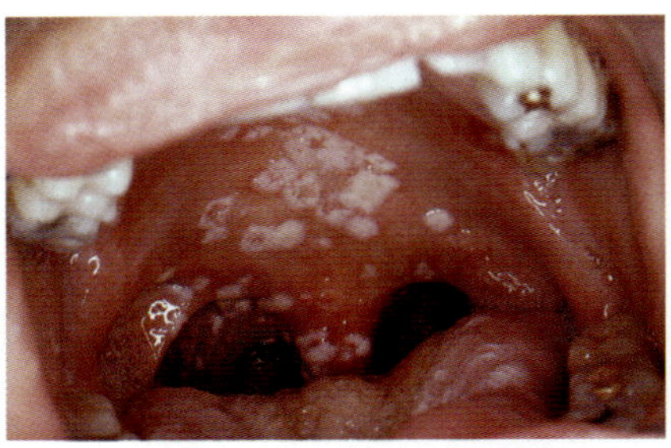

그림 10-13 급성 위막[거짓막](pseudomembranous) 캔디다증

4. 볼의 점막과 치은은 핑크빛이며, 매끄럽고, 병변이나 외상이 없어야 한다.

개구부는 뚜렷이 보여야 하며, 붉거나 부종이 없어야 한다. 스텐센관에서 분비되는 침이 보여야 한다.

백반증(leukoplakia)이라 불리는 혀의 하얀 반점은 구강암을 암시할 수 있다. 백반증은 전암[풋암] 증상의 병변으로 고려된다[그림 10-12].

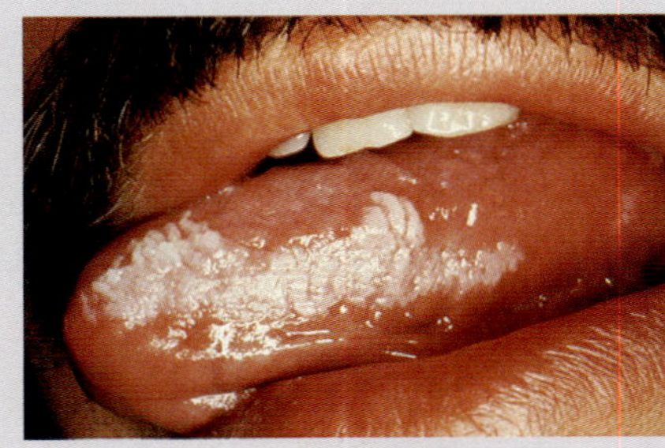

그림 10-12 백반증

하얗고 우유가 응고된 치즈 같은 패치는 벗겨지며, 점막의 출혈과 붉은 점막은 칸디다성 감염을 암시한다[그림 10-13]. 갈색 반점은 구강미란을 암시한다.

쉽게 출혈이 되는 붉어지고 부은 치은은 치은염이나 비타민 결핍을 암시한다. 치은 과형성은 임신기와 사춘기 동안 흔히 발견된다. 치은을 따라 검붉은 회백색선은 납중독을 암시한다.

개구부에서 침이 분비되는 것이 보이지 않으면 스텐센관이 막혔음을 암시할 수 있다.

5. 혀를 시진한다. 대상자에게 혀를 내밀어 보도록 한다.

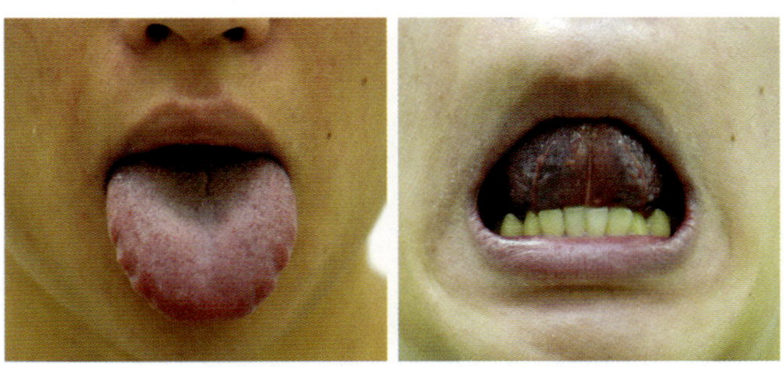

그림 10-14 혀검진[혀의 앞면(왼쪽)과 혀의 뒷면(오른쪽)]

5. 혀는 구강저[입안밑]의 가운데 있어야 한다. 혀를 내미는 능력은 뇌신경 CN XII가 손상되지 않았음을 암시한다.

a. 색에 주목한다.

a. 정상적인 혀의 색깔과 결에 있어서 변화가 있다. 전형적으로 혀는 핑크빛이며, 유두 모양의 돌기가 있으며 축축하다. 균열이 있을 수 있다.

검진	이론적 근거

붉게 반짝이며 유두 모양의 돌기가 없는 혀는 나이아신(niacin)이나 비타민 B_{12}와 같은 비타민 결핍을 암시한다. 큰 혀는 갑상선저하증이나 다운증후군을 암시할 수 있다.

b. 병변이나 덩어리가 있는가?

b. 혀는 눈에 보이는 병변 없이 매끄럽고 반짝이며 분홍빛이어야 한다.

구강에 있는 병변 중 특히 혀의 밑바닥에 있는 것은 암을 암시한다.

c. 혀를 구개에 닿게 하여 혀 밑바닥의 색깔, 질감, 붉은빛을 띠는 양상, 자극이나 병변을 관찰한다. 또한 설소대에 주목하고, 와튼관의 개구부가 설소대 양쪽에 있는지 관찰한다.

c. 대상자는 혀를 구개 쪽으로 움직일 수 있어야 한다. 그렇게 할 수 없음은 뇌신경 CN XII에 문제가 있을 수 있음을 암시한다. 설소대는 중앙에 보이며 타액선 부위에 침이 보여야 한다. 짧은 설소대는 대상자가 혀를 움직이는 데 제한이 될 수 있다.

d. 혀의 바깥쪽을 관찰한다. 장갑을 끼고, 거즈를 사용하여 혀를 이리저리 돌려 본다. 색깔, 피부결, 병변이나 궤양이 있는지 관찰한다[그림 10-15].

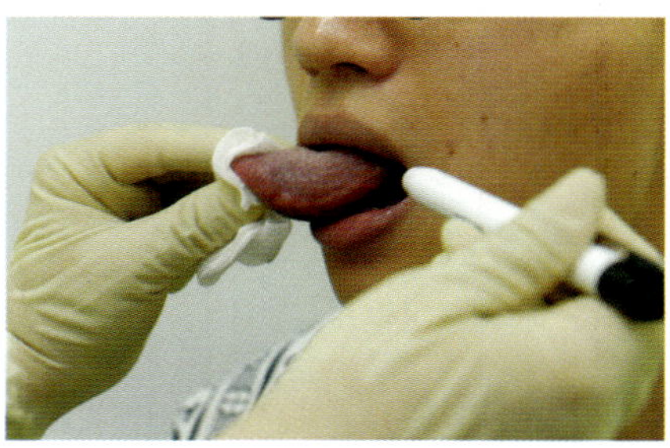

그림 10-15 혀검진

d. 혀의 바깥쪽은 핑크빛이며, 촉촉하고 병변이 없어야 한다. 최근이나 오랫동안 궤양, 병변, 백반증이 있었다면 암을 암시할 수 있다. 구강미란은 혀의 바깥쪽에 있을 수 있다.

6. 치아의 위치, 색, 갯수를 관찰한다. 충치나 질환의 다른 징후가 있는지 시진한다.

6. 치아는 하얗고 편평하게 일정 간격을 두고 있어야 한다.

폭식증 대상자의 앞니 변색은 사기질 손실을 암시할 수 있다.

갈색, 분필 같이 흰, 탈색된 것처럼 보이는 부위는 충치를 암시할 수 있다. 노란색에서 갈색의 치아색은 흡연자나 커피 또는 차를 많이 마시거나 과량의 불소 섭취 대상자에게서 나타날 수 있다.

7. 머리를 약간 뒤로 젖혀 입을 크게 벌리게 한다. 구개에 불빛을 비추고, 경구개와 연구개의 색깔과 모양을 관찰한다.

7. 경구개는 창백하게 보여야 한다. 연구개는 핑크빛이고 촉촉하며 부드럽고 매끄러우며 움직일 수 있어야 한다. 노란 구개는 황달을 의심할 수 있다. 하얀 반점이나 플라그는 캔디다감염을 암시한다. 어두운 자주빛 병변은 솟아 올랐든 편평하든 구강의 카포시육종(kaposi sarcoma)을 암시한다.

검진	이론적 근거
8. 대상자에게 "아" 해 보라 하고, 구개수의 움직임을 관찰한다.	**8.** 구개수는 대칭적으로 올라와야 한다. 비대칭적인 움직임이나 구개수가 움직이지 않으면 뇌신경 CN IX, 뇌신경 CN X의 부전이나 뇌혈관 사고와 같은 신경계 문제를 암시한다.
9. 설압자로 혀를 누르고 인두 내측을 시진한다.	**9.** 설압자를 사용하면 시야 확보가 용이하다.
a. 편도의 모양과 크기, 삼출물을 주목한다.	**a.** 편도는 어렸을 때 가장 크며 나이와 함께 작아진다. 많은 성인들이 의례적으로 편도절제술을 하는 경향이 있다. 편도는 없거나 있을 수 있다. 삼출물은 없어야 한다. 붉어지고, 하얗거나 노란 삼출물이 있는 커진 편도는 편도염을 암시한다. 삼출물은 흔히 세균감염과 연관된다.
b. 연구개후벽물렁입천장뒤벽에 있는 병변과 색깔을 주목한다.	**b.** 연구개후벽은 핑크빛이고 축축하며 삼출물이나 병변이 없어야 한다. 연구개후벽이 붉어지면서 노랗거나 하얀 삼출물은 후두염을 암시한다. 후벽뒤벽 점막이 노랗게 보이는 것은 부비동으로부터의 후비루와 연관이 있을 수 있다.

촉진

검진	이론적 근거
1. 입술의 촉진은 일반적으로 수행하지 않는다. 그러나 미용적 확대술을 받은 환자에게는 권고된다.	**1.** 입술 확대를 위해 주입된 물질은 입술 비대칭의 원인이 될 수 있다. 이들은 또한 병변이나 덩어리를 가릴 수 있다.
2. 치은의 압통과 단단함, 출혈의 증거를 찾기 위해 치은을 촉진한다.	**2.** 정상적인 치은은 압통이 없고 촉진 시 출혈이 없다. 압통이나 통증 또는 출혈에 대한 호소는 감염이나 치주염을 암시한다.
3. 혀를 촉진하기 위해 장갑을 끼고 거즈를 활용하여 혀를 잡아 혀의 질감과 밀도를 촉진한다[그림 10-16].	

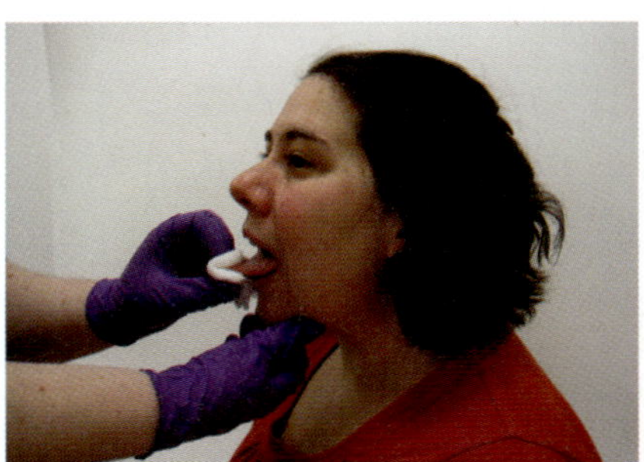

그림 10-16 혀의 촉진

검진	이론적 근거
a. 덩어리나 병변에 주목한다. b. 검진자가 손가락으로 누르는 볼 바깥쪽 표면 부위를 대상자에게 내측 볼에서 혀끝으로 밀어보도록 요청함으로써 혀의 힘을 사정한다.	a. 혀는 단단하면서 덩어리나 암 없이 유연해야 한다. b. 전형적으로 혀는 외부 압력에 대해 강한 저항력을 제공해야 한다. 압력에 저항하는 것이 어렵다면 뇌신경 CN XII에 문제가 있거나, 혀 운동을 제한하는 짧은 설소대를 암시할 수 있다
4. 손가락을 이용하여 목 부위의 림프절을 촉진한다. 대상자의 턱끝 아래 귀 앞(이개전귓바퀴앞); 귀 뒤(이개후귓바퀴뒤); 두개골 바닥 뒤쪽에 위치한 귀 뒤(후두골뒤통수뼈); 귀 바로 아래 하악골의 각(편도); 대략 뺨 아래인 턱 중간에 위치한 악하선관턱밑샘관(submandibular); 하악 끝 바로 뒤(턱끝밑). 회전하듯이 움직이면서 양손으로 양쪽의 각 부위를 촉진한다. 양쪽을 비교하면서 림프절의 크기, 모양, 움직임, 밀도, 압통을 사정한다.	4. 림프절은 만져지지 않아야 한다. 그러나 가끔 어떤 결절은 만져지며, 만약 만져진다면 부드럽게 움직이며 압통이 없어야 한다. 보통 이러한 것들은 문제가 되지 않는다. 압통이 있는 림프절은 염증을 암시한다. 예를 들어, 이개 뒤 림프절이 커졌다면 귀의 감염과 관련이 있을 수 있다. 커진 편도결절은 인후통나 편도염을 암시할 수 있다. 악하림프절턱밑림프절과 이하림프절턱끝밑림프절이 커졌다면 치은이나 구강의 염증을 암시할 수 있다. 딱딱하거나 고정된 림프결절은 악성 종양을 암시할 수 있다. 림프절이 전반적으로 커져 있다면(림프절장애) 면역결핍이 근본적인 원인일 수 있다.
5. 대상자의 미각 능력을 사정한다. 대상자의 혀바깥쪽 끝에 단맛과 짠맛을 내는 물질을 발라 본다.	5. 대상자는 단맛과 짠맛을 정확하게 구별할 수 있어야 한다. 감소된 미각과 맛을 구별하는 능력의 상실은 아연과 같은 영양결핍이나 뇌신경 CN VII의 문제를 암시할 수 있다. 어떤 약물은 대상자의 미각을 변화시킬 수 있다.

진단적 추론

의료인은 건강력과 신체검진 결과를 토대로 평가 및 계획을 세우게 된다. 예를 들어, 환자는 진단을 내리는 데 도움이 되는 많은 증상들을 이야기할 것이다. 그러면 과거병력과 신체검진 결과에서 발견된 소견들로 한 개 또는 두 개 정도의 진단을 내릴 수 있다. 후두염은 일반적인 주호소이다. [표 10–2]는 인후통과 관련된 질환들의 일반적인 감별진단들을 설명한 것이다.

표 10–2 인후통의 감별 진단

감별 진단	대상자 병력에 있어서 의미 있는 결과물	대상자 신체검진에 있어서 의미 있는 결과물	진단검사
후비루와 관련된 자극	계절성 알레르기(대부분 봄과 가을에 흔함). 누워 있으면 더 심해지는 경도에서 중간 정도의 통증	목 뒤쪽으로 맑은 비루가 넘어감, 비울혈, 축축한 비갑개	N/A
세균성 인후통, 편도염	급성 발병, 가족력 있음. 흔히 겨울이나 초봄에 발생함. 전신 증상은 거의 없음	흰색에서 노란색의 삼출물을 동반한 인두나 편도의 홍반, 38.3° 이상의 열	배양검사와 민감성 검사 Quick beta strep
바이러스성 인두염, 편도염	빠른 발병, 전신 증상, 기침, 비루, 결막염	삼출물은 드뭄	없음

특수대상자의 입과 목 관련 사정

임산부에 대한 고려사항

- 임신 시 영양소 요구량의 증가와 관련하여 임신한 대상자는 충치의 위험군이 될 수 있기 때문에 충치를 주의 깊게 관찰한다.
- 임신과 연관된 흔한 증상인 치은의 과형성이나 치은출혈에 주목한다.

신생아에 대한 고려사항

- 아구창구강칸디다증(thrush)과 연관이 있는 백색 반점을 관찰한다. 이는 신생아에게 있어서 흔한 것이다.
- 신생아의 구개를 관찰한다. 구개는 갈라짐 없이 온전해야한다.
- 구순열입술갈림증을 관찰한다. 구순열은 윗입술에 작은 파임에서부터 입술과 코 내부 천장에까지 이르는 얼굴 구조물의 전체적인 분리까지의 범위일 수 있으며, 경구개나 연구개 둘 다에 개구부를 수반하는 구개열은 보통 정중앙에 있다.
- 신생아의 구개에 작고 둥글며 반짝이는, 경계가 분명한 낭종이 있는지 관찰한다. 엡스타인진주(Epstein's pearls)라 불리는 이 낭종은 중요하지 않은 소견이며, 약 일주일 뒤에 점차 사라진다.
- 치은에 작고 하얀 상피 진주가 있는지 관찰한다. 이는 일부 신생아에게서 발생하는 중요하지 않은 양성 소견이다.
- 제왕절개 분만에 의한 신생아가 구강에 분비물이 더 많음을 예견한다.
- 신생아의 혀를 사정할 때, 보통 혀가 크고 돌출되어 보이며, 설소대가 짧음을 인식한다.

소아에 대한 고려사항

- 신체검진 동안 아이를 부모 무릎에 앉게 한다. 이는 협조를 촉진하며, 아이의 불안을 감소시킨다[그림 10-17].
- 치아를 주의 깊게 시진한다. 유치젖니가 나옴과 빠짐, 영구치간니의 형성과 나옴을 사정한다.
- 치아 형태는 다양하지만, 약 6개월에 첫 유치가 나오며, 약 3세까지 20개의 유치가 모두 나온다.

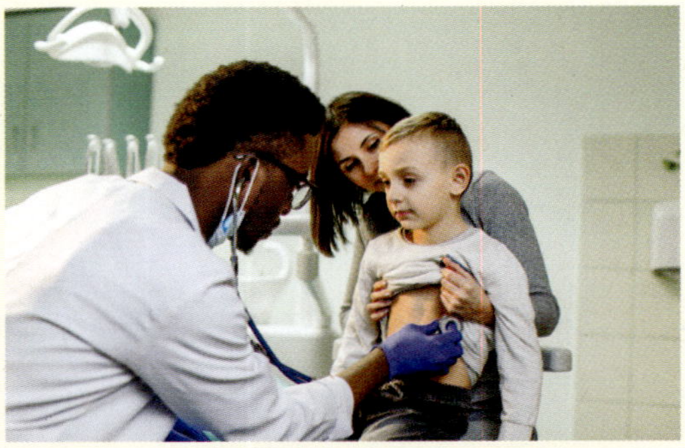

그림 10-17 사진을 촉진하기 위해 아이를 엄마의 무릎에 앉힘

노인에 대한 고려사항

- 노인은 종종 치아 상실, 틀니의 사용, 치주질환, 미각의 변화, 충치, 침 분비의 감소로 인한 마른 입과 연관된 문제를 경험하며, 이는 노인의 영양 상태를 손상시킬 수 있다.
- 구강암과 관련된 흡연력을 사정하며, 흡연은 구강암을 증진시키는 위험요인이 된다.
- 나이가 들어감에 따라 많은 사람들이 미각 상실을 호소한다. 어떤 연구에서는 나이가 들어 감에 따라 약간씩 미각이 감소한다고 증명하지만, 약물 치료가 미각 변화의 주요한 원인이다. 심혈관계 약물 치료 중인 대상자는 치은 과형성을 경험할 수 있다.
- 설하정맥류혀밑정맥류를 시진하며, 설하정맥류는 나이가 들면서 발생할 수 있는 정상 소견이다.
- 타액선의 나이와 관련된 변화 때문에 노인에게서 구강점막이 약간 더 마르며, 더 연약해짐을 예견한다.

사례 연구 2

이 장을 통해서 김씨를 소개받아 왔다. 이 장은 그의 병력을 함께 끌어내고, 그 병력을 문서화하고, 신체검진을 입증한다.

주호소(현재 질환)

"목이 아파요."

면담하는 동안 수집된 정보

김씨는 29세의 남성으로, 지난 2일 동안 목이 아팠다고 호소한다. 그는 열은 없었다고 한다. 김씨는 콧물이 약간 난다고 호소하며, 가끔 기침은 하나 객담은 없었다고 한다. 또한 귀가 아프거나 눈 자극증상은 없었다고 한다. 김씨는 현재 인후염 치료를 받고 있는 유치원에 다니는 아들이 있다. 그는 현재 통증 완화를 위해 아세트아미노펜을 복용 중이다.

김씨는 학령전기에 편도절제수술을 받았다. 그는 매년 한 번에서 두 번 상기도감염을 앓는다고 한다. 당뇨와 같은 만성 질환과 알레르기는 없으며, 정기적인 치과 치료를 받고 있다. 최근에 구강 외상은 없었다.

김씨는 계절성 알레르기 병력이 있으나 습진과 천식 병력은 없다. 그의 어머니는 살아 계시며, 혈압이 약간 높고, 식이요법과 경구약으로 조절되는 당뇨를 앓고 있다. 아버지는 뇌졸중으로 67세에 사망하였고, 형이 두 명 있으며, 둘 다 건강하다.

김씨는 이혼했다. 유치원에 다니는 4살 난 아들이 있고, 주말에 방문한다. 하루에 담배 한 갑을 피운다. 약물복용이나 구강성교는 하지 않는다. 그는 투자회사에 다니며, 현대식 연립주택에 거주하고 있다.

주요 근거	주요 사항
유치원에 다니는 아이가 있음.	종종 아이들은 세균성과 바이러스성 상기도감염을 전파한다.
열이나 지속적인 기침은 없음.	열은 보통 세균감염과 연관된다. 객담이 없는 기침은 바이러스감염과 연관된다.
하루에 담배 한 갑을 피움.	흡연은 염증과 점막 과민의 원인이 된다. 객담이 없는 만성적인 기침은 흡연과 연관이 있다.

<table>
<tr><td rowspan="2">이름 김○○</td><td>날짜 2018/03/05</td><td>시간 16:15</td></tr>
<tr><td>생년월일 1989/03/10</td><td>성별 남</td></tr>
<tr><td colspan="3">병력</td></tr>
<tr><td colspan="3">주호소
"목이 아파요."</td></tr>
<tr><td colspan="3">현재병력
지난 2일간 목이 아픔, 타이레놀 복용함, 열 없음, 경한 맑은 콧물과 객담이 없는 기침, 귀통증이나 눈 자극증상은 없음.</td></tr>
<tr><td colspan="3">약물복용
두통 시 가끔 타이레놀 복용함.</td></tr>
<tr><td colspan="3">알레르기
경한 계절성 알레르기. 약물 알레르기는 없음.</td></tr>
<tr><td colspan="3">현재병력</td></tr>
<tr><td colspan="3">질환
일 년에 1~2회 상기도감염. 구강 외상은 없음. 정기적으로 치과 치료 받음. 만성 질환 없음.</td></tr>
<tr><td colspan="3">입원/수술
학령전기에 편도선절제수술.</td></tr>
</table>

가족력
경한 계절성 알레르기. 습진이나 천식은 없음. 어머니는 조절되는 당뇨와 경한 고혈압이 있음. 아버지는 67세에 뇌졸중으로 사망함.

사회력
투자회사에 근무함. 이혼함. 흡연량은 하루에 한 갑. 마약류는 복용하지 않음. 구강성교는 하지 않음. 유치원에 다니는 아들이 경한 상기도감염.

계통별 문진

일반적 외모 명료하고, 지남력 있음. 고충 없음.	**심혈관계** SOB, 흉통, 운동불내성운동못견딤증 없음
피부 피부에 변화나 발진 없음. 선크림 사용함.	**호흡기계** 가끔 객담 없는 기침.
눈 콘텍트 렌즈 착용. 다른 문제없음.	**소화기계** 문제없음.
귀 청력상실, 막힘, 소양증 없음.	**비뇨생식기계** 문제없음.
코/입/목 인후통. 경한 콧물.	**근골격계** 문제없음.
흉부 문제없음.	**신경계** 문제없음.

신체검진

체중 95.31kg	체온 37℃	혈압 142/89mmHg
신장 183cm	맥박 76회/min	호흡 12회/min

일반적 외모
기민하고 협조적임. 걱정거리 없음.

피부
따뜻하고 건조함. 발진 없음.

머리/눈/귀/코/인두
머리 정상임, 외이, 이도 정상, 양쪽 눈은 약간 충혈됨; 삼출물은 없음.
코; 비갑개 분비물 거의 없음. 전두동과 상악동은 압통 없음. 투시검사는 정상.
구강은 정상이며, 목에 경한 홍반, 삼출물 없음, 샘병증은 없음.

심혈관계
심장박동 정상; 심잡음 없음.

호흡기계
청진 시 폐허파 깨끗함.

소화기계
검사하지 않음.

비뇨생식기계
검사하지 않음.

근골격계
걸음걸이 정상임. 움직임에 어려움이 없으며, 검사 테이블을 어려움 없이 오르내림.

신경계 뇌신경 CN I~VII까지 대체적으로 온전함.
기타
검사 아들이 양성이면 beta strep.
특수검사 없음.
최종 검사 결과 담배로 인한 목 과민.

참고문헌

Cohen, B., & Wood, D. (2015). *Memmler's the human body in health and disease* (13th ed.). Philadelphia, PA: Wolters Kluwer.

Copstead, L., & Banasik, J. (2019). *Pathophysiology: Biological and behavioral perspectives* (6th ed.). St. Louis, MO: Elsevier.

Ferri, F. (2015). *Ferri's clinical advisor: Instant diagnosis and treatment.* St. Louis, MO: Mosby.

Guyton, A., & Hall, J. (2016). *Textbook of medical physiology* (13th ed.). Philadelphia, PA: Elsevier.

Hay, W., Levin, M., Deterding, R., & Abzug, M. (2018). *Current pediatric diagnosis and treatment* (24th ed.). New York, NY: McGraw-Hill.

Jones, G. (2003). Emergency care of the person with minor injury and minor illness. In G. Jones, R. Endacott, & R. Crouch (Eds.), *Emergency nursing care: Principles and practice* (pp. 135–152). London, UK: Greenwich Medical Media.

Mastin, T. (2003). Recognizing and treating non-infectious rhinitis. *Journal of the American Academy of Nurse Practitioners, 15*(9), 398–409.

Michaudet, C., & Malaty, J. (2017). Chronic cough: Evaluation and management. *American Family Physician, 96*(9), 575–580.

Out, P. S. (1927). Nose and throat observations in examination of patients with bronchial asthma. *Journal of the American Medical Association, 89*(11), 868–869.

Pray, W. (2000). Acute sinusitis and treatment strategies. *U.S. Pharmacist, 25*(12). Retrieved from http://www.medscape.com/viewarticle/407637

Rambur, B. (2002). Pregnancy rhinitis and rhinitis medicamentosa. *Journal of the American Academy of Nurse Practitioners, 14*(12), 527–530.

Settipane, R. A., & Charnock, D. R. (2007). Epidemiology of rhinitis: Allergic and nonallergic. *Clinical Allergy and Immunology, 19*, 23–34.

Tichenor, W. (1999). Sinusitis: A practical guide for physicians. *Medscape General Medicine, 1*(1). Retrieved from http://www.medscape.com/viewarticle/408707

Uphold, C., & Graham, M. (2013). *Clinical guidelines in family practice* (5th ed.). Gainesville, FL: Barmarrae Books.

Wilson, W. R., Nadol, J., & Randolph, G. (2002). *The clinical handbook of ear, nose, and throat disorders.* Nashville, TN: Parthenon.

Winder, J. (1999). Nasal polyposis: Rationale for treatment with topical intranasal corti-costeroids. *Medscape General Medicine, 1*(3). Retrieved from http://www.medscape.com /viewarticle/408724

Wynne, A., & Woo, T. (2016). *Pharmacotherapeutics for nurse practitioner prescribers* (4th ed.). Philadelphia, PA: F.A. Davis.

Chapter 11

호흡기계장애

Respiratory Disorders

호흡기계의 해부 생리

호흡기계는 순환계를 통해 신체의 모든 세포에 산소를 공급하는 기관들로 구성되어 있으며, 다음과 같은 기능을 담당한다.

- 이산화탄소 제거를 도와준다.
- 조직에서 산-염기 균형을 유지하는 데 도움을 준다.
- 흡입질환의 원인이 되는 미생물과 독성물질로 부터 신체를 보호한다.
- 냄새를 냄새를 맡는 세포를 보호한다.
- 발성을 도와준다.

만약 호흡 기능이 몇 분 이상 중단되면 심각하고 회복 불가능한 조직손상이 일어난다.

호흡

호흡(respiration)과 순환계는 호흡이라고 불리는 두 단계의 과정을 통해 세포에 산소를 운반하고 이산화탄소를 제거하는 역할을 함께 담당한다. 호흡의 첫 번째 단계는 외부의 환경으로부터 폐허파(lung)로 산소를 끌어오는 흡기들숨로부터 시작한다. 산소는 혈관을 통해 심장으로 공급되고, 심장은 산소가 풍부한 혈액을 체내의 세포 속으로 순환시킨다. 산소는 세포 속에서 에너지 생산과정(세포호흡)에 사용되고, 이산화탄소가 최종산물로 발생한다.

호흡의 두 번째 단계는 이산화탄소가 전신순환을 통해 세포에서 심장으로 전달되어 신체조직에 노폐물들이 치명적인 수준으로 축적되는 것을 예방한다. 심장은 이산화탄소가 함유된 혈액을 폐로 보낸다. 호기날숨 시 이산화탄소가 신체로부터 제거되는데, 이로써 호흡주기가 완성된다.

기도

상기도(upper respiratory tract)는 코, 인두, 목구멍으로 구성되어 있다. 하기도(lower respiratory tract)는 후두, 두 개의 기관지로 나누어지는 기관, 세기관지라고 불리는 미세기관지, 폐로 구성되어 있다. [그림 11-1]은 호흡기의 구성 요소들을 보여 주고 있다. 코, 인두, 후두, 기관, 기관지 그리고 세기관지들은 폐의 안과 밖으로 공기가 이동할 수 있게 한다.

호흡은 신경계의 지배를 받으며 공기의 흐름이 폐의 안과 밖으로 자발적으로 이루어지도록 관여한다. 이는 호흡중추인 뇌간뇌줄기(brain stem)에서 시작된다. 뇌간은 횡격막가로막(diaphragm)과 늑골근육갈비뼈(rib)으로 동시에 신호를 보낸다. 폐 아래에 위치하고 있는 횡격막은 크고 둥근 모양의 근육으로, 신경계의 자극을 받으면 편평해지면서 아래로 내려 간다. 이러한 횡격막의 움직임은 흉강을 확장시키고, 더 많은 공기가 폐 안으로 들어가게 한다.

늑골의 근육들이 신경 자극을 받으면 수축을 하여 흉곽가슴우리(thoracic cage)이 위쪽과 바깥쪽으로 당겨진다. 이러한 움직임은 흉강이 더 넓어지게 하고 폐로 더 많은 공기가 유입될 수 있도록 흉강의 부피를 확장시킨다. 신경자극이 중지되면 횡격막과 늑골들은 이완되고 호기가 발생한다. 정상적인 상태에서 호흡중추는 1분에 12회~20회 자극을 전달하며, 그 결과 1분당 12회~20회 호흡을 하게 된다.

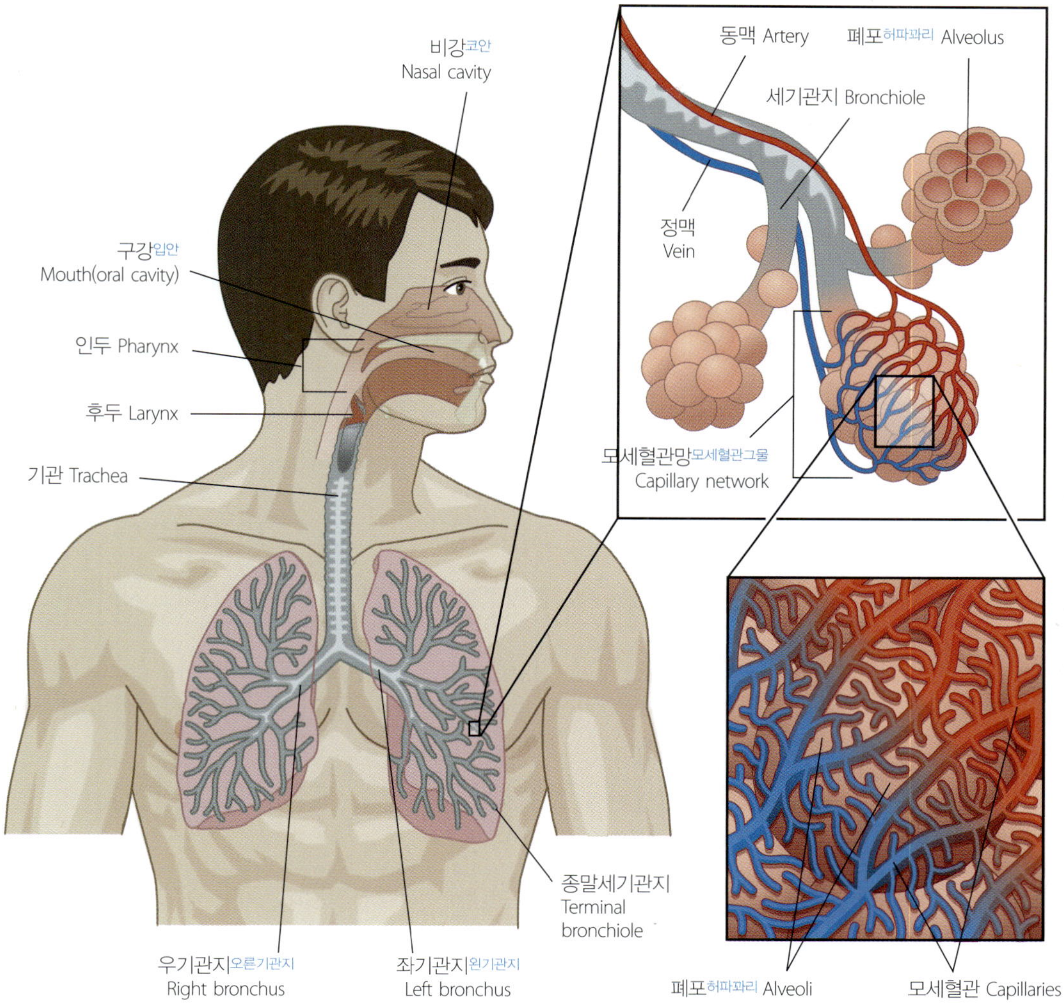

그림 11-1 호흡기계 구조

뇌가 손상되면 뇌간의 자극이 손상되어 대뇌 피질겉질이 역할을 담당하게 된다. 만약 호기가 발생하지 않는다면 이산화탄소는 혈액에 축적된다. 결과적으로 혈액을 더욱 산성화시킨다. 혈액은 경동맥과 뇌간에 한 화학수용기에 의해 감지된다. 만약 혈액이 산성화되면 경동맥목동맥에 위치한 화학수용기에서 뇌간으로 신호를 보내고, 대뇌피질대뇌겉질로부터 신호를 중지시켜 호기와 호흡을 유발한다. 호기는 이산화탄소를 배출하고 혈액의 산도를 다시 정상적으로 되돌린다.

사람은 흡기량을 제한적으로 조절할 수 있다. 지나친 폐의 확장을 예방하기 위하여 신장수용기뻗침수용기에서 폐의 용량을 측정한다. 용량이 위험한 한계점에 도달했을 때 신장수용기는 흡기의 근육들을 차단하고 공기의 흡입을 감소시키는 신호를 호흡중추에 보낸다.

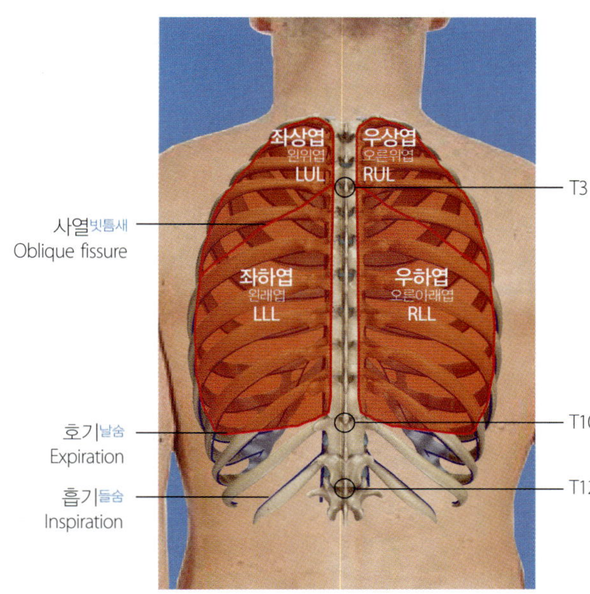

그림 11-2 폐와 폐엽의 위치 – 후면

건강력

주호소와 현재병력

"기침이 점점 심해지고 있고, 지금은 가슴도 아파요."

> 박씨는 58세의 남자로, 2일간 호흡곤란, 좌위호흡앉아숨쉬기, 간헐적인 왼쪽 흉막통증이 있고 오한 그리고 노란 가래가 나오는 기침이 있었으며, 어제는 객담의 색이 갈색에 가까웠다. 기침 시 왼쪽 상복부까지 흉막통증이 방사되었다. 그는 오심구역, 욕지기은 없지만, 어제는 구토를 한 번 했다. 그리고 오늘 아침에 콧물과 인후통이 있었지만 지금은 없다고 한다.

자세한 현병력은 간호사가 정확한 진단을 내리는 데 도움을 준다. 간호사는 현병력에 초점을 둔 문진을 하여야 한다.

기침

기침(cough)은 폐에 문제가 있을 때 일반적으로 나타나는 증상이다. 기침은 대개 깊은 숨을 들이쉬기 전에 발생한다. 기침의 원인은 부분적이거나 아니면 전반적인 문제와 관련될 수 있으며, 기도의 전 영역에서 발생할 수 있다. 기침을 의도적으로 할 수도 있지만, 기침은 이물질, 감염원 혹은 기도를 억압하는 종양과 같은 일반적으로 자극물에 대한 자발적인 반응이다.

시작	갑자기 시작하였는가, 서서히 시작하였는가? **특히 열이 동반된 급성 발병은 감염을 시사한다. 열이 없다면 이물질이나 흡입된 자극물이 원인일 수 있다.**
지속 기간	기침이 얼마나 오랫동안 지속되었는가?
양상	기침이 가끔씩, 규칙적으로 혹은 발작적으로 나타났는가? 시간이 지나면서 기침이 변했는가? **발작성 기침이결핵에서는 자주 들립니다.** 기침이 하루의 특정 시간대와 연관되어 있는가? **저녁에 발생하는 기침은 스트레스를 암시한다.**
질(상태)	기침이 마르고, 습하고, 가래가 동반된 기침인지(젖은 기침), 거칠고, 목이 쉬고, 짖는 듯하고, 거품이 있고, 가래가 끓는 기침인가 아닌가? **습한 기침은 감염이 원인으로, 객담을 동반할 수 있다.** **마른 기침은 다양한 원인으로 일어나며(심장질환, 안지오텐신전환효소억제제(ACE)의 사용, 알레르기, HIV바이러스감염), 기침의 질로 나타날 수 있다.** **종양 등의 원인으로 기도가 압박되면 마른 기침은 쇳소리가 나고, 크루프(상기도막힘)에 의한 것이라면 쉰목소리가 난다.**
소리의 높이와 세기	기침소리가 크고 높은 음인가? 아니면 부드럽고 상대적으로 저음인가? **높은 음의 기침은 대개 기도의 압박을 나타낸다. 반면에 낮은 음의 기침은 분비물이나 염증이 있음을 나타낸다.**
중증도	기침 때문에 환자가 피곤해 하거나 잠을 못자거나 혹은 대화에 지장을 준다거나 흉통을 유발하는가? **환자의 반응은 기침이 얼마나 심각한지와 일상생활 활동들을 어떻게 방해하는지를 설명해 준다.** **방해 정도가 심각한 만큼 기저질환의 심각성도 증가한다.**
객담 배출	객담을 동반하는가? 지속 정도, 빈도, 활동과 함께 발생하는지 혹은 하루의 특정 시간과 관련이 있는지를 사정한다. **운동이나 이른 아침에는 객담을 더 많이 생성하거나 기관지가 자극되어 수축되거나 염증을 일으킨다.** 양, 색깔(맑은, 점액성, 화농성고름형성, 혈액이 묻음, 주로 혈액), 냄새(객담 생성에 대해서는 이 절의 뒷부분에서 살펴본다)에 대하여 질문한다. **혈액이 묻어나는 객담은 일반적으로 폐렴이나 활동성 폐결핵을 암시한다.** **녹색의 객담은 급성기관지염과 함께 호중구가 있음을 의미한다.**

촉진요인	기침이 날씨, 운동, 대화 혹은 깊이 숨을 들이키는 것과 관련되어 있는가? 촉진요인들은 질병의 유형에 관한 단서를 제시한다. 예를 들어, 운동과 관련된 기침은 운동성 천식이 원인으로 제시될 수 있다. 기침이 자세에 영향을 받는가? 만일 비스듬히 기대거나 똑바른 자세를 취한 후에 기침이 발생한다면 비루나 상기도의 분비물과 관련이 있다.
관련 증상	점검해야 할 관련 증상은 호흡곤란, 호흡과 동시에 나타나는 흉통이나 압박감, 발열, 코감기, 울혈, 거친 호흡, 쉰목소리, 오심, 질식, 스트레스이다. 발열은 세균감염을 암시한다.
완화요인	완화되거나 악화된 증상은 무엇인가? 처방받은 약이나 처방받지 않은 약을 복용했는가? 흡입기를 사용했는가? 치료가 얼마나 효과적이었는가?
다른 약물복용	처방받거나 처방받지 않은 다른 약물이 있는가? 다른 약물은 기침에 영향을 끼칠 수 있다.

흉통

흉통가슴통증(chest pain)은 심혈관계, 호흡기계, 내분비계를 비롯하여 다양한 전신적인 장애와 관련되어 발생한다. 자세한 병력 청취는 원인을 규명하는 데 도움을 준다.

시작	갑자기 시작하였는가, 서서히 시작하였는가?
지속 기간	흉통이 얼마나 오랫동안 지속되었는가?
촉진요인	최근에 상해나 상기도감염을 경험했는가? 흉곽의 상해로 흉통이 생길수 있으며 종종 심장문제로 인한 통증과 유사하기도 하다. 가끔씩 심장의 통증과 유사하기도 하다. 그러므로 간호사는 정확한 진단을 내리기 위해 흉통에 관한 건강사정시 특별히 주의를 기울이여야 할 필요가 있다. 흉부에 상해가 있다면 환자는 흡기 시 흉통을 경험하는데, 심장이 원인인 흉통은 흡기와 관련이 없다.
관련 증상	얕은 호흡, 발열, 비정상적인 흉곽 확장, 기침, 호흡과 관련된 불안, 목이나 팔쪽으로 방사되는 통증 등을 포함하여 중요한 관련 증상들을 사정한다. 발열과 관련된 흉통은 흉막염가슴막염이나 늑연골염갈비연골염과 같은 감염이 진행되고 있음을 암시한다.
완화 혹은 악화요인	증상을 완화시키거나 악화시키는 요인이 무엇인가? 열, 부목덧대, 진통제를 사용한 적이 있는가? 치료는 효과가 있었는가?
다른 약물복용	다른 약물복용 처방을 받았거나 혹은 처방받지 않고 복용하는 약이 있는지 질문한다.

객담

객담가래(sputum) 생성은 일반적으로 기침과 관련이 있다. 객담의 양이 많아지고 주기적이라면 질환이 있음을 의미한다.

시작	갑자기 시작하였는가, 서서히 시작하였는가? 시작이 급성이라면(갑작스럽다면) 감염이 거의 확실하다.

지속 기간, 빈도	얼마나 자주 발생하는가? 객담 생성의 빈도는 어느 정도인가? 만성은 의미 있는 해부학적 변화의 가능성을 의미한다(예: 종양, 공동, 기관지확장증). 간헐적으로 나타나는 객담은 만성 감염성 질환과 관련이 있다. 녹색 객담은 급성 기관지염에서 나타나는 호중구 관련을 의미한다.
양	객담의 양은 얼마나 많은가? 아주 적은 양은 만성 감염성 질환 및 폐암과 관련이 있다.
색깔, 혈액 존재	색깔을 기술한다. 객담에 혈액이 섞였는가? 세균감염은 노란색, 초록색, 쇠녹가래(노란 객담에 섞인 혈액), 맑거나 투명한 객담이다. 객담은 화농성 또는 혈액줄무늬가 보이거나, 점액성이거나 끈적임이 있다. 세균감염은 점액성이거나 점성이 있는 객담과 관련이 있다. 흔하지는 않지만 혈액줄무늬가 있기도 한다. 만성 감염성 질환은 때때로 많은 양의 혈액이 섞인 객담을 동반하기도 한다. 폐암의 경우 혈액줄무늬가 섞인 객담이 보이기도 하는데, 이는 종양이 조직을 침범한 경우 나타난다. 폐경색증은 많은 양의 혈액이 객담과 섞여 있는데, 이는 경색 부위의 허혈 및 괴사로 인한 것이다. 마찬가지로 감염된 조직으로 인해 결핵에서도 가래에 많은 양의 혈액이 보인다. 객담 속의 혈액이 비출혈(혈액의 색깔과 양에 주의)과 관련이 있는지를 확인하는 것이 중요하다. 비출혈은 많은 양의 밝은 혈액을 보인다.
냄새	호흡과 객담의 냄새에 대해 질문한다. 연쇄구균감염사슬알균감염과 분변매복대변막힘은 호흡이나 객담의 냄새를 일으키는 원인이 된다.

호흡곤란(숨참)

환자가 호흡곤란으로 인해 호흡이 어렵고 힘이 드는지를 확인한다. 이는 폐나 심장의 병리적 문제를 관찰할 수 있다. 호흡곤란은 기저질환의 심각성 정도에 따라 증가한다.

시작	호흡곤란이 갑자기 혹은 서서히 진행되었는가? 환자가 발병 며칠 전에 구역질이나 질식 사건이 있었는가? 흡인(질식)은 기도 수축으로 인해 호흡곤란을 유발하는 흡인성 폐렴을 유발할 수 있다.
지속 기간	호흡곤란이 얼마 동안 지속되었는가?
양상, 촉진요인	휴식을 취할 때 호흡곤란을 경험하는가? 어떤 체위에서 가장 편안한가? 수면을 취할 때 필요로 하는 베개는 몇 개나 되는가? 하루 중 특정한 시간에 발생하는가? 식사할 때 호흡이 곤란한가? 걸을 때만 경험하는가? 숨쉬기가 힘들어서 계단을 오를 때는 중간에 멈추거나 쉬어야 하는가? 호흡곤란을 유발하는 일상생활 활동이 있는가? 좌위호흡은 환자가 누웠을 때 호흡곤란이 시작되거나 더 증가하는 현상이다. 환자는 잠을 자기 위해서는 한 개 이상의 베개가 필요할 수 있다. 선 자세에서 일어서거나 앉으면 더 심하고 누우면 편해지는 호흡곤란을 편평호흡(Platypnea)이라고 한다. 이것은 폐기종폐공기증이나 만성 기관지염, 천식인 경우에 나타난다. 발작야간호흡곤란(PND)은 수면 중에 갑작스럽게 호흡곤란이 나타나는 현상인데, 똑바로 앉은 자세가 도움이 된다. PND는 울혈심부전울혈심장기능상실(congestive heart failure)이나 폐고혈압 환자에게 자주 나타난다.
중증도	환자의 활동을 제한하는 호흡곤란의 정도가 어느 정도인가? 숨 쉴 때 피로를 느끼는가? 호기 또는 흡기 때 힘이 드는가? 숨을 쉬는 것에 불안을 느끼는가?

관련 증상 통증이나 불편감, 기침, 발한땀남, 발목부종 등을 비롯하여 중요한 관련 증상을 사정한다.
발목부종은 질병의 주요원인으로, 울혈심부전을 암시한다.
통증이 있으면 흉막염이나 심낭염을 의심할 수 있다.

비정상적인 호흡수

빈호흡빠른호흡(tachypnea)은 분당 25회 이상의 지속적인 호흡이다. 빈호흡은 과환기 상태에서 나타난다. 빠르고 느린호흡호흡완만, 느린호흡(bradypnea)은 사망 직전이나 쿠스말호흡(Kussmaul breathing)처럼 신경질환이 있는 환자에게서 나타나는 분당 12회 미만의 느린 호흡이다. 호흡항진과다호흡(hyperpnea)은 휴식 시 정상보다는 좀 더 깊고 빠른 호흡이다. 호흡항진도 신경학적 병리 상태에서 볼 수 있다.

시작 갑자기 시작되었는가, 서서히 시작되었는가? 호흡수가 지속적인가?
빠르고 얕은 호흡(빈호흡)은 과호흡일 때 또는 불안이나 기대감에 대한 반응으로 나타날 수 있다.

호흡수 호흡수가 얼마인가?
호흡수가 분당 12회 미만이면 신경학적 징후 또는 전해질 장애, 감염 또는 흉막염 시 통증으로부터 보호하기 위한 반응일 수 있다. 중추신경계 및 대사 질환으로 인해 빠르고 깊은 호흡이 발생할 수 있다(호흡 항진).

호흡리듬/호흡 양상 호흡리듬/호흡 양상의 다양성에 주목한다. [표 11-1]은 다양한 호흡 양상을 보여 주고 있다.
아주 명백하지 않으면 이상을 판단하는 것이 어려울 수 있다.

관련 증상 관련 증상에 대하여 질문한다.
호흡항진은 늑골골절갈비뼈골절이나 흉막염의 통증을 완화시키려는 증상이다. 간염이나 간경화, 비정상적인 복수로 인한 과도한 간 비대는 횡격막을 눌러 호흡항진을 유발한다. 느린호흡은 심폐의 기능을 암시하기도 하지만, 흔히 대사성 또는 척수 손상과 같은 신경 질환으로 인해 발생한다.

표 11-1 비정상적인 호흡 양상

호흡 양상	특징	원인	diagram
쿠스말호흡 Kussmaul breathing	항상 깊고 대부분 빠른 호흡이다.	대사성 산증	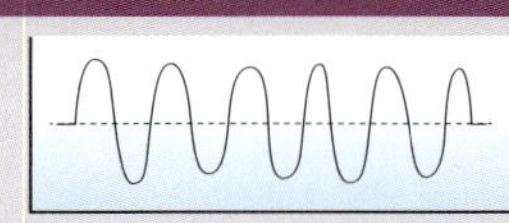
체인-스토크스호흡 Cheyne-Stokes breathing	빠르고 강한 호흡에 이어 무호흡이 주기적으로 보인다.	뇌손상, 약물로 인한 호흡부전호흡기능상실, 심부전심장기능상실. 수면 중인 어린아이나 노인들은 이 양상으로 호흡할 수 있다.	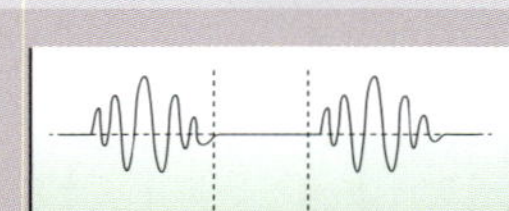
한숨 Sigh	가끔 규칙적인 호흡 양상이 보이고, 깊게 들리는 한숨이다.	정신적인 스트레스, 저환기	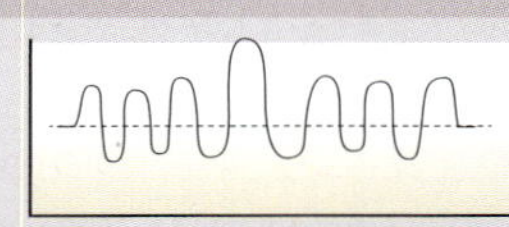
비오호흡 Biot breathing	불규칙하고 다양한 호흡 깊이와 무호흡이 동반되고, 호흡주기상 규칙성과 반복성은 없고 무호흡 기간이 불규칙하게 나타난다. 좀 더 심각해지면 실조성 호흡(ataxic breathing)이라고도 한다.	두개내압머리속압력 상승, 약물중독, 뇌손상	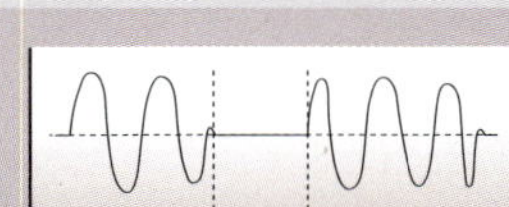

과거병력

> 박씨는 어린시절부터 천식이 있었고, 알부테롤흡입제를 모두 쓰고 난 후 한동안 약물을 사용하지 않고 잘 지내왔었다. 과거에 외상이나 수술한 적은 없으며, 예방접종과 폐렴 백신을 맞았다고 한다.

간호사는 대상자에게 다양한 질문을 하고 상세히 기록해야한다. 과거의 모든 질병, 외상, 수술에 관련된 질문을 자세하게 해야 한다. 이러한 정보는 간호의 세부계획을 세우는 데 도움이 되는 중요한 정보를 제공한다.

과거병력 또는 수술	흉곽상해 또는 수술을 받은 적이 있는가? 폐질환으로 입원한 적이 있는가? 관련 날짜를 기록한다. **정보는 현재 주호소 또는 질병의 합병증이나 추후문제를 나타낸다(예: 반흔조직흉터조직, 구축, 암수술 등).** 결핵(진단 날짜, 치료, 약물치료에 대한 순응도 등을 질문한다), 기관지염, 폐기종폐공기증, 기관지확장증, 천식, 낭성섬유증, 알레르기, 아토피피부염, 반복적인 구토와 질식, 재발성 폐렴 또는 위식도 역류 가능성? **만성 폐질환은 현재 질병의 치료를 방해한다.** 환자는 다른 만성 질환이 있는가? **심장질환, 암, 혈액질환은 산소 운반 능력을 감소시켜 호흡기계 기능을 상당히 저하시킨다.**
산소 또는 환기 보조 기구의 사용	환자는 산소 또는 환기 보조 기구를 사용하는가? 산소에 대한 의존성 또는 지속적인 산소 사용의 필요성을 사정한다. **환기보조 기구의 사용은 기저질환이 진행되고 있거나 질병의 병적 상태 또는 질환의 진전을 의미한다.**
예방접종	매년 정기적인 인플루엔자 면역주사를 맞았는지 폐렴구균폐렴알균 백신접종력을 확인한다.
진단검사	과거의 흉부가슴 X-선 촬영과 결핵검사를 시행했는지 질문한다. 날짜와 결과를 확인한다.

가족력

> 박씨는 부모님이 모두 살아계신다. 아버지는 현재 82세로 고혈압을 진단받았다. 관상동맥질환심장동맥질환, 천식, 당뇨병, 암에 대한 가족력은 없다.

가족 구성원의 건강상태에 대한 정보는 간호사가 환자의 주호소와 관련된 유전 및 유전적 요인을 결정하는데 도움을 준다. 유전적 가계도에 만성 질환이 있는 가족 구성원(예: 관상동맥질환, 고혈압)이 살아 있다면 포함시키고, 사망한 가족의 사망원인을 언급하는 것도 중요하다. 이것은 간호사로 하여금 환자간호를 위한 계획에 특정 검사의 진행을 결정하는 데 도움을 준다.

생존한 친척들의 연령	관계와 건강 상태를 포함시킨다. 친척 중에 천식과 같은 호흡기장애가 있는 구성원이 있는가?
사망	사망자와 환자의 관계, 사망 연령, 사망 원인 등을 포함한다. 사망의 원인이 호흡기 질환이었는지도 조사한다.
만성 질환	가족의 만성 질환에 대하여 질문한다. 만성 질환 가족과의 관계와 얼마나 오랫동안 질환을 앓았는지도 확인한다. 호흡기질환에 대해서도 살펴본다. **천식에 대한 가족력은 환자의 천식 위험성을 증가시킨다.** 가족의 유전질환과 선천성 장애가 있는 가족이 있는지를 확인한다. 유전질환이 있는지 확인한다(예: 선천성 심장기형).

사회력

> 박씨는 담배나 약물 사용은 안하며 술은 금요일 저녁에 외식을 한 경우 와인 2잔을 마신다. 박씨는 출판사에서 영업사원으로 일하고 미혼이다.

이외에도 취미, 사회적 교류, 음주력, 흡연이외에도 취미와 사회적 교류, 음주와 흡연력과 불법 약물 사용에 대해 질문해야 한다. 석면이나 2차 흡연과 같은 환경적인 독성물질 또는 공기오염 물질에 노출되었는지를 살펴본다.

가족	가족 구성에 대해 살펴본다. 가족은 몇 명인가? 가족은 살아 있고 건강한가? 호흡기질환이 있는 가족이 있는가?
직업	현재와 과거의 직업에 대해 살펴본다. 일의 특성; 신체적, 정서적 노력과 스트레스의 정도; 환경적인 위험요소; 화학 물질, 동물, 수증기, 먼지, 호흡기 자극 물질(예: 석면), 알레르기원; 보호 기구의 사용; 호흡기 감염, 인플루엔자, 결핵의 노출.
주거	환자의 거주지, 지리적 위치, 가능한 알레르기원, 난방의 유형, 에어컨과 가습기와 환기의 사용에 대해 질문한다. 날씨가 호흡곤란과 감염 발생에 미치는 영향에 대해 질문한다.
식이/영양 상태	지난 몇 달 사이에 체중 감소와 비만이 있었는지 질문한다. 삼키는 데 어려움은 없는가? **MSG로 조리된 음식처럼 어떤 음식에의 노출은 감염성 천식을 유발할 수 있다.**
여행	정상적인 지리적 위치를 벗어난 여행이나 해외여행을 포함하여 환자의 여행 경력을 질문한다. [박스 11-1]은 여행과 관련된 질환을 기술하였다. **해외여행과 청결하지 않은 물이나 음식을 섭취하는 것은 미생물에 대한 노출과 질환의 위험성을 증가시킨다.**
활동/운동	호흡기증상으로 인해 활동이나 일상생활 수행 능력, 비활동 상태, 좌식 습관, 생활 습관에 어떤 변화가 있었는가? **좌식 생활은 호흡기장애의 위험성을 증가시킨다.**
취미	환자의 취미를 질문한다. 특히 펭귄이나 앵무새 같은 조류를 기르고 있거나 목공, 용접, 독성 물질의 노출 가능성이 있는 취미들에 대해 살펴본다.
흡연	피우는 담배의 종류(담배, 시가, 파이프, 비흡연); 흡연 기간과 흡연량[담배소비량(pack-years)=흡연 연수×하루에 피운 담뱃갑 수)]; 흡연 시작 연령; 금연하려는 노력, 실패 또는 성공의 영향요인; 가정 또는 직장에서의 간접흡연. **흡연은 기관지염, 폐암, 만성 폐쇄성폐질환 등을 비롯하여 다양한 호흡기장애를 일으킬 위험이 높다.**
음주	음주를 하는가? 얼마나 많이 마시는가? 술의 종류는 무엇인가(예: 와인, 맥주, 독주)? 하루 중에 언제 마시는가? 얼마나 오랫동안 마셨는가? 부록 A의 CAGE 선별검사를 참조하라.
불법	약물을 사용하는지 질문한다. 얼마나 많이 하는가? 어떤 형태인가? 어떤 유형인가(예 : 엑스터시, PCP, 코카인, 헤로인)? 하루 중 어느 시간에 사용하는가? 얼마나 자주 하는가? 혼자 또는 다른 사람과 사용하는가? 환자에게 마리화나 사용에 대해 질문하고, 환자가 처방받은 의료용 마리화나라고 진술하면 기록하고 처방전 사본을 받아둔다.

박스 11-1 여행 관련 질환들

- 간염(Hepatitis)
- 감염병
- 결핵(Tuberculosis, TB)
- 고산병(Altitude illness)
- 광견병(Rabies)
- 노로바이러스감염(Norovirus infection)
- 뇌염(Encephalitis)
- 대장균(Escherichia coli; E. coli)
- 뎅기열(Dengue fever)
- 디프테리아(Diphtheria), 파상풍(Tetanus), 백일해(Pertussis)
- 라임병(Lyme disease)
- 렙토스피라병(Leptospirosis)
- 로타바이러스(Rotavirus)
- 리슈만편모충증[Leishmaniasis; 리슈마니아감염(Leishmania infection)
- 리케차감염(Rickettsial infection)
- 말라리아(Malaria)
- 머리이[Head lice; 이감염증(pediculosis)]
- 바이러스출혈열[Viral hemorrhagic fever; 예: 에볼라(Ebola), 라사(Lassa), 마버그(Marburg), 리프트밸리(Rift Valley)]
- 발진티푸스(Typhus fevers; 리케차감염 참조)
- 사상충증(Filariasis)
- 살모넬라증[Salmonellosis; 살모넬라감염(Salmonella infection)]
- 샤가스병[(Chagas' disease; 아프리카파동편모충증(African trypanosomiasis)]
- 서부나일강바이러스(West Nile virus)
- 설사(Diarrhea)
- 성매개감염(Sexually transmitted diseases, STDs)
- 소해면뇌병증[Bovine spongiform encephalopathy; 광우병(BSE; mad cow disease)], 변종크로이펠트야콥병(nvCJD)
- 수두(Varicella; 물마마)
- 수막염(Meningitis)
- 아메바증(Amebiasis)
- 아프리카수면병(African trypanosomiasis)
- 에이즈(AIDS)/사람면역결핍바이러스(HIV)
- 옴(Scabies)
- 원포자충증[Cyclosporiasis; 사이클로스포라감염(Cyclospora infection)]
- 이질[Shigellosis; 시겔라감염(Shigella infection)]
- 인플루엔자(Influenza)
- 장염비브리오균(Vibrio parahaemolyticus)
- 장티푸스(Typhoid fever)
- 주혈흡충증(Schistosomiasis)
- 천연두(Smallpox; 마마)
- 캄필로박터감염(Campylobacter infection)
- 콕시디오이데스진균증(Coccidioidomycosis)
- 콜레라(Cholera)
- 크립토스포리듐증[Cryptosporidiosis; 크립토스포리듐감염(Cryptosporidium infection)]
- 페스트흑사병(Plague)
- 편모충증(Giardiasis)
- 한타바이러스(Hantavirus)
- 홍역(Measles), 유행성이하선염볼거리, 유행성귀밑샘염(Mumps), 풍진(Rubella)
- 황열병(Yellow fever)
- 회백질척수염(Poliomyelitis)
- 회선사상충증(Onchocerciasis, River blindness)
- 히스토플라스마증(Histoplasmosis)

계통별 문진

호흡기질환과 장애는 호흡기계보다는 다른 많은 호흡기 질환 및 장애는 호흡기 이외의 다른 체계(system)에서 발현된다. 가능하다면 계통별로 포괄적인 문진이 수행되어야 한다. 하지만 시간과 제한적인 요인으로 간호사는 초점화된 신체계통 검토를 수행하게 된다. 초점화된 신체계통 검토를 진행하면서 호흡기계 문제들이 나타날 수 있는 특징과 관련된 질문들을 할 수 있다. 다음 표는 호흡기계 문제들이 지니고 있는 일반적인 특징들을 요약하였다.

신체계통	징후나 증상	가능한 관련 질환/장애
전반적인 상태	발열, 오한	폐렴, 바이러스상기도감염, 기관지염, 흉막염
	전신쇠약, 체중 감소, 피로	결핵, 폐암
피부	창백, 청색증	저산소증, 흡인성 폐렴
심혈관계	리듬장애, 흉통	만성 폐쇄성폐질환, 기관지염, 폐렴, 결핵, 흉막염, 흉막삼출
위장관계	식사 시 기침, 영아의 경우 부족한 수유, 식욕부진	천식, 폐렴, 결핵
신경계	두통, 의식 변화, 불안	급성 기관지염, 폐기종, 급성 천식발작

신체검진

필요한 기구

- 매직 마커 또는 아이라이너(은색은 검은 피부에 좋다); 잘 지워지고 피부에 남아 있지 않는다.
- 센티미터(cm) 단위로 표시된 테이프나 자
- 청진기(아동을 청진할 때는 어린이용을 사용)
- 환자의 프라이버시를 보호할 수 있는 가림막

신체검진의 구성 요소

호흡기계사정은 시진, 촉진, 타진, 청진을 통해 흉부와 폐를 검진한다. 이러한 기술 중 어느 것도 한 가지만으로는 진단을 위한 정확한 정보를 얻지 못한다. 흉부의 시진과 촉진없이 폐의 청진으로 결과를 정확하게 해석하기는 어렵다. 예를 들어, 타진 시의 둔탁음은 양측 흉막삼출가슴막삼출(pleural effusion)과 엽폐렴(lobar pneumonia)에서 나타난다. 그러나 호흡음은 흉막삼출에서는 들리지 않지만 폐렴에서는 나타난다. 촉진진탕음촉진진동감(tactile fremitus)은 흉막삼출에서는 없지만 엽폐렴에서는 증가한다. 이런 차이로 인해 완전한 신체사정이 이루어지기 위해서는 시진, 촉진, 타진, 청진이 모두 필요하다.

시진

검진	이론적 근거
1. 환자로 하여금 자세를 바로 취하게 한다. 가능하면 환자를 지지하지 않는 것이 좋다. 호흡 양상과 자세를 유지하려고 애쓰는 것을 볼 수 있다. 흉부를 좀 더 잘 보기위해 옷을 벗도록 한다.	**1, 2, 3, 4.** 이런 행동들은 미세한 맥박, 퇴축, 기형의 존재(예: 미약한 누두흉오목가슴)와 같이 발견하기 어렵거나 감지하기 힘든 발견들을 두드러지게 한다.
2. 방과 청진기가 따뜻하도록 준비하고, 흉부의 움직임을 잘 보기위해 스탠드를 사용할 수 있다.	
3. 환자의 자세를 변경하여 다른 각도에서 스탠드로 비추어질 수 있도록 한다.	
4. 환자가 침대에서 내려오지 못한다면 필요한 경우 침대를 올리거나 내린다. 또한 침대의 작동을 위해 공간을 충분히 갖는다.	
5. 전반적인 상태를 시진한다.	
a. 피부를 시진한다. 이때 창백한 부위가 있는지 주목한다.	**a.** 피부 색깔은 간호사에게 순환이 적절한지를 알려 준다. 창백하거나 청색증은 낮은 산소포화도 또는 저산소혈증을 의미한다.
b. 얼굴과 입 주위를 시진한다.	
• 입술에 청색증과 입술오므림(pursing)이 있는지를 관찰한다.	• 입술오므림은 호기 노력이 증가한 것과 관련이 있다. 청색증은 저산소혈증의 잠재된 증거이므로 청색증이 관찰되면 저산소 상태가 심각한 수준으로 진행되고 있음을 알 수 있다.

검진	이론적 근거
• 환자가 호흡할 때 냄새가 나는지 맡아본다.	• 호흡기계의 감염은 환자 호흡에서 악취를 일으킬 수 있다. 당뇨병과 같은 대사장애 상태에서는 환자의 호흡에서 과일 냄새가 난다.
• 외비공콧구멍이 벌름거리는지 관찰한다.	• 흡기 시 코를 벌름거리는 것은 공기 부족의 일반적인 증거이다. 특히 폐포허파꽈리 문제와 상당히 연관이 있을 때 나타난다.
c. 곤봉증(clubbing)을 관찰한다.	• 곤봉증은 폐에서 만성 섬유성 변화가 있는 환자들에서 흔히 발견된다. 천식과 폐기종처럼 다른 만성 질환이 폐에 침범되었을 때는 곤봉증과 관련이 없다.
6. 흉곽을 시진한다.	
a. 흉곽(thoracic cage; 앞면과 뒷면)의 형태와 대칭성을 확인한다. [그림 11-3]은 흉곽의 주요 위치를 보여 준다.	**a.** 흉곽의 주요 위치를 적절하게 기술한다. 흉곽은 위쪽으로는 쇄골빗장뼈(clavicle)이 선명하고 흉골복장뼈(sternum)이 편평하게 되어 있어 구별이 확실하다. 흉부는 대칭적이지 않다. 각각을 다른 쪽과 비교할 수 있다. [그림 11-4B]는 흉곽 기형을 보여 준다. 흉부의 전후 지름은 좌우 지름보다 정상적으로 작은데, 때로는 절반 정도로 작기도 하다. 만성 천식, 폐기종 또는 낭포성 섬유증과 관련된 술통 가슴은[그림 11-3B]환자가 오랜 기간 적응한 호흡의 결과 이다. 늑골은 수평으로 되고, 척추등골뼈는 척주후만증척주뒤굽음증으로 변하며, 흉골각복장뼈각이 좀 더 두드러진다. 기관은 뒤쪽으로 위치하게 되는데, 적응한 호흡 양상의 결과이다. 새가슴(pectus carinatum; 펭귄가슴)은 흉골이 튀어나오고, 누두흉오목가슴(pectus excavatum, funnel chest)은 검상돌기칼돌기(xiphoid process) 위쪽의 흉골 아래가 옴폭 들어간 형태인데, 이들은 호흡기계나 심장계의 장애를 보여 주는 단서가 된다[그림 11-4C, D]. 또한 척추의 변형에 주목한다. 뒤쪽[척주후만증(kyphosis)]이나 옆쪽[척주측만증척주옆굽음증(scoliosis)]으로 변형되어 있다[그림 11-4E, F].
b. 과잉유두과잉젖꼭지(supernumerary nipple)가 있는 위치를 주목한다.	**b.** 과잉유두는 선천적인 기형이다. 특히 코카서스 환자들에게서 발견된다. 그들은 흉벽가슴벽 앞면에 정상적으로 나타나는 두 개의 유두젖꼭지에 추가로 관련 조직이나 유두의 존재로 정의된다.

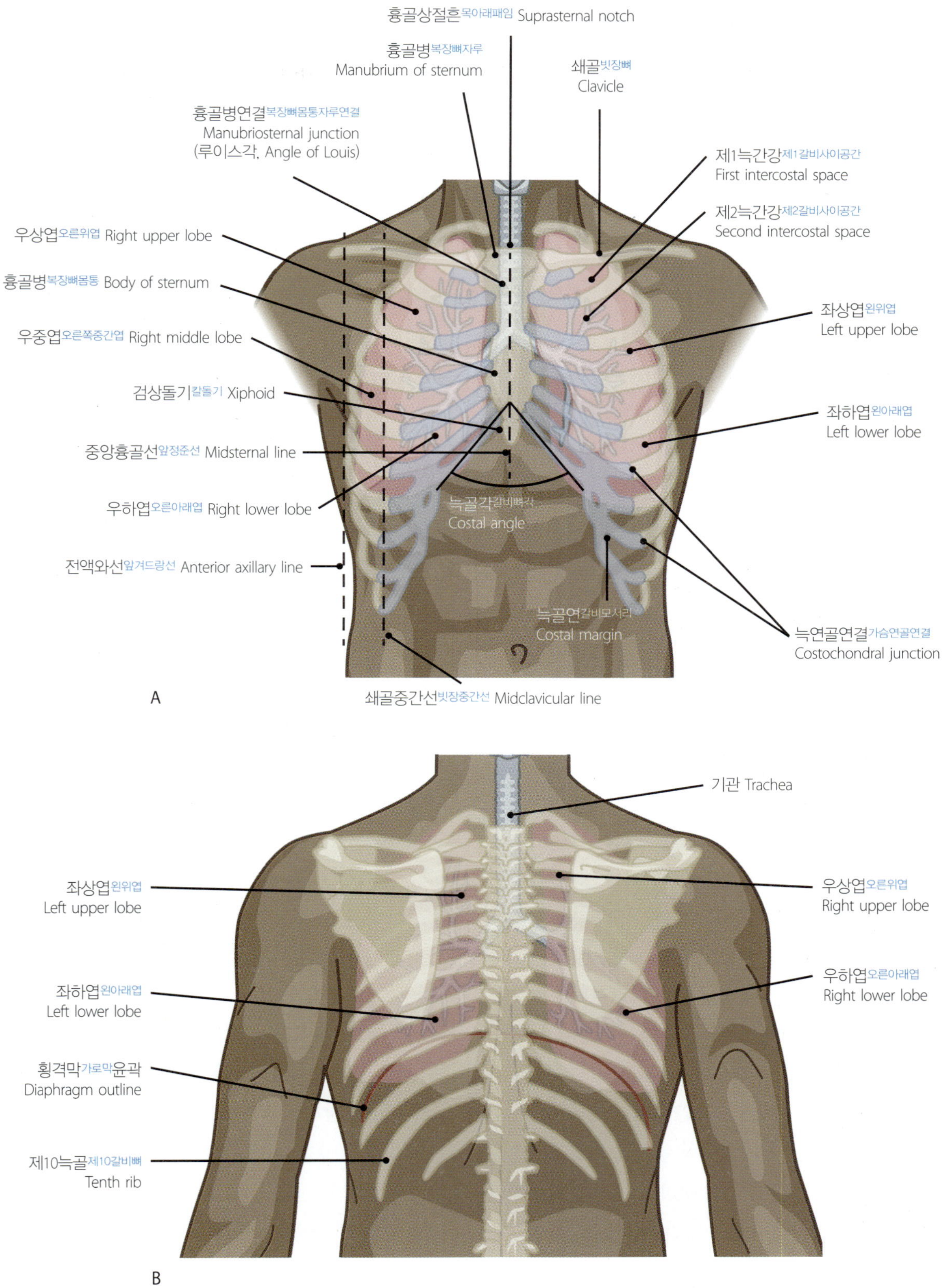

그림 11-3 흉곽의 주요 위치: A. 앞면, B. 뒷면

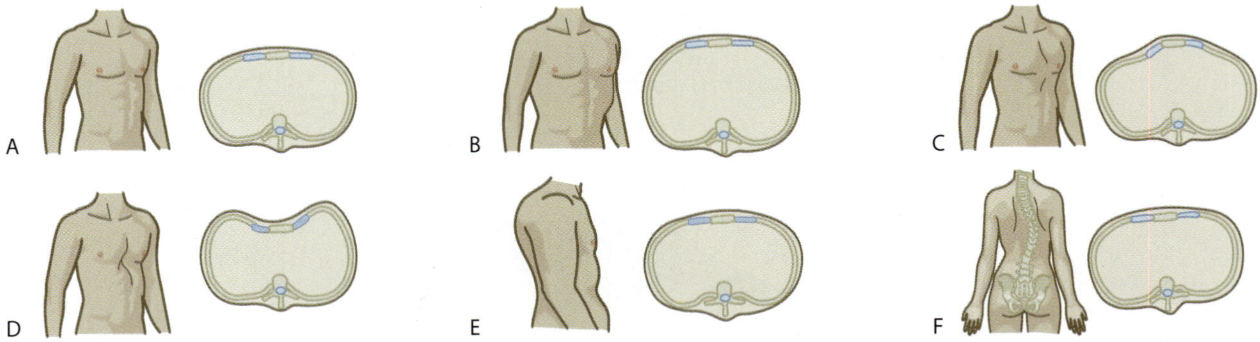

그림 11-4 흉곽 형태: A. 정상 흉곽 B. 원통형술통형 흉곽 C. 새가슴 D. 누두흉 E. 척주후만증 F. 척주측만증

검진	이론적 근거
	과잉유두는 배아 유선젖샘을 따라 위치한다(배아 유선은 팔의 액와겨드랑를 지나는 지점에서 양측으로 뻗어 있다. 서혜부샅굴부위 위쪽에서 흉부와 복부배 아래로, 대퇴부넓적다리의 안쪽 근위부에서 끝난다). 과잉유두는 유방조직 및 유선이 있어 완전해 보일 수 있으므로, 유방과다증(polymastia)이라고 부르거나 부분적으로 일부 유방 조직으로 보여질 수 있다.
c. 흉부에 있는 표재성 정맥의 양상을 시진한다.	**c.** 흉부 전반에 걸친 정맥순환 양상은 심장질환, 혈관폐색이나 질환의 증거이다. 이것들은 흉곽의 압력에서 기인한다.
d. 지방 부위나 뼈돌출 부위를 관찰한다.	**d.** 내재된 지방이나 늑골의 돌출은 영양 상태에 대한 정보를 제공한다.
e. 호흡수를 측정한다. 잘못 측정될 수도 있으므로 호흡수를 측정하는 것을 환자가 알지 못하도록 한다. 맥박을 측정하는 동안에 호흡수를 잰다. 환자가 깨어 있을 때나 잠들었을 때 호흡수는 다양하다.	**e.** 호흡수(respiratory rate)는 분당 12~20회이어야 한다. 호흡수와 심장박동수와의 비는 약 1:4이다. 분당 20회 이상의 호흡수는 호흡곤란, 폐색, 불안, 통증을 평가하는 데 필요하다.
f. 호흡 양상을 확인하고 환자가 숨을 쉴 때 흉부가 어떻게 움직이는지[예: 모순운동(paradoxical movement)] 자세히 집중한다. 리듬의 다양성에 주목하고, 환자가 너무 얇게 또는 너무 힘들게 숨을 쉬는지를 확인한다.	**f.** 흉부는 대칭적으로 확장되어야 한다. 기이호흡모순호흡(paradoxical respiration)은 기흉공기가슴증(pneumothorax)을 암시한다.
g. 환자가 숨을 들이쉬고 내쉴 때 호흡 양상을 관찰한다. 보조 근육을 사용하는지 확인한다.	이러한 단서들은 기관지나 세기관지들과 통하는 공기의 폐색이나 압박을 의미한다.

촉진

검진	이론적 근거
1. 맥박, 강도, 덩어리, 병변, 돌출이나 눌림, 비정상적인 움직임 등에 주의하면서 흉곽 근육과 늑골을 촉진한다. 환자의 체위나 자세에 관심을 기울인다.	**1.** 양측의 대칭성에 주목한다. 흉골과 검상돌기는 유연하지 않고 고정되어야 한다. 흉추등뼈는 곧고 균형을 이루어야 한다. 척주후만증이나 척주전만증척주앞굽음증이 있는지 보라[그림 11-3 참조]. 이 들은 호흡 기능을 심각하게 손상시킬 수 있다[그림 11-5].
2. 수포음거품소리(crackle)이나 마찰음비빔소리(crepitus, rub)을 촉진한다[그림 11-5]. 오랫동안 통증이 있었던 부위는 제외한다. 눌렀을 때 압통이 있는지 환자의 얼굴을 관찰한다. 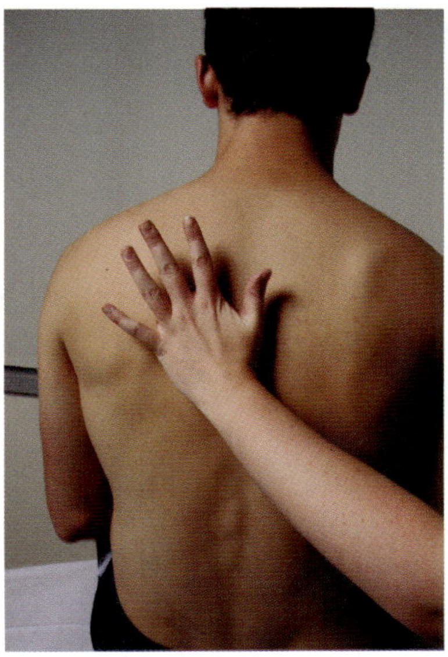 그림 11-5 수포음과 마찰음 촉진	**2.** 부분적인 강직은 일반적으로 기질적인 질환이다. 굳은 표정은 불안이나 감염, 통증을 암시한다. 마찰음은 '쌀이 바싹거리는' 느낌으로, 촉진과 청진이 가능하다. 피하조직피부밑조직 속에 공기가 있는 것은 호흡기계의 어느 부위에서 새거나 감염 때문이다. 이것은 보통 앞쪽과 액와 쪽으로 흉곽에 넓게 퍼져 있거나 일부분(예: 목의 기저부와 흉골상절흔목아래패임 위쪽으로)에 제한되기도 한다. 촉진으로 거친 진동이 나타난다면(일반적으로 흡기 시에 느껴진다), 간호사는 폐에 대한 마찰을 일으키는 흉막조직가슴막조직의 감염으로 흉막조직의 마찰음을 의심할 수 있다. 손가락의 마찰과 함께 비슷하게 들린다[그림 11-5].
3. 흉곽 확장을 관찰한다. 첫 번째, 흉부의 뒤쪽을 평가한다. 환자의 뒤쪽에서 10번째 늑골의 위치에 있는 척추를 따라 엄지손가락을 놓고, 손바닥을 뒤쪽 측면의 표면에 가볍게 닿도록 한다. 환자가 숨을 들이쉬고 내쉬는 동안에 엄지손가락이 움직이는 것을 관찰한다[그림 11-6].	**3.** 엄지손가락의 움직임에서 대칭성의 상실이 있다면 폐의 확장에 문제가 있기 때문에 주의해야 한다. 허탈된 폐의 징후이다.

검진	이론적 근거

환자의 앞쪽에서 마주보고 검상돌기와 늑골의 가장자리를 따라 엄지손가락을 놓고 손바닥은 전외측 가슴에 두고 환자의 호흡에 따른 엄지 손가락의 움직임을 관찰한다. 대칭성에 주의한다.

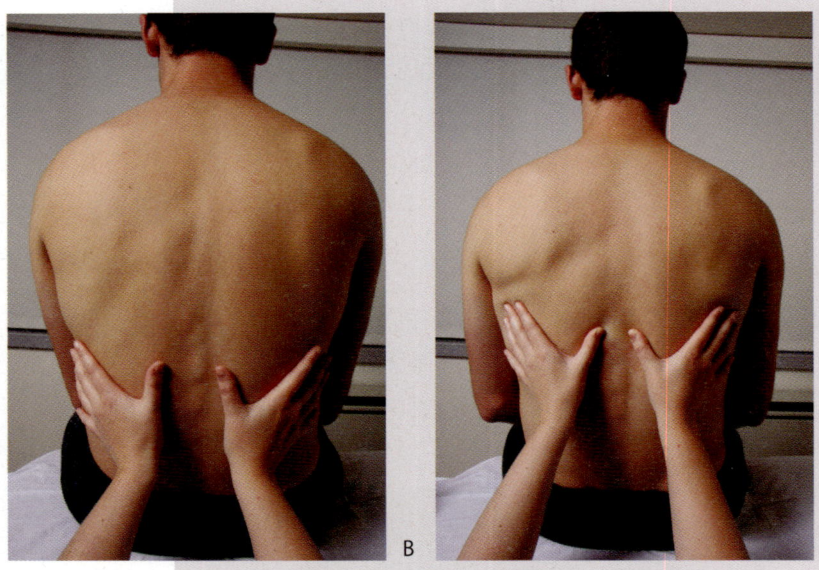

그림 11-6 흉부 확장사정: A. 초기 손의 위치 B. 흡기에 따른 움직임

4. 촉각진탕음촉각진동감(tactile fremitus)을 사정한다.

소리 또는 다른 언어에서 발생하는 흉벽의 촉진 가능한 진동인 촉각진탕음의 존재를 확인한다. 진탕음은 제2 또는 제3늑간강제3갈비사이공간 뒤에서 그리고 종종 기관분기부에서 가장 잘 느껴진다. 환자 목소리의 강도와 흉벽의 두께에 따라 진탕음은 다양하다.

[그림 11-7]이 촉각진탕음의 촉진 위치를 보여 준다. 간호사는 진탕음을 불분명하게 하는 환자의 견갑골어깨뼈은 피하도록 한다. 손의 척골면자쪽면이나 손가락의 바닥면으로 흉부 뒤를 순서대로 촉진하는 동안 환자가 '99'와 같은 숫자나 '하나하나'를 말하도록 한다. 촉진하는 동안 가볍지만 확실하게 터치하도록 한다. 환자 흉부 뒤의 양면을 동시에 대칭적으로 비교하거나 한 손으로 양면 사이를 빠르게 번갈아 비교한다(수행하기가 더 어렵다). [그림 11-8]은 촉각진탕음의 촉진을 보여 준다.

4. 진탕음은 기관지폐쇄, 기흉, 폐기종, 경화, 감염 또는 부종에 의하여 감소되거나 나타나지 않을 수 있다. 증가된 촉각진탕음은 진동이 거칠고 크다. 이는 폐에 액체가 있을 때, 덩어리/종양이 있을 때, 기관지가 개방되었을 때 나타난다.

검진	이론적 근거

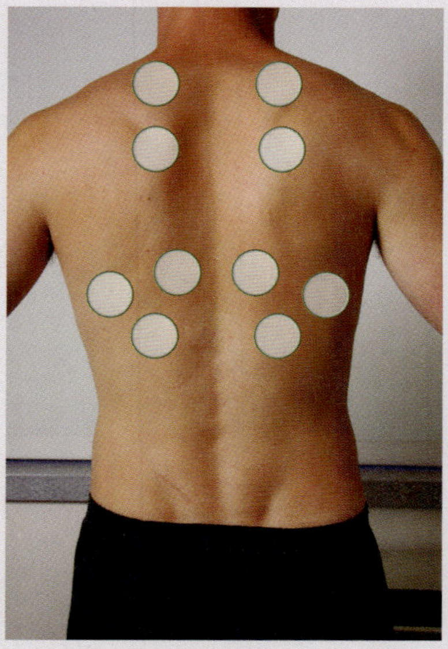

그림 11-7 촉각진탕음 촉진 위치

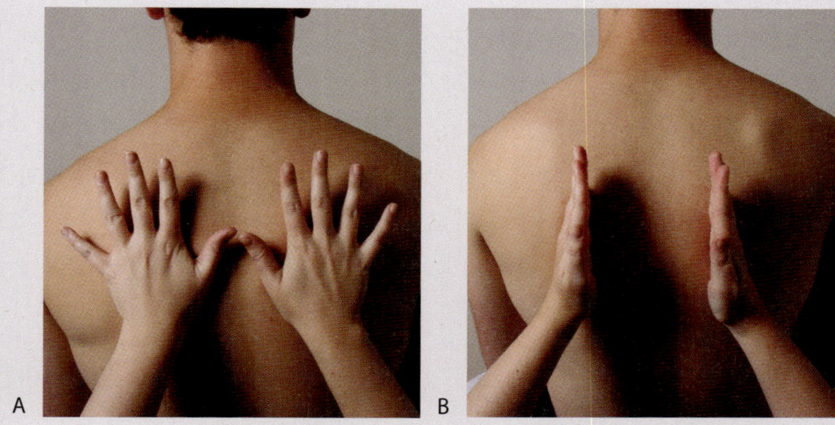

그림 11-8 촉각진탕음 촉진: A. 손의 바닥면 사용 B. 손의 척골면 사용

5. 기관(trachea)의 위치를 확인하고 집게손가락으로 흉골 상절흔에서 기관 옆면을 따라 각 쇄골 상부의 가장자리와 흉쇄유돌근목빗근 내부 경계면으로 부드럽게 이동한다 [그림 11-9].

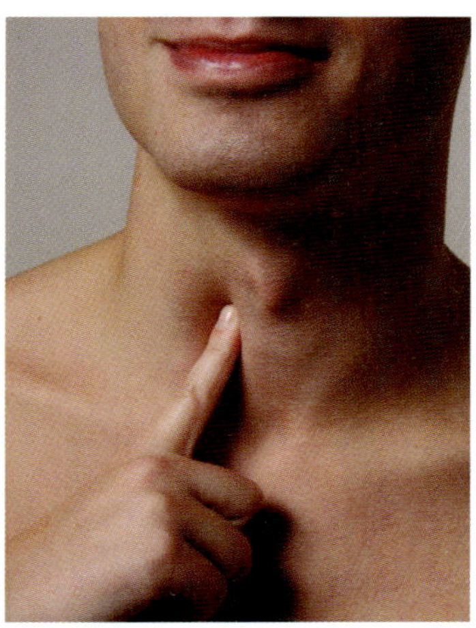

그림 11-9 기관의 위치 사정

5. 오른쪽으로 약간의 편위는 정상이다. 하지만 편위가 클 때는 무기폐(폐확장부전), 갑상선 비대, 폐경화, 섬유증, 흉막삼출, 긴장성 기흉, 종양, 반대쪽 절 비대와 같은 문제일 수 있으며, 또한 편위가 있는 쪽의 종양에 의해 당겨진 것일 수 있다.

타진

검진	이론적 근거
1. 흉부 타진. 흉부를 직접적 또는 간접적으로 타진할 수 있다.	**1.** 타진음은 흉부 전체에서 들리며, 복부에서도 들린다.
2. 한쪽을 기준으로 하여 양측의 모든 영역을 비교한다. 늑간강 전부를 위에서 아래로, 안쪽에서 바깥쪽으로 순서대로 이동하여 타진한다. [그림 11-10]은 타진 위치를 보여준다. [그림 11-11]에 설명된 바와 같이 환자가 머리를 앞으로 숙이고 흉부 앞쪽으로 팔을 교차하여 접도록 한다. 다음에 머리 위로 팔을 들게 하고 흉부의 앞과 옆쪽을 타진한다.	**2.** 공명음은 폐 뒤쪽의 전면에서 들려야 한다. 과다공명음 공명과다이 들린다면 폐기종, 기흉, 천식과 같은 과팽창과 관련될 수 있다. 둔탁음이나 편평음은 종종 기흉, 감염 또는 천식과 관련된다. [그림 11-11]의 자세는 견갑골을 측면으로 움직여 후흉부가 더 노출되게 함으로써 간호사로 하여금 더 넓은 흉부를 타진하게 해준다.

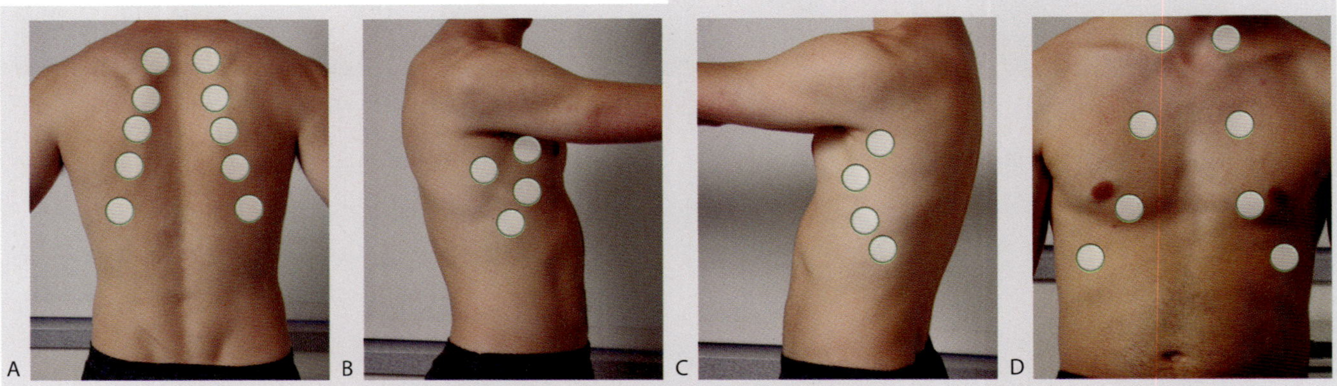

그림 11-10 타진과 청진의 위치

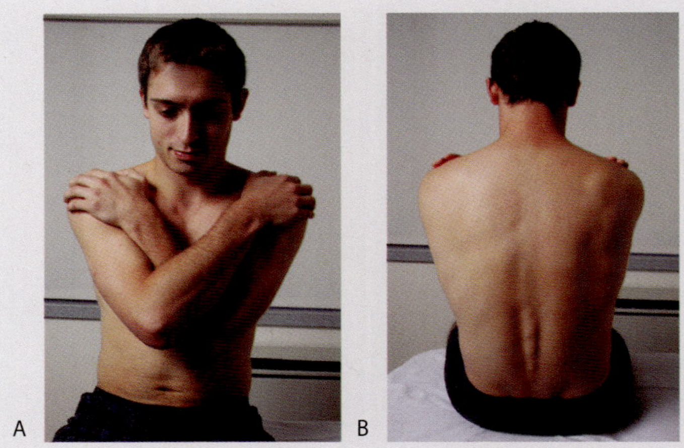

그림 11-11 타진을 위한 자세

검진	이론적 근거
3. 횡격막 운동을 확인한다[그림 11-12]. 횡격막은 간의 해부학적 위치 때문에 오른쪽이 왼쪽보다 더 높다는 것을 기억한다. 환자에게 숨을 깊이 들이마신 뒤 참으라고 지시한다.	**3.** 횡격막 운동의 길이는 보통 3~5cm이다. 폐기종, 복수, 종양 또는 늑골 골절이나 근육 파열 등으로 인해 심한 통증을 느낄 때 횡격막 하강이 제한될 수 있다.

검진	이론적 근거
두 번째 또는 세 번째 늑간갈비사이부터 시작하는 견갑골(scapula) 선을 따라 공명음에서 둔탁음으로 바뀌는 간의 경계에 위치할 때까지 타진을 한다. 이 위치를 견갑골 선에 펜으로 표시한다. 환자가 편안하게 정상 호흡을 몇 분 동안 하고나면 다른쪽에도 절차를 반복한다. 환자에게 숨을 몇 번 쉬게 한 후, 가능한 만큼 숨을 내쉬도록 한다. 최대 호기 후 횡격막의 위치를 확인하기 위해 환자가 최대한 내쉬었을 때 바로 숨을 멈추도록 한다. 표시된 지점부터 위쪽으로 타진을 하며, 둔탁음에서 공명음으로 변하는 지점에 표시를 한다. 환자가 정상적으로 숨을 쉬도록 한다. 다른 쪽도 반복한다. 각각 면의 표시 사이의 거리(cm)를 측정한다.	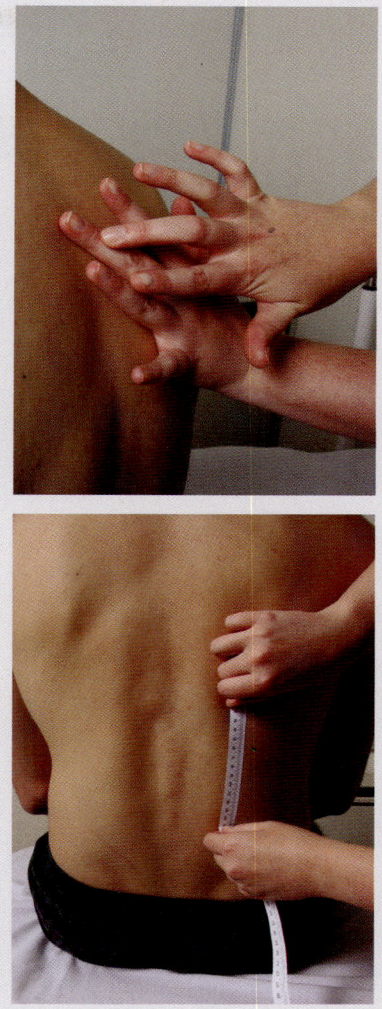 A, B 그림 11-12 횡격막 운동 확인: A 공명음에서 둔탁음으로의 변화를 확인하기 위한 타진 B. 횡격막 움직임 길이 측정

청진

호흡음

호흡음은 기도를 통한 공기의 흐름에 의해 만들어진다. 호흡음은 음조, 강도, 질 그리고 흡기와 호기 시의 상대적인 길이에 의해 특징지어지며, 폐포음허파꽈리음(vesicular), 기관지폐포음기관지허파꽈리음(bronchovesicular), 기관지음(bronchial)으로 분류된다. [표 11-2]는 호흡음의 분류를 나타낸 것이다.

공동호흡음(amphoric breath sound)은 경화나 긴장성 기흉(속이 빈 공동이며, 낮은 음조)에서 들리는 비정상음이다. 해면호흡음(cavernous breath sound)은 섬유화 병변/공동을 통해 들리는 빈 고막음이다.

~~농흉~~가슴고름집(empyema)과 같은 액체 또는 삼출물이 흉막강가슴막공간 안에 축적되었을 때, 폐가 과팽창되었을 때 또는 ~~비골통증~~코뼈통증으로 호흡이 얕을 때 등에서는 호흡음은 잘 들리지 않거나 많은 경우 결여되기도 한다. 조직의 경화(consolidation)가 있는 질병에서는(예: 폐렴) 공기로 채워진 폐포보다 소리 전달이 더 잘 되기 때문에 호흡음이 더 잘 들린다.

비정상적 호흡음

비정상적인 호흡음의 대부분은 폐 청진 시 별도로 또는 정상 호흡음에 부수음으로 들린다. 이 소리들은 수포음

(crackle, rale), 건성수포음삑삑거림(rhonchus), 천명음쌕쌕거림(wheeze), 마찰음(friction rub)을 포함한다[표 11-3]. 수포음은 종종 흡기의 시작과 끝에서 들리는 불연속적인 음이며, 건성수포음과 천명음은 호흡주기 동안에 연속적으로 들린다.

표 11-2 호흡음의 분류

호흡음	위치	설명
폐포음	건강한 혀파 조직	음조와 강도가 낮다
기관지폐포음	주요 기관지: 폐 기저부 주변에서 들린다면 비정상	음조와 강도가 중간이다
기관지음	기관의 전면: 폐 기저부 주변에서 들린다면 비정상	음조와 강도가 높다
공동음(Amphoric)	다음에서 들린다: 급성 중증 천식 박테로이데스 기관지 확장증 칸디다 알비칸스 헤모필루스 인플루엔자 클렙시엘라 폐농양 펩토스트렙토코커스 기흉 황색포도상구균	속이 빈(Hollow), 음조가 낮다
공동음(Cavernous)	섬유성 병변/공동에서 들림	빈 고막 음(An empty tympanic sound)

표 11-3 비정상적인 호흡음(부수음)

호흡음	설명	원인	청진법
수포음 Crackle (가는, 중간, 거친)	흡기 동안에 자주 들리고, 수포음은 가늘고, 음조가 낮거나 높으며, 기간이 짧고, 거칠고, 몇 초간 지속한다. 천명음은 고음이며, 수포음은 저음이다. 수포음이 기도에서 높게 들릴 때는 건조한 특성을 지니며, 낮게 들릴 때는 습한 특성을 지닌다.	액체에 의한 공기 흐름	환자가 흡기 시 입을 열도록 한다.
건성수포음 Rhonchi	큰 기도에서 발생하며, 건성수포음은 수포음보다 더 오래끌고 지속되기 쉬운 낮은 음조의 소리이다. 더 많은 천명음과 고음의 건성수포음은 천식에서처럼 작은 기관지로부터 발생한다. 더 많은 건성수포음과 저음의 건성수포음은 기관지염에서처럼 큰 기관지로부터 발생한다.	고체 또는 단단한 분비물을 통한 공기 통과	수포음과 건성수포음을 구별하는 것이 어려울 수도 있다. 일반적으로 건성수포음은 기침 후 사라지는 경향이 있지만 수포음은 그렇지 않다. 만약 이런 소리가 들린다면 기침 전과 후에 심호흡을 하게하고 여러 번 들어본다.
천명음 Wheeze	흡기나 호기 동안에 들리며, 고음이며, 연속적이고, 음악적이다.	좁아진 기도를 통과하는 공기 흐름에 의해 발생한다. 종종 급성 기관지염이나 천식의 기관지경련에서 양쪽폐에서 들린다. 만약 한쪽으로만 들리거나 국소화되거나 그렁거리는 경우는 이물질폐색에 의한 가능성이 높다. 만약 천명음이 계속 들린다면 종양이나 복수가 기도의 일부분을 압박하고 있는 것이다.	협착음은 종종 흉벽보다 목에서 더 크게 들린다.
마찰음 Friction rub	마찰음은 주로 기도 바깥쪽에서 발생한다. 건조하고 낮은 소리이고, 탁탁 치는 소리, 비비는 소리가 들린다. 흡기와 호기 모두에서 들린다.	흉막염이나 심낭염 같은 흉막이나 흉막조직의 감염이 원인이다.	숨을 멈추면 마찰이 중단되기 때문에 마찰음이 사라진다(마찰이 심장에서 원인이라면 소리는 사라지지 않는다).
종격음세로칸음 Mediastianal crunches, Hamman's sign	종격음은 호기말에 들린다. 낮고 축축하고 탁탁치는 소리를 낸다. 소리는 심장박동과는 동시성이 있고, 호흡과는 비동시성이다.	종격기종세로칸공기증(mediastinal emphysema)	환자에게 왼쪽으로 기대거나 왼쪽으로 돌아눕도록 하여 소리가 커지는지를 확인한다.
진탕음 Succession splashes	진탕음은 크고 축축한 소리이다. 폐 내부나 흉막강가슴막안에서 첨벙거리는 소리와 비슷하게 들린다.	폐 내부나 흉막강에 공기나 수분이 있기 때문이다.	환자를 앉힌 후 청진기를 폐에 올려놓고 환자의 어깨 위에 손을 놓고 어깨를 흔든다. 이런 움직임은 좌우로 액체가 흔들리게 한다.

검진	이론적 근거
1. 환자가 똑바로 앉아있을 수 있다면 입을 통해 천천히 깊게 숨을 쉬도록 한다.	**1.** 이것은 소리의 강도, 높이, 질, 지속 기간을 좀 더 잘 들리게 한다.
2. 청진기의 판막을 사용하여 폐음을 듣는다. 청진기의 판막을 피부 위에 놓는다. 호흡음을 평가하는 동안에 지나친 움직임을 피한다.	**2.** 판막은 고음의 소리를 더 잘 전달한다.
3. 흉곽을 청진한다([그림 11–9]는 청진 위치이다).	
a. 흉곽의 뒷면을 청진한다. 촉진을 하는 동안 환자를 앉아 있게 하고 후흉부가 넓어지도록 머리를 앞으로 숙이고 양팔은 교차하여 접게 한다. 그 다음으로 바깥쪽 흉부를 청진하기 위해 팔을 머리 위로 들어 올린다. 그런 다음에 흉부 앞쪽 청진을 위해 환자는 어깨를 뒤로 젖히고 앉는다.	**a.** 각각의 검진 시 동일한 경로를 사용하는 것은 폐 전 영역을 커버할 수 있게 한다. 청진하는 영역의 아래 부위 기관들을 구별하고, 비정상적인 호흡의 존재를 통해 관련된 큰 혈관들을 확인할 수 있다. 예를 들어, 감소된 소리는 허탈된 폐를 의미하다.
b. 환자를 앙와위바로누운자세, 앉은자세, 누운자세에서 체계적으로 청진한다. 짧은 시간 간격을 두고, 왼쪽에서 오른쪽으로, 기저부에서 첨부까지 소리를 비교한다.	**b.** 우폐오른허파의 중간엽 소리와 좌폐왼허파의 하엽아래엽 소리는 각각의 액와에서 가장 잘 들린다. 이런 부위에서의 비정상은 무기폐나 섬유화를 분리시킨다.

진단적 추론

간호사는 건강력과 신체검진 결과를 토대로 사정 및 계획을 세우게 된다. 예를 들어, 환자는 진단을 내리는 데 도움이 되는 많은 증상들을 이야기할 것이다. 그러면 과거병력과 신체검진 결과에서 발견된 소견들로 한 개 또는 두 개 정도의 진단을 내릴 수 있다. 기침은 일반적인 주호소이다. [표 11–4]는 기침과 관련된 질환들의 일반적인 감별 진단들을 설명한 것이다.

표 11–4 기침의 구별진단

구별진단	병력에서 의미 있는 결과들	신체검진에서 의미 있는 결과들	진단검사
기관지염 (급성, 만성) Bronchitis	기침, 오한을 동반한 발열, 근육통, 코울혈, 인후통목앓이, 객담 배출, 흡연력	정상 호흡음 또는 폐 전반에 걸친 수포음/건성수포음, 인후, 약한 호흡곤란	흉부 X–선(폐렴 여부 감별), 산소포화도, 객담 배양, 폐기능 검사(임상 증상시 추가 검사)
*폐렴 Pneumonia	증상과 징후가 상당히 다양하나 객담 배출, 발열, 흉막통증가슴막통증과 함께 기침을 동반한다.	외모, 혼돈, 침범된 폐 전반에 걸친 수포음, 건성수포음, 감소된 호흡음이나 흉막마찰음가슴막비빔소리, 침범된 폐를 타진시 둔탁음, 성진탕음(Vocal fremitus)과 촉각 진탕음(tactile fremitus) 감소, 그르렁거리는 소리, 코를 벌름거림, 빈호흡	흉부 X–선, 객담 배양, 일반 혈액검사(CBC), 기관지내시경
결핵 Tuberculosis	노출병력, 객담 유무와 기침, 피로, 발열, 야간 발한, 오심, 흉막통증	청진 시 수포음, 호흡항진, 호흡음 감소	투베르쿨린 피부반응검사, 객담 배양, 흉부 X–선, 뼈 X–선, 질환의 진행 정도를 확인하기 위한 다른 검사들

*높은 사망률과 유병률로 인해 폐렴을 정확하게 진단하는 것, 합병증이나 내재된 질환들을 파악하는 것, 적절하게 환자를 치료하는 것이 중요하다.

특수대상자의 호흡기계사정

임산부에 대한 고려사항

건강력을 수집하는 동안에 다음을 주의한다.

- 임신의 주수 또는 분만예정일(EDC)
- 다태아 유무, 양수과다증, 자궁이 커지면서 횡격막을 위쪽으로 이동시키는 다른 상황들
- 운동 형태와 에너지 소모

다음과 같은 신체적 변화를 인지한다.

- 임산부는 인체구조와 호흡의 변화를 경험한다.
- 호흡곤란은 임신에서 흔하게 나타나며, 일반적으로 정상적인 신체 변화에 기인한다.
- 늑골각(임신 전에는 약 68℃)이 임신 3기에는 약 103°까지 증가한다.
- 폐활량이 100~200mL까지 증가하는데, 이것은 정상 호기율날숨률에서 최대 흡기 후에 뱉어낼 수 있는 공기의 양이다.
- 일회호흡량(tidal volume; 정상 호흡에서 흡기량들숨량과 호기량날숨량)은 분당 환기량과 함께 40% 증가한다.
- 전반적으로, 임산부는 호흡수가 더 증가하지 않고 좀 더 깊은 호흡으로 환기가 증가한다.

신생아에 대한 고려사항

일반적인 사항

- 건강력을 수집하는 동안에 다음을 주의한다.
  - 미숙아 출생
  - 환기 보조 기구와 보조 기구의 사용 기간
  - 호흡곤란증후군
  - 기관지폐형성이상이형성증
  - 일시적인 빈호흡
- 출생 후 5분 아프가(Apgar) 점수 1점은 신생아의 호흡노력이 많음을 알려 준다. 다른 것은 정상이지만 호흡이 불충분한 신생아는 심장박동수, 근육긴장도, 카테터에 대한 반응, 피부 색깔에 있어서 초기 점수가 1이거나 0이기도 한다. 억압된 호흡은 종종 분만 중의 진정 상태나 태아의 불충분한 혈액공급과 같은 산모의 환경에 원인이 있거나 점액에 의한 물리적 폐색의 결과이다.
- 신생아의 폐 기능은 다양한 환경적 요인에 특히 민감하다. 호흡 양상은 실내온도, 식이, 수면과 함께 다양하다. 출생 후 첫 몇 시간 동안은 분만 전에 산모에게 주어진 약물의 수동적 이동으로 호흡노력이 억제될 수 있다.
- 신생아의 폐와 흉부에 대해 성인과 유사하게 지속적으로 사정한다.

시진

- 신생아의 호흡에 문제가 없는지 시진한다.
- 흉골상절흔과 흉쇄유돌근(sternocleidomastoid muscle)의 경축을 시진한다. 호흡장애에 대한 의미 있는 증상으로 고려되어야 한다.
- 공기를 보유해서 산소를 증가시키거나 갇진 공기나 폐의 액체를 내보내기 위한 과정에서 나타나는 기도의 협착음을 관찰한다. 계속된다면 주의를 기울여야 한다. 기도의 수축이나 폐색이 있음을 나타낸다.
- 호흡장애의 증상으로 비익확장코의 벌렁거림이 신생아때 뿐만 아니라 다른 연령에서도 나타나는지 살펴본다.
- 흉곽의 크기나 형태에 주의하면서 살펴본다. 가슴둘레를 측정한다. 건강한 정상아는 일반적으로 30~36cm에 이르고, 때로는 머리둘레보다 2~3cm 작다. 미숙아는 둘 사이의 차이가 증가한다. 자궁 내 성장 지연이 있는 영아는 머리에 비해 가슴둘레가 상대적으로 더 작다. 당뇨병 조절이 안 된 산모의 영아는 상대적으로 큰 가슴둘레를 보인다. 대략적으로 측정하면, 두 유두 사이의 거리가 대략 가슴둘레의 1/4 정도이다.
- 유두의 크기가 대칭인지, 부종이나 분비물이 있는지를 관찰한다. 간호사는 일반적으로는 충분히 발달하지는 않았지만 초기 유두에서 그려진 선을 따라서 과잉유두를 관찰할 수 있다. 코커서스 어린이는 아프리카-아메리칸 어린이들처럼 흔하지는 않는데, 과잉유두는 다양한 선천적인 기형과 관련이 있다.
- 손과 발의 청색증은 신생아에게는 일반적이며, 관련 요인이 없이 추운 환경에서는 며칠 동안 지속될 수 있다.
- 분당 호흡수를 측정한다[표 11-5]. 예상되는 호흡수는 분당 80회의 호흡이 일반적이지만, 분당 30~80회까지 다양하다. 일반적으로 자궁절제술로 출산한 영아는 정상분만 영아보다 더 빠른 호흡수를 보인다. 실내온도가 아주 따뜻하거나 차갑다면, 호흡수에서 두드러지는 변화가 나타난다. 대부분이 빈호흡(tachypnea)이며, 때로는 완서호흡(bradypnea)까지 다양하다.

특수대상자의 호흡기계사정-계속

표 11-5 정상 신생아와 소아의 호흡수

연령	분당 호흡수
신생아~1년	30~80
1 년~3년	20~40
3 년~6 년	20~30
6 년~10 년	16~20
10 년~17년	16~20
17년 이상	12~20

- 호흡의 규칙성에 주목한다. 영아는 비강호흡코안호흡을 한다. 때때로 숨을 쉬기 위해 입을 벌리기 보다는 호흡장애일 경우가 많다. 출생 시 좀 더 미숙아 상태일수록 호흡 양상의 불규칙성이 더 증가하는 것 같다. 10~15초까지 길게 지속되는 무호흡이 있은 후 상대적으로 격렬한 호흡이 연속적으로 나타나는 형태의 주기적인 호흡이 일반적으로 나타난다. 무호흡 기간이 길어지고 영아가 중심부 쪽으로 청색증(예: 입, 얼굴, 몸통에서 청색증을 보인다면)을 띠게 된다면 주기적인 호흡은 고려해야 할 요인이다. 미숙아에서 주기적인 호흡 양상이 지속되는 것은 영아가 만삭 상태에 가까워짐에 따라 무호흡 기간이 감소하면서 제대연령과 관련이 있다. 만삭인 영아는 주기적인 호흡이 출생 후 몇 시간 안에 사라진다.
- 흉부 확장을 관찰한다. 신생아는 호흡노력을 위해 본래 횡격막에 의지하며, 점차적으로 늑간근갈비사이근육이 추가된다(반면에 영아의 상당수는 복근배근육을 동시에 사용하는 것이 일반적이다). 흉부 확장이 비대칭적이라면 폐 중 한쪽에 이상이 있음을 의심한다(예: 기흉, 횡격막탈장가로막탈장).

촉진

- 대칭성의 소실, 비정상적인 종양이나 마찰음에 주의하면서 늑골과 흉골을 촉진한다. 골절된 쇄골 주위의 마찰음은 겸자분만집게분만(forceps delivery)을 힘들게 한 후에 흔하다.
- 신생아의 검상돌기가 성인이나 유아보다 좀 더 움직여지고 돌출되어 있는지를 관찰한다. 간호사의 손가락 아래에서 약간 앞뒤로 움직이는 날카로운 끝이 있다.

타진

- 타진은 신생아에서는 일반적으로 믿을만하지는 않다. 간호사의 손가락이 신생아의 흉부에 비해 너무 크며, 특히 미숙아의 경우는 그렇다.
- 직접적 혹은 간접적인 타진이든 경화상태일 때 나타나는 둔탁음을 놓치기 쉽다. 공명음이 소실된 것이 발견되면 청소년이나 어른에서 발견되는 둔탁음처럼 중요하게 생각해야 한다.

청진

- 호흡음의 위치를 찾기가 힘들다. 특히 미숙아의 아주 작은 흉부의 경우 더욱 힘들다. 호흡음은 청진되는 부위의 엽에서 다른 엽으로 쉽게 전달된다. 그러므로 일부 부위에서 호흡음이 소실되었다면 발견하기 힘들수도 있다. 때로는 양쪽 흉부를 이중벨 청진기를 사용하여 대칭적으로 청진하는 것이 도움이 된다.
- 태아의 수분이 완전히 깨끗해지지 않기 때문에 출생 후에 곧 수포음과 건성수포음이 들리는 것은 일반적이다. 청진한 결과들이 대칭적이지 않을 때마다 문제를 의심해야 한다(예: 태변의 흡인).
- 장관 속의 흐르는 소리, 약한 움직임, 상기도의 점액은 모두 비정상적인 호흡음과 관련되는데, 이는 신생아의 평가를 어렵게 한다. 만일 위장관의 흐르는 소리가 흉부에서 계속 들린다면 횡격막탈장을 의심할 수 있는데, 이런 소리들은 광범위하게 전달되어 잘못 판단될 수 있다.
- 협착음은 고음의 찌르는 듯한 소리이며, 대부분 흡기 시에 들린다. 이것은 상기도 부위의 손상에 의한 것이다. 어떤 연령에서도 나타날 수 있으므로, 중요하지 않은 것으로 지나쳐서는 안 된다. 특히 흡기(I)가 호기(E)보다는 3~4배 더 길어지는데, I/E 비율이 3:1 또는 4:1까지도 길어진다. 기침, 수포음, 수축이 동반하는 협착음이라면 기도나 인두에 심각한 문제가 있다는 증거이다. 딱딱해진 후두개, 선천성 장애, 크룹, 감염의 부종 반응, 알레르기원, 흡연, 화학 물질, 이물질 흡인, 기관 내강이 좁은 신생아는 종양,

특수대상자의 호흡기계사정–계속

농양 또는 이중 대동맥궁에 의한 압박에 대해 협착음으로 반응한다.

소아에 대한 고려사항

일반적인 사항

병력을 청취 시 환아의 부모에게 다음 사항을 질문한다.

- 작은 물질이나 장난감, 음식물의 흡인 가능성
- 석유나 살충제 섭식 가능성
- 부적절한 체중 증가(운동내성의 좋은 증거)
- 무호흡 경험; 무호흡 모니터링 기구의 사용
- 형제자매 중의 영아돌연사
- 영아시기에 섭취곤란(발한, 청색증, 빠른 피로감의 증가, 식이에 대한 무관심)

시진

- 흉부의 '곡선 형태'를 관찰한다. 어린아이의 흉부가 완만하다면 낭성섬유증 같은 만성 폐쇄성폐질환이 과거 2살 때에 있었을 가능성이 있다. 5~6살 때에 원통형술통형 흉부가 보인다면 내재된 질환을 암시한다.
- 흉곽의 근육을 관찰한다. 아이들은 6~7세까지 호흡을 할 때 늑간근을 사용한다. 어린 아동의 경우, 호흡 시 늑간의 움직임(견인)이 뚜렷하게 나타난다면 폐 또는 기도 문제를 암시한다.

청진

- 5~6세미만의 아동들은 간호사들이 만족스러울만큼 호기를 충분히 할 수 없으므로(특히 천명음이 불확실하게 들릴 때) 손전등을 불어 보게 하거나 티슈 조각을 불어서 날려 보게 하여 듣기가 어려운 호기말음을 확인해 본다.
- 아이를 뛰어다니게 한다. 아이가 뛰고 난 후 호흡을 좀 더 깊게 하게 되면 호흡음을 더 쉽게 들을 수 있다.
- 신체적인 특징에 주목한다. 어린아이들의 흉부는 성인의 흉부보다는 좀 더 마르고 공명이 더 잘 되기 때문에 흉곽내음가슴우리안소리을 잘 들을 수 있고, 과다공명음은 어린아이들에게서는 흔하다.
- 어린아이들의 흉벽은 말라서 어른보다는 크고, 거칠고, 기관지음이 더 들린다.
- 기관지폐포음은 흉부 전반에 걸쳐 들을 수 있다.
- 아이가 우는 기회를 잡아라. 흐느낌은 심호흡 후에 흔히 나타난다. 흐느낌 자체는 성대 공명을 평가할 수 있고, 촉각진탕음을 느낄 수 있게 한다. 양 손(양 손바닥과 손가락)을 모두 사용한다. 우는 아이는 때때로 멈추기도 하고, 심장음을 들을 수도 있다. 이런 멈춤은 호흡음을 듣는 데 약간 지연될 수도 있는데, 호흡음과 심장의 잡음을 구별할 수 있는 기회가 되기도 한다.

노인에 대한 고려사항

일반적인 사항

- 노인의 사정 과정은 예상되는 결과들에서 다양성은 있으나 젊은 성인들과 동일하다. 노인은 젊은 환자들보다 숨을 깊게 쉬고 참는 것이 더 어렵고, 쉽게 피로감을 느낀다. 사정의 진행 속도와 요구사항들은 개인의 필요에 맞춰야 한다. 노인의 경우, 폐의 병리적인 상태는 폐의 기저부에서 발생하므로 피로를 느끼기 전에 먼저 이 부위를 검진한다.
- 노인은 만성 호흡기질환(폐암, 만성 기관지염, 폐기종, 결핵)의 위험이 있기 때문에 다음과 같은 사항에 주의한다.
  - 흡연
  - 기침, 활동 시 호흡곤란, 무호흡
  - 피로
  - 급격한 체중 변화, 발열, 수면 중 발한
  - 잦은 호흡기감염의 빈도, 폐렴구균 백신접종, 매년 인플루엔자 접종
  - 호흡기에 미치는 날씨의 영향
  - 활동의 감소나 비활동
  - 연하장애삼킴장애
  - 주증상으로 인해 일상생활 습관이나 활동의 변화

특수대상자의 호흡기계사정–계속

시진

- 흉부 확장을 관찰한다. 때로는 흉부 확장이 노인에게는 감소된다. 환자는 호흡근육의 약화, 전반적인 신체적 장애, 몸을 많이 움직이지 않는 생활 습관 등의 이유로 호흡근육을 덜 사용하게 된다. 늑골관절갈비뼈관절의 석회화로 흉부의 확장, 부속 근육의 사용을 방해한다. 골융기뼈돌기가 두드러지고 피하조직이 감소된다.
- 척추와 흉추의 배열을 시진한다. 흉추의 척주후만증이 두드러지는지 요추곡선허리곡선이 편평해졌는지를 관찰한다. 흉곽의 전후 직경이 좌우 직경에 비교하여 증가되어 있다.

청진

- 일부 노인의 경우 폐의 팽창이 증가하여 과다공명음이 나타난다.
- 이런 결과는 다른 징후들의 존재 여부와 관련하여 평가되어야 한다.

사례 연구

주호소(현재 질환)

"기침이 점점 심해지고, 지금은 아프기도 해요."

면담하는 동안 수집된 정보

박씨는 58세의 남자로, 2일간 왼쪽 갈비뼈를 따라 가슴까지 흉통이 있고, 호흡곤란, 좌위호흡, 간헐적인 발열과 오한 그리고 누런 객담을 내뱉었으며, 어제는 객담의 색이 갈색에 가까웠다. 흉통은 기침을 하면서 좌상복부(LUQ)으로 퍼지게 되었다. 박씨는 아직 메쓰꺼운 증상은 없으나, 어제는 구토를 한 번 했다. 그리고 오늘 아침 콧물과 인후통이 있었는데, 지금은 괜찮다고 대답하였다.

박씨는 어린시절부터 천식이 있었고, 알부테롤흡입제를 모두 쓰고 난 후 한동안 약물을 사용하지 않고 잘 지내왔었다. 과거 외상과 수술경험은 없으며 수혈을 받은적도 없다고 한다.

박씨는 부모님이 모두 살아계신다. 아버지는 현재 82세로 고혈압을 진단받았다. 관상동맥질환, 천식, 당뇨병, 암에 대한 가족력은 없다.

박씨는 담배나 약물 사용은 안 한다. 알코올은 금요일 저녁에 외식을 한 경우 와인 2잔 정도로 한다. 박씨는 출판사에서 직장생활을 하고 있고, 미혼이다.

주요 근거	주요 사항
2일 동안의 주증상	증상들은 호흡곤란, 발열, 오한과 함께 악화되었다(2일 동안).
기침과 함께 좌상복부으로 방사되는 좌흉막통증왼가슴막통증	통증은 폐렴과 같은 세균감염과 관련이 있다. 호흡 양상에 관여한다.
호흡곤란/좌위호흡	호흡 양상의 변화는 응급 치료가 필요함을 암시한다.
배출성 기침, 갈색으로 변한 누런 객담	붉은 갈색의 객담은 세균감염을 암시한다.
구토	탈수나 2차 진단(담즙쓸개즙질환)을 확인한다.
콧물, 인후통	감기나 인플루엔자 진단의 증상들이다.
좌엽왼엽의 호흡음 감소	폐렴 진단의 증상이다.

이름 박○○	날짜 2023/09/15	시간 09:40
	생년월일 1965/07/10	성별 남

병력

주호소
"기침이 점점 심해지고, 지금은 가슴도 아파요."

현재병력
박씨는 58세의 남자로, 2일간 흉통이 왼쪽 부위에 있고, 호흡곤란, 좌위호흡, 간헐적인 발열과 오한 그리고 누런 객담을 내뱉었으며, 어제는 객담의 색이 갈색에 가까웠다. 흉통은 기침을 하면서 좌상복부(LUQ)으로 퍼지게 되었다. 그는 아직 오심은 없지만, 어제는 구토를 한 번 했다. 그리고 오늘 아침에 콧물과 인후통이 있었는데, 지금은 없다고 이야기한다.

투약
알부테롤: 답답함이 있을 때 필요시 2퍼프를 사용, 마지막 사용은 3개월 전.

알레르기
삼나무에 대한 계절성 알레르기.

과거병력
어려서부터 천식 앓아옴, 독감 백신을 접종함.

입원/수술
수술, 외상, 수혈 모두 없음.

가족력
고혈압(+)
관상동맥질환, 당뇨병, 암(−).

사회력
담배나 약물 사용(−), 알코올 복용(금요일에 와인 2잔 정도), 영업직 회사원, 미혼.

계통별 문진

일반적 외모 발열, 오한.	**심혈관계** 좌흉막통증왼가슴막통증.
피부 창백함을 비롯하여 어떤 변화도 없음.	**호흡기계** 현재병력 참고.
눈 시력 변화 없음.	**소화기계** 오심 없음. 어제 구토 1회 있었음.
귀 통증이나 다른 증상 없음.	**비뇨생식기계/부인과계** 없음.
머리/귀/눈/코/목 콧물, 인후염−해결됨.	**근골격계** 없음.
유방 없음.	**신경계** 없음.

신체검진

체중 180kg	체온 37.4℃	혈압 100/60mmHg
신장 172cm	맥박 120회/min	호흡 24회/min

일반적 외모
58세 남성. 명백한 호흡곤란이 있고 현재 외모는 단정한 편.
피부
따뜻하고 건조함. 색깔 변화 없음.
머리/눈/귀/코/인두
머리: 정상, 동공반사: 정상, 각막반사: 정상, 청력: 정상, 코: 분비물, 폐색, 변형 없음, 구인두입인두: 점막 병변 없이 깨끗함.
심혈관계
빈맥빠른맥: 심잡음 없음.
호흡기계
청진 시 오른쪽: 정상. 좌상엽왼위엽: 청진 시 호흡음 감소가 있으나 호흡음은 정상. 좌하엽왼아래엽과 우폐 가운데 부분을 가로질러 E-to-A 변화 있음. 우하엽오른아래엽에서 건성수포음이 들림.
소화기계
정상 장음창자소리: 부드러움; 흉통 부위와 가까운 좌상복부의 아래 부위를 제외하고 가스팽만음.
비뇨생식기계
사정하지 않음.
근골격계근육뼈대계
근력 4~5(5 중에서), 대칭적, 맥박: 양측 1+.
신경계
의식과 지남력 있음; 뇌신경: 정상; 심부건반사깊은힘줄반사: 2+; 바빈스키(−).

기타

임상검사

객담 gram stain: WBC 증가, 상피세포 거의 없음, 중등도의 gram(+) cocci.
객담, 혈액 배양: 검사 중.

Na 142mEq/mL	Hgb 14.2g/dL	Ca 8.2mEq/L
K 3.7mEq/mL	Hct 42%	Mg 1.3mEq/L
Cl 99mEq/ml	WBC $14.7 \times 10^3/mm^3$	Phos 2.7mg/dL
CO_2 20mEq/L	72% Neutrophils	CPK 256IU/L
BUN 7mg/dL	12% Bands	SCr 0.9mg/dL
14% Lymphs	Glu 126mg/dL	2% Monocytes

UA:탁한 소변, SG 1.018 pH 5.0 단백질>300mg/dL,
케톤: 소량, 혈액: 중등도, 2WBCs/hpf, 4RBCs/hpf, 세균 없음.

특수검사

흉부 X-선: 좌하엽의 상측분절과 내측분절에 경화, 그 외 부분은 깨끗함. 심장: 정상 크기.

최종 검진 결과

1. 좌하엽 폐렴, 폐렴구균(pneumococcal).
2. 소변(+): 단백질, 케톤, 불확실한 병인 감염 가능성 CPK 상승.

참고문헌

American Academy of Family Physicians. (n.d.). Diagnosis and management of acute bronchitis. Retrieved from http://www.aafp.org/afp/2002/0515/p2039.htm.

Collins, R. D. (2012). *Algorithmic diagnosis of symptoms and signs. Cost-effective approach* (3rd ed.). Philadelphia, PA: Lippincott Williams & Wilkins.

Considine, J. (2005). The role of nurses in preventing adverse events related to respiratory dysfunction: Literature review. *Journal of Advanced Nursing*, *49*, 624–633.

DeGowin, R., & Brown, D. (2014). *DeGowin's diagnostic examination* (10th ed.). Philadelphia, PA: McGraw-Hill.

Dunphy, L. M., & Winland-Brown, J. E. (2015). *Primary care: The art and science of advanced practice nursing* (4th ed.). Philadelphia, PA: F. A. Davis.

Hogan, J. (2006). Why don't nurses monitor the respiratory rates of patients? *British Journal of Nursing, 15,* 489–492.

Knutson, D., & Braun, C. (2002). Diagnosis and management of acute bronchitis. *American Family Physician, 65*(10), 2039–2045.

Metlay, J., Kapoor, W. N., & Fine, M. J. (1997). Does this patient have community-acquired pneumonia? Diagnosing pneumonia by history and physical examination. *Journal of the American Medical Association, 278*(17), 1440–1445.

Myers, K. A., & Farquhar, D. R. E. (2001). Does this patient have clubbing? The rational clinical examination. *Journal of the American Medical Association, 286,* 341–347.

National Heart, Lung, and Blood Institute, National Asthma Education and Prevention Program. (2007). *Expert panel report 3: Guidelines for the Diagnosis and Management of Asthma. Washington, DC*: U.S. Department of Health & Human Services. Retrieved from http://www.nhlbi.nih.gov/health-pro/guidelines/current/asthma-guidelines.

Noble, J. (Ed.). (2001). *Textbook of primary care medicine* (3rd ed.). St. Louis, MO: Mosby.

Ouelette, D. R. (n.d.). Pulmonary embolism. *Medscape*. Retrieved from http://emedicine.medscape.com/article/300901-overview.

Ralston, S. L., Lieberthal, A. S., Meissner, H. C., Alverson, B. K., Baley, J. E., Gadomski, A. M., . . . American Academy of Pediatrics. (2014). Clinical practice guideline: the diagnosis, management, and prevention of bronchiolitis. *Pediatrics*, 134(5), 1474–1502.

Rojas, M., Granados Rugeles, C., & Charry-Anzola, L. (2009). Oxygen therapy for lower respiratory tract infections in children between 3 months and 15 years of age. *Cochrane Database of Systematic Reviews,* CD005975.

Ryu, J. H., Olson, E. J., & Pellikka, P. A. (1998). Clinical recognition of pulmonary embolism: Problem of unrecognized and asymptomatic cases. *Mayo Clinic Proceedings, 73,* 873–879.

U.S. Public Health Service. (1998). *Putting prevention into practice: Clinician's handbook of preventive services* (2nd ed.). Maclean, VA: International Medical Publishers.

Vestbo, J., Hurd, S. S., Agusti, A. G., Jones, P. W., Vogelmeier, C., Anzueto, A., . . . Rodriguez-Roisin, R. (2013). Global strategy for the diagnosis, management, and prevention of chronic obstructive pulmonary disease: GOLD executive summary. *American Journal of Respiratory Critical Care Medicine, 187*(4), 347–365.

Chapter 12

심혈관계장애

Cardiovascular Disorders

심혈관계의 해부 생리

심혈관계는 심장과 동맥, 정맥, 모세혈관을 포함한 혈관이라는 폐쇄 체계(closed system)로 이루어져 있다. 심장은 끊임없이 혈관을 통해 혈액을 내보내며, 그 혈액은 중심 순환(central circulation)을 통해 심장으로 다시 돌아온다. 심혈관계의 역할은 다음과 같다.

- 항상성(homeostasis) 유지를 한다.
- 영양분이 풍부한 혈액과 노폐물을 교환한다.
- 전신 조직에 산소를 공급한다.

심장

심장(heart)은 속이 비어 있는 근육성 기관으로, 좌우 폐허파 사이인 종격동가슴세로칸(mediastinum)의 중앙에 위치하며, 심막심장막으로 둘러싸여 있다. 흉부가슴 속에 비스듬하게, 흉골복장뼈의 뒤, 정중선의 바로 왼쪽, 횡격막가로막 위에 위치해 있다. 심장은 원뿔 모양을 하고 있으며, 대략 주먹만한 크기로 분(min)당 5～6L의 혈액을 전신으로 리듬감 있게 내보낸다.

심장에는 두 개의 실(ventricle)과 두 개의 방(chamber)이 있다. 즉, 위쪽에는 우심방오른심방(right atrium)과 좌심방왼심방(left atrium), 아래쪽에는 우심실오른심실(right ventricle)과 좌심실왼심실(left ventricle)이 있다[그림 12-1]. 심방(atrium)은 벽이 얇고 압력이 낮으며, 대정맥과 폐동맥허파동맥에서 혈액을 받아 각각의 심실로 보낸다. 두꺼운 근육층으로 된 좌심실은 심방에서 폐로부터 산화된 혈액을 받아서 대동맥을 통해 전신으로 혈액을 내보낸다. 우심방과 우심실은 심장의 오른쪽에 있으며, 좌심방과 좌심실은 심장의 왼쪽에 있다. 동맥혈과 정맥혈을 엄격히 구분하는 심장중격심장사이막에 의해 심장의 좌우가 나뉘어진다. 우심실은 심장 표면의 앞쪽과 아래쪽에 있는 반면 좌심실은 심장의 뒤쪽과 앞쪽 옆 부분에 있다.

심장은 심외막심장바깥막, 심근심장근육, 심내막심장속막의 세 개 층의 근육으로 이루어져 있다. 심외막(epicardium)은 심장 가장 바깥쪽을 보호하는 얇은 막이다. 심근(myocardium)은 중간의 두꺼운 근육층으로, 스스로 근육섬유를 수축하여 심장을 수축시켜 혈액을 내보낸다. 심장의 가장 안쪽 층인 심내막(endocardium)은 심장 내측을 따라 분포되어 있으며 심장 안의 판막을 덮고 있는 얇은 막이다. 심막(pericardium)은 심장을 둘러싸고 있는 섬유성 액체로 가득 찬 주머니(sac)로, 심장의 움직임을 제한하면서 감염을 방어하는 작용을 한다.

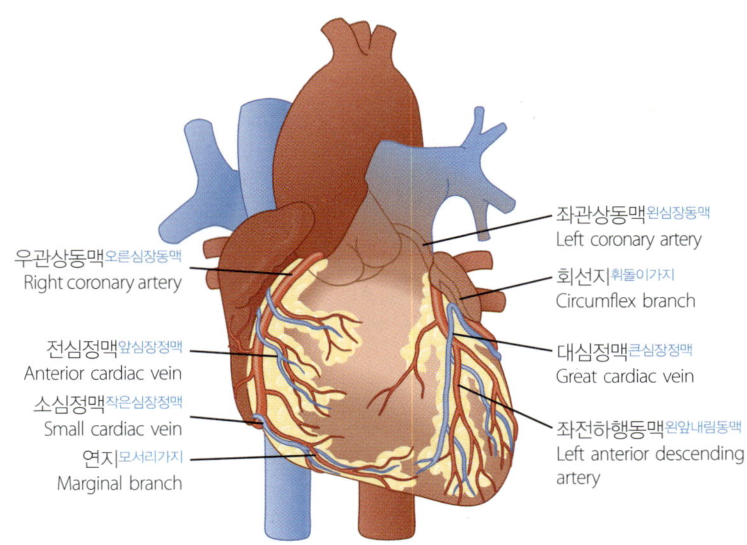

그림 12-1 심장 앞면

심장판막(cardiac valve)은 한 방향으로만 혈액이 흐르도록 하는 덮개(flap)와 같은 구조이다. 심장판막에는 방실판막과 반월판막의 두 종류가 있다.

방실판막(atrioventricular valve, AV)은 삼첨판막과 승모판막으로 이루어지며, 심실이 수축할 동안 혈액이 심방으로 역류하는 것을 방지한다. 삼첨판막(tricuspid valve)은 우심방과 우심실 사이에 위치하며, 삼각형 모양의 세 개의 첨판(cusp)으로 구성되어 있다. 승모판막[mitral valve; 이첨판막(bicuspid valve)]은 좌심방과 좌심실 사이에 있으며, 두 개의 첨판으로 이루어진다. 삼첨판막과 승모판막은 심실이 이완될 때 열려 혈액을 심방에서 심실로 들어가게 한다.

반월판막(semilunar valve)은 각각 세 개의 첨판을 지니고 있으며, 폐동맥판막허파동맥판막과 대동맥판막이 있다. 반월판막은 심실이 수축하는 동안 열려 혈액이 폐동맥과 대동맥으로 흐르게 한다. 심실이 이완하는 동안 판막이 닫혀 혈액이 심실로 역류하는 것을 방지한다. 폐동맥판막은 우심실과 폐동맥 사이에 있으며, 대동맥판막은 좌심실과 대동맥 사이에 위치한다. [그림 12-2]는 심장판막을 설명하고 있다.

심장의 위쪽 넓은 부분을 기저부(base)라고 한다. 기저부는 심장의 윗부분과 혈액을 우심방과 좌심방에 공급하는 큰 혈관들(대동맥; 폐혈관들과 대정맥)을 포함한다. 심장 아래쪽의 좁은 부분을 심첨(apex)이라고 한다.

동맥과 정맥

동맥(artery)은 정맥(vein)보다 더 질기고 장력이 있으며, 덜 팽창한다. 질기고 장력이 있는 동맥벽은 심실 수축 후 동맥압 상승으로 인한 손상으로부터 동맥을 보호한다. 동맥은 심장에서 멀어질수록 더 작아지며, 가장 작은 지점의 동맥은 모세혈관이 된다. 모세혈관(capillary)은 산소와 영양분을 전달하고 심장세포(cardiac cell)에 있는 노폐물을 제거한다. 모세혈관은 세포에서 떠나 점점 커져 정맥이 된다. 따라서 혈액은 모세혈관을 통해 동맥에서 정맥으로 흐른다. 정맥에서 혈액은 낮은 압력으로 흐르기 때문에 정맥벽은 얇으며, 한 방향으로 혈액흐름을 유지하기 위해 판막이 필요하다. 일반적으로, 정맥은 혈액 저장고 역할을 할

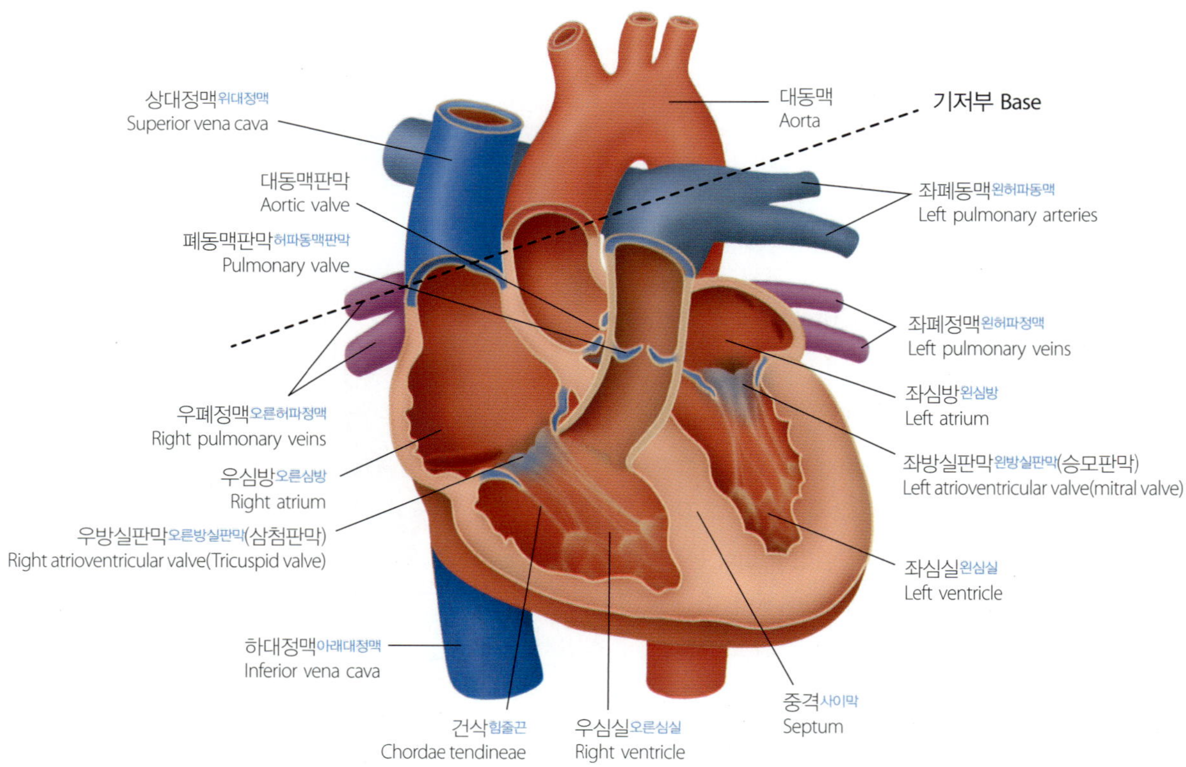

그림 12-2 심장판막

수 있으며, 필요할 때는 혈량을 상당히 증가시킬 수 있다.

관상동맥심장동맥(coronary artery)은 심근에 산소와 영양분이 풍부한 혈액을 공급한다. 관상정맥(coronary vein)은 혈액을 일반적인 순환으로 돌려 놓는다. 우관상동맥오른심장동맥과 좌관상동맥왼심장동맥은 대동맥판막 위의 대동맥의 기저부에서 발생한다.

대부분 우관상동맥은 우심방과 우심실에 혈액을 공급한다. 또한 동방결절굴심방결절(sinoatrial node, SA node)과 방실결절(atrioventricular node, AV node)에도 혈액을 공급한다. 좌관상동맥은 두 개의 큰 동맥으로 나뉘는데, 왼쪽 앞에 있으면서 아래로 내려가는 좌전하행동맥왼앞내림동맥(left anterior descending artery, LAD artery)과 좌회선동맥왼휘돌이동맥(left circumflex artery, CFX)이 있다. 좌전하행동맥은 심실 사이로 심장의 앞쪽에 혈액을 공급한다. 좌회선동맥은 좌심방과 좌심실 사이로 흐르면서 심장의 뒤쪽에 혈액을 공급한다. [그림 12-3]은 관상동맥을 설명하고 있다.

심장주기

심장주기(cardiac cycle)는 심장이 율동적으로 수축, 이완함에 따라 수축기와 이완기확장기의 두 단계로 이루어진다. 수축기(systole)는 심실 수축을 말하며, 혈액이 우심실에서 나와 폐동맥으로, 좌심실에서 나와 대동맥으로 분출된다. 이완기확장기(diastole)는 심방의 수축 후에 따르는 심실의 수동적인 충전을 의미하며, 혈액이 심방에서 심실로 이동한다.

수축기 동안 심실 수축은 심실 내 압력이 증가하여 방실판막을 닫히게 한다. 방실판막의 폐쇄는 첫 번째 심장음(tone)인 S_1을 만들어낸다. 심장음은 쿵-쾅(lub-dub)으로 표현할 수 있고, 제1심장음은 쿵(lub)으로 표현된다. 동시에 대동맥판막과 폐동맥판막이 열리면 혈액이 심실에서 각 동맥으로 분출된다. 판막이 열릴 때는 조용해서 심장음이 들리지 않는다.

심실이 거의 비워지면 동맥 내 압력이 심실의 압력보다 더 높아져서 반월판막이 닫히게 된다. 대동맥판막과 폐동맥판막이 닫히면 두 번째 심장음인 S_2가 발생한다. 이것은 쿵-쾅(lub-dub)에서 쾅(dub)으로 표현된다. S_3는 이완기 초기에 심실로 혈액이 빨리 채워지면서 나타나는 소리이다. S_4는 이완기 후기에 남아 있는 혈액을 방출하기 위한 심방 수축과 관련이 있다.

심장은 고유한 전기전도 체계(intrinsic electrical conduction system)를 가지고 있으며, 이는 그림 12-4에 제시되어 있다. 이것은 외부 자극이 없을 때도 심실이 수축을 하도록 한다(심장의 자동성). 이 전기적 자극은 심장주기 동안 발

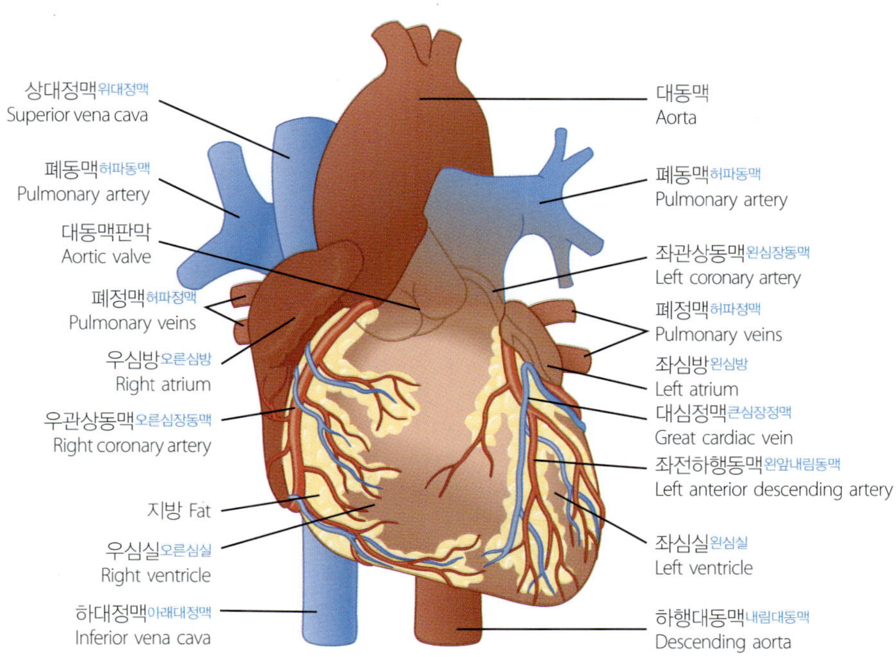

그림 12-3 관상동맥(앞면)

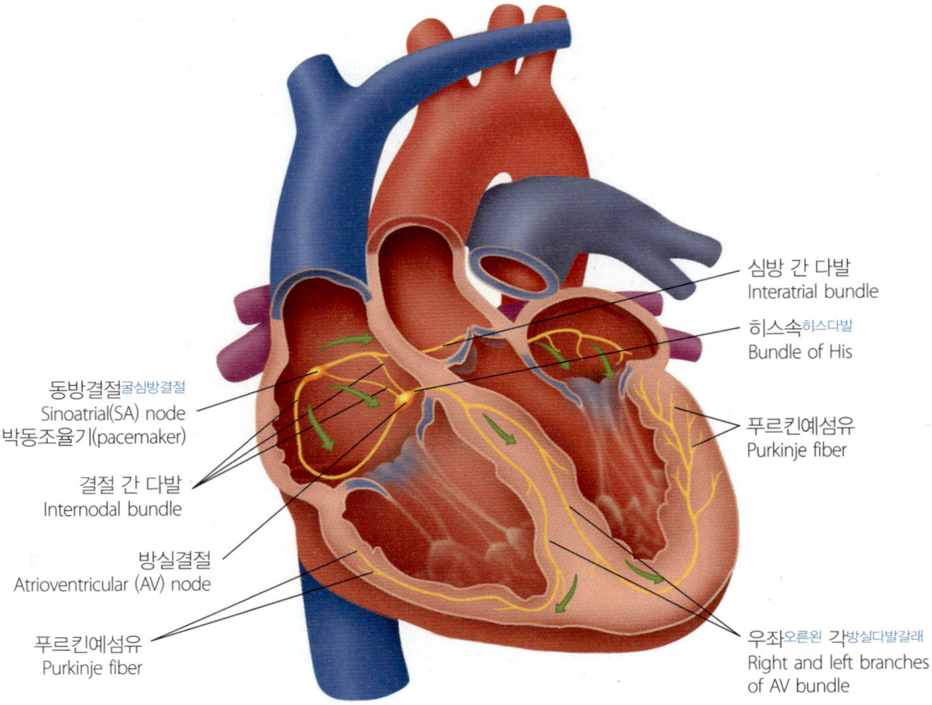

그림 12-4 심장 전기전도 체계

생하는 각각의 심근 수축(탈분극)을 촉진한다. 이 자극은 동방결절에서 발생하는데, 이것은 우심방벽오른심방벽에 위치하며, 심장 고유의 박동조율기(pacemaker)라고도 불린다. 동방결절은 자동으로 분당 60~100번의 자극을 보낸다. 이 자극은 양쪽 심방을 거쳐 심방사이막심방중격에 위치한 방실결절로 이동한다. 방실결절은 자극을 늦추어 심실이 활성화되기 전에 심방이 완전히 수축하도록 한다. 그 후 자극은 히스속히스다발(bundle of His), 우좌오른왼 각방실다발갈래(bundle branch), 심실의 심근에 위치한 푸르킨예섬유(purkinje fiber)로 전달된다. 심실 수축은 심내막에서 심외막으로, 심첨심장꼭대기에서 기저부로 이어진다. 심장의 전도계를 통한 전기적 활동은 심전도(electrocardiogram, ECG)로 기록될 수 있으며, 이는 [박스 12-1]에 설명되어 있다.

건강력

심혈관계의 비침습성 사정은 환자의 심장 상태에 대하여 유용하고 가치 있는 정보를 쉽게 얻을 수 있다. 환자의 현재병력을 파악하면서 과거병력, 신체계통별 문진, 혈역학적(hemodynamic) 진단 장비로 얻은 자료들은 의료진이 신속하게 진단과 처방을 내릴 수 있도록 도와준다. 가족력과 사회력도 또한 조사되어야 한다.

주호소와 현재병력

"가슴을 칼로 찌르는 듯한 통증이 있는데, 사라질 것 같지 않아요."

송씨는 69세의 남성으로, 5년간 운동성 협심증(angina pectoris)과 관상동맥질환(CAD)을 가지고 있다. 협심통은 보통 활동을 일단 멈추면 감소되었으며, 흉통을 완화하기 위해 가끔 혀 밑으로 니트로글리세린(NTG)을 사용했었다. 이러한 전통적인 요법은 그동안 효과가 없는 것으로 나타났다. 통증의 정도가 1~10 중 3~6으로 더 심해졌다. 통증은 흉골하에서 시작하여 왼팔 아래로 번지면서 발한과 오한이 동반되었다. 환자는 현재 호흡곤란, 좌위호흡앉아숨쉬기, 실신, 심계항진두근거림이나 기침 등의 증상은 없다.

박스 12-1 심전도

심전도(electrocardiograms, ECG)는 심근섬유를 통한 심장의 전기적 활동을 기록한 것이다. 탈분극과 재분극이라는 심근의 수축과 이완의 두 단계를 기록한다. 탈분극(depolarization)은 심근을 통한 자극의 확산인 반면, 재분극(repolarization)은 자극받은 심근이 휴식 상태로 돌아오는 것이다. 심전도는 심근의 수축이 아닌 심장의 전기적 변화를 기록한다. 심근 수축은 보통 전기적 탈분극 직후에 발생한다.

- 심전도는 전기적 활동을 파형으로 기록한다.
- P파, PR 간격, QRS군(complex), ST 분절, T파, U파(가끔)가 있다.
- P파는 동방결절에서 심방을 통해 퍼지는 탈분극을 나타낸다.
- PR 간격은 심방의 탈분극과 심실의 탈분극 시작 사이의 시간을 나타낸다.
- QRS군(complex)은 전기적 자극이 심근을 통해 전달되는 심실 탈분극을 나타낸다.
- ST 분절은 심실 전체가 탈분극이 되는 시간을 말한다.
- T파는 심실의 재분극 또는 심실의 심근이 휴지기로 되돌아오는 것을 의미한다.
- U파는 항상 존재하는 것은 아니지만 심실 재분극의 마지막 단계를 나타낸다.

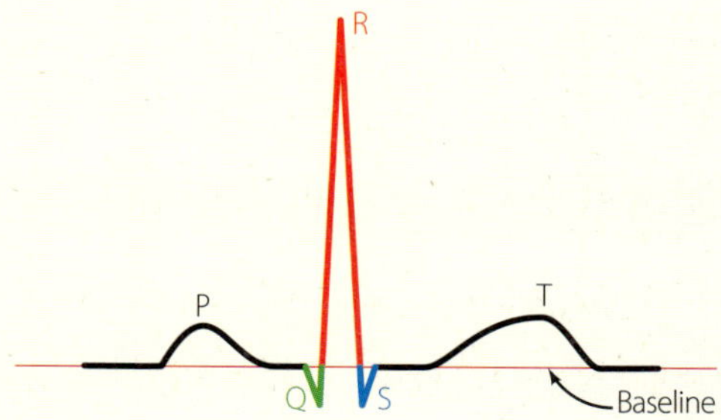

흉통

발현과 지속 시간
흉통가슴통증(chest pain)이 갑자기 시작되었는가, 서서히 시작되었는가?
통증이 얼마나 지속되는가?

양상
통증의 양상(타는 듯, 쥐어짜는 듯, 칼로 찌르는 것 같은지, 쑤시는지, 짓누르는 것 같은지, 예리한지 또는 둔한지)을 설명한다.

위치
어느 부위에 통증이 있는가(예: 흉골, 등, 견갑골어깨뼈)?
팔, 목, 턱 또는 치아로 방사되는가?

정도
환자에게 통증의 정도를 1~10 으로 표현하도록 한다.
환자의 일상생활 활동(ADLs)에 영향을 미치는가, 수면을 방해하는가, 아예 못자게 하는 정도인가?

악화와 완화요인
무엇이 통증을 악화시키는가(예: 육체적 활동, 식사, 기침, 감정 상태)?
무엇이 통증을 완화시키는가(예: 휴식)?
이러한 정보는 원인에 대한 단서를 제공하고 근골격통증근육뼈대통증, 흉통, 위장관계질환과 같은 다른 진단들에 대한 가능성을 제공할 수 있다.
전문의약품(처방약), 일반의약품(비처방약), 약초(herbals) 및 대체요법을 비롯한 어떤 약물 치료를 환자가 시도해 보았는가?
환자에게 이러한 문제로 의료전문가를 찾은 적이 있는지, 효과가 입증된 치료를 받았는지를 물어보는 것이 중요하다.

음주 또는 기분전환약물
술이나 약물을 복용한 적이 있는가?
특히 코카인 같은 기분전환을 위한 약물복용에 대해 물어보는 것(특히 젊은 성인이나 청소년)이 중요한데, 이것이 관상동맥의 경련을 일으킬 수 있기 때문이다.

관련 증상
불안, 호흡곤란, 오심구역, 욕지기, 구토, 발한땀남, 실신, 축축한 피부, 창백함 등이 주요한 관련 증상이다.

[표 12-1]은 일반적인 흉통 유형을 설명한 것이다. 흉부의 불편감에 대한 호소는 종종 모호하고 진단하기 어렵다. 통증의 양상과 부위를 포함해서 관련된 증상을 찾는다. 침습성 진단검사를 실시하기 전에 다른 진단을 고려해 보는 것이 중요하다.

환자 중 23%가 전형적인 흉통이 나타나지 않은 상태에서 활동적인 심혈관 이상 증상을 가질 수 있다는 것을 기억하는 것은 중요하다. 이러한 경우는 노인, 당뇨병 환자, 여성 등이다.

표 12-1 흉통의 일반적 유형의 특성

유형	특성
협심증가슴조임증	일반적으로 흉골하복장뼈밑, 격한 활동, 감정적 경험, 음식 섭취로 인해 촉진되며, 휴식과 약물(니트로글리세린 같은)로 완화. 발한, 오심, 구토가 자주 동반.
안정형	반복적인 양상으로 발생. 운동으로 인해 발생. 지속 시간은 30초~수분 이상. 휴식이나 전형적인 약물 치료로 해결.
불안정형	통증이 확산되면서 강도가 점점 세지는 양상으로 발생. 지속 시간은 안정형 보다 더 길지만 보통 20분 이하임. 통증 완화에 시간이 많이 걸리고 때때로 니트로글리세린을 정맥으로 주입.
흉막가슴막	호흡, 기침과 함께 발생. 예리한 통증으로 숨을 참으면 완화.
위장관계	흉골하의 타는 듯한 통증으로 이따금 흉골 위쪽으로 방사. 엎드린 자세에서 심해지며, 제산제나 음식물 섭취로 완화.
근골격계근육뼈대계	꼬거나 구부리는 동작에 의해 발생. 지속 기간이 길고 만성적임. 국소적인 통증 지점이 자주 발생.

심계항진

심계항진두근거림(palpitation)과 리듬장애(rhythm disturbance)는 흔히 발생하며, 허약감, 실신을 유발할 수 있다. 장애의 유형과 양상을 구분하는 것이 중요하다. [그림 12-5]는 일반적인 부정맥의 심전도(ECG)를 설명하고 있다.

발병과 지속 시간	갑자기 발병하였는가, 서서히 발병하였는가? 얼마나 지속되는가?
특징	규칙적인가 불규칙적인가? 계속 나타나는가 간헐적으로 나타나는가?
악화, 완화요인	무엇이 심계항진을 악화시키는가(예: 불안, 육체적 활동, 기분전환약물복용)? 무엇이 심계항진을 완화하는가(예: 기침, 압박)?
동반 증상	심계항진이 호흡곤란, 흉통, 흐릿한 시야, 현기증어지러움 또는 쓰러질 것 같은 느낌과 관련이 있는가?

호흡곤란

호흡곤란(dyspnea; 숨참)은 심장과 호흡기계질환에서 흔하게 호소하는 문제이다. 호흡곤란은 심근허혈심장근육허혈, 심근경색심장근육경색, 울혈심부전울혈심장기능상실, 폐질환과 관련이 있을 수 있다.

발병과 지속 시간	갑자기 발병하였는가, 서서히 발병하였는가? 얼마나 지속되는가?
악화와 완화요인	무엇이 호흡곤란을 악화하고 완화하는가? 환자에게 정서적 스트레스로 인해 악화되는지 물어보고, 만일 그렇다면 얼마나 악화되는지 물어본다. 평지를 걸을 때 발생하는가 오르막길을 걸을 때 발생하는가? 환자가 밤에 호흡을 잘하기 위해 베개를 사용하는가? 이러한 요인들은 운동 내성과 심실 기능을 나타내고 심부전심장기능상실을 추정하는 데 도움을 줄 수 있다.
동반 증상	호흡곤란이 흉통과 관련이 있는가? 기침을 하는가? 객담가래이 나오는가, 나오지 않는가? 이 정보는 호흡곤란의 체계적 원인을 규명하는 데 도움을 준다.

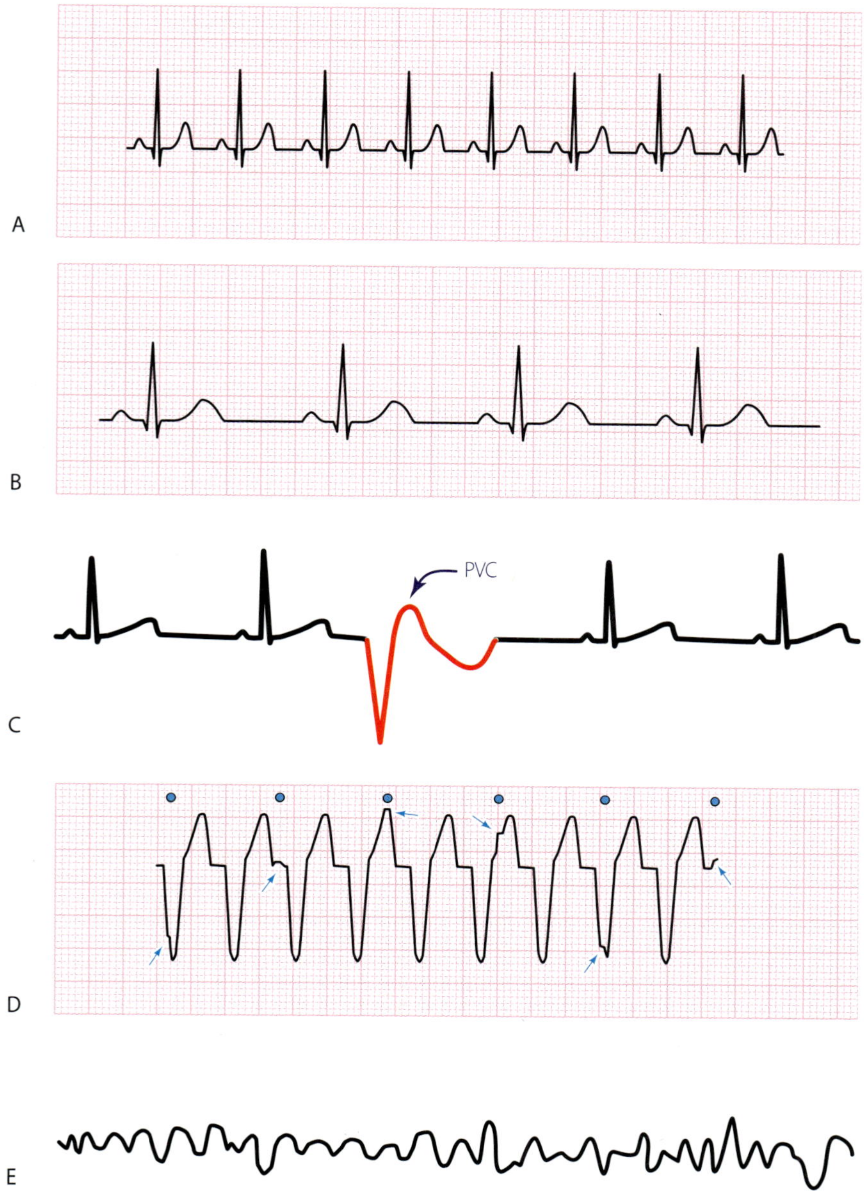

그림 12-5 심전도: A. 동성빈맥(sinus tachycardia) B. 동성서맥(sinus bradycardia) C. 조기심실수축(premature ventricular contraction) D. 심실성빈맥(ventricular tachycardia) E. 심실세동(ventricular fibrillation)

실신

환자가 실신(syncope) 경험이 있으면 심혈관계 이상에 대한 가능성을 반드시 확인해야 한다.

발병	갑자기 발병하였는가, 서서히 발병하였는가?
관련 증상	환자가 다음과 같은 관련 증상을 겪는가(예: 흉통, 심계항진, 호흡곤란)? 흉통을 동반하는 실신은 심근허혈이나 위장관계장애와 연관이 있을 수 있다. 심계항진은 심방세동(atrial fibrillation)이나 다른 부정맥을 암시한다.
촉진요인	무엇이 이러한 경험을 유발하는가(예: 갑작스러운 체위 변화 – 기립저혈압 또는 운동)?

피로

발병과 지속 시간	피로(fatigue)가 일시적인가, 지속적인가?
특징	일상생활 활동을 방해하는가? 업무 수행을 방해하는가? 평소보다 일찍 잠자리에 드는가?
동반 증상	피로가 협심증, 호흡곤란 또는 심계항진과 관련이 있는가? 신체적, 정서적 스트레스와 관련이 있는가? 피로는 심근질환과 관련이 있을 수 있다.

부종

발병과 지속 시간	부종(edema)이 아침에 나타나는가? 시간이 지날수록 나타나거나 혹은 더 악화되는가? 얼마나 지속되는가?
관련 증상	사정해야 할 주요 동반 증상에는 호흡곤란, 발한, 기좌호흡앉아숨쉬기, 정맥류(varicosities)가 있다. 호흡곤란과 기좌호흡을 동반한 부종은 울혈심부전의 징조인 폐울혈을 암시한다. 정맥혈관 내의 증가된 혈량으로 정수압이 증가하면서 부종을 초래하고 정맥류를 유발한다. 또한 환자들은 심장 이상 소견 전 또는 후에 "소화불량"이나 오심을 호소할 수도 있다. 삼첨판막과 승모판막은 심실이 이완할 때 열리며, 혈액을 심방에서 심실로 내보낸다.
완화와 악화요인	무엇이 증상을 완화 또는 악화시키는가[예: 올림(elevation), 압박, 마사지요법, 열요법]? 환자가 어떤 약물을 복용하는가(전문의약품(처방약), 일반의약품(비처방약), 약초, 대체요법)?

다리경련과 통증

발병과 지속 시간	무엇이 통증 또는 경련을 야기하는가? 활동할 때 생기는가, 쉴 때 생기는가? 발등 쪽으로 굽혔을 때(dorsiflexion)와 발바닥 쪽으로 굽혔을 때(plantarflexion) 중 어느 경우에 통증이 있는가? 통증의 발현이 급성인가 만성인가?
양상	통증/경련의 양상을 서술한다(예: 타는 것 같음, 쑤심, 근육경직).
동반 증상	온도 변화, 색깔 변화, 모발이 빠짐, 붉어짐, 상처 등 다리 피부에 변화가 있는가? 이러한 것들은 모두 말초혈관질환(peripheral vascular disease)을 나타낸다. 말초혈관의 죽상경화증(atherosclerosis)은 관상동맥질환심장동맥질환(CAD)을 예측할 수 있는 징후이다. 환자가 최근에 수술을 받은 적이 있거나 움직이지 못한 적이 있는가? 비활동과 최근 수술은 심부정맥혈전증깊은정맥혈전증(deep vein thrombosis)의 위험을 증가시킨다. 심부정맥혈전증의 증상은 심부장딴지정맥깊은장딴지정맥의 압통누름통증과 따뜻함, 약간의 발목 부종, 설명하기 어려운 열 등이다. 말초혈관질환과 심부정맥혈전증(DVT)의 진단은 도플러검사(Doppler test)로 할 수 있다.

과거병력

환자의 과거병력을 자세히 살펴보는 것은 과거의 질병이나 생활양식이 심혈관장애의 위험을 증가시킬 수 있는 요인이 있는지 밝히는 데 도움이 된다.

> 송씨는 5년 전에 심장도관삽입검사심장카테터삽입검사(cardiac catheterization test)검사로 좌전하행왼앞내림(LAD) 관상동맥질환을 진단받았다. 그 당시에 스텐트(stent)를 삽입하여 관상동맥혈관의 흐름을 원활하게 하였다. 20년 전에는 고혈압을 진단받았으며, 당뇨병이나 고콜레스테롤혈증(hypercholesterolemia)은 없다고 한다. 과거에 수술한 경험이나 어린시절 질병, 최근의 외상 경험도 없다. 현재 극심한 피로감을 느끼며 일상생활을 수행하기가 어려운 상황이다.

과거 외상 또는 수술	과거 외상이나 수술, 특히 심혈관계와 관련된 것들에 대해 물어본다. 과거 심혈관질환으로 입원한 적이 있는가? 이러한 사건들은 현재의 주호소나 존재하는 심혈관질환이 진전되었을 가능성 또는 합병증과 관련이 있을 수 있다.
만성 심장질환 여부	알고 있는 관상동맥질환이나 울혈심부전에 대해 질문한다. 경동맥질환목동맥질환(carotid arotid artery disease)과 말초혈관질환을 포함하여 죽상경화증 같은 질병이 있는 경우 CAD가 같이 있을 가능성이 높으며, 치료가 복잡해 질 수 있다.
다른 만성 질환 여부	다른 만성 질환을 진단받았는가? 고혈압, 비만, 당뇨, 고지혈증과 같은 질병은 심혈관질환을 야기할 수 있는 위험을 상당히 증가시킨다. 갑상선질환과 빈혈에서는 심장 기능에 손상을 주는 잠재적 심혈관 증상들이 나타날 수 있다.
활동 혹은 운동과민증	쉽게 피로감을 느끼는지 알아본다. 또한 운동에 대해 물어보고 최근에 어떤 운동을 잘못했는지 확인한다. 피로는 심혈관부전심장혈관기능상실이나 심혈관이 정상이 아니라는 증상이 될 수 있다. 앉아서 생활하는 방식은 심혈관장애의 위험을 높인다.
어린시절 병력	심잡음과 같은 선천적 장애에 대해 질문한다. 특히 판막 손상을 야기하는 류마티스열(rheumatic fever)에 대하여 물어본다.

가족력

> 송씨의 부모는 돌아가셨다. 그의 어머니는 70세에 폐암으로 사망하였고, 아버지는 고혈압, 관상동맥질환(CAD), 당뇨의 병력이 있었으며, 65세에 심근경색(myocardial infarction)으로 사망하였다. 송씨의 남동생은 65세이며, 생존해 있고, 관상동맥질환(CAD) 병력이 있다.

생존하는 친척의 나이	직계 친척의 관계와 건강 상태를 포함한다.
사망	사망 원인, 나이, 관계를 포함한다. 친척 중 특히 젊거나 중년에 급사한 사람이 있었는가?
만성 질환	만성 질환 병력이 있는가(예: 관상동맥질환, 고혈압, 당뇨)? 얼마 동안 앓았는가? 환자와의 관계는 어떻게 되는가?
유전적 결함	가족의 모든 유전적 장애와 선천적 장애를 포함한다(예: 선천적 심장장애, 심실중격심실사이막 결손). 환자와의 관계가 어떻게 되는가?

사회력

송씨는 퇴직한 항공기 조종사로, 아내는 죽었고 홀로 산다. 성인이 된 자녀가 세 명 있으며, 주중에 몇 번 그를 방문한다. 그는 매일 1.6km 정도를 걷지만 최근에는 흉통 때문에 못하고 있다. 지난 25년 동안 하루에 담배를 한 갑씩 피웠다. 또한 주말마다 맥주를 세 병 정도 마시며, 기분전환약물은 사용하지 않는다고 한다.

가족	환자의 현재 가족 단위를 설명하도록 한다.
직업	육체적으로 힘든 활동을 하는지, 직업으로 인해 스트레스를 받는지 물어본다(또한 대처하는 방법에 대해 묻는 것도 중요하다).
여가활동	취미를 갖고 있는가? 취미 활동을 하면 편안감을 느끼는가?
운동	어떤 종류의 운동을 하는가(예: 달리기, 걷기, 자전거타기)? 매주 몇 번이나 하는가? 매회 몇 시간 동안 하는가?
흡연	어떤 타입의 흡연을 하는가(씹는 담배, 파이프, 일반 담배, 시가)? 흡연을 시작한 나이는? 금연한 나이는? 금연을 몇 차례나 시도했는가? 환자가 얼마나 자주 흡연자들 주변에 있는가? 흡연량[담배소비량(pack−years)=흡연 연수×하루에 피운 담뱃갑 수)]은 어느 정도인가?
음주	어떤 종류의 술을 마시는가(예: 독주, 맥주)? 몇 살부터 음주를 하기 시작하였는가? 얼마만큼 마시는가? 얼마나 자주 마시는가?
기분전환약물	기분전환약물(recreational drugs)을 복용하는가? 얼마만큼 섭취하는가? 얼마나 자주 먹는가? 어떤 종류의 약인가(코카인, 헤로인, 처방약)?

계통별 문진

많은 심혈관질환과 장애는 심혈관계보다 다른 신체 계통에서 징후가 발생하므로 전반적인 신체검사를 시행해야 한다. 그러나 시간과 다른 제약들로 인해 제공자(provider)가 집중적인 계통별 검사만 시행할 수도 있다. 집중적인 계통별 검사 동안, 제공자는 심혈관 문제의 증상이 가장 잘 드러나는 부분에 대해 질문하도록 한다. 다음 표는 심혈관 문제의 일반적인 증상들을 요약해 놓은 것이다.

부위	증상과 징후	관련 질환
일반적/ 체질적	피로, 체중 감소 또는 증가, 수면 양상의 방해	관상동맥질환, 감염성 심내막염심장속막염, 울혈심부전(CHF), 후천성 판막질환. 피로는 빈혈이나 갑상선장애와도 관련이 있다. 심장질환은 다른 질환과 감별 진단이 필요하다.
	열, 오한	감염성 심내막염, 심낭염심장막염
피부	색소침착 또는 촉감 변화, 모발 빠짐, 온도 변화, 부종	말초혈관질환, 심부정맥혈전증(DVT)
	축축한 피부	심근경색(MI)
눈	흐릿한 시야, 복시겹보임, 시력 감퇴, 현훈현기증, 두통(발생, 지속 시간, 부위, 촉진요인)	고혈압(HTN)
호흡계	기침(객담 유무), 호흡과 관련된 통증, 호흡곤란 또는 좌위호흡, 청진 시 수포음거품소리 또는 천명음쌕쌕거림	울혈심부전(CHF), 심내막염, 후천성 판막질환
위장관계	오심, 구토, 식욕부진	울혈심부전(CHF), 심근경색(MI)
근골격계	관절통증	감염성 심내막염

신체검진

필요한 기구

- 표시용 연필
- 센티미터 자 또는 줄자
- 종(bell)형과 판막(diaphragm)이 있는 청진기
- 커튼 또는 가림막(drapes)
- 적당한 크기의 커프가 달린 혈압계

신체검진 구성 요소

신체의 다른 계통에서 얻은 정보는 심혈관계 진단에 상당한 영향을 끼치게 된다. 예를 들어, 폐검사에서 기록된 수포음(crackle)과 복부배 검사에서 나타난 간 또는 비장지라의 비대는 우심부전오른심장기능상실을 진단하는 데 도움을 줄 것이다. 자세한 신체사정과 함께 집중적인 각 계통의 검사는 신속한 진단과 치료에 도움이 된다. 심혈관계 진찰은 시진, 촉진, 타진, 청진과 혈압 측정을 포함한다. 검사를 하는 동안 적절하게 커튼을 치거나 천으로 몸을 덮어 준다.

시진

검진	이론적 근거
1. 방안 온도가 쾌적하고 주변이 조용한지 확인한다.	**1.** 쾌적한 분위기가 검사를 용이하게 한다.
2. 환자에게 상의를 벗고 똑바른 자세로 앉도록 한다.	**2.** 이는 의사가 비정상적인 부분을 잘 볼 수 있도록 해 준다.
3. 환자를 천으로 덮어 준다. 흉부가 보이도록 천을 치워준다.	**3.** 천으로 덮어 주는 것은 수줍음을 막기 위한 것이다.
4. 주변에 접면등(tangential light)이 있는지 확인한다.	**4.** 밝은 빛은 심장의 움직임을 강조하여 볼 수 있는 그림자를 만들어 준다.
5. 키와 몸무게를 포함한 환자의 일반적인 외모를 검사한다.	**5.** 비만은 심장질환의 위험요인이다.
6. 얼굴을 시진한다.	
a. 피부와 입술을 시진한다.	**a.** 피부와 입술은 빈혈을 나타내는 창백함, 산소포화도 감소를 의미하는 청색증을 보인다. 입술, 피부, 점막의 푸르스름한 색깔 변화는 순환하는 헤모글로빈의 산소포화도 감소를 나타낸다. 이를 중심청색증(central cyanosis)이라고 한다. 이는 손상된 폐 기능, 오른쪽에서 왼쪽으로 심장션트(right-to-left cardiac shunt) 또는 저산소증으로 인한 것일 수 있다.
b. 눈을 검사한다. • 색깔, 병변, 돌출이 있는지 시진한다. • 망막혈관의 변화를 보기 위한 안저검사를 하기 위해 검안경을 사용한다(이 검사는 불빛을 희미하게 하여 실시해야 한다).	**b.** 황색판종(xanthelasmas: 안와골막눈확뼈막 조직에 납작하며 약간 부풀었고 불규칙적으로 생기는 황색 병변)은 지질대사가 비정상임을 나타낸다. 안구돌출증눈알돌출증(exophthalmos: protrusion of the eyeballs)은 갑상선기능항진증의 징후일 수 있다. 그러나 이는 울혈심부전을 암시하는 안와골막(periorbita)의 부종을 의미할 수도 있다.

검진	이론적 근거
	노년환노년고리(arcus senilis)은 홍채 주변의 얇고 옅은 색의 주변고리(circumferential ring)이다. 40세 미만의 환자에게 이것이 보이면 지질장애를 의미하며, 종종 고지질혈증일 수도 있다. 60세 이상의 환자에게는 흔히 발견된다. 망막혈관은 신체의 다른 혈관보다 고혈압성 혈관 변화의 정도와 심각성에 대한 풍부한 정보를 제공한다.
7. 피부와 조갑판손발톱판(nail plate)을 시진한다.	**7.** 조갑판이나 팔다리에서 종종 보이는 말초청색증은 혈관질환이나 심장박출량 감소로 인한 혈류의 국소적 감소로 인한 것이다. 곤봉형(clubbing) 손가락은 종종 만성적인 저산소증에 의한 것이다. 그러나 곤봉형 손가락은 선천적 심장장애, 특히 왼쪽에서 오른쪽으로 심장션트(left-to-right shunt)에서도 나타날 수 있다.
8. 부종의 유무, 체모 분포, 양쪽 팔다리의 온도 변화를 기록한다.	**8.** 부종이 신체의 병리적 기능장애의 결과일 수 있지만, 이는 심장 기능의 중요한 지표가 된다. 좌심실이 제대로 기능하지 못하면 심장박출량은 감소된다. 이 결과로 신장콩팥의 혈류가 감소하여 그 결과 체액이 정체된다. 증가된 정맥혈량이 말초부종을 야기한다. 피부 색깔과 피부 온도 변화를 동반하는 비정상적인 체모 분포는 말초혈관질환을 의미한다.
9. 흉벽가슴벽을 검사한다.	
a. 환자를 똑바로 눕게 한다. 흉벽을 완전하게 볼 수 있도록 검진자는 침대의 양 옆으로 움직여야 한다. 침대 양쪽 주변을 잘 움직여야 한다. 접면등은 흉벽의 미세한 이상을 보여 줄 수 있다.	**a.** 의사는 흉벽의 비정상을 살펴볼 수 있다[예: 누두흉오목가슴(pectus excavatum), 새가슴(pectus carinatum), 원통형흉곽술통형가슴(barrel chest)]. 이것들은 구조적인 기형이며, 심혈관질환의 징후가 아니다.
b. 심첨맥박심장꼭대기맥박(apical pulse)을 확인한다. 대부분의 성인들에서 왼쪽 5번째 늑간갈비사이에 있는 쇄골빗장뼈 중앙선의 외측면가쪽면에서 보여야 한다. 때때로 최대박동점(point of maximal impulse, PMI)이라고 불리기도 한다.	**b.** 심첨박동심장꼭대기박동은 흉벽에서 볼 수 있는 유일한 정상적인 박동이다. 만약 박동이 있다면 강도, 크기, 위치를 기록해야 한다. 심첨박동이 보이지 않는 경우도 있는데, 이는 비만, 큰 유방 또는 과한 근육조직 때문이다. 그외 다른 경우의 병리적인 상태를 나타낼 수도 있다.
10. 경정맥압목정맥압을 측정한다. [그림 12-6]은 경정맥목정맥의 위치를 보여 준다. [박스 12-2]는 경정맥압의 파형을 보여 주고 있다.	**10.** 경정맥은 상대정맥위대정맥으로 직접 들어가기 때문에 종종 우심장오른심장 활동력을 알아보는 좋은 지표가 된다. 내경정맥속목정맥의 박동 수준은 우심방의 압력을 측정하기 위해 사용된다.

검진	이론적 근거
환자의 머리를 45° 각도로 올린 상태로 반듯하게 눕힌다. 접면등이 흉골각복장뼈각 상경정맥위목정맥을 비출 때까지 침대의 높이를 조정한다. 루이스각(Angle of Louis)과 경정맥맥박목정맥맥박의 가장 높은 수치 사이의 수직 거리를 측정하기 위해 센티미터 자를 사용하며, 이 기록에 5cm를 더한다. 이는 우심방이 흉골각보다 5cm 아래에 위치하기 때문이다. [그림 12-7]은 경정맥압(JVP)을 측정하기 위한 방법을 나타낸다.	정상적인 경정맥압은 8cm H_2O 이하이다. 이보다 더 높으면 우심실과 삼첨판막 기능을 더 심도있게 평가하여야 한다. 정확한 측정을 하기 위해서는 맥박이 100 이상이 되지 않아야 한다.

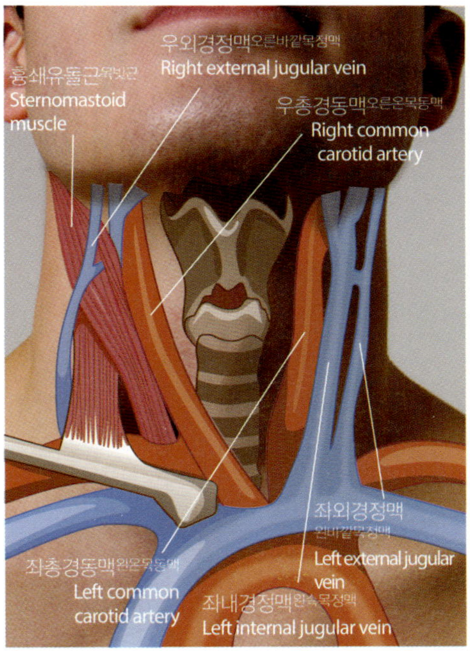

그림 12-6 경정맥

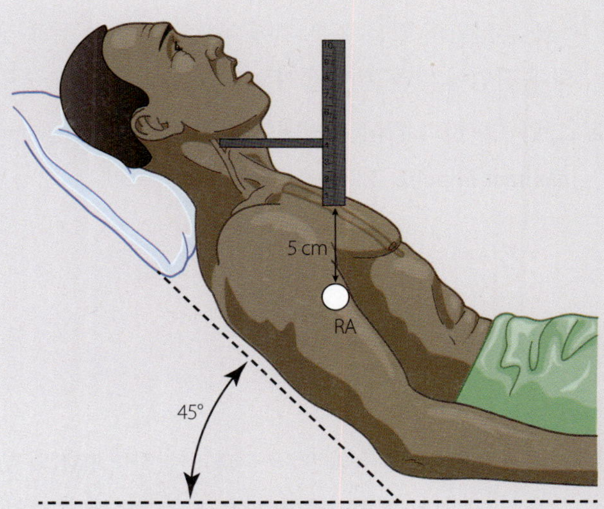

그림 12-7 경정맥압 측정

박스 12-2 경정맥압 파형

우심장 활동은 경정맥을 통해 볼 수 있지만 만져지지 않으며, 맥박의 형태로 다시 전달된다. 이것은 5개의 파형으로, 두 개의 하향 파형을 동반하는 세 개의 양성 파형으로 구성된다.

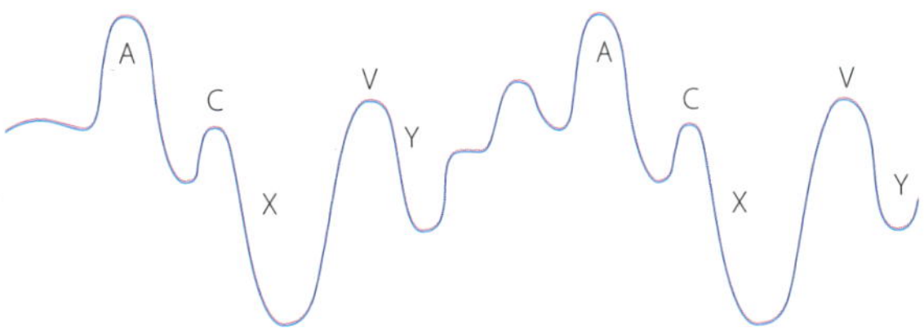

A파

A파는 시진 시 처음으로 보이며 삼첨판막이 닫히기 직전 우심방이 수축할 때의 정맥압을 나타낸다. 큰 A 파동은 삼첨판협착증에서 보이며, 부분적으로 막힌 삼첨판막 입구에 대항하는 우심방 수축의 결과이다. 또한 이것은 심근증심장근육증(cardiomyopathy) 또는 폐심장증(corpulmonale)처럼 우심실의 탄력성 감소 상태에서 볼 수 있다.

C파

C파는 수축기 동안 삼첨판막의 폐쇄로 인하여 강력하게 뒤쪽으로 밀려 전달되는 자극이다.

X 하강

아래로 향하는 X 경사는 수동적으로 심방에 혈액이 채워질 때 나타나는 파형이다.

박스 12-2 경정맥압 파형 – 계속

V파

V파는 두 번째로 보이는 파형으로, 삼첨판막이 닫히면서 우심실 수축의 결과로 인한 우심방의 압력과 늘어난 혈량을 나타낸다. 두드러지게 나타나는 V파는 종종 삼첨판역류증이나 일차 우심부전(right heart failure)을 의미한다.

Y 하강

V파 다음으로 내려가는 Y파는 삼첨판막이 열렸을 때 심실로 빠르게 혈액이 채워지면서 나타나는 파형이다.

촉진

검진	이론적 근거
1. 심장을 덮는 흉벽 부분인 전흉부앞가슴를 촉진하는 동안 환자를 똑바로 눕힌다. 손바닥과 손바닥 옆면 및 손가락 끝은 압력과 진동에 가장 민감하다. 네 손가락의 끝을 흉부 위에 부드럽게 올려 두고 심장의 움직임에 따라 손이 올라오도록 한다.	**1.** 촉진은 의사가 심장의 우심증오른심장증(dextrocardia), 심실 비대, 팽창, 올림(lift) 또는 진동음(thrill) 같은 이상을 감지하기 위해 만져보는 것이다.
2. [그림 12–8]과 같이 심첨맥박(최대심장박동점, point of maximal impulse, PMI)을 촉진한다.	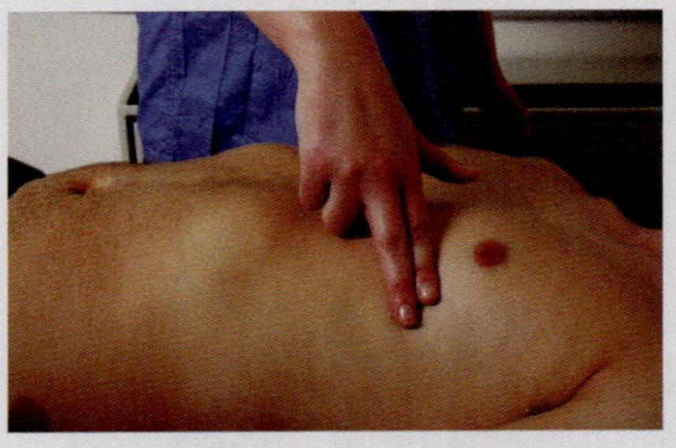 그림 12-8 심첨맥박 촉진
a. 쇄골 중앙선 및 흉골판복장뼈판과 연관하여 PMI의 위치를 파악한다. 심첨박동(PMI)은 보통 5번째 늑간의 왼쪽 쇄골 중앙선의 옆면에 위치한다.	**a.** 심첨박동(PMI)의 좌우 편차는 원래 가지고 있는 질환의 변화를 나타낸다. 또한 비만, 큰 유방, 과한 근육 조직이 촉진을 방해하고 있지 않은지 고려한다.
b. 크기를 파악한다.	**b.** 심첨박동(PMI)은 반경 1cm 내로 촉진되어야 한다. 1cm보다 큰 것은 비정상으로 간주한다. 예를 들어, 커진 심첨박동(PMI)과 함께 옆쪽으로 이동하였다면 좌심실 비대일 수 있다.
c. 강도를 확인한다.	**c.** 자극은 부드럽고 간단해야 한다. 융기 또는 올림(heave or lift)은 예상보다 더 퍼져 있고 활발하다. 왼쪽 흉골 경계 주위의 올림(lift)은 우심실 비대를 의미한다. 진동음(thrill)은 촉진할 수 있으며, 보통 4단계의 큰 잡음으로 구분한다. 이것은 일반적으로 혈류흐름의 장애(반월판막 중 하나의 결함과 관련된)를 나타낸다.

검진	이론적 근거
d. 심첨맥박의 횟수와 규칙성을 확인한다.	**d.** 정상적인 심장박동은 분당 60~100회로, 리듬감 있게 뛰어야 한다. 심장박동수가 흡기들숨 시 증가하고 호기날숨 시 감소하면 이를 호흡동성부정맥호흡굴부정맥(respiratory sinus arrhythmia)이라고 한다. 이는 아이들에게서 잘 발견된다.
3. 앙와위바로누운자세의 환자에게 목아래부분의 경동맥박동목동맥박동을 촉진하기 위해 손끝을 사용한다[그림 12-9]. 손가락끝은 압력에 매우 민감하다. 경동맥박동은 반드시 경동맥체목동맥체 아래 부위에서 촉진해야 하는데, 이곳이 자극을 받으면 심장박동이 떨어질 수 있기 때문이다.	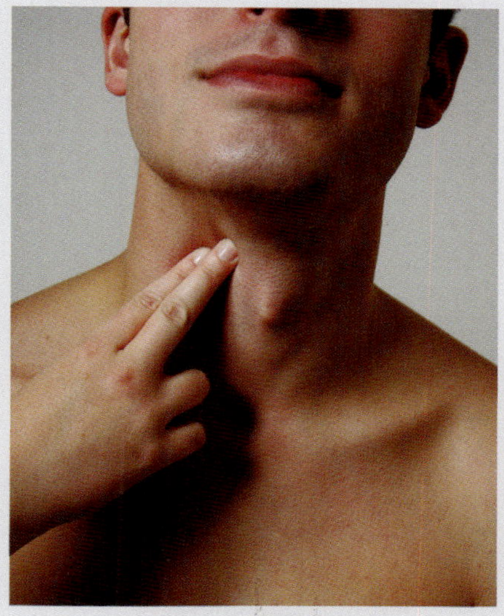 그림 12-9 경동맥박동 촉진
a. 경동맥목동맥을 부드럽게 누르고 각각 따로 촉진한다. 발견된 내용을 비교한다. 절대로 동시에 경동맥을 촉진하지 않는다.	**a.** 아무리 부드럽게 눌러도 판(plaque)으로 인한 압박이나 동맥경화증에 의해 완전 폐색이 올 수도 있으며, 이것이 뇌혈류를 방해할 수도 있다. 그러므로 한번에 하나의 경동맥만 촉진해야 한다.
b. 경동맥을 촉진하는 동안 다른 손은 전흉부에 둔다. 경동맥박동과 제1심장음(S_1)이 동시적인지 확인한다.	**b.** 맥박이 똑같지 않으면 이는 경동맥폐색목동맥폐색일 수 있다.
4. 환자가 계속 앙와위에서 다른 6개의 주요 동맥혈관(상완위팔, 요골노뼈, 척골자뼈, 슬와오금, 족배발등, 후경골뒤정강)을 양쪽으로 촉진한다. 맥박이 있는지, 횟수는 같은지, 뛰는 강도는 어떤지 확인한다. • 상완동맥위팔동맥(brachial artery) • 요골동맥노동맥(radial artery) • 척골동맥자동맥(ulnar artery) • 슬와동맥오금동맥(popliteal artery) • 족배동맥발등동맥(dorsalis pedis artery) • 후경골동맥뒤정강동맥(posterior tibial artery)	**4.** 팔다리의 맥박을 각각 측정하면서 양쪽으로 비교한다. 맥박의 강도는 양쪽이 대칭적으로 같아야 한다. 맥박은 진폭에 따라 0~4의 등급으로 나뉜다. • +4: 힘찬 박동(bounding) • +3: 맥박항진(full, increased) • +2: 정상맥 • +1: 약맥(희미하게, 약하게, 겨우 촉진) • +0: 맥박없음(absent) 맥박이 뛰지 않는 것은 말초혈액순환폐색의 징후일 수 있다. 말초맥박의 부재는 도플러검사로 확인할 수 있다. 맥박의 감소는 말초로 혈액순환이 잘 되지 않음을 의미하며, 부종이 있으면 맥박의 진폭이 감소한다.

검진	이론적 근거
5. 팔다리의 동맥순환을 사정하기 위해 모세혈관이 채워지는 시간(모세혈관 충만 시간, refill time)을 주목한다. 손톱판을 눌러 창백하게 한 후 손을 누르는 압박을 제거하면 3초 이내로 혈류가 돌아와 손톱 색깔이 다시 돌아와야 한다.	**5.** 손톱의 색이 바로 돌아오지 않는다면 동맥부전동맥기능상실을 생각할 수 있다.
6. 팔다리의 함요부종오목부종(pitting edema)을 유의한다. 함요부종은 일단 손가락을 떼면 피부에 자국을 남긴다.	**6.** 부종은 신체의 병리적 기능장애의 결과일 수 있다. 그러나 부종은 심장 기능의 중요한 지표이다. 예를 들어, 우심부전이 있으면 체액량이 증가하여 혈관 내 정수압이 증가한다. 이러한 결과로 신체의 체위의존부종(dependent edema)을 초래한다. 함요부종은 심부전, 신부전콩팥기능상실(renal failure), 간부전간기능상실(liver failure) 또는 정맥 정체를 초래하는 정맥부전정맥기능상실의 결과이다. 함요부종의 등급은 [표 12-2]에서 처럼 1+~4+까지로 분류한다. 만약 양쪽 모두에서 함요부종이 나타나면 울혈심부전일 수 있고, 한쪽에서만 나타나면 주요 정맥폐쇄라고 생각할 수 있다.
7. 팔다리의 혈전정맥염(thrombophlebitis)을 평가한다.	**7.** 혈전정맥염은 환자에게 폐색전증(pulmonary embolism)과 만성 정맥부전을 초래한다. 심부정맥혈전증(DVT)은 경골정강뼈 반대편 장딴지를 누르면 통증과 압통이 있고, 근육이 경직된다. 또한 열감(heat)이나 설명할 수 없는 열(fever)과 빈맥빠른맥도 잘 관찰한다.

표 12-2 함요부종

등급	의미	부종 깊이	되돌아오는 시간
4+	중증	8mm	2~5분
3+	중간	6mm	1~2분
2+	경증	4mm	10~15초
1+	미약	2mm	빨리 사라짐

타진

타진(percussion)은 심첨박동(PMI)을 확인할 때 시진이나 촉진보다는 신뢰가 덜 가는 방법이다. 좌심실과 우심실 비대에 대한 정보는 다른 사정 방법들이 더 좋을 수 있다. 흉부 X-선은 검진자에게 폐나 골격계통뼈대계통에 대한 정보뿐만 아니라 심장 경계면을 자세하게 보여 준다.

검진	이론적 근거
1. 심장 경계면을 타진한다. 전액와선앞겨드랑선(arterior axillary line)부터 타진하기 시작하여 가운데로 옮겨 가면서 흉골을 향해 늑간강갈비사이공간을 따라 타진한다. 왼쪽에서는 공명음 상실에서 둔탁음까지를 심첨 부위의 심첨박동 근처에서 들을 수 있다. 심첨박동은 보통 왼쪽 쇄골 중앙선 5번째 늑간강 바로 외측면에 위치해 있다는 것을 기억하라.	**1.** 공명음에서 둔탁음까지의 예기치 않은 변화는 비만, 임신, 과한 근육, 병리적 질병 때문으로 인한 심실 비대가 있음을 의미한다.

청진

검진	이론적 근거
1. 청진하기 전 따뜻하고 편안한 상태로 있게 한다. 검사를 진행할 때도 조용한 환경을 유지하도록 한다.	**1.** 환자가 편안함을 느끼는 것은 중요하다. 오한, 진전, 주위의 소음 등이 있으면 낮은 심장박동을 듣기 힘들다.
2. 환자가 똑바로 앉은 상태에서 앞쪽으로 살짝 기울게 하고 상의를 벗도록 한다[그림 12-10]. 피부에 따뜻한 청진기를 직접 대고 5군데의 모든 청진 부위를 먼저 판막형(diaphragm)으로, 그 다음에 종형(bell)으로 청진한다. [그림 12-11]은 5곳의 기본 청진 부위(대동맥판막, 폐동맥판막, 2번째 폐동맥판막, 삼첨판막, 승모판막 또는 심첨)이다.	**2.** 판막형 청진기는 높은 소리의 심잡음을 더 잘 들을 수 있는 반면, 종형 청진기는 혈액이 채워질 때 나는 낮은 음을 더 효과적으로 들을 수 있다.

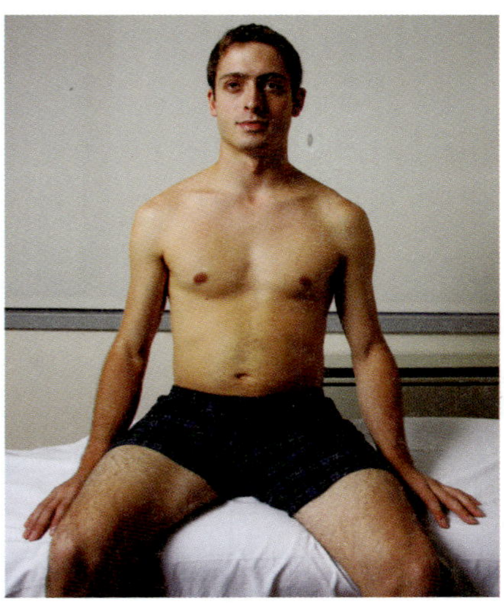

그림 12-10 청진을 위한 처음 자세

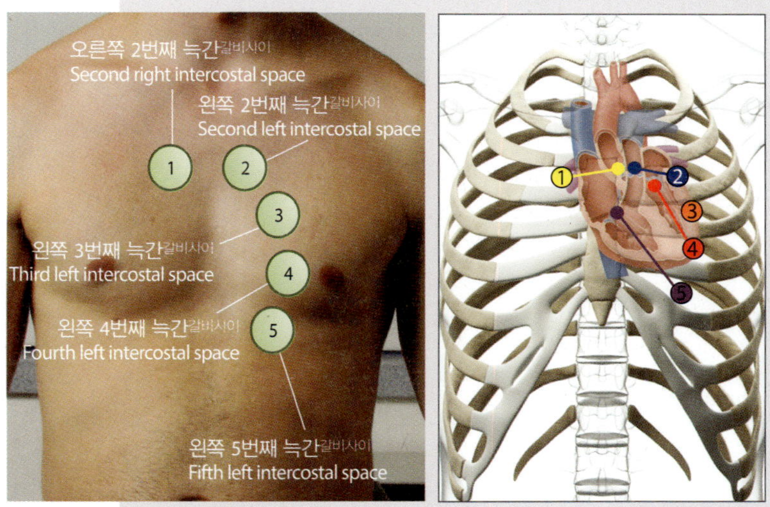

그림 12-11 5곳의 기본 청진 부위. 1. 대동맥판막, 2. 폐동맥판막, 3. 2번째 폐동맥판막, 4. 삼첨판막, 5. 승모판막 또는 심첨

검진	이론적 근거
3. 환자의 상태가 괜찮으면, [그림 12-12]처럼 반듯이 누운 자세와 왼쪽 옆면으로 누운자세에서 청진을 한다. 우심증(dextrocardia)이 있는 환자는 심장이 오른쪽으로 돌아 있기 때문에 오른쪽 옆으로 누운자세에서 검사를 해야 한다.	**3.** 환자의 자세를 바꾸면 검진자가 다양한 소리를 들을 수 있다. 예를 들어, 높은 소리의 심잡음은 똑바로 선 자세에서 더 잘 들리며, 낮은 소리인 이완기 혈액 충만 때 나는 소리는 왼쪽 옆으로 누운자세에서 더 잘 들린다.

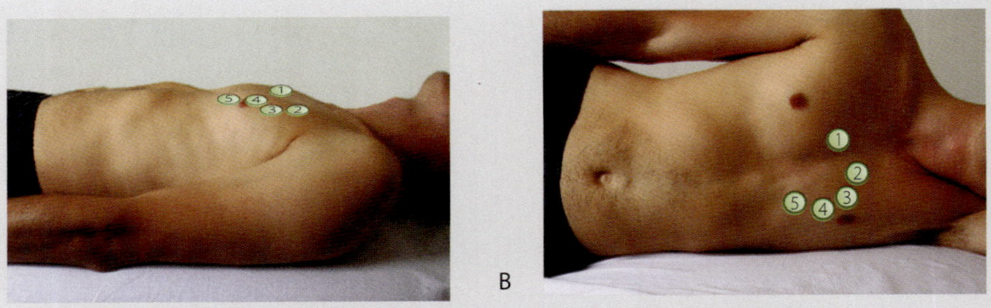

A B

그림 12-12 전통적인 청진 부위를 청진하기 위한 각기 다른 자세: A. 앙와위 B. 왼쪽 옆으로 누운자세

검진	이론적 근거
4. 청진을 할 때 빠르게 한 부위에서 다른 부위로 이동하는 것보다 천천히 순차적으로 움직이는 것이 중요하다.	**4.** 너무 빠르게 움직일 경우 비정상 징후를 놓칠 수 있다.
a. 모든 부위에서의 심장주기의 각 구성 요소를 분리한다. 그러나 다섯 군데의 청진 부위만 청진하지 않도록 한다. 청진기로 심장박동 소리를 들으면서 강도, 높이, 위치, 방사, 기간과 시간의 미묘한 차이점을 알 수 있도록 시간 간격을 둔다.	**a.** 이러한 구분은 심잡음 혹은 판막기능장애 같은 잠재적인 문제에 대한 의학적 단서를 제공한다.
b. 심장 소리를 구별한다. [박스 12-3]은 심장음에 대하여 설명하고 있다. 이외의 심장음은 심장주기의 위치에 따라 분류한다. [표 12-3]은 심장외음심장바깥음을 설명하고 있다. 심잡음을 사정한다. 시기, 강도, 양상, 위치, 방사에 따라 분류한다. [표 12-4]는 다양한 심잡음을, [표 12-5]는 분류를 설명하고 있다.	**b.** 기타 다른 심장 소리가 나타나는 것은 심장에 문제가 있는 것이며, 추후 검사를 시행해야 한다. 심잡음은 심장과 큰 혈관을 통해 흐르는 혈액이 소용돌이치면서 나는 진동에 의해 발생한다. 이는 정상이거나 비정상인 판막을 통해 빠르게 혈액이 이동하거나 잘 열리지 않는 판막이나 이완된 심장을 통해 혈액이 앞쪽으로 이동하면서 또는 판막부전판막기능상실, 중격사이막 결손이나 동맥관개존증으로 인해 혈액이 역류하면서 발생하는 소리이다. 심각한 잡음은 대부분 판막의 해부학적 장애로 발생한다. 많은 잡음은 특히 어린이, 청소년, 어린 운동선수들에게는 양성(benign)이다. 이는 큰 심장의 방(chamber)에서 작은 혈관으로 수축기 혈액이 활발하게 흐르기 때문이다. 이완기 잡음은 항상 중요한데, 잠재적인 심장질환을 나타내기 때문이다.

박스 12-3 심장음

네 개의 기본적인 심장음은 S_1, S_2, S_3, S_4이다. S_1은 수축기 시작을 나타내며, S_2는 이완기 시작 신호이다. 둘 다 각각 쿵–쾅("lub–dub") 소리이며 ,청진하는 동안 각각 분리되어 들려야 하는데, 다양한 소리가 중요한 진단 단서가 되기 때문이다. S_3, S_4는 때로 심장외음(extracardiac sound)으로 분류되지만 병리적 상태의 필수적인 징후는 아니다. S_3, S_4는 환자의 예전과 달라진 심장음이거나 심장주기의 이상과 관련하여 사정해야 한다.

제1심장음(S_1)

S_1은 제1심장음으로, 승모판막과 삼첨판막이 닫힐 때 나는 소리이다. 강도는 승모판막이나 심첨에서 가장 크게 들리며, 청진기의 판막으로 가장 잘 들린다. 심장음의 강도가 높아지는 경우는 혈액의 점성이 증가하거나 승모판협착이 있을 때이다. 강도가 감소되는 경우는 지방 축적(비만으로 인한) 또는 체액 축적(심낭액심장막액으로 인한), 전신성 고혈압이나 폐고혈압 그리고 승모판막의 섬유증이나 석회화일 때이다. 류마티스열이 있을 때도 나타날 수 있다. S_1은 일반적으로 한 가지 소리로만 들리지만, 좌심실, 우심실의 비동시적인 수축으로 인해 분열음이 나타날 수도 있다. S_1의 분열음은 삼첨판막에서 가장 잘 들린다.

제2심장음(S_2)

S_2는 제2심장음으로, 대동맥판막과 폐동맥판막이 닫힐 때 들리는 소리이다. S_2는 청진기의 판막으로 대동맥 주위에 있는 심장 기저부에서 가장 잘 들린다. 우심실의 수축기 박출 시간이 좌심실보다 길기 때문에 폐동맥판막은 대동맥판막보다 약간 늦게 닫힌다. 이러한 비동시성 판막폐쇄를 생리적 분열음이라고 하며, 이는 폐동맥 주위에서 호기가 정점에 달했을 때 가장 잘 들린다.

S_2의 비정상적 분열음은 우심실에서 혈액이 비워지는 것이 지연되고, 폐동맥판막이 닫히는 시간이 지연되면서 나타난다. 이 상태는 우각차단오른방실다발갈래차단(right bundle branch block)이나 폐동맥판협착허파동맥판협착에서도 나타날 수 있다. 모순분열음(paradoxic split)은 좌각차단왼방실다발갈래차단(left bundle branch block)에서 발생하며, 이는 대동맥판막이 늦게 닫힌 결과이다. 이를 역전분열음(reverse split)이라고도 하며, 호기 동안 나타난다. 고정분열음(fixed split)은 호흡의 영향을 받지 않으며, 심방사이막 결손의 특징이다. S_2의 강도가 증가하는 상태는 전신성 고혈압과 폐고혈압, 운동, 승모판협착증, 울혈심부전 등이다. S_2의 강도가 감소하는 경우는 저혈압으로 인한 쇼크 상태, 대동맥협착이나 폐동맥협착과 지방 축적 또는 심장에 체액이 과잉으로 축적될 때 이다.

제3심장음(S_3)

S_3는 이완기 초기에 나는 소리로, 심방에서 나오는 혈액의 수동적인 흐름으로 인해 발생한다. 이 소리는 낮은 음역대이며, 환자가 왼쪽으로 누웠을 때 청진기의 종형(bell)으로 가장 잘 들린다. 환자가 다리를 들었을 때 정맥귀환량이 증가하면서 소리가 더 쉽게 들릴 수 있다. S_3음을 들을 수 있는 심장주기리듬은 "켄(ken)–터(tuc)–키(ky)"의 리듬과 비슷하다. S_3는 심실분마음심실말발굽음(ventricular gallop) 또는 수축초기분마음수축초기말발굽음(protosystdic gallop)이라고도 한다.

이 소리는 아이들과 젊은 성인들에게는 정상적이지만 40세 이상에게는 수축기장애의 징후이며, 비정상적으로 빠르게 심실이 혈액으로 채워질 때 발생한다. S_3는 충만압력(filling pressure)이 증가하거나 심실이 순응하지 않으면 강도가 증가한다. S_3는 S_2에 이어 바로 나타나므로 S_3와 S_2를 생리적으로 구별하는 것이 어렵다. S_3는 심첨에서 가장 잘 들리며 호흡에 의해 영향을 받지 않는 소리인 반면, S_2는 호흡에 따라 달라지며 폐동맥판막 주위에서 가장 잘 들린다.

제4심장음(S_4)

S_4는 S_1 직전에 나타나며, 이완기말에 들린다. 환자가 왼쪽으로 누운자세를 취했을 때 심첨이나 승모판막 주위에서 종형 청진기로 가장 잘 들을 수 있다. S_4의 심장주기리듬은 "테(ten)–네(es)–시(see)."와 유사하다. S_4는 심방분마음심방말발굽음(atrial gallop) 또는 수축기전분마음수축기전말발굽음(presystolic gallop)이라고 한다.

S_4는 이완에 저항하는 순응하지 않는 심실 상태를 나타내는 이완기장애에서 특징적으로 들린다. 관련된 질환으로 고혈압, 관상동맥질환, 임신 같은 높은 박출 상태(high–output states), 최근의 심근경색과 대동맥판협착증 등이 있다. S_4가 발생하려면 순응하지 않은 심실에 대한 심방 수축이 있어야 한다. 그러므로 심방세동심방잔떨림(artial fibrillation)이나 방실해리(atriventricular dissociation) 같은 리듬에서는 들리지 않는다.

표 12-3 심장외음

심장음	부위/특징	관련 질환
수축기 박출클릭박출째깍음 Systolic ejection clicks		
승모판막 박출클릭 Mitral ejection click	▪ 심첨에서 가장 잘 들림 ▪ 가장 흔한 분출음	승모판탈출증(mitral valve prolapsed); 승모판역류증(클릭음째깍음이 부드럽게 울리는 심잡음이 동반)

표 12-3 심장외음 – 계속

심장음	부위/특징	관련 질환
대동맥판막 박출클릭 Aortic ejection click	■ 기저부와 심첨에서 가장 잘 들림(보통 심첨에서 더 크게 들림) ■ 호흡과 무관함	상행대동맥류오름대동맥류, 대동맥축착증(COA), 대동맥 확장을 동반한 고혈압, 대동맥협착증, 대동맥폐쇄
폐동맥판막 박출클릭 Pulmonary ejection click	■ 폐동맥 주위의 기저부에서 들림 ■ 호흡에 의해 현저하게 변함 ■ 흡기 시 강도가 감소(사라질 수도 있음) ■ 호기 시 강도 증가	폐동맥판협착증허파동맥판협착증, 폐고혈압, 원인불명성 폐동맥 확대, 갑상선항진증
이완기음 Diastolic sounds		
승모판막 개방음 Opening snap of the mitral valve	■ 심첨 바로 내측에서 가장 잘 들림 ■ 기저부로 방사 ■ 심실의 혈액 충만음보다 더 날카롭고 높은 음역대	승모판협착증(90% 이상에서 발견)
삼첨판막 개방음 Opening snap of the tricuspid valve	■ 승모판막이 더 크게 열리는 소리와 구별하기 힘듦 ■ 종종 승모판막 소리에 묻힘	때때로 심방사이막 결손에서 들리지만 반면에 진단적 가치는 작음
기타		
심낭마찰음심장막비빔소리 Pericardial friction rub	■ 똑바른 자세에서 살짝 앞으로 기운 상태에서 때 왼쪽 흉골의 가장자리에서 가장 잘 들림 ■ 높은 음역대, 긁는 듯한 소리 ■ 숨을 참아도 없어지지 않음(흉막마찰음가슴막비빔소리와 다름)	고혈압이 있고 종격동에 공기가 차 있는 요독성 심낭염, 심근경색(첫 주에 몇 시간 동안만 나타날 수 있음)
종격동 잡음 Mediastinal crunch	■ 오도독소리 또는 삐걱거리는 소리가 무작위로 들림, 심장과 호흡주기와 간접적으로 관련 있음 ■ 호만징후(Hamman's sign)라고도 함	심장수술이 원인일 수 있음

표 12-4 심잡음의 종류

종류	시기	부위/ 방사/ 특징
수축기 잡음 Systolic murmurs		
승모판역류 Mitral regurgitation	온수축기전수축기 Holosystolic	■ 왼쪽 흉골 경계의 심첨에서 가장 잘 들림 ■ 액와겨드랑 중앙선으로 방사되며, 때때로 왼쪽아래 흉곽가슴우리으로 방사함 ■ 호흡의 영향을 받지 않음
삼첨판역류 Tricuspid regurgitation	온수축기 Holosystolic	■ 3번째~5번째 늑간(intercostal space, ICS)의 흉골 주위 경계부에서 가장 잘 들림 ■ 호흡 시 더 커짐
심실중격결손심실사이막결손 Ventricular septal defect	온수축기 Holosystolic	■ 3번째~5번째 늑간의 왼쪽 흉골 경계부에서 가장 잘 들림 ■ 흉골 주위 경계로 방사될 수 있음
대동맥판협착 Aortic stenosis	수축기중기 Midsystolic	■ 일반적으로 2번째 늑간에서 가장 잘 들리지만 가끔 3번째~4번째 늑간, 심첨의 아래쪽 흉골 부위(sterna border)에서도 들림 ■ 경동맥으로 방사함
폐동맥판협착 Pulmonic stenosis	수축기중기 Midsystolic	■ 왼쪽 2번째 늑간에서 가장 잘 들림 ■ 경동맥으로 방사할 수 있으며, 오른쪽보다 왼쪽에서 더 잘 들림
이완기 잡음 Diastolic murmurs		
승모판협착 Mitral stenosis	초기 이완기 Early diastole	■ 승모판막 주위에서 가장 잘 들림 ■ 보통 방사되지 않음
삼첨판역류 Tricuspid regurgitation	이완기 Diastolic	■ 삼첨판막 주위 또는 상복부명치에서 가장 잘 들림 ■ 약간 방사됨
대동맥판역류 Aortic regurgitation	이완기1/3 지점 Present through the first third of diastole	■ 심장 기저부의 대동맥 부위에서 가장 잘 들림 ■ 호흡에 의해 변하지 않음
폐동맥판역류허파동맥판역류 Pulmonic regurgitation	이완기 Diastolic	■ 폐동맥 주위에서 가장 잘 들림 ■ 방사되지 않음

표 12–5 심잡음의 분류

특성	설명
시간	초기, 중기, 말기, 온수축기, 이완기 또는 지속적임
강도	1단계: 매우 희미함. 조용한 방에서도 거의 안 들림 2단계: 낮지만 조용한 방에서 들림 3단계: 진동음(thrill) 없이 중간 정도의 소리로 들림 4단계: 진동음과 같이 쉽고 크게 들림 5단계: 매우 크며, 쉽게 진동음을 만지면서 들을 수 있음 6단계: 매우 크며, 진동음을 촉진하고 볼 수 있음. 흉부에서 청진기로 완벽히 들을 수 있음
양상	점점 증가, 점점 감소 또는 점차 증가/ 점차 감소(다이아몬드 모양이라고도 불림)
위치	가장 큰 강도를 나타내는 부분에서 해부학적 표지점과 관련되어 설명됨. 즉, 대동맥판막, 승모판막, 폐동맥판막, 삼첨판막이 있는 부분에서 가장 잘 들림
방사	신체 다른 부분에서 잡음이 들리는 것을 의미함(심장음을 가장 높은 강도로 들을 수 있는 곳에서 가장 멀리 떨어진 부위)

진단적 추론

의료인은 건강력과 신체검진 결과를 토대로 사정 및 계획을 세우게 된다. 예를 들어, 환자는 진단을 내리는 데 도움이 되는 많은 증상들을 이야기할 것이다. 그러면 과거병력과 신체검진 결과에서 발견된 소견들로 한 개 또는 두 개 정도의 진단을 내릴 수 있다. [표 12–6]은 흉통과 관련된 일반적인 질환들의 감별 진단들을 설명한 것이다.

[박스 12–4]는 심혈관계와 관련된 문제들에 대한 일반적인 진단검사에 대해 설명하고 있다.

표 12–6 흉통의 감별 진단

감별 진단	환자 건강력의 특이 소견	신체검진의 특이 소견	진단검사
심근경색 Myocardial infarction	갑작스러운 협심통가슴조임통증 발생, 무겁게 누르는 느낌, 으깨는 듯하고 쥐어짜는 듯한 흉통으로 팔, 어깨, 목으로 방사됨, 오심, 피로, 운동할 수 없음	발한, 호흡곤란, 불안, 서맥느린맥 또는 빈맥, 심계항진	12–유도 심전도(ECG), 심초음파, 심장 카테터삽입, 심근동종효소(CK–MB), troponin I
대동맥박리 Aortic dissection	찢어지는 듯한 흉통으로 어깨나 등으로 방사하는 통증이 갑작스럽게 발생	고혈압, 대동맥 이완기 잡음	심초음파, CT scan
심낭염 Pericarditis	팔, 어깨, 등 또는 목으로 퍼지는 날카로운(sharp) 통증이 다양하게 나타남. 기침하면 심해짐. 열이 남	빈맥, 심낭마찰음	심전도, 백혈구검사(WBC) 흉부 X–선

Note: CT, computed tomography; ECG, electrocardiogram; WBC, white blood cell count.

박스 12–4 진단적 검사

심혈관의 문제로 흉통이 나타나는 경우 진단을 내리기 위해서 많은 검사를 실시한다. 다음 검사들은 유용한 진단 정보를 제공한다.

심전도(Electrocardiogram: ECG)

12–유도(lead) ECG는 심장 내 전기적 활동의 삼차원적 사진을 보여 준다. 이것은 심장의 상태에 대해 풍부한 정보를 알려 주며, 다른 진단검사를 할 수 있는 기초 자료를 제공해 준다.

심초음파(Echocardiogram: EKG)

심초음파(Echo라고 불림)는 변환기(transducer)라고 불리는 기기를 통해 고주파의 초음파를 이용하는 방법이다. 이 기기는 음파의 반사파가 심장의 다른 부분을 맞고 다시 되돌아올 때 음파의 반사파를 포착한다. 이 반사파는 비디오 스크린으로 볼 수 있는 움직이는 심장 사진으로 바뀐다. 심잡음(또는 째깍음), 심장 비대, 설명하기 어려운 흉통, 호흡곤란 또는 불규칙적인 심장박동의 원인을 살펴본다.

심초음파의 기능은 다음과 같다.

- 흉벽심장벽의 두께와 움직임을 확인한다.
- 심장판막을 보고 판막이 얼마나 잘 작동하고 있는지 본다.
- 인공 심장판막의 작동 상태를 확인한다.

박스 12-4 진단적 검사-계속

- 심장의 크기와 모양을 측정한다.
- 심장의 혈액 펌프 능력을 확인한다(심장의 일 수행 능력).

초음파를 하는 동안, 의사는 심장이 매번 박동하면서 내보내는 혈액량을 계산한다(분출계수, ejection fraction).

복부초음파배초음파**(Ultrasound of abdomen)**

복부초음파는 확실한 질병력이 있거나 현재 동맥류의 증상을 보이는 노인들에게 적절한 진단검사이다.

흉부 X-선(Chest X-ray)

흉부 X-선은 심장 구조를 시각적으로 볼 수 있는 비침습성이면서 경제적인 검사이다. 심장과 큰 혈관은 적당히 치밀하므로 필름에서는 회색 부분으로 나타난다. 이는 또한 폐의 병리적 가능성을 배제하는 데 도움을 줄 수 있다.

혈액검사(Hematologic studies)

혈액검사(ABG, CBC, 일반 화학검사, 지질검사, 혈앨응고검사, CK-MB, and troponin I)는 다양한 구성 성분과 혈액의 특성(이산화탄소, 산소, 적혈구, 전해질, 혈중지질농도, 혈액응고 시간)을 분석한다. 심근동종효소(CK-MB isoenzyme)는 손상된 심근 조직에 대한 정보를 제공한다. 그러나 트로포닌 I(Troponh I)가 심근경색을 진단하는 데 더 좋은 진단 표식자이다.

심장카테터삽입(Cardiac catheterization)

진단검사의 결과에 따라 심근 손상이 더 진행되는 것을 방지하기 위해 긴급하게 침습적 치료나 수술이 필요할 수 있다.

심장카테터삽입은 관상동맥의 혈류흐름에 관한 심층적인 정보를 제공할 수 있는 침습적 혈역학적 진단 방법이다.

동맥을 통해 다시 혈류가 잘 통하도록 풍선요법이나 스텐트를 삽입하기도 한다.

특수대상자의 심혈관계사정

임산부에 대한 고려사항

임신은 심혈관계에 중요한 변화를 가져온다.

- 임산부의 혈액량은 단태아임신으로 약 I, 600mL, 다태아임신으로 2, 000mL가 증가한다.
- 혈액량의 증가는 임신 첫 3개월 동안 증가하고, 약 30주에 정체기에 접어든다.
- 단태아임신의 경우 혈액량이 임신 전보다 약 50% 증가한다.
- 혈액량은 출산 후 3~4주면 임신 전의 상태로 돌아온다.
- 임산부의 심장박동은 빠르면 임신 7주부터 증가한다.
- 심장박동수는 임신 전보다 약 20% 증가한다. 이것은 증가한 혈액량을 받아들이기 위한 보상작용이다.
- 임산부의 심장박출량은 대략 임신 10주에 증가하고, 25~32주에는 임신 이전 수치의 50%를 넘는 수준이 된다.
- 임산부 혈압은 임신 첫 3개월간 감소하고 그다음 3개월 동안 최저치에 도달한 후 임신 마지막 두 달 동안 임신 이전의 혈압 수치로 돌아간다.
- 시진, 촉진, 타진, 청진의 방법은 임신하지 않은 환자들과 같다. 그러나 환자가 똑바로 누웠을 때 대동정맥증후군(aortocaval syndrome)이 있을 수 있으며, 자궁을 왼쪽으로 이동시킬 필요가 있다.
- 대동정맥증후군은 태아의 무게로 인해 큰 혈관들이 압박을 받아 나타나며, 이르면 임신 13~16주에 발생할 수 있다.
- 타진 시 심첨 부위가 왼쪽 옆으로 이동한 것을 알 수 있다. 이는 임산부에게서 흔히 볼 수 있다.

신생아에 대한 고려사항

일반적인 사항

- 신생아의 심장 상태 검사는 폐순환에 대한 태아의 갑작스러운 변화 때문에 힘들 수 있다는 것을 명심한다.
- 생후 24시간 이내에 심장을 검사하고, 2~3일 후에 다시 검사한다.
- 혈압을 측정한다(모든 신생아들 기본 측정). 심장 이상이 의심되면 팔다리에서 모두 측정한다. 다리보다 팔의 혈압이 현저하게 높으면 대동맥축착증(coarctation of the aorta)을 뜻한다.
- 피부, 폐, 간을 포함하여 정밀하게 심장을 검진한다.

특수대상자의 심혈관계사정-계속

시진

피부를 주의 깊게 검사한다. 피부와 점막은 분홍색이어야 한다. 출생 시 청색증은 큰 혈관의 위치 변화, Fallot 4 증후군(Tetralogy of Fallot), 심한 중격 결손(severe septal defects) 또는 폐동맥판협착(pulmonic stenosis)일 수 있다. 말단청색증(Acrocyanosis: 손과 발에 청색증)이 나타날 수 있으며, 보통 출생 후 몇 시간 뒤면 감소한다.

촉진

- 1분 동안 심첨맥박을 측정한다.
- 해부학적 변화에 대해 살펴본다. 심장은 흉부에 수평으로 놓여져 있으며, 유두선젖꼭지샘의 왼쪽에 심첨이 있다.
- 결과적으로 심첨맥박은 4, 5번 늑간강보다 더 높고 가운데 정도에 있다. 심첨박동의 위치 변화는 기흉공기가슴증(pneumothorax; 기흉이 있는 반대쪽으로 심첨박동 이동), 우심증(dextrocardia; 심첨박동이 오른쪽으로 이동) 또는 횡격막 탈출일 수 있다. 횡격막 탈출은 왼쪽에서 더 흔하기 때문에 심첨박동은 보통 오른쪽으로 위치가 변할 수 있다.
- 맥박 횟수는 일정하지 않으며, 신체 활동, 울음, 깨어 있는 상태에 따라 영향을 받는다.
- 간을 촉진한다. 커지고 단단해진 간은 우심부전일 수 있으며, 성인과 달리 이는 폐울혈폐종혈(pulmonary congestion)의 전조 증상이다.

청진

- 심장음을 확인한다. 심장음의 생동감은 신생아의 심장 기능에 있어서 중요한 단서이다. 심장음의 생동감이 감소하는 것은 아이가 심부전이 있다는 유일하고 명백한 증거가 될 수 있다.
- 변화의 차이를 파악한다. 제2심장음의 분열음(splitting of S2)은 신생아에게 흔하며, 출생 후 몇 시간 동안 발생한다.
- 빈맥을 사정한다.
- 빈맥은 비교적 심장 문제와 관련이 있다.
- 동성빈맥굴빠른맥은 불안, 통증, 열, 저산소증, 과호흡 또는 저혈량 같은 스트레스 요인에 대한 일반적인 반응이다.
- 성인과 달리 신생아의 심장박출량은 1회 박동량보다 심장박동수와 더 관련이 있다. 빈맥은 심장박출량이 감소하는 것에 대한 전형적인 생리적 반응이다.
- 심잡음을 주의 깊게 청진한다. 90%가 일시적으로 발생하며, 태아순환에서 폐순환으로 전환되기 때문에 발생한다. 이러한 심잡음은 보통 1단계나 2단계의 강도이며, 다른 징후나 증상과는 관련이 없다. 확실한 심잡음은 동맥관개존증동맥관열림증(patent ductus arteriosus), 폐동맥협착이나 대동맥협착 또는 작은 중격 결손을 암시한다.

어린이에 대한 고려사항

맥박, 혈압, 호흡 기능, 일반적인 신체 성장과 발달에 대해 종합적인 평가를 실시한다(어린이들의 정상 혈압 수치는 **표** 12-7에 있다).

시진

심장질환을 가지고 있는 아이를 검사할 때는 발달지연, 곤봉지(clubbing)와 청색증을 세심히 관찰한다.

촉진

심첨맥박의 위치를 확인한다. 8세의 경우 심첨맥박이 쇄골 중앙선상의 5번째 늑간강에서 느껴진다.

청진

어린이 환자들의 정상적 소견의 변화에 주목한다.

- 심장박동수가 흡기 시 더 빠르고 호기 시 느려지는 동성부정맥굴부정맥은 어린이들에게서 나타날 수 있다.
- S_3는 일반적으로 어린이들과 젊은 성인에게서 나타나는 정상 소견이며, 심첨이나 승모판막 부위에서 종형 청진기로 가장 잘 들린다.
- 어린이들의 심장박동수는 성인보다 변동이 더 심하며, 스트레스원에 따라 분당 10~20회 이상의 변동을 보인다(어린이들의 정상 심장박동수는 [표 12-8] 참조).

특수대상자의 심혈관계사정–계속

표 12–7 어린이의 정상 혈압

나이	수축기 혈압(mmHg)	이완기 혈압(mmHg)
출생(12시간, 1,000g 미만)	39~59	16~36
출생(12시간, 3kg)	50~70	25~45
신생아(96시간)	60~90	20~60
6개월	87~105	53~66
2세	95~105	53~66
7세	97~112	57~71
15세	112~128	66~80

표 12–8 어린이의 정상 맥박

나이	깨어 있을 때(회/분)*	잠들어 있을 때(회/분)*
신생아~3개월	85~205	80~160
3개월~2세	100~190	75~160
2세~10세	60~140	60~90
10세 이상	60~100	50~90

*분 당 박동수

노인에 대한 고려사항

- 나이가 들면 심혈관계에 생리적 변화가 온다는 것을 숙지한다.
- 젊은 성인들과 같은 검사 절차를 따른다. 노인들의 심혈관 기능을 측정하기 위해 나이를 고려하여 몇 가지를 수정한다.
- 노인 환자들에게는 천천히 느리게 검진한다. 일부 환자는 자세를 바꿀 때 숨이 찰 수 있으며, 불편함으로 인해 특정 자세를 취할 수 없는 경우도 있다.
- 가능하면, 왼쪽팔과 오른쪽 팔의 혈압을 재고 기록한다. 측정 결과의 차이가 크면 더 높은 쪽의 혈압이 신뢰할만 하다. 수축기 혈압은 나이가 들면서 혈관 탄력성의 감소로 인해 증가하고, 이완기 혈압은 나이의 영향을 덜 받으며 거의 같거나 감소한다.
- 고혈압을 사정한다. 노인들의 고혈압은 수축기압 140mmHg 이상, 이완기압 90mmHg 이상으로 정의한다.
- 복부대동맥배대동맥, 신장동맥콩팥동맥, 장골동맥엉덩동맥의 시진, 촉진, 청진을 통해 복부동맥류배동맥자루를 검사한다. 복부대동맥류배대동맥자루(abdominal aortic aneurysm, AAA)는 비교적 일반적으로 나타나며, 노인에게는 치명적인 영향을 미치는 질환이다. 대동맥박리 환자의 2/3가 남성이다. 미국 질병예방특별위원회(US Preventive Services Task Force)는 65세~75세의 흡연 남성은 증상이 없더라도 복부대동맥 초음파검사를 받아야 한다고 권고하고 있다.
- 고령화와 함께 대퇴동맥넙다리동맥, 장골동맥과 슬와 대동맥류의 발생도 현저히 증가하고 있다. 복부대동맥류로 진전될 위험성이 있는 환자와 동맥류로 진단받은 적이 있는 환자를 적절히 평가할 수 있는 방법을 이해하는 것이 중요하다. 보통 장골동맥류엉덩동맥류는 복부의 아래에서 만져진다. 환자는 대퇴부넓적다리와 슬와 맥박의 유무와 대동맥류 확장이 있는지 검사를 받아야 한다. 슬와동맥 또는 대퇴동맥의 박동이 현저히 나타나면 복부초음파를 하여 복부대동맥류를 확인하고 말초동맥류를 확인하기 위해 다리 초음파검사를 시행한다.

시진

검사를 하는 동안 나이와 관련된 변화에 주목한다.

- 흉곽은 나이가 들면서 전후 지름이 커지며, 척주후만증척주뒤굽음증이 있을 수 있다(이는 심첨박동(PMI) 촉진을 더 어렵게 만든다).
- 목, 이마, 팔다리에 있는 여러 표면 혈관들은 더 두드러지고 구불구불하게 보인다.
- 박동(pulsation)을 보기 위한 복부 시진은 노인들의 심혈관계를 사정하기 위해 필요하다.

특수대상자의 심혈관계사정–계속

촉진

말초맥박은 노인 환자에게서 촉진하기 힘들다. 팔다리의 말초 부분까지 혈류가 잘 흘러가는 것은 모세혈관 충만, 통증, 감각과 체온에 의해 느낄 수 있다.

복부를 촉진하는 동안 배꼽 위 중앙선을 깊이 누른다.

대동맥박동은 대부분의 사람들에게서 쉽게 느껴진다. 윤곽이 뚜렷하고 지름이 3cm보다 큰 박동성 덩어리는 대동맥류를 암시한다. 총장골동맥온엉덩동맥(common iliac arteries)에서는 하복부아랫배에서 만져지는 동맥류가 발생할 수 있다. 환자는 대퇴부 또는 슬와맥박이 있는지, 확장성 동맥류의 가능성이 있는지 검사를 받아야 한다. 현저하게 슬와동맥 또는 대퇴동맥 맥박이 있으면 복부대동맥류가 의심되므로 복부초음파를 실시하고, 말초동맥 동맥류를 확인하기 위해서는 다리동맥초음파를 실시한다.

청진

나이와 관련하여 정상 소견의 변화를 알아야 한다.

- 심내막이 두꺼워진다. 심장판막은 경화되고 섬유화로 인해 손상되어 심잡음이 들린다.
- 심근은 콜라겐 형성의 증가로 인해 노인의 심장은 단단(딱딱)해진다. 따라서 심근의 유연성이 감소하며, 이로 인해 1회 심장박동량과 심장박출량이 감소한다.
- 휴식 시 심장박동수는 나이가 들수록 감소하는데, 이는 심장의 미주신경의 강도가 증가하기 때문이다.
- 노화는 심전도의 변화를 초래한다. 이소성박동주기외박동, 딴곳박동(ectopic beat)은 정상이거나 정상이 아닐 수 있다. 더 나아가 부정맥이 있는지 조사해 봐야 한다.
- S_4는 노인 환자의 심혈관계사정을 하는 동안 흔히 들을 수 있다. 이는 심실벽의 강직성이 증가했기 때문이며, 비대나 허혈과 관련이 있을 수 있다.
- 동맥류의 가능성은 나이가 들면서 증가한다. 대동맥, 신장동맥, 장골동맥, 대퇴동맥에서 잡음(bruits)과 진동음(thrill)이 있는지 반드시 청진해야 한다.

사례 연구

이 장을 통해서 송씨를 소개받아 왔다. 이 장은 그의 병력을 함께 끌어내고, 그 병력을 문서화하고, 신체검진을 입증한다.

주호소(현재 질환)

"가슴을 칼로 찌르는 듯한 통증이 있는데, 사라질 것 같지 않아요."

면담하는 동안 수집된 정보

송씨는 69세의 남성으로, 5년간 운동성 협심증(angina pectoris)과 관상동맥질환(CAD)을 가지고 있다. 협심통은 보통 활동을 일단 멈추면 감소되었으며, 흉통을 완화하기 위해 가끔 혀 밑으로 니트로글리세린(NTG)을 사용했었다. 이러한 전통적인 요법은 그동안 효과가 없는 것으로 나타났다. 통증의 정도가 1~10 중 3~6으로 더 심해졌다. 통증은 흉골하에서 시작하여 왼팔 아래로 번지면서 발한과 오한이 동반되었다. 환자는 현재 호흡곤란, 좌위호흡, 실신, 심계항진이나 기침 등의 증상은 없다.

송씨는 5년 전에 심장도관삽입검사(cardiac catheterization test)로 좌전하행(LAD) 관상동맥질환을 진단받았다. 그 당시에 스텐트(stent)를 삽입하여 관상동맥혈관의 흐름을 원활하게 하였다. 20년 전에는 고혈압을 진단받았으며, 당뇨병이나 고콜레스테롤혈증(hypercholesterolemia)은 없다고 한다. 과거에 수술한 경험이나 어린시절 질병, 최근의 외상 경험도 없다. 현재 극심한 피로감을 느끼며 일상생활을 수행하기가 어려운 상황이다.

송씨의 부모는 돌아가셨다. 그의 어머니는 70세에 폐암으로 사망하였고, 아버지는 고혈압, 관상동맥질환(CAD), 당뇨의 병력이 있었으며, 65세에 심근경색(myocardial infarction)으로 사망하였다. 송씨의 남동생은 65세이며, 생존해 있고, 관상동맥질환(CAD) 병력이 있다.

송씨는 퇴직한 항공기 조종사로, 아내는 죽었고 홀로 산다. 성인이 된 자녀가 세 명 있으며, 주중에 몇 번 그를 방문한다. 그는 매일 1.6km 정도를 걷지만 최근에는 흉통 때문에 못하고 있다. 지난 25년 동안 하루에 담배를 한 갑씩 피웠다. 또한 주말마다 맥주를 세 병 정도 마시며, 기분전환약물은 사용하지 않는다고 한다.

주요 근거	주요 사항
5년간의 관상동맥질환 병력	질환이 진행될 가능성이 있다.
주호소의 1일 기록	흉통은 환자의 기존 치료법으로도 완화되지 않는다. 긴급 진단검사와 치료가 필요하다.
흉통의 정도	통증의 강도가 3~6으로 두 배 증가했다.
기존 치료법이 이제 효과가 없음	환자의 과거병력에 의하면 기존 방법으로 감소된 흉통은 불안정형 협심통(unstable angina)을 암시한다.
흉골하 통증	협심통의 전형적인 위치이다.
흉통의 방사	협심통은 팔다리, 목, 턱까지 방사될 수 있다. 이는 심근경색(MI)의 가능성이 있는 불안정형 협심증이라는 진단을 뒷받침한다.
발한	발한은 협심증과 관련된 흔한 증상이며, 심근경색과도 관련이 있다.
오심	오심은 협심증과 협심통과 관련이 있다.

이름 송○○	날짜 2018/03/05	시간 14:00
	생년월일 1949/12/17	성별 남

병력

주호소

"가슴을 칼로 찌르는 듯한 통증이 있는데, 사라질 것 같지 않아요."

현재병력

송씨는 69세의 남성으로, 5년간 운동성 협심증(angina pectoris)과 관상동맥질환(CAD)을 가지고 있다. 협심통은 보통 활동을 일단 멈추면 감소되었으며, 흉통을 완화하기 위해 가끔 혀 밑으로 니트로글리세린(NTG)을 사용했었다. 이러한 전통적인 요법은 그동안 효과가 없는 것으로 나타났다. 통증의 정도가 1~10 중 3~6으로 더 심해졌다. 통증은 흉골하에서 시작하여 왼팔 아래로 번지면서 발한과 오한이 동반되었다. 환자는 현재 호흡곤란, 좌위호흡, 실신, 심계항진이나 기침 등의 증상은 없다.

투약

아스피린: 혈괴(clot) 형성을 예방하기 위해 매일 81mg 복용; 이날 오전에 마지막으로 복용.
니트로글리세린 혀 밑: 이날 오전에 3회 복용하였으나 통증이 완화되지 않음.
Metoprolol: 고혈압약으로, 하루 두 번 25mg 복용; 이날 오전에 마지막으로 복용.
종합비타민: 비타민 보충을 위해 매일 한 알씩 오전에 복용; 이날 오전에 마지막으로 복용.
니코틴 패치: 금연하기 위해 매일 21mg 붙임; 이날 오전에 교환.
*일차 진료소에서 흉통이 갑자기 악화될 경우 응급 앰뷸런스가 오는 동안 다음 사항을 실행한다.

- 산소 2L/분 비강코안 캐뉼라로 공급.
- 아스피린 325mg 두 알 투여.
- 니트로글리세린을 혀 밑에 5분 간격으로 최대 세 알 투여.

알레르기

없음.

과거병력-질병

5년 전에 심장카테터삽입을 시행하여 좌전하행(LAD)의 관상동맥질환을 진단받음.
고혈압 병력(20년 전 진단), 당뇨나 고콜레스테롤증은 없음.
어린시절 병력 없음.

입원/수술

과거 수술이나 외상 경험 없음.

가족력
부모님 사망. 어머니(폐암), 아버지(고혈압, 관상동맥질환, 당뇨),
남동생은 65세이며, 생존해 있고, 관상동맥질환의 병력이 있음.

사회력
퇴직한 항공기 조종사로, 아내는 죽었고 홀로 산다. 성인이 된 자녀가 세 명 있으며, 주중에 몇 번 그를 방문한다. 그는 매일 1.6km 정도를 걷지만 최근에는 흉통 때문에 못하고 있다. 지난 25년 동안 하루에 담배를 한 갑씩 피웠다. 또한 주말마다 맥주를 세 병 정도 마시며, 기분전환약물은 사용하지 않는다.

계통별 문진

일반적 외모 피로감, ADLs 수행 불가.	**심혈관계** 흉통, 실신, 심계항진 없음.
피부 축축하고 창백.	**호흡기계** 2주 전 금연. 기침, 호흡곤란, 좌위호흡 없음.
눈 원시, 안경 착용.	**소화기계** 오심.
귀 청력 일부 상실, 최근에는 변화 없음.	**비뇨생식기계/부인과계** 소변볼 때 어려움 없음.
코/입/목 변화 없음	**근골격계** 변화 없음
유방 변화 없음.	**신경계** 변화 없음.

신체검진

체중 109kg	체온 37℃	혈압 145/92mmHg
신장 177.8cm	맥박 63회/min	호흡 20회/min

일반적 외모
과체중, 흉부 불편감을 호소하며 침상에 누워 있는 남성. 약간 불안해 함.

피부
피부긴장도는 정상, 약간 창백하고 축축함.

머리/눈/귀/코/인두
좌 · 우 동공은 같으며, 빛에 잘 반응함. 귀와 코는 깨끗하고 분비물 없음.

심혈관계
제1심장음과 제2심장음이 들리고 규칙적임. 분열음, 심잡음, 기타 심장음 들리지 않음.
양측 다리 맥박 강도 1+. 양측 팔 맥박 강도 2+. 경동맥의 잡음 없음.

호흡기계
청진상 양쪽 폐는 깨끗함.

소화기계
복부에서 장음창자소리 확인. 복부는 커져 있으나 촉진상 압통은 없고 부드러움.

비뇨생식기계
검사하지 않음.

근골격계
전반적으로 강도 3~4/5이며, 양쪽 대칭임.

신경계 의식 명료하고 지남력(사람, 장소, 시간) 있음. 심부건반사깊은힘줄반사 2+, 바빈스키반사(−).
기타
임상검사(lab tests) 동맥혈 가스 분석(ABG) − PH : 7.38 PO_2 : 71 PCO_2 : HCO_3 : 23. 전혈구검사(CBC) − Hct : 40% ; Hgb : 13.7g/dL; RBC : 5, 000, 000/mm3; WBC : 7, 200/mm^3; Plt : 225, 000/mm^3. 일반 화학검사 − Na: 141mEq/mL; K: 4.8mEq/mL; Ca 8.6mEq/mL; Cl: 100mEq/mL; Mg: 1.7Eq/mL; Phos: 3.8mg/dL; BUN: 8mg/dL; Cr: 0.8mg/dL; Glu: 118mg/dL. 지질 − Total 222mg/dL; Trigly: 400mg/dL; LDL: 145mg/dL; HDL: 22mg/dL. 혈액응고검사 − PT: 11.5sec; INR: 1.1; PTT: 65sec. CK−MB: → 5%. Troponin I: 상승.
특수검사 심전도: 12유도 심전도상 V1−V4에서 ST분절 상승되어 있고, lead I과 aVL에서 T파가 역위되어 있음. 흉부 X−선 : 노화에 의한 경미한 섬유성 변화가 있으나 깨끗함. 심장은 약간 커져 있음.
최종 검진 결과 지질 상승은 고콜레스테롤혈증을 의미함. 심근효소심장근육효소와 Troponin I의 상승은 심근경색을 의미함. 응급 심장카테터삽입을 의뢰함.

참고문헌

Centers for Disease Control & Prevention. (2016). Aortic aneurysm fact sheet. Retrieved from http://www.cdc.gov/dhdsp/data_statistics/fact_sheets/fs_aortic_aneurysm.htm.

Frich, J., Malterud, K., & Fugelli, P. (2006). Women at risk of coronary heart disease experience barriers to diagnosis and treatment: A qualitative interview study. *Scandinavian Journal of Primary Health Care,* 24, 38–43.

Khan, N. A., Rahim, S. A., Anand, S. S., Simel, D. L., & Panju, A. (2006). Does the clinical examination predict lower extremity peripheral arterial disease? *Journal of the American Medical Association, 295*(5), 536–546.

Klabunde, R. E. (2011). *Cardiovascular physiology concepts.* Philadelphia, PA: Lippincott Williams & Wilkins.

Mangione, S., Nieman, L. Z., Gracely, E., & Kaye, D. (1993). The teaching and practice of cardiac auscultation during internal medicine and cardiology training: Nationwide survey. *Annals of Internal Medicine, 119,* 47–54.

Meininger, J. C. (1997). Primary prevention of cardiovascular disease risk factors: Review and implications for population-based practice. *Advanced Practice Nurse Quarterly, 3*(2), 70–79.

Perloff, J. K. (2010). *Physical examination of the heart and circulation* (4th ed.). Philadelphia, PA: WB Saunders.

Upchurch, G. R., Jr., & Schaub, T. A. (2006). Abdominal aortic aneurysm. *American Family Physician, 73*(7), 1998–1204. http://www.aafp.org/afp/2006/0401/p1198.html.

Wells, P. S., Owen, C., Doucette, S., Fergusson, D., & Tran, H. (2006). Does this patient have deep vein thrombosis? *Journal of the American Medical Association, 295*(2), 199–207.

Chapter 13

내분비계장애

Endocrine Disorders

내분비계는 신체의 대사 과정을 조절한다. 내분비선내분비샘의 일차적인 기능은 다음과 같다.

- 생식을 조절한다.
- 대사를 조절한다.
- 세포외액세포바깥액과 전해질(나트륨, 칼륨, 칼슘, 인)을 조절한다.
- 최적의 내적 환경을 유지한다(예: 혈당 조절).
- 아동기와 청소년기 동안 성장과 발달을 자극한다.

환자의 내분비계를 사정하는 것은 만만치 않은 일이다. 왜냐하면 갑상선이나 고환을 제외한 대부분의 주요 내분비선은 그 위치상 시진, 촉진, 타진 또는 청진을 하기가 불가능하기 때문이다. 또한 호르몬은 전신을 통해 다양한 시스템에 각기 다른 효과를 나타내기 때문에 내분비계사정 시 어려움이 따른다. 따라서 내분비 기능 사정 시 자료를 수집하고 내분비계질환에 대한 근본적인 형태를 파악하는 것이 매우 중요하다.

내분비계의 해부 생리

내분비계는 신체의 조절 기전이며, 전신을 통해 분포되어 있는 내분비선은 복잡한 망으로 구성되어 있다[그림 13-1].

- 시상하부
- 췌장이자
- 뇌하수체
- 부신
- 갑상선과 부갑상선
- 성선생식샘

이러한 내분비선들은 호르몬을 혈행 내로 직접 분비한다. 호르몬은 화학적 메신저로서 순환계로 분비되어 다양한 조직으로 운반되는데, 그 중 적합한 수용체를 가진 표적세포에 신호를 보내고 영향을 미친다. 그런 다음 호르몬은 표적세포에 작용하여 특정한 세포기능을 유발한다. 대부분의 호르몬들은 음성되먹임 기전에 의해 조절되는데, 특정 호르몬의 농도가 증가하면 호르몬 분비가 억제되며, 또한 그 호르몬 분비를 자극하는 호르몬의 농도도 감소된다. [표 13-1]은 호르몬의 주요 작용과 분비 장소를 요약한 것이다.

시상하부

시상하부(hypothalamus)는 갑상선자극호르몬(thyroid-stimulating hormone, TSH)의 분비를 자극하는 갑상선자극호르몬방출호르몬(thyrotopin-releasing hormone, TRH)과 부신피질자극호르몬부신겉질자극호르몬(adrenocorticotropic hormone, ACTH)의 분비를 자극하는 코르티코트로핀방출호르몬(corticotropin-releasing hormone, CRH), 성장호르몬(growth hormone, GH)의 분비를 자극하는 성장호르몬방출호르몬(growth hormone-releasing hormone, GHRH), 성장호르몬의 분비를 억제하는 성장호르몬억제호르몬(growth hormone-inhibiting hormone, GHIH)으로 알려진 소마토스타틴(somatostatin) 그리고 프로락틴(prolactin)의 분비를 억제하는 프로락틴억제인자(prolactin-inhibiting factor, PIF)를 분비한다.

뇌하수체

뇌하수체(pituitary gland, hypophysis)는 전엽앞엽과 후엽뒤엽으로 구성된다.

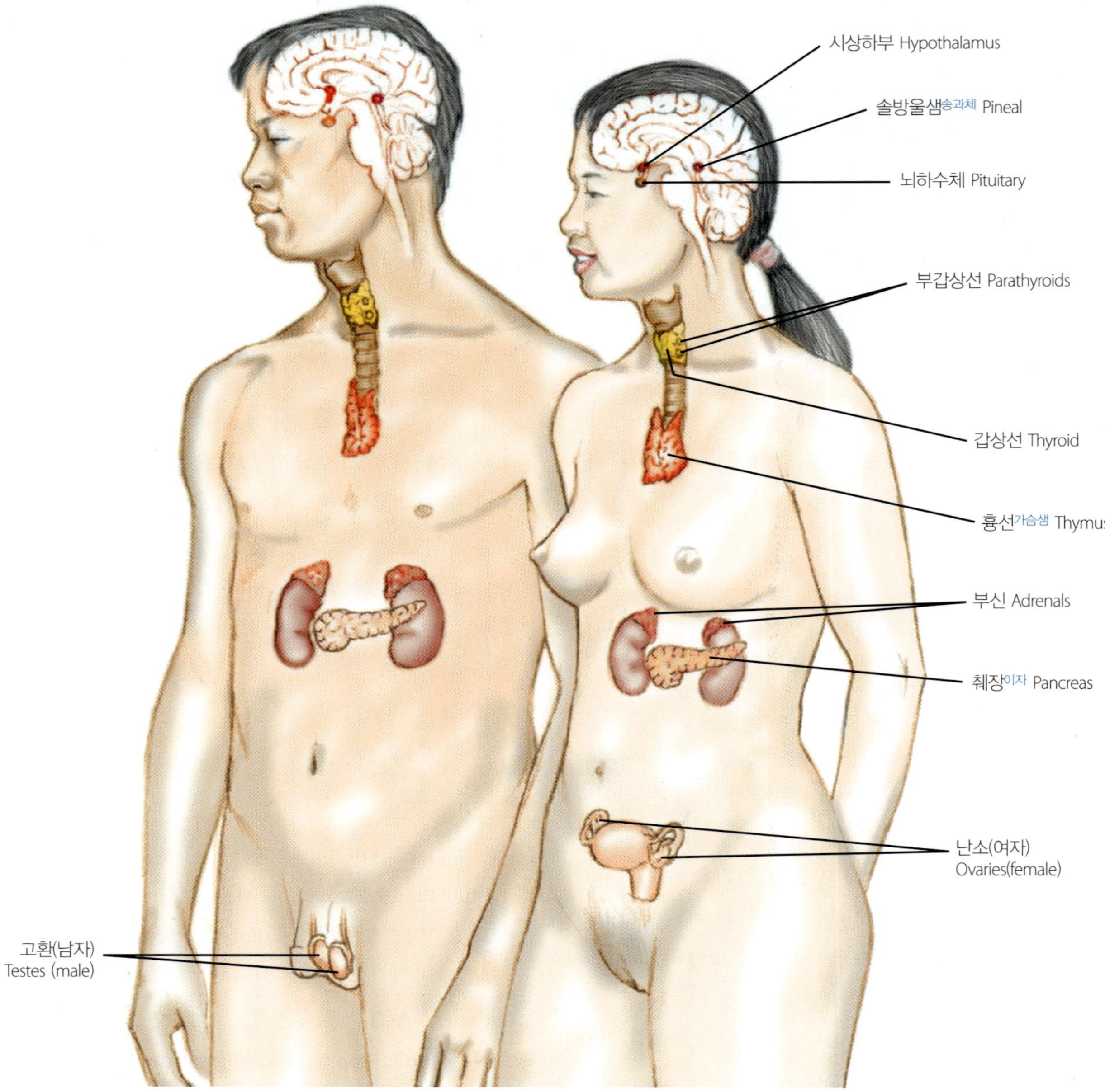

그림 13-1 내분비계

뇌하수체전엽

뇌하수체전엽뇌하수체앞엽(anterior pituitary lobe)의 선조직에서는 여섯 가지 호르몬들이 합성되고 분비된다. 성장호르몬(GH)은 단백질 합성과 대부분의 모든 세포조직의 성장을 자극한다. 갑상선자극호르몬(TSH)은 갑상선호르몬의 분비와 합성을 자극하고, 부신피질자극호르몬(ACTH)은 부신피질호르몬부신겉질호르몬들의 분비와 합성을 자극한다. 프로락틴(PRL)은 여성의 흉부를 발달시키고 젖이 분비되도록 하며, 난포자극호르몬(follicle-stimulating hormone, FSH)은 난소의 난포 성장과 고환의 정자 생산을 촉진시킨다. 황체형성호르몬(luteinizing hormone, LH)은 고환의 테스토스테론 생산을 자극하고 난소의 에스트로겐과 프로게스테론 생산 및 배란을 자극한다.

뇌하수체후엽

뇌하수체후엽뇌하수체뒤엽(posterior pituitary lobe)은 두 가지 호르몬인 항이뇨호르몬(antidiuretic hormone, ADH)과 옥시토신(oxytocin)을 저장한다. 항이뇨호르몬은 신장콩팥에서

표 13-1 호르몬의 작용과 분비선

분비 장소	호르몬	주요 작용
시상하부 Hypothalamus	방출호르몬과 억제호르몬	뇌하수체호르몬 분비를 조절
	코르티코트로핀방출호르몬(CRH)	
	갑상선자극호르몬방출호르몬(TRH)	
	성장호르몬방출호르몬(GHRH)	
	성선자극호르몬방출호르몬생식샘자극호르몬방출호르몬(GnRH)	
	소마토스타틴(Somatostatin)	GH와 TSH 억제
뇌하수체전엽 Anterior pitutary lobe	성장호르몬(GH)	뼈와 근육의 성장 자극 단백질 합성과 지방 대사 증진 탄수화물대사 감소
	부신피질자극호르몬(ACTH)	부신피질호르몬의 분비와 합성 자극
	갑상선자극호르몬(TSH)	갑상선호르몬의 분비와 합성 자극
	난포자극호르몬(FSH)	여성: 난소 난포 성장과 배란 자극 남성: 정자 생산 자극
	황체형성호르몬(LH)	여성: 난소의 황체 발달과 난모세포의 방출, 에스트로겐과 프로게스테론 생산 자극 남성: 테스토스테론의 분비와 고환의 간질조직사이질조직 발달 자극
	프로락틴(Prolactin)	수유를 위한 여성의 유방 준비
뇌하수체후엽 Posterior pitutary lobe	항이뇨호르몬(ADH)	신장에서 수분의 재흡수 증가
	옥시토신(Oxytocin)	임산부의 자궁 수축과 분만 후 젖 분비 자극
부신피질 Adrenal cortex	광류부신피질호르몬, 주로 알도스테론	신장에서 나트륨(Na^+) 흡수와 칼륨(K^+) 분비 증가
	당류부신피질호르몬, 주로 코티졸	모든 영양분의 대사에 영향, 혈당 조절, 성장과 항염작용에 영향, 스트레스 감소
	부신 안드로겐, 주로 디히드로에피안드로스테론(DHEA)과 안드로스텐디온	안드로겐이나 테스토스테론의 고유한 활동은 미미함. 말초에서 DHEA로 전환
부신수질 Adrenal medulla	에피네프린, 노르에피네프린	교감신경계의 신경전달물질과 같이 작용
갑상선난포세포 Thyroid follicular cell	갑상선호르몬: 삼요오드티로닌(T_3), 티록신(T_4)	대사율 증가; 단백질 대사, 뼈 전환율 증가; 카테콜라민에 대한 반응 증가; 태아와 영유아의 성장과 발달에 필수적임.
갑상선 C세포 Thyroid C Cell	칼시토닌	혈중 칼슘과 인 농도 감소
부갑상선 Parathyroid glands	부갑상선호르몬(PTH)	혈청칼슘 조절
췌장소도세포이자섬세포 Pancreatic islet cell	인슐린	포도당을 세포막을 통해 근육, 간, 지방 조직으로 이동시켜 혈당을 감소시킴.
	글루카곤	당원 분해와 당신생작용을 자극하여 혈중 포도당 농도 증가
	소마토스타틴	장에서 포도당의 흡수 지연
신장 Kidney	1,25-디히드록시비타민 D(1,25-Dihydroxyvitamin D)	장에서 칼슘 흡수 자극
난소 Ovaries	에스트로겐	여성 성기관의 발달과 이차 성징 발현에 영향
	프로게스테론	생리주기에 영향; 임산부에서 자궁벽의 성장 자극
고환 Testes	안드로겐, 주로 테스토스테론	남성 성기관의 발달과 이차 성징 발현에 영향; 정자 생산 도움.

Reproduced from Porth, C. M. (2005). Pathophysiology: Concepts of altered health states(7th ed.). Philadelphia, PA: Lippincott Williams & Wilkins.

수분의 재흡수를 증가시키고 혈관수축을 유발하여 혈압을 높이는 역할을 한다. 옥시토신은 젖유즙 분비를 자극하고 자궁수축을 유발한다.

갑상선과 부갑상선

갑상선갑상샘(thyroid gland)은 아미노산호르몬인 티록신(thyroxine, T_4), 삼요오드티로닌(triiodothyronine, T_3), 즉 갑상선호르몬을 분비한다. 요오드 분자는 이들 호르몬의 아미노산 구조에 결합되어 있으며, T_4는 4개의 요오드 원자를 가지고 있고, T_3는 세 개를 가지고 있다. 따라서 갑상선은 이들 호르몬을 합성하기 위해 요오드가 필요하다. 갑상선호르몬은 혈류로 방출이 필요할 때까지 갑상선세포 내에서 생산되고 저장된다. 갑상선에서 T_4와 T_3의 분비는 뇌하수체전엽에서 분비되는 갑상선자극호르몬에 의해 조절된다.

갑상선호르몬인 T_4, T_3의 기능은 신체 대부분의 세포에서 화학 반응 속도를 높여 대사율을 증가시키는 것이다. T_4는 비교적 약한 호르몬으로, 신체 대사를 안정적으로 유지하는 기능을 한다. T_3는 T_4에 비해 5배나 강하고, 더 빠른 대사 작용을 나타낸다.

갑상선에서 생산되는 또 다른 호르몬인 칼시토닌(calcitonin)은 뼈에 칼슘 저장을 증진시키며, 세포외액의 칼슘이온 농도를 감소시킨다.

부갑상선부갑상샘(parathyroid gland)에서 분비되는 부갑상선호르몬(parathyroid hormone, PTH)은 신장과 장창자에서 혈액 내로 칼슘 흡수를 증가시키고 뼈에서 칼슘 방출을 증가시킴으로써 혈청 칼슘 농도를 조절한다.

췌장

췌장이자(pancreas)의 내분비 구성 요소는 랑게르한스섬(islets of Langerhans)이다. 이 섬은 α, β, δ 세포로 구성된다. α 세포에서는 글루카곤(glucagon)이 분비되는데, 당합성과 간으로부터 혈청으로 당의 방출을 증가시키는 역할을 한다. β 세포는 인슐린으로 전환될 전전구인슐린풋인슐린전구물질(preproinsulin)을 분비한다. 인슐린은 많은 세포 내로 당의 이동을 촉진시키는 역할을 한다. δ 세포에서는 소마토스타틴(somatostatin)이 분비된다. 이 호르몬은 영양분 흡수, 인슐린 작용, 글루카곤 분비 등을 지연시켜 조직에서 영양분이 흡수되어 활용되는 것을 감소시킨다.

인슐린은 혈당 농도와 지방, 단백질, 탄수화물 대사를 조절한다.

부신

부신(adrenal gland)은 신장 위에 위치한 한 쌍의 내분비선이다. 각각의 부신은 피질겉질과 수질속질로 구성된다. 부신수질부신속질(adrenal medulla)은 에피네프린(epinephrine)과 노르에피네프린(norepinephrine)을 포함하는 카테콜라민(catecholamine)을 분비한다. 이 호르몬들은 다양한 대사효과를 일으키고, 싸우거나 도망치려는 반응을 나타낼 때 다량으로 분비된다. 부신피질부신겉질(adrenal cortex)은 당류부신피질호르몬당류부신겉질호르몬, 글루코코르티코이드(glucocorticoid), 광류부신피질호르몬광류부신겉질호르몬, 미네랄로코르티코스테로이드(mineralocorticoid) 및 안드로겐(androgen)과 에스트로겐(estrogen) 등의 스테로이드호르몬을 분비한다. 가장 강력한 당류부신피질호르몬은 코티졸(cortisol)이며, 항염증 효과와 단백질, 탄수화물 그리고 지방의 대사를 조절하는 등 다양한 대사 기능을 한다. 주요 광류부신피질호르몬은 알도스테론으로, 칼륨(K^+)과 수소이온(H^+)을 분비하고 나트륨(Na^+)을 재흡수하는 역할을 한다.

성선

고환(testes)은 테스토스테론(testosterone)을 생산하는데, 이 호르몬은 남성의 이차 성징과 생식기계의 발달을 촉진한다. 난소(ovary)는 에스트로겐(estrogen)을 생성하는데, 여성의 이차 성징과 생식기의 성장과 발달을 증진시키는 역할을 한다. 난소는 또한 프로게스테론(progesterone) 분비하는데, 이 호르몬은 여성의 이차성징을 나타나게 한다.

기타 호르몬

신장에서는 레닌(renin)과 1,25-디히드록시콜레칼시페롤(1, 25-dihydroxycholecalciferol : calcitriol)과 적혈구형성인자(erythropoietin)를 생산한다.

레닌은 안지오텐시노겐(angiotensinogen)을 안지오텐신Ⅰ(angiotensin Ⅰ)으로 전환시키는 촉매 역할을 한다.

1, 25-디히드록시콜레칼시페롤(칼시트리올)은 장에서 칼슘 흡수를 증가시키고 뼈의 무기질화(mineralization)를 증가시키는 역할을 한다. 적혈구형성인자는 적혈구 생산을 증가시킨다.

심장에서는 심방나트륨이뇨펩티드(atrial natriuretic peptide: ANP)를 생산하는데, 이는 신장에서 나트륨 배출을 증가시킴으로써 혈압을 낮추는 역할을 한다.

위는 위의 벽세포에서 염산(hydrochloric acid: HCL)의 분비를 자극하는 가스트린(gastrin)을 생산한다.

소장작은창자에서는 세크레틴(secretin)과 콜레시스토키닌(cholesystokinin: CCK)을 분비하는데, 세크레틴은 췌장세포이자세포를 자극하여 중탄산염과 수분을 분비하게 하며, CCK는 담낭의 수축과 췌장의 효소 분비를 촉진한다.

건강력

내분비계장애 대상자 사정 시 정확한 건강력 수집이 요구되며, 병원을 방문하게 된 주호소와 관련된 현재병력에 대한 증상과 징후의 정도, 발생 시간, 위치, 기간, 특성에 관한 자료를 수집하여야 한다. 내분비계장애와 대사 기능 변화를 지닌 많은 환자들은 불안, 흥분, 집중력 저하를 경험할 수 있으므로 환자 면담 시 정신 상태를 사정해야 한다.

주호소와 현재병력

"나는 항상 피곤함에도 불구하고 잠을 잘 수가 없어요. 그리고 심장은 항상 거칠게 뛰고 쿵쾅거리는 것 같아요."

> 김씨는 54세의 여성으로, 최근 2개월 동안 피로, 불면증, 심계항진 그리고 발한땀남 증가가 있었다. 또한 눈의 외양 변화와 적색 발진 그리고 팔과 다리에 멍이 들었다고 호소한다.

내분비계질환과 관련된 흔한 주호소는 피로, 불면증, 심계항진두근거림, 체중 변화, 외모의 변화, 얼굴의 변화 그리고 열에 대한 과민증 등이다.

피로, 불면증, 심계항진, 체중 변화 그리고 외모의 변화는 아래에서 보다 구체적으로 설명한다. 많은 내분비계질환에서 특징적으로 얼굴의 변화가 나타난다. 안검퇴축눈꺼풀퇴축(eyelid retraction)과 안검하수증눈꺼풀처짐증(ptosis)은 과다자극[hyperstimulation; 갑상선중독증(thyrotoxicosis]이나 과소자극[understimulation; 갑상선기능저하증(hypothyroidism) 또는 윌슨증후군(Wilson's syndrome)] 시 발생한다. 이는 뇌신경 CN III을 통한 안검근눈꺼풀근육의 신경 자극 때문이며, 이러한 자극은 망상활성계그물활성계(reticular activating system: RAS)를 과다자극하거나 또는 과소자극하기도 한다. 쿠싱증후군(Cushing's syndrome)은 둥근 얼굴인 '달덩이얼굴(moon face)'을 초래한다.

열이나 냉에 대한 과민증 또한 흔한 증상인데, 이는 대사율이 체온에 영향을 미치기 때문이다. 갑상선기능저하증을 가진 환자들은 추위에 예민한 반면, 갑상선기능항진증 환자들은 열에 예민하다.

피로

피로(fatigue)는 내분비계질환의 흔한 주호소로, 내분비계가 최적의 상태로 기능하지 않을 때 피로 또는 탈진이 나타난다. 갑상선기능항진증, 갑상선기능저하증, 부갑상선기능항진증, 에디슨병, 쿠싱증후군, 당뇨병 그리고 TSH나 ACTH의 농도가 낮을 때도 피로가 발생한다.

발생 시기	갑자기 시작되었는가, 서서히 시작되었는가? 갑작스러운 피로의 발생은 당뇨병 시 저혈당과 관련되며, 서서히 발생할 때에는 갑상선기능항진증, 갑상선기능저하증, 부갑상선기능항진증, 뇌하수체기능저하증, 에디슨병, 쿠싱증후군과 관련된다.
기간과 양상	얼마 동안 피로가 발생했는가? 매일 발생하는가 또는 일시적인가? 어떠한 활동과 관련되어 나타나는가? 불면증이 있는가? 수면무호흡증이 있는가? 갑상선중독증이나 그레이브스병은 지속적인 피로를 나타낸다. 당뇨병은 포도당을 활용하는 신체 능력의 저하로 피로가 나타날 수 있다. 환자의 적절한 휴식을 방해하는 어떠한 정신건강 문제라도 있는가?

특징과 심각성	피로로 인해 일상생활 활동에 장애가 있는가? **갑상선기능항진증이나 갑상선중독증(그레이브스병) 환자는 정상적인 일상생활 활동에 장애를 유발할 만큼의 피로가 있다고 보고한다.** 피로가 분노나 흥분, 스트레스 조절의 어려움과 같은 인격적 변화를 유발시키는가?
관련 증상	심계항진, 열이나 냉에 대한 과민성, 흥분, 우울, 오심구역, 욕지기, 구토, 식욕부진, 발한 증가 그리고 체중 감소 또는 증가 등을 포함하여 관련 증상에 대해 질문한다.
완화요인	환자가 처방을 받거나 또는 처방받지 않은 어떠한 약이라도 복용 중인가? 휴식이나 수면 기간 연장, 한방치료, 명상, 요가 등과 같은 자가치료방법을 가지고 있는가? 이러한 치료법은 피로도를 경감시키는 데 얼마나 효과적인가?

심계항진

심계항진(palpitation)은 환자가 감지하는 불규칙적이고 빠른 심장박동을 말한다. 또한 심계항진은 심장리듬이 정상인 경우에도 흔히 나타나는 증상으로, 흉골하복장뼈밑나 목부위에서 느껴지는 고동치거나 벌렁거리며 쿵쾅거리는 간헐적인 감각으로 흔히 묘사된다. 심계항진의 원인은 많으며, 다양한 계통과 관련된 질환으로 인해 야기될 수도 있다. 고혈압, 울혈심부전울혈심장기능상실, 심근경색심장근육경색, 갑상선질환 그리고 대사증후군와 같은 내분비계질환들은 심계항진을 유발할 수 있다.

발생 시기	심계항진이 갑자기 시작되었는가, 서서히 시작되었는가?
기간	환자가 심계항진을 인식한지 얼마나 되었는가? 심계항진이 발생했을 때 얼마나 오래 지속되었는가? 환자가 심계항진을 멈추기 위해 어떠한 것을 했는가? 심계항진이 나타날 때마다 같은 시간만큼 지속되는가?
발생 빈도, 주기성	일주일에 몇 번이나 환자는 심계항진을 경험하는가? 하루 중 어느 때 가장 빈번하게 발생하는가? 환자에게 임박한 심계항진을 경고할 선행 증상이 있는가? 심계항진이 더 자주 재발되는가? **내분비 이상과 관련된 심계항진은 빈번하게 발생된다. 에디슨병이나 쿠싱증후군, 크롬친화세포종갈색세포종, 갑상선질환 그리고 당뇨는 흔히 심혈관계를 변화시킨다.**
관련 증상	심계항진이 다른 증상 및 징후와 관련되어 나타나는가? 심계항진 동안 환자는 호흡곤란(shortness of breath: SOB), 현기증어지러움, 실신 또는 통증을 경험하는가? **안구돌출증눈알돌출증, 불면증, 발한 증가, 혈압과 맥박 그리고 호흡 증가와 함께 발생하는 심계항진은 갑상선중독증을 의미한다.** **심계항진과 함께 일회박출량 및 심장박동수가 증가(빈맥빠른맥)되는 경우 갑상선중독증을 의미한다.** **빈맥이 갑상선중독증에 의해 유발되었다면 안정 시 맥박수는 90 이상이 될 것이다.** **갑상선중독증 시 울혈심부전이 심계항진과 동반될 수 있는데, 이는 카테콜라민에 대한 심장의 아드레날린 유사 민감성의 증가와 대사 증가 때문이며, 결국은 보유량을 감소시킨다.** **심계항진과 같이 심한 두통이나 실신을 경험했다면 이는 크롬친화세포종(부신종양)을 의미한다.**
촉진요인	무엇이 심계항진을 촉발시키는가? 환자는 심계항진이 나타나기 전에 어떤 스트레스 사건을 경험했는가? 심계항진이 나타나기 전에 다량의 카페인을 섭취하지는 않았는가?
약물	환자가 심계항진에 영향을 미칠 수 있는 처방을 받거나 또는 처방받지 않은 어떠한 약이나 각성제를 복용 중인가?

불면증

발생 시기	불면증(insomnia)이 갑자기 시작되었는가, 서서히 시작되었는가? 새롭게 나타난 것인가?
기간과 양상	환자는 오랫동안 수면장애가 있었는가? 불면증이 재발되었는가?
	당뇨병, 고혈압, 크롬친화세포종과 같은 질병은 수면 양상을 방해할 수 있다. 과잉불안 상태나 극심한 탈진은 환자의 일상생활 활동에 영향을 미칠 수 있으며, 또한 환자가 후속치료에 어떻게 반응하는지에 중요한 역할을 한다.
관련 증상	환자는 불안, 피로, 정서적 불안정 그리고 집중력 저하를 경험하는가? 불면증과 함께 환자는 삶의 모든 면에 영향을 미칠만큼 심각한 불안을 느낄 수 있다. 수면이 방해받으면 신체는 다음 날의 활동에 대비하여 재충전할 수 없다. 지속적인 각성 상태는 당뇨병, 부신질환과 갑상선질환에서 볼 수 있으며, 질병에 대한 면역체계를 크게 변화시킨다.
완화요인	환자는 불면증을 자가 치료하기 위해 처방을 받거나 또는 처방받지 않은 어떠한 약을 복용하거나 한방치료나 자연요법을 사용하거나 또는 생활양식을 변화(카페인이나 자극물질 사용의 감소)시켰는가? 이러한 것들은 불면증 치료에 얼마나 효과가 있었는가?

체중 변화

체중의 증가 또는 감소는 내분비계질환에서 흔한 증상이며, 주의 깊은 병력 수집이 진단에 도움이 된다.

발생 시기	체중 변화가 갑자기 시작되었는가, 서서히 시작되었는가?
특징	환자는 체중 증가 또는 감소가 있었는가? 얼마나 많은 변화가 있었는가? 갑상선기능저하증이나 쿠싱증후군은 체중 증가를 나타낸다. 갑상선중독증, 에디슨병, 갑상선기능항진증, 부신피질부전부신겉질부전, 당뇨병은 체중 감소를 나타낸다.
관련 증상	피로, 불안, 근육 약화, 온도 변화, 위장관계 문제, 외모의 변화 등을 포함하여 관련 증상에 대해 질문한다. 갑상선기능저하증 시 추위를 잘 견디지 못하며, 피로, 기면졸음증, 변비가 나타난다. 갑상선기능항진증 시 신경과민/불안, 빈맥, 열과민증, 근육 약화가 나타난다. 쿠싱증후군은 비대한 몸통인 '들소 목(buffilo hump)'과 '달덩이 얼굴'이 나타난다. 부신피질부전 시 종종 근육 약화, 피로, 위장관계 문제 및 기 분변화가 나타난다.

외양의 변화

내분비계질환을 가진 환자는 피부 건조, 점상출혈출혈점, 모발 소실 또는 모발의 과잉 성장 등의 증상을 경험할 수 있다. 환자에게 증상 관련 질문을 할 때 이상한 냄새가 나는지 피부에 색소침착이 있는지 등을 확인해야 한다.

발생 시기	갑자기 발병하였는가, 서서히 발병하였는가?
특징	변화를 기술한다. 갑상선중독증 환자들은 종종 점상출혈과 멍이 생길 수 있다. 아마도 갑상선 호르몬의 과도한 분비로 인해 단백질 분해가 합성을 초과하는 것이 원인일 것이다. 혈관 내 단백질이 감소하면서 출혈에 더 취약해질 수 있다. 갑상선기능저하증은 두껍고 부은 피부와 모발 소실을 야기시킬 수 있다. 갑상선기능항진증은 과다한 땀과 축축하고 따뜻한 피부가 자주 나타난다. 쿠싱증후군 환자는 얇고 손상되기 쉬운 피부, 선줄, 점상출혈이 나타날 수 있다.

기간	환자가 피부, 모발 또는 손톱의 변화를 인지한지 얼마나 되었는가? 그러한 변화는 갑작스럽게 나타났는가 또는 지난 몇 년에 걸쳐 나타났는가? **모발, 손톱, 피부의 어떠한 변화도 정상과 비정상을 구분하기 위해 주의 깊게 조사되어야 한다.**
관련 증상	체중 감소, 온도 민감성, 피로, 목소리 변화 그리고 감정 변화와 같은 관련 증상이 있는지 질문한다.
치료 노력	특별한 샴푸, 크림과 같이 증상을 경감시키기 위해 처방되거나 또는 처방되지 않은 어떠한 약(특히 아스피린 성분을 포함한)을 사용하는가?

과거병력

김씨는 때때로 '눈이 빠질 것 같은 느낌'을 호소한다. 그녀는 지난 6년간 계속해서 수면장애가 있었고, 기운이 없음을 경험하였다. 당뇨, 암, 관상동맥질환심장동맥질환, 정신건강 문제 등은 없었다고 하며, 외상이나 입원력도 없다고 대답하였다.

모든 과거 질환에 대해 초점을 맞추어 구체적으로 질문한다. 이러한 정보는 적절한 치료 계획을 수립하는 데 중요할 수 있다.

과거 건강 상태 또는 수술 경험	과거 건강 상태 또는 수술 경험에 관해 질문한다. **치료 후유증이나 그로 인한 장애는 수집해야 할 필수 정보이다.** 환자에게 부정맥이나 신장질환콩팥질환, 위장관계 문제, 심혈관계 문제를 진단받은 적이 있는지 질문한다. **내분비계는 대사 기능을 조절하며, 따라서 모든 신체 계통에 영향을 미칠 수 있음을 기억한다.**
최근 입원 또는 클리닉 방문	**내분비계나 다른 문제로 인해 입원이나 클리닉을 방문한 적이 있는지 질문한다.** 흔히 내분비계질환을 가진 환자는 심장질환 같은 다른 문제로 인해 입원하기도 한다. 갑상선중독증 노인 환자의 40% 정도가 심방세동심방잔떨림을 가지고 있으며, 갑상선 문제뿐만 아니라 부정맥으로 인해 입원하거나 클리닉을 방문할 수 있다.
투약	복용하고 있는 처방약이나 일반의약품에 대해 모두 질문한다.

가족력

김씨는 결혼을 하거나 아이를 가진 적이 없다. 김씨의 모친은 82세로, 심각한 심장 문제를 가지고 있다. 최근에 그녀의 모친은 갑상선저하증 진단을 받았다. 김씨의 부친은 78세의 나이로 특발성 폐섬유증으로 사망하였다. 김씨는 형제, 자매가 없다. 그녀는 현재 생존해 계신 두 명의 이모와 세 명의 삼촌이 있으며, 삼촌 중 두 명은 관상동맥질환(CAD)을 앓고 있고, 이모 한 명은 당뇨를 앓고 있다. 조부모님은 노령으로 돌아가셨다.

가족 구성원들의 건강 상태에 대한 정보는 환자의 질환에 중요한 역할을 할 수 있는 유전적 또는 선천적 요인을 알아보는 데 도움을 준다.

생존한 인척들의 연령	부모, 형제, 자매 그리고 자녀들의 건강 상태와 관계를 포함한다.
사망자	사망 원인, 연령, 관계를 포함한다.

만성 질환	가족의 만성 질환에 대해 질문한다. 질병을 가진 가족 구성원과의 관계와 얼마나 오랫동안 질병을 앓았는지를 포함한다. **많은 질병과 장애들은 가족력과 유전력이 있으며, 주의 깊은 검사와 예방 또는 건강 증진 활동은 환자를 가능한 정상적인 생활로 이끌 수 있다. 환자들은 흔히 내분비계질환 가족력이나 양성 또는 악성 갑상선질환을 가지고 있다.**
유전적 결함	가족의 유전적 질환이나 선천적 결함을 포함한다. **가족의 유전적 또는 선천적 결함은 건강 증진 활동과 검사 시 도움이 된다.**

사회력

김씨는 매우 조용하게 사회생활을 했다. 그녀는 친구를 사귀는 것이 항상 어려웠고, 늘 과체중이었으며, 머리카락이 가늘어서 관리하는 것이 힘들었다고 하였다. 그녀는 담배와 술을 하지 않으며, 각성제를 하지도 않는다. 교회 활동은 활발하게 하며, 큰 장난감 공장에서 비서일을 20년간 하였다. 취미는 없으나 독서를 좋아하고 인터넷 서핑을 좋아한다.

취미, 생활 양식, 건강 습관 그리고 주변 환경 모두는 환자의 내분비계에 영향을 줄 수 있다. 많은 내분비계질환은 환자의 외모와 감정, 정신 상태에 영향을 미친다.

가족	현재 가족 사항에 대해 기술하도록 요청한다.
직업	과거 직책이나 봉사 활동 그리고 지역사회 활동에 대해 질문한다. 만약 환자가 은퇴했다면 은퇴한지 얼마나 되었으며, 현재 어떻게 적응하고 있는지 질문한다. 환자가 유해물질에 노출된적이 있는가?
취미	취미를 질문한다. **대사 기능의 중요한 변화로 인해 에너지 수준이 손상받을 수 있으며, 이로 인해 취미 활동에 대한 참여 노력이나 흥미가 결여될 수 있다. 내분비계질환 환자들은 부주의하며, '과업에 집중'하는 데 어려움을 겪기 때문에 취미 활동을 하기 어렵다.**
스트레스와 스트레스 관리	스트레스를 어떻게 관리하는지 질문한다. **대사 기능의 손상으로 스트레스를 다루는 신체 능력이 극도로 나빠질 수 있다. 스트레스는 내분비계와 신체의 호르몬 농도 조절에 영향을 미칠 수 있다.**
흡연	담배의 종류, 흡연 기간, 흡연량[담배소비량(pack−years)=흡연 연수×하루에 피운 담뱃갑 수)]을 질문한다. **많은 내분비계질환과 관련된 신경과민으로 인해 환자들은 금연하기가 어렵고 흡연량이 점차 증가할 수 있다.**
음주	음주를 하는가? 얼마나 많이 마시는가? 술의 종류는 무엇인가(예: 와인, 맥주, 독주)? 하루 중에 언제 마시는가? 얼마나 오랫동안 마셨는가? **내분비계질환을 가진 환자는 '신경을 진정'시키거나 기분을 좋게 하기 위해 술을 마실 수 있다.**
기분전환약제의 사용	환자는 기분전환제를 사용하는가? 얼마나 많이 그리고 어떤 종류의 약을, 하루 중 언제 사용하는가? 환자는 신경과민을 감소시키거나 에너지 수준을 향상시키기 위해 약물을 사용하는가?
환경	환자가 방사능에 노출되거나 요오드가 결핍된 지역에 살거나 갑상선종 발생성 약물을 복용하고 있는가?

계통별 문진

많은 내분비계질환은 내분비계보다 신체의 다른 계통에서 더 많은 징후를 나타낸다. 포괄적인 계통별 문진은 언제나 시행되어야 하지만, 시간적인 문제나 다른 제약사항이 있다면 특정 부분에 초점을 맞추어서 시행할 수도 있다. 초점을 맞춘 문진 시 내분비계 문제로 인해 징후가 나타날 수 있는 계통 위주로 실시한다. 다음은 내분비계 문제로 인해 흔히 나타나는 징후들이다.

기관	증상 또는 징후	질병또는질환과의 연관성
전신/체질	체중 감소	갑상선중독증, 당뇨병, 요붕증, 에디슨병
	체중 증가	갑상선기능저하증과 쿠싱증후군
	피로	갑상선중독증과 갑상선기능저하증
	감정 상태의 변화(불안, 쉽게 불안정해지거나 힘이 넘침)	갑상선항진증
	감정 상태의 변화(기면, 안일함, 흥미 없음)	갑상선기능저하증
머리와 얼굴	안구돌출눈알돌출	갑상선중독증
	사시, 복시겹보임	갑상선중독증
	안구함몰눈알함몰, 누액눈물 부족	당뇨와 관련된 탈수증, 당뇨성 케톤산증, 고혈당고삼투압성비케토산성혼수(HHNK)
	안와부종, 전반적인 안면부종얼굴부종	갑상선기능저하증, 항이뇨호르몬분비부적절증후군(SIADH)
	거친 외모, 턱의 증대, 상부와 하부 입술 사이의 거리 증가	말단비대증
목	기관의 변위	갑상선암과 갑상선종
	갑상선의 비대	식이 중 요오드 제한 및 하시모토갑상선염 그리고 자가면역질환으로 인한 갑상선종, 양성이거나 암일 때에도 갑상선에 결절이나 비대가 나타날 수 있음.
	경정맥 팽대	울혈심부전을 의미하며, 갑상선중독증의 흔한 결과일 수 있음
	쉰목소리	갑상선기능저하증
피부	축축한 피부	갑상선중독증과 저혈당증
	발적된 피부	갑상선중독증
	차갑고 창백한 피부	갑상선기능저하증과 저혈당증
	부서지기 쉬운 얇은 모발	갑상선중독증과 갑상선기능저하증
	여성에게서 안면부 모발의 과잉 성장과 남성형 대머리	쿠싱증후군
	체모의 부족과 퇴색	에디슨병
	숱이 적고 끝이 갈라진 짧은 모발	갑상선중독증과 갑상선기능저하증
	손톱층의 분리(조갑박리증손발톱박리증)	갑상선중독증과 갑상선기능저하증
	건조한 피부와 피부긴장도의 저하	HHNK와 케톤산증
심혈관계	혈압의 상승	갑상선중독증과 당뇨로 인한 동맥경화증, 심각한 고혈압은 크롬친화세포종을 반영함.
	빈맥	당뇨와 저혈당증
	서맥느린맥	에디슨병과 갑상선기능저하증
	기립저혈압	에디슨 질병
	낮은 혈압	에디슨 질병, 갑상선기능저하증, 당뇨
	만성 심부전심장기능상실(CHF)	갑상선중독증, SIADH와 쿠싱증후군에서 용량과다
	부정맥	갑상선중독증, 케톤산증(전해질 불균형 등으로 인한)
호흡기계	비정상적 호흡음(수포음)	갑상선중독증
	호흡곤란을 동반한 호흡수의 증가	갑상선중독증

기관	증상 또는 징후	질병또는질환과의 연관성
	폐근육허파근육 소실, 폐활량의 감소, 흉막삼출가슴막삼출, 저환기호흡저하	갑상선기능저하증
위장관계	장 운동의 빈도 증가	갑상선항진증
	변비	갑상선기능저하증
여성	무월경, 생리가 거의 없음.	갑상선항진증
비뇨생식기계	월경과다증	갑상선기능저하증
근골격계근육뼈대계	허약감의 증가(특히 근위부몸쪽 근육)	갑상선항진증
	무기력하나 근력은 좋음	갑상선기능저하증

신체검진

필요한 기구

- 청진기
- 물이 담긴 작은 컵
- 가운

신체검진의 구성 요소

가운으로 갈아입도록 하고 검진 시 적절하게 가려주도록 한다(커튼, 천으로 검진 부위를 덮어줌).

시진

검진	이론적 근거
1. 체중을 측정한다. 체중의 의미있는 변화를 주목한다(증가 또는 감소).	**1.** 체중의 변화가 있었는지 질문한다. 내분비계질환 시 대사율 변화로 인해 체중이 증가하거나 감소할 수 있다.
2. 환자를 앉도록 한 후 안면부얼굴부를 시진한다.	**2.** 많은 내분비계질환은 안면부의 특색/특징이 변화할 수 있다[박스 13-1].
3. 눈의 위치, 가지런함 정도, 외안근바깥눈근육 운동을 시진한다. 과민증, 사시, 안구돌출증, 안와부종눈확부종, 안검하향지체눈꺼풀내림지체(lid lag) 또는 눈을 모으는 것이 어려운지에 주목한다.	**3.** 눈은 양쪽이 가지런해야 하며 돌출되어서는 안 된다. 안검눈꺼풀이 위·아래 정중선 방향으로 움직일 때 홍채를 약간 덮을 수 있어야 한다. 눈을 모아서 코에서 5~8cm 이내의 물체의 움직임을 따라 볼 수 있어야 한다. 갑상선중독증 환자는 흔히 눈이 반짝이며 '빤히 쳐다보는' 것 같은 느낌을 갖게 한다. 빤히 쳐다봄과 동시에 상안검위눈꺼풀은 퇴축되는데[그림 13-2], 이는 안검과 가장자리 사이에 있는 공막의 테두리를 볼 수 있는 것에서 확인된다. 안검하향지체는 또한 환자에게 아래쪽을 보라고 요청했을 때 안구눈알 뒤쪽으로 상안검이 당겨지는 것을 보고 알 수 있다[그림 13-3]. 안구지체눈지체(globe lag)는 안구가 상안검 뒤로 당겨지는 것으로, 환자가 천천히 위쪽을 응시할 때 나타난다. 이러한 안검의 움직임은 갑작스럽게 나타나며, 안검이 닫힐 때 미세한 진전떨림이 발생하기도 한다. 이러한 징후는 아드레날린 활동의 증가와 관련 있다.

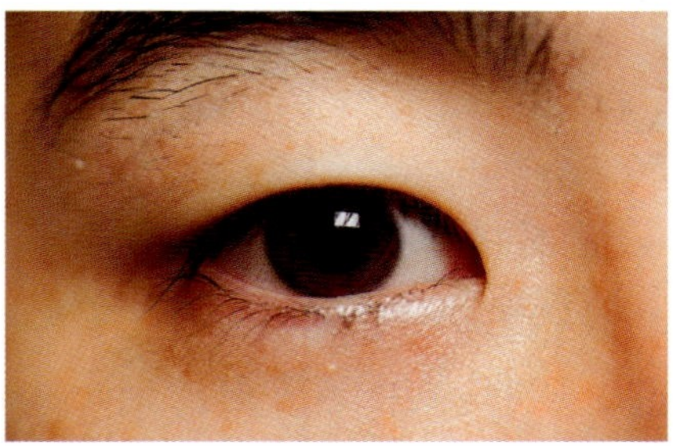

그림 13-2 안검퇴축

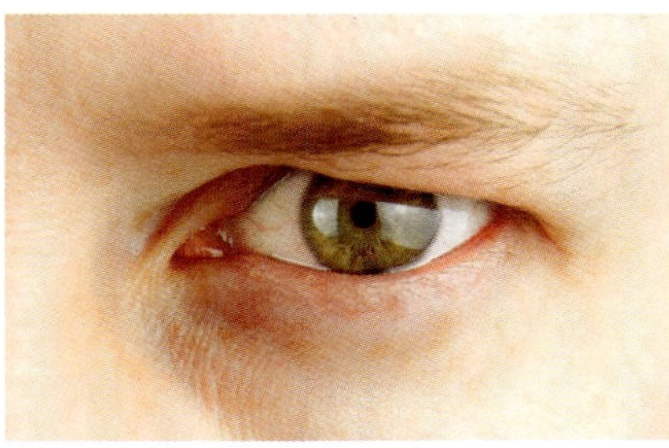

그림 13-3 안검하향지체

박스 13-1 내분비계질환에 따른 안면부의 변화

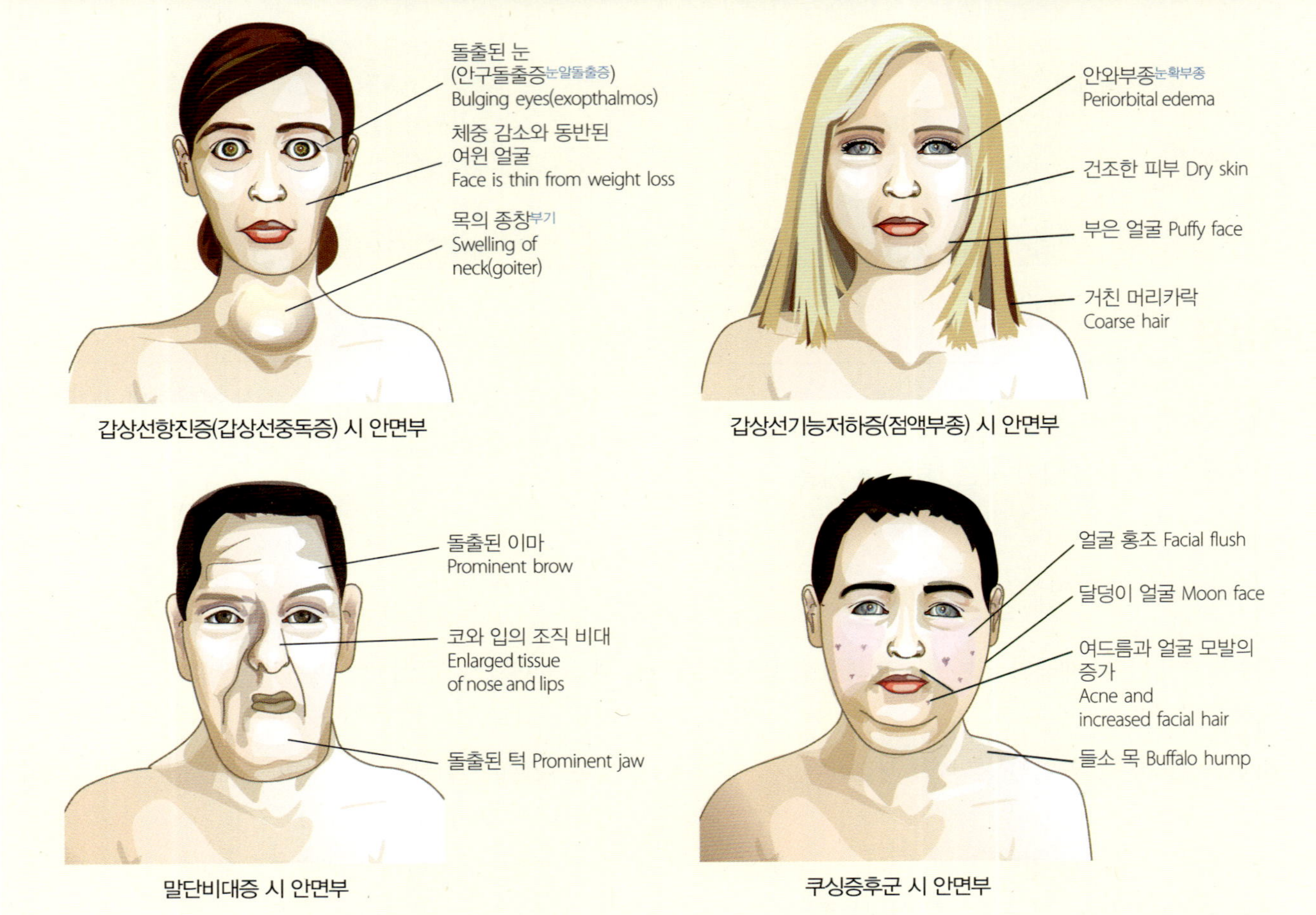

검진

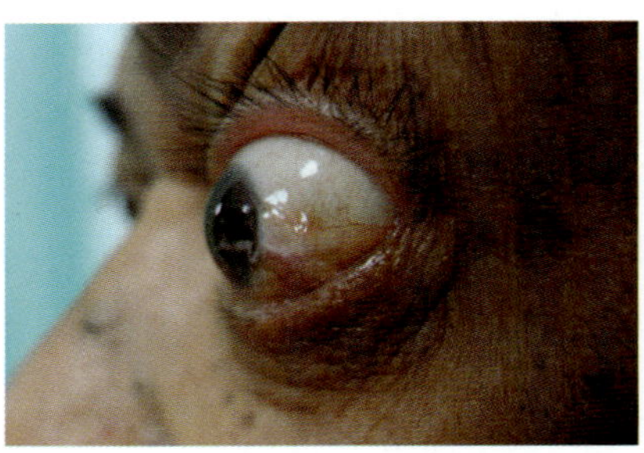

그림 13-4 안구돌출

이론적 근거

그레이브스병(Graves' disease)의 중요 증상은 침윤성 안구돌출증(exophthalmos)으로, 안구가 돌출되는 것을 말한다[그림 13-4]. 안구돌출증은 외안근의 부종과 안와눈확 뒤쪽의 지방 증가로 인해 발생한다. 눈의 과민성과 누액 증가, 충혈된 결막은 초기 증상이다. 안구돌출증 발생 시 환자는 잠을 잘 때 눈을 반쯤 뜨고 자게 되며, 이는 결막을 건조하게 함으로써 각막궤양 및 감염을 유발할 수 있다. 안구돌출증은 양측으로 올 수 있으나 전형적으로는 비대칭적으로 온다. 외안근의 침윤은 환자가 눈을 모으기 어렵게 하며, 초점을 맞추는 것도 힘들어져 결국 복시겹보임 상태가 될 수 있다.

검진	이론적 근거
4. 모발의 질과 양을 시진한다.	**4.** 모발은 질과 양적인 면에서 정상이어야 한다. 과도한 갑상선 호르몬은 단백질과 지방의 합성과 분해를 증가시킨다. 그러나 분해가 합성을 초과한다. 따라서 갑상선중독증 환자는 끝이 갈라지고 웨이브가 잘 유지되지 않는 얇은 모발을 가지고 있다. 안드로겐성 대머리나 모발 소실 또는 가늘어짐은 부신피질질환부신겉질질환과 구별하기 위해 정밀검사가 필요하다. 대부분의 모발 소실은 면역 과정과 연계된다. 하시모토갑상선염, 악성 빈혈, 에디슨병 그리고 백반증은 모발의 성장과 통합성에 장애를 가져온다.
5. 기관(trachea)과 갑상선을 시진한다.	
a. 기관(trachea)의 위치, 경부근목근육의 대칭성, 갑상선의 크기에 주목한다.	**a.** 기관(trachea)은 정중선에 위치하며 양쪽 공간은 대칭적이어야 한다. 경부근은 대칭적이어야 하며, 갑상선 비대가 관찰되어서는 안 된다.갑상선 비대 또는 종양은 기관(trachea)의 변위를 유발한다.
b. 인두 위쪽으로의 움직임, 크기, 대칭성을 시진하기 위해 환자가 삼키는 것을 관찰한다. 환자에게 물을 삼켜 볼 것을 요청한다. 환자가 물을 삼키는 동안 갑상선 조직을 관찰한다.	**b.** 정상적으로 갑상선 조직, 갑상연골방패연골(thyroid cartilage), 윤상연골반지연골(cricoid cartilage)은 환자가 삼킬 때 대칭적으로 위쪽으로 움직여야 한다[그림 13-5]. 갑상선 조직에 부종이나 비대 또는 덩어리가 관찰되어서는 안 된다. 삼킬 때 드러나는 확산된 비대 및 결절성 덩어리에 주목한다. 대부분의 갑상선 비대는 환자가 삼키는 것을 관찰할 때 식별할 수 있다[그림 13-6]. 갑상선을 촉진하기 전에 시진하지 않으면 흉골복장뼈과 쇄골빗장뼈 아래쪽으로부터 발생하는 흉골하의 갑상선종(goiter, 고이터)을 놓칠 수 있으므로 유의한다.

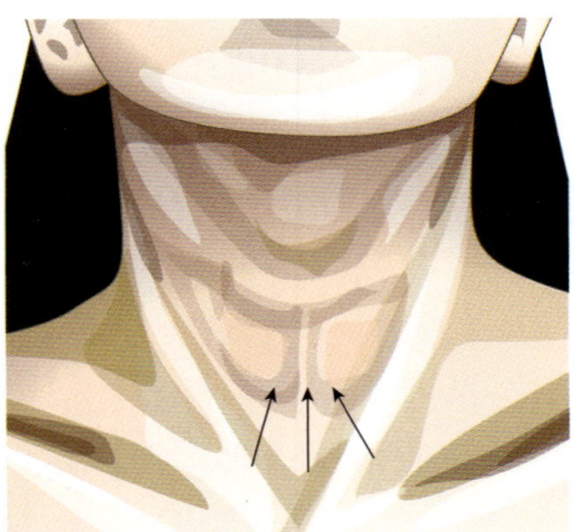

그림 13-5 삼킬 때 보여지는 정상 갑상선

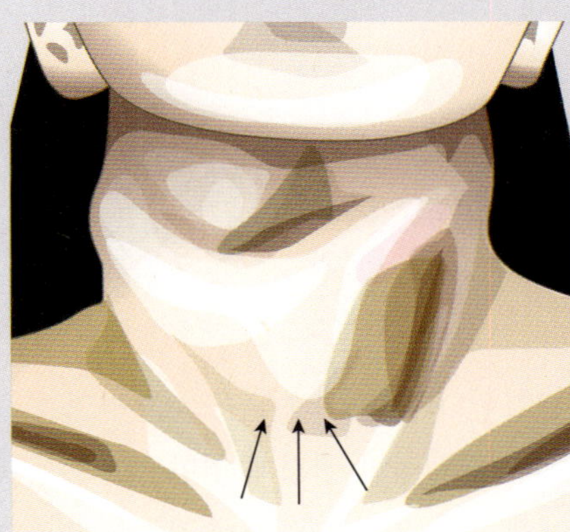

그림 13-6 삼킬 때 보여지는 비대된 갑상선

검진	이론적 근거
6. 피부를 시진한다. 색, 촉감, 결에 주목한다.	**6.** 내분비계질환이 있는 환자의 일부는 건조함이나 과도한 유분기, 점상출혈, 심한 멍, 홍조, 붉은 외양, 따뜻함, 과잉 수분, 발한 증가, 손바닥 홍반, 얇은 피부, 부분적인 백반증, 색소침착의 증가와 같은 중요한 피부 변화가 나타난다. 내분비계질환을 가진 환자 중 빌리루빈 수치가 상승하면 황달과 소양증가려움을 유발할 수 있다. 쿠싱증후군 환자는 다모증과 복부배에 보라색 줄이 나타날 수 있다. 에디슨병 환자에게서는 중요한 피부의 색소침착이 나타날 수 있다.
7. 손가락과 손톱을 시진한다.	**7.** 손가락과 손톱은 크기, 형태, 색깔이 동일해야 한다. 내분비계질환 환자는 부드럽고 부러지기 쉬운 분리된 손톱을 가지고 있다. 특히 갑상선질환을 가진 환자에게 특징적으로 발생되며, '플러머 손톱(Plummer's nails)'으로 알려져 있다. 이것은 손발톱바닥(nail bed)으로부터 손톱의 원위부먼쪽 가장자리가 분리되는 것으로, 접합부의 불규칙한 침식으로 인해 발생된다. 손톱 사이에 먼지가 끼면 때가 낀 손톱으로 보이며, 곤봉지곤봉형손가락는 드물지만 저산소증이 오래 지속될 때 나타난다. 손톱 사이의 색깔은 환자의 손과 동일한 색깔이어야 한다. 조하선상출혈손톱밑선상출혈(splinter hemorrhage)이 없어야 한다. 손톱의 결은 모든 손톱이 동일해야 하며, 홈이 파이거나 움푹 들어가거나, 선이나 스푼 모양이 나타나지 않아야 한다.
8. 팔다리의 힘과 탄력을 시진한다. 근육쇠약이 나타나는지 주목한다.	**8.** 팔다리의 힘과 탄력은 환자의 연령을 고려할 때 정상 범위 안에 있어야 한다. 갑상선항진증, 쿠싱증후군, 부신피질부전은 근육의 소모와 허약감을 유발할 수 있다.
9. 호흡수를 측정한다.	**9.** 정상 호흡수는 분당 14회~20회이다. 갑상선중독증에서는 호흡률의 증가 및 호흡곤란이 나타날 수 있으며, 갑상선기능저하증에서는 저환기호흡저하가 발생될 수 있다.
10. 진전(tremor)을 관찰한다. 환자에게 손을 펴보라고 한 후 움직임을 관찰한다. 잠재적인 신경계 영향 정도를 관찰하기 위해 환자에게 손을 편 상태에서 손가락을 벌려 보라고 요청한다. 손 위에 종이 한 장을 올려 놓는다.	**10.** 진전이 나타나지 않아야 한다. 갑상선질환에서 손의 미세한 진전이 발견될 수 있다.

검진	이론적 근거
11. 반사(이두근두갈래근, 삼두근세갈래근, 상완요골근위팔노근, 슬개근무릎근, 아킬레스건아킬레스힘줄)를 사정한다.	**11.** 대부분의 내분비계질환 중 특히 갑상선질환에서 환자는 심부건반사깊은힘줄반사에서 과잉 반응을 나타낸다.
12. 환자에게 앙와위바로누운자세로 눕도록 요청한다. 복부를 시진한다. 멍이나 최근 외상의 증거, 수술, 외상으로 인한 상흔이 있는지를 관찰한다. 복부의 위 · 아래 · 양 옆쪽으로 비대칭이 있는지 시진한다.	**12.** 분홍-보라색 줄은 쿠싱증후군에서 흔히 관찰된다. 거미모양혈관종거미혈관종(spider angioma)은 복부내압배내압의 증가를 의미하며, 간부전간기능상실에서 흔히 나타난다.

촉진

검진	이론적 근거
1. 림프절을 촉진한다. 뒷면에 있는 림프절의 삼각 부위뿐만 아니라 경부림프절목림프절 부위도 촉진한다. 갑상선협부갑상선잘룩(thyroid isthmus)와 윤상연골 바로 위에 있는 델피림프절(delphian node)을 촉진한다.	**1.** 정상적으로 림프절의 비대는 촉진되지 않아야 한다. 갑상선결절과 인접한 경부림프절의 비대가 촉진되면 유두갑상선암(papillary thyroid cancer)을 의미할 수 있다.
2. 기관의 위치를 결정한다. 엄지손가락을 흉골상절흔목아래패임(suprasternal notch)에 있는 기관의 양쪽에 놓고, 흉쇄유돌근목빗근의 내측 경계선 위에 있는 공간과 각 쇄골의 윗모서리를 따라 좌우로 움직인다[그림 13-7].	**2.** 오른쪽으로 약간 변위된 것은 정상이다. 큰 변위는 갑상선질환을 의미할 수 있다.
3. 갑상선협부, 몸체 그리고 측면의 엽을 촉진한다. 촉진 시 갑상선의 크기, 배열, 일관성, 부드러움 정도 그리고 결절에 주목한다. 흉쇄유돌근을 이완시키기 위해 환자에게 목을 약간 앞쪽으로 굽히도록 요청한 뒤 목을 좌우로 움직여서 측면을 검진한다. 갑상선을 촉진 시 부드럽게 하는 것이 중요하며, 갑상선의 위치 변경이나 결절의 유무를 확인하기 위해 손가락을 갑상선 위를 부드럽게 지나가게 한다. 갑상선을 촉진하는 두 가지 접근법이 있는데, 앞쪽과 뒤쪽에서 실시할 수 있다.	**3.** 촉진 시 갑상선결절은 작고(맨 가장자리 부분에서 4cm), 부드럽고(작거나 큰 결절이 자유롭게 움직이고), 탄력이 있어야 한다. 환자가 삼킬 때 협부잘룩 부분은 자유롭게 상승해야 한다. 갑상선 비대가 촉진될 때 비대가 전체적으로 확산된 상태인지, 다발성 결절 형태인지, 하나의 결절이 비대해진 것인지를 확인한다[그림 13-10]. 갑상선의 확산성 비대는 하시모토갑상선염이나 유행성 갑상선종, 그레이브스병을 의미한다. 다발성 결절은 흔히 대사 과정이나 드물게는 악성을 의미한다. 단일 결절의 촉진은 양성 종양이나 낭종 또는 암성 종양을 의미할 수 있다. 갑상선

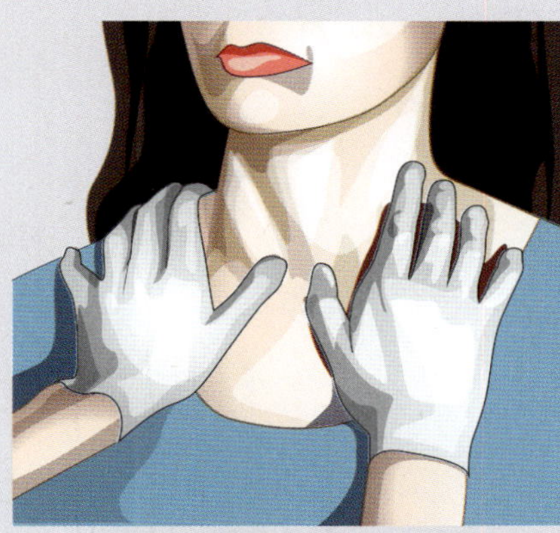

그림 13-7 기관 촉진

검진	이론적 근거
	은 그레이브스병에서는 부드럽게 느껴질 것이나 하시모토갑상선염이나 악성에서는 단단하게 느껴질 것이다.

뒤쪽 접근

환자의 뒤쪽에 선다. 양손의 손가락을 환자의 목에 놓고 검지가 윤상연골 바로 아래쪽에 놓이게 한다[그림 13–8]. 환자에게 물을 입에 머금다가 삼키도록 요청할 때 손가락 아래쪽에서 갑상선협부가 올라오는 것을 느낄 수 있어야 한다. 때때로 촉진되지 않을 수 있다.

왼쪽 손의 손가락을 이용하여 기관을 오른쪽으로 민다. 이때 오른쪽 손의 손가락으로 기관과 흉쇄유돌근 사이의 갑상선 우엽오른엽을 촉진한다. 같은 방법으로 갑상선의 좌엽왼엽을 검진한다.

앞쪽 접근

환자의 앞쪽에 선다. 오른쪽 손의 손가락을 이용하여 환자의 오른쪽으로 기관을 민다[그림 13–9]. 왼쪽 손의 손가락을 흉쇄유돌근 주위에 놓고 환자가 삼킬 때 결절 비대를 촉진한다. 갑상선의 우엽도 같은 방법으로 검진한다.

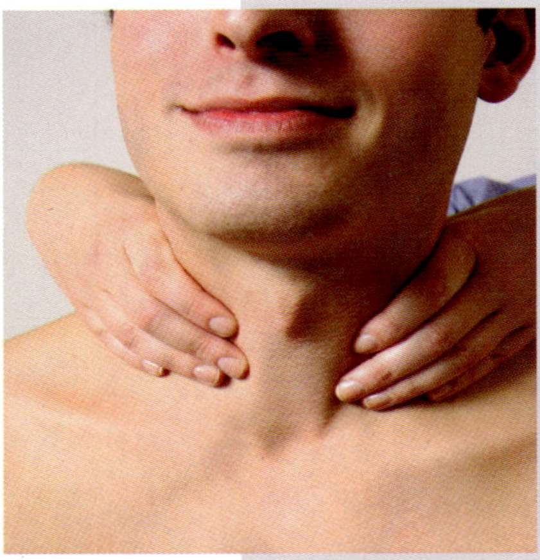

그림 13-8 갑상선 촉진(뒤쪽 접근)

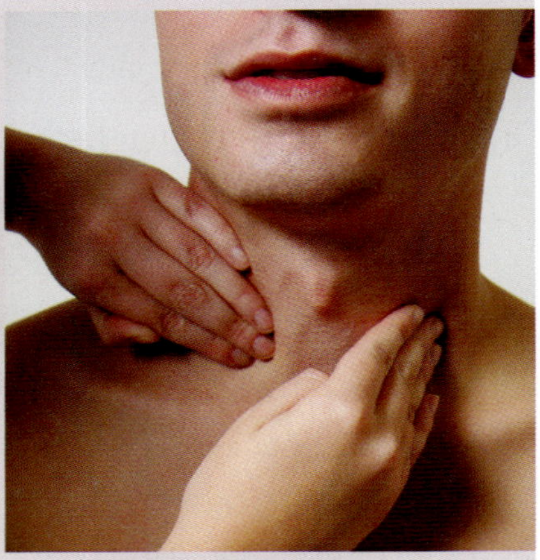

그림 13-9 갑상선 촉진(앞쪽 접근)

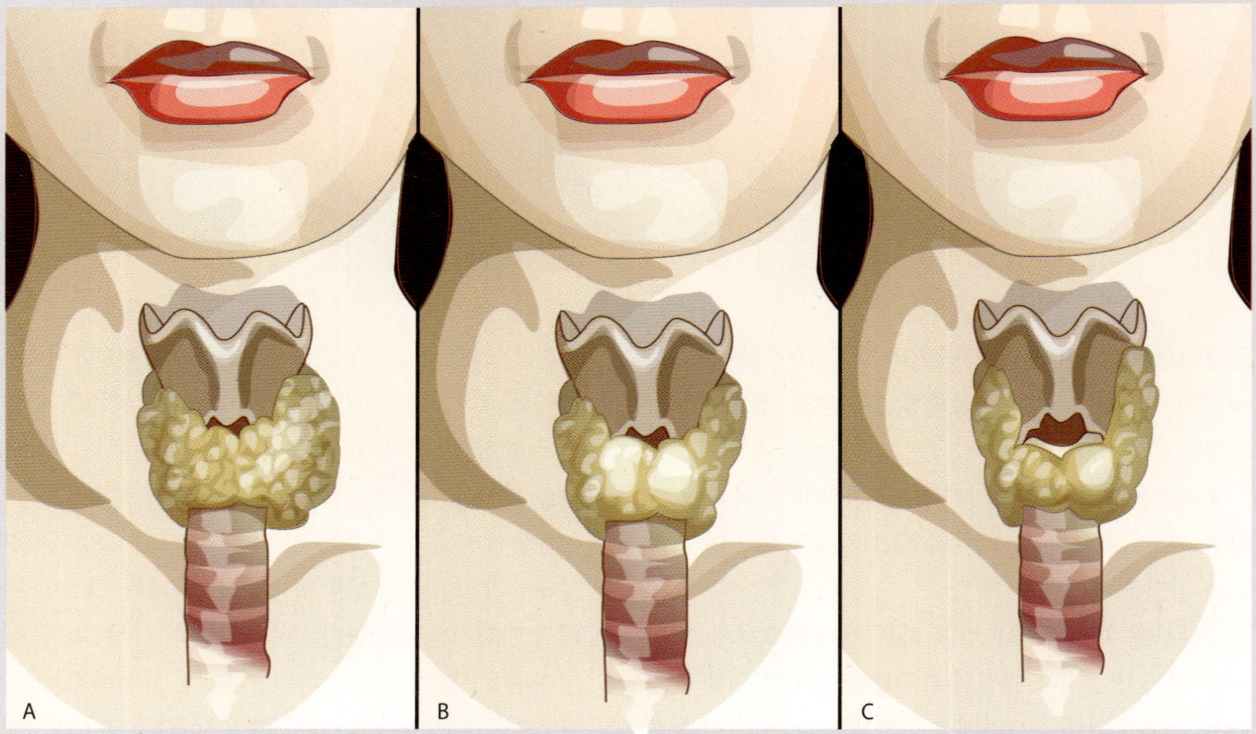

그림 13-10 갑상선 비대: A. 전반적인 비대 B. 다발성 결절 C. 단일 결절

청진

검진	이론적 근거
1. 갑상선을 청진한다. 갑상선 비대나 결절이 의심될 때 갑상선의 각 엽을 청진한다. 정맥혈류음으로부터 잡음을 구별하기 위해 환자에게 호흡을 잠시 멈추도록 요청해야 하는데, 이는 호흡음이 청진을 방해할 수 있기 때문이다. 경정맥목정맥을 압박하는 동안 같은 쪽의 갑상선을 청진기로 청진한다.	**1.** 경정맥 압박은 정맥혈류음은 제거할 수 있으나 잡음은 제거할 수 없다. 부드럽고 물 흐르는 소리나 잡음은 갑상선중독증을 의미한다.
2. 폐음을 청진한다.	**2.** 비정상적인 호흡음을 사정한다. 청진 시 호흡잡음은 들리지 않아야 한다. 악설음(crackle)은 울혈심부전(CHF)을 의미하며, 갑상선중독증에서 발견된다.
3. 환자를 앙와위로 눕도록 한 뒤 복부를 청진한다. 11장에 서술된 내용으로 검진한다. 청진 후 복부를 촉진한다.	**3.** 청진 시 조직화된 방법을 사용하여 장음창자소리이 있는지, 잡음, 정맥혈류음 그리고 마찰음비빔소리과 같은 혈관음이 나타나는지 사정한다. 어떠한 방위성 근육긴장(muscle guarding), 얼굴 찡그림, 박동, 이동성, 호흡 시 움직임이 있을 때는 체액이 있다는 것을 의미하므로 주목해야 한다.

내분비계질환자의 신체검진은 매우 제한적이다. 진단을 위해서는 건강력, 임상검사 그리고 진단적 검사 결과와 신체검진 자료를 모두 참고한다. [박스 13-2]는 내분비계의 흔한 진단적 검사 및 임상검사이다.

박스 13-2 내분비계사정에 사용되는 진단적 검사 및 임상검사

갑상선 검사

갑상선자극호르몬(TSH)

순환하는 TSH의 농도는 갑상선의 기능을 알아볼 수 있는 가장 민감한 검사이다.

- 정상 TSH의 농도는 0.4와 4mIU/mL이다.
- TSH의 감소는 그레이브스병과 독성 결절성 갑상선종에서 발견된다.
- TSH의 증가는 갑상선기능저하증에서 일차적으로 발견되며, 하시모토갑상선염과 뇌하수체종양에 의한 갑상선중독증에서도 증가한다.
- T_4 농도의 저하는 갑상선 파괴(하시모토갑상선염의 말기)를 의미한다.

총 T_4((TT_4)과 혈청 자유 T_4(FT_4)

총 T_4는 갑상선기능저하증과 갑상선항진증인지를 확인하기 위해 채취한다. 혈청 자유 T_4 추정량은 갑상선질환에서 흔히 수행되는 검사는 아니다. 이 검사는 총 T_4검사에서는 정상이나 혈청 자유 T_4가 증가하는 갑상선항진증을 확인하기 위해 실시한다.

- TT_4의 정상치는 55~150nmol/L이며, FT_4는 10~26pmol/L이다.
- 총 T_4의 증가는 갑상선항진증(그레이브스병, 갑상선종), 급성 갑상선염에서 나타나며, 갑상선기능저하증에서는 감소된다.

총 T_3(TT_3)과 자유 T_3(FT_3)

총 T_3와 자유 T_3는 갑상선의 기능을 확인하기 위해 흔히 수행되는 검사는 아니다.

- 총 T_3의 정상치는 1.5~3.5nmol/L이며, 자유 T3는 3~9 pmol/L이다.
- 자유 T3 검사는 초기 갑상선항진증 진단에 가장 유용한데, FT_3와 FT_4는 TT_3와 TT_4가 증가하기 전에 증가한다.

박스 13-2 내분비계사정에 사용되는 진단적 검사 및 임상검사-계속

T_3 레진 섭취율 검사(T_3 Resin Uptake)

검사실에서 채취한 혈액에 방사선 요오드를 첨가하여 검사한다. 이 검사의 장점은 환자가 요오드를 섭취하지 않아도 된다는 것이다. 결과는 다음과 같다.

- 적혈구에 의해 요오드가 19% 이상 섭취되면 갑상선항진증이다.
- 적혈구에 의해 요오드가 11% 이하 섭취되면 갑상선기능저하증이다.

방사선요오드섭취율

방사성 요오드가 구강입안으로 투여된 후 24시간 경과 시 갑상선의 요오드 수준을 검사한다.

- 요오드 수준이 높을 경우 갑상선의 기능이 항진되어 있는 것을 의미한다.
- 요오드 수준이 낮을 경우 갑상선의 기능이 저하되어 있는 것을 의미한다.
  * 주의: 검사 시행 전 요오드 알레르기를 확인하기 위해 해산물이나 요오드에 알레르기가 있는지 확인한다.

갑상선 초음파 또는 컴퓨터단층촬영술(CT) 스캔/자기공명영상(MRI)

이 검사는 종양이나 갑상선종을 확인하기 위해 실시한다.

미세침흡인세포검사

이 검사는 간단하고 위험이 적은 방법으로서 23게이지의 바늘을 갑상선 종창부기 부위에 삽입하여 여러 곳에서 주사기로 흡인하는 것이다. 검채물은 파파니콜로 또는 라이트 염색법으로 염색하여 현미경으로 검사한다. 결과는 전문 세포병리학자에 의해 정확히 진단되어야 한다. 그러나 이 검사로 가족성 비수질성 갑상선암의 병력과 갑상선결절을 가진 환자와 이전에 저농도의 치료적 방사선에 노출되었던 과거병력을 가진 환자를 구분하지는 못한다.

혈액화학검사(BLOOD CHEMISTRIES)

호르몬검사

다른 정보들이 진단을 내리는 데 결정적이지 않을 때 표적기관(갑상선, 부신, 뇌하수체 등)의 혈청호르몬 수치는 진단을 내리는 데 도움이 된다.

혈당검사(Glucose test)

제1형 당뇨와 제2형 당뇨를 진단하는 검사이다.

소변검사(URINE TESTS)

24시간 소변(호르몬 수준)

24시간 소변 수집은 부신질환(에디슨병, 크롬친화세포종)을 사정할 때 사용된다.

수분제한검사

이 검사는 요붕증을 진단할 때 사용된다. 수분을 8~12시간 동안 혹은 체중의 3~5% 감소 시 까지 수분섭취를 보류하는 것이다. 검사 시작 시와 끝나는 시점에 혈액과 소변의 삼투질 농도를 검사한다. 소변 삼투질 농도와 비중을 상승시키는 능력 감소는 요붕증의 특징적인 증상이다(즉, 요붕증에서는 소변비중과 소변 삼투질 농도가 감소된다).

진단검사(DIAGNOSTIC TESTS)

CT 스캔과 MRI

이러한 영상 검사는 다양한 내분비선의 종양을 진단하는 데 사용된다.

진단적 추론

검진자는 건강력과 신체검진 결과를 토대로 평가 및 계획을 수립해야 한다. 예를 들어, 환자는 진단을 내리는 데 도움이 되는 많은 증상들을 이야기할 것이다. 그러면 과거병력과 신체검진 결과에서 발견된 소견들로 가능한 진단을 한 두가지로 좁힐 수 있다. 피로는 내분비계질환 환자에게 일반적인 주호소이다. [표 13-2]는 피로와 관련된 일반적인 질환들의 감별 진단들을 설명한 것이다.

표 13-2 피로에 대한 감별 진단

감별 진단	환자의 과거병력에서 중요한 결과	환자의 신체검진에서 중요한 결과	진단적 검사
갑상선항진증 Hhyperthyroidism	지속적인 피로, 열에 대한 과민, 신경증, 심계항진, 피부 약화, 갑상선종, 체중 감소가 서서히 나타남.	안구돌출, 빠른 맥박, 갑상선이 촉진됨.	TSH, T_3, T_4 혈액검사, MRI나 갑상선 스캔
갑상선기능저하증 Hyporthyroidism	피로와 기면, 체중 증가, 냉에 대한 과민	두껍고 부은 피부, 안와부종, 주의력 감소, 모발 약화	TSH, T_3, T_4 혈액검사
부신피질부전 Adrenocortical insufficiency	피로, 체중 감소, 탈수, 위장관계 문제	근허약, 불안정이나 불안, 색소침착	CBC, 24시간 소변검사
당뇨병 Diabet mellitus	피로, 체중 감소, 다뇨	복시	공복 혈당검사

Abbreviations: CBC, complete blood count; MRI, magnetic resonance imaging; T_3, triiodothyronine; T_4, thyroxine; TSH, thyroid-stimulating hormone.

특수대상자의 내분비계사정

임산부에 대한 고려사항

- 갑상선질환(예: 진단받지 않은 그레이브스병, 급성 갑상선염)에 대해 잘 알고 있어야 하며, 검사할 수 있어야 한다.
- 비정상 갑상선 기능의 증상과 징후는 전형적인 임산부의 증상 및 징후와 유사할 수 있다.
- 갑상선항진증은 임산부 환자 특히 기태임신(molar pregnancy)일 경우 인간 만성 성선자극호르몬생식샘자극호르몬(human chronic gonadotropin)의 분비 증가로 인해 발생 가능하다. 갑상선항진증을 가진 여성은 합병증으로 자간전증전자간증(preeclampsia)과 갑상선중독발작(thyroid storm)의 위험성이 증가한다. 임산부의 갑상선기능저하증도 발생 가능하다.
- 갑상선을 시진하고 촉진한다. 대칭적 비대가 기대되며, 비대가 뚜렷하거나 비대칭적 비대는 임산부의 특성이 아니다.

신생아에 대한 고려사항

- 많은 상황에서 신생아 선별 검사[페닐케톤뇨(phenylketonuria: PKU), 선천부신과다형성(congenital adrenal hyperplasia), 갑상선기능저하증(hypothyroidism), 겸상적혈구빈혈낫적혈구빈혈(sickle cell anemia)과 같은 다양한 질환 검사]가 태어난 지 24시간 후 수행되어야 한다.
- 갑상선호르몬은 배아성장, 특히 뇌조직에 필수적이다. 신생아가 태아기 동안 T_4가 결핍되었다면 정신지체가 될 수 있다. 이러한 상황은 출생 후 T_4의 적용을 통해 부분적으로 완하될 수 있다.
- 갑상선중독증(thyrotoxicosis)은 사실상 신생아에게서는 나타나지 않는다.
- 선천적 갑상선기능저하증이라도 태어난 지 4개월 후까지 임상적인 증상이 뚜렷하게 나타나지 않을 수 있는데, 이는 자궁 내 갑상선부전갑상선기능상실의 대부분의 경우가 임신 후기까지 발생하지 않기 때문이다. 저체온증, 태반의 지연 배출, 뒤숫구멍소천문(fonticulus minor) 확대, 신생아기 호흡곤란, 연장된 신생아 황달 등은 갑상선기능저하증의 증상이다.
- 갑상선기능저하증의 임상 증상은 수유장애, 쉰목소리 울음, 돌출된 혀를 포함한다. 부가적으로 복부의 근육긴장도 저하, 변비, 복부돌출배돌출, 제대 탈출, 정상 이하의 체온, 기면, 수면과다, 서맥, 치아발달의 지연, 차갑고 얼룩덜룩한 피부가 나타날 수도 있다[그림 13-11]. 골격의 성장도 저해된다. 따라서 선천성 갑상성기능저하증을 치료하지 않으면 치명적인 결과를 초래할 수 있다.
- 다운증후군을 가진 아동에게서 선천적 갑상선기능저하증의 위험이 높다. 따라서 다운증후군을 가진 아동은 태어날 때 갑상선기능저하증 검사를 받아야 하며, 6개월 후 그리고 매년 생일 때마다 검사를 받아야 한다.

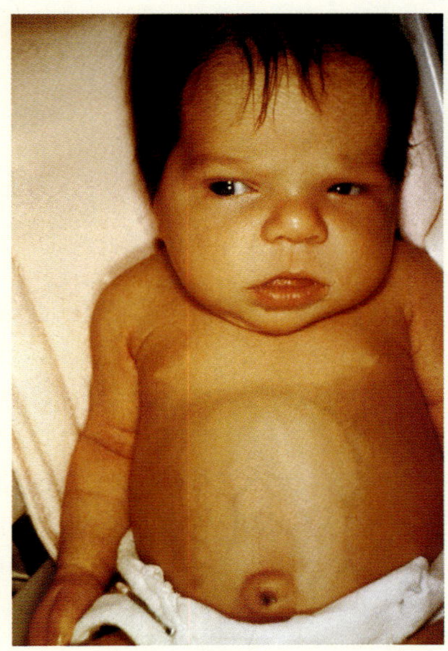

그림 13-11 선천적 갑상선기능저하증 영아

특수대상자의 내분비계사정–계속

소아에 대한 고려사항

- 갑상선중독증은 10세 미만의 아동 중 1,000명당 2명 꼴로 발생한다. 이환된 아동들은 대사과잉증과 성장의 증가, 빤히 쳐다보는 눈(안구돌출증은 아동에게는 드물다), 갑상선 비대 등이 나타난다.
- 후천성 청소년기 갑상선기능저하증의 대부분은 하시모토갑상선염에 의해 유발된다. 증상과 징후는 성인에서와 유사하지만 성장 감소(매년 4cm 정도), 사춘기 지연, 치아맹출 지연과 같은 증상이 포함된다.

노인에 대한 고려사항

- 연령 증가에 따라 내분비계 변화를 경험하는 것은 흔히 있는 일이다. 과거와 현재의 의료정보를 포함하여 주의 깊게 건강력을 수집하기 위해 충분한 시간을 갖도록 한다.
- 대부분의 노인들은 다양한 만성 질환으로 인해 많은 약들을 복용하고 있다. 이러한 약들은 대사 균형을 이루거나 또는 방해할 수 있다.
- 우울, 체중 감소 또는 증가, 심장박동수 변화, 갈증이나 식욕의 증가 등과 관련된 질문에 초점을 맞춘다.
- 갑상선질환은 노인에게서는 다른 양상을 나타내는데, 과잉 활동에 대한 증상은 적게 나타나며, 단지 무감동, 우울, 쇠약함과 같은 정신 상태의 변화가 현저하게 나타난다. 심방세동은 갑상선질환에서 흔하다.
- 갑상선기능저하증은 갑상선질환에서 가장 흔히 나타나지만, 정상 노화 과정에서도 모발, 눈, 손톱 변화 등이 나타나기 때문에 잘못 진단을 내리기 쉽다.
- 당뇨병의 유병률은 노화로 인해 증가한다.
- 60대 이상의 노인은 갑상선중독증의 임상적 증상이 젊은 성인에 비해 아주 미묘하게 차이가 나거나 또는 아주 극적으로 다르게 나타날 수도 있다. 갑상선중독증이 무기력성 갑상선항진증(apathetic hyperthyroidism)처럼 나타나기도 하는데, 이는 노인에게서 식사, 이동, 다른 사람과의 상호작용 등에 동기를 부여하지 않는다는 특성이 있다. 따라서 많은 갑상선중독증 환자들이 단지 심한 우울증이 있는 것으로 잘못 진단될 수 있다.
- 고령에서 갑상선 촉진 시 섬유화되고, 결절이 더 많거나 불규칙하게 느껴질 수 있다.

사례 연구

이장 전체에 걸쳐 김씨에 대해 소개하였다. 이 장은 그의 병력을 함께 끌어내고, 그 병력을 문서화하고, 신체검진을 입증한다.

주호소(현재 질환)

"나는 항상 피곤함에도 불구하고 잠을 잘 수가 없어요. 그리고 심장은 항상 거칠게 뛰고 쿵쾅거리는 것 같아요."

면담하는 동안 수집된 정보

김씨는 54세의 여성으로, 최근 2개월 동안 피로, 불면증, 심계항진 그리고 발한 증가가 있었다. 또한 눈의 외양 변화와 적색 발진 그리고 팔과 다리에 멍이 들었다고 호소한다.

김씨는 때때로 '눈이 빠질 것 같은 느낌'을 호소한다. 그녀는 지난 6년간 계속해서 수면장애가 있었고, 기운이 없음을 경험하였다. 당뇨, 암, 관상동맥질환, 정신건강 문제 등은 없었다고 하며, 외상이나 입원력도 없다고 대답하였다.

김씨는 결혼을 하거나 아이를 가진 적이 없다. 김씨의 모친은 82세로, 심각한 심장 문제를 가지고 있다. 최근에 그녀의 모친은 갑상선기능저하증 진단을 받았다. 김씨의 부친은 78세의 나이로 특발성 폐섬유증으로 사망하였다. 김씨는 형제, 자매가 없다. 그녀는 현재 생존해 계신 두 명의 이모와 세 명의 삼촌이 있으며, 삼촌 중 두 명은 관상동맥질환(CAD)을 앓고 있고, 이모 한 명은 당뇨를 앓고 있다. 조부모님은 노령으로 돌아가셨다.

김씨는 매우 조용하게 사회생활을 했다. 그녀는 친구를 사귀는 것이 항상 어려웠고, 늘 과체중이었으며, 머리카락이 가늘어서 관리하는 것이 힘들었다고 하였다. 그녀는 담배와 술을 하지 않으며, 각성제를 하지도 않는다. 교회 활동은 활발하게 하며, 큰 장난감 공장에서 비서일을 20년간 하였다. 취미는 없으나 독서를 좋아하고 인터넷 서핑을 좋아한다.

주요 근거	주요 사항
2달간의 심계항진	갑상선항진증(갑상선중독증) 시 빈번하게 심계항진이 나타난다.
맥박 94회/분, 혈압 140/90mmHg, 호흡 20회/분	증가된 갑상선호르몬은 아드레날린성 활동을 유발하며, 이는 맥박과 혈압을 증가시킨다. 대사량의 증가로 인해 산소 흡입과 이산화탄소 배출을 위해 호흡수 역시 증가된다.
불규칙적인 맥박	빠르고 불규칙적인 맥박은 갑상선항진증의 흔한 증상이다. 불규칙적인 맥박은 심방세동을 의미한다.
안구돌출	갑상선항진증의 전형적인 증상이 안구돌출이다.
점상출혈과 멍	단백질 저하가 단백질 합성을 초과하기 때문에 혈관은 약해지며, 점상출혈과 멍이 쉽게 나타난다.
피로와 불면증	갑상선호르몬의 과잉으로 인한 아드레날린성 효과 때문에 환자는 수면이 어렵게 된다.

이름 김○○	날짜 2018/10/12	시간 14:40
	생년월일 1964/08/11	성별 여

병력

주호소
"나는 항상 피곤함에도 불구하고 잠을 잘 수가 없어요. 그리고 심장은 항상 거칠게 뛰고 쿵쾅거리는 것 같아요."

현재병력
2개월 동안의 피로, 불면증, 심계항진 그리고 발한 증가, 정상출혈, 팔다리 멍

투약
두통 때문에 일주일에 한 번 정도 아세트아미노펜(ASA) 2알 정도를 복용하는 것 외에 다른 약은 복용하지 않음.

알레르기
알려진 알레르기 없음.

과거병력
'눈이 빠질 것 같은 느낌', 지난 6년간 지속된 수면장애, 당뇨, 암, 관상동맥질환(CAD), 정신건강 문제는 없음.

입원/수술
없음.

가족력
모친(82세): 심장 문제, 10년 전 갑상선기능저하증 진단 받음. 부친(78세): 특발성 폐섬유증으로 사망.
이모는 당뇨가 있고, 삼촌은 관상동맥질환(CAD)이 있음.

사회력
담배, 술, 약물은 사용하지 않으며, 비서로 일하고 있고, 아이는 없으며, 조용히 사회생활을 함.

계통별 문진

일반적 외모 허약감, 거의 밤 불면증, 체중 감소.	심혈관계 '펄떡거리는 느낌'의 고동치는 심장.
피부 모발과 피부의 결 변화, 열과 냉에 대한 민감도 증가.	호흡기계 때때로 숨이 참.
눈 눈 과민증, 복시, 양측으로 안검하향지체.	소화기계 특별한 증상 또는 호소 없음.

귀 특별한 증상 또는 호소 없음.	비뇨생식기계/부인과계 특별한 증상 또는 호소 없음.
코/입/인후 목의 답답함과 숨이 막히는 느낌.	근골격계 허약감.
유방 특별한 증상 또는 호소 없음.	신경계 진전으로 인해 떨리는 느낌.

신체검진

체중 82kg	체온 37.1℃	혈압 140/90mmHg
신장 167.7cm	맥박 95회/min(불규칙)	호흡 20회/min(규칙적)

일반적 외모 발달 상태 양호함. 히스패닉계 여성으로 불안해 보임.
피부 따뜻하고 촉촉하며 발적이 있음. 정상출혈과 멍이 팔과 다리에 양측으로 있으나 특별한 형태는 없음.
머리/눈/귀/코/인두 정상적인 머리. 외안근은 6가지 기본 방향으로 정상적으로 움직이며, 동공 반응, 시야, 각막반사 모두 정상이나 양측성 안구돌출이 있음. 청력은 양쪽 모두 속삭이는 소리에 정상적이며, 편도선은 양측으로 동일하게 관찰됨. 인후부는 발적되어 있으나 깨끗하고, 뚜렷한 점의 병변은 없음. 혀의 편위치우침나 변위는 없음.
목/림프절 경정맥 팽만 없음. 연하곤란삼킴곤란 없음. 경부결절목결절 촉진되지 않음. 기관은 중앙에 있으며 움직여지고, 갑상선은 촉진되지 않으며 고정되지 않고 자유로움.
심혈관계 심장박동수 109회. 불규칙한 박동과 리듬. S_3나 S_4 또는 어떠한 잡음도 들리지 않음. 맥박은 모든 맥박 촉지 부위에서 촉지되며 2+ 강도임.
호흡기계 청진상 깨끗함. 어떠한 비정상적인 호흡음도 들리지 않음. 촉각진탕음과 음성진탕음은 모든 부위에서 동일함. 소리는 대칭적이며, 호흡 운동과 전후 지름은 정상 범위임.
위장관계 고창음가스팽만음과 동반된 과도한 장음. 복부는 비만하고 부드러우며 고정되지 않고 자유로움. 덩어리나 장기 비대, 반사 압통누름통증 없음. 이상 맥박이나 멍은 없음.
비뇨생식기계 검진 안함.
근골격계 근력은 전반적으로 4~5/5 정도이며, 대칭적임. 곤봉형 손이나 청색증은 없으며, 뚜렷한 덩어리나 상처의 반흔흉터은 없음. 피부 온도는 양측 동일함.
신경계 미세한 양측성 운동 진전과 휴식 시 발한이 나타남. 걸음걸이와 자세는 정상임. 모든 근육/팔다리의 관절가동범위(ROM)와 뇌신경은 정상임. 심부건반사와 통증, 온도, 접촉, 진동에 대한 과잉 감각 충동이 있음.
임상검사 혈청갑상선자극호르몬: 1U/mL T_3: 33μ/mL T_4: 22
최종 검진 결과 갑상선항진증.

참고문헌

American Diabetes Association. (n.d.). *Position statement: Screening for diabetes.* Retrieved from http://www.diabetes.org/clinicalrecommendations/Supplement101/S21.htm.

Hinkle J. L., & Cheever K. (2014). *Brunner & Suddarth's textbook of medical-surgical nursing* (13th ed.). Philadelphia, PA: Lippincott Williams & Wilkins.

Kim, K., Kim, S., Sung, K., Wook, Y., Seok, K., & Park, W. (2012). Management of type 2 diabetes mellitus in older adults. *Diabetes and Metabolism Journal*, 36(5), 336–344. doi: 10.4093/dmj.2012.36.5.336

Porth, C. M. (2005). *Pathophysiology: Concepts of altered health states* (7th ed.). Philadelphia, PA: Lippincott Williams & Williams.

Porth, C. M. (2010). *Pathophysiology: Concepts of altered health states* (8th ed.). Philadelphia, PA: Lippincott Williams & Wilkins.

Samuels, M. H. (1998). Subclinical thyroid disease in the elderly. *Thyroid, 8,* 803–813.

Toft, A. D. (2001). Subclinical hyperthyroidism. *New England Journal of Medicine, 345,* 512–516.

Tuomilehto, J., Lindström, J., Eriksson, J. G., Valle, T. T., Hämäläinen, H., Ilanne-Parikka, P., . . . Uusitupa, M., for the Finnish Diabetes Prevention Study Group. (2001). Prevention of type 2 diabetes mellitus by changes in lifestyle among subjects with impaired glucose tolerance. *New England Journal of Medicine, 344,* 1343–1350. Courtesy of Dr. Hudson/CDC Cushing's syndrome facies

Chapter 14

위장관계장애

Gastrointestinal Disorders

위장관계의 해부 생리

위장관계는 인체의 가장 큰 내분비기관으로, 소화기에서의 분비, 이동성(움직임) 및 혈류를 조절하는 여러 가지 호르몬들을 분비한다. 그것은 다음의 기능을 수행하는 호르몬과 효소들이다.

- 단백질 소화
- 탄수화물 소화
- 지방 소화
- 간에 저장된 글리코겐을 포도당으로 분해
- 지방 조직을 중성지방(트리글리세라이드)으로 분해
- 아미노산으로부터 당원 신생
- 조직에서 포도당 이용을 촉진하는 인슐린의 생산

위장관계

위장관계(gastrointestinal tract)는 입(mouth), 구인두입인두(oropharynx), 식도(esophagus), 복강배안(abdominal cavity) 등의 기관들로 구성되어 있다[그림 14-1]. 복강에는 고형기관(solid organ)과 공동기관(hollow organ)들이 있다. 공동기관들이 내용물에 의해 형태가 만들어지는 반면 고형기관들은 원래 형태를 유지하고 있다. 고형기관들은 간(liver), 비장지라(spleen), 췌장이자(pancreas), 부신(adrenal gland), 신장콩팥(kidney), 난소(ovary)들이다. 공동기관들은 위(stomach), 담낭쓸개(gallbladder), 소장작은창자(small intestine), 결장잘록창자(colon), 방광(bladder), 자궁(uterus)이다.

복부배를 설명하기 위해 복벽배벽(abdominal wall)을 두 개의 가상선(검상돌기에서 치골결합까지의 수직선과 배꼽(umbilicus)을 가로지르는 수평선[그림 14-2])에 의해 4분면으로 나눌 수 있다. [표 14-1]은 각 사분역의 기관 목록이다.

각 기관을 시각화하는 것은 복벽 청진이나 촉진 시 중요하다.

소화

음식은 구강입안과 인두를 거쳐 식도를 통과하여 위로 들어가 위액에 의해 혼합된다. 씹은 음식 덩어리가 위에서 위액과 혼합되면 연동 운동에 의해 십이지장샘창자(duodenum)으로 들어간다. 대부분의 소화(digestion)는 위와 십이지장에서 이루어진다. 연동 운동은 위의 중간 부위에서 시작하여 유문부날문부(pyloric)로 향한다. 연동 운동은 공장빈창자(jejunum)과 회장돌창자(ileum)에서도 이루어지지만, 장폐색창자막힘이 있지 않는 한 강하지 않다.

췌장(pancreas)은 소화 및 포도당 흡수에 있어서 중요한 내분비 및 외분비의 기능을 한다. 담즙쓸개즙(bile)은 간에서 분비하고 장창자에서 지방 소화 및 흡수를 돕는다. 췌관이자관(pancreatic duct)과 담관쓸개관(bile duct)은 십이지장 내로 연결되어 있다. 회장의 말단부, 맹장막창자(cecum)과 충수막창자꼬리(appendix)는 상행결장오름잘록창자의 일부이다. 대장큰창자(large intestine)은 상행결장(ascending colon), 횡행결장가로잘록창자(transverse colon), 하행결장내림잘록창자(descending colon), S상결장구불잘록창자(sigmoid colon), 직장곧창자(rectum), 항문관(anal canal)으로 구성되어 있다.

대부분의 수분 재흡수는 상행결장에서 일어난다. 대변은

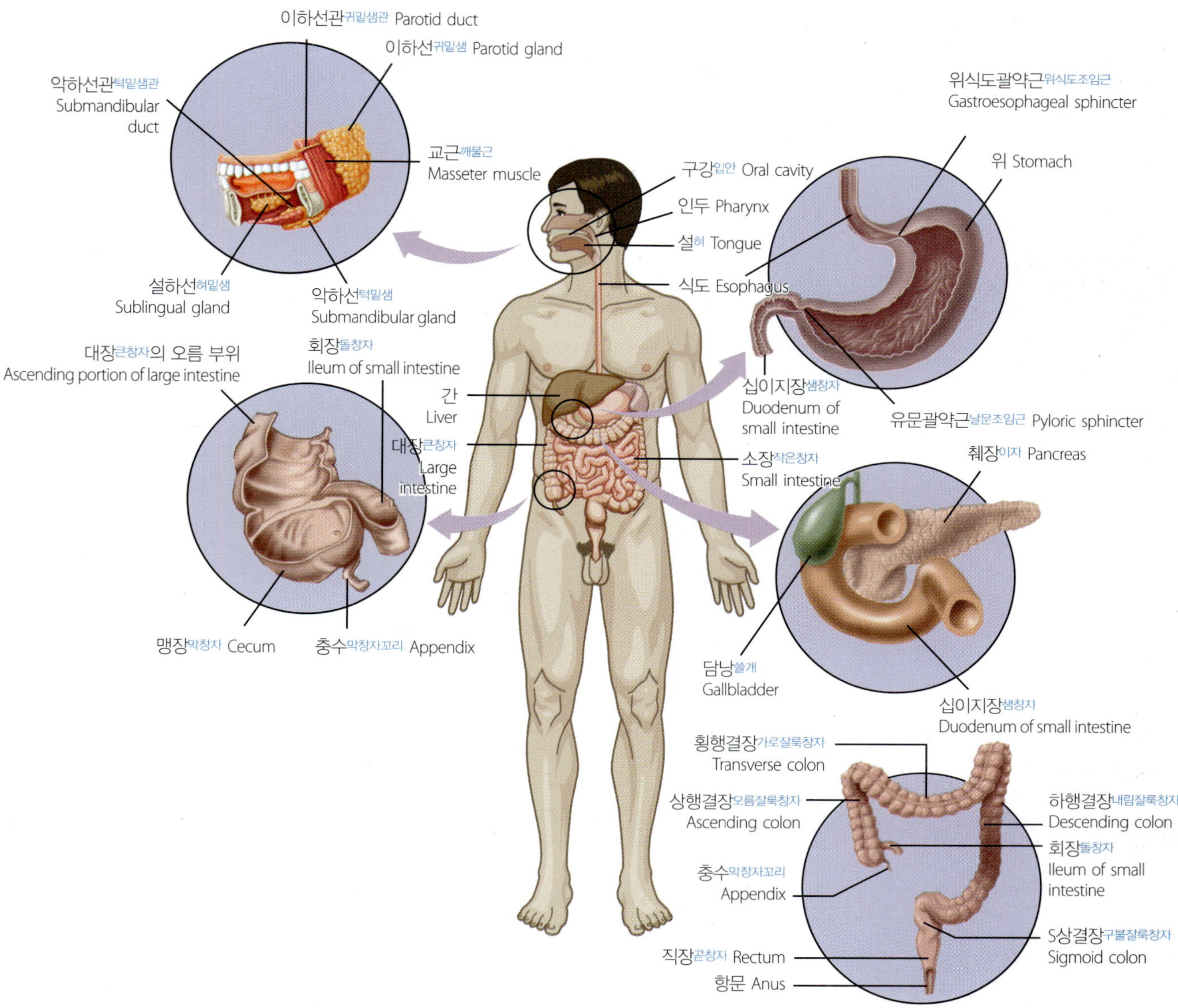

그림 14-1 위장관계

하행결장과 S상결장에서 만들어지고, 배출 전에 직장에 머무르게 된다.

건강력

건강력 수집 시에는 식이 및 장 습관이나 기능 등 위장계 관련 증상들을 포함해야 한다. 주호소(CC), 현병력, 현재 건강력(HPI), 과거 건강력(PMI), 수술 및 독성 물질 노출 여부를 포함한다.

주호소와 현재병력

"배가 아파요."

조씨는 49세의 비만한 여성으로, 3일 동안 간헐적으로 상복부명치 및 우상복부오른위사분역(right-upper quadrant, RUQ)의 통증이 있으며, 4시간 전부터 통증 강도가 증가하였다고 한다. 현재 그녀는 오심구역, 욕지기과 구토가 있었으며, 체온을 측정해 보지는 않았으나 열감이 있다고 한다. 오한이나 상기도감염은 없다고 한다.

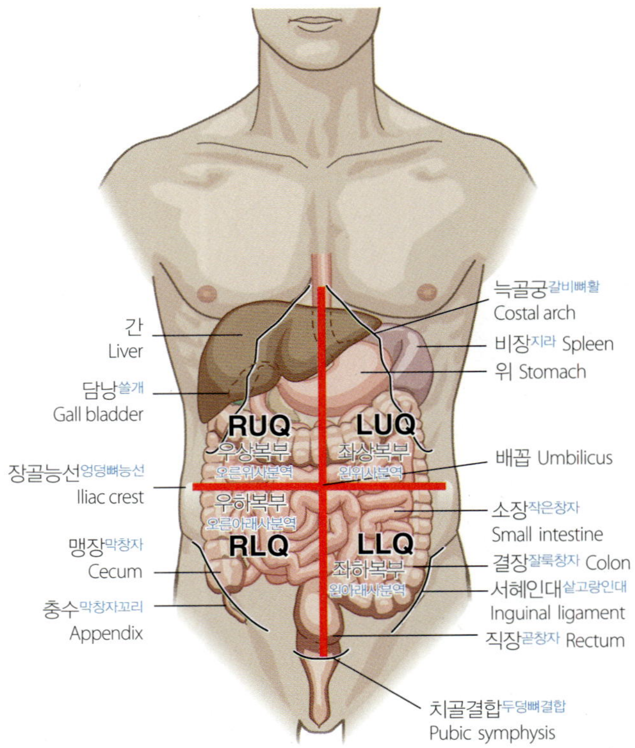

그림 14-2 복부의 사분역들

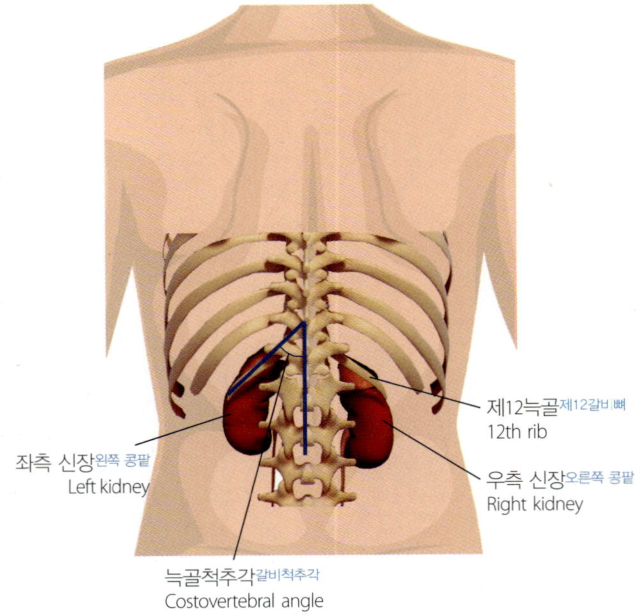

그림 14-3 신장의 위치와 늑골척추각

표 14-1 복부 사분역 내의 복부기관들

우상복부(Right Upper Quadrant, RUQ)	좌상복부(Left Upper Quadrant, LUQ)
간(우엽오른엽)	위
담낭	간(좌엽왼엽)
십이지장	비장
췌장(머리 부분)	췌장(몸통 부분)
오른쪽 신장(위쪽 끝)	왼쪽 부신
오른쪽 부신	왼쪽 신장(위쪽 끝)
결장의 간굴곡간굽이(hepatic flexure)	결장의 비장굴곡지라굽이(splenic flexure)
상행결장(일부)	횡행결장(일부)
횡행결장(일부)	하행결장(일부)
위(유문부)	
우하복부(Right Lower Quadrant, RLQ)	**좌하복부(Left Lower Quadrant, LLQ)**
오른쪽 신장(아래쪽 끝)	왼쪽 신장(아래쪽 끝)
맹장	하행결장(일부)
충수	S상결장
상행결장(일부)	왼쪽 난소
오른쪽 난소	왼쪽 난관
오른쪽 난관자궁관	자궁, 확대된 경우(그렇지 않으면 자궁은 중간선 LLQ RLQ임)
오른쪽 요관	왼쪽 요관
오른쪽 정삭	왼쪽 정삭

복통배앓이

대부분의 복부질환배질환은 통증을 동반한다.

발현시기	통증이 갑자기 시작되었는가, 서서히 시작되었는가? 잠에서 깰 정도로 갑작스러운 심한 통증은 급성 천공, 염증 또는 복부기관이 꼬여서 나타날 수 있다.
위치	통증의 위치와 방사 여부를 확인한다. 또한 처음 통증이 발생된 위치는 통증의 원인을 파악하는 데 중요하다. [표 14-2]은 여러 가지 위장장애와 연관된 복통의 위치 및 복통에 대한 설명이다.
지속 시간	통증 지속 시간이 어떻게 되는가? 최근 통증은 얼마나 되었는가?
빈도; 규칙성	통증이 특정 시간대에 발생하는가? 발생 시기는 언제였는가?
유발요인	특정 음식 섭취, 알코올 섭취, 흡연, 약물복용이나 스트레스와 같은 통증을 일으킬만한 원인이 있는가? 한 예로, 위식도역류질환(GERD)은 식후 30~60분 내에 통증이 발생한다.
관련 증상	통증 사정 시 중요한 관련 증상들은 식욕부진, 체중 감소, 피로, 발열, 고창위창자내공기참, 트림, 복부팽만감배팽만감 등이 있다. 분출성 구토는 머리손상, 두개골머리뼈 병변 또는 유문폐색날문폐색 시에 발생한다. 발열은 바이러스증후군과 충수염막창자꼬리염 시 발생한다. 발한땀남, 어지럼증과 흉통가슴통증은 심근허혈심장근육허혈과 심근경색심장근육경색 시 발생한다. 유문협착날문협착은 폐색을 일으켜 구토, 식욕 증가 및 체중 감소를 가져온다.
완화요인	증상을 완화 혹은 악화시키는 것은 무엇인가? 치료 및 약물이 환자에게 처방되거나 시도되었는가?

표 14-2 위장질환과 연관된 통증의 위치와 설명

위장질환	통증 위치 및 설명
충수염 Appendicitis	배꼽 주위나 상복부통증명치통증, 산통급통증으로 시작하여 우하복부오른아래사분역(RLQ)으로 국소화된다.
담낭염쓸개염 Cholecystitis	심한 상복부명치 혹은 우상복부(RUQ) 통증이 어깨로 방사된다.
게실염곁주머니염 Diverticulitis	상복부통증은 식후에 복부 왼쪽으로 방사된다.
장폐색 Intestinal obstruction	심하고, 갑작스러운, 경련성 통증이 배꼽과 상복부로 퍼지며, "꽉 쥐는 듯한" 통증으로 표현된다.
복부동맥류배동맥자루 누출 Leaking abdominal aneurysm	동맥류 부위에서 서서히 박동이 느껴질 정도의 통증이 등이나 옆구리 쪽으로 방사된다. "찢어질 것 같은" 통증으로 표현할 수 있다.
췌장염이자염 Pancreatitis	좌상복부왼위사분역(LUQ), 배꼽 혹은 상복부에 급성으로 몹시 고통스러운 통증이 옆구리와 왼쪽 어깨로 방사되며, 통증이 너무 심하여 실신하기도 한다.
위나 십이지장 궤양 부위의 천공 Perforated gastric or duodenal ulcer	갑작스러운 우하복부(RLQ) 통증이 어깨로 방사되면서 "타는 듯한" 통증으로 표현된다.
복부기관배기관 파열 Rupture of abdominal organ	통증이 특정 부위가 아닌 "복부 전체에서 느껴지는 것"이다.
담석쓸개돌 Biliary stones	우상복부(RUQ)에서 강한 통증이 나타나는데, "경련성" 통증이라고 표현된다.

약어: LLQ(좌하복부, left lowewr quadrant); LUQ(좌상복부, left upper quadrant); RLQ(우하복부, right lower quadrant); RUQ(우상복부, right upper quadrant).

오심과 구토

구토 없이 오심 발생	구토 없이 오심이 있는가? 구토 없는 오심은 간세포질환, 임신 및 전이성 질환이 있는 환자에게 흔한 증상이다.

오심/구토와 통증과의 관계	복통과 더불어 오심과 구토가 있는가? 오심이 통증을 유발했는가? 구토와 복통과의 관계는 중요하다. 급성 충수염 시 통증은 몇 시간 내에 구토를 유발한다.
대변 변화	변비, 설사, 식욕상실 혹은 대변 색깔의 변화가 있는가? 대변 변화는 오심과 구토의 원인을 알 수 있다.
구토물의 특성	구토물 색깔은 어떤가? 구토물의 색은 원인을 파악하는 데 도움이 된다. 급성 위염 시 위 내용물을 토하게 된다. 담도계쓸개계통 문제 시 녹황색 구토물이 나온다. 구토물에서 이상하거나 불쾌한 냄새가 나는가? 장폐색 시 대변 냄새가 나는 액체와 함께 담즙 물질을 토하게 된다.
빈도	얼마나 자주 토하는가? 독소는 지속적인 구토를 유발한다.
식사와 구토와의 관계	구토가 식사와 관련이 있는가? 만일 있다면 식사 후 언제 토하는가? 특정 음식을 먹고 난 후에만 토하는가? 음식과 관련된 구토는 원인을 찾는 실마리가 된다. 지방 음식 섭취로 발생되는 구토는 담낭질환쓸개질환과 관련이 있다.
연관된 증상	오심과 구토를 사정하는 데 중요한 관련 증상들은 발열, 현훈현기증, 두통 등이다. 발열은 급성 담낭염 혹은 급성 충수염과 같이 복부 문제가 국소화되었는다는 것을 알려 주는 것이다. 메니에르병(Meniere's disease)과 내이염미로염과 같은 내이질환속귀질환은 구토를 일으킨다. 편두통, 뇌진탕, 뇌종양 혹은 다른 공간 점유 병변들, 수막염과 지주막하출혈거미막밑출혈은 오심, 구토와 연관이 있다.
완화요인	증상을 완화 혹은 악화시키는 것은 무엇인가? 치료 및 약물이 환자에게 처방되었는가? 처방 없이 약물을 복용하였는가? 디지탈리스(digitalis), 아스피린, 비스테로이드성 항염제, 항고혈압제와 항생제들과 같은 많은 약물들이 위 자극이나 위염을 일으킨다.
음주, 마약 사용	음주나 마약을 투약한 적이 있는가? 알코올은 위 자극이나 위염을 일으킬 수 있다.

과거병력

조씨는 위장수술이나 외상, 소화성 궤양질환이나 지방장애가 없었다. 피임약과 때때로 두통 시 아스피린을 복용한 것 외에는 어떤 약도 복용하지 않았다. 어린시절 홍역, 유행성이하선염볼거리, 유행성귀밑샘염, 풍진, 수두 등을 앓았었다.

과거 건강 문제와 수술	과거 건강 문제에 대한 질문을 한다. 수술한 적이 있는가? 과거의 수술이 영양 상태에 영향을 미칠 수 있다. 식도절제는 지방흡수 불량, 비정상적 연하삼킴 및 폐색과 연관이 있다. 위 절제는 급속이동증후군(dumping syndrome), 빈혈, 위 배출 속도 지연 및 흡수 불량과 연관이 있다. 췌장 절제는 인슐린, 글루카곤 및 췌장소화효소이자소화효소의 불충분한 분비와 연관이 있다. 소장 절제는 지방변, 지방흡수 불량, 빈혈(비타민 B_{12} 흡수장애), 단장증후군짧은창자증후군(short bowel syndrome)과 연관이 있다.

최근 입원 또는 위장질환	현재 소화성 궤양, 위장 출혈, 간이나 췌장질환이자질환 또는 복부외상배외상의 진단을 받았는지 사정한다. **이들 문제 중 하나는 영양 및 비타민 결핍을 가져올 수 있다.**
식사 및 장 습관	식사 습관, 식욕, 허기나 갈증, 연하곤란삼킴곤란, 상복부쓰림명치쓰림, 속쓰림, 음식물 과민증, 과다한 트림 및 질병의 원인을 파악하는 데 도움이 될만한 장 습관에 관하여 질문한다. **장 습관, 대변 양상, 장 운동 횟수, 대변 경도, 변비나 설사, 혈변, 흑색변, 직장출혈곧창자출혈이나 치질이 진단을 내리는 데 단서가 될 수 있다.**
투약	관장, 제산제, 위장에 부작용을 가져오는 약물(예: 심장병 약물), 흡수를 방해하는 약물에 관하여 질문한다. 아스피린은 자주 복용하는가?

가족력

조씨의 아버지는 65세, 어머니는 63세에 사고로 돌아가셨다. 50세의 언니와 54세인 오빠가 있으며, 둘 다 건강하게 살고 있다. 두 아들이 있으며, 모두 건강하다. 암 병력을 가지고 있지는 않다.

환자의 가족에 대한 정보 – 가족력(FH) –유전적 요인을 설명하고 환자의 사회적 관계망에 대한 근거를 제공할 수 있다.

생존한 친인척들의 연령	부모, 형제, 자매 및 자녀와의 관계 및 건강 상태를 포함한다.
사망	사망자와의 관계, 연령, 원인을 포함한다.
만성 질환	가족 중의 만성 질환에 관하여 질문한다. 질병과 가족 구성원과의 관계를 알아보고, 가족 구성원이 얼마나 오랫동안 질병을 앓았는가?
유전적 결함	선천적 출생 시 결함을 포함한 가족의 유전적 장애를 파악한다. **낭성섬유증은 때때로 위장 증상으로 나타난다. 위장 증상이 있다면 낭성섬유증의 가족력을 파악하는 것이 중요하다.**

사회력

조씨는 교사이고, 남편과 살고 있으며, 같은 지역 내에서 두 아들이 살고 있다. 그녀는 음주, 흡연, 마약을 하지 않았으며, 정원을 가꾸는 일과 친구와 함께 시간을 보내는 것을 즐긴다.

사회력(SH)을 알아보기 위해 건강 제공자는 다음 질문을 해야 한다.

가족	환자에게 현재의 가족 단위에 관하여 질문한다.
직업	과거 직위, 자원봉사 활동 및 지역사회 활동에 관하여 질문한다. 만일 환자가 퇴직했다면 퇴직한지 얼마나 되었고, 얼마만큼 적응하고 있는지에 관하여 질문한다. 독성 물질에 노출된 적이 있는가?

여가 활동	취미, 운동 및 여행 목록을 작성하도록 한다.
흡연	피우는 담배의 종류, 흡연 기간과 흡연량[담배소비량(pack−years)=흡연 연수×하루에 피운 담뱃갑 수)]
음주	음주를 하는가? 얼마나 많이 마시는가? 술의 종류는 무엇인가(예: 와인, 맥주, 증류주)? 하루 중에 언제 마시는가? 얼마나 오랫동안 마셨는가?
마약 사용	환자가 마약을 사용하는가? 얼마만큼 사용하는가? 얼마나 자주 하는가? 언제부터 했는가? 어떤 유형(코카인, 헤로인, 펜시클리딘, 엑스터시)의 환각제를 사용하는가?

계통별 문진

많은 위장질환과 장애는 위장관계보다 다른 부위에서 임상 징후들이 나타난다. 계통별 문진(ROS)에 대한 포괄적인 검토는 가능할 때마다 수행되어야 한다.

그러나 시간 및 다른 제약 사항으로 인해 검진자는 초점사정(focused)만 수행할 수 있도 있다. 초점사정 하는 동안 검진자는 위장관 문제가 나타날 가능성이 가장 높은 부분에 대해 질문하는 것을 목표로 한다. 다음 표는 위장 문제의 공통적인 임상 징후들을 요약해 놓은 것이다.

부위	증상과 징후	관련 질환
일반적/구조적	체중 감소나 증가, 운동불내성운동못견딤증, 피로	궤양성 대장염큰창자염, 담낭암쓸개암, 췌장암이자암, 간암
활력 징후	빈맥빠른맥, 저혈압, 체온 상승	수분과 전해질 불균형
시각계	두통(위치, 발현 시간, 지속 시간, 유발요인), 현훈, 몽롱함, 상해, 복시겹보임, 눈물, 맹점, 통증을 포함한 시각 문제	수분과 전해질 불균형
구강/인후	치과 문제, 치은출혈잇몸출혈, 의치, 목이 뻣뻣함, 통증, 압통누름통증, 갑상선이나 다른 부위에 있는 덩어리	영양실조, 수분과 전해질 불균형, 위식도역류질환
피부계	발진, 소양증가려움, 색소 변화, 피부가 촉촉하거나 건조, 탄력성, 다모 또는 탈모 변화, 손톱 변화, 황달	간염, 간경화증, 간암, 담낭암, 췌장암
호흡기계	통증(위치, 특성, 호흡과의 관계에 관하여 질문), 호흡곤란, 천명음쌕쌕거림, 협착음그렁거림, 기침(하루 중 언제 기침을 하는지에 관하여 질문, 객담가래이 있다면 객담의 양과 색깔에 관하여 질문), 객혈, 호흡기감염, 결핵(또는 결핵에 노출), 발열 또는 야간 발한	위장출혈, 이차적 적혈구 상실이 나타나는 경우 산소 운반 능력이 감소하기 때문에 호흡기계 불규칙성은 위장질환의 정도를 나타낸다.
근골격계근육뼈대계	통증, 부종, 발적 또는 근육이나 관절의 열감, 운동 제한, 근육 허약, 위축, 경련	수분과 전해질 장애
내분비계	다갈, 다뇨, 무력증, 호르몬 치료, 성장, 이차적 성 발달, 더위나 추위에 예민	수분과 전해질 장애

신체검진

필요한 기구

- 설압자혀누르개
- 청진기
- 장갑
- 윤활제
- 잠혈검사도구
- 매직펜
- cm를 측정할 테이프나 자
- 환자를 덮을 가리개

신체검진 내용

신체검진 시 보통 시진에 이어 촉진, 타진, 청진을 시행하지만 복부검진배검진 시 청진은 시진 직후에 시행해야 한다. 청진은 장 운동 및 혈관 통합성에 관한 정보를 제공한다. 타진은 복부기관의 크기와 밀도, 공기, 액체, 덩어리의 위치에 관한 정보를 제공한다. 촉진은 복부기관의 크기와 긴장도를 파악하기 위해 가벼운 촉진과 깊은 촉진을 한다.

시진

검진	이론적 근거
1. 환자를 검진 테이블이나 침상에 편안하게 눕도록 한다. 복부를 노출시키고 홑이불로 환자를 덮어 준다. 검진자는 환자의 오른쪽에 서 있는다. **2.** 실내를 따뜻하게 유지한다.	**1. 2.** 환자에게 편안한 자세를 취해 주는 것은 복통이 있는 환자를 검진하는 데 도움이 되기 때문이다. 검진자가 환자의 오른쪽에 위치하는 것은 간의 지름을 쉽게 측정하기 위한 것이다. 또한 대부분 검진자들은 오른손잡이다.
3. 얼굴, 손, 피부를 포함하여 전반적인 외모를 살펴본다.	**3.** 보통 환자의 전반적 외모는 건강 상태를 알 수 있는 중요한 정보를 제공한다.
a. 얼굴을 살펴본다. • 일시적 수척 상태인지 살펴본다.	• 일시적 수척은 영양결핍을 의미한다.
• 입과 구강점막볼점막 주변 피부를 살펴본다. 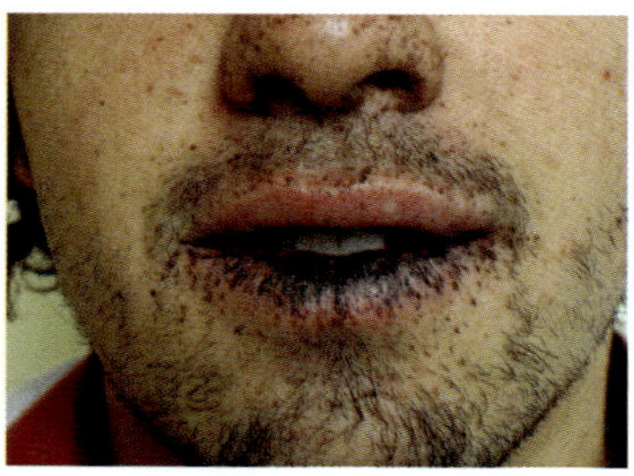 그림 14-4 입 주변의 멜라닌 침전물은 포이츠-제거스증후군(Peutz-Jeghers syndrome)을 의미한다.	• 입 주변의 멜라닌 침전물은 포이츠-제거스증후군(Peutz-Jeghers syndrome, [그림 14-4])을 의미하며, 양성 장용종창자폴립과 연관이 있다. 용종폴립은 출혈을 일으키고, 장중첩증창자겹침증 또는 폐색을 일으키지만 일반적으로 악성은 아니다.
• 호흡 시 냄새를 맡아본다.	• 구취입냄새는 흔히 위장질환과 관련이 있다[표 14-3].
b. 피부를 살펴본다. • 황달이 있는지 피부와 결막을 살펴본다. 가능하면 백열등은 황달을 가릴 수 있으므로 자연광을 이용한다.	• [그림 14-5]는 일반적으로 눈의 결막에서 보여지는 황달이다. 황달은 성인의 경우 혈청 빌리루빈 수치가 2.5mg/dL 이상, 신생아의 경우 6.0mg/dL 이상일 때 나타난다. 고빌리루빈혈증 시 전신적인 소양증가려움이 나타난다. 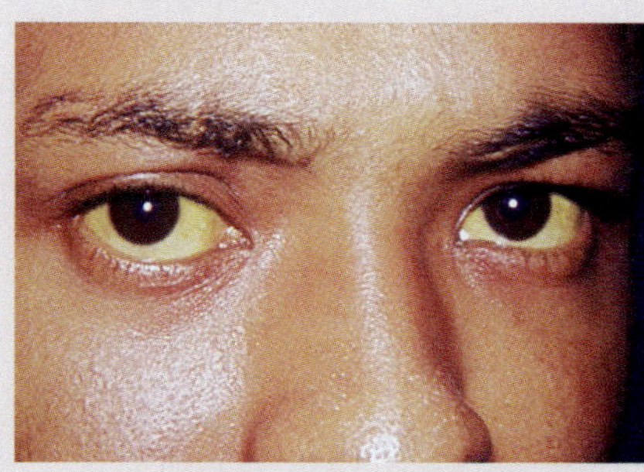 그림 14-5 결막에서 볼 수 있는 황달
• 피부의 색과 반흔흉터이 있는지 관찰하고 발진이나 병변이 있다면 기록한다.	• 반흔은 과거 수술병력이나 유착을 형성할 수 있는 외상을 확인할 수 있게 한다.

표 14-3 구취와 관련된 위장질환

위장질환/장애	구취의 특성
식도나 위의 신생물	호흡 시 심한 나쁜 냄새
소화성 궤양	산성 호흡
간부전	매스껍고 지독한 악취
식도 게실결주머니	썩은 냄새
심한 장폐색	대변 냄새
문맥 우회술을 한 간경화증	부패한 계란과 마늘 냄새

검진	이론적 근거

검진

- 거미모양혈관종거미혈관종(spider angioma)이 있는지 확인한다.

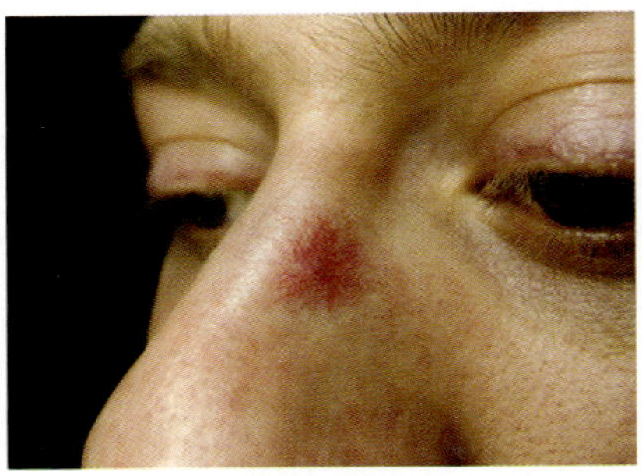

그림 14-6 거미모양혈관종은 흔히 간질환, 임신 및 영양실조와 관련이 있다.

이론적 근거

- [그림 14-6]는 거미모양혈관종으로, 보통 배꼽 위에서 발견할 수 있는 확장된 피부혈관이다. 이 병변은 흔히 간질환, 임신, 영양실조와 관련이 있다. 혈관종은 간질환의 심각성에 따라 진전되기도 하고 퇴화되기도 한다. 전형적으로 임신 2~4달 째에 나타나고 분만 시에 사라진다.

검진

c. 손과 손톱을 살펴본다.

- 손바닥 홍반이 있는지 확인한다.

이론적 근거

- 손바닥 홍반은 손바닥이 붉게 변하는 것으로, 보통 거미모양혈관종을 동반한다.

검진

- 손톱을 살펴본다.

이론적 근거

- 초승달 크기로의 증가는 간경화증 환자에서 볼 수 있다.

검진

4. 복부를 살펴본다. 적절한 조명은 필수적이다.

a. 연동 운동, 비대칭, 복부팽만배팽만을 보기 위하여 침상 끝에서부터 환자의 복부를 관찰한다.

이론적 근거

a. 장폐색 시 연동 운동은 침상 끝에서 볼 수 있다. 간 비대나 비장 비대로 인한 비대칭은 시진으로 확인할 수 있다. 복부팽만은 위장장애의 가장 흔한 임상 징후이다. 가장 흔한 원인은 지방, 가스, 대변, 체액과 섬유성 종양이다.

검진

b. 환자의 배꼽을 관찰한다.

이론적 근거

b. 정상적으로 배꼽은 검상돌기칼돌기와 치골결합두덩결합 사이의 중앙점의 1cm 이내에 위치한다. 1cm 이상의 편위는 철저한 검진을 필요로 한다.

검진

c. 가능하다면 복부 둘레를 측정한다.

이론적 근거

c. 복부 둘레 측정은 복부팽만 증가 또는 감소를 확인할 수 있는 중요한 방법이다.

검진	이론적 근거
d. 복부의 피부를 확인하고 색깔, 반흔, 발진이나 병변을 관찰한다.	**d.** 배꼽 주위의 반상출혈[ecchymosis; 쿨렌징후(Cullen's sign)]는 자궁외임신파열과 급성 괴사성 췌장염의 전형적인 징후이다. 배꼽 주위가 푸른색으로 변색되는 것은 복강 내 출혈을 의미한다. 옆구리 반상출혈[그레이-터너징후(Grey-Turner's sign)은 복부 내 혹은 복강 뒷면 출혈 또는 췌장염으로 인한 손상을 의미한다. 이때 하복부아랫배와 허리 부위에 변색이 있을 수 있다.

청진

검진	이론적 근거
1. 복부를 청진한다. 청진기를 손바닥에 문질러 따뜻하게 한다. 복부의 4개 사분역 각각에서 흉부가슴 쪽에 약간 여유를 두고 청진한다. 각 사분역에서 2~5분간 장음을 확인한다.	**1.** 소장에서의 정상음은 고음이면서 '꼴깍꼴깍'하는 소리가 난다. 결장음잘록창자소리은 저음이면서 '우르르' 소리가 난다. 정상적으로 장음창자소리은 분당 5~35회 들린다. 장음은 매우 고음이므로 연동항진꿈틀운동과다(hyperperistalsis)이라 한다. 설사나 장폐색 초기에 소리가 높아진다. 장폐색 시 고음의 방울소리가 난다. 장음 소실이나 감소는 마비성 장폐색, 복막염배막염 또는 급성 복부질환으로 인한 것이다.
2. 혈관음을 청진한다. 청진기를 복부동맥배동맥 위에 놓는다.	
a. 잡음을 청진한다. 잡음은 심잡음과 유사한 혈관음이다. [그림 14-7]은 잡음의 청진 부위이다.	**a.** 수축기와 이완기 잡음은 부분적으로 동맥혈류가 막힌 경우와 관련이 있다. 상복부에서의 수축기 잡음은 정상이다.
b. 정맥잡음을 청진한다. [그림 14-8]은 정맥잡음을 들을 수 있는 위치를 표시한 것이다.	**b.** 정맥잡음은 드물다. 이것은 지속적인 윙윙거리는 소리처럼 들리는데, 문맥과 정맥계 간의 외측가쪽 순환 시에 증가한다.
c. 마찰음비빔소리을 청진한다[그림 14-9].	**c.** 마찰음 또한 드물다. 마찰음은 사포로 문지르는 것 같은 소리이다. 간에서의 마찰음은 간종양과 담관암쓸개관암 시 들을 수 있다. 또한 마찰음은 간 생검 후에 들을 수 있고, 바이러스성 간염, 알코올성 간염 및 담낭염 시 들을 수 있다.

검진	이론적 근거

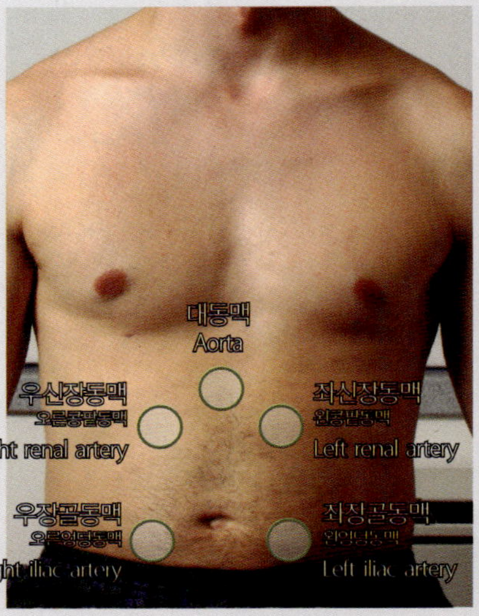

그림 14-7 잡음 청진 위치

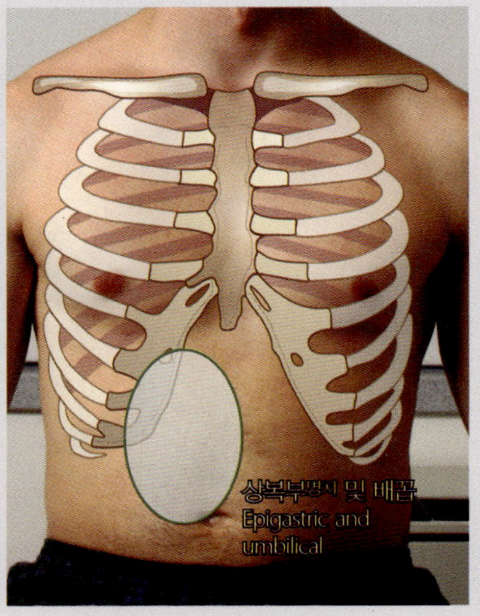

그림 14-8 정맥잡음 청진 위치

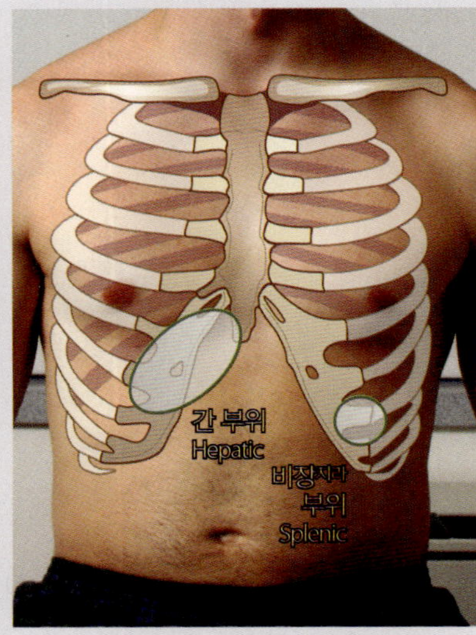

그림 14-9 마찰음 청진 위치

타진

검진	이론적 근거
1. 복부를 타진한다. 환자는 앙와위바로누운자세를 취한다.	
a. 모든 사분역에서 둔탁음(dullness)을 타진한다. 타진 시 둔탁한 소리가 나는 부위를 표시한다.	**a.** 타진음은 고형기관 위에서는 둔탁음으로 변한다. 간과 비장에서 들리는 둔탁음은 정상이지만[그림 14-10], 고창음이 들리는 부위인 복부 중앙에서 둔탁음이 들리면 비정상이다. 둔탁음은 복수가 찰 때 들리며, 복강의 복수량을 결정하는 데 유용하다. 타진 시 복강 염증 부위에서 심한 통증이 나타난다.
b. 고창음가스팽만음(tympany)을 타진한다.	**b.** 고창음은 위장과 소장에서 들을 수 있는 타진음이다. 흡기들숨 시 고창음은 복부의 해부학적 구조로 인해 둔탁음으로 변한다. 높은 고창음은 복부팽만을 의심할 수 있다. 넓게 퍼진 둔탁음은 기관 비대나 복부에 덩어리가 있음을 의심할 수 있다.
c. 과다공명음공명과다(hyperresonance)을 타진한다. [그림 14-11]은 정상 과다공명음 위치이다.	**c.** 과다공명음은 배꼽 주변에서만 들린다. 복부 전체에서 들리는 것은 혈관확장, 동맥류나 정맥류를 의심할 수 있다.

검진

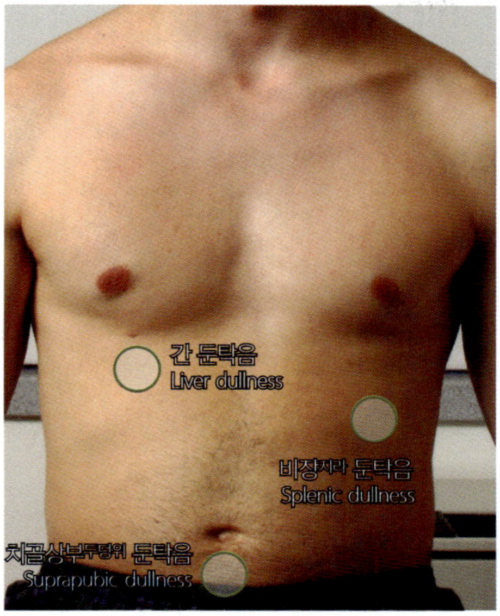

그림 14-10 정상적인 둔탁음 부위

2. 간을 타진한다. [그림 14-12]은 간 타진 방향이다. 복부에서의 간 타진은 우측중앙쇄골선오른가운데빗장뼈선(right midclavicular line)을 따라 배꼽 바로 아래에서 시작한다. 둔탁음이 들릴 때까지 위쪽으로 타진한다.

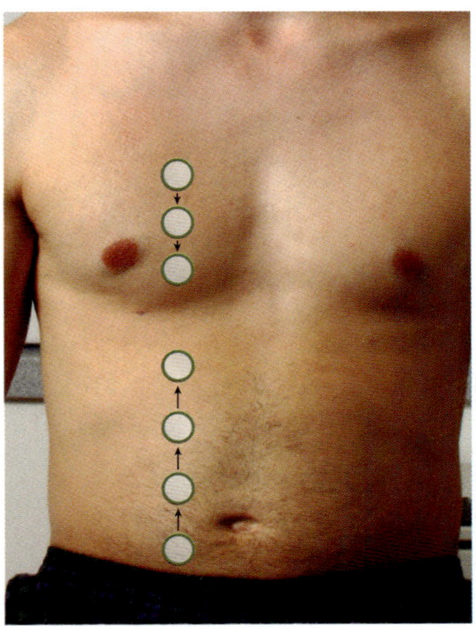

그림 14-12 간 타진 방향

이론적 근거

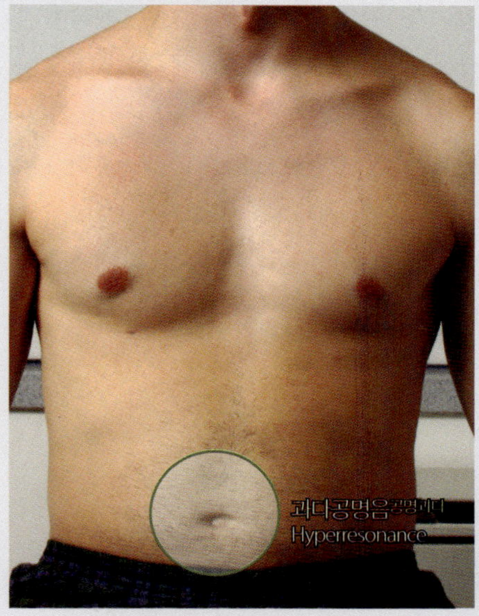

그림 14-11 과다공명음 위치

2. 간의 크기는 타진으로 측정될 수 있다. 정상적으로 아래쪽 간 경계부 둔탁음은 늑골연갈비모서리이나 그것보다 약간 아래 부위에서 들린다. 위쪽 간 경계부는 폐허파 공명 부위에서부터 타진을 시작하여 둔탁음이 들릴 때까지 우측중앙쇄골선 아래로 타진한다. 정상적으로 간은 5~7번째 늑간강갈비사이공간(intercostal space)에 있다. [그림 14-13]는 정상적인 간의 지름이다. 간 지름은 간 비대 시 증가하고 간 위축 시 감소한다. 간경화 시 타진하면 사각형을 띈다.

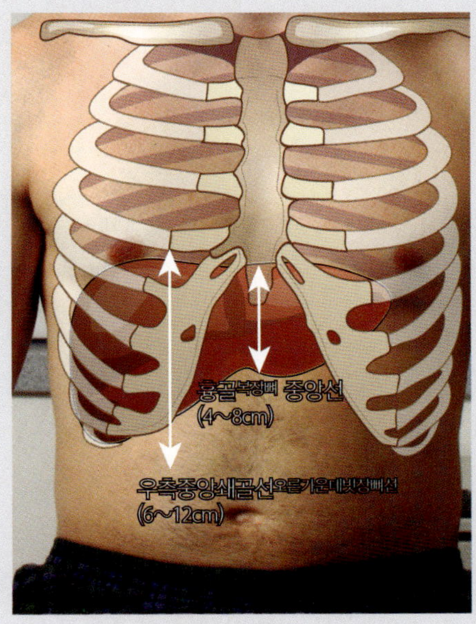

그림 14-13 정상 간 지름

검진	이론적 근거
3. 비장(spleen)을 타진한다. 비장의 크기는 파악하기가 어려운데, 정상적으로 복부의 후측벽에 붙어 있으며 흉곽 안에 숨어 있기 때문이다. 환자를 앙와위바로누운자세로 눕게 하고 정상적으로 숨을 쉬도록 한다. 폐 공명 부위에서 시작하여 왼쪽 전액와선앞겨드랑선(anteior axillary line)에서 가장 아래쪽 늑간강을 타진한다[그림 14-14].	**3.** 비장 둔탁음은 6번째~10번째 늑골갈비뼈에서 들린다. 정상 타진음은 공명음이나 고창음이다. 비장이 비대되면 끝부분은 정중선을 향해 아래쪽으로 이동한다. 타진음이 둔탁음이라면 비장 비대라고 진단내린다. [그림 14-15]는 비대된 비장이다. 비장 비대는 문맥성 고혈압, 혈전증, 협착, 비장 정맥 기형, 낭종, 종양, 외상 및 감염성 단핵구증과 관련이 있다.
4. 방광 용량 측정을 위해 타진한다[그림 14-14].	**4.** 치골상부두덩위(suprapubic) 타진 시 방광 용적은 둔탁음으로 알 수 있다. 방광 용량이 약 400~600mL 정도여야 둔탁음이 들린다.

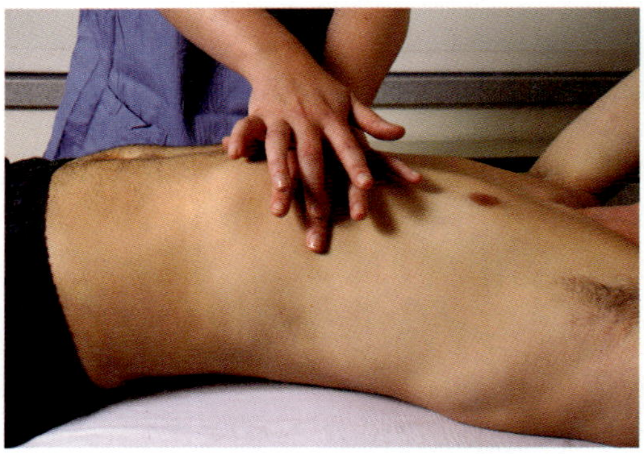

그림 14-14 정상적인 비장 타진

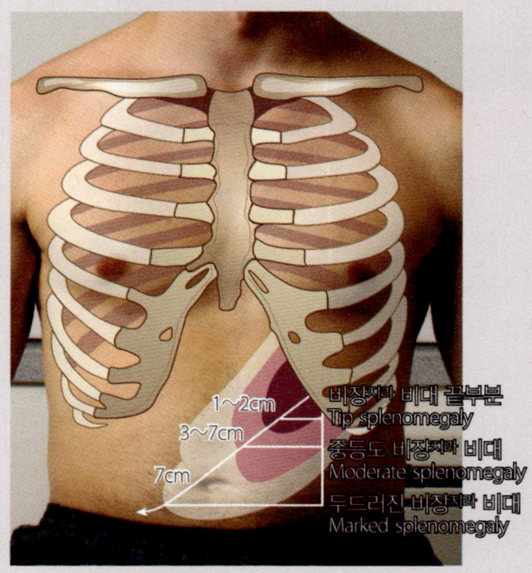

그림 14-15 비장 비대 정도

촉진

검진	이론적 근거
1. 복부를 촉진한다. 손을 따뜻하게 한 다음 4개 사분역을 가볍게 촉진하기 시작한다. 마지막에 통증 부위를 촉진한다.	
a. 가벼운 촉진을 수행한다. 손가락을 쫙 편 채 손바닥을 사용한다. 가벼운 촉진은 손가락 끝을 사용하여 사분역 전체를 시행한다. 가볍게 복부를 1cm 깊이로 누르며 촉진한다. 통증이 심한 부위를 촉진하면 복근이 긴장되어 더 이상 촉진이 어려워질 수 있다. 항상 통증 부위는 맨 마지막에 시행하도록 한다.	**a.** 가벼운 촉진(light palpation)은 검진자로 하여금 압통 부위나 통증이 있는 부위를 확인할 수 있게 한다.

검진	이론적 근거
b. 중정도 촉진(moderate palpation)을 시행한다. 가벼운 촉진과 동일한 손위치에서 중정도의 압력으로 촉진한다.	**b.** 중정도 촉진은 검진자로 하여금 근육 불규칙성, 탈장 유무 또는 다른 근육 구조 변화 등 더 깊은 피하조직피부밑조직의 구조를 파악하는 데 도움이 된다.
c. 깊은 촉진(deep palpation)을 수행한다. 쫙 편 손가락의 바닥면을 사용하여 복벽 내로 깊게 누른다. 모든 사분역을 촉진하고 복부의 내용물 위로 손가락을 이동시킨다. [그림 14-16]는 가벼운 및 깊은 촉진이다.	**c.** 건강한 사람에서도 맹장, S상결장, 대동맥과 검상돌기 근처를 깊은 촉진 시 압통이 유발된다. 근육강직이나 불수의적 복부팽만은 복막염을 의미한다. 복부뒤쪽이나 골반에 감염이 있는 경우에는 강직이 나타나지 않을 수 있다. 위 혹은 십이지장 궤양으로 인한 천공 시 근육강직이 나타날 수 있고, 복막염으로 진행되면 서서히 줄어들거나 없어진다.

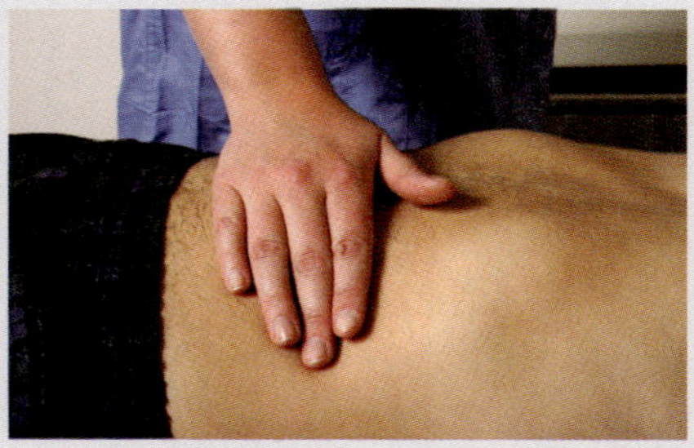

A

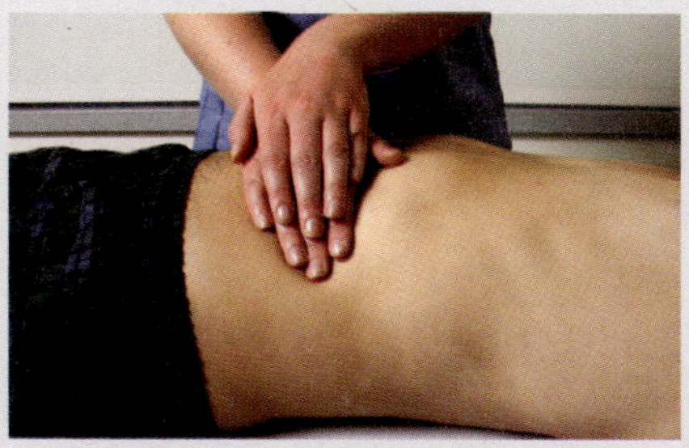

B

그림 14-16 촉진 정도: A. 가벼운 촉진 B. 깊은 촉진

검진	이론적 근거
2. 복수(ascites) 유무를 사정한다. 액체파동검사(fluid wave test)를 한다. 환자의 손은 수직으로 복부 중앙에 놓고 검진자의 손은 환자의 복부 양쪽에 놓고 다른 쪽을 촉진하는 동안 한쪽을 가볍게 두드린다[그림 14-17].	**2.** 복수가 있다면 검진자는 양옆으로 액체의 움직임을 느끼게 된다.

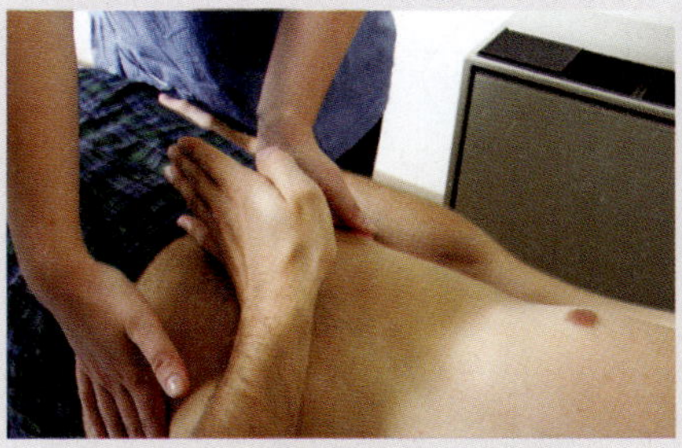

그림 14-17 액체파동검사 시행

검진	이론적 근거
3. 반동성 압통(rebound tenderness)을 촉진한다. 반동성 압통은 복부의 깊은 촉진 후 갑자기 압력을 제거하면 나타난다[그림 14-18].	**3.** 반동성 압통을 깊은 촉진이 끝날 때 증가되는 통증을 말한다. 반동성 압통이 우하복부(RLQ, McBurney's point)에 있다면 충수염일 수 있다. 우하복부 통증(RLQ 통증: 장요근엉덩허리근육 검사 양성)은 염증이나 충수 천공으로 인한 장요근 자극을 의미한다.

검진	이론적 근거

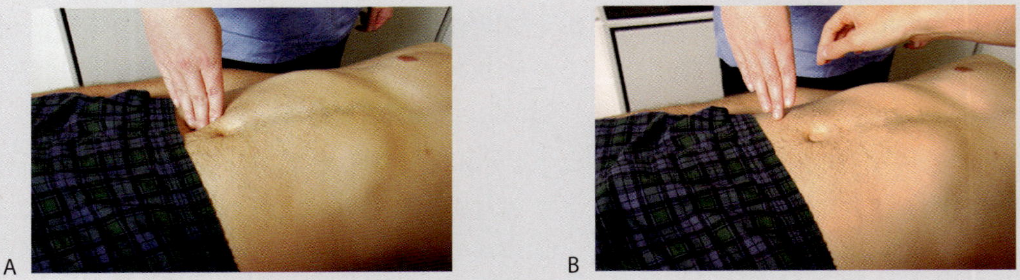

그림 14-18 반동성 압통 촉진

4. 머피징후(Murphy's sign)를 촉진한다. 우늑골연오른갈비모서리 아래를 촉진한다. 환자에게 심호흡을 하도록 한다. 환자가 통증 때문에 흡기 중간에 숨을 멈추면 양성이라고 한다.

4. 머피징후(Murphy's sign)는 급성 담낭염 시 볼 수 있으나 간염이나 간 비대 시에도 나타날 수 있다.

5. 멕버니징후(McBurney's sign)를 촉진한다. 멕버니징후는 배꼽에서 우전상장골극오른앞위엉덩뼈가시에 압통과 강직이 있는 것이다.

5. 멕버니징후는 충수염 시 흔히 볼 수 있다.

6. 폐쇄근검사(obturator test)를 시행한다. 폐쇄근검사는 충수 파열이나 골반감염을 사정하는 데 좋은 방법이다. 이 검사를 위해서 환자는 앙와위를 취하고 오른쪽 다리의 골반과 무릎을 굽힌다. 검진자의 한 손은 환자의 무릎 위에 다른 손은 환자의 발목에 놓는다. 그런 다음 환자의 다리를 내측과 바깥쪽으로 회전한다. [그림 14-19]은 폐쇄근검사이다.

6. 환자가 하복부에서 통증을 느낀다면 충수가 파열되었거나 골반감염일 수 있다.

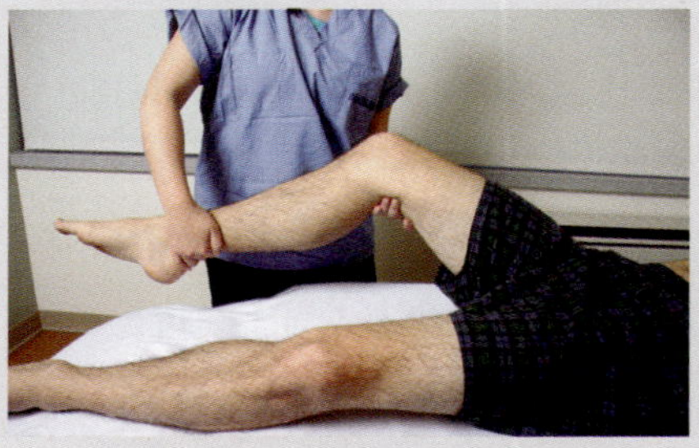

그림 14-19 폐쇄근검사 시행

7. 복부대동맥류(abdominal aortic aneurysm)를 촉진한다. 대동맥은 배꼽 위치에서 두 갈래로 갈라진다. 상복부에서 복부대동맥류를 촉진한다. 두 손 각각 대동맥 부위에 두고 대동맥의 지름을 측정한다[그림 14-20]. 지름이 3cm 혹은 그 이상이면 양성이라고 본다.

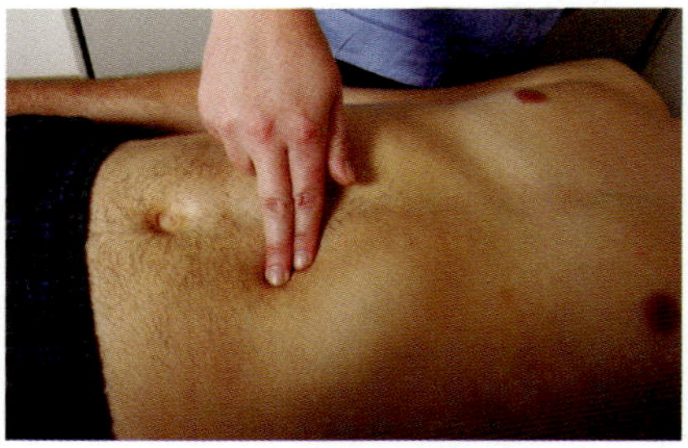

그림 14-20 복부대동맥류 촉진

7. 검진자는 대동맥의 불안정 상태를 파악하기 위해 대동맥 박동을 확인하거나 대동맥의 넓이를 확인한다. 대동맥 촉진 전에 박동을 확인하는 것은 중요하다. 대동맥류 시 촉진하는 것은 동맥류 파열의 위험을 증가시킬 수 있다.

검진	이론적 근거
8. 간을 촉진한다[그림 14-21]. 한 손은 위에 다른 손은 우전늑골연오른앞갈비모서리 아래에 놓은 후 환자에게 심호흡을 하도록 한다. 간을 촉진하기 위해서는 검진자가 힘을 주어 손가락이 맞닿을 수 있도록 아래로 밀도록 한다.	**8.** 간 촉진으로 압통 부위, 덩어리 유무 또는 간 지름 확대, 간경화, 종양, 낭종이나 간염을 확인할 수 있다. 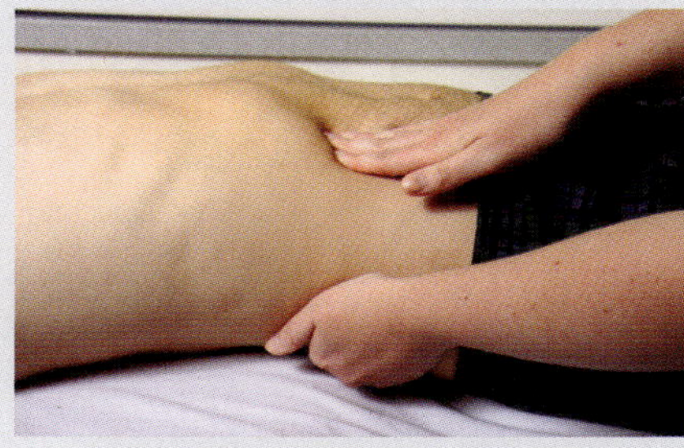 그림 14-21 간 촉진
9. 비장을 촉진한다. 이전 비장 촉진 시 사용했던 방법으로 시행한다. [그림 14-22]은 비장 촉진이다. 항상 비장을 촉진하기 전에 타진하도록 한다.	**9.** 비장이 비대되어 있는 경우에 촉진은 비장 파열의 위험이 증가될 수 있다. 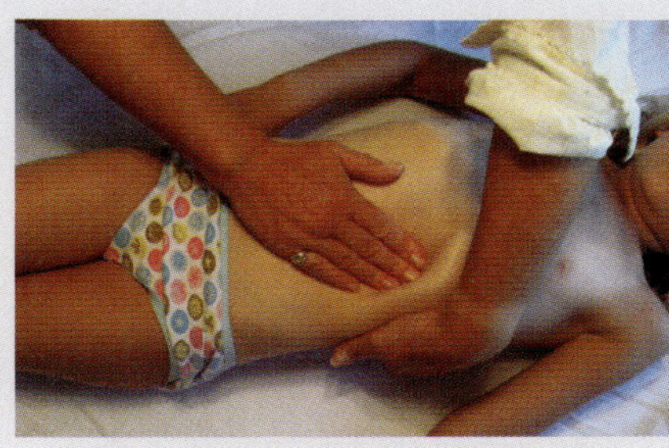 그림 14-22 비장 촉진

여성이 복통을 호소하는 경우 골반검진을 실시하도록 하며, 복통을 호소하는 남녀 모두에게 직장검진을 실시하도록 한다.

진단적 추론

간호사는 건강력, 신체검진 결과를 바탕으로 간호사정 및 계획을 수립해야 한다. 예를 들면, 환자들이 호소한 증상들로 여러 가지 가능한 진단을 내린다. 그러나 과거병력 결과와 신체검진 결과만 가지고는 한두 가지 진단 밖에 내릴 수 없다. 복통은 흔한 주호소이다. [표 14-4]은 상복부 통증과 관련된 흔한 장애들을 감별 진단한 것이다.

표 14-4 상복부통증의 감별 진단

감별 진단	대상자 병력에 있어서 의미 있는 결과물	대상자 신체검진에 있어서 의미 있는 결과물	진단검사
담낭염/ 담석증쓸개돌증	통증은 다음의 특성들을 갖는다. ■ 상복부나 우상복부(RUQ)에서 발생한다. ■ 오른쪽 어깨 부위나 등으로 방사된다. ■ 심하고 둔감하거나 송곳으로 구멍을 뚫는 듯한 지속적인 통증(산통은 아님) ■ 통증을 완화시키고자 움직이면 통증이 더 생김 ■ 식사 시간 후 발생 ■ 밤에 자주 통증이 나타나므로 잠에서 깬다. 관련 증상들은 오심, 구토, 흉막통증가슴막통증과 발열이다.	질병의 단계를 반영하는 활력 징후, 질병 정도, 발열(특히 노인 환자에게는 없다), 상복부나 우상복부 압통, 우상복부 팽만감, 머피징후(우상복부 촉진 시 머피징후), 촉진 시 강직, 황달(환자 중 20% 미만으로 나타남), 패혈증 주의: 대부분 합병증이 없는 담낭염은 복막배막 징후를 보이지 않는다. 그러므로 다른 합병증(예: 천공, 괴저)이나 다른 통증 원인을 찾아본다.	백혈구(WBC) 수치, 전반적인 대사 관련 검사, 초음파, 핵의학검사, 내시경적 역행성 담관췌장촬영술쓸개관이자촬영술(ERCP, endoscopic retrograde cholangiopancreatography

표 14-4 상복부통증의 감별 진단-계속

감별 진단	대상자 병력에 있어서 의미 있는 결과물	대상자 신체검진에 있어서 의미 있는 결과물	진단검사
소화성 궤양 질환	복부통증배통증은 다음의 특성들이 나타난다. ■ 상복부나 좌상복부(LUQ)에서 발생한다. ■ 타는듯 하다고 표현한다 ■ 배측등쪽으로 방사될 수 있다. ■ 식후 1~5분 내에 발생한다. ■ 음식, 제산제(십이지장) 또는 구토(위)로 완화된다. ■ 환자에게는 특정한 1일 패턴이 있다.	가벼운 상복부 압통, 정상적인 장음과 복막염이나 위장 출혈의 징후(예: 발열과 통증)	전혈구수(CBC: 급성 또는 만성 실혈을 평가하기 위해), 흉부 X선, 상부 위장내시경(upper gastrointestinal endoscopy)
췌장염	통증은 상복부나 우상복부(RUQ)에서 발생하며, 등으로 방사된다. 최근 수술과 침습적 처치들(예: 내시경적 역행성 담관췌장촬영술), 고지혈증의 가족력, 담즙산통쓸개즙급통증의 병력과 지나친 음주, 오심과/혹은 구토로 인한 것이다.	발열, 빈맥, 빈호흡빠른호흡, 저혈압, 복부압통, 팽만감, 단단하고 강직, 약간의 황달, 장음 감소나 소실, 폐 청진 시 수포음물집음, Grey-Turners 징후(옆구리가 푸른색으로 변색) 그리고 쿨렌징후(배꼽 주변이 푸른색으로 변색)	전혈구수, 아밀라아제 수치(아밀라제(amylase)는 췌장질환에 더 특이적임), CT스캔

CBC: 전혈구수, CT: 컴퓨터단층촬영술, RUQ: 우상복부, LUQ: 좌상복부, WBC: 백혈구

특수대상자의 위장사정

임산부에 대한 고려사항

다음의 변수들에 주의한다.

- 50% 이상의 임부들은 위장증상을 경험한다.
- 입덧(Morning sickness), 즉 구토를 동반하거나 동반하지 않는 오심은 흔히 임신 1기(첫 3개월)에 나타난다. 높은 hCG(인간융모성선자극호르몬사람융모생식샘자극호르몬)와 에스트로겐 수치가 원인으로 추정된다.
- 임산부는 냄새에 민감하므로 입맛이 변할 수 있다.
- 속쓰림(Heartburn)은 임신 시 흔한 증상이다. 프로게스테론에 의해 위식도괄약근위식도조임근이 이완되기 때문이다. 임신 3기의 속쓰림은 자궁이 위로 밀리기 때문이다.
- 소화(Digestion)는 위 운동 감소와 위산 분비 감소로 인해 지연된다.

신생아에 대한 고려사항

시진

- 첫 24시간 이내에 태변이 나오는지 확인하여 위장관계의 열림(patency) 여부를 파악한다. 24시간 이내에 태변이 나오지 않으면 낭성섬유증(cystic fibrosis)을 의심할 수 있다.
- 복부 근육의 미성숙한 발달로 신생아의 복부는 돌출되어 있다.
- 제대를 살펴본다. 정상 제대는 두꺼운 벽으로 된 두 개의 동맥이 벽쪽에 위치하고, 얇은 벽으로 된 하나의 정맥이 복부 쪽에 위치하고 있다. 하나의 동맥을 가진 신생아는 흔히 선천성 신장 기형(congenital renal abnormalities)이 있다.
- 제대탈장(umbilical hernias)을 살펴본다. 아프리카계 미국인 영아에서 흔히 볼 수 있다. 비아프리카계 미국인 영아에서의 제대탈장은 갑상선기능저하증(hypothyroidism)의 적응증이 된다(제대탈장은 생후 5년 이내에 자연적으로 사라진다).
- 황달(jaundice) 여부를 살펴본다. 신생아 황달이 생후 첫 24시간 이내에 발생한 것이라면 영아와 산모 간의 ABO부적합(ABO incompatibility)으로 인한 경우 또는 산모가 Coombs 검사(항글로불린) 양성이라면 특별한 문제가 된다.

타진

- 성인과 동일한 신체검진 방법으로 간의 지름을 타진한다.
- 정상 타진음을 확인한다. 장에서는 고창음, 간, 대변 및 방광 팽만 시 둔탁음

촉진

- 간을 촉진한다. 간 모서리는 우늑골연오른갈비모서리 아래 1cm 정도 떨어진 곳에서 느껴진다. 간 모서리가 우늑골연 아래 2cm 이상 위치에 있다면 간 비대를 의미한다.
- 비장을 촉진한다. 생후 한 달 내에 비장은 좌늑골연왼갈비모서리 아래 1cm 부위에서 촉진된다.

특수대상자의 위장사정–계속

소아에 대한 고려사항

일반적인 사항

다음을 확인한다:

- 장중첩증창자꼬임(Intussusception)은 급성 복부 문제로서 대장이 꼬여서 생기는 것이다. 이것은 2세 이하 어린 아동의 급성 복부 문제의 가장 흔한 원인이다. 주된 호발 연령은 3~12개월이다. 로타바이러스감염(rotavirus infection)으로 인해 발생 빈도가 증가한다. 장중첩증은 우상복부(RUQ)에서 가장 흔하고, 아동들은 복부긴장배긴장(tense abdomens), 구토, 산통(colicky pain)이 있다. 장중첩증의 전형적인 결과는 혈변으로 인한 붉은 젤리 같은 변(red currant jelly stools)이다. 그러나 장중첩증 아동의 10%만이 이러한 증상이 있다.
- 탈수(dehydration)의 가장 신뢰할 만한 지표는 의식 수준(Level of consciousness)이다. 아동들은 중등도에서 심한 탈수가 될 때까지 활력 징후가 변하지 않는다. 기억해야 할 중요한 것은 소변 배설량으로, 2cc/kg/hr 미만의 양은 탈수를 의미한다. 이는 8시간 이상 소변이 생성되지 않았음을 의미한다.

시진

- 대동맥박동은 마른 아동에서 흔히 볼 수 있다.
- 서혜림프절샅고랑림프절(inguinal node) 을 살펴본다. 서혜림프절 결절은 학령전기에서 학령기 아동에서 흔히 발견되며, 이는 하지에 상처나 긁힌 상처가 있는 아동에서 두드러지게 발견될 수 있다.

청진

- 청진 시 청진이 간지럽게 느끼는 아동에게는 청진기를 잡도록 한 후 검진자가 같이 움직이면서 청진을 하도록 한다.

촉진

- 영아의 복부를 촉진하기 위해 고관절엉덩관절과 슬관절무릎관절을 굽힌 자세로 유지하도록 한다.
- 유문협착(pyloric stenosis)이 있는 영아에서 큰 연동파가 왼쪽에서 오른쪽 상복부로 이동하는 것을 볼 수 있다. 올리브 모양의 덩어리는 상복부에서 촉진될 수 있다. 유문협착이 있는 영아는 생후 2~3주까지는 정상이다. 보챔(irritability), 약간의 체중 증가, 식후 분출성 구토(projectile vomiting) 병력이 있다. 대부분의 아동들은 4~5세가 되어서야 편평하거나 주상형(홀쭉한)의 복부가 된다.
- 간지러워하는 아동의 경우 촉진하는 동안 검진자의 손 위에 아동의 손을 얹도록 하면 좀 더 편안하게 촉진을 할 수 있다.
- 간과 비장을 촉진한다. 생후 6개월에는 간의 지름이 약 2.5~3cm 정도이고, 1년 후에는 약 3cm가 된다.
- 신장을 촉진하기 위해서 검진자의 오른손은 RUQ에 놓고, 아동의 오른쪽 등 아래에는 검진자의 왼손을 놓고 위로 들어 올려서 오른쪽 신장을 촉진한다. 왼쪽 신장을 촉진하기 위해서는 검진자의 왼손은 LUQ에 놓고, 오른손을 왼쪽 등 아래 놓고 위로 들어 올린다.

노인에 대한 고려사항

다음의 생리적 변화를 확인한다.

- 노인의 경우 위점막의 위축, 위와 장 분비선의 수적 감소로 인해 분비(secretion), 운동(mobility), 흡수(absorption)에 변화가 온다.
- 게실증곁주머니증(diverticulosis)은 탄력 조직과 결장 압력의 변화로 인해 발생한다.
- 췌장위축이자위축(Pancreatic atrophy)은 흔하다.
- 간 덩어리, 간혈류 및 염색체 효소 활동(microchromosomal enzyme activity)이 감소한다. 이러한 변화는 지질용해제의 반감기를 증가시킨다.
- 변비(Constipation)는 노인 문제 중 하나이며, 치질(hemorrhoids)을 동반한다.
- 식도에서 위로 음식물의 흐름을 조절하는 근육인 분문괄약근들문조임근(cardiac spincter)의 약화는 식도 역류(esophageal reflux)가 발생하여 "속쓰림"이 발생할 수 있다.

사례 연구

앞에서 소개된 조씨의 사례에 대한 병력과 신체검진 소견이다.

주호소(현재 질환)

"배가 아파요."

면담하는 동안 수집된 정보

조씨는 49세의 비만한 여성으로, 3일 동안 간헐적으로 상복부 및 우상복부(right-upper quadrant, RUQ)의 통증이 있으며, 4시간 전부터 통증 강도가 증가하였다고 한다. 현재 그녀는 오심과 구토가 있었으며, 체온을 측정해 보지는 않았으나 열감이 있다고 한다. 오한이나 상기도감염은 없다고 한다. 복통 외에 조씨는 오심으로 인해 식욕부진을 호소하고 있다. 지난 몇 년 동안 기름진 음식으로 소화불량이 있었지만 오심(메스꺼움)은 느끼지 않았다고 한다.

조씨는 위장수술이나 외상, 소화성 궤양질환이나 지방장애가 없었다. 피임약과 때때로 두통 시 아스피린을 복용한 것 외에는 어떤 약도 복용하지 않았다. 어린시절 홍역, 유행성이하선염볼거리, 풍진, 수두 등을 앓았었다.

조씨의 아버지는 65세, 어머니는 63세에 사고로 돌아가셨다. 50세의 언니와 54세인 오빠가 있으며, 둘 다 건강하게 살고 있다. 두 아들이 있으며, 모두 건강하다. 암 병력을 가지고 있지는 않다.

조씨는 교사이고, 남편과 살고 있으며, 같은 지역 내에서 두 아들이 살고 있다. 그녀는 음주, 흡연, 마약을 하지 않았으며, 정원을 가꾸는 일과 친구와 함께 시간을 보내는 것을 즐긴다.

주요 근거	주요 사항
우상복부 통증	우상복부(RUQ)의 통증은 간이나 담도 문제와 관련이 있다. 특히 환자들은 복부의 통증을 호소한다. 오심과 구토를 동반한 우상복부 통증은 담낭염 시 흔히 나타나는 증상이다. 검진자는 통증이 방사되었는지, 통증 유형을 명확히 파악하는 것이 필요하다. 폐렴은 복부 외의 문제이지만, 우상복부 통증을 동반하기도 함을 기억해야 한다.
비만 여성	담낭염 환자의 흔한 특성이 'four F's'이다; 여성(Female), 40세 이상(over 40 years old), 완벽주의 성격(Fair complexion), 비만이나 과체중(Fat or overweight)
오심과 구토	오심과 구토는 복통 환자에게 흔하다. 담낭염, 충수염, 췌장염과 복막염 시 나타난다.
발열	발열은 염증이 진행 중임을 의미한다.

<table>
<tr><td rowspan="2">이름 조○○</td><td>날짜 2023/03/05</td><td>시간 09:00</td></tr>
<tr><td>생년월일 1969/07/12</td><td>성별 여</td></tr>
<tr><td colspan="3">병력</td></tr>
<tr><td colspan="3">주호소
"배가 아파요."</td></tr>
<tr><td colspan="3">현재병력
49세의 여성으로, 3일 동안 간헐적으로 상복부와 우상복부 통증이 있었으며, 4시간 전부터 통증이 더 심해졌고, 오심과 구토를 동반했으며, 열감이 있음.</td></tr>
<tr><td colspan="3">투약
1. 피임약(이름은 모름), 경구로 하루 한 알 복용함.
2. 아스피린, 두통이 있을 때 650mg 복용함.</td></tr>
<tr><td colspan="3">알레르기
없음.</td></tr>
<tr><td colspan="3">과거병력–질병
어린시절 홍역, 유행성이하선염, 풍진과 수두를 앓았지만 류마티스열, 성홍열이나 소아마비는 걸린 적이 없음. 소화성 궤양질환과 지방장애 병력은 없음.</td></tr>
</table>

입원/수술
과거 수술이나 외상은 없음. 수혈받은 적도 없음.

가족력
부모는 돌아가셨고(교통사고), 언니(50)와 오빠(54)는 건강하게 살아계시고, 성장한 두 자녀가 있음.

사회력
교사이고, 남편과 함께 살며, 음주와 환각제 사용은 하지 않았고, 최근 여행은 하지 않음.

계통별 문진

일반적 외모 발열.	**심혈관계** 흉통은 없음.
피부 색깔 변화 없음.	**호흡기계** 기침이나 숨참이 없음.
눈 독서용 안경 착용.	**소화기계** 우상복부 통증: 오심과 구토: 식욕상실.
귀 청력상실의 병력이 없음.	**비뇨생식기계/부인과계** 기능 변화가 없음.
머리/귀/눈/코/목 문제없음.	**근골격계** 골절, 관절염, 골다공증뼈엉성증, 절단이나 외상을 입은 적이 없음.
유방 암병력 없음.	**신경계** 발작이나 뇌졸중 병력이 없음.

신체검진

체중 78.8kg	체온 37.9℃	혈압 126/84mmHg
신장 160cm	맥박 100회/min	호흡 14회/min

일반적 외모
약간의 스트레스가 있는 49세 여성: 약 13.5kg 이상 과체중, 외모가 반듯하고, 각성 상태이며 협조적임.

피부
정상 탄력성과 색깔(황달은 없음): 만져보면 따뜻함.

머리/눈/귀/코/인두
머리: 정상 크기, 외상증후는 없음.
눈: 독서용 안경 착용, 안구진탕안구떨림 또는 다른 증상은 없음.
귀: 깨끗하고 감염도 없음.
코와 인후: 깨끗하고 정상.

심혈관계
빈맥, 제1, 제2심장음 정상, 제3 또는 제4심장음은 없음. 심잡음 없음.

호흡기계
기침 없음. 정상 호흡 양상, 비정상적인 부수음 없이 폐포음 허파꽈리음으로 호흡.

소화기계
촉진 시 우상복부 압통. 머피징후(Murphy's sign) 양성. 복부 잡음 없음. 상복부와 우상복부이 단단함.
장음은 4사분역에서 들림.

비뇨생식기계
옆구리의 압통은 없음. 소변은 깨끗함.

근골격계
근육 강도는 5점 중 4점이며, 대칭적임. 맥박은 있고 대칭적임.

신경계
각성 상태이며, 지남력이 있음. 뇌신경 CN II~XII는 정상. 심부건반사깊은힘줄반사는 2+이고, 족저반사발바닥반사는 음성.

기타

임상검사

나트륨(Na) 139mEq/L	혈색소(Hgb) 14.6g/dL	칼슘(Ca) 8.9mg/dL
칼륨(K) 4.0mEq/L	헤마토크릿(Hct) 43.8%	마그네슘(Mg) 2.0mg/dL
염소(Cl) 107mEq/L	백혈구(WBC) 11,000cu/mm	인(Phos) 2.7mg/L
이산화탄소(CO_2) 20mEq/L	총 빌리루빈 0.9mg/dL	아밀라아제 60m/mL
혈액요소질소(BUN) 8mg/dL	AST 25m/L	리파아제 12m/L
혈청 크레아티닌(SCr) 0.9mg/dL	ALT 14m/L	트로포닌 0.3ng/mL
포도당(Glu) 110mg/dL	ALP phos 100m/L	

소변 분석
소변은 깨끗함. 비중: 1,030. 단백질, 적혈구, 백혈구나 원주체는 없음. 빌리루빈 없음.

특수검사
초음파: 간은 부드러운 캡슐로 보인다. 덩어리는 확인되지 않음. 총담관온쓸개관은 약간 확대되어 있지만 담석증은 없음. 담낭은 침전물로 채워져 있고, 벽이 약간 두껍고 담낭염이 의심됨.
흉부 X-선: 기관지 변위는 없음. 폐는 깨끗함. 종격동가슴세로칸과 횡격막가로막의 이상은 보이지 않음.
심전도: 동성빈맥굴빠른맥

최종 검진 결과
담낭염.

참고문헌

Bagshaw, E. (1999). Abdominal pain protocol: Right upper quadrant pain. *Lippincott's Primary Care Practice, 3*(5), 486–492.

Barkun, A. N., Bardou, M., Kuipers, E. J., Sung, J., Hunt, R. H., Martel, M., . . . International Consensus Upper Gastrointestinal Bleeding Conference Group. (2010). International consensus recommendations on the management of patients with nonvariceal upper gastrointestinal bleeding. *Annals of Internal Medicine, 152,* 101–113.

Bickley, L. S. (2016). The abdomen. In *Bates' guide to physical exam and history taking* (12th ed., 449–508). Philadelphia, PA: Lippincott Williams & Wilkins.

Collins, R. D. (2003). *Algorithmic diagnosis of symptoms and signs: Cost-effective approach.* Philadelphia, PA: Lippincott Williams & Wilkins.

Dunphy, L. M., & Winland-Brown, J. E. (2001). *Primary care: The art and science of advanced practice nursing.* Philadelphia, PA: F. A. Davis.

Fink, H. A., Lederle, F. A., Roth, C. S., Bowles, C., Nelson, D. B., & Haas, M. A. (2000). The accuracy of physical examination to detect abdominal aortic aneurysm. *Archives of Internal Medicine, 160,* 833–836.

Green, P. H. R., & Cellier, C. (2007). Celiac disease. *New England Journal of Medicine, 357*(17), 1731–1743.

Johnson, C. (2001). Upper abdominal pain: Gallbladder. *British Medical Journal, 323*(7322), 1170–1173.

Kelso, L., & Marcelo, K. (1997). Nontraumatic abdominal pain. *Clinical Issues: Advanced Practice in Acute and Critical Care, 8*(3), 437–448.

Kerlikowske, K., Smith-Bindman, R., Ljung, B., & Grady, D. (2003). Evaluation of abnormal mammography results and palpable breast abnormalities. *Annals of Internal Medicine, 139,* 274–284.

Kinney, M., Dunbar, S. B., Brooks-Brunn, J., Molter, N., & Vitello-Cicciu, J. (1998). *AACN clinical reference for critical care nursing.* St. Louis, MO: Mosby.

McNamara, R., & Dean, A. J. (2011). Approach to acute abdominal pain. *Emergency Medicine Clinics of North America, 29,* 159–173.

Noble, J. (Ed.). (2001). *Textbook of primary care medicine* (3rd ed.). St. Louis, MO: Mosby.

Orient, J. (2000). *Sapira's art and science of bedside diagnosis.* Philadelphia, PA: Lippincott Williams & Wilkins.

Ross, A., & LeLeiko, N. S. (2010). Acute abdominal pain. *Pediatric Reviews, 31*(4), 135–144.

Trowbridge, R. L., Rutkowski, N. K., & Shojania, K. G. (2003). Does this patient have acute cholecystitis? *Journal of the American Medical Association, 289*(1), 80–86.

U.S. Public Health Services. (1998). *Putting prevention into practice: Clinician's handbook of preventive services* (2nd ed.). Maclean, VA: International Medical Publishers.

Chapter 15

신경계장애

Neurological Disorders

신경계의 해부 생리

신경계(neurological, nervous, nerve system)는 수의적인 반응과 자동 반사를 통해 모든 신체를 총괄하는 매우 조직적인 시스템이다. 해부학적으로 신경계는 중추신경계(central nervous system, CNS)와 말초신경계(peripheral nervous system, PNS)의 두 부분으로 나뉘어진다[그림 15−1]. 중추신경계는 뇌와 척수를 포함하고, 이것은 직접적으로 신체 전반의 다른 계통에 신호를 전달한다. 말초신경계는 대칭적인 12쌍의 뇌신경과 31쌍의 척수신경으로 구성되어 있다. 각각의 신경은 감각신경근감각신경뿌리(sensory root; 배측등쪽)과 운동신경근운동신경뿌리(motor root; 복측배쪽)를 포함하고, 중추신경계로 오고가는 정보를 중계한다. 말초신경계의 원심신경날신경(efferent nerve)인 자율신경계(autonomic nervous system, ANS)는 교감신경계와 부교감신경계의 통제 기전을 통해 신체 시스템을 통제한다. 교감신경계와 부교감신경계는 적응과 생존에 필요한 변화를 위해 작용기관으로 자극 전달을 조절하는 역할을 한다. 특정 질병 과정에 대한 진단을 위해 신경계의 미세구조와 거대구조의 기본적인 이해가 필요하다.

신경조직세포

신경계의 세포들은 신경세포(뉴런, neuron)과 지지세포버팀세포(supporting cell)의 두 유형으로 분류된다. 지지세포는 뉴런을 보호하고 대사를 지원한다. 뉴런은 신경계의 기능적인 단위로 다른 뉴런과 근육세포나 선세포샘세포에 정보를 전달한다. 각각의 뉴런은 세포체(cell body), 수상돌기가

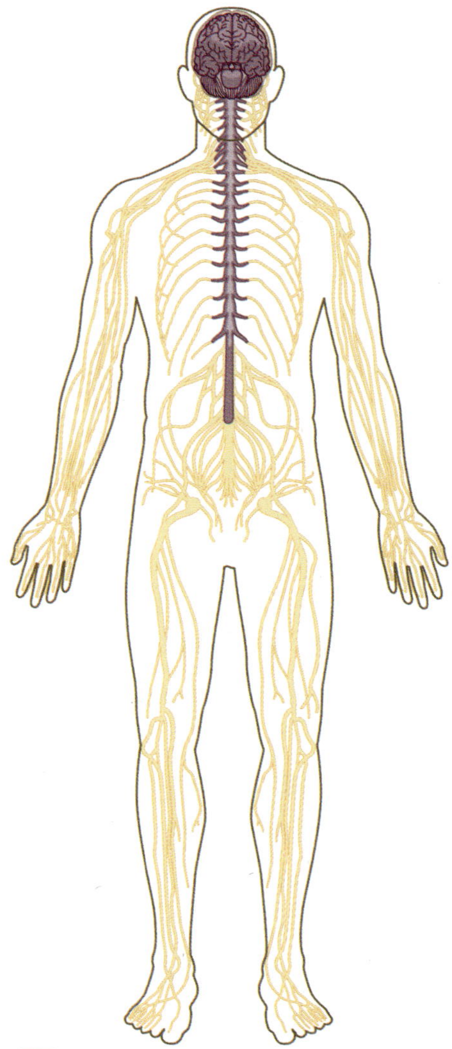

그림 15-1 신경계

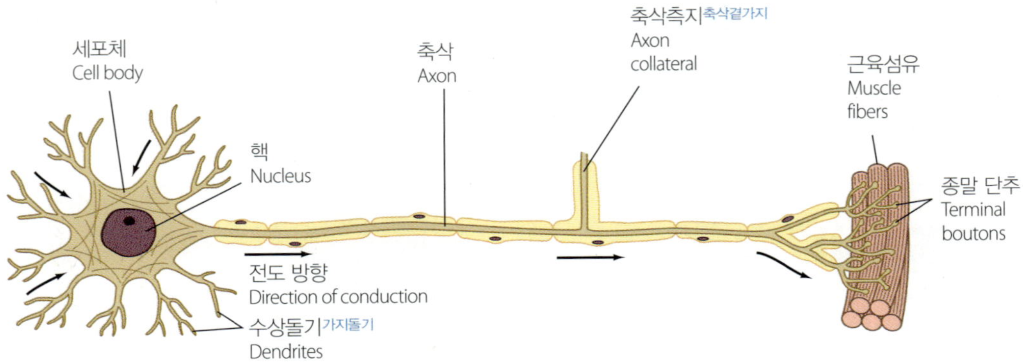

그림 15-2 뉴런의 구조

지돌기(dendrite), 축삭(axon)의 세 가지로 구성된다[그림 15-2]. 세포체는 핵(nucleus)과 세포의 대사를 담당하고 단백질 저장, 지지, 제거를 담당하는 세포질소기관(cytoplasmic organelle)으로 구성되어있다. 수상돌기는 아주 짧은 거리만 늘어나는 가지섬유로 세포체로 자극을 전달한다. 각각의 뉴런은 하나의 축삭만을 가지지만 하나의 축삭은 여러 개의 가지를 가질 수 있다. 축삭은 세포체로부터 떨어진 곳으로 전기자극을 전달한다.

이름에서도 알 수 있듯이 지지세포는 뉴런을 지지하는 역할을 한다. 지지세포를 감싸고 있는 겹겹의 수초말이집는 미엘린초(myelin sheath)이다. 다양한 뉴런으로 이루어진 축삭군은 수초로 묶여 신경자극(활동전위) 전달 시 절연 작용을 한다. 중추신경계의 백질백색질(white matter)은 수초화말이집화된 섬유로 구성되어 있다. 다발경화증(multiple sclerosis, MS)에서 수초의 손상은 신경자극전달을 방해한다. 신경로(nerve tract)는 연속적이지 않고, 랑비에결절(nodes of Ranvier)이라 불리는 협착을 가지고 있다. 이러한 주기적 협착은 축삭이 노출된 곳에서 나타난다.

2개의 신경세포는 시냅스에 의해 연결되어 소통하고 있으며, 연접전뉴런과 연접후뉴런 사이의 틈새를 연접간극시냅스틈새라고 한다. 연접은 전기연접전기시냅스(electrical synapse)과 화학연접화학시냅스(chemical synapse)의 두 종류가 있다. 전기연접은 전류를 한 방향으로 이동하도록 한다. 좀 더 일반적인 연접의 유형은 화학연접이다. 연접에서의 자극전달은 신경전달물질의 방출이 관여하는 화학적 과정이다. 이 과정은 연접 후 틈새를 따라 축삭의 말단에서 연접 이전 종말로부터의 자극이 한쪽 방향으로 전달되도록 한다.

신경전달물질(neurotransmitter)은 흥분성과 억제성으로 나뉘어진다. 흥분성 신경전달물질은 전도를 촉진시킨다. 반면 억제성 신경전달물질은 탈분극 시 저항을 증가시켜서 자극전달을 느리게 한다. 주요 내인성 신경전달물질로는 아세틸콜린, 노르에피네프린, 도파민, GABA, 세로토닌이 있다.

신경계

중추신경계는 뇌와 척수로 구성되어 있다. 중추신경계는 충격, 외부 파편의 침입, 둔기 외상으로부터 뇌를 보호하기 위해 설계된 구조물인 두개골머리뼈, 수막, 뇌척수액, 척추골로 둘러싸여 있다. 두개골은 뇌를 둘러싸고 있다. 두개골의 뇌간이 돌출되어 있는 곳인 대공큰구멍은 뇌바닥(기저부)에서 열려 있다. 이것은 섬유성 지방질의 혈관조직층(두피머리덮개)으로 덮여 있다. 수막은 두개골 안의 뇌와 척추 안의 척수를 보호하는 결합체이다. 뇌실 안에 형성된 뇌척수액은 뇌와 척수를 보호하고 지지한다.

뇌

뇌의 구조

뇌(brain)는 대뇌, 소뇌, 뇌간뇌줄기으로 구성되어 있다. [그림 15-3]은 뇌의 구조를 나타낸 것이다.

대뇌

두 개의 대뇌반구(cerebral hemisphere)가 대뇌(cerebrum)를 구성한다. 오른쪽 반구는 몸의 왼쪽을 통제하고, 반대쪽의 왼쪽 반구는 오른쪽을 통제한다. 각각의 반구는 4개

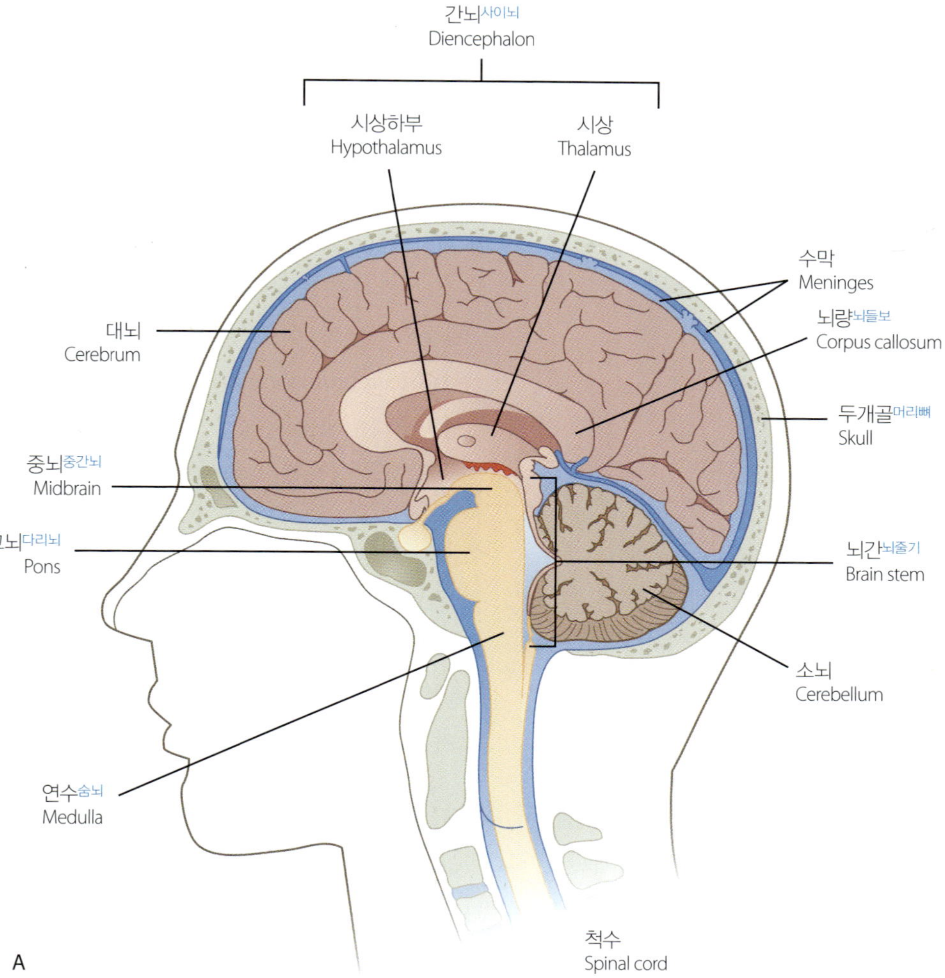

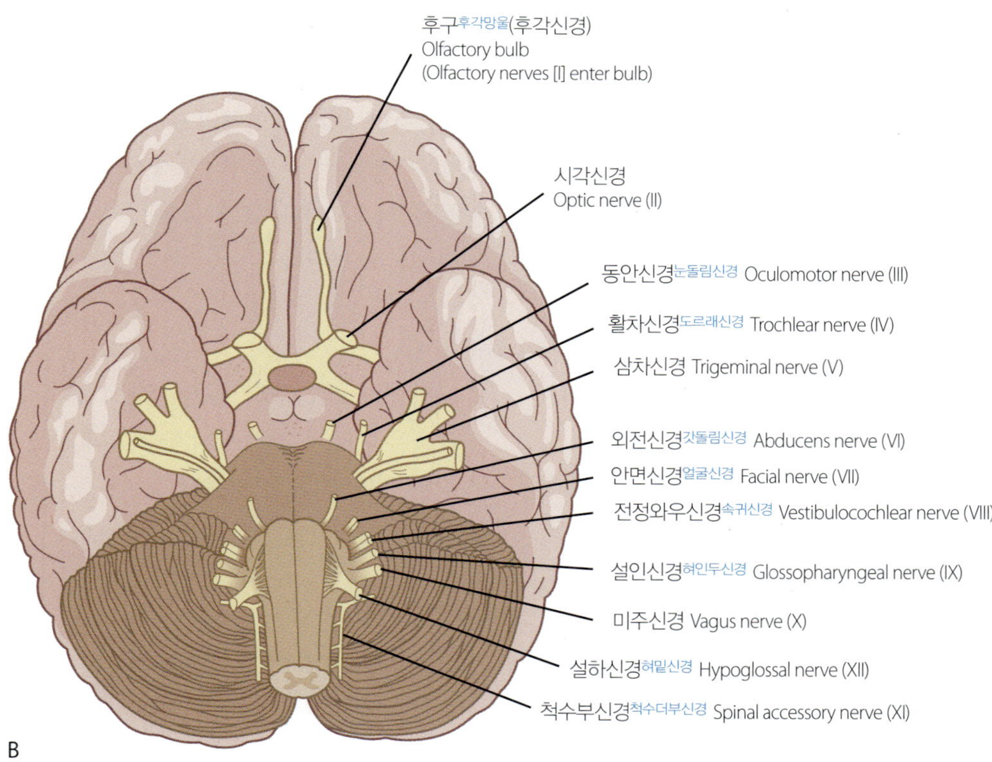

그림 15-3 뇌의 구조: A. 중추신경계의 주요 부위 B. 뇌신경

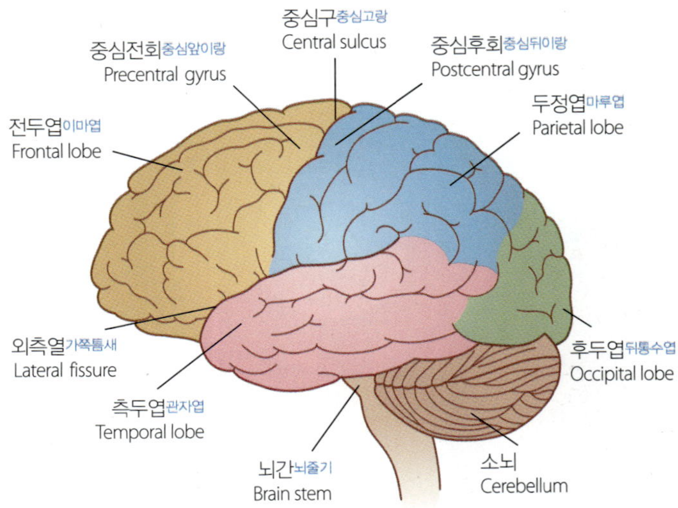

그림 15-4 뇌엽

의 엽으로 나뉘어져 있다[그림 15-4]. 전두엽이마엽(frontal lobe)에는 골격근뼈대근육의 수의적 움직임과 섬세하고 반복적인 움직임을 담당하는 운동피질운동겉질(motor cortex)이 있다. 전두엽은 판단, 예측, 감정, 성격과 같은 고등 정신적 기능을 담당한다. 두정엽마루엽(parietal lobe)은 감각기관을 담당하고, 시각, 미각, 후각, 청각뿐 아니라 온도, 압력, 통증과 같은 촉각을 해석한다. 고유감각(proprioception) 같은 고위 과정은 두정엽에서 담당한다. 후두엽뒤통수엽(occipital lobe)은 1차 시각중추가 있어 시각 자극을 해석한다. 측두엽관자엽(temporal lobe)은 소리와 소리의 근원을 지각하여 해석하고, 맛, 냄새, 균형뿐 아니라 행동과 감정을 통합하는 것에 관여한다.

얇은 외층인 대뇌피질대뇌겉질(cerebral cortex)은 고등 정신기능과 본능, 지각, 행동을 담당한다. 각 반구 전체에 연결된 복잡한 섬유들의 통신망을 교련섬유맞교차섬유(commissural fiber)라 하고, 이것은 운동과 감각 기능 사이의 의사소통 경로를 형성한다.

바닥핵기저핵(basal ganglia)은 대뇌반구의 백질 안에 깊숙이 위치한 여러 개의 피질하핵겉질밑핵으로 구성되어 있고, 운동 기능과 관련된 정보처리를 돕고 경로를 제공한다. 바닥핵은 자세반사(postural reflex)에 영향을 주고 근육긴장을 억제할 수 있다. 바닥핵의 기능은 추체외로운동경로피라미드바깥길운동경로(extrapyramidal motor pathway)를 통해 작동된다.

사이뇌간뇌(diencephalon)는 대뇌의 중심부에 위치하고 시상, 시상하부, 시상상부를 포함한다. 시상(thalamus)은 몇 개의 핵들로 나뉘어져 있고, 해석과 전달을 위한 특수감각을 전달받고 운동 기능에서 중요한 역할을 담당한다. 시상하부(hypothalamus)는 체온, 음식과 물의 섭취, 공격적 행동, 자동반사를 조정한다.

피질띠겉질띠로 조직된 대뇌의 내측면안쪽면인 대뇌변연계대뇌둘레계통(cerebrum limbic system)는 짝짓기, 공격, 두려움, 애정과 같은 행동 유형을 담당한다. 대뇌변연계의 손상은 변화된 행동 상태와 기억상실을 초래한다.

소뇌

소뇌(celebellum)는 대뇌의 후하단부에 위치하고 있다. 대뇌의 운동피질을 도와 근육긴장도에 영향을 주거나 근육운동을 조정한다. 전정계안뜰계와 통합되어 반사적으로 균형과 자세를 조절하기 위해 감각자료를 이용한다.

뇌간

뇌간뇌줄기(brain stem)은 대뇌피질과 척수 사이에 위치하며, 불수의적 기능을 조절한다. 뇌간은 숨뇌연수, 교뇌다리뇌, 중뇌중간뇌로 구성되어 있으며, 뇌간의 망상활성계그물활성계(reticular activating system, RAS)는 시상, 피질겉질, 척수, 소뇌와 의사소통한다. 상행망상활성계오름그물활성계는 수면, 각성, 주의, 지각적 연계의 조합에 중요하다. 하행망상활성계내림그물활성계는 근골격계근육뼈대계를 담당하는 운동뉴런의 활동을 억제시킨다. 호흡기계, 순환기계, 혈관운동 활동은 뇌간에서 조정된다.

뇌신경

뇌신경(cranial nerve)은 뇌간에서 생긴 말초신경이다. 뇌신경들은 운동과 감각에 대한 해석과 반응을 담당한다. 뇌신경은 가장 앞쪽 신경부터 로마자로 번호를 붙이며, [표 15-1]에 기술되어 있다.

뇌의 혈액 공급

뇌는 1분에 약 750mL의 혈액순환을 요구한다. 뇌는 산소와 포도당의 저장능력이 부족하기 때문에 기능적으로 적절한 혈액공급이 안될 수 있다. 내경동맥속목동맥(internal ca-

표 15-1 뇌신경과 기능

번호	뇌신경	유형	기능
I	후각신경 Olfactory nerve	감각	후각
II	시각신경 Optic nerve	감각	시각
III	동안신경눈돌림신경 Oculomotor nerve	운동	외안바깥눈 운동, 동공수축, 눈뜨기
IV	활차신경도르래신경 Trochlear nerve	운동	외안 운동
V	삼차신경 Trigeminal nerve	운동	저작근씹기근육과 턱의 외측가쪽 움직임
		감각	얼굴, 머리의 자극을 전달, 각막반사
VI	외전신경갓돌림신경 Abducens nerve	운동	외안 운동
VII	안면신경얼굴신경 Facial nerve	감각	맛(혀 앞의 2/3)
		운동	표정을 포함한 안면근육의 움직임
VIII	전정와우신경속귀신경 Vestibulocochlear nerve	감각	청각, 균형
IX	설인신경혀인두신경 Glossopharyngeal nerve	감각	인두의 감각, 맛(혀 뒤의 1/3)
		운동	연하
X	미주신경 Vagus nerve	운동	구개, 후두, 연하 운동; 구역반사; 흉곽가슴우리과 복강배안 내장의 활동
		감각	인두, 후두, 흉곽과 복강 내장의 감각
XI	척수부신경척수더부신경 Spinal accessory nerve	운동	어깨 운동, 머리 회전
XII	설하신경혀밑신경 Hypoglossal nerve	운동	혀의 움직임

Data from The Anatomical Chart Company. (2001). Atlas of human anatomy. Springhouse, PA: Springhouse.

rotid artery), 추골동맥척추동맥(vertebral artery), 기저동맥바닥동맥(basilar artery)이 뇌에 혈액공급을 담당하고 있다. 두 개의 분리된 순환체계는 측부 혈관인 윌리스환(circle of Willis)이라 불리는 혈관에 의해 뇌의 기저부바닥에서 연결되어 있다.

총경동맥온목동맥(common carotid artery)은 윤상갑상접합부반지방패접합부(cricothyroid junction) 내에서 내경동맥과 외경동맥바깥목동맥으로 분리된다. 이러한 동맥들은 얼굴, 두개골, 시각신경, 눈, 뇌간과 소뇌에 혈액을 운반한다. 뇌혈류량대뇌혈류흐름(cerebral blood flow, CBF)은 뇌관류압과 뇌혈관의 지름에 따라 변화한다. 뇌관류압(cerebral perfusion pressure, CPP)은 평균동맥압(mean arterial pressure, MAP)과 두개내압머리속압력(intracranial pressure, ICP)의 차이(CPP=MAP−ICP)이다.

혈관 지름의 변화는 혈관 수축과 이완을 통한 동맥의 자율적 조정에 의해 영향을 받는다. $PaCO_2$의 증가는 혈관을 이완시키고, $PaCO_2$의 감소는 혈관을 수축시킨다. 각각이 CBF의 증가와 감소를 초래한다. 저산소증은 $PaCO_2$의 변화보다 덜 민감하지만 뇌동맥혈관을 이완시킨다. 경정맥동목정맥굴(venous sinus)으로 흐르는 뇌의 내·외부의 정맥 시스템에 의해 정맥이 흐른다. 모세혈류는 정맥, 뇌정맥으로 이동하여 두개내머리뼈속에 위치한 정맥동정맥굴으로 흘러 들어가고, 정맥동에서 나오는 혈액은 상대정맥위대정맥으로 간 후 우심방오른심방으로 돌아온다.

혈액뇌장벽

혈액뇌장벽(blood−brain barrier, BBB)은 뇌 내부환경의 섬세한 균형을 유지시켜 준다. 선택적인 투과를 통해 물, 찌꺼기, 영양소와 산소, 이산화탄소, 포도당과 같은 이온을 운반한다. 혈액뇌장벽을 통과하는 물질은 물질들의 크기, 지방용해 그리고 단백질 결합에 따라 다르다. 혈액뇌장벽의 손상이 결국 독소 노출에 원인이 된다.

척수

척수(spinal cord)는 대공에서 시작하여 숨뇌와 이어지면서 척추 Ll, L2에서 끝난다. 척수는 백질과 회백질로 이루어진 밧줄 같은 구조이다.

백질백색질(white matter)은 상행신경로오름신경길(ascending nerve tract)와 하행신경로내림신경길(descending nerve tract)를 포함하고 있다. 상행신경로는 근육긴장과 자세를 조절

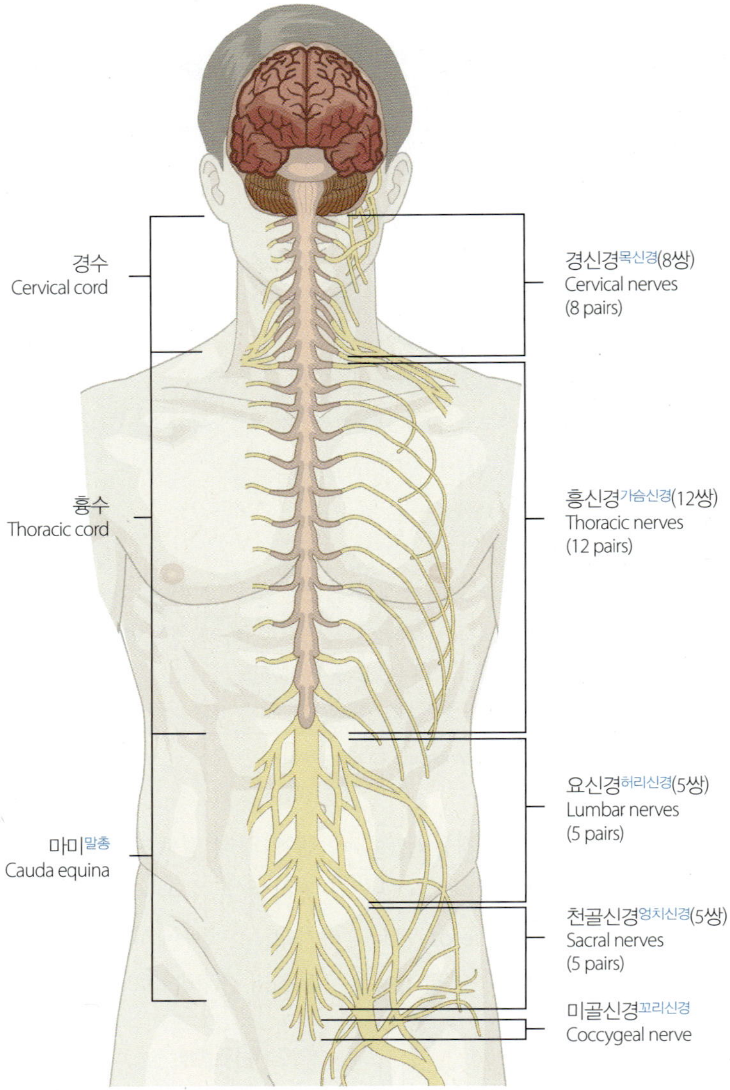

그림 15-5 척추와 관련된 척수신경과 척수

하는 다양한 근육군으로 부터 오는 정보를 척수후근(dorsal root)을 통해 고위중추로 전달한다. 하행운동로내림운동길(descending motor tract)은 뇌에서 척수의 운동뉴런으로 자극을 전달하고 척수 전근(ventral root)를 통해 나간다. 회백질회색질(gray matter)은 나비 모양의 전각앞뿔(anterior horn)과 후각뒤뿔(posterior horn)에 배열되어 있다. 회색의 전각은 운동신경섬유[motor fiber; 원심신경섬유날신경섬유(efferent fiber)]를 포함하고, 후각은 감각신경섬유[sensory fiber; 구심신경섬유(afferent fiber)]를 포함한다. 측각가쪽기둥(lateral column)은 자율신경계의 신경절이전섬유(preganglionic fiber)로 이루어져 있다.

뇌에서 척수로 내려가는 경로는 상위운동신경원위운동신경세포(upper motor neuron)으로 구성되어 있고, 척수반사궁척수반사활(spinal reflex arc)과 반사회로를 조정한다. 하위운동신경원아래운동신경세포(lower motor neuron)은 직접적으로 근육을 자극하는 뇌척수 운동뉴런이다.

척수신경

척수의 분절은 척수신경을 통해 이에 상응하는 신체와 연결된다. 척수로부터 31쌍의 신경이 나온다[그림 15-5]. 이 신경들은 가지를 치고, 혼합된 가지들은 신경총신경얼기(plexus)을 형성한다. 신경은 신경총으로부터 나와 피부와 근육을 지배하는 더 작은 가지를 형성한다.

건강력

신경계장애는 의식의 변화, 진전떨림, 허약감, 불균형과 같은 움직임의 변화, 무감각, 따끔거림과 같은 감각의 변화, 연하곤란삼킴곤란, 실어증언어상실증과 통증을 포함한다. 초기 사정 시 전반적인 검진은 환자를 위한 최적의 치료를 제공하도록 검진자에게 도움을 준다. 건강력 사정시, 전반적인 외모, 정서, 목소리, 말의 내용, 기억력, 논리성, 판단력 그리고 언어 양상에 주목한다.

주호소와 현재병력

"자주 두통이 있고, 균형을 잡지 못하고, 가끔은 말하기도 어려워요."

> 김씨는 48세의 여자로, 남편과 병원에 왔다. 그녀는 지난 2주 동안 빈번한 두통과 일정 기간 동안의 어지럼증이 있었다. 오늘 오전 남편은 그녀가 의식이 없는 것을 발견하였다. 다시 의식을 찾았으나, 아침의 일을 기억하지 못했다. 말하는 데 어려움이 있고, 왼쪽의 쇠약과 어지럼증으로 인해 걷지 못한다. 발작이나 연하곤란은 없다.

주호소는 두통, 현훈현기증, 균형장애, 의식수준의 변화, 움직임의 변화, 발작, 감각의 변화, 연하곤란, 실어증을 포함한 신경장애와 관련이 있다. 현훈, 균형장애, 의식수준의 변화, 두통과 움직임의 변화를 사정하기 위한 구체적인 질문들이 아래 표에 정리되어 있다.

발작은 항경련제나 진정제로부터의 금단증상, 에틸알코올 금단증상, 중추신경계 감염, 대사장애, 외상 혹은 뇌혈관질환이 원인일 수 있다. 주의 깊은 건강력 사정은 문제의 원인을 규명하는 데 있어 검진자에게 도움을 준다.

감각의 변화는 다발경화증, 뇌졸중 같은 몇몇 종류의 중추신경장애 혹은 말초신경장애와 관련이 있다. 따끔거림, 무감각 그리고 감각손실과 같은 감각 변화가 있을 수 있고, 통증의 질, 위치, 유형과 관련 증상들을 명확히 하는 것은 진단을 좁혀가는 데 도움을 준다.

연하곤란은 보통 뇌졸중(CVA), 뇌종양, 척수손상, 파킨슨병과 다발경화증(Multiple Sclerosis, MS)과 같은 신경계장애와 관련이 있다.

실어증(aphasia)은 언어 이해력의 변화, 쓰고 읽고 말하고 이해할 수 있는 능력의 전체 혹은 부분적인 손실로 나타난다. 실어증은 뇌종양, 뇌졸중 혹은 뇌의 외상으로 인한 측두엽의 기능장애와 연관된 특정 신호이다.

두통

두통(headache)에 대한 주의 깊은 사정을 통해 머리 안팎의 병리의 다양한 유형을 알 수 있다. 예를 들어, 혈관성 두통은 간헐적이고 박동이 있는 특징을 나타낸다. 폐쇄, 두개내압 상승, 출혈 또는 감염의 가능성이 있다면 더 자세한 검진이 필요하다.

발병	갑자기 발병하였는가, 서서히 발병하였는가? 갑작스러운 두통의 원인은 자발적 지주막하출혈거미막밑출혈, 뇌동맥류뇌동맥자루 혹은 뇌동정맥류기형뇌동정맥자루기형 파열과 뇌경막하혈종뇌경막밑혈종 때문이다.
지속 기간, 빈도, 유형	두통이 얼마 동안 지속되는가? 두통이 얼마나 자주 발생하는가? 빈도가 점진적으로 증가하는가? 편두통은 반복되는 두통이며, 발생 빈도도 다양하다. 군집성 두통은 일정 주기로 발생한다. 일과성허혈발작(TIAs)은 일반적으로 수일간 지속되는 두통력이 있다. 삼차신경통은 갑작스럽고 심하고 짧은 기간의 편측성쪽치우침(laterality) 안면통증얼굴통증 증상을 나타낸다. 두개내종양머리뼈안종양은 지속적이고 진행하는 통증으로 나타난다.
양상, 위치	타는 듯, 쑤시는 듯, 깊은, 표면적인 박동이 있는지, 두통의 강도는 어떠한지, 두통이 지속적인지 간헐적인지, 어디가 아픈지, 통증이 방사되는지 등으로 기술한다. 긴장성 두통은 점진적으로 조이는 양상으로 시작되어 경도, 중증도 양상으로 기술되기도 한다. 전조가 없는 편두통은 편측성으로, 심한 박동성 통증이 양측성 통증으로 기술되기도 한다. 군집성 두통은 날카로운 편측성 통증을 동반하고, 종종 안구 영역에 나타난다. 뇌농양뇌고름집은 둔한 통증이 불특정 위치에서 나타난다.

관련 증상	신경계 결손, 열, 광선공포증, 오심구역, 욕지기, 구토, 안구의 과다한 누액 혹은 발적, 발한땀남 그리고 항부경직목덜미경직을 포함하여 관련된 증상들에 대해 질문한다. 편두통은 종종 광선공포증, 오심 혹은 구토, 소리공포증으로 나타난다. 복합성 두통은 과도한 누액이나 눈의 발적과 발한을 동반하기도 한다. 일과성허혈발작(TIA)은 간헐적인 신경계 결손, 현훈, 허약감, 무감각을 동반하기도 한다. 뇌졸중(CVA)은 감각과 운동능력 변화와 연하곤란이 나타날 수 있다. 뇌동맥류 혹은 뇌동정맥류기형 파열에서 의식의 변화, 현훈, 시력장애, 오심이 나타날 수 있다. 뇌수막염에서는 종종 발열, 정신 상태 변화와 항부경직이 나타날 수 있다. 뇌염에서는 의식수준의 변화, 열, 발작, 혹은 정서의 변화가 나타날 수 있다.
유발요인	두통의 발병을 유발하는 것이 있는가? 약물, 기침, 긴장 혹은 격렬한 신체 운동, 정서적 긴장과 생리에 대해 질문한다. 최근에 환자가 외상을 경험한 적이 있는가? 양성 운동 유발성 두통은 기침, 재채기와 격렬한 신체 운동과 관련이 있다. 군집성 두통은 스트레스, 격심한 활동, 알코올 섭취에 의해 유발될 수 있다. 긴장, 생리, 지나친 소음이나 빛은 편두통을 유발시킬 수 있다. 스트레스와 피로는 긴장성 두통을 유발할 수 있다.
완화/악화요인	무엇이 통증을 완화시키는가(약, 수면)? 무엇이 통증을 악화시키는가?

현훈 혹은 평형상실

현훈현기증(vertigo)은 신경계장애의 결과일 수도 있고 대뇌혈류의 부족으로 인해 나타날 수 있다. 적절한 임상적 진단평가는 약한 체위성 현훈, 뇌종양, 감염이나 경화증과 관련된 문제를 감별할 수 있도록 한다.

발병	갑자기 발병하였는가, 서서히 발병하였는가? 급성 혹은 갑작스러운 발병은 뇌졸중의 징후일 수 있다.
양상	보행할 때 균형장애가 있는가? 실신하거나 주변이 핑 도는 느낌이 있는가? 청각신경집종속귀신경집종에서는 균형장애가 점점 심해지는 양상으로 나타난다.
유형	언제 발생하는가? 얼마나 자주 발생하는가?
관련 증상	최근에 난청, 이명귀울림, 피로, 허약, 언어장애, 연하곤란 혹은 두통이 있었는가? 메니에르병에서는 종종 이명과 난청이 나타날 수 있다. 전정신경염안뜰신경염은 난청을 동반하지 않는다. 청각신경집종에서는 이명과 편측성 난청이 나타날 수 있다. 다발경화증에서는 피로, 허약, 시력장애, 감각장애, 실어증과 연하곤란을 포함한 다양한 신경학적 증상이 함께 나타난다. 일과성허혈발작에서는 허약과 두통력이 동반될 수 있다.
완화요인	무엇이 문제를 완화시키는가(체위 변경, 약)? 얼마나 효과가 있는가?

의식수준의 변화

의식수준의 변화는 종종 신경계장애를 시사한다. 의식수준의 변화는 혼돈에서부터 혼수까지의 정도와 범위가 다양하다.

양상; 심한 정도	환자에게 의식수준의 변화, 그리고 변화 전후의 사건에 대하여 질문한다. 사건 이후에 환자의 정신적/신체적 상태는 어떠한가? **뇌동맥류 혹은 뇌동정맥류기형 파열은 의식의 상실을 동반할 수 있다.** **뇌수막염 시에는 혼돈이 동반되어 나타날 수 있다.**
빈도, 기간, 유형	실신, 기억상실의 과거병력이 있는가? 이러한 변화가 얼마나 자주 일어나는가? 무엇에 의해 발생하였는가? 얼마나 오래 지속되었는가? 환자의 의식수준이 정상으로 돌아올 때까지 얼마나 걸렸는가?
관련 증상	두통, 무감각, 연하곤란, 오심, 구토와 열을 포함하여 관련된 증상에 대해 질문한다. **일과성허혈발작(TIAs)은 두통과 무감각을 동반한다.** **뇌졸중(CVA)은 갑작스럽고 심한 두통, 무감각, 허약 혹은 편측성 운동 기능 소실, 시각장애, 연하곤란을 동반한다.**

운동능력의 변화

운동능력의 변화는 신경계질환을 시사한다. 전문의는 다양한 신경학적 병리를 시사하는 파킨슨병(안정 시 진전)과 턱을 추가검사로 감별할 수 있어야 한다.

양상	환자는 어떤 변화를 경험하고 있는가? 진전, 떨기, 씰룩거림, 갑자기 당기는 현상, 허약, 조정력의 문제, 균형, 넘어짐이나 가벼운 발걸음 혹은 한쪽을 선호하는 경향이 있거나 한쪽 방향으로 넘어지는가? 걷는 방식에 변화가 있는가? **뇌졸중에서는 편측성 운동능력상실이 동반된다. 운동완만증**운동느림증**, 자발적인 움직임의 소실, 안정 시 진전은 파킨슨병을 시사한다. 허약, 진전과 협동장애는 다발경화증을 시사한다. 뇌졸중과 같이 뇌로 가는 혈액순환이 감소하는 경우 허약, 협동장애, 신체의 움직임에 어려움을 나타낸다.**
촉진요인	무엇이 문제를 촉진시키는가? 특정 활동이 변화를 촉진시키는가?

과거병력

> 김씨는 외상이 없고, 10년 전에 고혈압을 진단받았지만 부작용 때문에 항고혈압제제를 복용하지 않았다. 그녀는 또한 고지질혈증이 있었으나 비용 때문에 약물치료요법을 이행하지 않았다. 2년 전에는 오른쪽 경동맥내막절제술목동맥내막절제술을 받았다.

검진자는 과거의 내과질환들, 외상 사건, 선택적 수술을 포함하는 수술에 초점을 맞추어 상세히 질문한다. 귀중한 정보는 상세한 간호계획을 세우는 데 도움이 될 것이다.

과거의 건강 상태 혹은 수술	과거나 현재의 건강 상태에 대해 질문한다. **관상동맥질환**심장동맥질환**, 고혈압, 고지혈증, 동맥류**동맥자루**와 같은 심혈관의 문제나 갑상선 질병, 당뇨병, 백혈병, 혹은 수술 암, 지질축적병과 같은 대사성 문제가 신경계 문제의 원인이 될 수 있다.** 뇌졸중, 뇌동맥류, 만성 뇌경막하혈종, 뇌동정맥류기형, 발작이나 신경병과 같은 신경학적 장애의 병력에 대해 환자에게 질문한다. 신경과 전문의나 신경외과 의사에게 치료받았는가?

	뇌수막염, 뇌염, 소아마비, 에이즈, 보툴리누스중독증, 매독, 묘소병고양이긁힘병, 리케차감염, 톡소플라스마증, 말라리아 등과 같은 감염질환에 노출되었는지 질문한다. 위의 질병들은 모두 신경학적 증상을 나타낸다. 정신학적 장애의 이력이 있는지 알아본다. 개두술머리뼈절개술, 척추후궁절제술고리판절제술, 경동맥내막절제술, 접형골경유뇌하수체절제술나비뼈경유뇌하수체절제술, 척수시상로절단술, 동맥류절제술동맥자루절제술이나 보수, 심장수술을 포함한 과거 수술력을 질문한다.
외상	머리 외상, 중추신경계손상, 출산 외상, 척수손상과 말초신경 손상, 외상의 이력이 있다면 언제 어떻게 일어났는지, 치료를 받았는지, 그래서 어떻게 되었는지를 질문한다. **머리 외상은 두개내의 출혈 혹은 연조직물렁조직이나 다른 신경계 손상을 초래한다.**
약물	항경련제, 진정제, 항응고제, 아스피린, 항부정맥제나 항고혈압제와 같이 환자가 어떤 약물을 복용하고 있는지, 투여 이유는 무엇인지, 약물을 얼마 동안이나 복용하였는지를 질문한다.

가족력

김씨는 관상동맥질환, 당뇨, 신경학적 질병이나 암에 대한 가족력은 없다. 외동딸이고, 아버지 나이는 78세이며 고혈압이 있고, 어머니는 75세이며 건강하다. 자녀는 없다.

가족 구성원의 건강 상태에 대한 정보는 간호사가 환자의 주호소에 중요한 역할을 하는 유전적 요인을 알아내는 데 도움이 된다.

현존하는 친척의 나이	부모, 형제와 아이들의 건강과 관계를 포함한다.
사망	사망자과의 관계 및 사망원인에 대해 질문한다. 특히 고혈압과 뇌졸중과 같은 신경학적 질병과 관련요인을 탐색해야 한다.
만성 질병; 신경학적 장애	만성 질병에 대해 질문한다. 가족 중 신경계 질병의 이력이 있는가? 만약 있다면 신경학적 질병을 가진 가족 구성원과의 관계는 무엇인가? 얼마나 오랫동안 그 질병을 앓았는가? **유전될 수 있으므로 특히 뇌종양, 퇴행성 질환과 치매의 가족력을 탐색한다.**
유전적 결함	가족 중 유전질환이나 선천성 기형아 출산 이력이 있는가?

사회력

김씨는 원룸아파트에서 남편과 같이 살며, 지난 20년 동안 우체국 접수원으로 일해 왔다. 최근에는 직장에서 업무를 완수하기 힘들었다고 한다. 18세 때부터 흡연하였고, 매일 담배 한 갑을 피웠다고 한다. 저녁식사 때 가끔 와인을 한 잔 마시는 것 외에 술은 마시지 않는다고 한다. 김씨는 마약복용을 하지 않았으며, 규칙적인 운동도 하지 않았다.

사회력을 수집할 때는 건강한 방법으로 타인과 상호작용하는 환자의 능력을 알아보도록 한다. 또한 일상생활의 활동을 수행할 수 없는 것은 질환의 심각도를 알수 있게 한다.

가족	현재 가족 단위에 대해 질문한다.
직업	직업은 무엇인가? 근무 중에 최근 어떤 문제가 있었는가? **일에 집중하고 완수하는 능력에 있어서의 변화는 인지장애나 의식수준의 변화를 나타낸다.**
스트레스	신체적, 정서적 스트레스에 대해 질문한다. 납, 이산화탄소, 비소, 살충제, 유기용매와 같은 유독화학 물질에 노출되었는가?
습관	여가 시간의 활용에 대해 질문한다. 이전에 즐겼던 독서, TV 시청과 같은 활동에 집중하기 어려운가? 축구, 족구, 하키, 복싱, 카레이싱, 모터사이클과 같은 접촉 스포츠나 고위험 활동에 참여하는가? **이와 같은 활동들은 특히 보호장비를 착용하지 않는다면 외상 위험이 있을 수 있다.**
활동/운동/알레르기	일상생활 활동(ADLs)의 감소, 비활동이나 좌식 습관과 신경학적 증상으로 인한 생활 습관이나 활동의 변화가 있는지 질문한다. **뇌졸중, 파킨슨병, 다발경화증, 루게릭병, 길랭-바레증후군, 중증근무력증, 뇌종양과 같은 신경계장애는 일상생활을 수행하는 능력의 감소로 나타난다.**
흡연	담배의 종류, 양, 흡연과 간접흡연에 노출된 기간을 포함하여 흡연에 대해 질문한다.
음주	음주를 하는가? 그렇다면 어떤 종류를 얼마만큼 마시는가?
마약	마약을 하는가? 그렇다면 어떤 종류를 얼마만큼 하는가? **마약은 신경계에 영향을 미친다.**
성 활동	성적 병력에 대해 질문한다. **에이즈, 매독과 같은 성매개질환성병은 신경계에 영향을 미친다.**

계통별 문진

많은 신경계질환과 장애는 신경계 이외의 다른 체계에도 증상을 나타낸다. 가능한 신경계의 전반적인 검토가 수행되어져야 하나 검진자는 시간이나 다른 제약 때문에 대체로 신경계에 대한 초점 사정만을 수행할 수 있다. 신경계를 초점 사정하는 동안 검진자는 신경학적 문제들이 가장 많이 나타날 수 있는 계통에 대해 질문한다. 다음 표는 신경학적 문제에서 나타나는 흔한 증상을 요약한 것이다.

체계	증상 및 징후	관련 질병/ 장애	체계	증상 및 징후	관련 질병/ 장애
일반	열, 오한	뇌수막염, 뇌염	심혈관계	혈관잡음, 심계항진두근거림	뇌졸중
	불면증	파킨슨병	위장관계	오심, 구토	뇌와 척수 농양, 뇌동맥류 혹은 뇌동정맥류기형 파열, 뇌종양, 편두통
	피로	다발경화증, 중증근무력증	비뇨생식기계	비뇨기의 기능장애(빈뇨, 배뇨지연, 긴급뇨, 요실금)	다발경화증, 뇌종양
	현기증어지러움	메니에르병	근골격계	요통허리통증	척수농양척수고름집
피부	점상출혈출혈점 혹은 자색반성 발진	뇌수막염		항부경직	뇌수막염
눈	시력장애	뇌졸중, 뇌동맥류 혹은 뇌동정맥류기형의 파열, 뇌염, 다발경화증, 뇌종양, 편두통		허약감	뇌졸중
	누액/눈의 발적	군집성 두통		우울	파킨슨병, 다발경화증
호흡기계	호흡 불규칙	길랭-바레증후군, 중증근무력증, 뇌종양	정신 상태		

Abbreviations: AVM, arteriovenous malformation; CVA, cerebrovascular accident (stroke).

신체검진

필요한 기구

■ 펜라이트 ■ 설압자혀누르개 ■ 음차소리굽쇠, 200~400Hz, 500~1000Hz ■ 동전, 열쇠, 종이클립과 같은 익숙한 작은 물건 ■ 멸균 바늘 ■ 면솜 ■ 반사해머 ■ 커피, 오렌지, 페퍼민트 추출물, 식초와 같이 냄새를 맡을 수 있는 것들 ■ 설탕, 소금, 레몬 혹은 식초, 퀴닌과 같이 맛을 볼 수 있는 것들 ■ 온도감각검사를 위한 찬물과 더운물이 담긴 병 ■ 스넬렌 차트, 로젠바움 차트 ■ 유아, 아동을 대상으로 하는 덴버발달선별검사

신체검진의 구성 요소

신경학적 사정은 정신 상태, 감각, 뇌신경, 운동 기능, 소뇌 기능, 반사가 포함된다. 검진을 위해 검진실의 온도를 적합하게 맞추고, 밝고 조용한 환경을 만든다. 환자가 검진실로 들어 올 때 들어오는 모습을 관찰한다. 걸음걸이, 자세, 복장, 차림새, 위생 상태, 불수의적 운동과 전반적인 외모를 주목한다. 환자에게 검진을 위해 가운으로 갈아입도록 한다.

정신상태사정

신경학적 사정의 상당 부분은 환자가 검진실로 들어 올 때와 건강력 사정을 통해 이루어진다. 건강력을 수집할 때, 검진자는 환자의 전반적인 외양과 정서, 목소리, 말의 내용, 기억, 논리, 판단력 그리고 말투를 주목해야 한다.

대부분의 경우 건강력을 통해 얻어진 정보로 정신 상태를 충분히 알 수 있다. 인지 기능을 검사하기 위해 간이 정신진단검사를 이용한다. 뇌병변장애/뇌병변장애의심, 기억력 손상, 혼돈, 비언어적 통증 호소, 실어증, 과민성과 같은 증상들이 있다면, 더 상세히 정신상태사정(4장 참조)을 수행해야 한다.

뇌신경 검사

뇌신경의 기능 변화는 운동 손상 및 감각 손상을 야기한다. [표 15-1](이 장 도입부 "신경계의 해부 생리"에 있음)에 각 뇌신경의 기능들이 기술되어 있다.

검진	이론적 근거
1. 뇌신경 CN I(후각신경)의 기능을 사정한다. 환자에게 익숙한 커피, 향수와 같이 자극적이지 않은 향기를 사용하여 냄새를 인식하는지를 검사한다. 좌우 코를 따로 검사한다.	**1.** 환자는 각각의 향기를 식별할 수 있어야 한다. 편측성 후각상실증(anosmia, 냄새를 맡지 못함)은 접형골연나비뼈모서리의 뇌수막종과 같은 두개내종양으로 인해 후삭후각로과 후구가 압박될 때 생긴다. 또한 부비동염코곁굴염이나 사상판체판(cribriform plate) 손상이 원인이 될 수도 있다.
2. 뇌신경 CN II(시각신경)를 검사한다. 시력과 시야를 평가한다.	**2.** 유아기나 알코올중독, 요독증, 당뇨와 같은 특정 질병으로 인한 교정되지 않은 사시는 영구적인 시력 손상으로 이어질 수 있다. 다발경화증, 신경 자체의 종양과 농양고름집, 시각신경 위축, 두개내압 상승으로 인한 시신경유두부종, 시각신경염, 출혈을 동반한 시각신경의 혈관신생 형성에서 나타나는 병리는 시각신경에 영향을 주는 시력 손상으로 이어질 수 있다. 또한 종양, 뇌졸중 또는 다른 신경학적 질병들도 시력 손상의 원인이 될 수 있다.
3. 뇌신경 CN III(동안신경눈돌림신경), 뇌신경 CN IV(활차신경도르래신경), 뇌신경 CN VI(외전신경갓돌림신경)을 사정한다.	

검진	이론적 근거
a. 6개 방향의 주요 주시 영역으로 외안근바깥눈근육 운동을 검사한다. 폭주눈모음 반응을 사정한다.	**a.** 안구진탕안구떨림이 있는지 확인하고, 안구진탕이 일어날 때 주시 방향을 확인한다. 하나 이상의 안근안구근육의 외상성 마비는 외안근 손상이나 대공 주변의 안와골절눈확골절로 인한 뇌신경 CN II, III, IV, VI번 뇌신경의 손상으로 야기된다. 뇌신경 CN VI으로 인한 외안근의 마비는 해면정맥동해면정맥굴을 포함하는 기저부 두개골골절머리뼈골절로 인해 발생한다. 대상포진, 매독, 성홍열, 백일해, 보툴리누스식 중독과 같은 감염은 뇌신경 CN III, IV, VI에 영향을 미치고, 외안근 마비를 야기한다. 상승된 두개내압은 뇌신경 CN VI을 압박할 수 있다. 안구주위수막종눈주위수막종으로 인해 해면정맥동의 벽이 침범되거나 접형동나비굴의 종양은 뇌신경 CN III, IV, VI에 영향을 미칠 수 있다. 수직편위는 중뇌-사이뇌의 접합부의 손상, 뇌간을 압박하는 종양으로 인해 발생한다. 대뇌피질의 운동 영역이 파괴되면 두 눈이 반대쪽을 볼 수 없게 되어 병변 앞쪽으로 편위가 발생한다. 다발경화증으로 인한 탈수초화는 눈을 모을 수는 있지만 내측을 볼 수 없는 핵간안근마비신경핵사이눈근육마비를 초래한다. 한쪽 눈은 아래로 편위되고 다른 눈은 위로 편위되는 사시는 소뇌의 질병이나 아래로 편위되는 눈과 같은 쪽 교뇌의 병변으로 인해 발생한다. 안구진탕은 뇌간, 소뇌, 전정계에 병변이 있거나 대뇌반구의 시각로를 따라 병변이 있을 때 발생한다.
b. 동공의 모양과 크기를 검사한다. 직접 대광반사빛반사와 공감대광반사공감빛반사를 사정한다. 동공조절반사를 사정한다.	**b.** 교감신경흥분제나 부교감신경흥분제와 같은 특정 약물, 경동맥류목동맥자루나 외상으로 인한 뇌신경 CN III의 마비는 비정상적인 동공 크기를 야기할 수 있다. 외상으로 인한 시각신경 교차지점에서의 시각신경 손상은 구심성 시각경로를 손상시키며, 이는 동공대광반사동공빛반사로 검사할 수 있다. 중뇌에 병변이 있을 때 빛으로 동공을 자극하면 초기에 동공이 수축하다가 조절을 하지 않을 때도 크기가 율동적으로 변하는 동공동요 현상이 나타난다.

검진	이론적 근거
c. 안검상향눈꺼풀올림을 사정한다. 눈의 깜빡임을 관찰하고 환자의 안검눈꺼풀이 쳐졌는지 관찰한다. 환자에게 안검을 올려보도록 한다.	**c.** 뇌신경 CN VII의 병변과 관련된 안륜근눈둘레근의 비자발적인 긴장성 경련으로 과도한 순목눈깜빡임이 발생할 수 있다. 안검하수증눈꺼풀처짐증은 중증근무력증, 손상으로 인한 거근마비올림근마비, 신경경로의 파괴와 관련이 있다. 안검을 완전하게 감지 못하는 것은 안면근육마비얼굴근육마비(벨마비)나 뇌졸중과 관련된다.
d. 인형눈반사(doll's eye reflex)를 사정한다. 재빨리 환자의 머리를 반대쪽으로 돌린다.	**d.** "인형눈반사"검사를 통해 전정로안뜰길와 동안신경로눈돌림신경로의 통합성을 확인할 수 있다. 눈은 머리가 움직이는 방향과 반대로 움직여야 한다. 머리를 움직일 때 눈이 고정되는 비정상적인 인형눈 현상은 뇌간 기저부에 병변이 있을 때 발생한다.
4. 뇌신경 CN V(삼차신경)를 사정한다.	
a. 얼굴 양쪽의 이마, 볼, 턱의 감각 인식을 평가한다. 가벼운 촉각은 솜을 사용하여 검사하고, 표면 통 각은 핀을, 온각은 따뜻한 물과 차가운 물이 담긴 병을 사용하여 검사한다.	**a.** 병변으로 인한 삼차신경 압박 시 감각인지가 손상되고 안면통증이 발생한다. 운동 기능의 약화없이 삼차신경의 분포에 따라 접촉이나 얼굴의 움직임으로 자극되는 비정상적이고 짧은 발작성의 편측 안면통증이 삼차신경병증이다. 대상포진 후 신경통은 지속적이고, 타는 듯하고, 아픈 통증을 포함하며, 자발적이거나 접촉으로 인해 유발되는 간헐적인 찌르는 듯한 통증을 동반한다.
b. 무의식 환자에게 솜을 각 눈의 각막에 살짝 댄 후 깜빡임반사를 관찰한다.	**b.** 감소된 각막반사는 반대쪽 반구의 급성 병변이 있거나 뇌간에 동측같은쪽의 병변이 있음을 나타낸다. 각막반사가 없는 것은 뇌신경 CN V의 구심로와 뇌신경 CN VII의 원심로의 병변 때문이다.
c. 환자에게 이를 꽉 다물어 보게 하고[그림 15-6], 저작근씹기근육과 측두근관자근을 촉진한다. 환자의 저항과 반대되게 하악골아래턱뼈을 아래로 밀어내리면서 저작근의 힘을 사정한다. 환자의 씹기 능력을 사정한다.	**c.** 저작근의 경련은 삼차신경의 운동신경원 침범으로 인해 일어난다. 머리 외상의 결과로 안면무감각증얼굴무감각증과 저작근 마비가 생길 수 있다.
5. 뇌신경 CN VII(안면신경얼굴신경)을 사정한다.	
a. 환자에게 눈썹을 들어 올리도록 하고, 얼굴을 찡그려 보고, 웃어 보고, 저항에 반하여 눈을 떠보도록 한다. 안면근육얼굴근육의 힘과 대칭성을 주목한다.	**a.** 안면신경의 상위운동신경원에 병변이 있으면, 얼굴의 하부 1/3에서 2/3가 마비되는 핵상마비가 초래된다. 안면근육의 전반적인 이완성 마비를 특징으로 하는 안면신경마비얼굴신경마비(벨마비)는 동측의 안면신경이 손상되었을 때 발생한다.

검진	이론적 근거

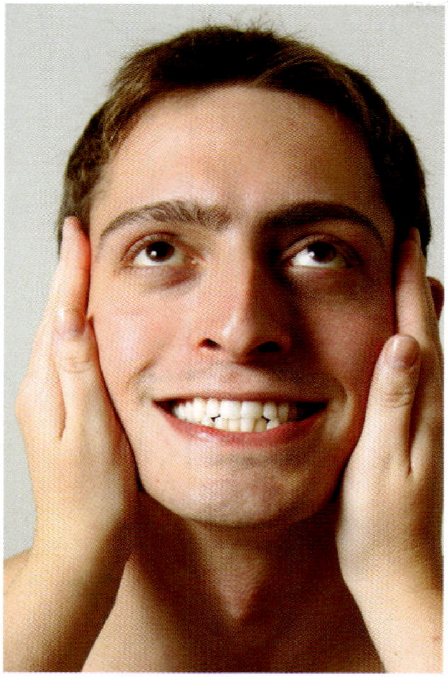

그림 15-6 저작근과 측두근 촉진

b. 환자가 혀의 앞쪽 2/3에 단맛과 짠맛을 인식하는지를 평가한다.

b. 미각의 변화는 숨뇌와 두정엽 부위의 손상이 원인이 될 수 있다.

6. 뇌신경 CN VIII(청각신경)을 사정한다.

a. 청력을 사정한다(사정 기술은 제7장 귀장애 참조).

a. 감각신경성 난청(청력소실)은 내이(속귀)나 병변이 있는 귀의 신경에 이상이 있으면 발생하고, 정상 귀로 편측화된다.

b. 전정(안뜰) 기능을 평가하기 위해 현훈, 오심, 불안을 사정한다. 평형유지에 문제가 있는지 관찰한다.

b. 미로나 전정신경(안뜰신경)이 파열되면 현훈이 발생한다.

7. 뇌신경 CN IX(설인신경(혀인두신경))와 뇌신경 CN X(미주신경)을 사정한다. 환자에게 "아"하고 소리를 내도록 한다. 이때 구개궁(입천장활)이 대칭적으로 올라가는지 관찰한다. 설압자로 구개궁을 살짝 건드려서 구역반사를 확인한다.

말할 때 콧소리, 쉰목소리, 조음(입소리)을 평가한다. 결손이 확인되면 "ㅋ", "ㅊ", "ㅂ", "ㄷ"과 같은 후두음과 구개음(입천장소리)을 내 보도록 한다. 환자가 소량의 물을 삼킬 수 있는지 평가한다. 구강(입안)의 분비물이 조절되는지 관찰한다.

7. 두개골 기저부의 손상이나 골절로 인해 한쪽 설인신경과 미주신경이 마비되면 구개궁의 한쪽이 낮아지고 편평해지며, 연구개(물렁입천장)의 약화, 구개수(목젖)가 손상받지 않은 쪽으로 편위, 약간의 연하곤란, 액체의 역류, 콧소리, 혀 뒤쪽 1/3 부위의 미각상실, 구개(입천장)의 편측 무감각이 나타난다. 양쪽 미주신경이 마비되면 콧소리가 상당히 많이 나고 후두음과 구개음을 내기 어렵고, 액체류의 심각한 연하곤란이 있으며, 발성할 때 구개가 올라가지 않는다. 소뇌의 기능장애는 설인신경과 미주신경이 지배하는 근육을 조정하는 데 지장을 준다.

검진	이론적 근거
8. 뇌신경 CN XI(척수부신경척수더부신경)을 사정한다. 흉쇄유돌근목빗근과 승모근등세모근의 크기와 대칭성을 시진한다. 환자에게 머리를 한쪽으로 돌리도록 하고 검진자가 환자의 머리를 다시 앞으로 돌리려는 힘에 저항하도록 한다. 반대쪽 흉쇄유돌근을 촉진한다. 양쪽을 각각 평가한다. 환자에게 검진자의 손에 반하여 머리를 앞쪽으로 밀어보도록 한다. 흉쇄유돌근의 힘을 사정한다. 검진자가 어깨를 누르는 힘에 대항하여 어깨를 위로 들어 올려보게 한다. 근력, 위축, 근육섬유다발수축을 관찰한다.	**8.** 척수부신경에 영향을 주는 손상, 종양, 감염은 흉쇄유돌근의 편측 마비를 일으키고, 그 결과 근육이 편평하고 무력해지며, 마비된 쪽으로 고개를 돌리지 못하게 된다. 또한 승모근의 편측 마비도 일어날 수 있으며, 이로 인해 어깨와 견갑골어깨뼈 높이의 비대칭, 목둘레의 함몰, 마비된 쪽의 어깨를 들지 못하게 된다.

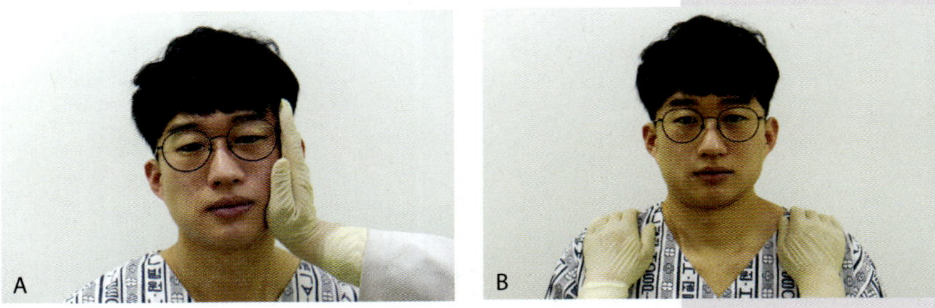

그림 15-7 척수부신경검사 A. 고개돌리기 B. 어깨올리기

검진	이론적 근거
9. 뇌신경 CN XII(설하신경혀밑신경)를 사정한다.	
a. 혀의 위축을 사정한다. 혀를 내밀고, 좌우로 움직여 보게 한다. 혀를 내밀었을 때 혀의 정렬을 검사한다. 혀로 볼을 바깥쪽으로 밀어내보도록 하여 그 힘을 양쪽에서 사정한다.	**a.** 설하신경핵혀밑신경핵에 병변이 있거나 신경섬유에 외상이 있는 경우, 편측 마비의 결과로 마비된 쪽의 근육이 정상 쪽의 강한 근육에 저항할 수 없게 되어 지속적으로 혀가 편위된다. 혀의 양쪽 근육이 모두 마비되면 환자는 혀를 내밀지 못한다.
b. 환자에게 "라"와 같은 설음을 반복해 보도록 한다.	**b.** 설하신경에 병변이 있으면 설음을 발음하기 어렵다.

운동 기능사정: 시진과 촉진

검진	이론적 근거
근육	
1. 근육의 크기와 윤곽을 살펴본다. 위축, 비대, 비대칭, 관절 부정렬을 관찰한다.	**1.** 크기와 윤곽은 정상 범위여야 하고, 근육은 양쪽이 대칭적이어야 한다. 팔, 다리, 몸통의 근육 소모는 루게릭병이나 길랭-바레증후군임을 암시한다. 특정 근육부분의 위축은 말초신경의 손상을 의미한다. 예를 들어, 대퇴신경넙다리신경이 손상되면 대퇴사두근넙다리네갈래근의 위축이 자주 나타난다.

검진	이론적 근거
2. 불수의적 운동이 있는지 주목한다.	**2.** 비정상적인 불수의적 운동에는 근육섬유다발수축, 세동잔떨림, 연축, 강축, 무도병, 진전, 틱, 커다란 불수의 운동(ballismus), 느린 비틀림 운동(athetosis, 아테토시스), 근육긴장이상증, 근육간대경련, 고정자세불능증이 있다. 이들은 다양한 신경학적 병리에 의해 발생할 수 있다. 파킨슨병은 안정 시 진전이 자주 나타난다.
3. 건강력에서 압통누름통증이나 연축, 근육위축, 비대가 의심된다면 근육을 촉진한다. 근력과 긴장도를 사정하고, 수동적인 운동을 할 때 강직, 경직, 근육긴장 저하가 나타나는지 주목한다.	**3.** 반신마비, 하반신마비, 사지마비가 있는 팔다리는 전형적으로 국소적 위축이 나타난다. 운동신경원운동신경세포의 하부에 신경학적 질병이 있으면 병변이 있는 쪽이 이완된다. 경직은 상위운동신경원의 기능에 장애가 있다는 것을 나타내고, 마비와 뇌성마비 시 흔하게 동반된다. [표 15-2]에 상위운동신경원과 하위운동신경원의 병변과 관련된 증상이 있다. 편측 근육의 약화나 마비는 뇌졸중, 종양, 외상과 관련되어 있는 반면, 전반적 감소는 루게릭병, 근이영양증, 다발경화증, 중증근무력증, 길랭-바레증후군과 같이 전반적 위축과 신경근육질환의 악화와 관련이 있다.

표 15-2 상위운동신경원과 하위운동신경원의 병변

상위운동신경원(UMN)의 병변	하위운동신경원(LMN)의 병변
근육 수축	근육 이완
근육 위축 없이 근력 감소	근육 위축을 동반한 근력과 긴장도 감소
심건깊은힘줄/복부배 표재반사항진얕은반사항진	반사의 약화나 소실
근육섬유다발 수축 없음.	근육섬유다발 수축 있음.
뇌간 수준 이상 부위 손상 시 반대쪽 신체가 영향을 받음.	동측 변화가 관찰됨.
안면하부마비얼굴밑마비 가능성	마비 가능성; 조정 능력은 손상 없음.
바빈스키반사 양성	바빈스키반사 음성
간대경련 있음.	간대경련 없음.

약어: LMN(하위운동신경원, lower motor neuron); UMN(상위운동신경원, upper motor neuron).

소뇌의 기능

4. 균형과 걸음걸이를 관찰한다.

검진	이론적 근거
a. 환자에게 방을 가로질러 걸어 보도록 한다. 환자가 앉은 자세에서 일어서는 자세로 옮길 때를 관찰한다. 발끝과 발뒤꿈치로 걸어 보게 한다. 일직선으로 엄지발가락에 발뒤꿈치를 대면서 걷도록 한다. 앞뒤로 걸어 보게 한다. 환자에게 옆으로 걸어 보게 하는데, 먼저 왼쪽, 그다음 오른쪽으로 걸어 보게 한다.	**a.** 움직임이 부드러워야 한다. 소뇌 질병이나 근육 약화, 마비, 조정이나 균형장애, 강직, 피로, 통증으로 인해 비정상적인 걸음걸이를 보일 수 있다. 파킨슨병은 경직되고 느린 움직임을 보인다. 근육 약화와 운동실조증은 다발경화증을 의심할 수 있다. 소뇌에 종양이 있으면 걸음걸이와 균형장애가 나타날 수 있다.

검진	이론적 근거
b. 환자에게 눈을 감고 앞으로 몇 발짝 걸어 보도록 한다(걸음걸이검사). 균형을 유지할 수 있는지 주목한다. 한 발로 교대로 서서 뛰어보게 한다.	**b.** 환자가 눈을 뜨고 있을 때, 그리고 감고 있을 때 모두 균형을 잡지 못하는 것은 소뇌 질병 때문이다. 눈을 감고 있을 때만 균형을 잡기 어 려운 것은 고유반사 손실을 동반한 척수 후주뒤기둥의 질병을 의미한다.
c. 롬버그검사(Romberg test): 눈을 뜨고 양발로 서 있다가 눈을 감고 서 있을 때의 흔들림을 관찰한다.	**c.** 환자는 자세를 유지할 수 있어야 한다. 롬버그검사는 환자가 눈을 감고 균형을 잡을 수 없을 때 양성이다. 다발경화증 환자는 롬버그검사 양성이다.
d. 회내근엎침근을 검사한다. 환자에게 선 자세에서 손바닥을 위로 하여 양팔을 뻗도록 한다[그림 15-8]. 환자가 자세를 유지하도록 하고, 팔이 아래로 쳐지는지 관찰한다. 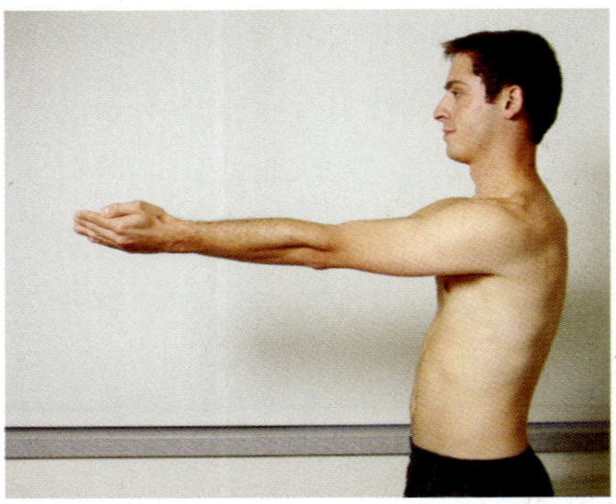 **그림 15-8** 회내근 검사	**d.** 팔이 아래로 쳐지는 것은 반신마비를 의미하고, 이는 뇌졸중의 증거이다.
5. 조정 상태를 사정한다.	**5.** 소뇌 질병의 특징은 조정되지 않은 행동으로 환자의 움직임이 갑작스럽고 불규칙해 보인다. 더 악화되면 거리, 범위, 속도, 힘에 대한 판단력이 손상되거나 빠른 교대운동을 하지 못한다.
a. 손가락-코검사를 하여 팔의 운동실조를 검사한다. 환자가 검진 테이블에 앉도록 한다. 눈을 감게 하고 검지로 코를 만지도록 한다. 반대쪽 손도 똑같이 한다.	**a.** 움직임이 부드럽고 정확해야 정상이다.
b. 빠른교대운동(rapid alternating movement, RAM)검사를 한다. 환자에게 처음에 손바닥으로 대퇴부넓적다리를 친 다음 손등으로 다시 치는 빠른교대운동을 하도록 한다.	**b.** 환자는 빠르고 정확한 리듬을 타면서 교대운동을 수행할 수 있어야 한다.
c. 발뒤꿈치-정강이검사를 하여 다리의 운동실조를 관찰한다. 환자가 앙와위바로누운자세를 취하도록 한다. 발뒤꿈치를 반대쪽 무릎 위에서 정강이를 따라 내려오도록 한다. 운동의 속도, 리듬, 부드러움, 정확도를 관찰한다.	**c.** 환자는 발뒤꿈치로 정강이를 일직선으로 빠르게 쓸어내릴 수 있어야 한다.

감각 기능사정

검진

1. 외수용성 감각(신체 외부의 자극에 대한 감각)을 사정한다. 모든 검사는 환자가 눈을 감은 채 이루어져야 한다.

a. 가벼운 촉각검사를 한다. 피부분절을 따라 팔다리의 원위부먼쪽에서 시작하여 근위부몸쪽으로 이동하며 솜 조각을 가볍게 댄다[그림 15-9].

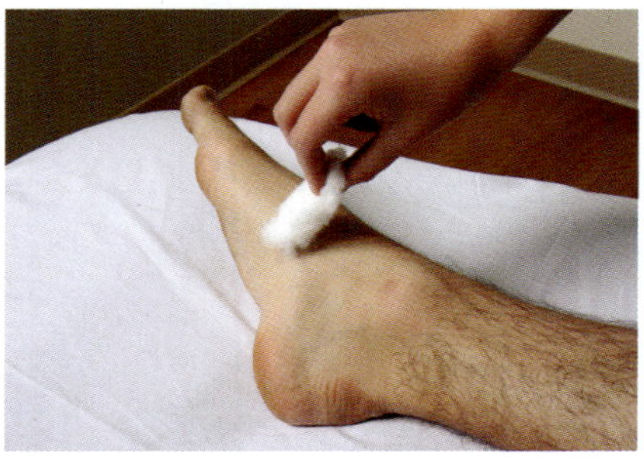

그림 15-9 가벼운 촉각검사 사정

b. 표면 통각을 느끼는 지 사정한다. 멸균핀이나 부러진 설압자의 모서리 같은 날카로운 기구를 이용한다[그림 15-10].

기구의 무딘 면과 날카로운 면을 무작위로 댄다. 자극을 교대해서 환자가 정확하게 날카로운 감각과 무딘 감각을 구별할 수 있는지를 알아본다.

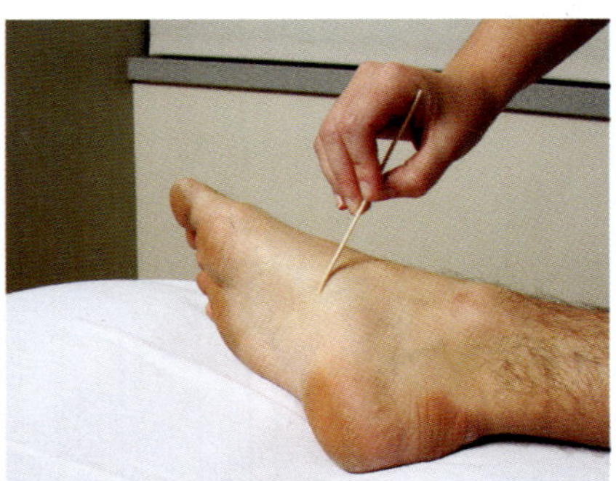

그림 15-10 통각 사정

c. 온도감각을 검사한다. 온도감각을 검사하기 위해 환자의 피부에 따뜻한 물(40~45℃)과 차가운 물(5~10℃)이 담긴 병을 댄다(위의 범위 이상이나 이하의 온도는 통증 수용체를 자극한다).

2. 고유감각을 사정한다.

이론적 근거

1. (a, b, c) 환자는 모든 감각을 느끼고 구별할 수 있어야 한다.

말초신경의 병변은 그 신경의 감각이 분포된 곳에 무감각(촉각 결여), 감각감퇴(촉각예민도 감소), 감각과민(촉각예민도 증가)을 일으킬 수 있다. 뇌간이나 척수의 병변은 무감각, 타는 듯한, 저림통증, 자통증찔림통증 같은 비정상적 감각인 감각이상이나 단기적으로 무감각해지는 비정상적 감각 혹은 자극이 없을 때의 비정상적인 감각과 같은 지각이상을 일으킬 수 있다. 시상, 말초신경, 신경근육의 병변은 통증자극이 인지는 되지만, 아프다고 인지되지 않는 비정상적 감각인 무통증, 통증에 대한 예민도가 감소된 통각감퇴와 예민도가 극대화된 통각과민을 일으킬 수 있다. 병변이 시상에 광범위하게 있거나 뇌간 상외측위가쪽에 있을 경우 편측 외수용성 감각이 완전히 소실되고 전반적인 장애가 나타난다. 다리반사소실과 괄약근조임근 조절 불가를 동반하는 "안장(saddle)" 형태의 감각결손은 마미말총의 병변 때문이다. 손과 다리 하부의 촉각소실은 다발성 신경염에서 흔하다.

검진	이론적 근거
a. 운동감각과 위치감각을 검사한다. 환자의 검지나 엄지발가락 측면을 잡는다. 검지나 엄지발가락을 위아래로 움직이고 환자에게 검지나 엄지발가락이 어느 방향으로 움직였는가를 묻는다[그림 15-11]. 운동감각에 결손이 있다고 보이면 손목이나 발목 같은 근위부 관절로 진행하면서 검사를 반복한다.	**a.** 위치감각은 말초신경병, 시상의 병변, 감각피질감각겉질의 병변에 의해 영향을 받을 수 있다. 동측 위치감각, 진동감각 결손은 다발신경병이나 척수 후주 질환을 의미한다. 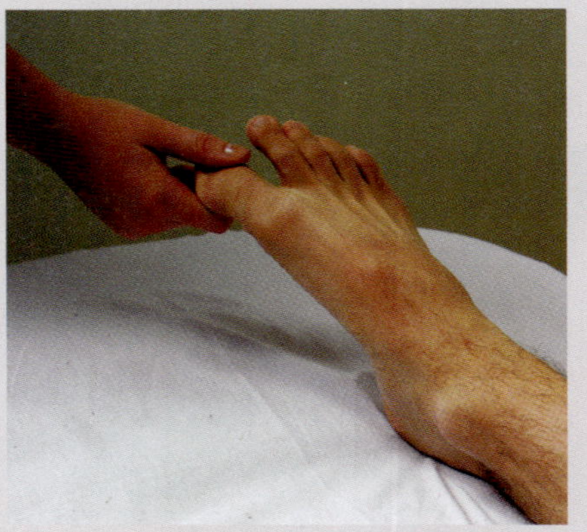 그림 15-11 위치감각사정
b. 진동감각을 검사한다. 뼈 돌출 부위와 연조직에 진동시킨 음차를 올려놓고 진동이 느껴지는 시점을 말하도록 한다. 음차를 발가락이나 손가락에 올려놓고, 검진자의 손가락을 그 밑에 댄다[그림 15-12]. 환자가 진동을 느끼는 시간을 기록한다. 말초의 뼈 돌출 부위의 진동감각에 결손이 발견되면 발목, 무릎, 손목, 팔꿈치, 전상장골능선앞위엉덩뼈능선, 늑골갈비뼈, 흉골복장뼈, 척추골척추뼈의 극상돌기가시끝돌기를 따라 몸통 쪽으로 검사를 진행한다.	**b.** 진동감각의 손실은 말초신경병을 암시한다. 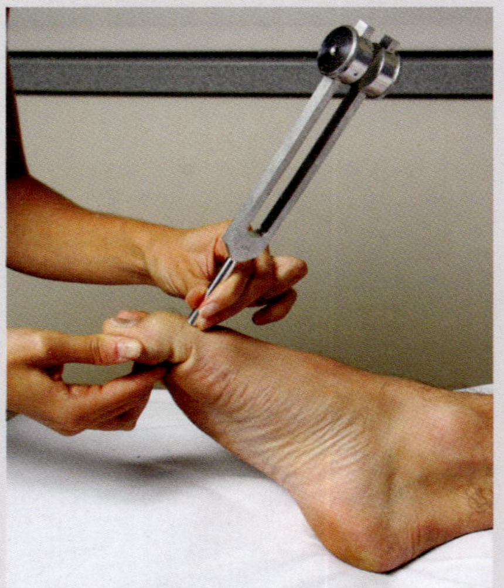 그림 15-12 진동감각사정
3. 피질감각겉질감각을 사정한다. 모든 검사는 환자가 눈을 감은 상태로 진행되어야 한다.	**3. (a, b, c, d)** 환자는 각각의 감각을 정확하게 구별할 수 있어야 한다. 말초의 촉각이 정상적인 상태에서 측두엽의 감각피질의 기능장애나 병변이 생기면 만지는 조작을 통해 물건을 맞추는 물건 식별력 손상, 그려진 숫자나 글자에 대한 인지력 손상, 두 지점 식별력 손상과 소거인지(extinction awareness) 손상이 나타날 수 있다.

검진	이론적 근거
a. 입체감각을 검사한다. 환자의 손에 동전 같은 친숙한 물건을 놓고 무엇인지 맞춰 보게 한다[그림 15-13]. b. 서화감각피부그림감각을 사정한다. 눈을 감도록 하고, 환자의 손바닥에 글자나 숫자를 쓰고 무엇이라고 썼는지 맞춰보게 한다[그림 15-14]. c. 두 지점 식별 감각 능력을 검사한다. 두 개의 멸균핀이나 종이클립을 펴서 환자의 손가락 끝, 손이나 발의 떨어져 있는 두 점을 동시에 자극한다. 환자가 지점을 식별할 수 없을 때까지 핀 2개의 간격을 계속 좁혀 가며 움직여 보고, 환자가 두 점으로 식별할 수 있는 최소거리를 기록한다. d. 소거(extinction)를 사정한다. 손목 같은 몸 양쪽의 같은 부위를 동시에 만진다. 환자에게 한 부위 또는 두 부위가 모두 느껴지는지, 어디서 느껴지는지를 묻는다. 반대쪽은 자극하지 않으면서 한쪽만 자극해 본다. 환자에게 하나 혹은 두 지점이 느껴지는지와 어디서 느껴지는지 묻는다.	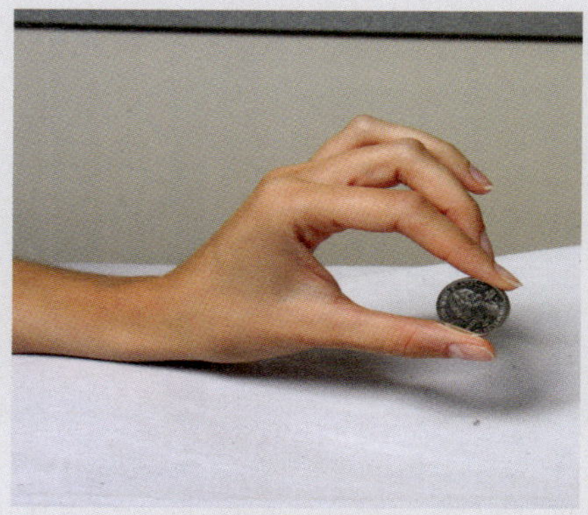 그림 15-13 입체감각사정 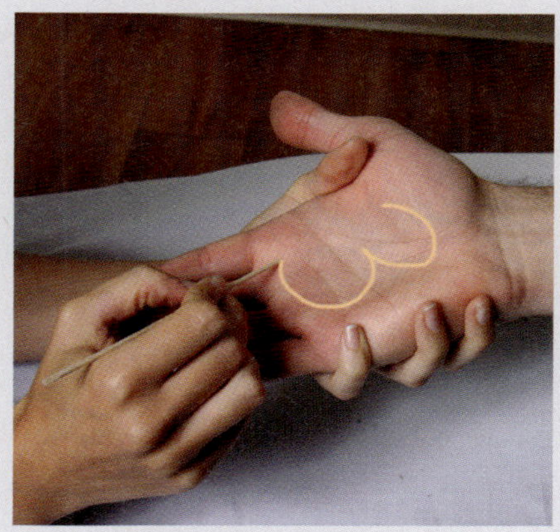 그림 15-14 서화감각사정

반사검사

검진	이론적 근거
1. 심부건반사깊은힘줄반사(deep tendon reflex)를 사정한다[그림 15-15]. 심부건반사를 사정할 때는 양쪽을 비교해야 한다[표 15-3].	1. 반사궁반사활 손상 시 심부건반사가 감소되나, 반사궁의 완전한 분리는 심부건반사 전체가 없어질 수 있다. 감소되거나 없어진 심부건반사는 깊은 혼수, 혼미상태, 깊은 진정, 혈압 상승, 척수 쇼크에서 올 수 있다. 상위대뇌, 그물체, 추체계 병변에서 억제 기능이 안되면 심부건반사의 과다활동(hyperactivity) 반응을 나타낼 수 있다.
a. 이두근반사두갈래근반사(biceps reflex): 환자에게 팔의 긴장을 풀도록 한다. 환자의 팔을 45~90° 사이로 구부리게 하고 검진자는 대상자의 팔 아래를 받친다. 주와팔오금의 주름 바로 위인 건 위에 검진자의 엄지손가락을 댄 후 검진자의 엄지손가락을 반사해머로 친다. 이두근두갈래근과 팔꿈치의 수축을 관찰한다.	

검진	이론적 근거

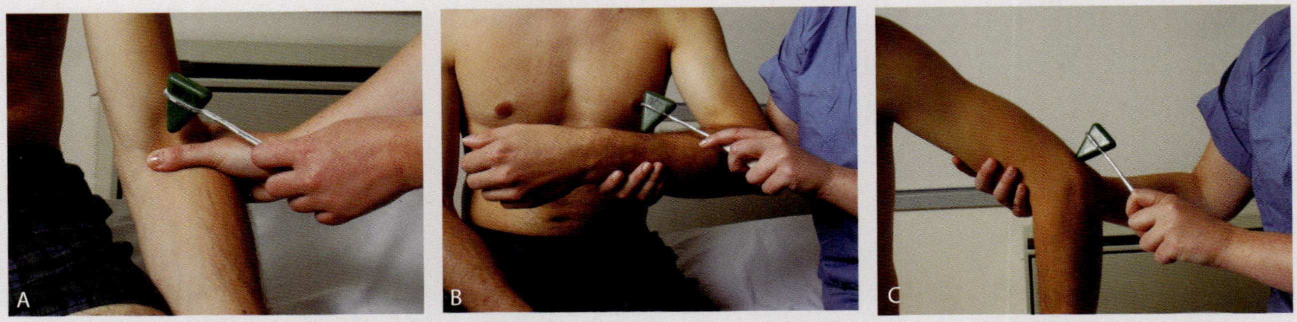

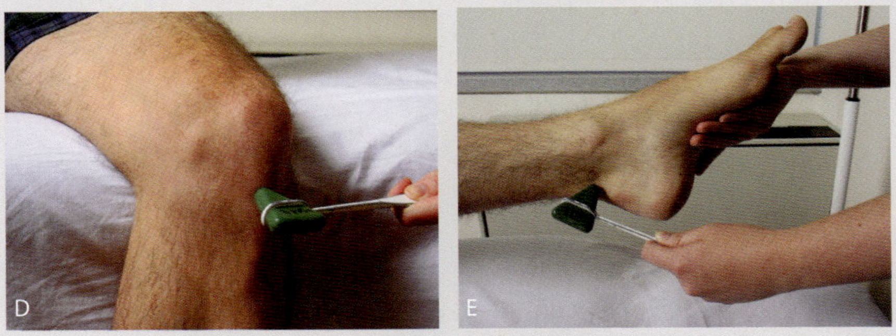

표 15-3 심부건반사 등급 체계

등급	반응
5+	간대성 경련
4+	과다활동
3+	정상보다 항진
2+	정상
1+	감소
0+	반응 없음

그림 15-15 심부건반사사정: A. 이두근 B. 상완요골근 C. 삼두근 D. 슬개골 E. 아킬레스건

b. 상완요골근반사위팔노근반사(brachioradialis reflex): 환자의 팔을 받치고 45°로 구부리게 한다. 요골노뼈의 경상돌기붓돌기 위, 상완요골근건위팔노근힘줄 부위를 반사해머로 친다. 전완아래팔의 굴곡굽힘과 회외뒤침를 관찰한다.

c. 삼두근반사세갈래근반사(triceps reflex): 환자의 팔을 받치고 45~90° 사이로 구부리게 한 상태에서 주두자뼈팔꿈치돌기, 팔꿈치머리(olecranon) 위, 삼두근건세갈래근힘줄의 부착 부위를 반사해머로 친다. 삼두근세갈래근의 수축과 팔의 신전폄을 관찰한다.

d. 슬개반사무릎반사(patellar reflex)를 사정한다. 환자를 검진용 테이블의 가장자리에 앉도록 하고 다리를 늘어뜨리게 한다. 슬개골무릎뼈 바로 밑의 무릎 부위를 반사해머로 친다. 네갈래근사두근의 수축과 다리의 신전을 관찰한다.

e. 아킬레스건반사아킬레스힘줄반사(achilles reflex)를 사정한다. 환자의 발이 바닥에 닿지 않게 하고 약간 족배굴곡발등굽힘시킨 상태에서 발뒤꿈치의 부착 부위 바로 위인 아킬레스건아킬레스힘줄을 반사해머로 친다. 비복근장딴지근, 가자미근, 족저근발바닥근의 수축과 발의 족저굴곡발바닥쪽굽힘을 관찰한다.

검진	이론적 근거

2. 표재반사얕은반사(superficial reflex)를 사정한다.

2. 표재반사는 두정엽마루뼈 부위와 운동앞구역의 운동중추와 추체계피라미드계가 관여한다. 추체로피라미드로 병변, 반사궁의 기능장애, 숙면, 깊은 혼수 상태에서는 표재반사가 감소되거나 없어진다. 급성 척수 손상 후 하반신마비 환자가 음경해면체근반사 양성이면 척수쇼크의 초기 단계는 지났음을 의미한다.

a. 복벽반사배근육반사(abdominal reflex): 환자에게 앙와위를 취하게 한다. 복부의 위와 아래 사분역의 피부를 뾰족한 물건을 이용하여 자극한다. 위와 아래 복근배근육의 수축과 배꼽이 자극 부위를 향해 움직이는 현상을 관찰한다.

b. 족저반사발바닥반사(plantar reflex): 반사해머의 손잡이 끝으로 발뒤꿈치에서 시작하여 발바닥 볼록부위의 바깥 측면을 따라 긁는다. 발가락의 족저굴곡을 관찰한다.

남성 환자

c. 고환거근반사고환올림근반사(cremasteric reflex): 아래쪽 방향으로, 서혜부샅굴부위 근처의 대퇴부 내측 피부를 반사해머로 긁는다. 동측 고환이 상승함에 따라 고환거근고환올림근이 수축하는 현상을 관찰한다.

d. 음경해면체근반사망울해면체근반사(bulbocavernosus reflex): 포피음경꺼풀나 귀두를 꼬집는다. 음경의 아래 부분의 회음에 있는 구해면체근망울해면체근의 수축을 관찰한다.

3. 병리학적반사(pathological reflex)를 사정한다[표 15-4].

3. 이러한 원시 반사들은 초기 발달 단계에서는 정상적으로 나타난다. 하지만 노년기에는 치매를 암시한다.

표 15-4 일반적인 병리학적반사

반사	설명
손바닥파악반사손바닥움켜잡기반사 Palmar grasp reflex	손바닥을 자극하면 움켜잡는다.
입술반사입내밀기반사 Snout reflex	입 주위를 자극하면 입술을 오므리며 내민다.
흡혈반사빨기반사 Sucking reflex	입술, 혀, 구개를 자극하면 입술로 빤다.
포유반사먹이찾기반사 Rooting reflex	입술을 자극하면 자극 쪽으로 머리를 돌린다.
미간반사눈썹사이반사 Glabellar reflex	눈 사이의 미간눈썹사이을 자극할 때마다 눈을 깜박인다.

추가검사

검진	이론적 근거
1. 뇌혈관질환이 의심되면 두개골 위로 혈관잡음을 청진한다.	**1.** 두개골 청진은 일반적으로 수행하지 않는다. 청진 시 복시겹보임가 있는 사람에서는 두개골 위에서 혈관잡음이나 바람이 부는 소리가 드물게 들리며, 이는 복시의 원인이 되는 뇌동맥류 확장을 의미한다.
2. 경동맥목동맥[그림 15-16], 측두동맥관자동맥[그림 15-17], 눈, 후두뒤통수 아래를 청진한다. 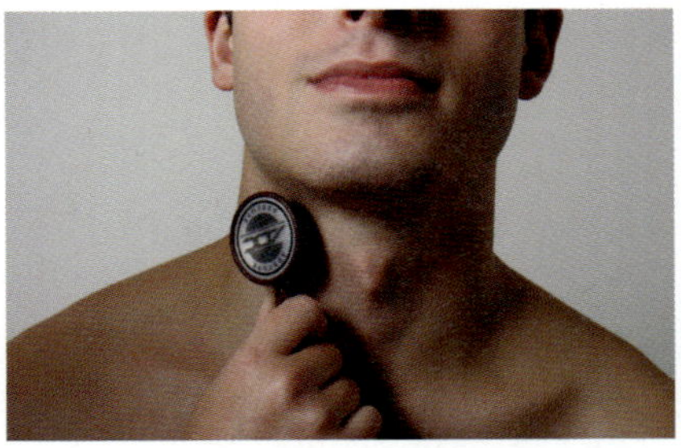 그림 15-16 경동맥 청진	**2.** 이 부위에서 들리는 혈관잡음은 폐색과 혈류 감소 같은 혈관질환을 나타낸다. 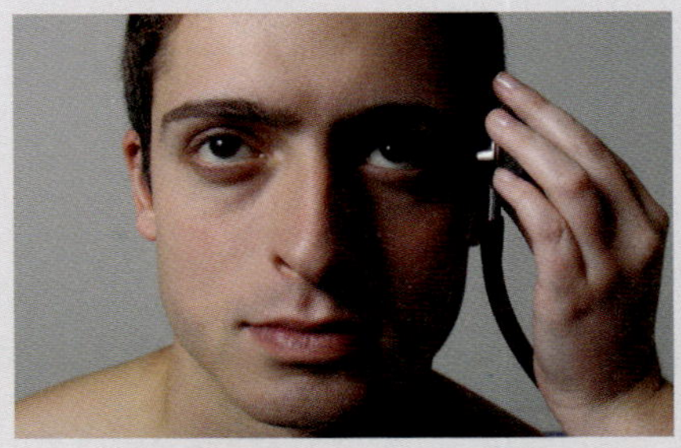 그림 15-17 측두동맥 청진
3. 혹, 함몰, 압통이 있는지 두개골을 촉진한다.	**3.** 종양이나 수두증물뇌증은 두개골 표면의 혹과 팽윤으로 나타날 수 있다. 신생아에서 두개골 표면의 함몰은 탈수를 의미한다. 압통은 종양이나 감염을 의미한다.
4. 경동맥과 측두동맥을 촉진한다.	**4.** 이 부위에 맥박이 있는 것은 뇌로 가는 혈류가 적절함을 의미한다.
5. 수막 자극 검사를 한다.	**5.** 뇌수막염, 지주막하출혈, 자극된 신경근신경뿌리과 수막이 늘어나서 나타나는 수막 자극 증상은 항부경직목덜미경직(nuchal rigidity), 커니그 징후(Kernig's sign), 브르진스키징후(Brudzinski's sign)로 나타날 수 있다.
a. 항부경직을 사정한다. 환자에게 앙와위를 취하게 하고, 목을 구부리게 한다. 구부린 목에 강직이나 저항이 있는지 주목한다.	**a.** 항부경직은 목에 강직이 있는 것이다.
b. 커닉징후를 검사한다. 환자에게 앙와위를 취하게 하고, 다리를 들어 올려 알맞은 각도로 무릎을 구부리게 한다. 검진자는 환자의 무릎을 눌러 무릎을 펴려고 한다[그림 15-18]. 허리에 통증이 있는지, 다리를 펼 때 무릎에 저항이 있는지 관찰한다.	**b.** 커닉징후 양성 반응은 슬와부근육넙다리뒤근이 심하게 강직되어 엉덩이를 90°로 굴곡 시 다리를 펼 수 없는 것이다.

검진	이론적 근거
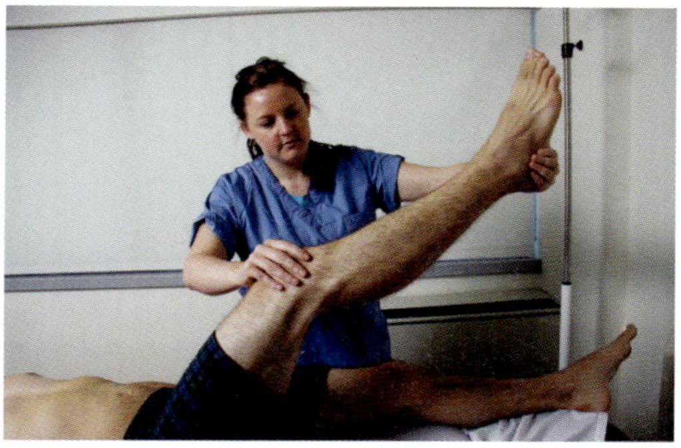 그림 15-18 커닉징후 사정	
c. 브르진스키징후를 사정한다. 환자에게 앙와위를 취하게 한다. 검진자의 한 손은 환자의 목아래에 대고 다른 손은 몸이 올라오는 것을 방지하기 위해 환자의 흉부가슴 가장 윗부분에 댄다[그림 15-19]. 의도적으로 환자의 목을 구부린다.	c. 브르진스키징후 양성은 목을 앞으로 굽힐 때 엉덩이와 무릎이 저절로 굽혀지는 것이다.
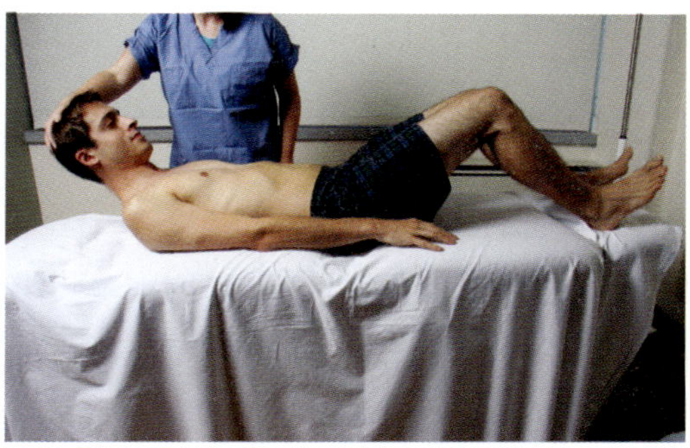 그림 15-19 브르진스키징후 사정	

의식이 변화된 환자는 즉각적이고 철저한 신경학적 평가를 한다. [박스 15-1]에 사정 절차가 설명되어 있다.

박스 15-1 의식이 변화된 환자 사정

글라스고우혼수척도(Glasgow Coma Scale, GCS)를 이용한 의식수준사정, 운동능력, 뇌신경과 활력징후를 포함한 주요 구성 요소들이 모두 평가되었을 때 완전한 신경학적 사정이 수행된 것이다.

의식수준

환자의 의식수준을 알기 위해서는 각성 능력과 깨는 정도 그리고 다양한 형태의 자극에 대한 행동적 반응을 평가해야 한다. 환자를 각성시키기 위한 자극을 사정하는 것은 망상활성계의 능력을 반영한다. 의식이 명료하려면 각성되어 있어야 한다. 환자의 적절한 운동과 언어적 반응을 하는 능력을 관찰하고 기술해야 한다. 글라스고우혼수척도는 이러한 소견들을 기록하기 위해 사용되는 표준화된 도구이다. 환자의 반응에 등급을 매기고 점수를 합산한다. 점수의 범위는 3~15점이며, 15점이 정상이다.

눈뜨기 반응 점수

4 자발적으로 눈을 뜬다.
3 말을 하면 눈을 뜬다.
2 통증 자극에 눈을 뜬다.
1 통증 자극에 전혀 눈을 뜨지 않는다.

언어 반응 점수
5 장소, 시간, 사람에 대한 지남력이 있다.
4 혼돈된 대화
3 부적절한 말을 한다(말이 안 되는 말을 한다).
2 검진자가 이해하지 못할 말/소리로 반응한다.
1 아무런 소리를 내지 않는다.

운동 반응 점수
6 언어적 명령을 따른다.
5 통증 자극에 국소적 반응이 있다.
4 통증에 움츠린다.
3 비정상적 굴곡 반응
2 비정상적 신전 반응
1 아무 반응이 없다.

환자가 구두 명령에 따를 수 있다면 운동강도와 운동긴장을 적절히 평가할 수 있다. 환자가 구두 명령에 따르지 못할 경우에는 팔다리의 자발적인 움직임과 유해 자극에 대한 움직임을 관찰하는 것은 중요하다. 비정상적인 운동 반응은 신진대사장애, 병변, 쇼크, 두개내압(ICP) 상승을 포함한 다양한 병리를 암시한다.

무의식 환자의 신경학적 검진에서 눈의 움직임과 동공의 기능을 사정하는 것은 중요하다. 동공 반응은 뇌신경 CN Ⅲ 동안신경을 지배하는 교감신경계와 부교감신경계의 능력을 나타낸다. 동안신경에 가해지는 두개내압의 가능한 변화를 알아내는데, 동일한 동공 크기와 모양, 빛에 반응하는 정도를 사정하는 것이 필수적이다. 양쪽 동공의 크기가 다른 것은 뇌류뇌탈출증의 위험이 임박했음을 나타낸다.

무의식 환자의 경우, 내측종속경로안쪽세로다발경로의 신경분포사정은 인형눈반사를 유도하는 뇌간의 손상을 보여 준다. 환자의 눈을 뜨게 한 상태에서, 검진자는 환자의 눈을 관찰하면서 환자의 머리를 재빨리 한쪽으로 돌린 후 다른 쪽으로도 머리를 돌리고 관찰한다. 눈이 중앙선에 있거나 머리와 함께 움직이면 눈머리반사가 없는 것으로, 이는 상당한 뇌간 손상을 의미한다. 뇌간의 기능을 반영하는 또 다른 검사로는 20~50mL의 찬물을 외이도바깥귀길에 주입하는 냉수안진검사냉수눈떨림검사가 있다. 안구 운동의 편위장애는 뇌간의 병변을 나타내는 비정상적인 현상이다.

반신마비나 편측마비는 환자의 양팔을 침대에서 들어 올린 후 양팔을 동시에 놓음으로써 알 수 있다. 마비된 쪽의 팔이 정상 팔보다 더 빨리 힘없이 떨어진다. 수동적 움직임에 저항을 보이는 근육긴장병증은 전뇌앞뇌의 기능장애를 동반하는 것이다. 한쪽에서 더 많이 나타나는 것은 전두엽의 병변과 두개내압 상승을 암시할 수 있다.

피질제거자세겉질제거자세(decorticate posturing)에서 팔은 굴곡, 내전모음되고, 다리는 내회전안돌림, 족저굴곡을 보인다. 이는 뇌나 뇌간에 병변이 있음을 나타낸다. 제뇌자세대뇌제거자세(decerebrate posturing)는 팔은 신전, 내전, 과회내과다엎침되고 다리는 굴곡되는 것이 특징이며, 이는 중뇌 수준의 병변을 암시한다. 반사항진과 바빈스키반사 양성은 중추신경계의 폐색 병변을 반영하는 징후이다.
활력징후에서의 다양한 변화는 중추신경계장애를 동반한다. 고체온증이나 저체온증, 체인-스토크스호흡과 비오트호흡 같은 불규칙한 호흡, 혈류역학적 변화는 두개내압이 더 상승되었음을 나타낸다.

진단적 추론

의료인은 건강력과 신체검진 결과를 토대로 평가 및 계획을 세우게 된다. 예를 들어, 환자는 진단을 내리는 데 도움이 되는 많은 증상들을 이야기할 것이다. 그러면 과거병력과 신체검진 결과에서 발견된 소견들로 한 개 또는 두 개 정도의 진단을 내릴 수 있다. 두통은 일반적인 주호소이다. [표 15-5]는 두통과 관련된 일반적인 질환들의 감별 진단들을 설명한 것이다.

표 15-5 두통 감별 진단

감별 진단	건강력에서 의미 있는 문진 소견	신체검진에서 의미 있는 진찰 소견	진단적 검사
뇌졸중 Cerebrovascular accident	갑작스럽고 극심한 두통; 무감각, 쇠약, 운동능력 손상; 연하곤란; 실어증, 시각장애; 인지 변화	시야 반맹, 편측 안검하수증, 편측 반신마비, 연하곤란	경동맥 초음파, CT스캔, 뇌혈관조영술
일과성허혈발작 Transient ischemic attacks	수일간 지속된 두통, 경동맥계목동맥계의 발병; 실어증, 척추뇌기저동맥계척추뇌바닥동맥계 발병; 현훈, 연하곤란	경동맥 잡음, 경동맥계 발병; 편측 약화와 무감각, 척추뇌기저동맥계의 발병; 양측 약화	뇌혈관조영술, 경동맥 조영술, 병변이나 출혈을 판정(rule out)하기 위한 CT스캔

표 15-5 두통 감별 진단-계속

감별 진단	건강력에서 의미 있는 문진 소견	신체검진에서 의미 있는 진찰 소견	진단적 검사
뇌동맥류 혹은 뇌동정맥류기형 파열 Rupture of an intracranial aneurysm or arteriovenous malformation	갑작스럽고 극심한 두통, 오심, 구토, 의식소실, 시각장애	항부경직, 신경학적 결손 없음	CT스캔, 허리천자요추천자, 뇌혈관조영술
종양 Tumor	두통, 무감각, 악화, 시각장애, 인지장애	시각결손, 운동력 손상	CT스캔, MRI
수막염 Meningitis	두통, 열, 발진, 수명증	항부경직, 브르진스키징후와 커닉징후 양성	일반혈액검사(CBC), 허리천자
편두통 Migraines	점진적으로 시작된 극심한 편측의 쑤시는 듯한 두통; 오심; 구토; 수명증	해당 없음	병변이나 출혈을 판정(rule out)하기 위한 두개골 촬영과 CT/MRI
복합성 두통 Cluster headaches	2~8주 동안 복합성으로 발생한 갑작스럽고, 날카로운, 편측 통증; 한쪽 눈의 과도한 누액 또는 발적	해당 없음	병변이나 출혈을 판정(rule out)하기 위한 두개골 촬영과 CT/MRI

CBC: 일반혈액검사, CT:컴퓨터단층촬영술, MRI:자기공명영상

특수대상자의 신경학적 사정

임산부에 대한 고려사항

- 건강력을 사정하는 동안 다음 사항을 주목한다.
  - 분만예정일(estimated date of conception, EDC)과 임신 주수
  - 발작: 병력, 발병 시작, 빈도, 지속 시간, 발병 양상; 임신성 고혈압 또는 자간전증전자간증
  - 두통: 발병 시작, 양상, 빈도, 고혈압 관련 여부
  - 영양 상태: 건강보조식품, 한약제, 산전 비타민, 칼슘, 엽산, 소듐의 감소
  - 운동요법과 활동의 수준
- 임산부는 경미한 두통 또는 혈관의 확장으로 인한 실신, 저혈당증, 저혈압 또는 태아로 인한 대정맥 압박을 경험할 수 있다.
- 임신 중 가장 흔하게 경험하는 신경학적 변화는 두통과 무감각, 저림감이다. 다른 신경병증으로는 발처짐, 안면마비얼굴마비, 피로, 수면곤란이 있다.
- 임산부는 보통 골반관절의 연화 또는 불안정함으로 인해 옆으로 오리걸음을 걷는다. 임산부는 무게중심의 이동으로 보행이 어색하게 보일 수 있고, 균형을 잃기 쉽다.
- 비정상 소견은 발작이 새롭게 발병이 시작되거나 기존 질병으로 인해 발작이 증가되는 것이다. 과거병력이 없는 경련은 자간증의 진행을 의미할 수 있다. 추가적인 비정상적인 소견은 복합적인 영양실조, 중증근무력증, 손목터널증후군 또는 상완신경총위팔신경얼기이 견인되어 나타나는 손마비의 징후가 있다. 분만 후에 임신 전 건강 상태로 회복될 수 있다.
- 처음에 사정 시 심부건반사의 평가 기준치를 확보한다. 입원 환자 사정은 검사수치를 포함해야 한다.

신생아에 대한 고려사항

- 신생아를 사정한다면 다음 사항을 부모나 보호자에게 질문한다.
  - 신생아 건강력: 산모의 건강/질병/손상, 약물 치료, 방사선 노출, 톡소플라스마에 노출, 매독, 결핵, 풍진, 거대세포바이러스, 헤르페스, 감염/독혈증, 출혈, 스트레스/외상/수술력, 지속적인 구토, 임신성 고혈압, 흡연력/약물력/음주력, 정신기질
  - 출생력: 임신 기간, 출생 시 체중, 아프가 점수, 분만 과정 동안 사용된 약물이나 장비, 지연분만, 태아절박가사/외상
  - 출생 시 호흡 상태: 자발적인 호흡, 산소/인공호흡기 필요 여부, 지연 무호흡, 청색증, 소생시키려는 노력
  - 신생아의 건강: 감염, 발작, 흥분, 빨기, 연하삼킴 상태, 미숙한 조정력, 페닐케톤뇨증 양성, 황달
  - 선천성 기형/장애 상태
- 성장발달의 초기에 의미 있는 뇌의 성장과 신경계의 수초화가 일어난다. 신생아의 원시반사는 하품, 재채기, 딸꾹질, 밝은 빛과 소음에 눈을 깜박거림, 빛에 대한 동공반사로 동공수축, 통증자극 회피가 있다. 뇌가 발달함에 따라 원시반사가 감소되거나 억제되면서 피질 기능의 발달과 수의적 운동이 더 많이 나타난다.

특수대상자의 신경학적 사정–계속

- 신생아에서는 뇌신경을 직접 평가할 수는 없지만, 신체검진을 통한 관찰을 통하여 간접적으로 평가해 볼 수 있다.
- 소뇌는 빨기와 연하를 조정하는 기능이 있다.
- 출생 시에 슬개반사가 존재한다. 아킬레스건반사와 상완요골근건은 생후 6개월에 나타난다. 심부건반사를 평가할 때, 반사해머 대신 손가락으로 건을 두드린다. 각각의 검사에서 상응하는 건에 붙어 있는 근육이 수축되어야 한다. 결과 해석은 성인과 같다. 1~2회 발목박동이 관찰되기도 한다.
- 운동조절은 머리에서 미부로 진행되며, 머리와 목에서 시작하여 몸통으로 이동한 뒤 팔다리로 이동한다. 신생아마다 조금씩 다르지만, 일반적으로 기능은 순차적으로 발달한다.
- 신생아의 근육강도와 긴장도는 반드시 사정한다. 출생 시에 신경근육의 발달은 임신 기간 동안의 두보위츠(Dubowitz) 임상사정으로 평가될 수 있다.
- 감각 통합성은 고통스러운 자극에서 팔다리를 회피하는 것을 통해 알 수 있다.
- 신생아반사를 사정한다[표 15–6].
- 성장하는 영아의 자세와 운동은 중추신경계 발달에 따라 순차적으로 나타나고 사라지는 원시반사를 검사함으로써 정기적으로 사정한다. 운동의 대칭성과 원활함을 보기 위해 영아의 자발적 활동을 관찰한다. 얼굴, 몸통, 팔, 다리 근육계의 리드미컬한 경련뿐만 아니라 지속되는 비대칭적인 자세들 역시 발작을 암시할 수 있다.
- 생후 약 2개월이 되면 손을 뻗어 사물을 잡는 목적적인 움직임이 시작된다. 생후 6개월에 한 손으로 사물을 잡고, 7개월에 손으로 사물을 옮기고, 10개월에 사물을 놓아주는 행동이 일어나야 한다. 과도한 움직임이나 진전없이 일어나야 한다.
- 족저반사는 성인 사정과 같다. 영아들은 생후 16~24개월 때까지 엄지발가락이 족배굴곡되고 나머지 발가락들은 부채를 펼친 모양처럼 되는 바빈스키징후 양성 반응을 나타낸다.

표 15–6 신생아반사

반사	설명
손바닥파악반사 Palmar grasp reflex	손바닥을 자극하면 잡으려는 반응을 보인다.
발바닥파악반사발바닥움켜잡기반사 Plantar grasp reflex	발바닥을 자극하면 발가락으로 잡으려는 반응을 보인다.
바빈스키반사 Babinski reflex	발바닥을 자극하면 엄지발가락은 족배굴곡되고 나머지 발가락들은 편다.
흡혈반사 Sucking reflex	입술, 혀, 구개를 자극하면 입으로 빨려고 한다.
포유반사 Rooting reflex	입술을 자극하면 자극하는 쪽으로 고개를 돌린다.
긴장목반사 Tonic neck reflex	앙와위로 취한 상태에서 고개를 한쪽으로 돌리면 동측 팔과 다리는 뻗고, 반대쪽 팔과 다리는 구부린다.
놀람반사 Startling reflex	큰소리나 아기 침대를 흔드는 것에 의해서 신생아의 팔다리가 외전벌림, 신전되고, 손가락은 C자 모양으로 쥔다. 그 후 양쪽 팔과 다리를 안으로 모은다.
자리찾기반사 Placing reflex	신생아의 족배를 탁자에 스치도록 하면 탁자 위를 걸으려고 하는 것처럼 빠르게 다리를 들어 올린다.
보행반사 Stepping reflex	발을 딱딱한 표면에 닿도록 아이를 수직 자세로 들면 빠르게 몇 걸음 걷기 동작을 한다.

소아에 대한 고려사항

- 환아의 건강력을 조사를 통하여 다음의 정보를 얻는다.
    - 예방접종
    - 아동기 질병이나 부상, 건강 문제
    - 발달 과업 성취
    - 옷입기나 먹기와 같은 자가간호 활동 수행
    - 학교에서의 발달
    - 가장 좋아하는 활동
- 아동을 평가할 때에는 일부 조정은 하지만 성인과 같은 순서로 한다.

특수대상자의 신경학적 사정–계속

- 신경근육 발달과 능력은 자발적인 활동을 보고 검사한다.
- 다른 아동과의 상호작용 같은 사회/적응력과 어른으로부터의 독립성을 사정한다.
- 이름을 말해 보게 하든지 2~3 단어로 된 문구를 이용하여 다양하게 언어능력을 검사한다.
- 인형을 바닥에 떨어뜨려 봄으로써 시야와 청력을 검사한다.
- 아동에게 눈을 감도록 하고 간지러운 부위를 가르키도록 하는 방법으로 촉각을 검사한다(5세 이전에는 촉각은 보통 평가되지 않는다).
- 검진자처럼 "웃긴 표정"을 지어보도록 하여 뇌신경 CN VII을 검사한다[그림 15–20].
- 소근육, 대근육 운동능력을 사정한다.
  - 뒤로 걸을 때의 걸음걸이
  - 균형
  - 장난감 잡기[그림 15–21]
  - 발꿈치 발가락 걷기[그림 15–22
  - 한발로 서거나 뛰기[그림 15–23]
  - 뛰기
- 특히 목, 복부, 팔다리의 근육을 살펴본다. 근육비대, 근육위축, 근력약화, 비협응성은 비정상적 결과이다. 골반의 문제를 암시하는 쇠약이 있는지 관찰한다.
- 발달지연이나 연성 신경학적 징후가 있다는 것은 연령별 활동을 하지 못한다는 것을 암시하는데, 이는 중추신경계의 결손이나 성숙지연과 관련이 있다. 여러 발달 단계에서 차이가 나는 것과 기능적, 신경학적 결과에서 연성 신경학적 징후가 있는 것은 바람직하지 않다. 초기에 이러한 결과들은 정상으로 보일 수 있으나, 아동이 성장해가면서 이러한 증상들은 사라져야 한다.

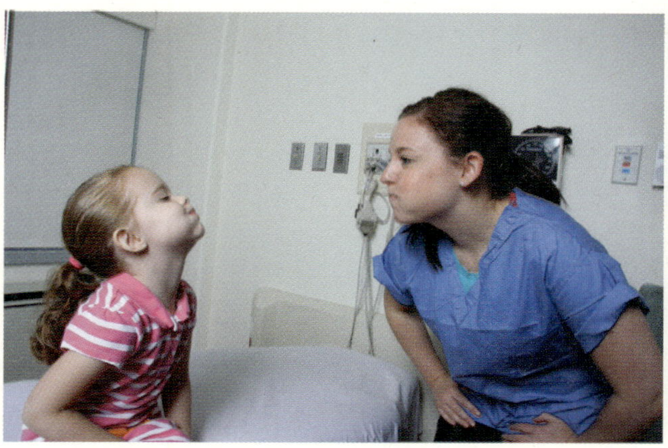

그림 15-20 뇌신경 CN VII 검사: 웃긴 표정 흉내내기

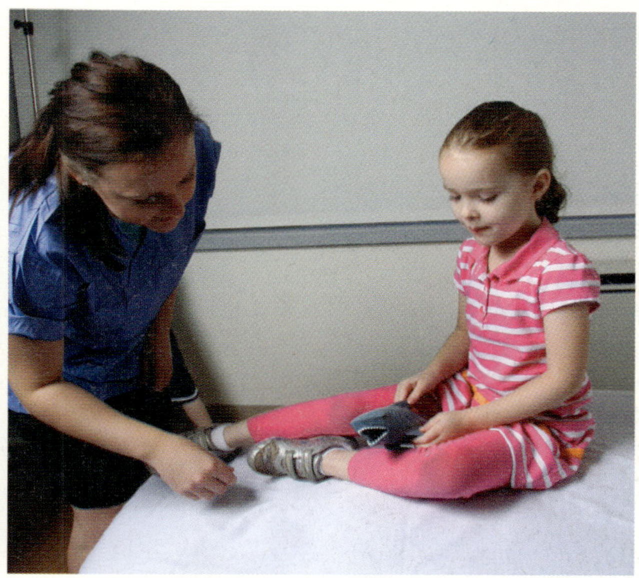

그림 15-21 소근육 운동 기능검사: 작은 장난감 잡기

특수대상자의 신경학적 사정–계속

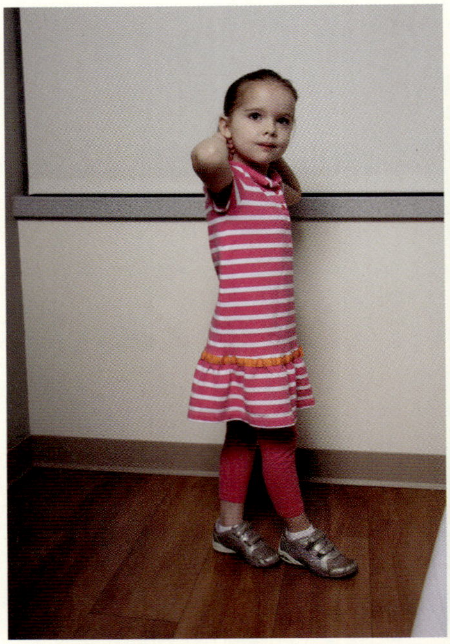

그림 15-22 총체적, 소근육 운동 기능검사: 발꿈치 발가락 걷기(heel–to–toe walking)

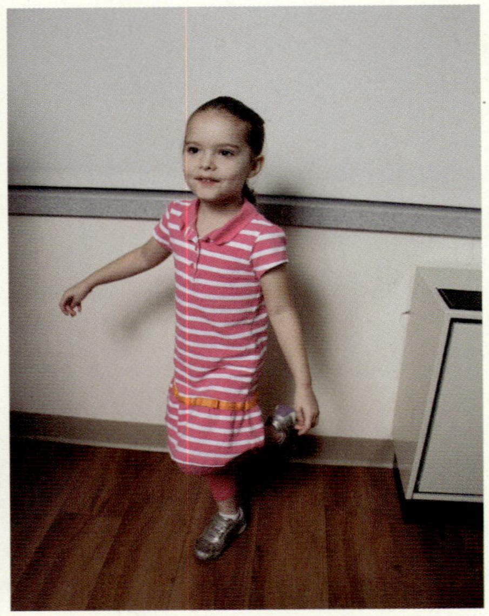

그림 15-23 총체적, 소근육 운동 기능검사: 한발로 서기

노인에 대한 고려사항

- 건강력 조사를 통하여 다음의 정보를 얻어야 한다.
  - 옷입기, 밥먹기, 목욕과 같은 일상적인 활동을 수행할 능력
  - 청력, 시력, 미세한 운동 조정력과 같은 기능적 상실
  - 실금
  - 간헐적인 신경학적 결손
  - 낙상, 쇠약, 불균형 양상
- 노인을 평가하는 방법은 성인과 같다.
- 최근에 복용한 약을 사정하여 손상의 원인을 정확히 알아낼 수 있다.
- 감각 변화, 조정력과 민첩함의 변화는 노인에게 흔하다.
- 노화로 인해 심부건반사도 변화된다. 반사가 약하게 나타나거나 소실된다.

사례 연구

이 장을 통해서 김씨를 소개받아 왔다. 이 장은 그의 병력을 함께 끌어내고, 그 병력을 문서화하고, 신체검진을 입증한다.

주호소(현재 질환)

"자주 두통이 있고, 균형을 잡지 못하고, 가끔은 말하기도 어려워요."

면담하는 동안 수집된 정보

김씨는 48세의 여자로, 남편과 병원에 왔다. 그녀는 지난 2주 동안 빈번한 두통과 일정 기간 동안의 어지럼증이 있었다. 오늘 오전 남편은 그녀가 의식이 없는 것을 발견하였다. 다시 의식을 찾았으나, 아침의 일을 기억하지 못했다. 말하는 데 어려움이 있고, 왼쪽의 쇠약과 어지럼증으로 인해 걷지 못한다. 발작이나 연하곤란은 없다.

김씨는 외상이 없고, 10년 전에 고혈압을 진단받았지만 부작용 때문에 항고혈압제제를 복용하지 않았다. 그녀는 또한 고지질혈증이 있었으나 비용 때문에 약물치료요법을 이행하지 않았다. 2년 전에는 오른쪽 경동맥내막절제술을 받았다.

김씨는 관상동맥질환, 당뇨, 신경학적 질병이나 암에 대한 가족력은 없다. 외동딸이고, 아버지 나이는 78세이며 고혈압이 있고, 어머니는 75세이며 건강하다. 자녀는 없다.

김씨는 원룸아파트에서 남편과 같이 살며, 지난 20년 동안 우체국 접수원으로 일해 왔다. 최근에는 직장에서 업무를 완수하기 힘들었다고 한다. 18세 때부터 흡연하였고, 매일 담배 한 갑을 피웠다고 한다. 저녁식사 때 가끔 와인을 한 잔 마시는 것 외에 술은 마시지 않는다고 한다. 김씨는 마약복용을 하지 않았으며, 규칙적인 운동도 하지 않았다.

주요 근거	주요 사항
보행 시 균형상실	운동피질과 소뇌의 질병, 파킨슨병과 관련 있음.
말하기 어려움	종양이나 뇌졸중으로 인한 전두엽이나 측두엽의 기능장애를 의미함.
왼쪽의 약화	소뇌나 운동피질의 기능장애와 관련.
어지럼증	뇌의 혈류량 감소나 내이감염속귀감염이나 기립저혈압과 같은 전정기관안뜰기관의 문제.
혼돈	다양한 병리학적 원인과 관련이 있고, 추후 조사가 필요함.
두통	고혈압, 출혈, 종양이나 다른 원인으로 인한 두개내압 상승과 관련이 있음.

이름 김○○	날짜 2018/03/05	시간 13:15
	생년월일 1970/06/10	성별 여

병력

주호소
"자주 두통이 있고, 균형을 잡지 못하고, 가끔은 말하기도 어려워요."

현재병력
지난 2주 동안 빈번한 두통과 일정 기간 동안의 어지럼증이 있었다. 오늘 오전 남편은 그녀가 의식이 없는 것을 발견하였다. 다시 의식을 찾았으나, 아침의 일을 기억하지 못했다. 말하는 데 어려움이 있고, 왼쪽의 쇠약과 어지럼증으로 인해 걷지 못한다. 발작이나 연하곤란은 없다.

투약
Novasc: 고혈압약으로 매일 5mg(부작용으로 인해 먹지 않음).
Lipitor: 고지혈증약으로 매일 20mg(비용 때문에 먹지 않음).

알레르기
알려진 약물에 대한 알레르기 반응 없음.

과거병력
외상 없고 고혈압과 고지혈증 병력 없음.

입원/수술 2년 전 오른쪽 경동맥내막절제술.	
가족력 관상동맥질환, 당뇨, 신경학적 질병이나 암 가족력 없음, 고혈압은 가족력 있음(아버지).	
사회력 우체국 접수원으로 일했음: 일하는 데 어려움이 있었음. 30년간 매일 담배 핌. 가끔 술을 마심. 마약복용력 없음. 운동 안함.	
계통별 문진	
일반적 외모 열이나 오한 없음.	심혈관계 아무 문제없음.
피부 발진 없음.	호흡기계 어떠한 변화나 문제도 없음.
눈 시력 문제없음.	소화기계 어떠한 변화나 문제도 없음.
귀 난청 없음.	비뇨생식기계/부인과계 어떠한 변화나 문제도 없음.
머리/귀/눈/코/목 연하곤란 없음.	근골격계 걸을 수 없음.
유방 혹 없음.	신경계 현재병력 참조.

신체검진

체중 53kg	체온 36.8℃	혈압 210/108mmHg
신장 175cm	맥박 90회/min	호흡 18회/min

피부 따뜻하고 건조함.
머리/눈/귀/코/인두 두피는 손상되지 않았고 대칭적임. 병변이나 혹, 압통 없음. 왼쪽 안검하수증. 동공은 양쪽이 같고 둥글며 빛에 반응함(PERRL): 외안근검사바깥눈근육검사 결과 왼쪽으로 시선 편위: 시력검사 결과 왼쪽 반맹. 외이바깥귀는 눈과 일직선으로 있으며 병변, 압통, 덩어리 모두 없음. 청력은 전체적으로 정상임. 코 분비물 없음: 비중격코사이막은 중앙선에 위치. 부비동코곁굴 촉진 시 통증과 압통 없음. 인두점막 병변 없음: 혀 정중선에 병변이나 진전 없음. 구개반사입천장반사 정상. 왼쪽 안면하수얼굴처짐. 목은 샘병증이나 갑상선비대 없이 유연함.
심혈관계 심첨맥박심장꼭대기맥박 촉진됨: 속도와 리듬 규칙적임. S_1과 S_2 청진됨. 잡음, 마찰음비빔소리 모두 없음.
호흡기계 호흡이 고르고 자연스러움. 흉곽 운동 대칭. 우발적 호흡소리 청진됨.
소화기계 복부 부드러움. 압통 없음. 팽창 없음. 사분역에서 장음창자소리 정상.
비뇨생식기계 검사 안함.

근골격계

왼쪽 편마비: 왼쪽 어깨가 오른쪽보다 낮음. 오른쪽 팔다리 근력은 5/5.
왼쪽 팔다리 근력은 0/5. 불수의적 운동은 보이지 않음.

신경계

AJO×3; 불분명한 발음; 실어증; 지시를 따름; GCL, 13. 뇌신경 CN VII, 왼쪽 동측반맹같은쪽반맹; 뇌신경 CN VIII, IV, VI, 외안근, 왼쪽 시야 손상; 뇌신경 CN V, 왼쪽 표재성 통증과 가벼운 자극에 대한 감각 감소, 오른쪽은 정상; 뇌신경 CN VII, 왼쪽 안면하수, 하안면아래얼굴; 뇌신경 CN VIII, 이상 없음; 뇌신경 CN IX와 X 이상 없음.
뇌신경 CN XI, 왼쪽 어깨를 들어 올리기 힘듦; 뇌신경 CN XII, 혀 정중선. 고유감각은 왼쪽 결손, 오른쪽 정상, 진동감각은 왼쪽 결손, 오른쪽 정상. 입체감각, 서화감각, 두 점 식별; 소멸: 오른쪽은 정상이나 왼쪽 손상. 손가락-코검사, 빠른 교대검사, 발꿈치정강검사 시 왼쪽 조정력 손상. 걸음걸이는 편측마비로 인해 검사하지 않았음. 수막자극검사 음성, 왼쪽 피질손상겉질손상, 오른쪽은 정상.

기타

Na: 140mEq/mL	Hgb: 13.6g/dL	Ca: 8.2mEq/L
K: 4.1mEq/mL	Hct: 38%	Mg: 1.4mEq/L
Cl: 101mEq/mL	WBC: 7.2 3 $10^3/mm^3$	Phos: 2.7mg/dL
CO_2: 37mEq/L	Neutros: 54%	PT/INR: 13.0/1.3
BUN: 8mg/dL	Bands: 4%	PTT: 34
SCr: 0.8mg/dL	Lymphs: 28%	Platelets: 268
Glu: 90mg/dL	Monos: 5%	

특수검사

뇌 컴퓨터단층촬영: 오른쪽 전두엽 경색, 뇌혈관조영술: 오른쪽 전두엽 색전 있고, 관류 감소됨.
경동맥초음파목동맥초음파: 오른쪽 경동맥 92% 협착, 왼쪽 경동맥 79% 협착.

최종 검진 결과

1. 복합적인 일과성허혈발작의 병력.
2. 현재 뇌졸중, 오른쪽 전두엽 경동맥협착목동맥협착과 색전으로 인한 허혈.

참고문헌

Alpers, B. J., & Mancall, E. (1981). *Alpers and Mancall's essentials of the neurologic examination* (2nd ed.). Philadelphia, PA: F. A. Davis.

Detsky, M. E., McDonald, D. R., Baerlocher, M. O., Tomlinson, G. A., McCrory, D. C., & Booth, C. M. (2006). Does this patient with headache have a migraine or need neuroimaging? *Journal of the American Medical Association, 296*(10), 1274–1283.

Deyo, R. A., & Weinstein, J. N. (2001). Low back pain. *New England Journal of Medicine, 344*(5), 363–370.

Ferri, F. (2017). *Ferri's clinical advisor: Instant diagnosis and treatment* (2nd ed.). St. Louis, MO: Mosby.

Goadsby, P., Lipton, R. B., & Ferrari, M. D. (2002). Migraine: Current understanding and treatment. *New England Journal of Medicine, 346*(4), 257–270.

Gorson, K. C. (2001). Case 9-2001: A 64 year old woman with peripheral neuropathy, paraproteinemia and lymphadenopathy. *New England Journal of Medicine, 344,* 917–923.

Haerer, A. F. (2012). *Dejong's: The neurologic examination* (7th ed.). New York, NY: J. B. Lippincott.

Hickey, J. V. (2014). *The clinical practice of neurological and neurosurgical nursing* (7th ed.). Philadelphia, PA: Lippincott Williams & Wilkins.

Katz, J. N., & Simmons, B. P. (2005). Carpal tunnel syndrome. *New England Journal of Medicine,* 346, 1807–1811.

Louis, E. D. (2001). Essential tremor. *New England Journal of Medicine, 345,* 887–991.

Rao, G., Fisch, L., Srinivasan, S., D'Amico, F., Okada, T., Eaton, C., & Robbins, C. (2003). Does this patient have Parkinson disease? *Journal of the American Medical Association, 289*(3), 347–353.

The Anatomical Chart Company. (2001). *Atlas of human anatomy.* Springhouse, PA: Springhouse.

Chapter 16

남성 비뇨생식기계장애

Male Genitourinary Disorders

남성 비뇨생식기계의 해부 생리

남성 비뇨생식기계는 다음과 같은 것을 포함하여 신체에서 많은 기능을 한다.

- 재생산 과정에 기여한다.
- 체내 노폐물을 제거하고 여과한다.
- 신장콩팥 내 물질을 분비하고 재흡수하여 체내의 유체 구성과 용량을 유지한다.
- 수소이온의 분비에 의한 체내의 산-염기 균형을 조절한다.
- 혈압을 조절한다.
- 에리트로포이에틴(erythropoietin)과 비타민 D를 생산한다.

남성 생식기

남성 생식기는 음경, 고환, 부고환, 음낭, 정관, 정낭, 전립선전립샘으로 구성되어 있다[그림 16-1].

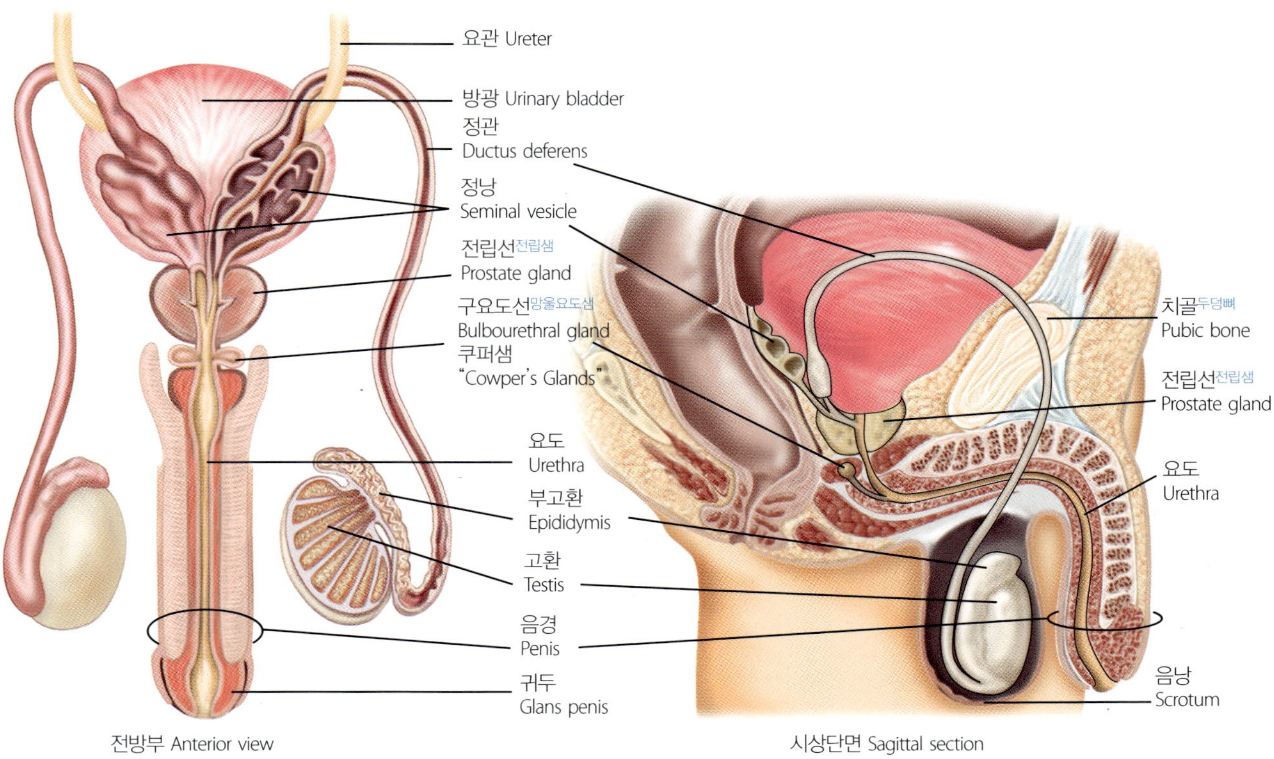

그림 16-1 남성 골반 구조

음경(penis)은 남성에서 두 가지 기능을 한다. 첫째, 음경은 요도를 통하여 소변의 통로를 제공한다. 요도(urethra)는 요도 개방의 끝부터 음경의 전체 길이만큼 연결되어 있다. 둘째, 음경은 발기되었을 때 정액흐름의 통로가 된다.

음경(penis)은 몸통, 귀두, 관, 포피음경꺼풀(foreskin, prepuce)로 구성된다. 음경의 피부는 흔히 모발이 없고, 남성 신체의 다른 부위보다 검다. 음경의 몸통은 원통형 조직의 세 부분을 포함한다. 혈액으로 충혈되면 음경조직은 발기한다. 원통형 조직의 두 개의 크고 위에 있는 부분을 음경해면체(corpus cavernosum penis)라고 부른다. 원통형 조직의 작고 요도를 포함한 아래 부분은 요도해면체(corpus spongiosum urethra)라고 부른다. 요도해면체의 말단은 두 개의 음경해면체의 끝부분이 감싸며 약간 큰 구조를 이루는데, 이것을 귀두(glans penis)라고 한다. 귀두는 포피에 의해 둘러싸여 있고, 느슨하게 조여진 접히는 피부조직이다. 포경수술은 출생 시에 포피를 제거하는 것을 말한다. 귀두와 음경의 몸통이 만나는 곳이 고리를 형성한다.

음낭(scrotum)은 생식기에 걸려 있고 음경의 바닥에 위치하는 피부로 덮여 있는 주머니이다. 내적으로, 사이막(중격−septum)가로막이 음낭을 두 개의 주머니로 구분한다. 각 주머니에는 고환, 부고환과 정삭 부분을 포함한다. 보통 왼쪽 음낭이 오른쪽 음낭보다 아래에 위치하는데, 이는 왼쪽 정삭이 더 길기 때문이다. 음낭의 근육층인 고환거근고환올림근(cremaster muscle)은 음낭의 이완과 수축을 담당한다.

고환(testicle)은 주로 정자의 생산과 테스토스테론을 분비한다. 고환은 작은 원형의 샘으로, 측면이 약간 편평하다. 길이는 4~5cm이고, 무게는 10~15g이다. 고환은 음낭조직과 정삭의 부착에 의해서 늘어져 있다. 밀도가 높은 흰색의 섬유질 캡슐인 백막(tunica albuginea)은 각 고환을 감싼다. 그것은 고환의 도처로 뻗어나가는 칸막이로 내보내며, 200개 이상의 원뿔 모양의 소엽으로 나누어져 있다. 고환의 각 소엽은 1~3개의 작고 꼬인 정세관(seminiferous tubule)과 라이디히세포(Leydig cell)라고 불리는 수많은 간질세포사이질세포(interstitial cell)를 포함한다. 라이디히세포는 테스토스테론을 분비하는데, 이것은 사춘기 동안에 발생하는 남성 변화에 관여하는 호르몬이다. 흔히 사춘기는 9세~13세 사이에 시작된다. 테스토스테론은 고환을 크게 만들고, 음경을 크기를 늘리고, 음모를 자라게 하며, 2차 성징을 나타내게 한다. 2차 성징은 수염, 체모, 근육 발달과 목소리 변화를 포함한다.

부고환(epididymis)은 각 고환의 후측뒤가쪽 방향의 표면에 위치한다. 음낭의 표면이 보이게 튀어나오도록 한다. 어떤 남성은 부고환이 앞쪽으로 나와 있다. 정자가 이곳에서 성숙한다.

정관(vas deferens)은 정자가 저장되는 장소로, 정자가 지나가는 통로 역할을 한다. 그것은 부고환의 아래쪽끝에서 시작하고, 정삭을 통하여 연장되며, 서혜관샅굴(inguinal canal)을 통하여 이동한다. 정관은 복강배안에서 끝나는데, 이것은 방광의 몸통 쪽에 있다.

정낭(seminal vesicle)은 직장곧창자의 전방, 방광의 하부 후측 방향에 위치한 한 쌍의 주머니 모양의 샘이다. 정낭으로부터의 분비는 정액 형성을 돕는다. 각각의 정관은 해당하는 정관에서 사정관과 합쳐진다.

전립선(prostate gland)은 방광 밑에 위치하는데, 남성의 요도를 감싸는 호두 모양의 기관이다. 전립선은 정낭으로부터 사정 동안에 정자와 결합하여 활동을 촉진시키는 우유 같은 알칼리 액체를 생산한다.

비뇨기계

비뇨기계는 두 개의 신장, 두 개의 요관, 요도와 방광으로 구성되어 있다.

한 쌍의 신장(kidney)은 상복부명치의 후복막강뒤배막안에 위치하며, 대개 오른쪽 신장이 왼쪽 신장보다 약간 아래에 있다.[그림 16−2]. 12번 흉추등뼈에서 3번 요추허리까지 이어진다. 복막배막 지방층은 신장을 보호한다. 신장은 바깥쪽의 신장피질콩팥겉질(renal acortex)과 내측의 신장수질콩팥속질(renal medulla)로 구성되어 있으며, 신장피질은 신장 기능의 기본 단위인 네프론(nephrone)을 포함한다. 각각의 신장은 백만 개 이상의 네프론을 가지고 있다.

신장에서 네프론이 하는 모든 활동의 최종 산물은 소변이다. 각각의 네프론은 사구체토리와 세관으로 이루어져 있다. 사구체(glomerulus)는 보우만주머니(Bowman's capsule)에 의해 둘러싸여 있으며, 혈액으로부터 수분을 여과한다. 혈액은 수입세동맥들세동맥(afferent arteriole)을 통하여 사구체에 들어가고 수출세동맥날세동맥(efferent arteriole)을 통하

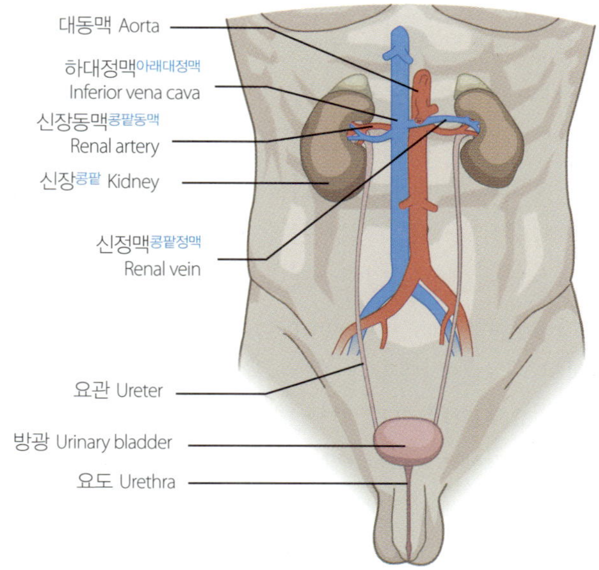

그림 16-2 신장

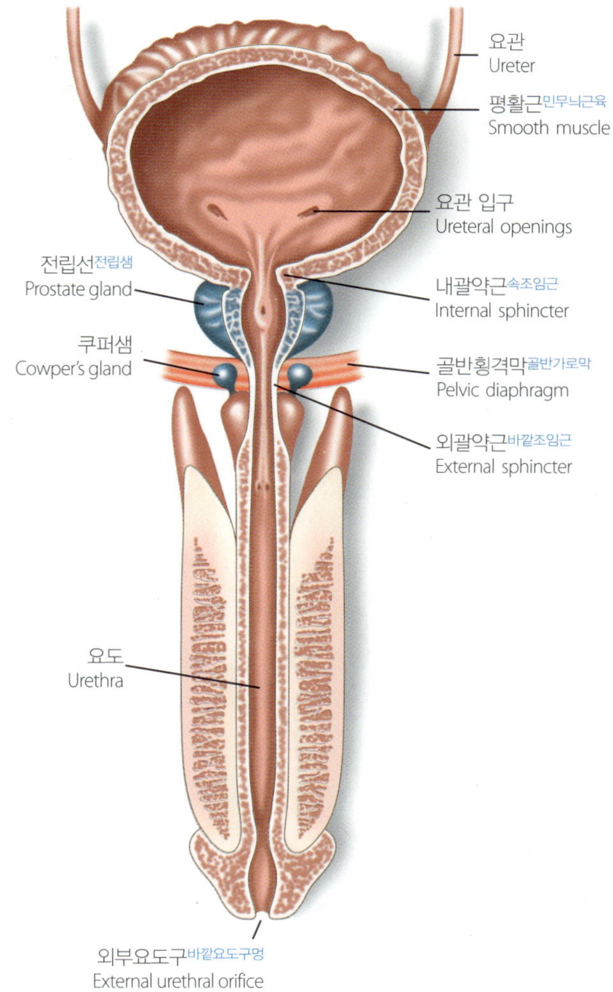

그림 16-3 방광과 요도

여 사구체를 나간다. 세관에서 여과된 수분은 소변으로 전환된다. 세관은 근위곡요세관토리쪽곱슬세관(proximal convoluted tubule), 헨레고리콩팥세관고리(Henle's loop), 원위곡세관먼쪽곱슬세관(distal convoluted tubule)으로 구성된다. 세관의 각 부분에서 인체의 항상성 유지를 위하여 서로 다른 물질을 분비하거나 흡수한다. 네프론이 비워지면서 집합관에 수집된 수분은 신우를 통하여 요관으로 운반된다.

요관(ureter)은 신장에서 방광으로 소변을 운반한다. 두 개의 요관이 있으며, 길이는 약 25.5~30.5cm이다. 왼쪽 요관이 오른쪽 요관보다 길이가 긴데, 이는 왼쪽 신장이 신체에서 더 높이 위치하기 때문이다. 소변은 연동 운동에 의하여 요관을 따라 이동한다.

방광(bladder)은 일반적으로 골반 내에 위치한다. 방광이 가득 찼을 때는 복막강배막안(peritoneal cavity) 아래로 이동되고, 방광이 비었을 때는 치골 뒤에 위치한다. 방광은 요의가 있을 때까지 소변을 저장한다. 방광은 약 200~300cc 소변이 차면 요의를 느낍니다. 요의는 방광이 약 500ml 찼을 때 일어난다. 일반적으로 아동과 노인의 방광요적은 약 200ml 이하이다.

요도(urethra)는 방광에서 신체의 외부로 소변을 운반하는 작은 관이다. 남성 요도는 음경의 길이만큼 연장되고 전립선으로 둘러싸여 있다[그림 16-3]. 만일 전립선이 비대해지면 소변의 배출이 어려워진다.

비뇨기계의 일차적인 기능인 신체 노폐물을 여과하고 제거하는 동안 체액량 유지, 산-염기 균형을 조절하며, 여기에 두 가지 중요한 기능을 추가적으로 수행한다. 첫째, 신장은 레닌-안지오텐신계를 통해 혈압을 조절한다. 레닌(renin)은 수입세동맥에 위치한 사구체옆세포토리곁세포(juxtaglomerular cell)에 의해서 생성되고 분비된다. 레닌은 안지오텐시노겐에서 안지오텐신 I으로 전환된다. 이러한 기능으로 신장은 내분비계의 한 부분으로 고려된다. 둘째, 에리트로포이에틴(erythropoietin)과 비타민 D는 신장에서 형성된다. 에리트로포이에틴은 적혈구 생산에 필수적이며, 비타민 D는 칼슘과 인 대사에 필수요소이다. 신장 장애 시 적혈구 생산, 칼슘과 인 대사의 비정상이 초래된다.

건강력

환자로부터 현재의 증상과 관련된 자세한 정보를 얻는 것은 비뇨생식기계 문제를 파악하는 데 매우 중요하다.

주호소와 현재병력

"소변을 볼 때 아프고 화장실에 자주 가요."

> 정씨는 78세의 백인 남성으로, 4일 전부터 소변을 볼 때 통증이 지속적으로 생겼다. 정씨는 소변의 색깔이 흐리고 악취가 난다고 한다. 그는 화장실에 자주 가고 그때마다 적은 양을 본다고 호소한다. 열, 오한, 구토나 식은땀은 없다. 밤 동안에 자주 소변을 본다고 호소한다.

남성의 비뇨생식기계와 관련된 일반적인 증상은 배뇨곤란, 빈뇨 또는 긴박뇨, 다뇨, 혈뇨, 야간빈뇨, 요실금, 음경 분비물, 생식기의 통증과 발진을 포함한다. 이 책에서는 배뇨곤란, 긴박뇨와 음경 분비물에 대하여 자세히 논의한다.

다뇨(polyuria)는 하루에 최소 2500mL의 소변을 보는 것이다. 다뇨의 원인으로 요붕증, 당뇨병, 이뇨제의 사용과 심리적, 신경학적 원인 또는 신우신염깔때기콩팥염(nephropyelitis)과 같은 신장질환콩팥질환이나 폐쇄성 요로질환을 포함한다. 혈뇨(hematuria)는 소변에 비정상적인 양의 적혈구(RBCs)가 있는 것이다. 중증 혈뇨는 소변검사로 명확해지는데, 소변이 갈색 또는 밝은 붉은색으로 변하며, 소변의 혈액량과 소변의 농도에 의한다. 야간빈뇨(nocturia)는 밤 동안에 얼마나 자주 배뇨를 하는지에 따라 정의된다. 야간빈뇨는 요로감염(UTI), 전립선 문제, 다뇨 또는 신체의 체액과다(정맥 불충분, 심부전심장기능상실, 신장증후군콩팥증후군과 복수를 동반한 간경변증으로 발생하는)를 의심할 수 있다. 요실금(urinary incontinence)은 방광에서 소변의 불수의적인 배출을 의미한다. 양은 적거나 많을 수가 있다. 요실금은 요로감염(UTI), 약한 방광근육, 방광종양과 다양한 신경학적 장애의 결과로 발생할 수 있다.

생식기통증 또한 일반적인 불편사항이다. 고환통증의 원인은 부고환염, 고환염과 고환염전고환꼬임을 포함한다. 생식기통증은 급성 또는 만성 전립선염전립샘염의 결과로 발생할 수 있다. 하복부통증아랫배통증은 종종 요로결석증요로돌증, 전립선암전립샘암과 같은 비뇨생식기계장애와 관련되어 있다.

배뇨곤란

배뇨곤란(dysuria) 또는 배뇨통증은 흔히 하부요로감염(lower UTI)을 예상할 수 있다. 배뇨 시 통증이 발생하는 시점과 관련된 질문은 다양한 진단을 내리는 데 도움을 줄 수 있다.

발병	배뇨곤란이 갑자기 발생하는가 또는 통증이 서서히 진행되는가? **통증의 점진적 시작은 좀 더 만성적인 문제라고 예상할 수 있다.**
기간	환자는 얼마나 오랫동안 배뇨 통증이나 작열감화끈감이 있는가(어떤 환자들은 작열감으로 배뇨곤란을 호소한다)?
빈도, 규칙성	과거에도 배뇨 시 통증을 경험한 적이 있는가? 만일 그렇다면 얼마나 많은가? 통증은 배뇨 때마다 있는가? 통증 발생 시점: 배뇨 전에만, 시작 시, 배뇨하는 동안 지속, 배뇨 마지막에 있는가? **배뇨 전에만 발생하는 통증은 방광염증에 의해 발생할 수 있으며, 배뇨 시작 시 발생하는 통증은 방광출구폐쇄증이나 임질성 요도염을 의심할 수 있다. 배뇨 마지막에 발생하는 통증은 방광경련과 관련되며, 배뇨하는 동안 지속되는 통증은 신우신염을 의심할 수 있다.**
중증도	배뇨곤란이 환자의 생활 방식과 일상생활 활동에 영향을 미치는가? 예를 들어, 0~10점(0점은 통증이 없으며 10점은 지금까지 경험한 가장 아픈 통증)의 통증 척도를 이용해서 통증의 심각성을 사정한다. 통증은 주관적임을 기억한다. **심각한 통증은 신장 외상이나 신장결석콩팥돌일 수 있다.**
관련 증상	환자는 신체의 다른 부위에 통증을 경험하는가? 등, 치골상부두덩위, 음낭 또는 복부배 등 다른 부위로 방사되는 통증이 있는가?

허리 부위의 통증은 방광염이나 신우신염(pyelonephrosis)일 수 있다.
혈뇨, 긴박뇨, 음경 분비물, 오한, 열, 오심구역, 욕지기, 구토, 호흡곤란과 소변의 색깔과 냄새의 변화와 같은 배뇨곤란과 관련된 다른 증상들에 대해서 질문한다.
신우신염은 종종 열, 오한, 식은땀과 혈뇨를 동반한다. 요로감염(UTI)은 일반적으로 빈뇨, 야간빈뇨, 치골상부 통증 증상을 나타낸다. 정상적인 소변은 맑거나 호박색을 나타낸다.
소변색의 변화는 비뇨기계 문제를 의심할 수 있으며, 간, 심장, 내분비계 문제에 대한 암시를 제공한다. 매우 맑고 희석된 소변은 요붕증 혹은 이뇨제 치료 시 발생한다. 작열감, 배뇨곤란, 악취가 나는 소변 등은 신장염증콩팥염증 시 나타나는 증상이다.

완화요인 배뇨곤란으로부터 완화되기 위해서는 환자는 어떻게 하는가?
환자는 처방 또는 비처방의 약물을 복용하는가, 아니면 크랜베리 주스를 마시는 것과 같은 민간요법을 사용하는가? 그러한 치료는 얼마나 효과가 있는가?

빈뇨와 긴박뇨

빈뇨(urinary frequency)는 빈번하게 배뇨하는 것을 의미한다. 긴박뇨(urgency)는 방광에 소변이 없음에도 불구하고 소변을 보고 싶은 느낌이나 과장된 감각이다. 빈뇨와 긴박뇨는 방광의 염증, 방광자극, 방광 용량 감소로 흔히 발생한다. 빈뇨는 또한 요도협착, 전립선 문제, 신경학적 장애로 발생할 수 있다.

발병 갑자기 발병하였는가, 서서히 발병하였는가?

빈도 얼마나 자주 화장실에 가는가?

배뇨량 배뇨 때마다 환자가 배뇨하는 소변량은 어느 정도인가?

특성 방광에서 소변을 완전히 비우기 위해서 얼마만큼의 노력을 하는가? 항상 방광의 충만감을 느끼는가? 배뇨의 압박을 느끼는가? 화장실에서 배뇨가 가능한가? 하루에 얼마나 수분을 섭취하는가?
질문에 대한 대상자의 반응은 그것이 만성 또는 급성 문제인지를 밝혀 줄 수 있다. 또한 대상자의 수분 섭취의 지식은 탈수와 신부전콩팥기능상실의 진단을 도와 줄 수 있다.

관련 증상 배뇨곤란, 통증 및 열과 같은 관련된 증상에 대해서 질문한다.
요도염은 배뇨곤란과 통증 이외에 추가적인 증상들을 동반한다.
전립선염은 배뇨곤란, 생식기통증, 열과 오한을 동반한다.

음경 분비물

발병 갑자기 발병하였는가, 서서히 발병하였는가?

특성 색깔과 농도를 포함하는 분비물을 표현하도록 한다.
임균성 요도염은 진하고, 녹색의 분비물을 보일 수 있다. 클라미디아는 점액성 분비물이 거의 없다.

관련 증상 통증, 소양증가려움, 배뇨곤란, 부종, 열과 병변을 포함하는 관련된 증상들에 대해서 질문한다.
귀두염은 통증과 귀두부종을 나타낸다. 요도염은 부종, 배뇨곤란과 소양증을 나타낸다. 부고환염은 종종 음낭 통증과 부종을 나타내며, 심한 감염은 열을 동반한다.

성적 이력	파트너의 숫자와 피임약의 사용을 포함하는 성적 이력을 질문한다. 대상자의 성적 기호는 무엇인가? 얼마나 많은 성적 파트너가 있는가? 성 행위에 대한 관심이 있는가? 미혼인가 기혼인가? 성적 이력은 성병성매개병(STD)과 같은 진단의 단서를 제공할 수 있다.

과거병력

정씨는 4주 전에 요로감염으로 Bactrim 치료를 받았다. 성 행위는 더 이상 하지 않고 있다. 고혈압으로 약을 복용하였으며, 수술이나 손상에 대한 과거병력은 없다.

의료 제공자는 과거의 모든 병과 병력(PMI)에 대하여 자세하게 질문한다.

비뇨 생식기 문제의 재발 여부	과거에 비뇨생식기계 문제를 경험한 적이 있는가? 과거병력이 있다면 심각도는 어느 정도이며, 양상의 변화는 있는가?
성적 이력	성적 이력에 대하여 질문한다("과거병력" 참조). 성적 이력은 성병성매개병(STD)과 같은 진단의 단서를 제공할 수 있다. 환자는 성 기능에는 문제가 없는가? 음경 지속발기증(priapism)은 장기간 음경의 발기와 통증을 동반한 상태이다. 많은 경우에, 지속발기증은 특발성이지만, 백혈병이나 혈색소병증에서 관찰될 수 있다. 페이로니병은 음경해면체의 섬유 밴드에 발생하는 원인 미상의 장애이다. 일반적으로 음경해면체의 한쪽에만 영향을 주며, 발기 동안에 음경이 한쪽으로 벗어나는 원인이 된다. 섬유 밴드의 연장에 의하여 발기는 고통스럽다.
과거병력 또는 수술병력	만성 질환을 가지고 있는가? 많은 만성 질환은 비뇨생식기계 증상들과 관련되어 있다. 제2형 당뇨병은 다뇨 또는 요로장애를 야기한다. 과거 수술에 대하여 질문한다. 특히 복부나 생식기 부위의 과거 외상에 대하여 질문한다.
자가검진	음경과 음낭에 덩어리, 배액, 병변, 상처, 발진 등을 자가검진하는가?

가족력

정씨의 아버지는 고혈압과 관상동맥질환심장동맥질환이 있었으며, 60세에 심장발작으로 사망하였다. 그의 어머니는 84세에 사망하였다. 정씨는 고혈압이 있는 70세의 남동생이 있다. 정씨는 두 명의 성인 자녀가 있는데, 딸은 48세이고 아들은 45세이다. 둘 다 생존해 있고 건강하다.

가족력은 종종 진단의 단서를 제공한다. 어떤 장애들은 가족 안에서 나타나는 경향이 있다.

생존한 친척의 연령	부모, 형제들, 자녀와의 관계와 건강을 포함한다.
사망	사망한 사람과 사망 원인의 관련성을 포함한다(특히 고환암과 같은 비뇨생식기계에 영향을 미치는 장애들).
만성 질환	가족의 만성 질환에 대해서 질문한다. 환자와 질환이 있는 가족 구성원의 관계를 포함한다. 비뇨생식기장애나 비뇨생식기계 징후의 장애에 집중한다. 다낭성 질환, 신부전, 급성 신부전, 만성 신부전, 만성 투석, 신장결석, 신세관산증콩팥요세관산증 또는 신장암콩팥암과 방광암 같은 신장질환콩팥질환의 과거병력이 있는가?

	전립선암, 고환암 또는 음경암 병력을 가지고 있는 가족 구성원이 있는가? 서혜탈장살굴탈장이나 대퇴탈장넙다리탈장의 가족력에 대해서 질문한다. 또한 불임에 대하여 질문한다. 암과 같은 어떤 질환은 가족력을 가지고 있다.
유전적 결함	선천적 질환을 가지고 태어났는가?

사회력

정씨는 기혼이며, 4층짜리 아파트의 2층에서 아내와 살고 있다. 아파트에는 엘리베이트가 있다. 정씨는 35년 동안 목수로 일했으며, 60세에 은퇴하였다. 정씨는 흡연, 음주, 성적흥분제를 복용하지 않는다.

환자의 사회생활에 대한 조사는 진단을 하는 데 도움이 된다.

가족	환자에게 현재 가족 구성원에 대하여 질문한다.
직업	직업을 무엇이며, 치골상부 혹은 생식기 부위의 외상 또는 손상의 위험은 없는가?
운동	환자는 운동을 하는가? 운동이나 스포츠 활동을 하는 동안 도구를 사용하는가? 혹은 착용하는 보호 장비가 있는가?
흡연	피우는 담배의 종류, 흡연 기간과 흡연량, 간접흡연 노출 등을 포함하여 흡연에 대해서 질문한다. 니코틴은 정맥수축제이고, 비뇨기 문제를 유발할 수 있다.
음주	음주를 하는가? 만일 그렇다면 종류와 양은 얼마나 되는가? 음주는 종종 배뇨곤란과 관련이 있다. 그것은 또한 성 행위에 부정적인 영향을 준다.
기분전환 약물의 복용	환자는 성적흥분제를 복용하는가? 만일 그렇다면 종류와 양은 얼마나 되는가? 많은 성적흥분제는 성 행위에 영향을 준다.

계통별 문진

비뇨생식기계질환은 비뇨생식기계보다 다른 계통 내에서 증상이 발견된다. 그러므로 가능하다면 전신성으로 광범위한 병력을 평가해야 한다. 전신평가가 어려운 경우 비뇨생식기계 문제와 가장 유사한 증상과 관련된 계통에 집중하여 질문을 시행하고 평가를 시행한다. 다음 표는 남성 비뇨생식기계 문제에 대한 증상을 요약한 것이다.

부위	증상과 징후	관련 질환
전신	발열	급성 세균성 신우신염, 신세포암종콩팥세포암종, 요로결석, 신장결석, 급성 전립선염, 부고환염, 매독
	체중 감소	신세포암종, 전립선암
피부	변색 또는 흉터	신장질환/신장문제
호흡기계	기침	고환암
위장관계	오심이나 구토	급성 세균성 신우신염, 요로결석, 전립선암, 고환암, 부고환염
	식욕 감퇴	급성 사구체신염토리콩팥염
근골격계근육뼈대계	전신 통증	급성 전립선염
	다리 부종	방광암, 전립선암, 고환암

신체검진

필요한 기구

- 장갑/가운
- 천
- 손전등
- 반사해머의 손잡이와 같은 무딘기구

비뇨기계 검진의 구성 요소

검진 시 필요하다면 환자가 가운을 입도록 한다. 복부와 등이 노출될 수 있으며, 이때 반드시 천으로 덮어 주도록 한다. 비뇨기계를 검진하기 위해 시진, 촉진, 타진, 청진을 시행한다. 비뇨기계 청진 시 복부 주위의 잡음은 단지 비뇨기계만을 의미하는 것은 아니다. 상복부 외측으로 방사되는 잡음은 신장동맥협착콩팥동맥협착을 의심할 수 있다.

시진

검진	이론적 근거
1. 환자를 검진대에 편안한 자세로 똑바로 앉도록 한다. 천으로 환자를 가려주고 흉부와 등 부위를 노출한다. 만약 환자가 똑바로 앉은 자세를 취할 수 없는 경우 의사는 환자의 왼쪽에 서서 시진을 시행한다.	**1.** 이 자세는 등과 흉부가슴 부위를 적절하게 시진할 수 있다.
2. 흉부와 등 부위의 피부의 변색 또는 상처를 관찰한다.	**2.** 피부 변색이나 상처는 신장질환콩팥질환이나 문제를 의심할 수 있다.
3. 환자의 옆구리 부위를 관찰한다.	**3.** 정상 성인에서 옆구리 부위는 대칭적이다. 부풀고 비대칭적인 옆구리 부위는 신장질환을 의심할 수 있다.

타진과 촉진

검진	이론적 근거
1. 신장을 타진한다. 환자에게 똑바른 자세로 앉으라고 요구한다. 필요하다면 환자의 등을 노출시킨다. 간접적인 방법을 사용하여 한 손의 손바닥을 늑골척추각갈비척추각(CVA)에 놓는다. 다른 손을 사용하여 주먹을 쥐고 다른 손의 손등을 두드린다[그림 16-4]. 직접적인 방법은 주먹을 쥐고 늑골척추각을 직접 두드린다. 어떤 방법을 사용하던지, 환자가 통증을 느끼지 않을 정도의 힘으로 늑골척추각을 두드린다. 이 부위에 통증이나 불편감이 있는지 환자를 관찰한다.	**1.** 환자는 압통누름통증이나 통증을 느끼지 말아야 한다. 통증과 압통은 사구체신염 또는 사구체신증토리콩팥증을 나타낸다.

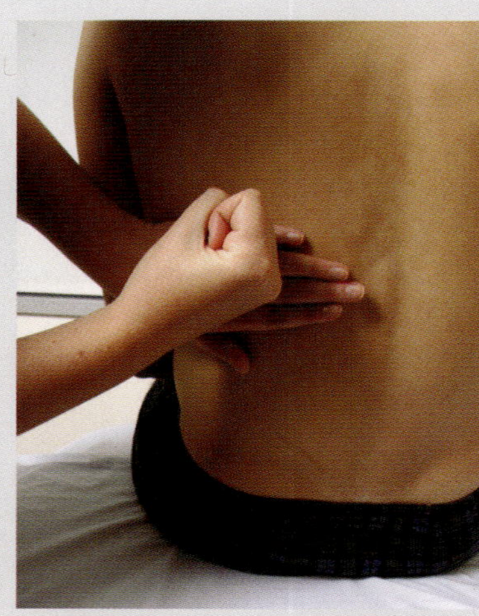

그림 16-4 간접적 방법을 사용한 신장의 타진

검진	이론적 근거
2. 신장을 촉진한다. 환자를 앙와위바로누운자세로 눕힌다. 적절하게 가려주고 복부를 노출시킨다.	
a. 왼쪽 신장을 촉진하기 위해서는 환자의 오른쪽에 선다. 환자를 오른쪽으로 눕힌다. 왼쪽 팔로 환자를 가로질러 왼쪽 손이 환자의 왼쪽 옆구리 뒤에 위치하도록 한다. 다음으로 왼쪽 손으로 옆구리를 들어 올리면서 오른쪽 손바닥으로 깊게 촉진을 한다[그림 16-5].	**a.** 이것은 신장을 앞쪽으로 옮겨 놓는 것이다. 평소에는 왼쪽 신장의 촉진이 불가능하다. 통증, 압통이 있는 신장은 염증 가능성을 나타낸다. 특히 비대된 신장은 수신증물콩팥증이나 다낭성 질환을 의미할 수 있다.

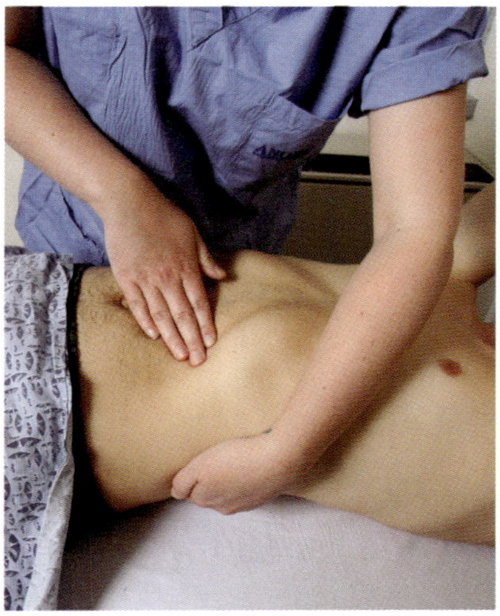

그림 16-5 왼쪽 신장 촉진

검진	이론적 근거
b. 오른쪽 신장을 촉진하기 위해서는 환자의 오른쪽에 위치하고 왼쪽 손으로 오른쪽 옆구리 부위를 들어 올린다. 오른쪽 손을 사용하여 깊게 촉진한다.	**b.** 오른쪽 신장은 더 자주 촉진한다. 신장은 단단하고, 매끄럽고, 딱딱해야 한다. 만성 만성 신장기능상실은 부드러운 느낌이다.
3. 방광 용량 측정을 위해 타진한다[그림 16-6].	**3.** 치골상부 타진탁용으로 방광 용량을 파악할 수 있다. 대략적인 방광 용량은 약 400~600mL이다. 방광팽만도 타진하는 동안 탐지할 수 있다.
4. 방광을 촉진한다.	**4.** 방광은 팽창하지 않으면 촉진할 수 없다. 가득 찬 방광은 하복부아랫배에서 매끈하고 둥근 것처럼 촉진할 수 있다.

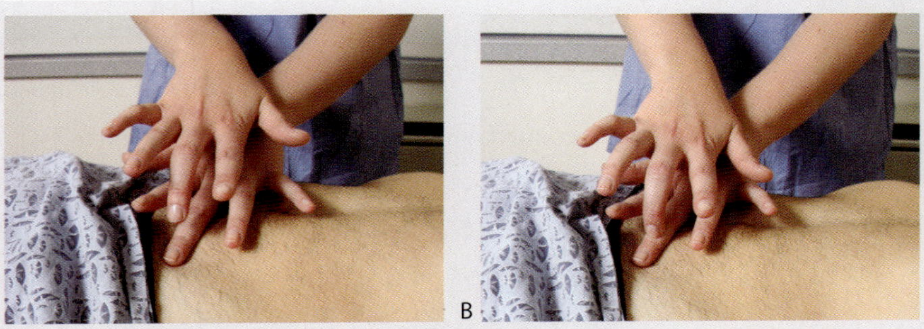

A B

그림 16-6 방광 타진

생식기 검진의 구성 요소

생식기 사정은 환자에게 불편감과 고도의 불안감을 주게 된다. 의료진은 편안한 환경을 제공하여야 한다. 더욱이 신체검진이나 면담을 진행하는 동안 적절한 온도와 사생활이 보호되는 사적인 공간을 제공할 필요가 있다. 예를 들면, 환자가 탈의를 해야 할 경우 가운을 제공하고 적절하게 가려주어야 한다. 검진에는 시진과 촉진이 포함된다. 남성의 경우 생식기 검진 시 여성 의료진을 불편해 할 수 있다. 검진하는 동안 편안함을 느끼고 안도감을 제공할 필요가 있다.

음경과 음낭의 시진과 촉진

일반적으로 생식기 부위의 시진과 촉진은 편안함과 동시에 정확한 원칙에 의해 수행하여야 한다. 환자는 검진대에 눕거나 서 있을 수 있다. 검진을 위해 적절한 조명이 필요하다. 의료진은 검진을 시행하는 동안 앉아 있어야 한다.

검진	이론적 근거

검진

1. 음모(pubic hair)의 분포를 시진하고 기록한다.

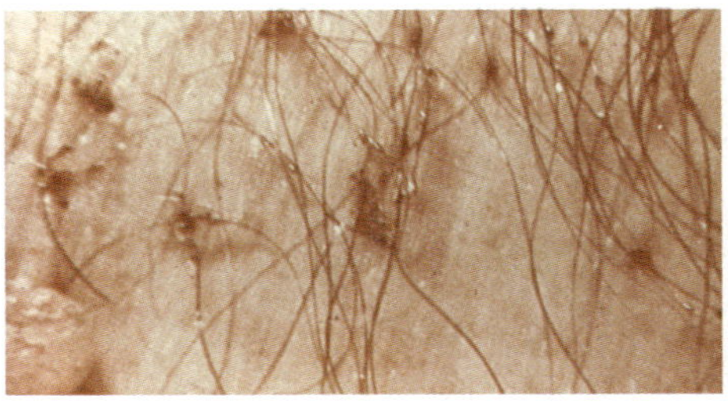

그림 16-7 사면발이

이론적 근거

1. 음모는 머리카락보다 더 굵다. 정상적으로 음경에는 모발이 없다. 음모의 분포는 음낭에서 항문까지 존재할 수 있다. 작은 갈색 사면발이이(pubic louse)는 이감염증사면발이증이 있는 음모에서 발견될 수 있다[그림 16-7].

검진

2. 음경의 병변, 상처, 발진 또는 덩어리 등을 시진한다. 환자가 포형수술을 하지 않는다면 귀두검진을 위해 포피를 견인한다.

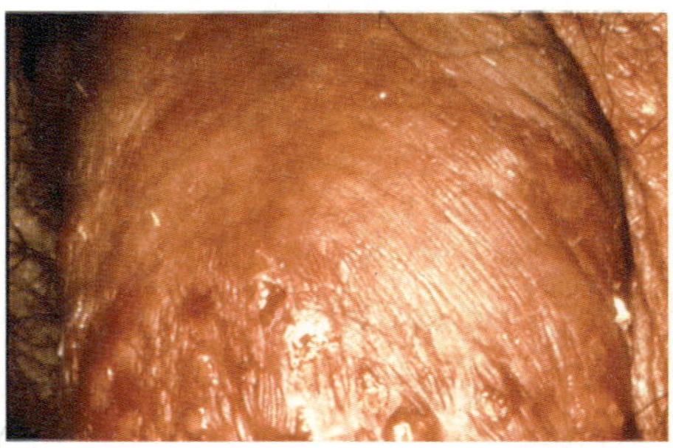

그림 16-8 헤르페스바이러스감염증

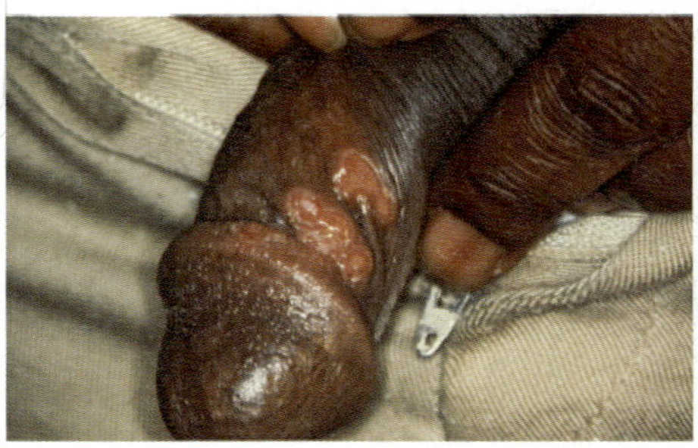

그림 16-9 일차 매독

이론적 근거

2. 음경은 매끈하고 병변이 없어야 한다. 만일 환자가 포경수술을 하지 않은 상태이면 포피는 쉽게 벗겨질 수 있다. 귀두에서 희고 치즈색의 귀두지(smegma)가 보일 수 있다. 이것은 정상적인 것이다. 감돈포경감금포경(paraphimosis)은 남성에서 포피가 음경귀두(glans penis)의 뒤로 젖혀 졌을 때 음경으로 다시 환원할 수 없게 된다. 일반적으로 선천적으로 발생하지만 포피 부위를 씻으면서 포피의 환원이 늦어진 결과로 발생할 수 있다. 음경귀두와 포피의 빈번한 감염에 의해서도 발생한다.

   발진, 병변 피부가 허는 증상이 있으면 성병을 의심할 수 있다. 단순포진은 홍반을 동반한 수포물집가 그룹으로 발생하여 침식하게 된다[그림 16-8]. 매독은 흔히 단순 굳은궤양(chancre)을 동반한다[그림 16-9]. 음부사마귀생식기사마귀[genital warts; 뾰족콘딜로마(condyloma acuminatum)]는 파포바바이러스(papovavirus)에 의해서 생기는데, 부드럽고 붉은 외형을 보인다. 병변은 귀두, 음경의 몸통과 요도 내측에 발생한다. 병변은 악성 병변에서 편평세포암종으로 변할 수 있다. 성병성성매개병성 림프육아종의 병변은 통증이 없는 미란까짐으로

검진	이론적 근거
	귀두 근처에서 나타날 수 있다. 감염성연속종전염물렁종, 물사마귀[molluscum contagiosum; 폭스바이러스(poxvirus)에 의한]는 진주빛 회색의, 매끈하고 반구형 모양의 병변을 나타낸다. 병변은 흔히 귀두에 위치한다.
3. 요도구요도구멍(urethral meatus)를 시진한다. 요도구의 위치를 기록한다. 장갑을 착용하고 엄지와 손가락으로 귀두를 눌러본다[그림 16-10]. 그리고 요도구의 색깔과 분비물을 관찰한다.	**3.** 요도구는 음경의 끝에서부터 복부의 앞면까지 위치하고 있다. 입구는 핑크색 또는 어두운 갈색이거나 피부색보다 약간 어둡다. 분비물의 존재는 감염을 의심할 수 있다. 노랗거나 녹색의 분비물은 임균성 요도염을 의심할 수 있다. 분비물이 적고, 얇고, 점액의 분비물은 비임균성 요도염으로 추측할 수 있다.

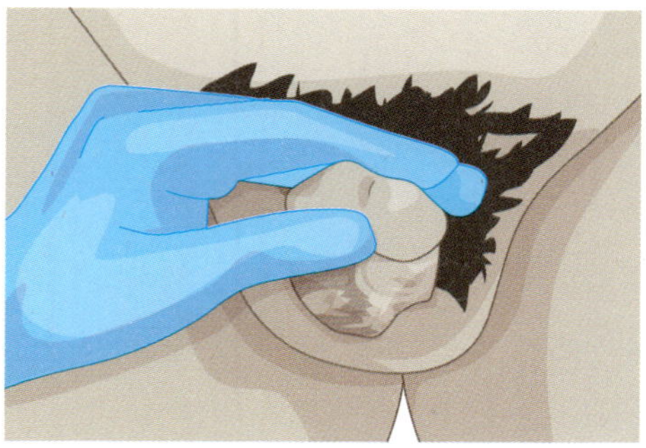

그림 16-10 요관의 검진

4. 음경의 몸통을 촉진한다. 압통이나 단단해진 부위를 기록한다.	**4.** 음경의 몸통은 매끈하고 다소 단단한 느낌이어야 한다(음경은 검진 동안에 발기될 수 있다. 환자에게 정상적인 반응이라고 안심시킨다).
5. 음낭의 병변, 발진, 색깔 변화 또는 부종을 시진한다.	**5.** 음낭은 몸의 다른 부분에 비하여 더욱 색이 짙다. 부종으로 올라간 음낭은 고환염전(testicular torsion)의 결과로 발생할 수 있는데, 이는 정삭의 비정상적인 꼬임 때문이다[그림 16-11].

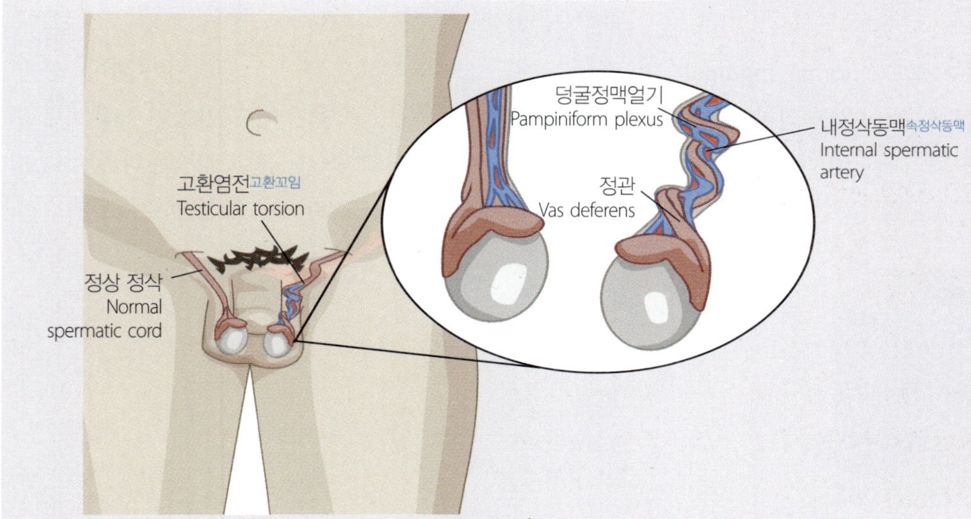

그림 16-11 고환염전

검진	이론적 근거

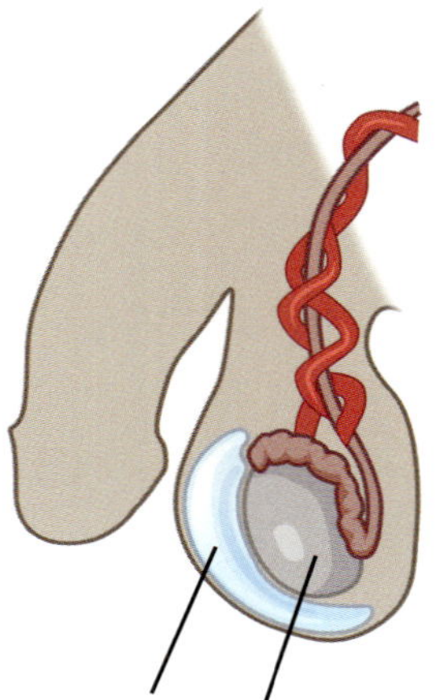

그림 16-12 음낭수종

음낭은 비대칭적으로 보이는데, 이는 왼쪽 고환이 오른쪽 고환에 비하여 낮게 있기 때문이다. 정삭은 왼쪽이 더욱 길다. 부종은 음낭수종물음낭종으로 발생할 수 있는데, 이는 고환초막고환집막(tunica vaginalis)이나 정삭의 공간에 체액이 모인 경우이다[그림 16-12].

정상적으로, 음낭에는 병변이 없으나 흔히 피지낭이 발견되기도 한다.

6. 엄지손가락과 첫째, 둘째 손가락을 이용하여 부드럽게 촉진하여 고환의 덩어리와 통증 여부를 확인한다.

6. 고환은 타원형의 매끈하고 고무 같은 느낌이다. 고환은 촉진 시에 자유롭게 움직인다. 부드러운 압력에 민감하지만 딱딱하지는 않다.

음낭 부위에서 덩어리가 느껴진다면 압통을 사정한다. 딱딱하고 통증이 없고 매끄러운 덩어리는 고환암을 지시할 수 있다. 덩어리가 고환에 가깝거나 멀리 있으면 손가락을 가져가 본다. 덩어리가 감소하거나 덩어리에서 장 운동을 청진할 수 있는지 기록한다. 만일 덩어리에서 장 운동을 청진할 수 있으면, 그것은 음낭 부위로의 탈장을 의심할 수 있다. 이는 수술적 주의를 요한다.

7. 고환 표면의 후측면뒤가쪽면에 위치한 부고환(epididymis)을 촉진하다.

7. 부고환은 매끈하고 분리된 느낌이어야 한다. 부고환은 고환보다는 더욱 부드럽다.

8. 부고환 위로부터 외서혜륜바깥샅굴고리(external inguinal ring)까지 연결된 긴 길이의 각각의 정삭을 촉진한다. [그림 16-13]은 정삭의 촉진을 나타낸 것이다.

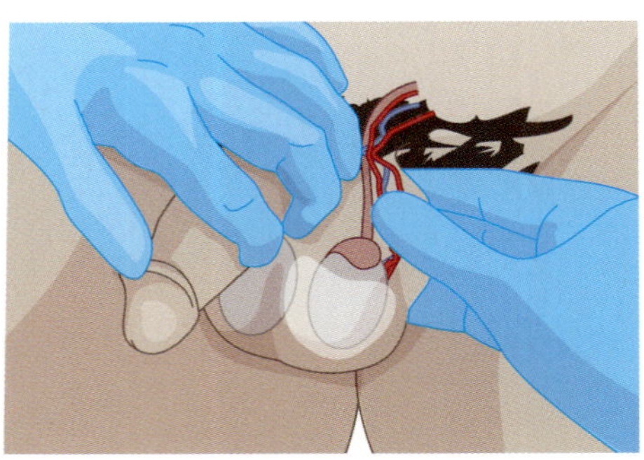

그림 16-13 정삭의 촉진

8. 정삭은 매끈하고 딱딱하지 않은 느낌이어야 한다. 통증이 없어야 한다. 촉진으로 통증이나 압통이 느껴진다면 이는 정삭에서 팽창되고 구불구불한 정맥류의 덩어리인 정계정맥류덩굴정맥류(varicocele)를 의심할 수 있다[그림 16-14].

검진	이론적 근거

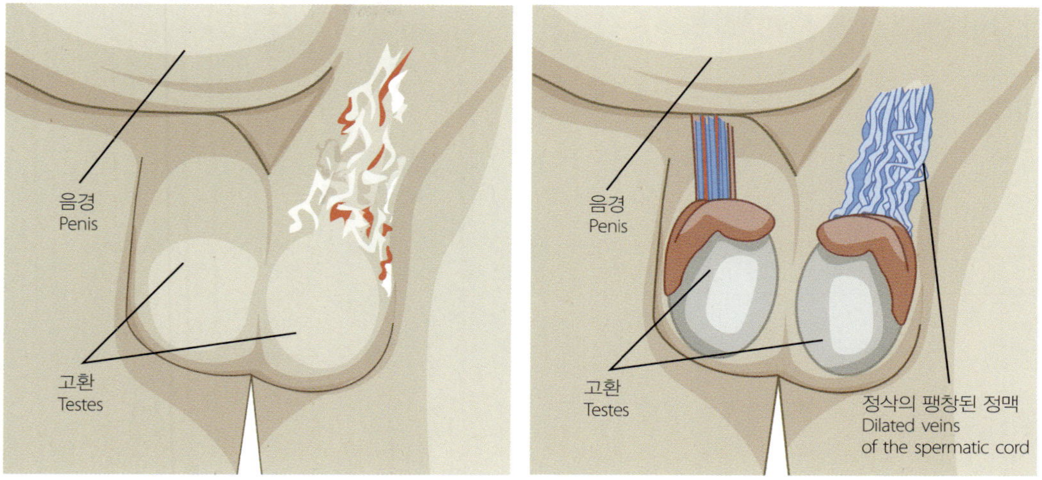

그림 16-14 정계정맥류(Varicocele)

9. 음낭 부위에서 부종이나 덩어리가 만져진다면 그 부위에 광선을 투과시킨다. 조명을 어둡게 하고 음낭 뒤로 손전등을 비춘다.

9. 정상인 음낭과 부고환은 광선 투과 시 명확한 경계가 있는 어두운 덩어리처럼 나타날 것이다. 고환은 고환 주위의 투시된 작은 부위와 고환 위쪽의 투시된 장소의 더 큰 부위로 보인다.

장액(serous fluid)은 붉은색으로 투시될 것이다. 조직과 혈액은 투시되지 않는다.

10. 서혜탈장(inguinal hernia)을 사정한다.

a. 환자에게 힘을 주도록 하고 서혜관 부위가 볼록하게 튀어나오는지를 시진한다.

a. 환자가 힘을 줄 때 불룩하게 나오면 서혜탈장을 의심한다. 남성에서 가장 흔한 탈장은 서혜탈장이다. 서혜탈장은 직접적이나 간접적일 수 있다. 직접적인 서혜탈장은 탈장낭탈장주머니이 후방의 벽을 통과하여 서혜관을 통하여 들어가는 것이다. 간접적인 서혜탈장[그림 16-15]은 탈장낭이 내서혜륜안샅굴고리(internal inguinal ring)으로 들어가는 것이다. 간접적인 탈장은 모든 연령에서 발생하고, 직접적인 탈장은 주로 40대 이상의 남성에서 발생한다.

b. 환자를 편안하게 한 후에 장갑을 착용한 손가락을 음낭의 하부에 위치하게 하여 정관에서 서혜관을 따라 서혜관의 탈장을 촉진한다[그림 16-16]. 환자에게 기침을 하도록 요청한다(성인 남성에서는 탈장을 촉진하기 위해서 집게손가락이나 중지를 사용한다. 어린이에서는 탈장을 촉진하기 위해서 새끼손가락을 사용한다).

b. 탈장이 있다면 환자가 기침을 할 때 손가락끝에 복부의 내장이 튀어나오는 것을 느낄 것이다.

검진	이론적 근거
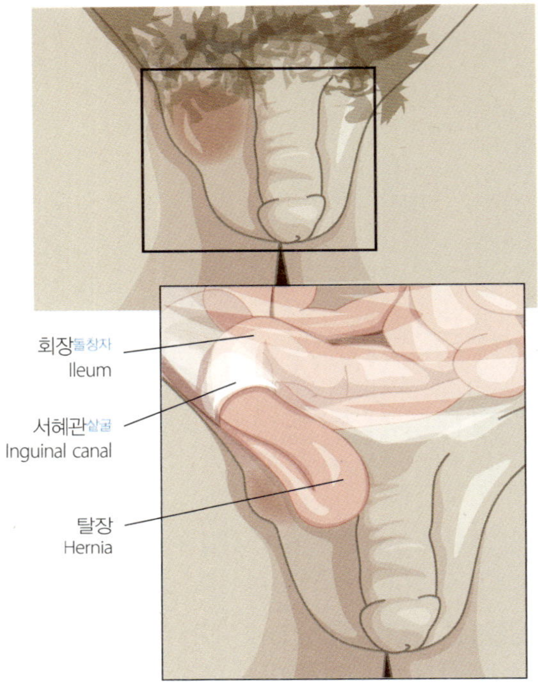 그림 16-15 간접 서혜탈장 **11.** 반사 망치 손잡이로 대퇴부넓적다리 내측을 위로 친다. 친 부위의 고환과 음낭이 올라오는 것을 관찰한다.	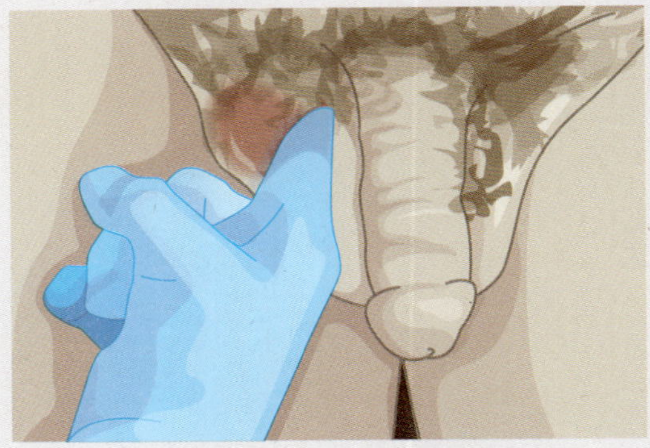 그림 16-16 탈장의 촉진 **11.** 이것을 고환거근반사고환올림근반사(cremasteric reflex)라고 하며, 이 부위에서 정상적인 반사 반응을 사정한다. 반사 반응이 없으면 고환염전을 의심할 수 있다.

남성 환자들로 하여금 생식기의 종괴, 덩어리, 분비물, 발진, 병변과 상처를 매달 자가검진을 하도록 격려한다. [박스 16-1]은 자가검진을 위한 기술을 묘사하고 있다.

박스 16-1 생식기 자가검진을 위한 지침

13세부터 남성은 자가검진을 시작하도록 격려해야 한다. 자가검진의 주요 집중은 어떤 고환의 덩어리를 사정하는 것이다. 일반적으로, 고환 종양은 초기 증상이 없다. 하지만 환자는 전체 부위를 검진해야 한다. 환자에 대한 지침은 아래의 내용을 포함한다.

- 생식기 자가검진을 수행하는 가장 적절한 시간은 샤워나 목욕하는 동안이다.
- 음부의 피부에서 상처나 수포물집를 검진한다.
- 손으로 음경을 잡고 분비물이 나오는지 검진한다.
- 포경수술을 하지 않았다면 포피를 벗기고 귀두를 검진한다.
- 음경의 끝과 전체적인 부분을 시계 방향으로 살피고 확인한다.
- 음경의 몸통에 종괴, 덩어리, 상처와 수포가 있는지 살피고 확인한다[그림 A].
- 음낭의 상처, 수포와 덩어리를 살피고 확인한다. 각각의 고환을 부드럽게 확인한다.
- 부종이나 쓰림을 기록한대[그림 B].
- 간호사에게 비정상적인 소견(상처, 덩어리, 분비물, 통증)를 보고한다.

박스 16-1 생식기 자가검진을 위한 지침-계속

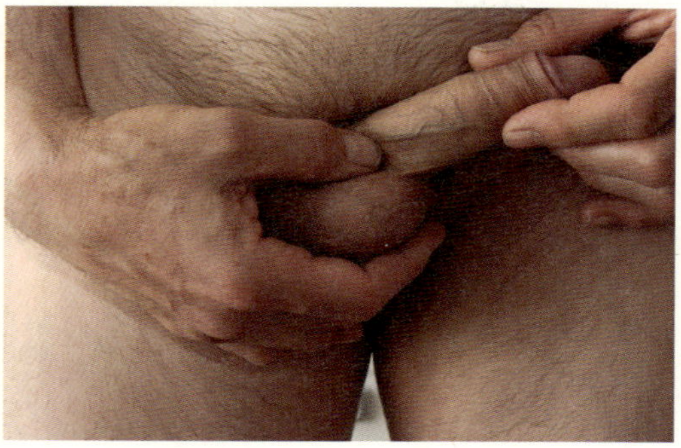
A

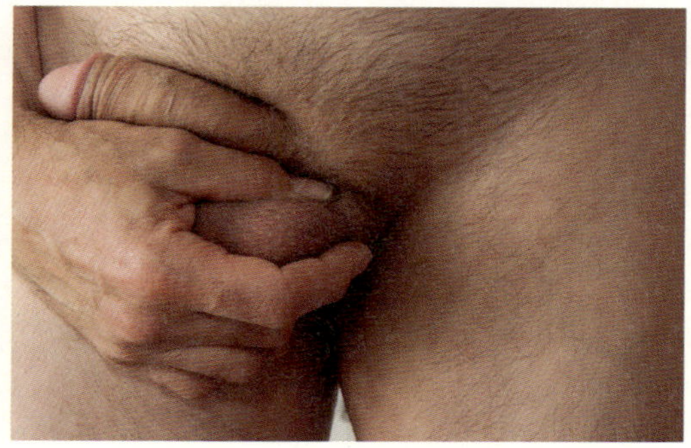
B

전립선의 촉진

전립선(prostate gland)의 촉진은 흔히 직장 검진을 수행할 때 이루어진다.

검진

1. 환자에게 검사대 옆에 서서 앞으로 몸을 기울이고 상체를 편안하게 하라고 요청한다. 엉덩이를 구부리는 자세와 발가락을 서로 맞닿을 수 있도록 도와준다. 환자가 서 있을 수 없다면 왼쪽으로 누운 자세를 취하도록 한다.

이론적 근거

1. 이 자세는 엉덩이를 편평하게 하여 둔근볼기근을 수축하게 하는 것이다.

검진

2. 활액윤활액을 바른 장갑낀 손가락으로 부드럽게 항문에 집어넣는다. 손가락은 배꼽 방향으로 움직이도록 한다. 앞쪽 벽에서 전립선을 느낄 수 있을 것이다. 집게손가락으로 전립선을 촉진한다. 전립선의 크기, 윤곽, 일관성과 움직임을 기록한다.

표 16-1 전립선 비대 분류

등급	돌출 정도
I	1~2cm
II	2~3cm
III	3~4cm
IV	> 4cm

이론적 근거

2. 전립선은 단단하고 탄력적이며 매끈하고 약간 움직이는 느낌이어야 한다. 전립선의 크기는 호두만 하다. 촉진이 환자에게 고통스러우면 안 된다. 전립선은 직장내강곧창자속공간으로 돌출되면 안 된다.

전립선염(prostatitis)인 경우 통증이 있고 부은 전립선이 촉진된다. 급성 전립선염은 촉진 시 열감을 느낄 수 있다. 전립선 비대(prostatic hyperplasia)는 매끄러우면서 전립선이 커진 것으로, 전립선 비대는 직장 내로 돌출된 정도에 따라 분류된다[표 16-1]. 전립선암 환자 촉진 시 전립선에 단단한 결절이 만져진다.

검진

3. 전립선을 원위부먼쪽에서 근위부몸쪽까지 마사지(stroke)한다.

이론적 근거

3. 전립선 마사지를 시행하면 요도를 통하여 전립선액이 배출된다. 배출된 전립선액에 대한 검진 및 배양검사를 시행한다.

[박스 16-2]는 남성 비뇨생식기계장애 진단에 유용한 검사실 및 특수 검사에 대해 설명한 것이다.

박스 16-2 진단검사

진단검사는 진단을 확정하는 데 도움을 주는 검사를 포함한다.

- **혈액검사**: 기본 대사 패널(BMP; 나트륨, 칼륨, 염화물, 이산화탄소, 당, 요소질소, 크레아티닌), 혈청 삼투압, 신장 패널(BMP, 인과 칼슘 수준을 포함), 일반 혈액검사
- **일반 소변검사**: 소변의 pH, 비중, 나트륨 수준과 소변 삼투압을 검사한다. 소변의 정상 pH는 4.5~8 정도이다. 소변의 특수한 비중의 정상 범위는 1.003~1.025이다. 정상적으로 소변에는 혈액이 검출되지 않는다. 소변에서 아질산염의 양성 결과는 세균뇨를 의미한다. 백혈구 에스터라아제는 소변에서 백혈구로부터 분비되는 에스터라아제를 지칭한다. 소변에서 백혈구의 유의한 양은 요로계 감염(UTI)을 나타낼 수 있다.
- **소변배양검사와 감수성 검사**: 소변배양은 특정한 세균을 알아낼 수 있다. 유의한 양의 세균의 발견은 UTI를 의심할 수 있다. 일반적으로 밀리리터당 100,000개 이상의 세균 숫자는 감염을 나타낸다.
- **24시간 소변검사**: 단백질 크레아티닌: 단백뇨는 소변에서 단백질의 증가된 양이 발견되는 것이다. 소변에서 단백질의 증가된 양은 신장 문제를 예상할 수 있다.
- 정맥신우조영술정맥깔때기조영술(intravenous pyelography, IVP): 신장, 요관과 방광의 사정을 제공한다.
- **나트륨 배출 비율(FE_{Na+}) 수준**: FE_{Na+} 수준은 환자의 신장 상태를 결정하는 것을 도와준다. 신장 문제는 신전성콩팥전성, 신성콩팥성 또는 신후성콩팥후성으로 분류할 수 있다. 그러한 원인의 예는 다음과 같다.

신전성 $FE_{Na+}<1$	신성 $FE_{Na+}>1$	신후성 $FE_{Na+}<1$
저혈량증	사구체질환토리질환	요도 폐쇄
심장기능 손상	요세관간질신장염요세관사이질콩팥염	방광경부폐색방광목폐색
세균혈증	급성 세관 괴사	전립선 비대
ACE 억제제를 포함하는 항고혈압 약물	신장동맥콩팥동맥 폐쇄	방광종양
심부전	급성 혈관염	방광감염
심근경색심장근육경색	악성 고혈압	신장결석
심낭압전심장막눌림증	죽상색전질환	요관의 양쪽 폐쇄
급성 폐색전증	약물중독	혈종
수술	신장피질 괴사	골반 농양고름집

- **사구체 여과율(GFR)**: GFR은 신부전 정도를 사정할 때 사용되는 일반적인 방법이다.
- **전립선특이항원(PSA)검사**: PSA는 전립선에 존재하는 특별한 당단백질이다. 비대해진 전립선은 PSA 수준의 증가를 야기할 수 있다. 진단 도구로써 PSA 검사의 사용은 전립선암을 찾아내는 데 아직도 논쟁적이다. 하지만 현재의 권고는 50세 이상의 고위험 남성과 전립선암의 가족력이나 아프리칸 아메리칸과 같은 40세 이상의 고위험 남성의 전립선암 진단을 위해서 직장수지검사곧창자수지검사(DRE)와 함께 PSA를 사용한다.

진단적 추론

의료인은 건강력과 신체검진 결과를 토대로 평가 및 계획을 세우게 된다. 예를 들어, 환자는 진단을 내리는 데 도움이 되는 많은 증상들을 이야기할 것이다. 그러면 과거병력과 신체검진 결과에서 발견된 소견들로 한 개 또는 두 개 정도의 진단을 내릴 수 있다. 배뇨곤란은 일반적인 주호소이다. [표 16-2]는 배뇨곤란과 관련된 일반적인 질환들의 감별 진단들을 설명한 것이다.

표 16-2 배뇨곤란의 감별 진단

감별 진단	증상	신체검진	진단검사
요로감염 UTI	배뇨곤란, 빈뇨와 긴박뇨, 야간빈뇨	치골상부의 통증	소변검사
전립선염 Prostatitis	배뇨곤란, 빈뇨, 야간빈뇨, 혈뇨, 오한, 발열	촉진 시 전립선의 비대와 통증	소변배양검사와 민감도검사
부고환염 Epididymitis	배뇨곤란, 빈뇨, 음낭통증, 발열, 오심	부종, 발적과 음낭의 압통	그람염색, 소변배양검사

특수대상자의 비뇨생식기계사정

신생아에 대한 고려사항

일반적인 사항

- 다음을 기록한다.
- 신생아의 첫 배뇨는 출생 후 24시간 안에 해야 한다.
- 신생아의 소변은 무색이며, 일반적으로 냄새가 나지 않는다.
- 신생아와 영아에서 지속적인 기저귀 발진은 UTI의 징후가 될 수 있다.
- 산모가 임신 동안에 성 호르몬이나 피임약을 사용했는지 알아본다. 이는 출생 시 손상의 태아를 검사하는 단서가 될 수도 있다.

시진

- 신생아의 포피가 벗겨졌는지 사정하고, 출산 시 어떤 문제가 있었는지 알아본다.
- 포피가 그대로 있는 환자에서, 포피가 뒤집어지는지 알아본다
- 태아가 울 때에 음낭 부위에 어떤 부종이 있는지 사정하거나 태아가 장 운동을 할 때 음낭 부위에 어떤 부종이 관찰되는지 부모에게 질문한다.
- 요도하열요도밑열림, 요도상열요도위열림과 잠복고환과 같은 선천적 이상이 있는지 사정한다[그림 16–17, 그림 16–18].

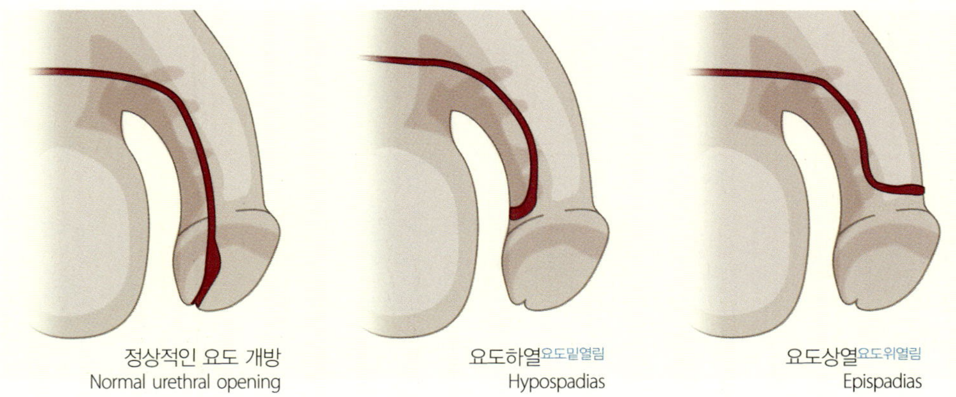

그림 16-17 요도 개방의 위치

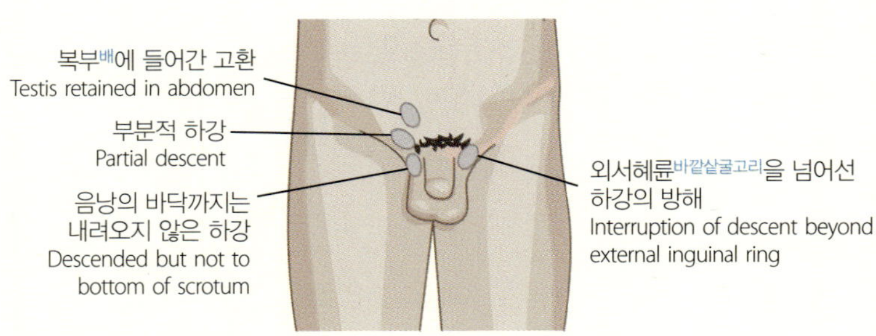

그림 16-18 잠복고환의 다양한 형태

소아에 대한 고려사항

일반적인 사항

- 신장의 비정상적 구조가 아니면 UTI는 흔히 최소 2~6세까지는 발생하지 않는다.
- UTI가 있는 2세 미만의 소아는 특별한 불편사항이 없다. 비뇨기의 불편사항 또는 불안정보다는 위장관 불편사항이 더욱 많다.
- 배뇨훈련을 시행한 소아가 낮이나 밤에 옷에 배뇨를 한다면 요로감염(UTI)의 징후일 수 있다.
- 청소년기의 성 행위는 요로감염(UTI)을 증가시키는 요인이 된다.
- 성 행위 여부를 파악한다.
- 생식기능에 대한 지식 여부와 지식이 있다면 학습 경로(부모, 학교)를 확인한다[그림 16–19].

특수대상자의 비뇨생식기계사정-계속

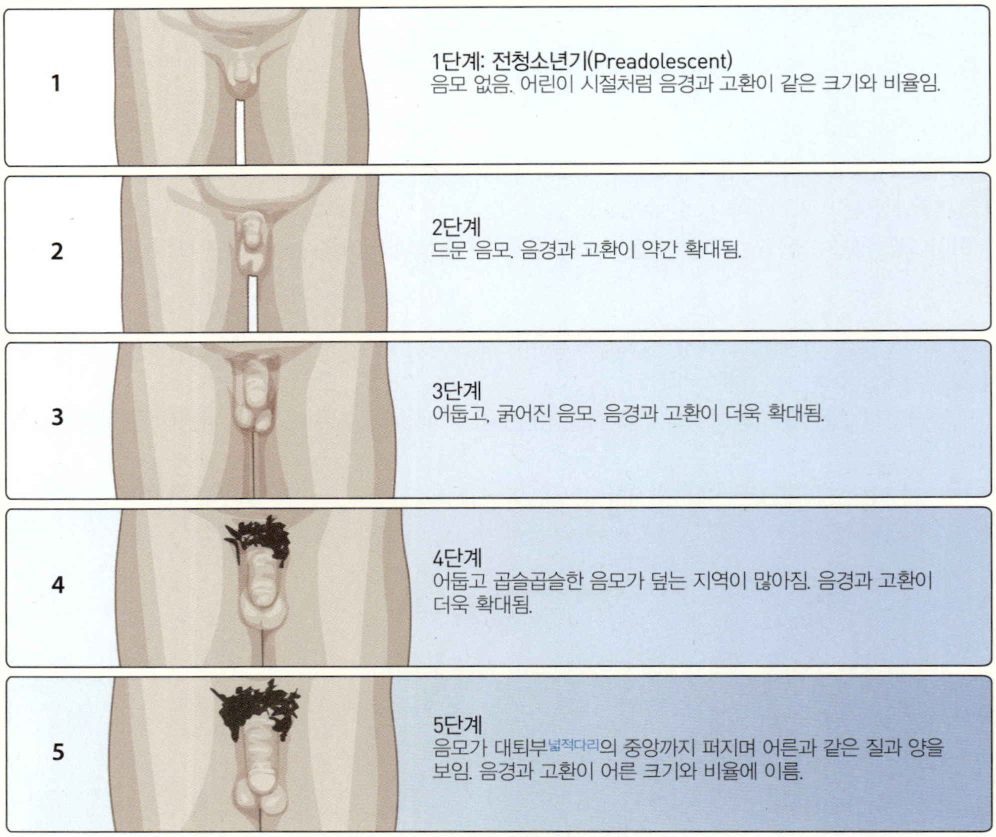

그림 16-19 성적 발달의 성 성숙도

시진

- 음경과 음낭의 부종, 색깔 변화, 발진, 상처 또는 병변을 관찰한다.
- 성적 학대가 있는지 확인한다(예: 멍 자국, 항문 주위와 엉덩이 부위의 비정상적 반흔, 음경의 상처 등).
- 연령에 적절한 성적 발달 정도의 파악을 위해 음모와 생식기의 크기를 시진한다[그림 16–19].

노인에 대한 고려사항

다음을 기록한다.

- 질병 없이 빈뇨가 있는 노인의 경우 방광 용량이 감소되었을 가능성이 있다.
- 노인에게 처방에 의해 복용하고 있는 일부 약물들은 빈뇨와 배뇨 시작의 어려움을 초래할 수 있다.
- 노인의 요로감염(UTI)은 일반적으로 병원이나 건강 관리자에게 호흡곤란이나 흉통가슴통증 호소와 함께 부수적으로 발견하게 된다.
- 성적 활동의 빈도의 변화나 성적 활동의 욕구 변화가 있는지 알아본다. 이것은 배우자나 성적 파트너의 죽음과 관련되어 있을지도 모른다. 성적 반응의 변화 원인인 우울증이나 신체질환을 사정한다. 성적 활동에 대한 욕망은 있으나 발기가 불가능한지 알아본다.
- 남성 노인은 발기하는 데 시간이 오래 걸리고, 그 간격도 길어진다.
- 사정은 힘이 덜하다.
- 음낭은 축 늘어진다.
- 음모는 가늘어지고 드물어진다.
- 정자는 생존력이 약해진다.

사례 연구

이 장을 통해서 정씨를 소개받아 왔다. 이 장은 그의 병력을 함께 끌어내고, 그 병력을 문서화하고, 신체검진을 입증한다.

주호소(현재 질환)

"소변을 볼 때 아프고 화장실에 자주 가요."

면담하는 동안 수집된 정보

정씨는 78세의 백인 남성으로, 4일 전부터 소변을 볼 때 통증이 지속적으로 생겼다. 정씨는 소변의 색깔이 흐리고 악취가 난다고 한다. 그는 화장실에 자주 가고 그때마다 적은 양을 본다고 호소한다. 열, 오한, 구토나 식은땀은 없다. 밤 동안에 자주 소변을 본다고 호소한다.

정씨는 4주 전에 요로감염으로 Bactrim 치료를 받았다. 성 행위는 더 이상 하지 않고 있다. 고혈압으로 약을 복용하였으며, 수술이나 손상에 대한 과거병력은 없다.

정씨의 아버지는 고혈압과 관상동맥질환이 있었으며, 60세에 심장발작으로 사망하였다. 그의 어머니는 84세에 사망하였다. 정씨는 고혈압이 있는 70세의 남동생이 있다. 정씨는 두 명의 성인 자녀가 있는데, 딸은 48세이고 아들은 45세이다. 둘 다 생존해 있고 건강하다.

정씨는 기혼이며, 4층짜리 아파트의 2층에서 아내와 살고 있다. 아파트에는 엘리베이트가 있다. 정씨는 35년 동안 목수로 일했으며, 60세에 은퇴하였다. 정씨는 흡연, 음주, 성적흥분제를 복용하지 않는다.

주요 근거	주요 사항
4일 동안 배뇨곤란, 긴박뇨와 빈뇨를 호소함.	전립선 문제를 의심할 수 있으나 증상이 지난 4일간 있었으므로 요로감염으로 예견됨.
악취가 나는 탁한 소변	요로감염(UTI)이 의심됨.
야간빈뇨	전립선의 문제를 의심할 수 있음.
발열, 오한, 오심, 구토와 식은땀은 없음.	본 증상이 발생하면 신우신염을 의심할 수 있음.
4주 전의 UTI	지속적으로 요로감염이나 전립선염이 있을 수 있음.
Bactrim 치료	Bactrim에 대한 저항성이 있을 수 있음. 적절한 항생제(ATB, antibiotic) 치료가 약동학과 활동 스펙트럼에 따라서 이루어지지 않았음. 환자는 ATB 치료 과정을 완전히 끝내지 않았을 수도 있음.
늑골척추각의 통증	UTI를 의심할 수 있음.

이름 정○○	날짜 2018/03/05	시간 15:00
	생년월일 1940/04/12	성별 남

병력

주호소
"소변을 볼 때 아프고 화장실에 자주 가요."

현재병력
78세 백인 남성으로, 4일 전부터 배뇨 시에 통증이 있음. 악취와 함께 약간 흐린 색깔의 소변이며, 화장실을 자주 가며, 매번 적은 양의 배뇨를 함. 발열, 오한, 구토나 식은땀은 없으며, 밤 동안에 더 자주 소변을 보고 싶다고 함.

투약
하루 한 번 Lisinopril 20mg.

알레르기
약물 알레르기 없음.

과거병력
고혈압: 4주 전 UTI(Bacrtim 치료 받음).

입원/수술
입원이나 수술 이력 없음.

가족력
부친은 60세에 심근경색으로 사망하였고, 고혈압과 관상동맥질환의 병력 있었음.
모친은 84세에 사망함.
70세의 남동생은 생존해 있으며, 고혈압의 병력 있음.

사회력
기혼, 4층짜리 아파트의 2층에서 아내와 살고 있음. 35년 동안 목수로 일했으며, 60세에 은퇴함. 두 명의 자녀가 있음(48세와 45세).
흡연과 알코올, 흥분제 복용을 하지 않음.

계통별 문진

일반적 외모 발열이나 식은땀 없음.	**심혈관계** 고혈압.
피부 변화 없음.	**호흡기계** 호흡곤란이나 기침 없음.
눈 안경 착용.	**소화기계** 오심과 구토 없음.
귀 청각 손실 없음.	**비뇨생식기계/부인과계** 과거 UTI, 배뇨곤란, 빈뇨.
머리/귀/눈/코/목 의치 착용하고, 다른 문제 없음.	**근골격계** 허약감 없음.
유방 문제없음.	**신경계** 정신 상태의 변화 없음.

신체검진

체중 75kg	체온 36.8℃	혈압 120/72mmHg
신장 178cm	맥박 84회/min	호흡 26회/min

일반적 외모
잘 발달되고, 피곤하게 보이는 남성.

피부
촉진 시 따뜻하고 건조함.

머리/눈/귀/코/인두
정상 머리, 외안근바깥눈근육 정상, PERRL, 양쪽 귀에서 속삭임에 대한 청각 온전함.
비강코안 분비물, 폐쇄 또는 만곡증 없음.
인두는 깨끗하고 촉촉하며, 분홍색의 매끄러운 점막임. 혀 갈라짐 없음.
목은 선종샘종이나 갑상선 비대 없이 움직임 유연함.
경정맥확장목정맥확장(JVD) 음성.
양측에서 경동맥목동맥 잡음 음성.

심혈관계
규칙적인 비율과 리듬. 정상적인 S_1, S_2 있음. S_3과 S_4는 없음. 잡음, 마찰음비빔소리, 클릭째깍음 없음.

호흡기계		
모든 폐허파 부위에서 깨끗함.		
소화기계		
정상적인 장음창자소리. 복부 타진 시 부드러운 고창음가스팽만음. 잡음 없음. 직장 정상. 치질 없음.		
비뇨생식기계		
양쪽의 늑골척추각의 압통 느껴짐. 전립선 촉진됨, 매끄럽고 결절 촉진 안되며, 1등급임. 약간의 압통 있음.		
근골격계		
강도 5/5		
신경계		
뇌신경 CN II~XII 정상, 심부건반사깊은힘줄반사 2+, Babinski 반사 없음.		
기타		
검진		
Na 140 Hgb 13.5 Hct 42%	WBC 15.8	UA
K 4.0mg/dl	75% Neutrophils	Nitrite(+)
CI 99	15% Bands	Bacteria(+)
CO_2 22	13% Lymphs	Urine for C J S pending results
BUN 32	2% Monocytes	
특수검사		
최종 검진 결과 1. 재발성 UTI. 2. 전립선염 발병 가능성 있음.		

참고문헌

Ferri, F. F. (1998). *Practical guide to the care of the medical patient.* St. Louis, MO: Mosby.

Foxman, B. (2003). Epidemiology of urinary tract infections: Incidence, morbidity, and economic costs. *Disease-a-Month, 49*(2), 53–70.

Frankel, S., Smith, G. D., Donovan, J., & Neal, D. (2003). Screening for prostate cancer. *Lancet, 361,* 1122–1128.

Grindel, C. G., Crowley, L. V., & Johnston, C. A. (1997). *Anatomy and physiology.* Philadelphia, PA: Lippincott-Raven.

Guyton, A. C., & Hall, J. E. (2011). *Textbook of medical physiology* (13th ed.). Philadelphia, PA: W. B. Saunders.

Holroyd-Leduc, J. M., Tannenbaum, C., Thorpe, K. E., & Straus, S. E. (2008). What type of urinary incontinence does this woman have? *Journal of the American Medical Association, 299*(12), 1366–1356.

Kiel, R. J., & Nashelsky, J. (2003). Does cranberry juice prevent or treat urinary tract infection? *Journal of Family Practice, 52*(2), 154–155.

Longo, D. L., Fauci, A. S., Kasper, D. L., Hauser, S. L., Jameson, J. L., & Loscalzo, J. (Eds.). (2012). *Harrison's principles of internal medicine* (18th ed.). New York, NY: McGraw-Hill.

Nicolle, L. E. (2003). Urinary tract infection: Traditional pharmacologic therapies. *Disease-a-Month, 49*(2), 111–128.

Ronald, A. (2003). The etiology of urinary tract infection: Traditional and emerging pathogens. *Disease-a-Month, 49*(2), 71–82.

Schaeffer, A. (2003). The expanding role of fluoroquinolones. *Disease-a-Month, 49*(2), 129–147.

Vaughn, G. (1999). *Understanding and evaluating common laboratory tests.* Stamford, CT: Appleton & Lange.

Zollo, A. J. (1995). *The portable internist.* St. Louis, MO: Mosby.

Chapter 17

여성 비뇨생식기계장애 및 유방장애

Female Genitourinary and Breast Disorders

여성 비뇨생식기계사정

여성 비뇨생식기계의 해부 생리

여성 비뇨생식기계의 주요 기능은 다음과 같다.

- 체내 노폐물을 제거하고 여과한다.
- 신장 내 물질을 분비하고 재흡수하여 체내의 유체 구성과 용량을 유지한다.
- 수소이온의 분비에 의한 체내의 산-염기 균형을 조절한다.
- 레닌-안지오텐신 시스템으로 혈압을 조절한다.
- 생식기관으로 작용한다.

외부생식기

흔히 음문외음(vulva)이라고 불리는 외부생식기는 검진을 통해 확실히 볼 수 있다[그림 17-1]. 이 외부 구조들은 치구부터 항문까지 이어진다. 치구불구덩(monspubis)는 치골결합두덩결합(pubic symphysis)을 덮고 있는 지방조직이다. 사춘기가 지나면 치구는 음모가 삼각형 형태로 덮인다. 치구는 성교 시 치골결합을 보호한다. 대음순(labium majora)은 치구에서 회음부까지 이어진 두 쌍의 피부주름이다. 대음순의 내부 가장자리에는 모발이 없으며, 부드럽다. 음모는 외부 가장자리를 덮고 있다. 소음순(labium minora)은 대음순의 내측에 자리잡은 좌우 두 쌍의 부드러운 피부주름이다. 소음순은 음핵에서 회음을 지나 음순소대(fourchette)의 끝으로 이어지는데, 이 음순소대는 회음부 위쪽에 있다. 소음순의 위쪽은 상단과 하단의 얇은 판으로 나누어진다. 상단은 음핵포피음핵꺼풀(prepuce of clitoris)을 형성하며 결합하고, 하단은 아래쪽에서 결합하여 음핵소대음핵꺼풀주름띠(frenulum of clitoris)를 형성한다.

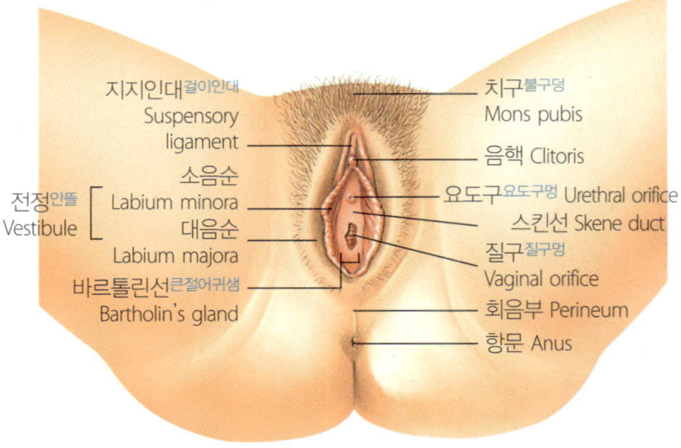

그림 17-1 여성의 외부생식기

음핵(clitoris)은 발기성 조직으로 구성된 작은 기관으로, 남성의 음경과 유사하다. 음핵은 음핵귀두(glans of clitoris), 음핵체부음핵몸통(corpus of clitoris), 음핵각음핵다리(crural of clitoris)으로 구성되어 있으나, 외부에서는 오직 음핵귀두만 보인다. 음핵체부는 피부 아래의 치골두덩뼈로 이어지며 치골과 접합한 양측 음핵다리로 나누어진다.

소음순 사이에 위치한 보트 모양의 부위인 질 전정안뜰은 소음순을 양쪽으로 분리하면 볼 수 있다. 질 전정 내에는 요도와 질구질구멍가 있다. 요도구요도구멍(urethral orifice)는 질구의 전방에 위치해 있다. 요도는 요관을 지나 외부로 열린다. 두 개의 요관 각각에는 스킨선(Skene's gland)을 포함한 두 개의 작은 움푹 패인 곳이 있는데, 요도결관(paraurethral duct)이라 불리며, 요관의 바깥 부분 아래에 위치한다.

이 부분들은 잘 보이지는 않지만 질 부위를 습하게 유지하는 점액질을 분비한다.

질구질구멍(vaginal orifice)는 요도 뒤에 자리잡고 있다. 처녀막(hymen)은 질의 입구에 있는 점막주름이다. 처녀막은 하나의 연속된 막이다. 처녀막이 뚫리고 나면 소막편들이 질구 주위에 둥근 자취를 남기게 되는데, 이를 처녀막흔처녀막흔적, 처녀막언덕(hymenal caruncle)이라 부른다.

회음부에서 깊게 질구의 양쪽에 위치한 바르톨린선큰질어귀샘(Bartholin's gland)은 점액을 분비하는데, 특히 성교 시에 질구와 질관의 윤활유 역할을 한다.

내부생식기

여성의 내부생식기(internal genitalia)는 질, 자궁경부, 자궁, 난소, 난관자궁관으로 구성되어 있다. [그림 17–2]는 내부생식기관을 묘사하고 있다. 질(vagina)은 분홍색의 주름진 근육과 막으로 이루어진 관으로, 길이는 대략 9~10cm이며, 음문과 연결되어 있다. 질은 매우 신축성이 크며 음문과 앞뒤로 이어져 있다. 점막의 주름들은 성교 시 그리고 자연분만 시에 질이 확장될 수 있도록 한다. 질은 호르몬인 에스트로겐의 영향을 받으며, 점액 물질을 만들어내는 세포를 갖고 있다. 질의 pH는 산성을 띠는데, 이 산성의 환경이 질의 미생물들을 유지하고 이로 인해 질감염을 막는다. 질 내측 윗부분은 컵 모양을 이루고 있으며, 자궁경부자궁목(cervix of uterus)는 이 컵 모양 내측에 위치한 부분이다.

자궁(uterus)은 서양배 모양의 섬유근육층으로 구성된 기관으로, 방광과 직장곧창자 사이의 골반 내측에 위치해 있다. 자궁은 평활근민무늬근육과 근육섬유, 결합조직으로 구성되어 있으며, 임신 시 전 방위로 확장된다. 자궁벽(uterine wall)은 자궁내막자궁속막(endometrium), 자궁근육층, 자궁외막자궁바깥막(perimetrium)의 세 층으로 이루어져 있다[그림 17–3]. 자궁내막은 상피와 결합조직, 혈관으로 구성된다. 에스트로겐(estrogen, 여성호르몬)과 프로게스테론(progesterone, 황체호르몬)은 자궁내막의 두께에 영향을 미친다. 자궁내막의 일부는 생리 중과 출산 시에 탈락된다. 자궁내막이 자궁 이외의 장소에서 증식하게 되면 자궁내막증(endometriosis)을 초래한다. 자궁근육층은 세 개의 평활근층민무늬근육층으로 구성되어 있다. 자궁외막인 복막배막(peritoneum)은 복강배안과 자궁을 구분짓는다.

자궁에는 두 개의 주요 부위인 자궁체부자궁몸통(corpus uterus)와 자궁경부(cervix)가 있다. 자궁체부는 자궁의 윗부분 2/3를 형성하고, 자궁경부는 나머지 아랫부분을 형성한다. 자궁경부는 질까지 이어진 관이다. 질 안으로 열려 있는 곳을 자궁외구자궁바깥구멍라 한다. 자궁경관자궁목관(cervical canal)의 상부는 자궁내구자궁속구멍에 닿아 있다. 중층 편평상피세포(squamous cell)는 자궁경부의 점막세포를 구성한다. 자궁경관은 원주상피세포(columnar epithelium cell)로 덮여 있다. 원주상피세포가 낮은 pH인 질과 접촉하게 되면 편평상피화생(squamous metaplasia)이라 불리는 형

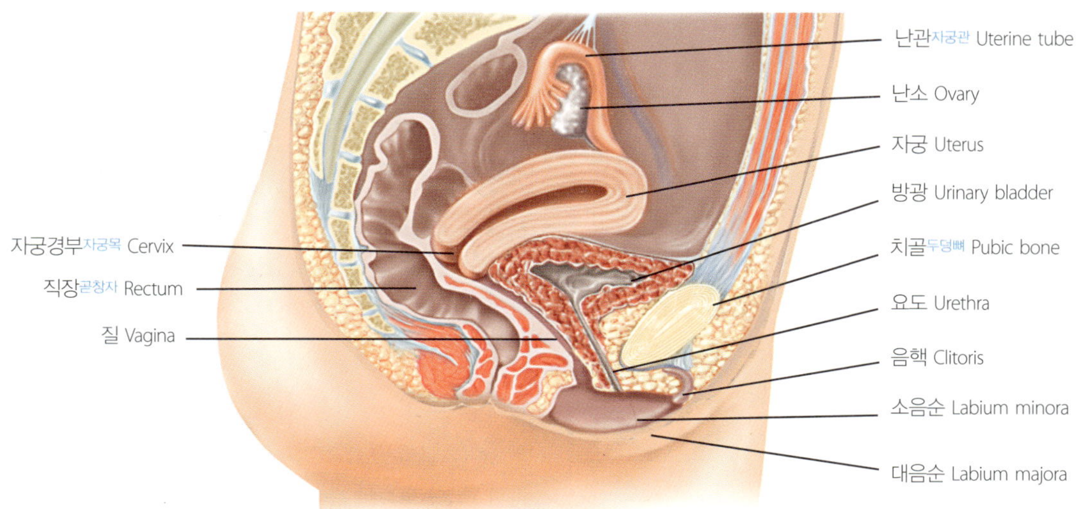

그림 17-2 생식기관의 측면 모습

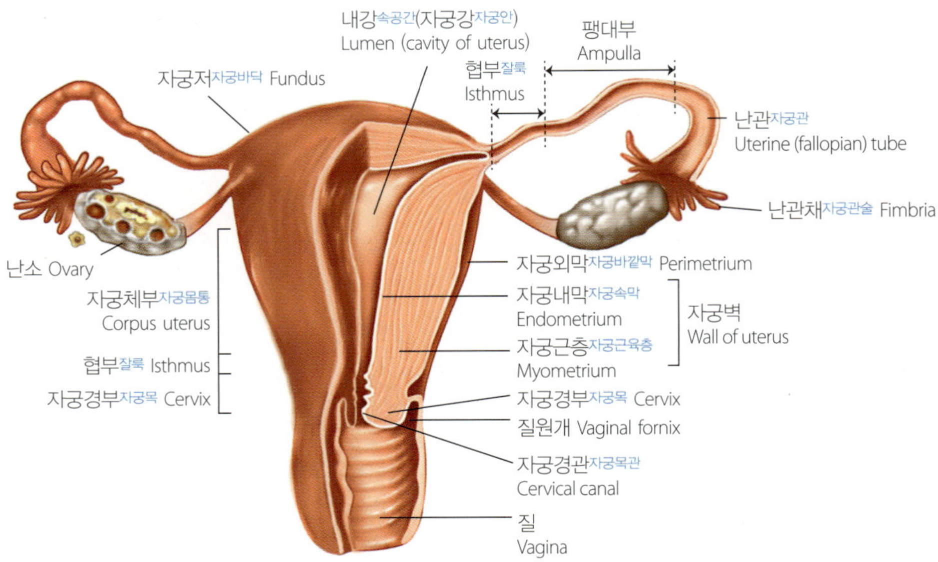

그림 17-3 난소, 난관, 자궁, 질

질전환이 발생한다. 원주상피세포는 중층 편평상피세포로 치환되며, 이 부위를 변형층(transformation zone)이라고 한다[그림 17-3].

계란형인 한 쌍의 난소(ovary)는 여성의 성선생식샘이다. 난소는 골반 내 자궁 양쪽, 상전장골극위앞엉덩뼈가시 아래에 위치한다. 난소는 난자를 생성하고 보관하며, 에스트로겐과 프로게스테론을 분비한다.

난관자궁관(oviduct)은 난자를 난소에서 자궁으로 이송한다. 이 근육성 관은 8~12cm 정도의 길이이다. 난관은 간질사이질(interstitial), 협부잘룩(isthmus), 팽대부(ampulla), 난관채자궁관술(fimbria)의 네 부분으로 구성된다.

월경주기

수정과 출산에 작용하는 호르몬들은 여성 생식기관에도 영향력을 행사한다. 시상하부, 난소, 뇌하수체는 [그림 17-4]에서 보여 주는 것과 같이 월경주기에 영향을 미치는 호르몬을 분비한다. 월경주기는 22일~34일에 이르며(대개 28일), 호르몬 수치 변화에 따라 조절된다. 월경은 첫째 날에 시작하여 보통 약 5일 동안 지속된다.

월경의 시작 혹은 배란 전기인 첫째 날에는 혈류 내에 낮은 수치의 에스트로겐과 프로게스테론이 성선자극호르몬방출호르몬생식샘자극호르몬방출호르몬(GnRH)을 분비하는 시상하부를 자극한다. 이 GnRH는 뇌하수체전엽뇌하수체앞엽을 자극하여 난포자극호르몬(FSH)과 황체형성호르몬(LH)을 분비시킨다. FSH의 수치가 증가하면서 LH의 수치도 올라간다.

자궁내막의 증식기(proliferative phase) 혹은 난포기(follicular phase)는 6일째에 시작하여 14일째까지 유지된다. LH와 FSH는 난자를 포함하고 있는 난소 난포(follicle)에 영향을 주어 에스트로겐의 분비를 유발한다. 이는 결국 자궁내막을 자극하여 증식시킨다. 이 주기 중에 에스트로겐 수치는 최고가 되고, 난포가 성숙하여 배란을 유발한다.

자궁내막의 황체기(luteal phase) 혹은 분비기(secretory phase)는 15일째에서 28일째까지이다. 이 황체기에서 FSH와 LH 수치는 감소하고 에스트로겐과 프로게스테론 수치는 황체가 그 기능을 발휘하면서 처음으로 감소하게 된다. 이 기간 동안 수정란의 착상에 대비하여 자궁내막은 프로게스테론 자극에 반응하여 두꺼워지고 분비가 증가한다. 배란 후 약 10~12일 경과 후 에스트로겐과 프로게스테론 수치는 극히 낮아져서 자궁내벽자궁속벽을 유지시키지 못해 내벽속벽이 탈락된다(월경). 다음 주기는 에스트로겐과 프로게스테론의 낮은 수치가 시상하부를 자극하면서 시작된다.

대개 40~55세 사이에 발생하는 폐경기 동안에는 월경이 정지된다. 월경의 정지는 난소 난포의 부족 및 FSH와 LH에 대한 반응이 이루어지지 않는 데서 기인한다. 에스트로겐과 프로게스테론 수치가 감소하고 테스토스테론(testosterone, 남성호르몬) 수치는 증가한다. 여성은 여전히 에스

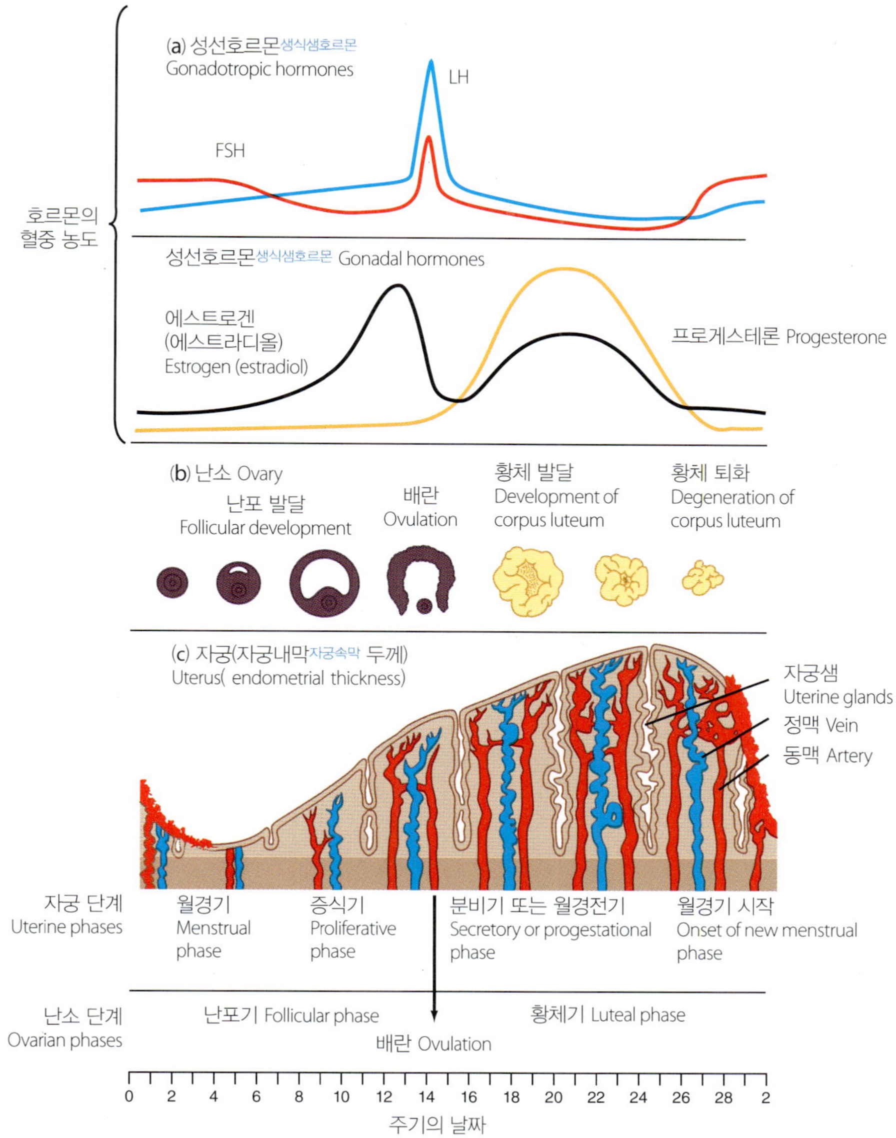

그림 17-4 월경주기: a. 호르몬주기 b. 난소주기 c. 자궁내막주기

트로겐의 일종인 에스트론(estrone)을 낮은 수치로 생성한다. 이 에스트로겐의 감소는 혈관운동계에 변화를 초래하고 체온 상승과 비뇨생식기 계통 조직이 위축되도록 한다. 조직 위축은 질벽과 방광의 두께 및 근육의 신축성 감소를 촉진시켜 잦은 소변을 초래한다.

비뇨기계

여성의 비뇨기계는 신장, 요관, 방광, 요도로 구성되어 있다.

한 쌍의 신장콩팥(kidney)은 상복부명치의 후복막강뒤배막안에 위치하며, 대개 오른쪽 신장이 왼쪽 신장보다 약간 아래에 있다. 신장은 대개 척추의 흉추등뼈(T12)에서 요추허리(L3)까지 이어진다. 복막 지방층은 신장을 보호한다. 신장은 바깥쪽의 신장피질콩팥겉질(renal acortex)과 내측의 신장수질콩팥속질(renal medulla)로 구성되어 있으며, 신장피질은 신장 기능의 기본 단위인 네프론(nephrone)을 포함한다. 각각의 신장은 백만 개 이상의 네프론을 가지고 있다.

신장에서 네프론이 하는 모든 활동의 최종 산물은 소변이다. 각각의 네프론은 사구체토리와 세관으로 이루어져 있다. 사구체(glomerulus)는 보우만주머니(Bowman's capsule)에 의해 둘러싸여 있으며, 혈액으로부터 수분을 여과한다. 혈액은 수입세동맥들세동맥(afferent arteriole)을 통하여 사구체에 들어가고 수출세동맥날세동맥(efferent arteriole)을 통하여 사구체를 나간다. 세관에서 여과된 수분은 소변으로 전환된다. 세관은 근위곡요세관토리쪽곱슬세관(proximal convoluted tubule), 헨레고리콩팥세관고리(Henle's loop), 원위곡세관먼쪽곱슬세관(distal convoluted tubule)으로 구성된다. 세관의 각 부분에서 인체의 항상성 유지를 위하여 서로 다른 물질을 분비하거나 흡수한다. 네프론이 비워지면서 집합관에 수집된 수분은 신장을 통하여 요관으로 운반된다.

요관(ureter)은 신장에서 방광으로 소변을 운반한다. 두 개의 요관이 있으며, 왼쪽 요관이 오른쪽 요관보다 길이가 긴데, 이는 왼쪽 신장이 신체에서 더 높이 위치하기 때문이다. 소변은 연동 운동에 의하여 요관을 따라 이동한다.

방광(bladder)은 일반적으로 골반 내에 위치한다. 방광이 가득 찼을 때는 복막강배막안(peritoneal cavity) 아래로 이동되고, 방광이 비었을 때는 골반 뒤에 위치한다. 방광은 요의가 있을 때까지 소변을 저장한다. 요의는 대개 방광 내 소변의 양이 약 500mL 정도에 도달하면 발생한다. 일반적으로 어린이와 노인의 경우 방광 용량은 약 200mL 이하이다.

요도(urethra)는 방광에서 신체의 외부로 소변을 운반하는 작은 관이다. 체외로 난 요도의 개구부는 요도구요도구멍(urethral meatus)라 불린다. 여성의 경우 요도는 3~5cm 길이이며, 질구 앞에 위치한다.

건강력

현재와 과거의 병력, 사회 가족력과 신체검진은 진단과 치료 계획 수립에 필수적이다. 상세한 가족력 수집 또는 조사는 부인암이나 불안전한 성 행위에 대한 요소들을 감지하는 데 도움을 준다.

주호소와 현재병력

"골반에 통증이 있어요."

최씨는 24세의 여성으로, 골반통증을 주호소로 내원하였다. 환자는 지난 6개월간 골반통증을 겪고 있다. 환자는 통증이 점차 악화되고 있다고 진술하였다. 초기에는 통증이 간헐적인 둔통이었으나 현재는 날카로운 통증이 지속된다고 한다. 환자는 생식기의 소양증을 느끼며 극소량의 분비물이 있는데, 회색빛을 띠며 냄새는 없다고 한다. 종창부기, 덩어리, 병변, 악취, 오심구역, 욕지기이나 구토 증상은 없다고 한다. 발열 증세를 느꼈으나 체온을 측정한 적은 없다고 한다. 질출혈은 없었으며, 마지막 월경은 2주 전이었으나 평소와 달랐다고 한다. 월경의 양이 매우 많았다고 한다. 환자는 배뇨곤란을 겪고 있으며, 최근 3년간 피임약을 복용 중이다.

여성의 비뇨생식기계와 관련된 일반적인 증상은 골반통증, 질출혈, 분비물, 병변, 배뇨곤란, 혈뇨, 빈뇨 또는 긴박뇨, 요실금을 포함한다. 이 책에서는 골반통증, 비정상 질출혈, 분비물, 배뇨곤란에 대하여 자세히 논의한다.

골반통증

골반통증(pelvic pain)은 여성들이 흔히 호소하는 통증이다. 국소적 혹은 만성적 문제가 이러한 통증을 유발할 수 있다. 골반통증은 일반적으로 월경, 감염, 종양, 임신과 관련이 있다.

발병	통증이 갑자기 발병하였는가, 서서히 발병하였는가? 급성 발병은 임신이나 요로감염증과 연관이 있을 수 있다. 열을 동반한 급성 발병은 감염을 암시한다.
기간 및 양상	환자가 통증을 호소한지 얼마나 되었는가? 통증이 반복되는가? 매달 반복되는 통증은 월경주기와 관련이 있음을 의미한다.
성질과 중증도	통증이 나타나는 부위는 어디인가? 통증이 방사되는가? 통증으로 인해 환자의 일상생활 활동(ADLs)이 저해되는가? 충수염막창자꼬리염 혹은 골반염증질환(PID)은 일상생활 활동을 저해하거나 방해하는 심각한 통증을 야기할 수 있다.
관련 증상	환자가 소양증가려움, 분비물, 출혈, 배뇨증상, 발열을 경험하고 있는가? 골반염증질환은 종종 통증, 출혈, 분비물을 동반한다. 배뇨 중 작열감화끈감을 동반하는 골반통증은 요로감염증을 암시한다. 자궁암은 통증과 출혈을 동반할 수 있다.

완화요인과 촉진요인	무엇이 통증을 경감시키는가? 환자는 처방약 혹은 일반의약품을 시도해 보았는가? 통증 치료를 위한 환자의 노력은 얼마나 효과적이었는가? 자세 변화는 통증을 증가시키는가 완화시키는가? 담석쓸개돌이 있는 환자는 통증 감소를 위해 미동하지 않고 앉아있을 가능성이 있다.
최종 월경	환자의 최종 월경일은 언제인가? 월경은 정상이었는가? 아니라면 증상은 어떠했는가? 환자에게 임신 여부에 대해 질문한다.

비정상 질출혈

비정상 질출혈(abnormal vaginal bleeding)에는 몇 가지 유형이 있다. 불규칙적 자궁출혈(metrorrhagia)은 불규칙한 간격으로 월경이 일어난다. 월경과다의 경우 월경주기 동안 과도한 출혈이 있으며, 이는 출혈량이 증가하거나 출혈 기간이 증가하는 경우를 뜻한다. 무월경은 월경출혈이 정지된 경우이다.

발병	증상이 갑자기 발병하였는가, 서서히 발병하였는가?
양상 및 성질	출혈은 급성인가 만성인가? 환자의 대답이 원인을 진단하는 데 도움이 될 수 있다. 예를 들어, 급성 출혈은 자궁섬유증(uterine fibroid)과 연관이 있을 수 있다.
관련 증상	통증, 분비물, 체중 감소 및 증가, 피로도 등을 포함한 관련 증상에 대하여 질문한다. 자궁암(uterine cancer)은 출혈, 골반통증, 체중 감소 등을 동반할 수 있다. 체중의 감소 혹은 증가와 함께 나타나는 비정상 출혈은 갑상선기능이상(thyroid dysfunction)일 수 있다. 무월경은 종종 식욕부진을 동반한다.
투약	피임약을 포함하여 환자가 복용 중인 약이 무엇인지 질문한다. 일부 약물은 월경에 영향을 미칠 수 있다.

백대하

환자가 질 분비물을 호소를 할 수 있는데, 이를 백대하백색질분비물(leukorrhea)라 한다. 분비물에 대한 상세한 설명을 유도하는 것은 진단의 범위를 좁히는 데 크게 도움이 될 수 있다.

발병	갑자기 발병하였는가, 서서히 발병하였는가?
성질	색, 양, 냄새, 농도를 포함하여 환자에게 분비물에 대한 설명을 요구한다. 세균성 질증(vaginosis)에서는 묽고 악취가 나는 흰색 또는 회색빛의 분비물이 나타난다. 칸디다성 음문질염외음질염(vulvovaginitis)은 진한 흰색 분비물을 동반한다. 질편모충증트리코모나스감염증(trichomoniasis)은 종종 녹색을 띠는 회색이나 누런 분비물이 나타난다.
관련 증상	소양증, 질 주위의 부종이나 홍반, 병변이나 출혈과 같은 관련 증상에 대해 질문한다. 질염(vaginitis)은 분비물, 홍반, 부종 등을 동반한다. 성병성매개병(STD)은 종종 병변을 동반한다.
유발요인	유발요인에 대해 문진한다. 성교는 분비물 양의 증가를 초래할 수 있고, 골반염증질환(PID) 환자에게 출혈을 일으킬 수 있다.

배뇨곤란

배뇨곤란(dysuria)은 배뇨 시 느끼는 불편감 및 통증을 의미하며, 흔히 호소하는 증상이다.

발병	갑자기 발병하였는가, 서서히 발병하였는가?
성질(부위)	배뇨 시 통증은 어느 정도인가? 통증을 느끼는 부위는 어디인가? **통증을 느끼는 부위는 진단상의 단서를 제공할 수 있다. 예를 들어, 요로감염(UTI)의 경우 대개 치골상부**두덩위**에 통증을 경험하는 반면, 간질성 방광염의 경우 회음부, 질, 치골상부 또는 방광으로 분산된 부위에 배뇨 시 증가하는 통증을 동반할 수 있다.**
관련 증상	빈뇨 혹은 긴박뇨, 질 분비물, 소양증, 발열, 오한, 오심 등의 관련 증상 유무에 대해 문진한다. **질 분비물과 소양증을 동반한 배뇨곤란은 음문질염을 암시한다.** **요도염은 질 분비물을 동반한다. 발열, 오한, 오심은 종종 요로감염증(UTI)과 연관이 있다.**

과거병력

최씨는 양호한 건강 상태를 유지해 왔다고 진술했다. 그녀는 상기도감염을 앓은 적이 있으며, 최근 요로감염증을 겪었으며, 항생제 투여를 받았다고 한다(환자가 항생제 이름은 기억하지 못한다). 최근 외상이나 수술 받은 적은 없다고 한다. 마지막 부인과 검진을 받은 것은 2년 전이었고, 자궁경부세포진검사팝도말검사 결과는 정상이었다고 한다. 최씨는 임신경험이 한 번 있으며, 자연분만으로 한 명의 자녀를 출산하였다. 기혼자이고 일부일처제 관계이며, 결혼 전 클라미디아 진단받고 치료한 경험이 있다.

간호사는 모든 과거병력과 외상, 수술, 임신에 대하여 상세히 질문한다. 이는 진단과 간호계획을 위한 정보를 제공할 것이다.

월경력	언제 월경이 시작되었는가? 환자에게 월경 양상을 설명하게 한다. 월경주기는 규칙적인가? 환자의 월경 양상에 변화가 있었는가? 환자는 탐폰과 생리대 중 어떤 것을 사용하는가?
비뇨생식기계 문제의 재발 여부	환자는 과거에 비뇨생식기계에 문제를 겪은 적이 있는가? 있다면, 중증도와 양상에 변화가 있었는가?
성 생활	성 관계 파트너 수와 피임약 사용 여부를 포함하여 환자의 성적 병력에 대해 질문한다. **성적 병력은 성병(STD)과 같은 진단에 단서를 제공할 수 있다.**
임신 여부	정상 출산[live birth; 출산부(para), 유산, 낙태를 포함하여 과거 임신 여부(gravida), 에 대해 환자에게 질문한다. 자연분만이었는가, 제왕절개분만이었는가?
과거 건강 상태 및 수술 여부	환자에게 어떤 만성 질환이 있는가? **일부 만성 질환은 비뇨생식기계 증상으로 확인할 수 있다.** **제2형 당뇨병은 다뇨증 혹은 요로질환을 야기할 수 있다. 갑상선항진증은 무월경(amenorrhea)을 초래할 수 있다.** 환자에게 과거 수술력에 대해 질문한다. 과거 외상, 특히 복부배 및 생식기 부위의 외상에 대해 질문한다.
최종 산부인과 검진	환자의 최종 골반내진 및 자궁경부세포진검사에 대해 문진한다. 결과는 정상이었는가 비정상이었는가?

가족력

> 최씨는 부인암 및 유방암과 관련하여 가족력이 없다. 최씨의 외조부모는 사망하였다. 외조부는 심근경색심장근육경색으로 사망하였으며, 외조모는 일종의 치매를 앓았던 것으로 환자는 기억한다. 환자의 친조모는 사망하였으며, 당뇨로 인한 합병증이 원인이었던 것으로 환자는 생각한다. 친조부는 살아 있으며, 건강 상태가 양호하다. 최씨의 아버지는 고혈압이 있어 약을 복용 중이다. 어머니는 건강하다. 환자에게는 두 명의 남자 형제가 있으며, 각각 35세, 37세이고, 30세의 여자 형제도 한 명 있다. 환자의 큰오빠는 제2형 당뇨병을 앓고 있다. 다른 남자 형제의 건강 상태는 양호하다. 여자 형제는 자궁내막증 진단을 받았다.

특히 암과 관련한 많은 질환들은 가족력을 보인다.

생존하는 친척의 나이	부모, 형제, 자녀 관계 및 건강 상태를 모두 포함한다.
사망자	환자와 사망자와의 관계 및 사망원인을 포함한다(자궁암과 같은 비뇨생식기관에 영향을 미치는 질환들은 명확하게 기재한다).
만성 질환 (비뇨생식기계 질환)	가족들이 앓고 있는 만성 질환에 대해 질문하며, 질문 내용에 질환을 가진 가족 구성원과 환자와의 관계를 포함한다. 비뇨생식기계질환 혹은 비뇨생식기에 발현을 보이는 질환에 중점을 둔다. 암과 자궁내막증과 같은 질병은 가족에게 유전되는 경향이 있다.
유전적 결함	선천적인 출생 결함의 병력이 있는가?

사회력

> 최씨는 남편과 4살 난 딸과 함께 살고 있다. 환자는 식료품점에서 계산원으로 일을 하며, 가끔 진열하는 일을 맡기도 한다. 환자는 하이킹과 캠핑을 좋아하지만 최근에는 둘 다 간 적이 없다. 환자는 저용량 피임약을 사용한다. 5년 전 담배를 끊었고, 음주는 가끔씩 하며, 기분전환약물은 사용하지 않는다고 한다. 결혼 전, 최씨는 몇 명과 성 관계를 가졌으며, 성병(STD)인 클라미디아감염으로 한 차례 치료를 받았다. 최씨는 남편과는 성 생활에 있어 아무런 문제가 없다고 진술했다.

환자의 사회력은 종종 진단의 범위를 좁히는 데 도움을 준다.

가족	환자에게 현재 가족 구성원에 대한 설명을 요청한다.
직업	환자의 직업에 대해 질문한다.
스트레스와 관리법	스트레스 수준과 스트레스 관리법에 대해 질문한다. 스트레스는 월경주기에 영향을 미칠 수 있다.
취미	취미생활 및 활동 등에 대하여 질문한다. 장거리 달리기 선수와 체지방 부족 여성의 경우 무월경을 경험할 수 있다.
개인 위생	환자의 개인 위생 관념에 대해 질문한다. 최근 새로운 제품이나 질 세정제를 사용한 적이 있는가? 질 세정제 거품 목욕제 및 기타 제품은 알레르기성 질염을 초래할 수 있다.
흡연 여부	담배의 종류, 흡연량, 흡연 기간, 간접흡연 노출 정도 등과 같은 흡연 여부에 관해 질문한다. 니코틴은 혈관수축제로 비뇨기 이상의 원인이 될 수 있다.
음주 여부	환자가 음주를 하는가? 한다면 어떤 종류의 술을 얼마나 마시는가? 음주는 배뇨곤란을 불러올 수 있다.

기분전환 약물의 사용	환자가 기분전환약물을 복용하는가? 그렇다면 어떤 약물을 얼마나 사용하는가? 헤로인과 같은 많은 기분전환약물들은 월경에 영향을 미친다.

계통별 문진

다수의 비뇨생식기계 질병들은 비뇨·생식기관 외의 기관에서 징후를 보인다. 가능한 한 종합검진을 실시해야 하지만 시간 및 다른 제약 사항들로 인해 간호사는 부분 검진만을 실시할 수도 있다. 부분 검진 동안 간호사는 비뇨생식기계로 인한 이상 징후가 발현될 가능성이 있는 신체기관에 대한 질문에 초점을 맞춘다. 다음 표는 비뇨·생식기 이상 징후의 일반적인 발현을 요약한 것이다.

기관	증상 및 징후	가능한 동반 질병 및 질환
신체 전반	발열	자궁암, 신장결석증콩팥돌증, 요로결석증요로돌증, 신우신염깔때기콩팥염, 급성 신부전콩팥기능상실
	오한	신우신염, 요로결석증
호흡기계	좌위호흡앉아숨쉬기, 호흡곤란	연쇄구균감염후사구체신염사슬알균감염후토리콩팥염
위장관계	오심 및 구토	요로결석증, 신우신염
	가벼운 오심	세균성 방광염
신경계	노인 환자의 의식 변화	요로감염증

신체검진

필요한 기구

- 멸균 장갑
- 질경질보개(그레이브스 혹은 패더슨)
- 세포검사 용액 혹은 고정액과 덮개가 있는 슬라이드
- 다루개주걱
- 브러시
- 광원
- 자궁경부용 긴 막대 솔
- 수용성 윤활제
- 클라미디아 및 임질검사 도구 세트 시험관(선택 사항)
- 질 검사용 피펫(스포이트, 선택 사항)
- 수산화칼륨(선택 사항)
- 염화나트륨(선택 사항)

비뇨기계 검진의 구성 요소

타진 및 촉진

본 검사에 있어서 필요시 복부 및 등이 노출될 수 있도록 환자가 가운을 입는 것이 도움이 된다. 적절하게 소독포를 덮어 주는 것을 명심한다.

검진	이론적 근거
1. 신장을 타진한다. 환자가 허리를 펴고 똑바로 앉게 한다. 환자의 등을 노출시키고, 필요시 소독포로 덮어 준다. 간접적인 방법을 사용하여 한 손의 손바닥을 늑골척추각갈비척추각(CVA)에 위치한다. 다른 손을 사용하여 주먹을 쥐고 다른 손의 손등을 두드린다. 직접적인 방법을 사용하여 주먹을 쥐고 늑골척추각에 손바닥으로 직접적으로 두드린다. 어떤 방법을 사용하든지, 환자가 통증을 느끼지 않을 정도의 힘으로 늑골척추각을 두드린다.	1. 환자는 압통누름통증이나 통증을 느끼지 말아야 한다. 통증과 압통은 느낀다면 사구체신증토리콩팥증 혹은 사구체신염토리콩팥염을 의미할 수 있다.

검진	이론적 근거
2. 신장을 촉진한다. 환자를 앙와위바로누운자세로 눕히고, 적절히 가린 후 복부를 노출시킨다	
a. 왼쪽 신장을 촉진하기 위해서는 환자의 오른쪽에 선다. 환자를 오른쪽으로 눕힌다. 왼쪽 팔로 환자를 가로질러 왼쪽 손이 환자의 왼쪽 옆구리 뒤에 위치하도록 한다. 다음으로 왼쪽 손으로 옆구리를 들어올리면서 오른쪽 손바닥으로 깊게 촉진을 한다.	**a.** 이것은 앞쪽으로 신장을 옮겨 놓는 것이다. 평소에는 왼쪽 신장의 촉진이 불가능하다. 통증, 압통이 있는 신장은 염증 가능성을 나타낸다. 특히 비대된 신장은 수신증물콩팥증이나 다낭성 질환을 의미할 수 있다.
b. 오른쪽 신장을 촉진하기 위해서는 환자의 오른쪽에 위치하고 왼쪽 손으로 오른쪽 옆구리 부위를 들어올린다. 오른쪽 손을 사용하여 깊게 촉진한다.	**b.** 오른쪽 신장은 더 자주 촉진한다. 신장은 단단하고, 매끄럽고, 딱딱해야 한다. 만성 신부전은 부드러운 느낌이다.
3. 방광 용량 측정을 위해 타진한다.	**3.** 치골상부 타진으로 방광 용량을 파악할 수 있다. 대략적인 방광 용량은 약 400~600mL이다. 방광팽만도 타진하는 동안 탐지할 수 있다.
4. 방광을 촉진한다.	**4.** 방광이 확대되지 않으면 촉진 또한 불가능하다.

부인과 검진의 구성 요소

보호자는 검진을 돕기 위해 환자와 함께 방 안에 있어야 한다. 환자는 검진 24시간 전에 질세척이나 성관계를 하지 않아야 하고, 방광도 비워져야 한다.

환자가검진실에 들어오기 전 모든 장비와 사용 준비가 갖춰 있어야 한다. 검진실은 개인보호가 유지되어야 하고, 편안한 온도여야 한다.

환자가검진을 받을 때는 탈의한 상태로 가운만 입고 있어야 한다. 그다음 검사를 위한 자세를 취하도록 환자를 도와야 한다. 엉덩이는 테이블에 끝에 있어야 한다[그림 17-5] . 환자에게 그의 발을 발걸이 안에 올려놓도록 한다. 등자를 오븐 장갑으로 덮어 주거나 환자가 편안함을 갖게 하기 위해 양말을 벗도록 한다.

검사 중에는 장갑을 꼭 끼도록 한다. 어떤 간호사들은 하나를 버려야 할 때를 대비하여 두겹의 장갑을 낀다. 이는 하나의 장갑을 벗어도 깨끗한 또 다른 장갑이 있기 때문이다. 이것은 혹시 장갑에 구멍이 뚫려 있을 때를 대비하여 간호사와 환자의 오염가능성을 줄여 준다.

검사 중에 어떤 일이 일어날 것인지 환자에게 자세히 설명해야 한다. 검사 중 의사는 환자에게 질문하거나 환자가 궁금해야 하는 것이 있는지 물어볼 수 있다. 이것은 환자의 긴장을 줄여 주고 편안하게 소통할 수 있도록 의사소통을 원활히 하는 데 유용하다.

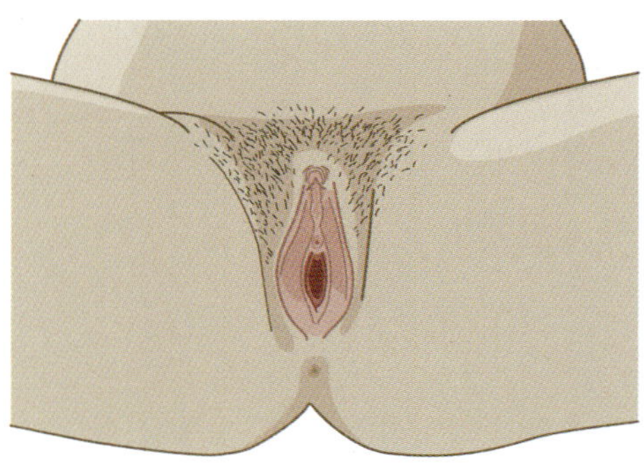

그림 17-5 쇄석위돌제거술자세

외부생식기: 시진과 촉진

환자는 검사 전에 설명된 자세로 있어야 하고, 간호사는 검사대의 밑부분에 앉아야 한다.

검진	이론적 근거
1. 치구의 위생을 사정한다(음모 분포, 그 밑에 있는 피부의 상태).	**1.** 음모는 굵고 뒤집어진 삼각형으로 치구를 덮고 있어야 한다. 음모의 감촉은 인종에 따라 다르다. 그 밑의 피부는 병변 없이 매끄러워야 한다. 어떤 환자들은 음모가 제모되어 있을 수 있다. 음모의 뿌리에 작은 갈색의 이가 보일 수 있다. 드문드문 나 있는 모발은 호르몬 문제를 나타낼 수 있다.
2. 분비물, 병변, 부종, 색깔 등 음문을 시진한다.	**2.** 대음순의 피부톤은 환자의 나머지 피부색과 어느 정도 동일해야 한다. 소음순은 분홍색을 띠어야 한다. 음문은 병변이나 부종이 없어야 한다. 단순포진은 홍반의 맨 아랫부분이나 가피가 있는 구진(crusted papules)이 여러 개의 소낭과 함께 나타난다[그림 17-6]. 음부사마귀생식기사마귀[genital warts; 뾰족콘딜로마(condyloma acuminatum)]는 질의 벽쪽이나 음문에 무통성의 붉은색 종창으로 나타날 수 있다. 진행된 염증에서는 이 사마귀들이 회음부를 타고 더 커질 수 있다[그림 17-7]. 매독은 대개 경계가 명확한 단일 궤양으로 나타난다. 부종은 염증감염에서 나타난다.

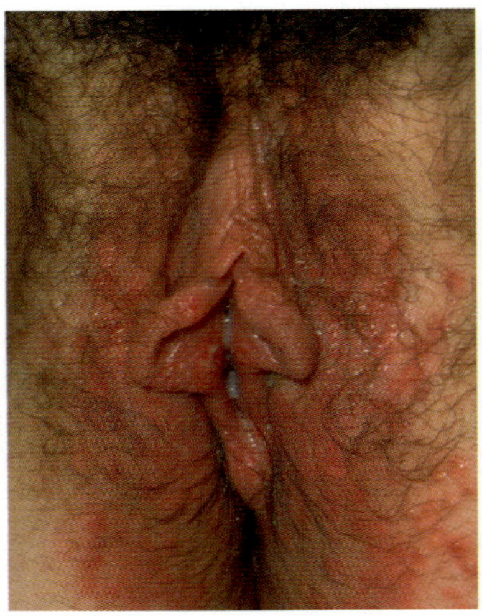

그림 17-6 단순포진

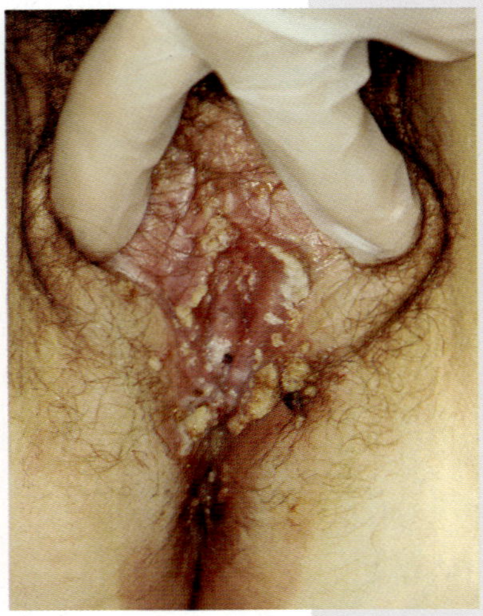

그림 17-7 음부사마귀

검진	이론적 근거
3. 음핵과 그 크기를 검사한다.	**3.** 보통 음핵의 길이는 2cm, 넓이는 0.5cm이다. 확대된 음핵은 테스토스테론이 과도하다는 것을 의미한다.
4. 요도구의 분비물이나 색깔을 관찰한다.	**4.** 요도구는 분비물이 없어야 하며, 분홍색이어야 한다.
5. 질구를 관찰한다.	**5.** 투명하거나 하얀 소량의 분비물은 정상이다. 질의 조직이 요도구로 튀어나온 것은 방광헤르니아와 관련된 것일 수 있다.
6. 바르톨린선의 덩어리와 부종, 압통을 확인하기 위해 질구에서 손가락으로 4시와 8시 방향으로 눌러 바르톨린선을 촉진한다[그림 17-8].	**6.** 바르톨린선은 매끄러워야 한다. 압통과 부종은 농양고름집을 의미할 수 있으므로 전문의에게 의뢰한다. 덩어리는 암일 수도 있으며, 그것 또한 전문의에게 의뢰한다.

검진	이론적 근거
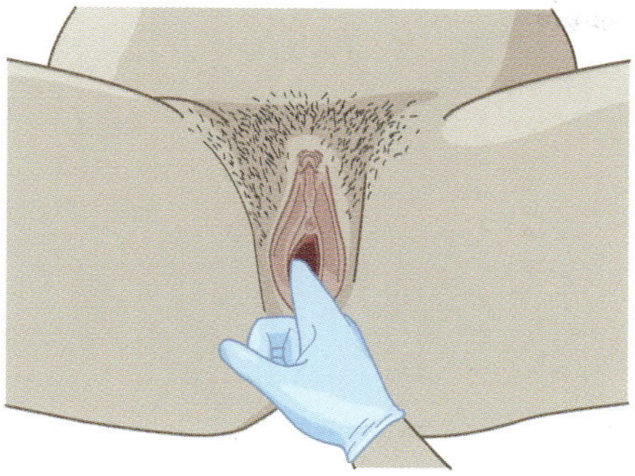 그림 17-8 바르톨린선 촉진	

내부생식기: 시진

내부생식기의 검사는 관찰과 촉진을 포함한다. 간호사는 내부구조를 관찰하기 위해 질경을 사용한다. [박스 17-1]은 질경 사용의 방법을 설명한다. 질경은 그레이브스(Graves)와 패더슨(Pederson)의 두 가지 종류가 있다[그림 17-9]. 그레이브스 질경은 플라스틱이며, 여러 가지의 크기와 길이가 있다. 페더슨 질경은 크기가 더 작고 좁은 질구의 환자들에게 사용된다.

박스 17-1 질경 사용 기법

질경은 간호사가 내부구조를 더 정확하게 관찰할 수 있도록 돕고, 다음과 같은 방법으로 사용한다.

1. 환자에게 검사 과정을 설명한 후 다리에 힘을 뺄 것을 부탁한다. 이것은 충격적인 경험이 될 수 있으므로, 환자에게 검진 과정에 대해 설명하고, 도구를 보여 준 후, 이 도구가 어디에 어떻게 사용될 것인지 이야기한다.
2. 적절한 크기의 질경을 고른다. 이 질경은 환자에게 편안한 크기여야 하고, 간호사가 자궁경관 내부를 볼 수 있게 도와야 한다.
3. 질경의 끝과 장갑을 따뜻한 물로 적신다.
4. 음순을 벌리고 많이 쓰지 않는 손으로 질의 입구를 연다.
5. 가장 많이 쓰는 손으로, 질경을 45°의 각도로 끝이 살짝 밑으로 향하게 잡는다.
6. 질 안으로 질경을 집어넣는다(그림 A).
7. 질경의 끝이 질의 둥근천장 안에 있을 때 질경을 가로로 눕힌다. 이렇게 되면 끝이 밑으로 향하게 된다(그림 B) 환자가 과체중일 경우 질벽이 늘어져 있을 수 있으므로 멸균장갑을 낀 손가락으로 들어 올려 시야를 확보한다.
8. 질경의 끝을 천천히 연다(그림 C).
9. 자궁경관이 보일 것이다(그림 D). 질경을 잠근다.

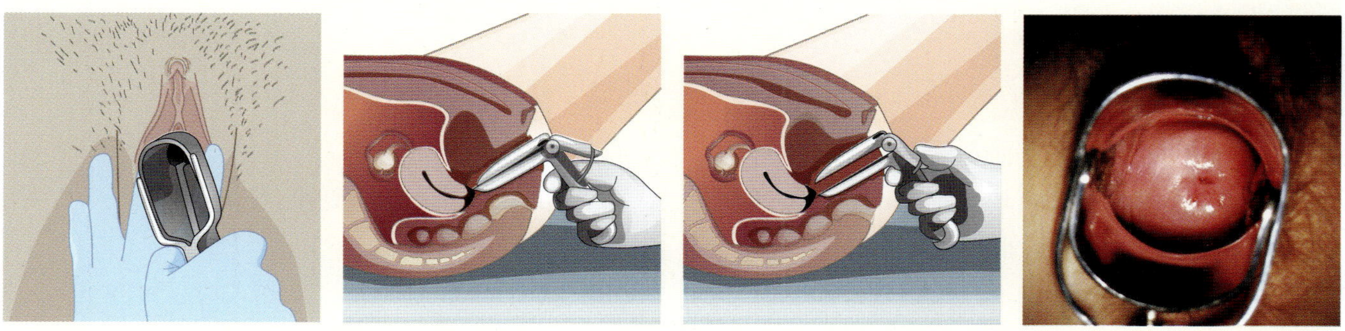
A B C D

그림 A 질 안으로 질경 삽입 B 질 안에 삽입된 질경 C 자궁경부 검진 D 자궁경부 열기

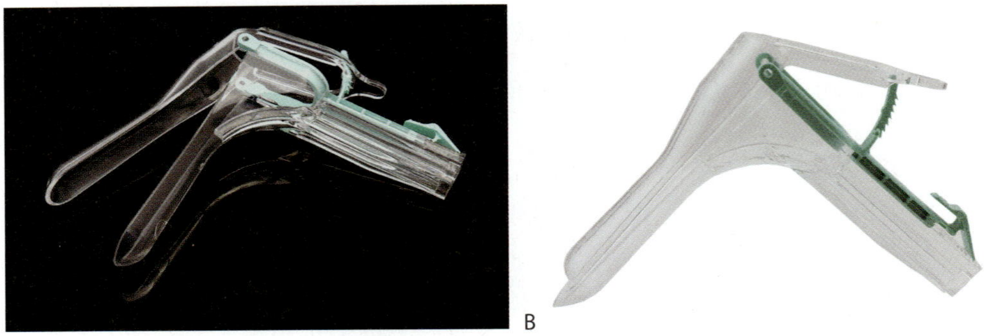

A B

그림 17-9 다양한 질경 모양: A. 패더슨 질경(Pederson speculum) B. 그레이브스 질경(Graves speculum)

검진	이론적 근거
1. [박스 17-1] 설명과 같이 질경을 삽입한다. 과다한 분비물은 큰 면봉으로 닦아낸다	**1.** 이는 자궁경부의 정확한 시진을 위한 것이다.
2. 자궁경부(cervix)를 시진한다.	
a. 색깔과 특징을 확인한다.	**a.** 자궁경부는 표면이 매끈하고 견고하며 붉은색을 띠고 있으며, 질쪽으로 돌출되어 있다. 자궁경부는 둥글며 대칭적이다. 자궁경부는 어떤 병변이나 덩어리, 궤양, 붉은 반점이나 분비물이 없어야 한다. 임신 초기 자궁경부는 푸른 빛이 나타날 수 있다. [표 17-1]은 비정상 자궁경부의 소견을 나타낸 것이다.
b. 자궁경부를 검사한다.	**b.** 자궁경부 입구의 모양은 여러 가지가 있다[그림 17-10]. 출산 경험이 없는 여성의 경우 입구는 작고 둥글다. 출산 경험이 있는 여성의 경우 갈라진 틈 같은 모양을 보인다.
c. 청년층에서는 변형층(transformation zone)을 볼 수 있다. 노인 환자의 경우 변형층이 자궁경관에서 나타날 수 있다.	**c.** 변형층은 쉽게 출혈이 일어나는 불규칙한 홍반 부위이다.

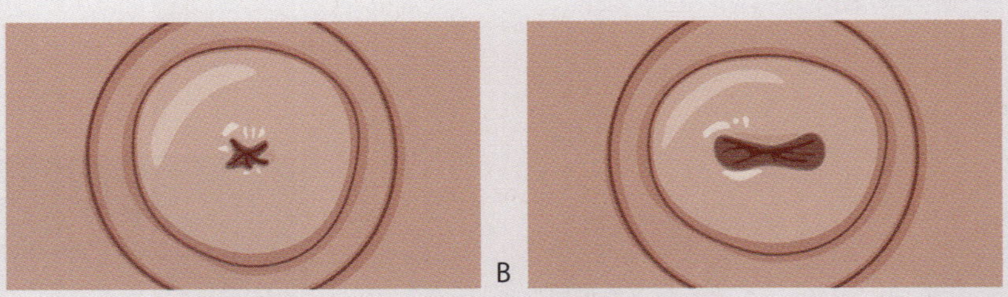

A B

그림 17-10 자궁경부 입구의 모양

표 17-1 자궁경부의 비정상 소견

소견/진단	설명	그림 설명
나보트낭종 Nabothian cysts	작고 투명한 노란색 낭종; 만성 자궁경부암자궁목암, 자궁경부선자궁목샘 폐색으로 초래된다.	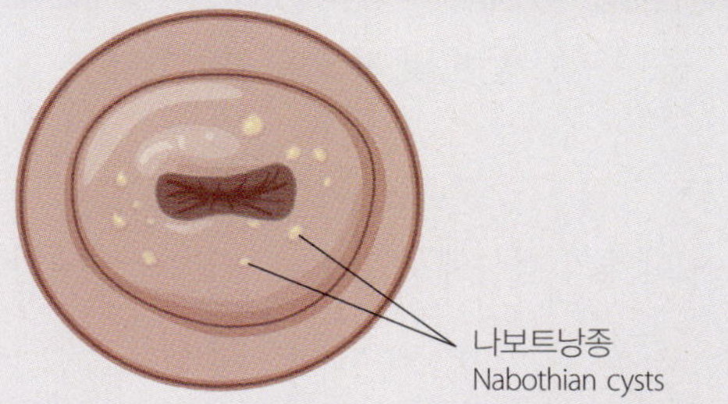
자궁경부외번자궁목가쪽돌림 Cervical eversion	자궁경관의 원주상피세포가 뒤집힘; 거칠며 짙은 붉은색으로 변화한다. 자궁경부 조직은 파괴되기 쉽다.	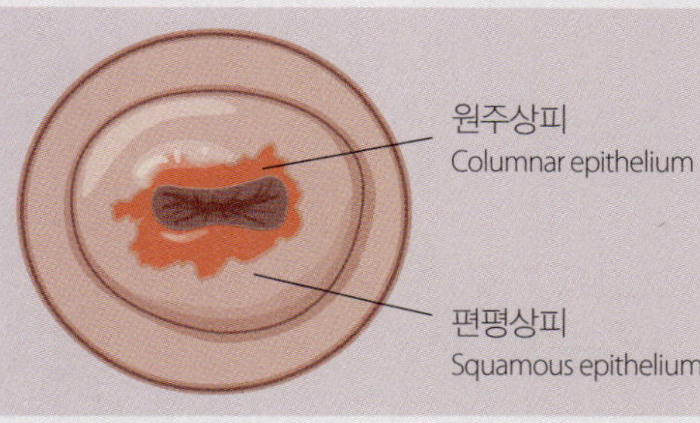
용종 Polyps	밝은 분홍색의 부드러운 조직이 자궁경부 입구로 돌출; 자궁경부 조직이 돌출되어 있다.	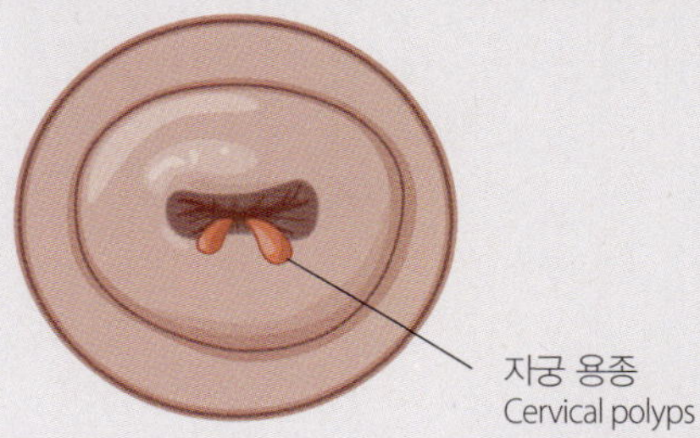
청색증 Cyanosis	골반정맥울혈을 의미하는 푸른 빛; 임신 초기에 보인다.	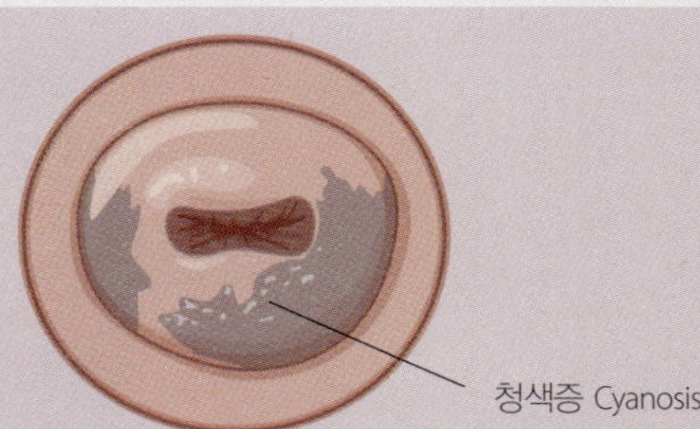
디에틸스틸베스트롤(강력한 합성 여성호르몬의 일종) 노출 DES; Diethylstilbestrol exposure	출생 전 태아일 때 DES에 노출된 것이 원인이다. 자궁외경관자궁바깥목관의 질벽까지 원주상피가 확장된 형태로 나타난다. 자궁경부에 깃이 있을 수 있다.	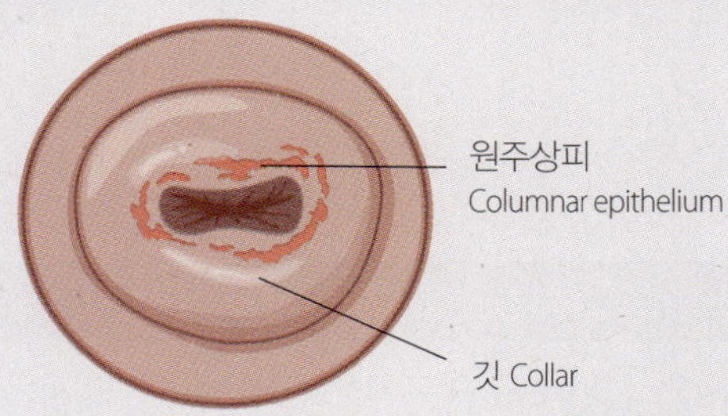
종양 Cancer	단단한 궤양은 암을 암시한다. 암 말기에는 궤양이 크게 자라나며 진행된다.	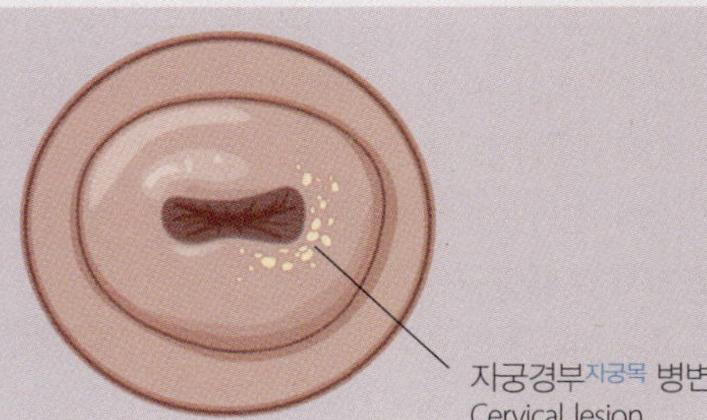

검진	이론적 근거
3. 질경을 빼내면서 질(vagina)을 검사한다. 질의 색, 분비물, 주름, 병변 및 자극을 점검한다.	**3.** 질은 분홍색으로 습하며 병변이나 자극은 없다. 투명한 혹은 백색 분비물이 있을 수 있다. 다른 색의 분비물이 있으면 [그림 17-11]에서 묘사한 것처럼 비정상적이다.

이 단계의 검사에서 간호사는 [박스 17-2]에 기술한 것처럼 도말표본떼바른표본 혹은 배양균을 취할 수 있다.

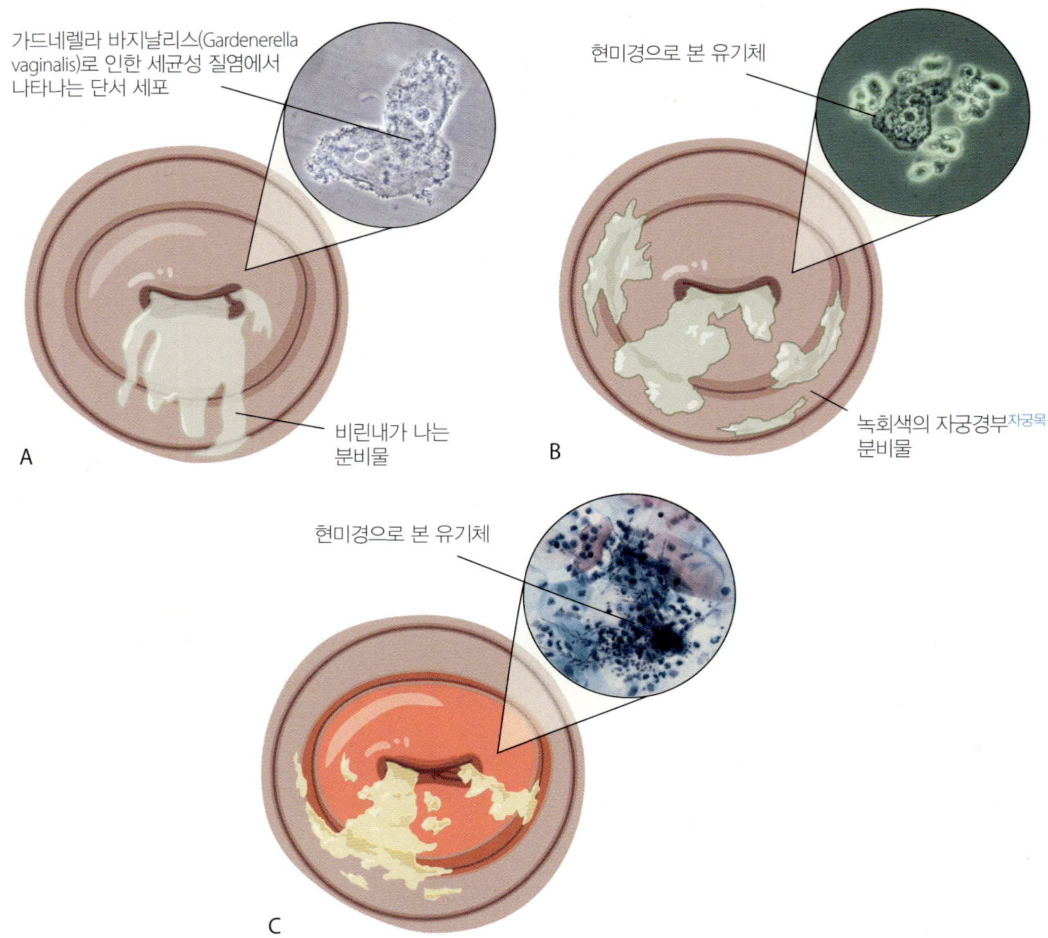

그림 17-11 질염: A. 세균성 질염 B. 트리코모나스성 질염 C. 칸디다성 질염

박스 17-2 배양균 및 도말표본

배양과 도말표본은 모두 골반검사를 하는 동안 시행해야 한다. 필히 무균 장갑을 착용해야 한다.

성병검사성매개병검사를 위한 배양균 시료

성병(STD) 검사용 배양균은 자궁경부세포진검사 전에 시행해야 한다. 미국 질병통제예방센터는 25세 이하의 젊은 여성, 위험도가 높은 환자 및 검사를 요구하는 환자는 누구나 검사하도록 권고한다.

배양균 채취: 무균 면봉을 자궁경부 안으로 삽입한다. 면봉을 360° 회전하고 약 30초 동안 놓아 둔다. 면봉을 꺼내어 유리병 속에 넣어 보관한다.

감염검사용 배양균

성병(STD) 시험 후 트리코모나스성 질염, 칸디다성 질염 및 세균성 질염의 표본을 채취한다. 무균 면봉을 자궁경부 속에 약 20초 동안 삽입하고 질 속을 문지른다. 면봉을 염화나트륨이 들어 있는 깨끗한 유리병 속에 넣어 둔다.

박스 17-2 배양균 및 도말표본-계속

자궁경부세포진검사

자궁경부를 시각화한다. 나무 주걱으로 외자궁경부바깥자궁목를 긁어내며 주걱을 360° 돌린다. 표본을 유리판 위에 펴바른다. 사이토브러쉬(긴 면봉)를 자궁경관 내에 2cm 삽입하고 180° 돌린다. 브러쉬를 유리판 위에서 굴린다. 고정액을 바른다.
자궁암 액상검사(씬프랩 액상검사)를 할 경우, 긴 플라스틱 막대 솔(브룸)로 자궁경부 주변과 내부에서 동시에 시료를 채취한다. 모든 부위에서 세포를 채취하기 위하여 솔을 여러 번 돌린다. 솔을 고정액 속에 넣고 빙빙 돌린다. 솔을 버린다.

두손진찰

두손진찰(bimanual examination)은 내부 구조의 촉진을 포함한다 다른 검사와 마찬가지로 환자에게 무엇을 할 것인지를 설명한다.

검진	이론적 근거
1. 깨끗한 장갑을 낀다. 잘 쓰는 손의 셋째 및 넷째 손가락에 수용성 젤을 바른다. 손가락들을 부드럽게 질 입구에 삽입한다. 다른 손은 [그림 17-12]에 나타난 것처럼 아래 복부를 누른다.	**1.** 깨끗한 장갑은 교차오염을 예방한다. 수용성 젤은 마찰을 줄이고, 환자가 더 편안함을 느낄 수 있게 해 준다.

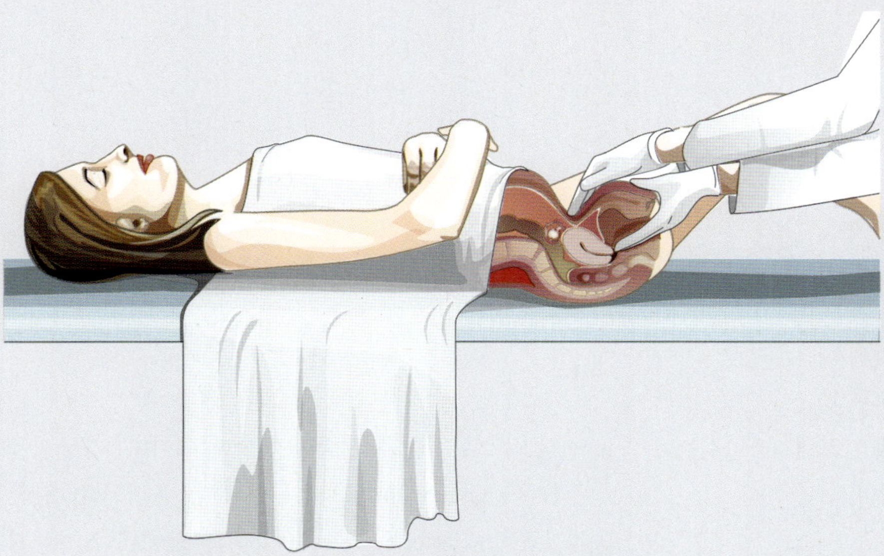

그림 17-12 두손진찰을 위한 손의 위치

검진	이론적 근거
2. 질을 촉진한다.	**2.** 질에는 덩어리 혹은 압통이 없어야 한다. 방광류(방광이 질 내로 돌출) 혹은 직장류곧창자탈출증(직장이 질 내로 돌출)가 촉진될 수 있다. 덩어리는 질암을 나타낼 수 있다.
3. 자궁경부를 촉진한다. 절천장질원개 부위의 돌출 융기를 손가락으로 훑는다. 크기, 이동, 단단함을 기록한다.	**3.** 자궁경부는 단단하고, 부드러우며, 이동이 가능해야 하고, 촉진 시 압통이 없어야 한다. 자궁경부를 움직일 때 통증이 있으면 골반염증질환을 시사한다.

검진	이론적 근거
	자궁경부가 질 안으로 3cm 이상 확장된 경우에는 골반 혹은 난소 덩어리를 의심한다. 자궁내막증 혹은 종양은 자궁경부를 고착시키는 원인이 될 수 있다. 자궁경부가 질 아래 위치한 경우 질탈출증을 암시할 수 있다. 덩어리나 궤양은 사정 후 전문의에게 의뢰해야 한다.
4. 자궁저자궁바닥(자궁의 위 넓은 부분)를 포함하여 자궁을 촉진하기 위하여 손가락을 약간 앞으로 움직인다[그림 17-13]. 자궁을 복부 쪽 위로 민다. 다른 손으로 치골결합과 배꼽 사이의 복부 위로 부드럽게 누른다.	**4.** 자궁과 자궁저는 자궁경부 뒤, 골반 내에 위치한다.

A

B

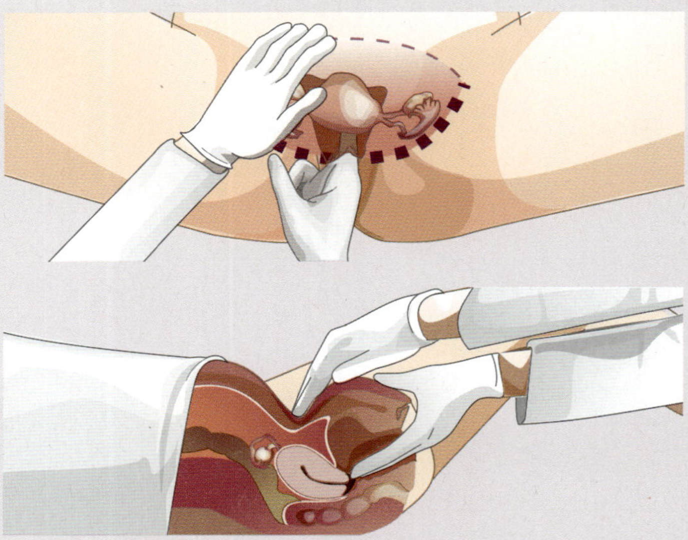

그림 17-13 자궁 촉진

검진	이론적 근거
a. 자궁의 위치와 움직임을 기록한다. [그림 17-14]는 자궁의 다양한 위치를 도시한 것이다.	**a.** 정상적으로 자궁은 전방향경사앞방경사이며, 자궁전굴자궁앞굽음(anteflexion)로 되어 있으며, 움직인다. 자궁후굴자궁뒤굽음(uterine retroflexion)은 자궁내막증에 기인할 수 있다.

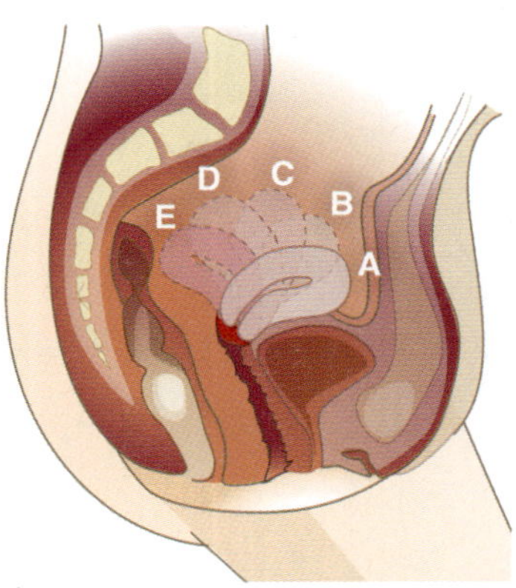

그림 17-14 자궁의 위치: A. 자궁전굴 B. 전방향경사(정상 위치) C. 중간 위치 D. 후방향경사 E. 자궁후굴

검진	이론적 근거
b. 덩어리 혹은 압통이 있는지 촉진한다.	**b.** 자궁은 단단하고, 부드럽고, 둥글어야 한다. 압통은 감염 혹은 자궁내막증을 암시한다.
5. 복부 위에 손을 얹고 왼쪽으로 움직인다. 손을 약간 앞으로 밀면서 복부를 부드럽게 누른다. 질 안에 있는 손을 부드럽게 왼쪽으로 움직여서 난소를 촉진한다[그림 17-15]. 반대쪽으로도 반복한다.	**5.** 난소는 부드럽고, 편평하며, 이동성이 있고, 통증이 없어야 한다. 통증이 없어야 한다. 비만 환자나 노인 환자에게서는 난소를 촉진하기 힘들 수 있다. 다낭난소증후군(PCOS), 난소낭종 및 난소암은 난소 비대의 원인이 될 수 있다.

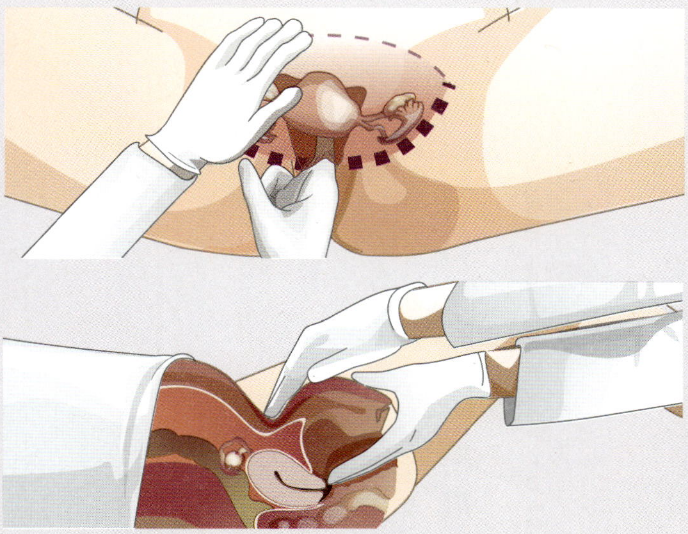

그림 17-15 난소 촉진

직장-질 검진

직장-질 검진은 골반검사의 중요한 일부이다. 특히, 폐경 여성이나 팽만감과 실금 증상을 호소하는 여성에게 중요하다. 비뇨생식기계 검사의 모든 경우와 마찬가지로 환자에게 무엇을 하려고 하는지 사전에 설명한다.

검진	이론적 근거
1. 깨끗한 장갑을 낀다. 장갑을 두겹 착용했다면 첫 번째 장갑을 벗어 깨끗한 장갑을 유지한다. 수용성 젤을 둘째 및 셋째 손가락에 바른다.	**1.** 깨끗한 장갑은 질로부터 직장으로 미생물이 교차오염되는 것을 예방한다.
2. 환자에게 긴장을 풀게 하고 둘째 손가락 혹은 검지를 질에 부드럽게 삽입한 후 셋째 손가락은 직장에 삽입한다. 오른손잡이라면 왼손으로 복부 위를 누른다[그림 17-16].	**2.** 이 부위는 부드럽고, 단단하며, 움직일 수 있어야 하며, 압통이 없어야 한다. 용종, 병변, 치질이 S-모양 부위에서 촉진될 수 있다. 통증은 자궁내막증을 암시할 수 있다.

검진	이론적 근거
	앞쪽 직장벽곧창자벽을 통하여 내부 질 구조를 촉진한다. 자궁경부 뒤 부위, 맹낭막힌주머니(cul-de-sac) 및 직장질곧창자질 격벽을 촉진한다. 마지막으로 깨끗한 장갑을 끼고(수용성 젤 윤활제를 바른) 검지를 항문 속으로 미끄러져 들어가도록 넣고 잠혈검사를 위하여 소량의 대변을 채취한다.

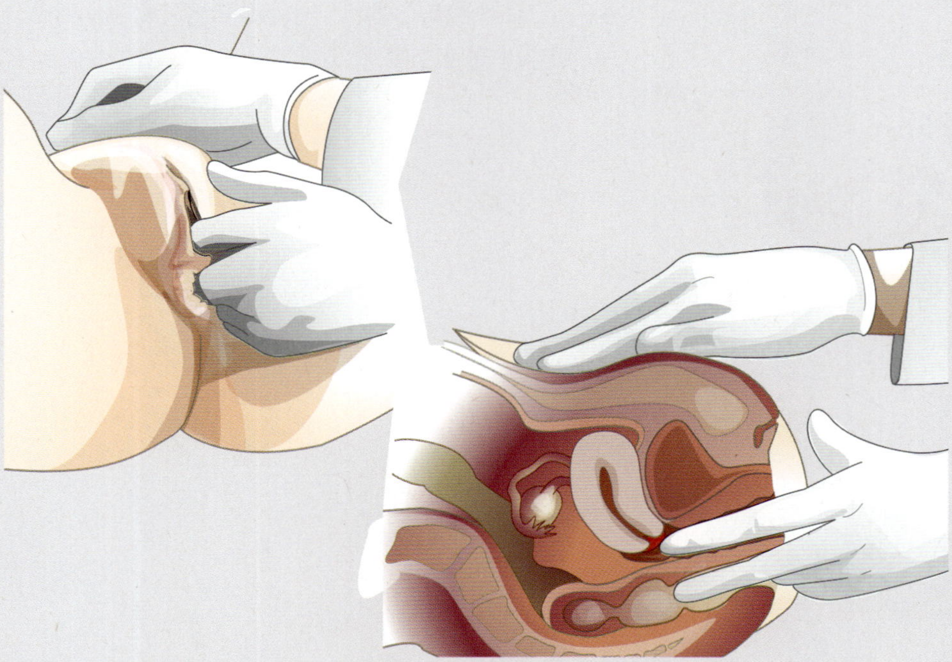

그림 17-16 직장-질 검진의 시행

진단적 추론

의료인은 건강력과 신체검진 결과를 토대로 평가 및 계획을 세우게 된다. 예를 들어, 환자는 진단을 내리는 데 도움이 되는 많은 증상들을 이야기할 것이다. 그러면 과거병력과 신체검진 결과에서 발견된 소견들로 한 개 또는 두 개 정도의 진단을 내릴 수 있다. 골반통증은 일반적인 주호소이다. [표 17-2]는 골반통증과 관련된 일반적인 질환들의 감별 진단들을 설명한 것이다.

표 17-2 골반통증 감별 진단

감별 진단	환자의 병력상 주요 소견	환자의 신체검사상 주요 소견	진단검사
자궁외임신 Ectopic pregnancy	질출혈, 한쪽 혹은 방사형 통증, 골반염증질환 병력 통증	촉진 시 압통, 자궁경부를 움직일 때 자궁경부통증자궁목통증	β-HCG, 초음파
자연유산 Spontaneous abortion	골반경련통증, 하부 요통허리통증, 비정상 질출혈	자궁경부의 육안 관찰 시 자궁경관 개대 정도 및 자궁경부 외구를 지나는 조직 관찰	초음파
신우신염 Pyelonephritis	옆구리통증, 오한, 발열, 오심	늑골척추각압통갈비척추각누름통증	소변검사, 소변배양, IVP
골반염증질환 Pelvic inflammatory disease	골반통증, 질 분비물, 비정상 출혈, 배뇨곤란	복부 압통, 자궁경부 배설물, 자궁경부를 움직일 때 압통	CBC, 초음파

주: (β-HCG: 베타 인간융모성선자극호르몬, CBC: 일반혈액검사, IVP: 정맥신우조영술정맥깔때기조영술, PID: 골반염증질환

특수대상자의 비뇨생식기계사정

임산부에 대한 고려사항

임신한 환자는 부인과 호소증상이 있을 때 대개 산부인과 전문의를 방문한다.

- 생리적 변화에 유의한다:
  - 임신한 환자의 자궁경부는 '차드위크징후(Chadwick's sign)'라고 알려진 것처럼 푸르스름하다.
  - 자궁은 임신 주 수에 따라 팽창할 것이다.
- 자궁 내 자궁경부에서 시료 채취 시에는 면봉을 사용한다.
- 호르몬 활동, 자궁 확장에서 오는 압력 및 혈액량의 증가는 신장 구조 변화의 원인이 된다. 때때로 환자는 야뇨증, 빈뇨와 긴박뇨를 경험한다.

신생아에 대한 고려사항

산모의 에스트로겐여성호르몬 영향으로 신생아에게는 점액성 질 분비물이 있다. 신생아는 또한 가월경거짓월경(pseudomenstruation)이라고 부르는 약간의 혈액 같은 분비물을 보일 수 있으나 이것은 정상이다.

소아에 대한 고려사항

- 소아 환자에게는 대음순이 부드럽다는 것에 유의한다.
- 성 성숙도(tanner stage)를 결정하기 위하여 음모 분포와 유방 발아를 검사한다. 음모 분포와 성장은 사춘기에 시작한다. [그림 17-17]에 음모 성장 단계를 나타내고 있다.
- 분비물, 반상출혈 및 출혈을 검사한다. 아무 것도 없어야 하나, 소아 환자는 여러 이유로, 특히 오랫동안 젖은 옷을 입었을 때 칸디다감염이 있을 수 있다.
- 처녀막을 검사한다. 완전히 닫힌 처녀막은 월경 중에 월경혈의 배출을 막을 수 있으며, 전문의에게 의뢰해야 한다(파열된 처녀막은 추가 검사가 필요하며, 이 소견은 성적 학대의 가능성을 나타내는 것이므로 즉시 전문의와 상의해야 한다).

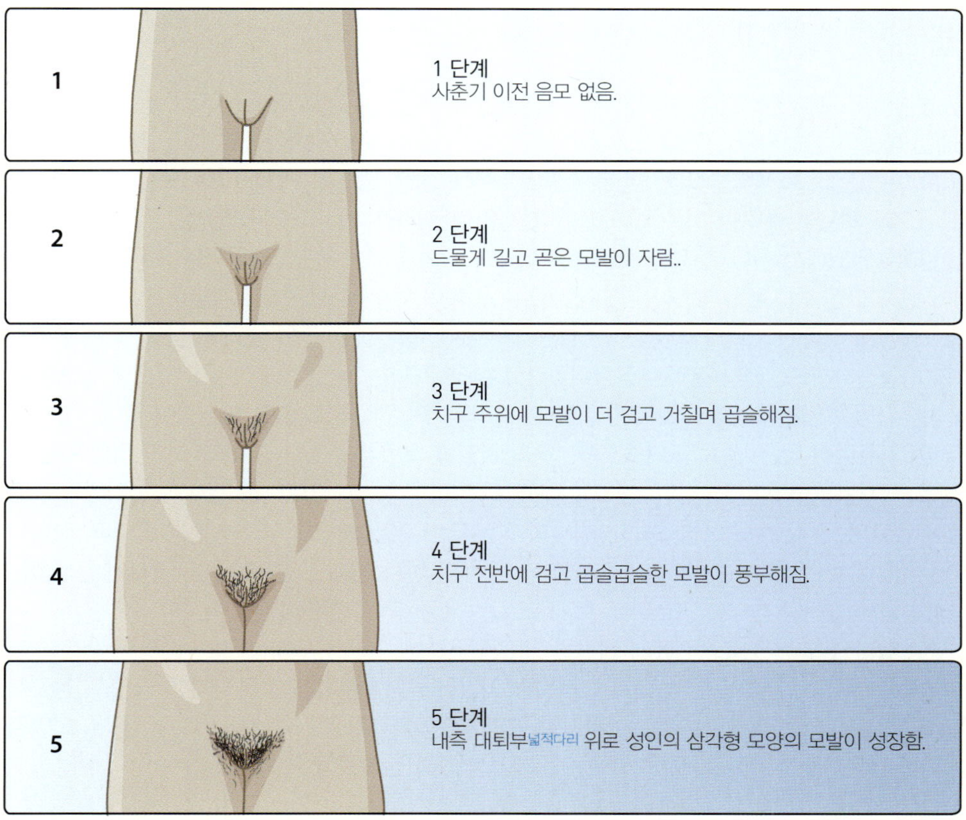

그림 17-17 성 성숙도의 단계

특수대상자의 비뇨생식기계사정–계속

- 성적 활동에 대해 질문한다. 성적 활동이 활발한 환자는 매년 골반 및 자궁경부세포진검사(Pap smear)를 받아야 한다.
- 성적으로 활발하지 않은 환자는 21세부터 골반검사를 시작해야 한다.
- 성적 학대가 의심되면 전문의에게 의뢰한다.
- 월경주기는 월경 시작 후 처음 2년 동안 생리적인 무배란으로 인해 불규칙하다.
- 신장은 2세가 되면 성인과 다름없는 기능을 한다.

노인에 대한 고려사항

폐경 및 폐경 이후의 환자는 주로 에스트로겐 수치의 감소로 부인과적 변화를 보인다.

- 외부생식기인 대음순은 얇고 위축되어 있다. 음모는 드물고, 회색이고 얇다.
- 질은 색이 옅어지고, 주름과 탄력이 감소하며, 건조하다. 자궁경부의 색이 옅어진다.

비뇨기계통의 생리적 변화에 유의한다.

- 여성 노인의 경우 근육이 약해지는데, 특히 방광근육의 약화는 서변정체 및 불완전 배뇨를 유발할 수 있다. 이로 인해 빈번한 요로감염 및 야뇨증을 유발할 수 있다. 약화된 골반저근골반바닥근육은 긴장성 요실금과 같은 실금을 유발한다.
- 폐경 후에 질의 pH 수치 변화로 락토바실리유산균이 없어지게 되고 질염, 질건조증 및 일부 여성 노인에게서는 요로감염증(UTI) 발생이 증가한다(위축성질염).
- 신부전은 말초 부종, 안와부종눈확부종, 호흡곤란, 혈압 변화, 신경계 변화로 나타난다.

사례 연구

주호소(현재 질환)

"골반에 통증이 있어요."

면담하는 동안 수집된 정보

최씨는 24세의 여성으로, 골반통증을 주호소로 내원하였다. 환자는 지난 6개월간 골반통증을 겪고 있다. 환자는 통증이 점차 악화되고 있다고 진술하였다. 초기에는 통증이 간헐적인 둔통이었으나 현재는 날카로운 통증이 지속된다고 한다. 환자는 생식기의 소양증을 느끼며 극소량의 분비물이 있는데, 회색빛을 띠며 냄새는 없다고 한다. 종창, 덩어리, 병변, 악취, 오심이나 구토 증상은 없다고 한다. 발열 증세를 느꼈으나 체온을 측정한 적은 없다고 한다. 질출혈은 없었으며, 마지막 월경은 2주 전이었으나 평소와 달랐다고 한다. 월경의 양이 매우 많았다고 한다. 환자는 배뇨곤란을 겪고 있으며, 최근 3년간 피임약을 복용 중이다.

최씨는 양호한 건강 상태를 유지해 왔다고 진술했다. 그녀는 상기도감염을 앓은 적이 있으며, 최근 요로감염증을 겪었으며, 항생제 투여를 받았다고 한다(환자가 항생제 이름은 기억하지 못한다). 최근 외상이나 수술 받은 적은 없다고 한다. 마지막 부인과 검진을 받은 것은 2년 전이었고, 자궁경부세포진검사 결과는 정상이었다고 한다. 최씨는 임신경험이 한 번 있으며, 자연분만으로 한 명의 자녀를 출산하였다. 기혼자이고 일부일처제 관계이며, 결혼 전 클라미디아 진단받고 치료한 경험이 있다.

최씨는 부인암 및 유방암과 관련하여 가족력이 없다. 최씨의 외조부모는 사망하였다. 외조부는 심근경색으로 사망하였으며, 외조모는 일종의 치매를 앓았던 것으로 환자는 기억한다. 환자의 친조모는 사망하였으며, 당뇨로 인한 합병증이 원인이었던 것으로 환자는 생각한다. 친조부는 살아 있으며, 건강 상태가 양호하다. 최씨의 아버지는 고혈압이 있어 약을 복용 중이다. 어머니는 건강하다. 환자에게는 두 명의 남자 형제가 있으며, 각각 35세, 37세이고, 30세의 여자 형제도 한 명 있다. 환자의 큰오빠는 제2형 당뇨병을 앓고 있다. 다른 남자 형제의 건강 상태는 양호하다. 여자 형제는 자궁내막증 진단을 받았다.

최씨는 남편과 4살 난 딸과 함께 살고 있다. 환자는 식료품점에서 계산원으로 일을 하며, 가끔 진열하는 일을 맡기도 한다. 환자는 하이킹과 캠핑을 좋아하지만 최근에는 둘 다 간 적이 없다. 환자는 저용량 피임약을 사용한다. 5년 전 담배를 끊었고, 음주는 가끔씩 하며, 기분전환약물은 사용하지 않는다고 한다. 결혼 전, 최씨는 몇 명과 성 관계를 가졌으며, 성병(STD)인 클라미디아감염으로 한 차례 치료를 받았다. 최씨는 남편과는 성 생활에 있어 아무런 문제가 없다고 진술했다.

주요 근거	주요 사항
골반통증 및 질 분비물	이런 소견은 골반염증질환(PID), 성병(STD), 칸디다성 감염 혹은 세균성 질염을 시사한다.
요로감염(UTI) 병력	과거의 요로감염 경험은 UTI를 유발할 수 있는 위험 요소이다.
발열	발열은 감염을 시사한다.
움직임 시 자궁경부측의 동통	이런 소견은 PID(골반염증질환)를 시사한다.

이름 최○○	날짜 2018/03/05	시간 10:00
	생년월일 1994/06/16	성별 여

병력

주호소
"골반에 통증이 있어요."

현재병력
6개월간 골반통증을 앓고 있는 24세 여성, 지난 2주간 증상 악화. 간헐적 둔통으로 시작하여 현재는 지속적인 날카로운 통증으로 발전. 생식기 부위의 소양증, 극소량의 회색 분비물, 배뇨곤란을 보고함. 발열감, 부종, 덩어리, 병변, 악취, 오심, 구토는 없다고 함. 질출혈 없음.
최근 월경 = 2주 전(2005–07–20): 비정상적으로 월경혈의 양이 많았음.

투약
1. 피임약(이름 모름), 매일 1정 경구 투여.
2. 이부프로펜, 200mg 경구, 하루 4번 통증 시.

알레르기
알려진 알레르기 없음.

과거병력 질병
병력: 클라미디아, URI(상기도감염) 및 최근 UTI(요로감염증), 최근 외상 병력 없음.
2년 전 마지막 부인과 검진: 자궁경부세포진검사는 정상이었다고 함. 임신 1회, 출산 1회.

입원/수술
수술받은 적 없음.

가족력
가족 중 유방암 혹은 부인과 암 없음. 아버지는 고혈압이며 약 복용 중. 어머니는 건강 양호함.
외조부모 사망: 외조부는 심근경색으로 사망하였고, 외조모는 일종의 치매였음.
친조모는 제2형 당뇨병 합병증으로 사망: 친조부는 생존하며 건강함.
큰 오빠는 당뇨병으로 약 복용 중: 다른 남자 형제는 건강함. 자매는 자궁내막증 진단을 받음.
남편과 딸의 건강은 양호함.

사회력
남편, 딸과 함께 삶. 식료품점의 계산원임. 가끔 하이킹과 캠핑을 감. 5년 전 금연. 음주는 가끔 뿐임.
기분전환약물 사용 없음.
일부일처의 관계: 결혼 전 몇몇의 성 관계자가 있었으며, 클라미디아감염 치료 받았음.

계통별 문진

일반적 외모	심혈관계
발열감.	흉통가슴통증, 부종 없음.

피부 난치성 상처 없음.	**호흡기계** SOB(호흡곤란) 없음.
눈 문제나 변화 없음.	**소화기계** 오심 혹은 구토 없음.
귀 문제없음.	**비뇨생식기계/부인과계** HPI 참조.
머리/귀/눈/코/목 문제없음.	**근골격계**근육뼈대계 문제없음.
유방 멍울, 압통, 분비물 없음.	**신경계** 문제없음.

신체검진		
체중 63.5kg	체온 38℃	혈압 148/56mmHg
신장 172cm	맥박 98회/min	호흡 20회/min

일반적 외모
24세, 급성 고통을 느끼는 여성, 약간 구부정하게 골반 부위를 잡고 있음.
키 크고, 날씬하며, 단정한 차림새이고 명랑함. 1~10의 범위에서 7 정도의 통증을 느낀다고 함.

피부
따뜻하고 건조한 촉감. 반상출혈 혹은 병변 없음; 코에 약간의 주근깨.

머리/눈/귀/코/인두
정상적인 머리숱, 귀통증 혹은 배액 없음; 고막은 진주빛 회색임.
이구귀지, 공막은 흰색이며, 누액과다 현상 없음. PERRL(동공은 동일한 원형이며, 빛에 정상적으로 반응함). EOM(외안근바깥눈근육) 정상임. 우식 혹은 출혈성 치은잇몸 없음. 목은 유연하며 림프선염 없음.

심혈관계
규칙적 리듬으로 심잡음 없음. 요골동맥박노뼈동맥박 +3, 대퇴동맥박넙다리동맥박 +3.

호흡기계
폐허파는 청진상 깨끗함.

소화기계
복부는 부드럽고 편평함. 정상 장음창자소리. 덩어리 없음.

비뇨생식기계
음문: 음모는 면도함, 병변 및 홍반 없음.
질: 약간의 냄새와 회색 분비물 있음. 질은 붉음; 병변 없음.
자궁경부: 단단함. 변형층 보임, 11시 방향에 작은 낭종, 연화판증, 입구는 면봉으로 열림. 자궁경부 운동압통운동누름통증 있음.
자궁: 단단하고 타원형임. 촉진상 덩어리 없음.
자궁 부속기관: 운동압통 있음. 촉진상 덩어리 없음.
직장–질: 촉진상 덩어리는 없으나 압통 있음.

근골격계
관절범위운동 시 통증 없음. 부종 없음. 강도 4/5임.

신경계
의식 정상. 진전떨림 없음. CNS(중추신경계) 2~12 정상임.

기타	
임상검사	
나트륨: 142mmol/L	글루코오스: 100mg/dL RDW 12.0%
칼륨: 4.2mmol/L WBC(백혈구) 11.5 × 103	칼슘: 8.9mg/dL PLT 311 × 103
염화물: 105mmol/L RBC(적혈구) 4.1 × 106	총 단백질: 5.9g/dL
CO_2: 28mmol/L Hgb(헤모글로빈) 13.5g/dL	빌리루빈: 총 0.3mg/dL, 소변검사
음이온 차: 8 Hct 39.0%(적혈구 용적비중)	알칼리성 인산분해효소: 92U/L, 색: 갈색
BUN(혈중 요소 질소): 18mg/dL MCV 88 fl	AST(SGOT): 13U/L, 탁도: 흐림(아스파라긴산아미노기전이효소)
크레아티닌 0.9mg/dL MCHC 32.2g/dL	ALT(SGPT): 12U/L, 비중>1.030(알라닌아미노기전이효소)
소변검사	
공복 여부: 단식하지 않음.	글루코오스: 음성
색: 갈색	유로빌리노겐: 존재
탁도: 흐림	아질산염: 존재
비중>1.03	백혈구: 존재
pH 7.4	혈액: 존재
특수검사	
골반 초음파검사에서 왼쪽에 난소난관농양난소자궁관고름집을 발견했음.	
클라미디아 및 임질 검사는 음성이었음.	
세균성 질염, 칸디다 및 트리코모나스를 시험하는 습식 표본은 음성이었음.	
최종 검진 결과	
1. PID(골반염증질환).	
2. UTI(요로감염증).	

유방검진

유방과 림프절의 해부 생리

유방

유방(breast)은 유선젖샘이자 2차 성선이며, 변형된 피지선피부기름샘이다. 주기능은 신생아에게 젖의 형태로 영양을 공급하는 것이다. 유방은 성적 매력 및 성적 자극제라는 2차적 기능을 가진다. 여성의 유방은 전청소년기 후반에 유방이 발달하기 시작하여 성숙할 때까지 계속 발달한다. 남자도 유방이 있으나 기능은 없고 사춘기 이후에는 호르몬 변화로 인해 발달하지 않는다. 난소에서 배출되는 에스트로겐과 프로게스테론황체호르몬이 유방의 성장과 발달을 조절한다. 때로는 남자의 유방도 발달하는데(여성유방증이라고 함), 이것은 호르몬 혹은 체중 때문이다.

여자의 유방[그림 17-18]은 전흉벽앞가슴벽의 대흉근큰가슴근과 전거근앞톱니근 위에 위치한다. 유방은 2번째에서 6번

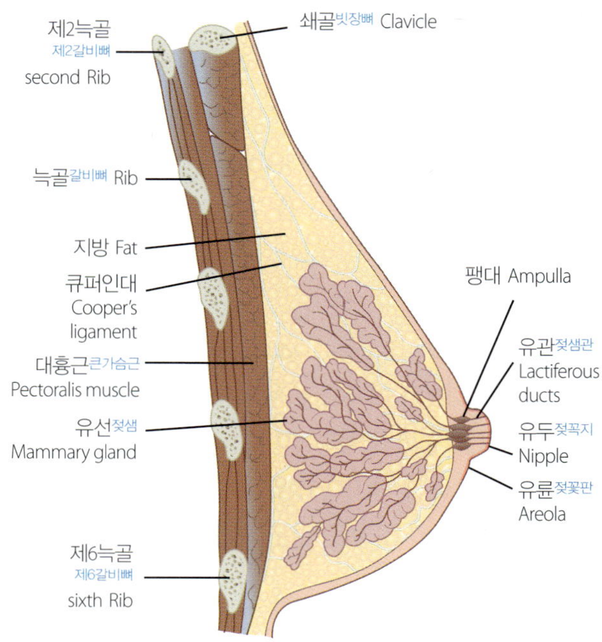

그림 17-18 유방 해부도

째 늑골갈비뼈까지 그리고 흉골연복장뼈모서리에서 액와선겨드랑선(axillary line)까지 걸쳐 있다. 삼각형의 유방 조직은 액와겨드랑까지 확장되어 있는데, 이를 스펜스의 꼬리(tail of Spence)라고 부른다.

양측 유방에는 유두젖꼭지(nipple)와 유륜젖꽃판(areola)이 있으며, 유륜의 색은 환자의 주위 피부색보다 더 어둡다. 유두는 유방의 중앙에 위치해 있고, 유관젖샘관(lactiferous duct)으로부터 젖이 지나갈 수 있는 작은 구멍들이 있다. 유두를 둘러싸는 유륜은 몽고메리샘(Montgomery gland)이라고도 불리는 피지선을 포함하고 있다. 유륜은 불규칙하게 솟아 있는 작고 둥근 융기이다. 유륜은 지질을 분비하며, 이 지질은 수유 중 틈새와 건조를 방지하기 위하여 주변을 윤활시킨다. 또 유륜의 둘레에는 모낭털집, 털주머니이 매몰되어 있고, 부드러운 발기성 근육이 있다. 이 부드러운 근육은 성적 자극을 받거나 혹은 영아 수유 시의 자극으로 인해 유두가 발기되도록 한다. 배아 발생 과정에서 태아의 유선을 따라 다유두증과다유두(polythelia)으로 발달될 수 있다.

유방은 선샘, 섬유 및 지방질의 세 가지 조직으로 구성되어 있다. 유방의 크기는 이 세 조직의 양에 의해 결정된다. 이 세 조직의 양은 체격, 호르몬주기, 나이, 영양 상태 및 유전적 특질에 의한다.

선조직은 15~20개의 엽으로 구성되어 있으며, 이 조직들은 원형 안에 분포되어 있다. 그 엽들은 소엽과 분비성 포상(secreting alveolar) 혹은 세엽세포샘꽈리세포(acinar cell)의 무리로 구성되어 있다. 분비성 포상은 젖을 생산한다. 생산된 젖은 유관(mammary duct)을 통해 흐르고 하나의 유관으로 합쳐진다. 유관은 젖을 유두로 전달한다. 여성이 모유수유 중이라면 젖은 유관동젖샘관팽대(lactiferous sinus)에 저장된다.

유방은 쿠퍼인대(Cooper's ligament)로 알려진 섬유조직에 의해 지탱된다. 이 인대는 피부에서 시작하여 유방을 통하여 뻗어나가 전흉벽의 심부 근막에 고정된다.

선조직은 지방조직 사이사이에 있다. 피하지방피부밑지방과 유선조직젖샘조직 뒤의 지방은 물론 지방조직이 유방의 크기와 모양을 정한다.

림프절

남자와 여자의 유방에는 불순물과 림프구를 혈액에 배출하는 림프계가 있다[그림 17-19]. 이 네트워크는 표면과 내부의 실질 결절로 구성되어 있다.

흉부가슴(앞쪽)의 림프절은 전액와앞겨드랑 내부 흉부의 아래쪽 경계에 있다. 대부분 유방과 전흉곽벽앞가슴우리벽에서 분비된다. 상완위팔과 외측가쪽의 림프절은 상완골위팔뼈 위에 위치하고, 대부분의 팔에서 분비된다. 견갑골 밑 또는 뒤쪽의 림프절은 외측 견갑골어깨뼈 경계와 후액와뒤겨드랑 아래 깊은 곳에 위치하고, 이것들은 팔의 나머지 부분과 흉벽가슴벽 뒤쪽에서 분비된다. 흉부, 기관지, 견갑골 밑 림프절은 중액와중간겨드랑 림프절 안으로 분비된다.

실질 림프절은 만져지지 않는다. 이것은 유방 사이에 깊게 자리하고 있으며, 소엽으로 분비된다.

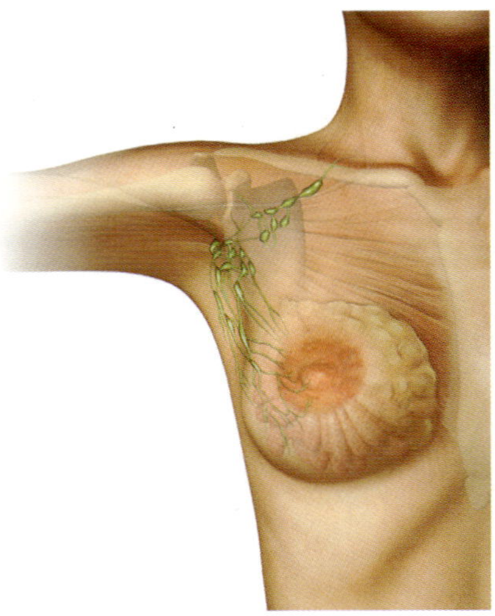

그림 17-19 유방과 액와의 림프계

건강력

유방암을 예방하고 유방의 질환과 장애를 감지하며 진단을 내리는 데 건강력이 도움이 된다. 유방암의 가족력은 유방암의 위험 요소이다.

주호소와 현재병력

"오른쪽 가슴에 덩어리가 만져져요."

정씨는 56세 여성으로, 오른쪽 유방에 혹이 만져진다는 주호소로 병원을 방문하였다. 오른쪽 유두에서 맑은 액체의 분비물이 나온다고 한다. 정씨는 3개월 전부터 덩어리가 만져졌으며, 점점 커졌다고 말한다. 통증은 없고 덩어리가 고정되어 있다고 말한다.

유방의 혹(덩어리)

유방의 덩어리나 혹은 섬유선종, 섬유성 낭종질환, 지방괴사, 농양, 암과 같은 다양한 문제가 발생할 수 있고, 양성이나 악성이 될 수 있다. 양성 유방 상태나 종양은 [그림 17-20]에 묘사되어 있다.

섬유선종섬유샘종(fibroadenoma)은 둥글거나, 소엽이거나, 타원형이다. 이것은 견고하고, 잘 만져지며, 변형되기 쉽고, 보통 압통이 없다. 흔히 사춘기와 폐경기 사이에 발생한다.

섬유성 낭종질환이나 양성 유방질환은 잘 만져지고, 둥글고, 탄력이 있고, 변형되기 쉽고, 만지면 아프다. 보통 30세부터 폐경이 시작되기까지 잘 발생하는데, 폐경 이후는 눈에 띄게 줄어들거나 사라진다. 지방괴사는 드물게 발견되지만, 피부나 유두의 수축의 원인이 될 수 있다. 지방괴사 덩어리는 둥글고 보통은 만지면 아프고 반상출혈이 있다. 유방 농양은 수유하지 않은 여성에게서 드물게 나타나는데, 유륜 주위로 발생할 수 있다. 반상출혈성이고, 압통이 있으며, 화농고름 분비물이 배액된다. 악성 유방 덩어리는 흔히 압통이 없고, 견고하며, 불규칙한 모양이고, 기저조직바닥조직에 고정되어 있다.

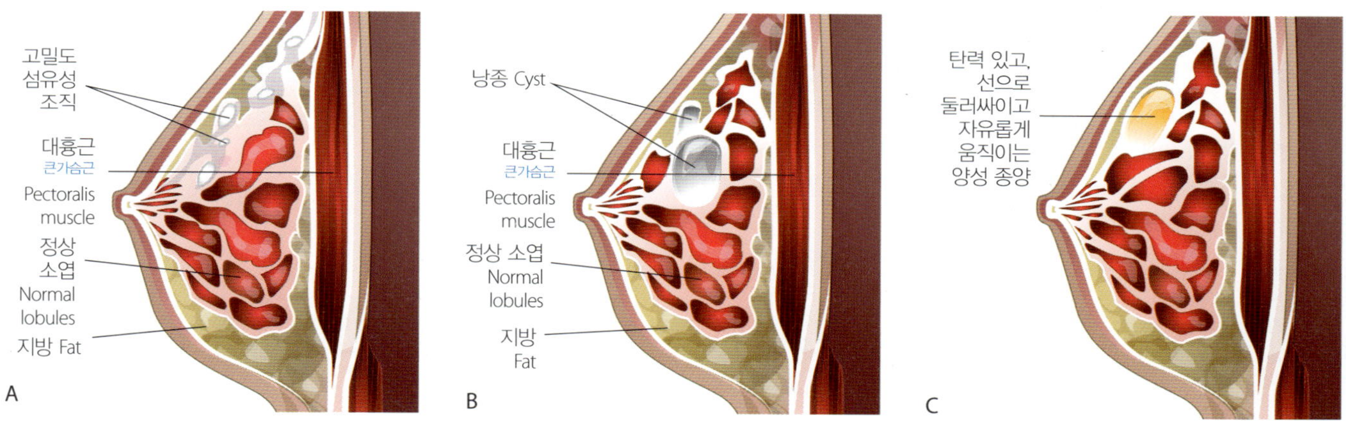

그림 17-20 양성 유방 상태: A. 섬유성 낭종 변화 B. 낭종 C. 섬유선종

발병	갑자기 발병하였는가, 서서히 발병하였는가? 월경주기와 관련이 있는가? 월경주기 직전 유방은 덩어리와 압통이 있을 수 있다.
성질	덩어리의 압통이나 움직임이 있는가? 덩어리의 크기나 모양의 변화가 있는가? 악성 유방 덩어리는 보통 압통이 없고, 견고하며, 불규칙한 모양이다. 유방염, 관내유두종, 낭성 유방염 혹은 낭성 선증에서는 압통이 있다.
관련 증상	유방의 움푹 들어간 곳이나 발적이 있는가? 피부색이나 피부조직의 변화가 있는가? 환자가 통증을 경험했는지 혹은 특별한 시간에 발생하는가? 유두에 분비물이 있는가? 만약 그렇다면 색깔이나 경도에 대해 물어본다. 염증은 감염을 나타낸다. 움푹 들어가고 오렌지 껍질과 같은 조직의 변화는 암을 암시한다. 월경기간 동안이나 직전의 통증은 경구피임약의 부작용일 수도 있다. 또한 통증은 말기 암의 징후이다. 화농성 분비물은 농양을 나타낸다.

분비물

분비물은 일반적인 주호소 증상이다. 분비물의 본질은 증상과 관련되어 있고, 임상적 진단을 내리는 데 도움이 된다.

발병	갑자기 발병하였는가, 서서히 발병하였는가?
성질	분비물의 색깔은 어떠한가? 혈성인가 아니면 혈액이 약간 섞여 있는가? 혈성 분비물은 암을 나타낸다. 유관확장증젖샘관확장증은 녹색이거나 갈색 분비물을 생성한다.
위치	양쪽 유방에서 분비물이 나오는가 한쪽에서만 분비물이 나오는가? 분비물이 하나의 관에서 나오는가 여러 관에서 나오는가? 하나의 관에서 유출된 분비물은 암을 나타내는 반면 다양한 관에서 나오는 경우는 감염을 나타낸다.
관련 증상	압통이나 통증 혹은 덩어리 같은 관련 증상이 있는가?
약물복용	환자가 어떠한 약을 복용하는가? 경구용 피임약이나 스테로이드, 페노티아진, 강심제, 이뇨제 같은 약물을 복용하면 맑은 분비물이 있을 수 있다.

과거병력

정씨는 2년 전 담낭쓸개 수술을 받았고, 16살 때 맹장절제술막창자절제술을 하였으며, 어렸을 때 편도절제술을 받았다. 어렸을 때 백일해, 홍역, 유행성이하선염볼거리, 유행성귀밑샘염을 앓았다. 또한 고혈압으로 약을 복용하고 있다. 최근에 의사는 경계성 당뇨라고 했다.

월경은 12살에 시작하였다. 피임약은 20세부터 23세까지 복용하였다. 정씨는 5명의 아이들이 있는데, 모두 자연분만을 하였다. 폐경 전후기는 48세부터였고, 5년 정도 되었다. 안면홍조나 야간 발한땀남은 없었지만 심장질환 예방과 뇌졸중, 골다공증뼈엉성증 예방을 위해 호르몬요법을 받고 있었다.

마지막 유방검진과 유방촬영은 3년 전에 시행하였고, 한 달에 한 번씩 자가유방검사를 했다. 유방촬영에서 약간의 석회화가 보였으나 그 밖에는 정상이었다.

과거 건강 상태나 수술력	과거 또는 만성적 건강 상태에 대해 환자에게 질문한다. 유방장애를 가진 적이 있는가? 유방암의 병력은 유방암에 대한 위험도를 높인다. 유방수술이나 조직검사를 받은 적이 있는가? 유방 삽입물을 현재 가지고 있거나 과거에 가진 적이 있는가? 유방 삽입물 특히 실리콘 삽입물은 유방 문제를 일으킬 수 있다. 수술은 유방의 모양이나 외관을 변화시킬 수 있다.
외상	흉부 외상을 경험한 적이 있는가?
초경과 폐경	초경에 대해 환자에게 질문한다. 만약 환자가 폐경이거나 폐경 후 주기라면 폐경의 시기에 대해서 질문한다. 13세 이전에 초경을 시작했거나 52세 이후에 폐경을 경험한 환자는 유방암에 대해 더 많은 위험을 갖는다.
마지막 월경	마지막 월경일에 대해 질문한다. 호르몬 관련 통증이나, 종창, 뭉치는 느낌은 월경 후에 감소한다.
임신 횟수	임신 횟수가 몇 번인가? 30세 이후에 분만한 여성이나 분만 경험이 없는 여성은 암에 대해 더 많은 위험을 갖는다.

마지막 병원 유방검진이나 유방촬영	유방촬영이나 마지막 유방검진은 언제이고 그 결과는 어떠했는가? **예방적으로 덩어리를 찾을 수도 있다.**

가족력

정씨는 증조부가 심장마비로 사망하였고, 증조모가 뇌졸중으로 사망하였다. 외증조부는 심부전심장기능상실으로 사망하였고, 외증조모는 유방암으로 사망하였다. 그녀가 어렸을 때 어머니가 재혼했는데, 친아버지는 교통사고로 사망하였다. 새아버지와 어머니는 살아계신다. 그녀의 어머니는 관절염과 고혈압으로 약을 복용 중이다. 정씨는 54세와 51세의 이복 남동생과 52세의 이복 여동생이 있다. 54세의 이복 남동생은 2년 전에 대장암잘록곧창자암(colorectal cancer)을 진단받았다. 수술과 항암요법을 받았고, 암은 완화되었다. 또 다른 이복 남동생은 심잡음으로 약을 복용 중이다. 이복 여동생은 1년 전에 유방암 진단을 받았다. 왼쪽 유방절제술을 받았고, 21개의 림프절을 제거하였으며, 방사선요법과 항암요법을 받았으며, 현재는 건강하다.

정씨에게는 3명의 아들과 2명의 딸이 있다. 30세와 22세의 아들은 제2형 당뇨가 있다. 30세 된 아들은 인슐린 치료를 받고 있고, 22살의 아들은 경구용 약을 복용 중이다. 당뇨가 있는 두 아들 모두 고혈압이 있어서 고혈압약을 복용 중이다. 그녀의 넷째 아들은 26세로 건강하다.

친척의 나이	부모와 형제, 자녀의 건강과 관계를 포함한다.
사망	환자에게 고인이 된 사람과의 관계와 사망 원인을 포함한다.
만성 질병: 비뇨생식기계 장애	질병을 갖고 있는 가족의 수와 환자와의 관계를 포함하여 가족의 만성 질병에 대해 질문을 한다. 유방장애 특히 유방암이나 비뇨생식기계 증상과 관련된 장애 여부에 초점을 둔다. **유방암의 가족력은 환자의 질병 위험도를 증가시킨다.**

사회력

정씨는 간호조무사로 일한다. 그녀는 이혼을 하였고, 혼자 산다. 정씨는 성 행위를 하지 않는다. 그녀의 자녀들은 모두 근처에 살면서 자주 방문한다. 많은 친구들과 박물관도 가면서 즐겁게 산다. 담배를 하루 8개비 정도 피운다. 음주는 하지 않으며, 기분전환약물도 복용하지 않는다.

가족	현재의 가족 단위에 대해 환자가 설명하도록 한다.
직장	환자의 직장에 대해 질문을 한다. 환자가 화학적 물질에 노출되어 있는가?
흡연	흡연의 종류, 양, 사용 기간, 이차 흡연의 노출 등에 대해 물어본다.
음주	환자가 음주를 하는가? 만약 그렇다면 어떤 종류를 얼마나 마시는가?
향락성 약물	환자가 기분전환약물을 사용하는가? 만약 그렇다면 약의 종류와 양은 어느 정도인가?
약물복용	호르몬제제, 피임약, 향정신성 약물을 복용하는가? **호르몬과 몇몇 향정신성 약물은 유방울혈의 원인이 될 수 있다.** **경구용 피임약은 암의 위험도를 증가시킨다. 할로페리돌(haloperidol)은 젖분비과다젖흐름증(galactorrhea)의 원인이 된다.**

계통별 문진

대부분의 장애와는 다르게, 유방질환과 장애는 보통 다른 조직에서 나타나지 않는다. 포괄적인 계통별 문진은 가능한 한 시행되어야 한다. 시간이나 다른 종류의 제약이 있다 하더라도 계통별 문진에 초점을 두고 수행되어야 할 것이다. 계통별 문진을 하는 동안 유방문제는 대부분 비슷한 증상을 갖기 때문에 체계에 대한 질문을 목표로 한다. 유선염젖샘염이나 유방농양유방고름집과 같은 감염은 고열이나 오한을 동반할 것이다. 드물게 말기 단계의 유방암은 뼈의 통증을 동반한다.

신체검진

필요한 기구

- 덮개
- 가운
- 장갑
- 배양을 위한 도구(필요시)

신체검진에 대한 구성 요소

유방검진은 시진과 촉진을 포함한다. 환자는 가운을 입어야 하고, 의료진은 프라이버시를 유지하기 위한 덮개를 사용해야 한다.

시진

검진	이론적 근거
1. 검진대 가장자리에 앉아서 가운 위를 벗도록 환자에게 요구한다. 팔을 양옆으로 내리도록 한다[그림 17-21]. 유방의 크기와 대칭에 대해 시진한다. 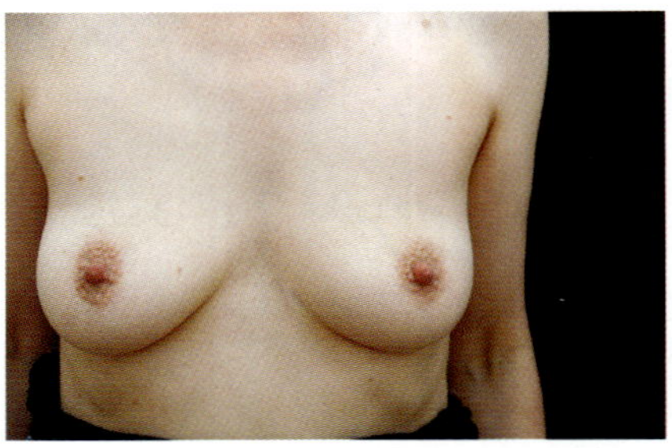 그림 17-21 유방 시진을 위한 초기 자세	**1.** 유방은 대략적으로 크기가 균등하고 대칭적이어야 한다. 한쪽이 다른 쪽보다 약간 큰 것은 정상적이다. 남성의 경우 유두는 돌출되어 있고, 유방은 흉벽에 편평하다.
2. 피부 결과 색깔을 시진한다. 혈관조직을 시진한다.	**2.** 피부는 편평하고 부드러워야 한다. 모반, 지루각화증기름흐름각화증, 선줄(striae) 혹은 과잉유두과잉젖꼭지는 정상이다. 한쪽으로 몰린 혈관조직은 질병으로 혈관이 충혈되어 있음을 나타내고 악성 종양과 관련이 된다.
3. 유두와 유륜을 시진한다. 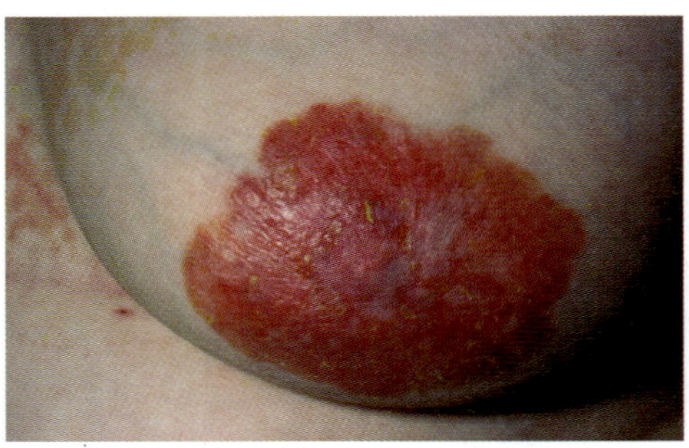 그림 17-22 파제트병	**3.** 색깔은 주변 피부보다 어둡다. 유두는 양쪽 크기와 모양이 같아야 한다. 때로 한쪽 혹은 양쪽 유두가 뒤집어져 있기도 한다. 최근의 연구에서 한쪽으로 뒤집어진 유두는 섬유증과 악성임을 나타낸다. 몽고메리결절은 여성과 남성의 유륜에서 볼 수 있다. 딱딱하고 붉고 인설비늘이 있는 유두는 파제트병(Paget's disease)을 나타낸다[그림 17-22]. 임신을 하거나 수유를 제외하고 누르지 않아도 나오는 분비물은 비정상이다.

검진	이론적 근거
4. 유방의 덩어리나 퇴축, 함몰이나 반상출혈을 시진한다. 함몰에 대해 더 자세히 검사하기 위해 환자의 손을 허리에 놓도록 한다. 그런 다음 양팔을 머리에 올리도록 한다. 액와를 시진한다. 그다음 일어서게 하고 손을 허리에 가볍게 앞으로 놓는다. [그림 17−23]에 시진을 위한 추가 자세를 묘사하였다.	**4.** 이러한 자세는 유방의 자유로운 움직임과 함몰을 점검할 수 있게 한다. 퇴축, 함몰, 반상출혈이 없어야 한다. 함몰은 종양을 나타내는데, 이는 섬유성 부위나 쿠퍼인대를 짧게 하는 원인이 된다. 반상출혈은 염증이나 감염을 나타낸다. 여성은 종종 액와를 면도한다. 남성은 모발이 있다. 피부연성섬유종은 정상이다.

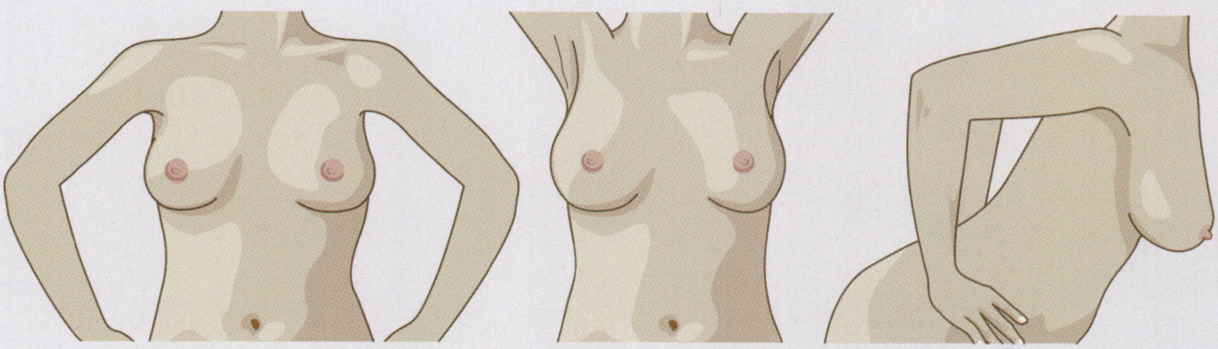

그림 17-23 유방 시진을 위한 추가 자세

촉진

검진	이론적 근거
1. 팔을 머리 위에 올리고 똑바로 눕도록 돕는다[그림 17−24]. 등 밑에 작은 베개나 수건을 말아서 넣는다. 유방은 비정상을 구분하기 위해 스펜스 꼬리를 더한 사분원으로 나누어질 수 있다[그림 17−25].	**1.** 배게나 수건은 유방이 퍼지도록 돕는다.

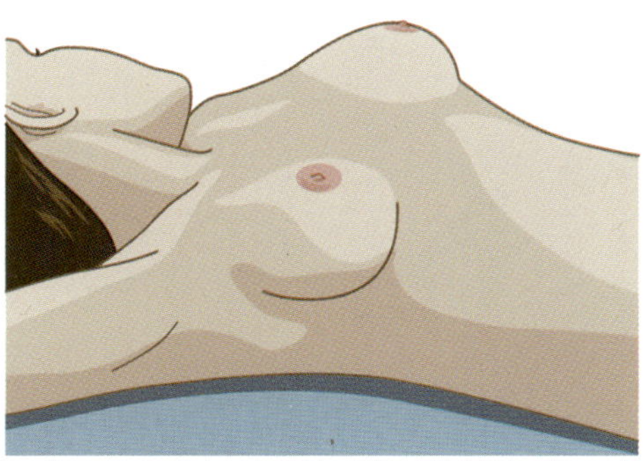

그림 17-24 유방 촉진을 위한 자세

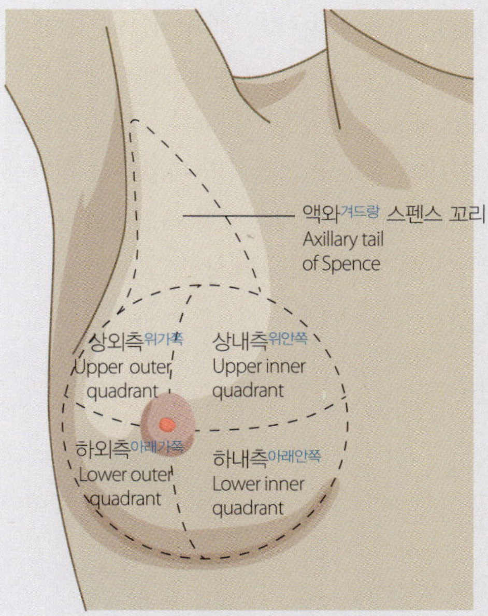

그림 17-25 결과 설명 시 사용하는 유방의 사분원

검진	이론적 근거
2. 유방을 촉진한다[그림 17-26]. 유방을 촉진하기 위해 원형, 쐐기형, 수직띠형 기술을 사용한다.	**2.** 어린 여성에게 있어 유방은 소엽일 것이다. 월경전 촉진을 하면 압통이 있고 자유롭게 움직이고 잘 구분되는 낭주머니이 드러나게 될 것이다. 악성 종양은 흔히 한쪽 유방에 하나의 덩어리로 존재한다. 덩어리는 보통 압통이 없고, 견고하고, 모양이 불규칙하며, 조직 주변으로 고정되어 있다.

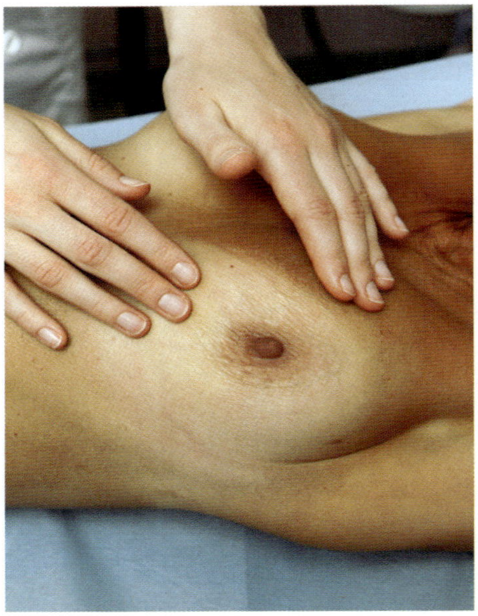

그림 17-26 유방의 촉진

수직띠형 기술은 촉진을 위해 선호되는 방법으로, 비정상을 발견하는 데 가장 효과적이다.

원형(circular): 주로 사용하는 손의 가운데 세 손가락을 대고 원을 그리면서 부드럽게 촉진하는데, 스펜스 꼬리나 유륜 가까이 중앙에서부터 시작한다.

쐐기형(wedged): 주로 사용하는 손의 가운데 세 손가락을 대고 유두를 향해서나 부드럽게 촉진한다.

수직띠형(vertical strip): 주로 사용하는 손의 가운데 손가락 세 개를 대고 유방의 가장자리 바깥부터 시작해서 유방을 부드럽게 올라갔다 내려갔다 촉진한다.

[그림 17-27]은 이러한 방법을 묘사한다.

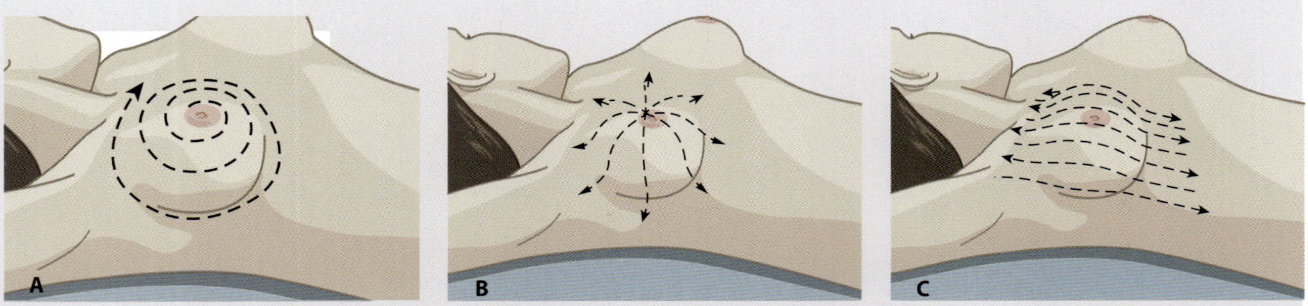

그림 17-27 촉진 기술: A. 원형 B. 쐐기형 C. 수직띠형

검진	이론적 근거
3. 유두를 촉진한다[그림 17–28]. 집게 손가락을 사용하여 부드럽게 유두를 누른다.	**3.** 덩어리나 압통은 없어야 한다. 분비물의 색깔과 밀도를 사정한다. 혈성 분비물은 관내유두종(intraductal papilloma)을 의미한다. 생리 기간 동안 증가된 양측의 맑고 우유 같은 분비물은 양성 유방질환을 의미한다. 녹색 유두 분비물은 유관확장증젖샘관확장증(mammary duct ectasia)을 의미한다.

A 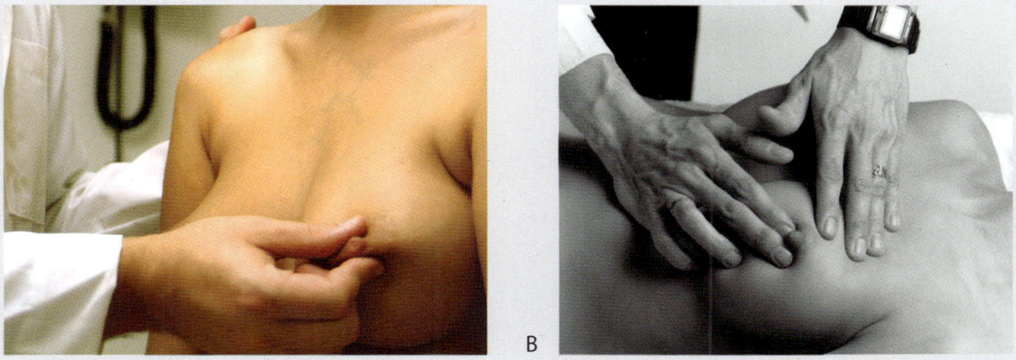 B

그림 17-28 유두 촉진: A. 마사지 시행 시 B. 분비물 관찰 시

검진	이론적 근거
4. 자세를 바로 하고 검진대의 가장자리로 이동하도록 요구한다. 주로 사용하지 않는 반대 손으로 환자의 팔을 지지한다. 주로 사용하는 손으로는 액와 중앙에서 부터 늑골을 향해 아래로 내려가면서 부드럽게 촉진한다. 그런 다음 팔 내측으로 손가락을 넣어 누름으로써 상완 림프절을 촉진한다.	**4.** 액와는 편평해야 한다. 림프절은 작고 가동성이 있고 압통이 없어야 한다. 덩어리가 커져 있거나 압통이 있는 림프절을 느낄 수 없어야 한다.

환자가 유방 자가검진를 수행하도록 격려한다. [박스 17–3]은 유방 자가검진 방법에 대해 설명한 것이다.

박스 17–3 유방 자가검진 단계

1단계

- 서서 거울을 본다
- 이상이 있는지 양쪽 유방을 점검한다.
- 피부의 각질이나 함몰, 주름, 유두 분비물이 있는지 살펴본다. 두발 뒤로 가서 유방의 윤곽 변화를 본다.

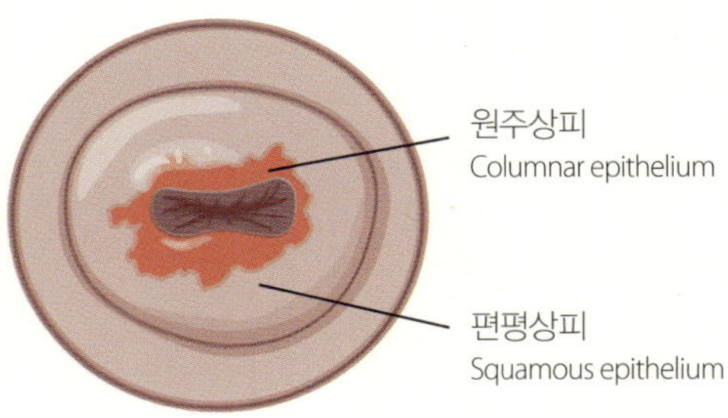

박스 17-3 유방 자가검진 단계–계속

2단계

- 머리 뒤로 손을 깍지 낀 채로 팔을 앞으로 누르면서 거울 앞에 가까이 서서 본다.
- 유방 윤곽의 변화를 살핀다.

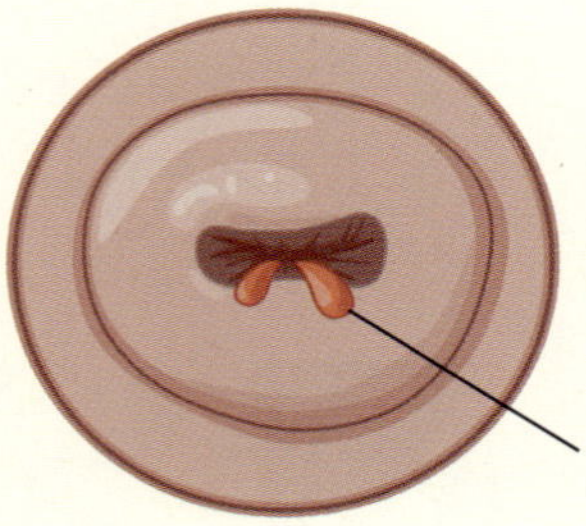

3단계

- 손을 허리에 고정시키듯이 누르고, 어깨는 당기고, 팔꿈치는 앞으로 내밀면서 거울을 향해 가볍게 고개를 숙인다.
- 유방 윤곽의 변화를 살핀다.
- 몇몇 여성은 샤워하는 동안에 다음 파트를 수행한다. 피부에 비눗물이 묻어 있어 손가락이 쉽게 미끄러지며, 유방의 변화에 대해 세심하게 느낄 수 있다.

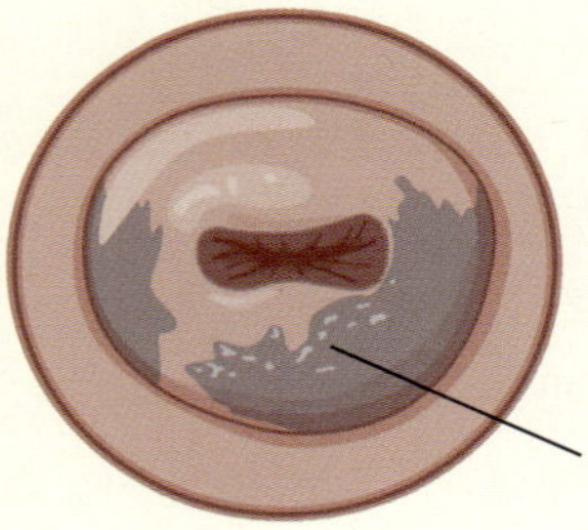

4단계

- 왼쪽 팔을 올린다.
- 오른손의 세 개 혹은 네 개의 손가락을 이용해 왼쪽 흉부를 꽉 잡고 조심스럽게 자세히 만진다.
- 바깥 가장자리부터 시작하고 작은 원을 그리면서 손가락 편평한 부분을 눌러 유방 주위를 천천히 원을 그리며 움직인다.
- 유두를 향해 서서히 움직인다.
- 전체 유방을 골고루 시행해야 함을 명심한다.
- 팔 아래를 포함하여 유방과 팔 아래 사이를 특히 주의 깊게 본다.
- 피부 아래에 특이한 혹이나 덩어리가 있는지 살핀다.
- 만약 유방 자가검진을 하는 동안이 아니거나 한 달 동안 계속 분비물이 있다면 의사에게 검진을 받는다.
- 오른쪽 유방도 반복해서 검사한다.

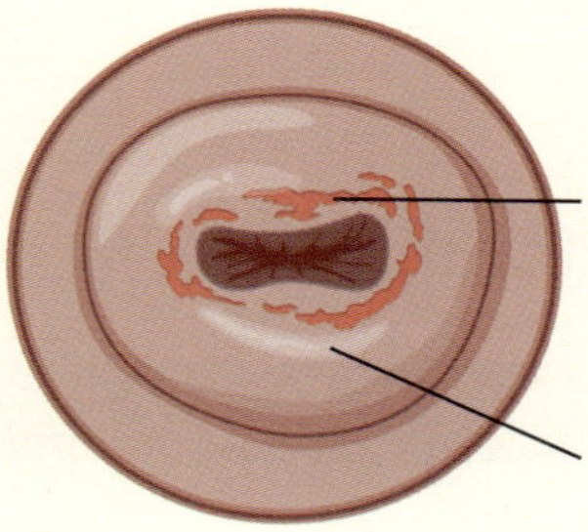

5단계

- 왼손을 위로 올리고 똑바로 누워서 베개나 수건을 접어 왼쪽 어깨 밑에 놓는다(이 자세는 유방을 편평하게 하고 쉽게 점검할 수 있다).
- 이 자세로 각각의 유방을 단계 4의 방법으로 반복해서 검사한다.

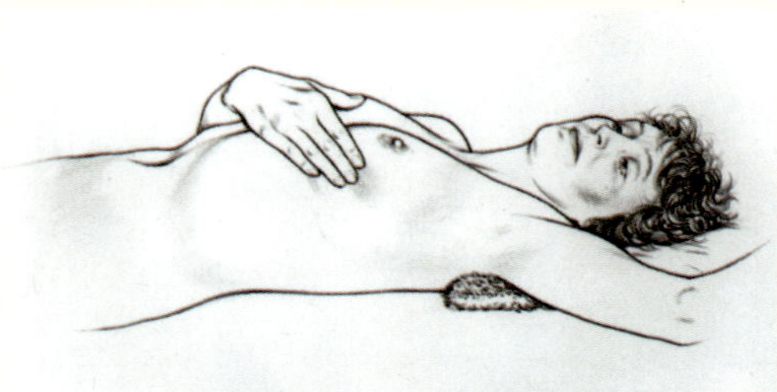

진단적 추론

의료인은 건강력과 신체검진 결과를 토대로 평가 및 계획을 세우게 된다. 예를 들어, 환자는 진단을 내리는 데 도움이 되는 많은 증상들을 이야기할 것이다. 그러면 과거병력과 신체검진 결과에서 발견된 소견들로 한 개 또는 두 개 정도의 진단을 내릴 수 있다. 유방덩어리는 일반적인 주호소이다. [표 17-3]은 유방덩어리와 관련된 일반적인 질환들의 감별 진단들을 설명한 것이다.

표 17-3 유방덩어리의 감별 진단

감별 진단	과거병력에서 중요한 결과	환자의 신체검진에서 중요한 결과	진단적 검사
유방암 Breast cancer	새로 생긴 압통이 없는 덩어리, 유방암의 가족력, 고령, 늦은 폐경, 빠른 초경, 출산 경험이 없는 여성	하나의 견고하고 불규칙한 모양, 압통이 없음, 고정된 덩어리, 함몰, 퇴축, 혈성 유두 분비물, 유방의 비대칭	유방촬영검사, 조직검사나 흡인
섬유선종 Fibroadenoma	움직이는 덩어리, 젊은 나이	움직임, 잘 구분되는 덩어리	유방촬영검사, 조직검사
지방괴사 Fat necrosis	하나의 덩어리, 흉부 외상의 과거병력, 통증 동반	단수, 고정되고 불규칙한 덩어리	

특수대상자의 비뇨생식기계사정

임산부에 대한 고려사항

신체 변화 기록:

- 에스트로겐과 프로게스테론의 증가로 임신 초기에 충만감이나 민감함이 있다.
- 유두와 유륜은 좀 더 색이 짙어진다. 풍부한 혈액 공급으로 혈관계통이 더욱 뚜렷하게 드러난다.
- 임신 2기나 3기 동안 유방의 확대로 유선이 자란다. 유선과 소엽 유륜세포젖꽃판세포의 증식 때문에 유방은 결절이 만져지고 거친 느낌이 든다.
- 유두 촉진으로 초유가 나올지도 모른다.

신생아에 대한 고려사항

여아와 남아 신생아는 어머니의 에스트로겐 때문에 유방이 확대되어 있는데, 2주에서 3개월 사이에 정상 크기로 돌아온다. 유두는 하얀 액체를 분비할 수도 있는데, 이는 알려진 바와 같이 마유기유(witch's milk)이며, 정상이다.

소아에 대한 고려사항

유방은 10세 전후로 발달한다. [그림 17-29]는 발달 단계를 나타낸 것이다. 시진할 때 성장기 동안 비대칭은 정상이다.

노인에 대한 고려사항

- 시진에서는 좀 더 늘어지고 납작한 유방을 발견할 수 있다.
- 촉진에서는 좀 더 오돌토돌한 느낌을 받을 수 있다. 유방조직은 견고하지 않고 탄력적이지 않다. 유방하융선이 종종 만져진다.
- 정기적인 유방 자가검진과 유방촬영검사의 중요성을 강조한다.

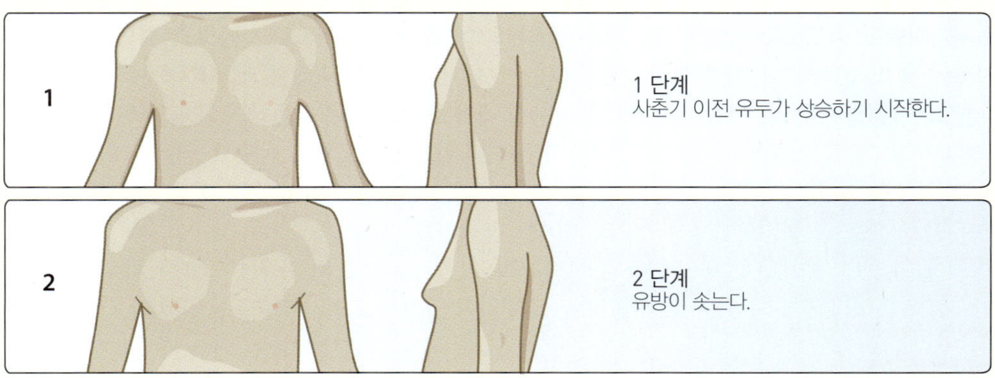

특수대상자의 비뇨생식기계사정–계속

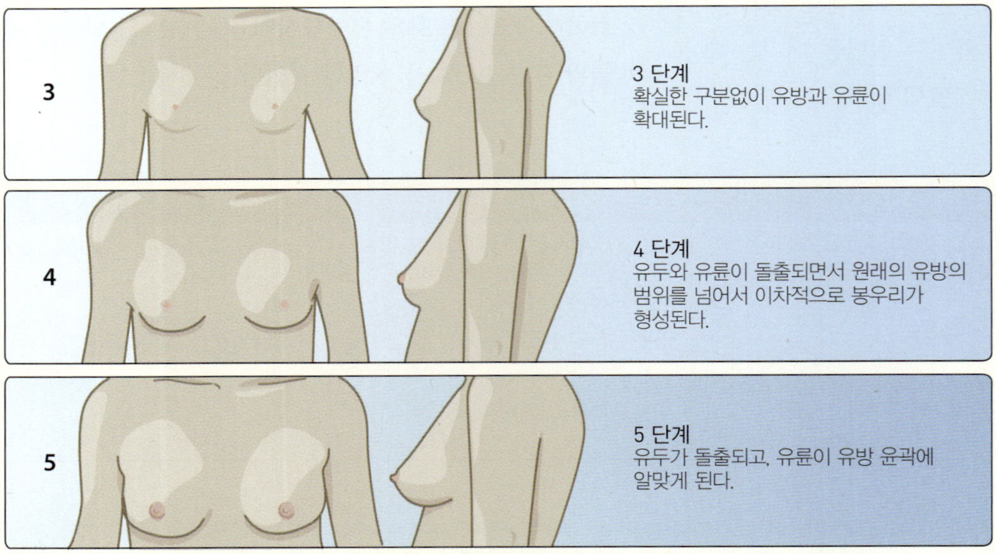

그림 17-29 유방 발달의 성 성숙도 단계

사례 연구

주호소(현재 질환)

"오른쪽 가슴에 덩어리가 만져져요."

면담하는 동안 수집된 정보

정씨는 56세 여성으로, 오른쪽 유방에 혹이 만져진다는 주호소로 병원을 방문하였다. 오른쪽 유두에서 맑은 액체의 분비물이 나온다고 한다. 정씨는 3개월 전부터 덩어리가 만져졌으며, 점점 커졌다고 말한다. 통증은 없고 덩어리가 고정되어 있다고 말한다.

정씨는 2년 전 담낭 수술을 받았고, 16살 때 맹장절제술을 하였으며, 어렸을 때 편도절제술을 받았다. 어렸을 때 백일해, 홍역, 유행성이하선염을 앓았다. 또한 고혈압으로 약을 복용하고 있다. 최근에 의사는 경계성 당뇨라고 했다.

월경은 12살에 시작하였다. 피임약은 20세부터 23세까지 복용하였다. 정씨는 5명의 아이들이 있는데, 모두 자연분만을 하였다. 폐경 전후기는 48세부터였고, 5년 정도 되었다. 안면홍조나 야간 발한은 없었지만 심장질환 예방과 뇌졸중, 골다공증 예방을 위해 호르몬요법을 받고 있었다.

마지막 유방검진과 유방촬영은 3년 전에 시행하였고, 한 달에 한 번씩 자가유방검사를 했다. 유방촬영에서 약간의 석회화가 보였으나 그 밖에는 정상이었다.

정씨는 증조부가 심장마비로 사망하였고, 증조모가 뇌졸중으로 사망하였다. 외증조부는 심부전으로 사망하였고, 외증조모는 유방암으로 사망하였다. 그녀가 어렸을 때 어머니가 재혼했는데, 친아버지는 교통사고로 사망하였다. 새아버지와 어머니는 살아 계신다. 그녀의 어머니는 관절염과 고혈압으로 약을 복용 중이다. 정씨는 54세와 51세의 이복 남동생과 52세의 이복 여동생이 있다. 54세의 이복 남동생은 2년 전에 대장암(colorectal cancer)을 진단받았다. 수술과 항암요법을 받았고, 암은 완화되었다. 또 다른 이복 남동생은 심잡음으로 약을 복용 중이다. 이복 여동생은 1년 전에 유방암 진단을 받았다. 왼쪽 유방절제술을 받았고, 21개의 림프절을 제거하였으며, 방사선요법과 항암요법을 받았으며, 현재는 건강하다.

정씨에게는 3명의 아들과 2명의 딸이 있다. 30세와 22세의 아들은 제2형 당뇨가 있다. 30세 된 아들은 인슐린 치료를 받고 있고, 22살의 아들은 경구용 약을 복용 중이다. 당뇨가 있는 두 아들 모두 고혈압이 있어서 고혈압약을 복용 중이다. 그녀의 넷째 아들은 26세로 건강하다.

정씨는 간호조무사로 일한다. 그녀는 이혼을 하였고, 혼자 산다. 정씨는 성 행위를 하지 않는다. 그녀의 자녀들은 모두 근처에 살면서 자주 방문한다. 많은 친구들과 박물관도 가면서 즐겁게 산다. 담배를 하루 8개비 정도 피운다. 음주는 하지 않으며, 기분전환약물도 복용하지 않는다..

주요 근거	주요 사항
압통이 없음, 불규칙하고 고정됨, 단단한 덩어리	유방암의 특성을 나타냄
유두 분비물	한쪽 유두에서 지속적으로 분비물이 나오는 것은 암이나 감염을 나타냄
50세 이상	나이는 유방암의 고위험 요소이다.
빠른 초경	13세 이전의 초경은 유방암의 위험 요소이다.
유방암의 가족력	유방암은 가족력이 있다.
흡연	니코틴은 발암물질이다.
좌엽왼엽의 호흡음 감소	폐렴진단의 증상이다.

이름 정○○	날짜 2018/03/05	시간 11:00
	생년월일 1962/07/11	성별 여

병력

주호소
"오른쪽 가슴에 덩어리가 만져져요."

현재병력
56세 여성으로 오른쪽 유방에 3개월 전부터 덩어리가 만져지는데, 크기가 커지고, 오른쪽 유두에 맑은 분비물이 나오고, 덩어리는 고정되어 있으며, 통증은 없음.

투약
확인되지 않은 고혈압약.

알레르기
페니실린, 코데인.

과거병력
아동기 질환은 백일해, 홍역, 유행성이하선염 앓음. 고혈압 진단 받음. 경계성 당뇨라고 의사에게 들음. 초경 12세. 20~23세부터 피임. 임신 5, 출산 5(자연분만). 폐경전기 48세 시작. 지난 5년간 호르몬 치료 받음.
3년 전 마지막 유방검진을 받았고, 유방촬영상 석회화가 보이며, 다른 특이사항 없다 함.

입원/수술
담낭수술쓸개수술, 맹장절제술, 편도절제술, 최근 외상 없음.

가족력
증조부: 심근경색과 뇌졸중 사망. 증조모: 심부전과 유방암으로 사망. 어머니: 관절염과 고혈압 있음.
이복 여동생(52세): 유방암으로 투병 중임. 이복 남동생(54세): 대장암으로 투병 중임.
이복 남동생(51세): 심잡음 있음.
5명의 자녀가 있음. 2명의 딸은 건강함. 2명의 아들은 당뇨병임.
1명의 아들은 건강함.

사회력
이혼: CNA 근무. 독거이나 자녀가 자주 방문함. 성 활동 없음.
하루 8개비의 담배 흡연: 알코올이나 약물복용 없음.

<table>
<tr><th colspan="3">계통별 문진</th></tr>
<tr><td>일반적 외모
고열, 오한, 근육통 없음.</td><td colspan="2">심혈관계
흉통 없음.</td></tr>
<tr><td>피부
색깔이나 피부표면의 변화 없음.</td><td colspan="2">호흡기계
호흡곤란이나 기침 없음.</td></tr>
<tr><td>눈
안경 착용.</td><td colspan="2">소화기계
정상.</td></tr>
<tr><td>귀
정상.</td><td colspan="2">비뇨생식기계/부인과계
정상.</td></tr>
<tr><td>머리/귀/눈/목
의치 착용.</td><td colspan="2">근골격계
아침에 약간 뻣뻣함.</td></tr>
<tr><td>유방
현재병력 보임.</td><td colspan="2">신경계
정상.</td></tr>
<tr><th colspan="3">신체검진</th></tr>
<tr><td>체중 103.4kg</td><td>체온 37℃</td><td>혈압 158/98mmHg</td></tr>
<tr><td>신장 160cm</td><td>맥박 80회/min</td><td>호흡 20회/min</td></tr>
<tr><td colspan="3">일반적 외모
56세, 비만, 아프리카계 미국인, 단정함.</td></tr>
<tr><td colspan="3">피부
따뜻하고 건조함; 색깔 변화나 병변 없음.</td></tr>
<tr><td colspan="3">머리/눈/귀/코/인두
보통의 머리숱, 귀통증이통이나 삼출물 없음. 고막은 진주빛 회색, 이구 있음.
공막은 흰색이고, 과도한 누액 없음. 동공의 대칭, 원형, 대광반사빛반사, 순응; 안구 움직임 정상.
치은출혈잇몸출혈이나 충치 없음. 목의 림프절 종대 없음.</td></tr>
<tr><td colspan="3">심혈관계
정상리듬, 심잡음 없음; 요골맥박노뼈맥박 3, 대퇴맥박넙다리맥박 3.</td></tr>
<tr><td colspan="3">호흡기계
청진상 폐음 정상.</td></tr>
<tr><td colspan="3">소화기계
복부 부드럽고, 비대하고, 장음은 과도함. 덩어리 촉지 안됨.</td></tr>
<tr><td colspan="3">비뇨생식기계
검진 안함.</td></tr>
<tr><td colspan="3">근골격계
강도 5/5로 대칭적이고, 움직일 때 통증 없고 부종 없음.</td></tr>
<tr><td colspan="3">신경계
진전 없음. 중추신경계 정상.</td></tr>
</table>

기타
유방: 크고 함몰이나 퇴축, 반상출혈, 병변이나 반흔흉터 없음. 혈관 약간 두드러짐. 오른쪽 유방: 단단하거나 과립형상 아님. 불규칙한 모양의 덩어리, 약 3×1cm, 12시 방향의 상측 사분원에 촉지됨. 유방 하부능선에서 촉지됨. 왼쪽 유방: 과립이나 만져지는 덩어리 없음. 단단하지 않음. 유두: 퇴축 없음. 오른쪽 유두로부터 분비물 있음(혈액검사 양성), 왼쪽 유두 분비물 없음. 림프절: 압통이나 비대 없음.
임상검사
특수검사 유방촬영검사: 유방 실질조직은 형상에서 밀도와 결절이 균일하지 않음. 과도한 양성 석회화가 양쪽 유방에서 보임. 일반적 위치로 오른쪽 유방의 상부 중앙에 구조적 변화가 2~2.5cm 있음. 구조 변형이 있는 부위에 밀도 있게 선 모양으로 뻗어져 나간 모양이 있으며, 비교적 가운데는 투명함. 이것은 카테고리 4의 유방촬영검사 결과임(의심스러운 비정상–조직검사를 고려해야 함). 흡인 생검: 절편에서 유방조직의 작은 소포들이 보이는데, 하위에서 중간 정도의 상피내암과 연관된 많은 관들이 있음. 관들 중 몇 개는 미세석회와 관련되어 보임.
최종 검진 결과 유방암–유관상피내암젖샘관상피내암(DCIS).

참고문헌

Anderson, M. R., Klink, K., & Cohrssen, A. (2004). Evaluation of vaginal complaints. *Journal of the American Medical Association, 291*(11), 1368–1379.

Apgar, B., Brotzman, G., & Spitzer, M. (2008). *Colposcopy principles and practices* (2nd ed.). Philadelphia, PA: W. B. Saunders.

Bastian, L., Smith, C. M., & Nanda, K. (2003). Is this patient perimenopausal? *Journal of the American Medical Association, 289*(7), 895–902.

Bent, S., Nallamothu, B. K., Simel, D. L., Fihn, S. D., & Saint, S. (2002). Does this woman have an acute uncomplicated urinary tract infection? *Journal of the American Medical Association, 287*(20), 2701–2710.

Bereks, J. S. (2011). *Berek and Novak's textbook of gynecology* (15th ed.). Baltimore, MD: Lippincott Williams & Wilkins.

Carlson, K. J., Eisenstat, S. A., Frigoletto, F. D., & Schiff, I. (2002). *Primary care of women* (2nd ed.). St. Louis, MO: Mosby.

DeCherney, A. H., & Nathan, L. (2007). *Current obstetric and gynecology diagnosis and treatment* (10th ed.). New York, NY: Lange Medical Books/McGraw-Hill.

Habermann, T. M., & Steensma, D. P. (2000). Lymphadenopathy. *Mayo Clinic Proceedings, 75,* 723–732.

Smeltzer, S. C., & Bare, B. (2004). *Brunner and Suddarth's textbook of medical–surgical nursing* (10th ed.). Philadelphia, PA: Lippincott Williams & Wilkins.

Smith, R. P. (2002). *Netter's obstetrics, gynecology and women's health.* Teterboro, NJ: Icon Learning Systems.

U.S. Department of Health and Human Services, & Public Health Service. (2003). *What you need to know about breast cancer.* Bethesda, MD: National Institutes of Health.

Chapter 18

근골격계장애

Musculoskeletal Disorders

근골격계근육뼈대계(musculoskeletal system)의 주요 기능은 다음과 같다.

- 몸을 지탱하는 구조를 제공한다.
- 몸을 움직일 수 있게 한다.
- 장기를 보호한다.
- 적혈구를 생산하고 무기질을 저장한다.
- 체온생성을 한다.

근골격계[그림 18–1]의 사정은 어려울 수 있다. 많은 근골격계의 손상과 불편감의 호소는 다양한 원인이 있기 때문이다.

근거 기반 사정을 수행하는 것은 환자에 대한 긍정적인 결과와 치료 계획을 발전시킬 수 있다. 문제가 있는 기관의 해부와 생리학의 이해는 정확한 건강사정을 통해 차별 있는 진단을 하도록 도와준다.

근골격계의 해부 생리

뼈(bone)는 근육이 동작을 하도록 지렛대 역할을 한다. 인체의 골격뼈대(skeleton)은 206개의 뼈로 구성된다.

뼈는 칼슘염 기질로 구성된 콜라겐과 같은 섬유소와 축축한 살아 있는 세포[골세포뼈세포(osteocyte)] 및 생체조직의 단단한 망상조직그물조직이다. 칼슘염은 힘과 보호에 도움을 준다. 골세포는 칼슘염의 양을 일정하게 조절하고 뼈의 성장과 모양의 변형에 관여한다. 각 뼈는 골막뼈막(periosteum)으로 싸여 있고, 골막은 건힘줄(tendon)과 인대로 연결되는 콜라겐 섬유소의 결합조직이다. 골막은 혈관을 기반으로 구성되어 산소와 영양을 공급한다. 뼈와 연결된 표면은 관절의 연골조직으로 덮여 있어 동작을 부드럽게 해 준다.

골막 바로 아래는 치밀골치밀뼈(compact bone)라는 두꺼운 골조직뼈조직이 있다. 치밀골은 아이보리색이고 빽빽한 골조직으로 되어 있지만 견고하지는 않다. 치밀골의 두꺼운 층은 골간뼈몸통(diaphysis)이라는 장골긴뼈(long bone)의 모양을 형성하고, 부드러운 물체로 채워져 있으며, 많은 스트레스를 견

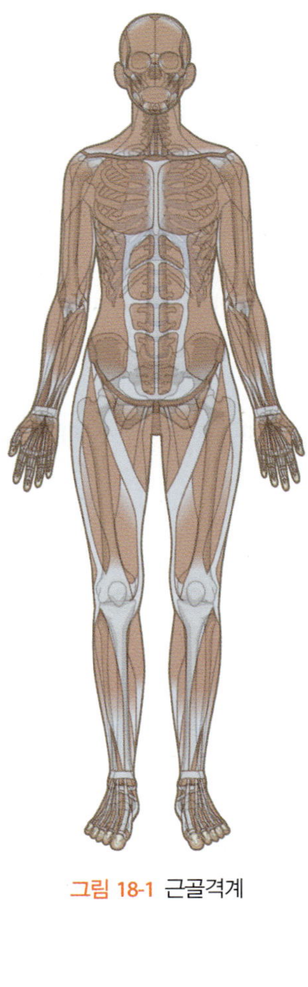

그림 18-1 근골격계

될 수 있다. 또한 치밀골에는 골조직세포뼈조직세포에 영양분을 공급하는 혈관과 신경이 있다.

해면골갯솜뼈(spongy bone)이라는 두 번째 골조직은 치밀골 안쪽 층에 있다. 해면골은 실제로는 부드럽거나 스폰지 같지 않고 아주 강력하다. 뼈의 끝부분인 골단뼈끝(epiphysis)은 힘이 주어지고 해면골은 다리의 대들보를 지지해 주는 구조와 같은 형태이다. 가볍고 강한 뼈를 만들며, 스트레스와 압력을 견딘다. 해면골의 구조는 양의 증가 없이 뼈의 강도를 첨가할 수 있다. 성장은 각각의 골단이 있는 골간의 접합부위인 골단판뼈끝판(epiphyseal plate)에서 이루어진다.

뼈의 안은 골수(bone marrow)라는 부드러운 조직으로 되어 있다. 골수는 적혈구, 특별한 백혈구(림프구), 혈소판을 생산한다. 실제로 골격계통뼈대계통(skeletal system)은 축골격몸통뼈대(axial skeleton)과 사지골격팔다리뼈대(appendicular skeleton)으로 나뉜다. 축골격은 두개골머리뼈(skull; 십여 개가 넘는 뼈로 구성됨), 안면골얼굴뼈(facial bone), 12쌍의 늑골갈비뼈(rib; 척추의 흉추에 부착되어 상체의 몸통을 지지하는 역할을 함), 척추골척추뼈[vertebra; 두개골 바닥에서 장골엉덩뼈(ilium)까지 연장되며, 24개의 척추골(vertebra)과 천골엉치뼈(sacrum) 및 미골꼬리뼈(coccyx)을 포함]로 구성된다. 사지골격은 상지대팔이음뼈(pectoral girdle, shoulder girdle)와 팔(upper limb), 하지대다리이음뼈(pelvic girdle)와 다리(lower limb)로 구성되어 있다.

관절(joint)은 두 개의 뼈와 함께 있어 각각 손상 없이 움직이도록 한다. 관절은 움직임의 정도로 묘사되며, 활액윤활액(synovial fluid)은 연골이나 섬유소로 구성된다. 활액관절윤활관절(synovial joint)은 부드러워서 뼈가 자유롭게 움직이도록 되어 있고, 인대에 의해 고정된다. 연골관절(cartilaginous joint)은 틈새가 없고, 연골에 의해 연결되고, 움직임에 제한이 있다. 섬유관절(fibrous joint)은 뼈 사이의 공간이 없고 거의 움직일 수 없다.

관절낭관절주머니(joint capsule)의 외층은 활액을 생산하여 관절 표면 위로 윤활막(lubricating film)을 형성하며, 마찰로부터 골단을 보호한다. 윤활막은 관절의 움직임을 보다 부드럽게 해 준다. 자유롭게 움직임이 가능한 관절은 활액낭윤활막낭(synovial cyst)이라는 활액의 낭주머니을 형성한다. 활액낭은 뼈와 관절 사이의 마찰을 줄이고 작은 충격을 흡수한다.

인대(ligament)와 건(tendon)은 부드러운 섬유조직이다. 인대는 뼈와 뼈 사이를 연결하고 건은 근육과 뼈 사이를 연결한다. 건은 근육으로부터 뼈까지의 인장력을 전달한다. 도르래와 같이 뼈를 둘러싸고 있을 때 억누르는 힘을 전달한다. 염좌삠(sprain)는 인대와 파막이 찢어지는 형태의 관절 손상이다. 염좌(strain)는 건이나 근육의 손상이다. 근육은 몸체의 움직임을 제공하고 자세를 안정되게 지지해 준다. 골격근뼈대근육은 근육섬유로 구성된다. 결합조직[근주막근육다발막(perimysium)]은 근육섬유를 묶어서 근속다발(fascicle)으로 만든다. 근외막근육바깥막(epimysium)은 근속을 함께 묶는다. 대부분의 근육은 뼈에 부착되어 있다.

팔

팔상지, 완(upper extremity, upper limb)은 어깨, 팔꿈치, 전완아래팔, 손목, 손으로 구성된다. 팔은 움직임의 형태와 방향 때문에 위급하고 과용되는 경향이 있다.

어깨

어깨(shoulder)를 구성하는 뼈와 근육은 신체의 가장 복잡한 구역이다.

뼈와 인대

어깨는 흉부가슴와 3개의 뼈[상완골위팔뼈(humerus), 견갑골어깨뼈(scapula), 쇄골빗장뼈(clavicle)], 30개의 근육으로 구성된다[그림 18-2 A~C]. 매우 강력한 인대가 견관절어깨관절(shoulder joint)을 잡아주고 있다. 어깨의 관절낭은 상완골을 관절와관절오목(glenoid fossa)와 연결하는 인대들로 구성되어 있다. 이 인대들이 어깨를 단단히 잡아주어 탈구가 되지 않게 보호하는 역할을 한다. 다른 인대는 오훼돌기부리돌기(coracoid process)와 견갑골의 바깥끝까지 연결되어 있다. 견봉쇄골관절봉우리빗장관절(acromioclavicular joint)은 견갑골과 쇄골이 인대로 연결되어 있다. 두 개의 인대는 견갑골의 융기 부위인 오훼돌기에 부착되어 있어 쇄골과 견갑골을 연결한다. 회전근개건돌림근띠힘줄(rotator cuff tendon)은 상완골의 가장 깊은 근육층을 연결하는 4개의 힘줄 집단이다.

더불어 4개의 관절[견봉쇄골관절(acromioclavicular

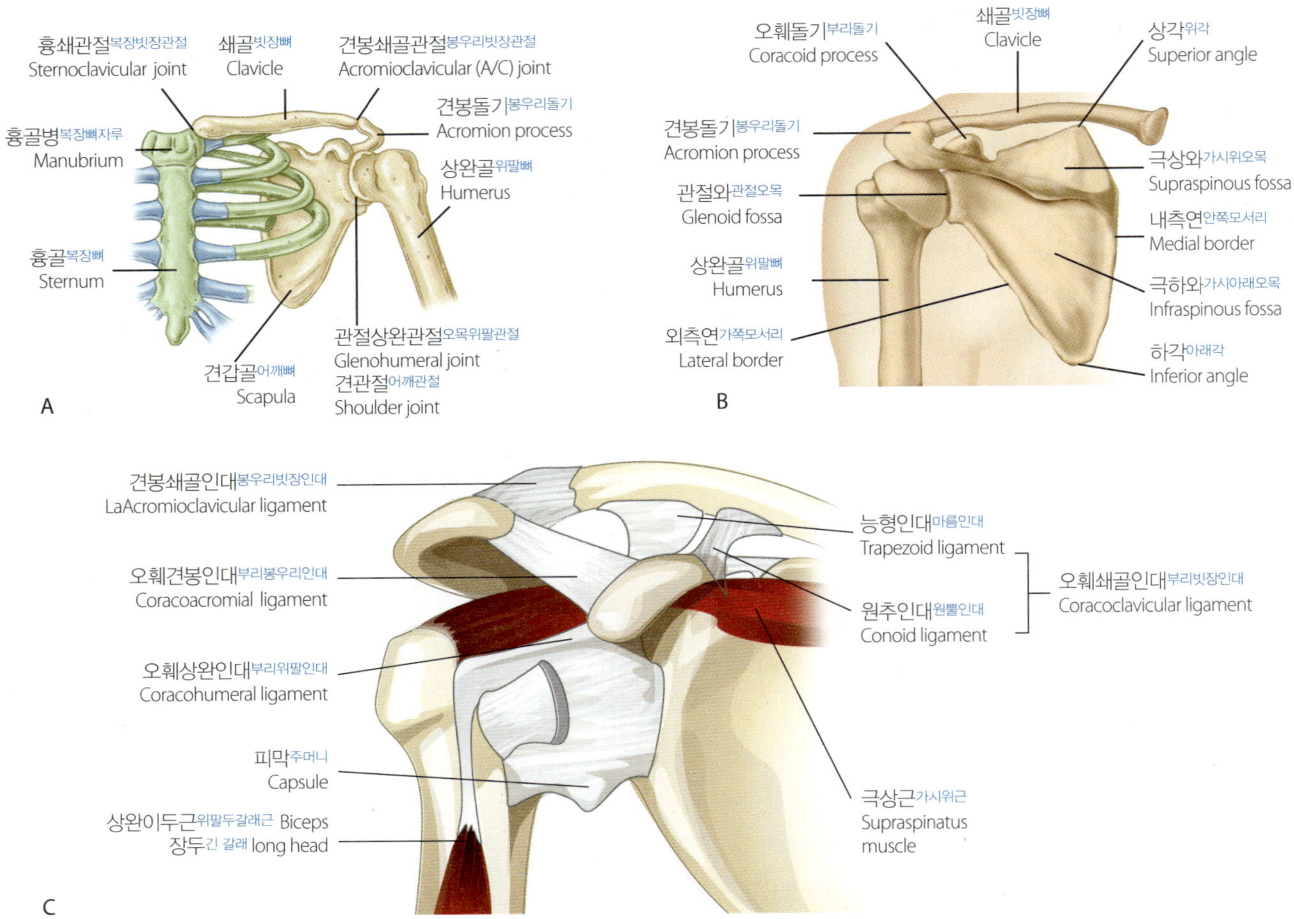

그림 18-2 어깨: A. 어깨 앞면 B. 어깨 뒷면 C. 어깨 앞면의 인대

joint), 흉쇄관절복장빗장관절(sternoclavicular joint), 관절상완관절오목위팔관절(glenohumeral joint; 견관절(shoulder joint), 견갑흉부어깨가슴부(scapulothoracic)]은 어깨가 정상적으로 기능하기 위해 제대로 움직여야 한다. 여러 개의 활액낭이 견관절에 있는데, 견봉하낭봉우리밑주머니(subacromial bursa)이 가장 중요하다. 이것은 활액낭과 견봉궁어깨봉우리활(acromial arch) 사이에 존재하고, 극상건가시끝힘줄(supraspinous tendon)에 의해 강화된다.

근육

견갑근어깨근육(shoulder muscle)은 약하고 뼈가 있으며, 인대가 있는 부위에 안정적으로 관절이 강화되도록 작용한다. 표면 근육은 흉부로부터 나와서 상완골에 부착되고, 내측 근육은 견갑골과 연결된다. 표면 근육과 내측 근육은 상완골두위팔뼈머리(humeral head)에 연결된다. 이 내측 근육은 회전근개돌림근띠를 구성하는 극상근가시위근(supraspinatus muscle), 극하근가시아래근(infraspinous muscle), 견갑하근어깨밑근(subscapularis muscle), 소원근작은원근(teres minor muscle), 대원근큰원근(teres major muscle)으로 되어 있다. 극상근은 견갑상와어깨위오목에서 나와 상완골두로 이어져 외전벌림을 억제하는 근육으로 작용한다. 극하근은 견갑하와어깨아래오목에서 나와 뒷면으로 소원근과 이어져 상완골이 바깥으로 회전하고 수평으로 벌리고 펴도록 해 준다. 견갑하근은 견갑골 앞쪽에서 나오고 두 개의 상완신경총위팔신경얼기(brachial plexus)에 의해 지배되며, 상완골의 내측 외전에 관여한다. 소원근은 상완골의 외회전바깥돌림과 신전폄에 관여한다.

견관절

관절상완관절은 상완골과 견갑골 사이에 존재하는 관절이다. 관절와는 상완골두의 저장소이고, 견갑골의 내측과 위쪽에 위치하며, 얕은 공간이 있다. 이것은 연골은 없으나 섬유조직으로, 내측 공간에 여유가 있다. 견갑골두어깨뼈머리의 아주 작은 부분이 언제든지 관절와와 접촉을 한다. 이것은 골반에서 보여지듯이 볼과 소켓형 관절에 대항하는 미끄러지는 동작을 유도한다.

혈액과 신경의 공급

어깨 부위는 뼈, 인대, 근육의 복잡함과 더불어 중요한 신경과 혈관이 분포되어 있다. 쇄골하동맥빗장밑동맥(subclavian artery)이 흉쇄관절의 위 뒤쪽에서 밑으로 내려와 첫 번째 늑골 앞으로 내려온다. 상완신경총은 어깨, 팔, 손에 공급하는 복잡한 신경망신경그물이다.

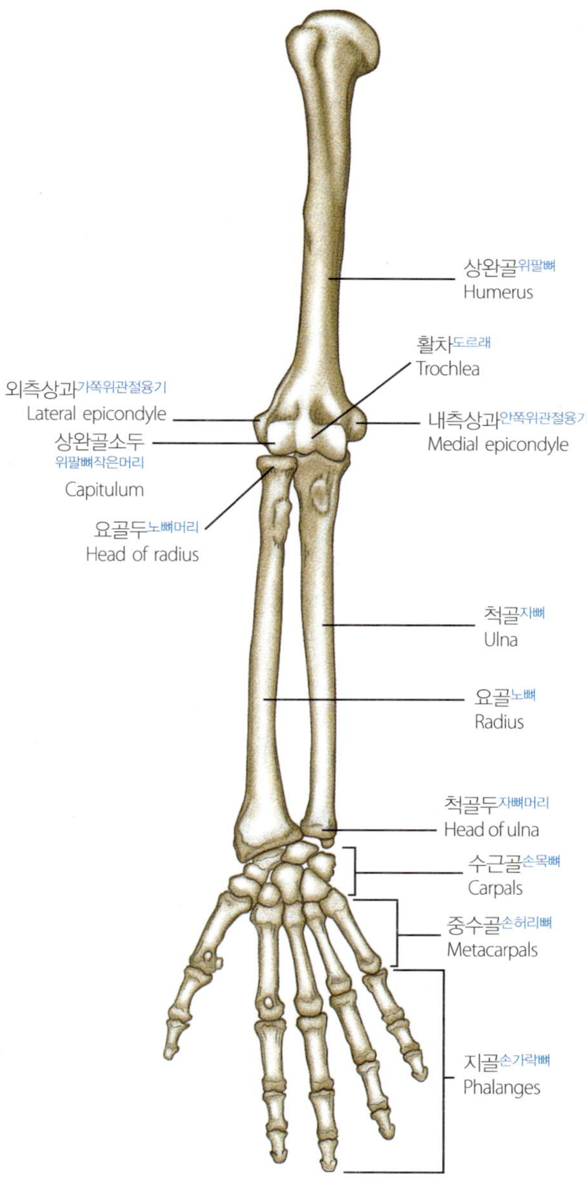

그림 18-3 팔꿈치뼈

팔꿈치

팔꿈치(elbow) 사정은 목에서 손가락까지 활동적인 부분으로의 상호 관계를 고려하여야 한다. 팔꿈치는 관절융기로 알려진 두 개의 관절 부위를 형성하는 상완골의 아래 부분, 즉 상완골(humerus), 요골노뼈(radius), 척골자뼈(ulna)로 구성된다. 내측상과안쪽위관절융기(medial epicondyle)는 상완골의 내측 척골 부위에 있다[그림 18-3]. 외측상과가쪽위관절융기(lateral epicondyle)는 팔이나 팔꿈치의 바깥 부위의 건이다.

팔꿈치관절(elbow joint)은 이런 관절 부위에서 굴곡굽힘과 신전 운동에 관여한다. 요골두노뼈머리가 자유롭게 움직이기 때문에 전완의 내전모음과 외전벌림 운동이 가능하다.

상완이두근위팔두갈래근은 팔꿈치의 앞쪽을 보호하고, 상완삼두근위팔세갈래근은 팔꿈치의 뒤쪽을 보호한다. 이두근두갈래근은 굴곡과 외전 운동, 삼두근세갈래근은 신전 운동 시 작용한다. 상완위팔과 정중동맥은 주와팔오금(antecubital fossa) 안에 깊이 위치하여 팔꿈치에 혈액을 공급한다. 손상사정 시 신경혈관 문제를 중요하게 고려해야 한다. 이곳의 신경들은 C5~C8와 흉부로부터 나와 주관절팔꿉관절의 모든 움직임을 조절하며 주와로 뻗어 있고, 정중 요골신경노신경(radial nerve)과 척골신경자신경(ulnar nerve)으로 가지쳐서 나간다.

전완

전완아래팔(forearm)의 뼈는 요골과 척골로 이루어진다. 척골은 팔꿈치 중앙에 더 두꺼운 길고 곧은 뼈이다. 요골은 팔꿈치의 말단이 더 두껍다[그림 18-3]. 위의 뼈들은 3개의 관절로 구성된다. 전완근아래팔근육은 앞쪽이 굴곡과 내전, 뒤쪽은 신전과 외전에 관여한다.

전완의 주요 혈액 공급은 상완동맥위팔동맥에서 유래하여 전완에서 요골동맥노동맥과 척골동맥자동맥으로 나누어진다. 요골신경은 신근폄근으로 전달되고 정중신경은 대부분의 굴곡근굽힘근육에 전달된다.

손

손의 사정은 복잡한 구조의 전반적인 해부학적 지식을 요구한다. 손과 손목은 통증없는 능동 운동과 더불어 모든 구조와 신경이 손상되지 않는 것이 중요하다. 손목과 손의 뼈[그림 18-4]는 수근골손목뼈, 손뼈, 지골손가락뼈을 포함한다.

수근골

손목은 요골과 척골의 말단 부위와 8개 수근골 중의 3개로 형성되는 관절이다. 수근골은 서로 다른 뼈들이 관절을 이루고 많은 인대로 고정된다.

"Stop Letting Those People Touch The Cadavers Hand"

Scaphoid(주상골손배뼈)
Lunate(월상골반달뼈)
Triquetral(삼각골세모뼈)
Pisiform(두상골콩알뼈)
Trapezium(대능형골큰마름뼈)
Trapezoid(소능형골작은마름뼈)
Capitate(유두골알머리뼈)
Hamate(유구골갈고리뼈)

이 기억 방법으로 주상골은 근위부몸쪽의 열(요골과 척골이 엄지 쪽에 정렬되어 있는)에 위치한다. 주상골은 매우 중요한 뼈 중 하나일 뿐만 아니라 가장 자주 손상받는 수근골 중 하나이다. 주상골은 혈액 공급이 잘 되지 않아 손상이 적절히 치료되지 않을 경우 부정교합맞물림장애이나 변형 관절증과 같은 문제를 일으킬 수 있다. 주상골 옆에는 요골과 연결되는 월상골, 요척관절노자관절과 분리되는 디스크와 연결되는 삼각골, 삼각골 위에 콩 모양의 두상골이 있다.

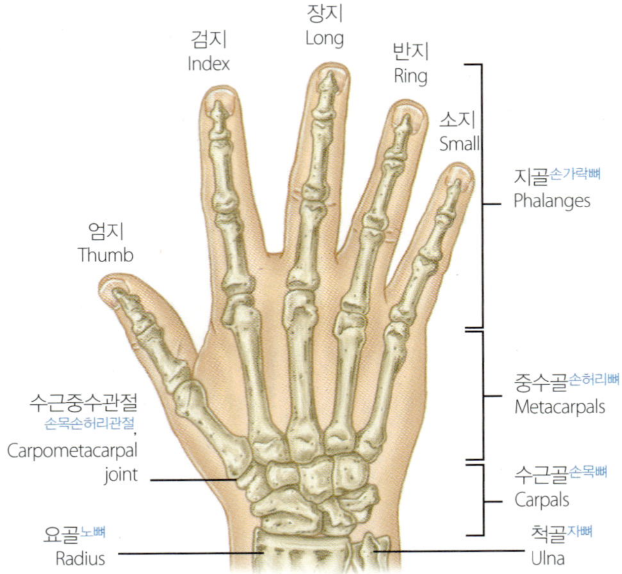

그림 18-4 손과 손목의 뼈

다음 열에는 엄지와 가까운 대능형골, 소능형골, 수근골에서 가장 큰 유두골, 4번째 중수골손허리뼈과 만나는 유구골이 있다.

수근골의 중앙열은 부드럽고 요골과 척골의 오목한 말단 부위와 완벽하게 연결된다.

수근골들은 서로 활강관절미끄럼관절(gliding joint)과 같이 작용하고, 요수근관절손목관절(radiocarpal joint) 및 수근중수관절손목손허리관절(carpometacarpal joint)과 함께 작용하며, 척골과는 연결되어 있지 않는다는 것을 기억한다.

표 18-1 손의 신경과 운동 기능

신경	감각	운동조절
정중신경 Median nerve	반지의 요골 부위 절반, 엄지, 검지, 장지, 손바닥 표면	엄지와 5번째 손가락의 맞섬 조절
	검지와 장지의 배측 표면 반지의 요골 부위 절반 지골 밑단부터 끝까지	미세한 손아귀힘 조절 무지융기근엄지두덩근육 자극
		엄지에서 각 손가락으로 맞섬 자극
요골신경 Radial nerve	엄지, 검지, 장지의 배측 표면, 중수골부터 지골까지, 반지의 절반	손목의 굴곡과 신전, 손목의 방사 방향 조절 외측 손목과 손가락 신전 자극 저항에 대한 손목과 손의 신전 자극
척골신경 Ulnar nerve	5번째 손가락과 4번째 손가락의 요골 부위, 배측과 복부쪽 모두	손가락 갓돌림과 손가락 교차조절, 움켜잡는 힘의 조절 저항에 대한 손가락 외전 자극

Abbreviations: DIP, distal phalanges; MCP, metacarpal phalanges.

중수골과 지골

중수골손허리뼈(metacarpal)은 강화시켜 주는 인대를 가지고 있고, 각각 중수골과 지골이 만나는 5개의 뼈로 이루어진다. 손에는 엄지에 2개, 다른 손가락들에는 3개씩, 총 14개의 지골이 있다. 각각 원위부먼쪽, 중앙부, 근위부몸쪽로 불리워진다.

지골 사이 관절은 오직 신전과 굴곡만 가능한 경첩과 비슷하며, 각 뼈를 고정시키는 주요 건을 가지고 있다.

건, 인대, 근육, 신경

건, 인대, 근육은 손목의 뼈를 고정시킨다. 중요한 3개의 인대로 척측측부인대자쪽곁인대(ulnar collateral ligament), 요측측부인대노쪽곁인대(radial collateral ligament), 횡수근인대가로손목인대(transverse carpal ligament)가 있다.

근육은 내측안쪽과 외측가쪽으로 두 종류가 있다. 외측 근육은 전완의 복측배쪽에서 나와 손의 내측으로 연결된다. 외측 굴곡은 손바닥면에서 이루어지고, 배측등쪽은 신전된다. 내측 근육은 작고 전완골아래팔뼈의 말단과 연결되어 있다.

손의 주된 3개의 신경에는 요골신경, 척골신경, 정중신경이 있으며, 손, 손목, 손가락의 운동 조절과 감각을 제공한다. [표 18-1]은 위의 신경들을 설명한다. 요골신경은 전완의 배측에서 나와 손목으로 들어가고 손의 뒤쪽으로 끝이 이어진다. 정중신경은 수근관손목굴을 통하여 손바닥으로 연결된다[그림 18-5].

손바닥 기준점

손바닥 기준점은 무지융기엄지두덩(thenar eminence), 소지융기새끼두덩(hypothenar eminence)와 많은 주름을 포함한다. 우세한 손은 손바닥에 깊은 주름이 있다.

배측으로는 요골과 척골의 경상돌기붓돌기(styloid process), 해부학적 코담배갑(anatomical snuffbox)이 있다. 코담배갑은 배모양의 수근골과 건에 의해 형성된 함몰이다.

다리

고관절, 골반, 대퇴부

좌골궁둥뼈(ischium)은 골반의 뒤아래부분을 형성하는 V자 모양의 뼈이다. 장골(ilium), 좌골(ischium), 치골두덩뼈(pubis)이 하나로 엉덩이 모양을 형성한다. 좌골결절궁둥뼈결절(ischial tuberosity)은 좌골체궁둥뼈몸통의 뒤아래쪽에 형성된 둥그런 돌출 부위이다.

골반(pelvis)은 천골(sacrum), 미골(coccyx)로 이루어진 둥근 뼈로, 척추를 지탱하고 척추와 팔부터 다리까지의 모든 힘과 체중을 전달하는 주요 기능을 가지고 있다. 골반은 또한 대퇴근넙다리근(thigh muscle)과 체간몸통에 접하는 부위로, 내부기관을 보호한다. 또한 이 부위는 절구관절구라고 불리우는 소켓 모양으로 대퇴골넙다리뼈(femur)과 깊게 연결된다.

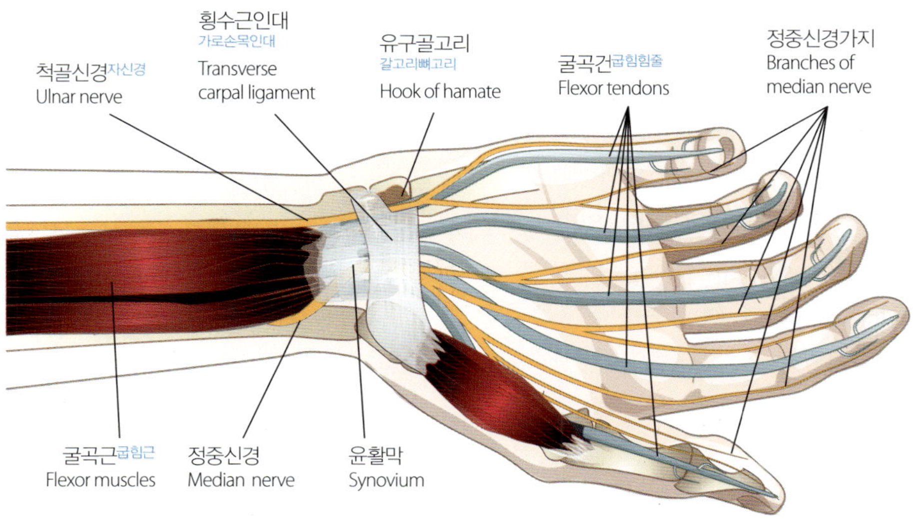

그림 18-5 수근관

골반을 강화시키는 많은 인대 중에서 좌골대퇴인대궁둥넙다리인대(ischiofemoral ligament)가 가장 강력하다. 이것은 과신전(젖힘)과다폄을 예방하고 외회전을 조절하며, 체중에 의해 대퇴골이 뒤로 회전하는 것을 제한한다.

대둔근큰볼기근(gluteus maximus)은 골반의 엉덩이 부분을 형성하고, 앉기와 서기 자세로 몸을 일으켜 세우며 무릎의 굴곡을 보조한다. 4번째와 5번째 요신경허리신경(lumbar nerve)은 천골의 첫 번째로, 천골신경총엉치신경얼기(sacral plexus)를 형성하며 대퇴부 부위 신경에 분포되는 좌골신경궁둥신경(sciatic nerve)과 접한다. 이곳은 요통허리통증을 가진 대상자 사정 시 해부학적으로 중요하다.

대퇴부넓적다리(femoral) 부위는 골반과 무릎 사이를 의미한다. 대퇴골은 몸통의 가장 길고 튼튼한 뼈이다. 대퇴골두넙다리뼈머리(head of the femur)는 둥글고 부드러우며 골반 절구와 연결된다. 대퇴경부넙다리뼈목(femoral neck)는 대퇴골두의 말단 부위이다. 대부분의 혈액은 목 부위 표면을 따라 대퇴골두로 공급된다. 대퇴경부의 골절은 대퇴골두의 무혈관괴사무혈성괴사(avascular necrosis)의 결과일 수 있다. 대전자큰돌기(greater trochanter)는 대퇴경부와 대퇴골체넙다리뼈몸통 사이의 큰 돌출 부위이다. 대전자는 중둔근중간볼기근(gluteus medius muscle), 소둔근작은볼기근(gluteus minimus muscle)의 삽입 주위이다. 둔근조면볼기근거친면(gluteal tuberosity)은 대퇴부 표면 뒤쪽에 있는 둥근 부위로, 대둔근이 삽입되는 부위 중 하나이다.

뒤쪽 표면의 슬굴곡근넙다리뒤인대, 오금줄(hamstring)은 골반 신전과 무릎 굴곡에 관여한다. 대둔근도 골반 신전에 관여한다.

내전근모음근(adductor)은 대퇴부가 모아지도록 골반에 작용한다. 가장 큰 내전근이 대퇴부의 중앙 부위에 있으며, 경골조면정강뼈거친면(tibial tuberosity)으로부터 나와 대퇴골에 부착되는데, 원위부에는 좌골신경이 분포되어 있다. 대퇴근은 대퇴사두근넙다리네갈래근(quadriceps femoris), 슬와부근육넙다리뒤근(hamstring muscle), 대퇴근막장근넙다리근막긴장근(tensor fasciae latae)으로 구성된다.

대퇴사두근은 대퇴부에서 가장 강력한 근육이다. 근육군의 주된 기능은 다리를 펴는 것이다. 유일한 굴곡근인 대퇴직근넙다리곧은근(rectus femoris muscle)은 골반에 부착되어 있고, 여기에는 대퇴신경넙다리신경이 분포되어 있다.

무릎

무릎(knee)은 신체의 복잡한 관절 중 하나이다. 매일 일상생활과 레크리에이션 확률의 모든 활동에 가해지는 극심한 스트레스 요인을 견뎌야만 한다. 무릎은 활동 시 충격을 흡수하거나 전달할 때 굴곡과 신전 운동을 시행하는 변형된 경첩관절접번관절(hinge joint, ginglymus)이다.

대퇴골은 무릎에서 경골정강뼈[tibia; 비골종아리뼈 제외)과 연결된다. 대퇴골의 말단 부위는 내측과 외측 관절융기를 형성하고 경골, 슬개골무릎뼈(patella)과 연결된다. 슬개골은 대퇴사두근건넙다리네갈래근힘줄 안에 있고, 주된 기능은 슬관절무릎관절을 보호하고 신전 시 지레의 작용을 하게 한다.

무릎에는 경골과 연결되어 있으며, 무릎 자체의 스트레스를 감소시켜 주는 두 개의 알 모양의 연골인 반월반달(lateral)이 있다. 내측반월안쪽반달(medial meniscus)은 C자 모양이고 외측반월가쪽반달(lateral meniscus)은 O자 모양으로, 혈액 공급은 부족하지만 내부의 2/3는 활액에 담겨져 있다.

무릎을 고정시키는 인대는 주로 십자 형태로 되어 있고 교차하며 피막 형태로 평행하는 인대로 구성되어 있다. 전십자인대앞십자인대(anterior cruciate ligament)는 비골의 앞쪽 아래에 부착되어 있고, 무릎 뒤로 연결되며, 외측 관절융기에 부착된다. 후십자인대뒤십자인대(posterior cruciate ligament)는 두 개의 인대로 더 강력하며, 비골 뒤로 연결되고, 대퇴골의 내측과 앞쪽에 부착된다**[그림 18-6]**. 후십자인대는 체중부하 시 대퇴골의 뒤쪽 운동을 보호하고, 경골의 비정상적인 회전을 예방해 주며, 신전에는 탄탄해지고 굴곡에는 느슨해진다. 후십자인대는 체중부하 시 미끄러지는 운동으로 과신전을 예방한다. 피막과 측부의 고정 인대는 대퇴골, 무릎, 경골의 회전없이 올바르게 움직이도록 해준다.

무릎에는 11개의 활액낭이 있고, 마찰의 확률이 큰 곳에는 활액이 농축되어 있다. 슬개골에서 슬개전낭무릎앞윤활주머니(prepatellar bursa)이 타박상을 자주 받는다. 슬개전낭은 경골조면의 상부에 위치하여 염증 반응 시 슬개골의 하부에 부종이 생기는 부위이다.

발, 발목

발(foot)은 힘, 유연성, 협동 운동을 주기능으로 하는 26개의 뼈로 이루어져 있다. 가장 큰 족근골발목뼈(tarsal bone)

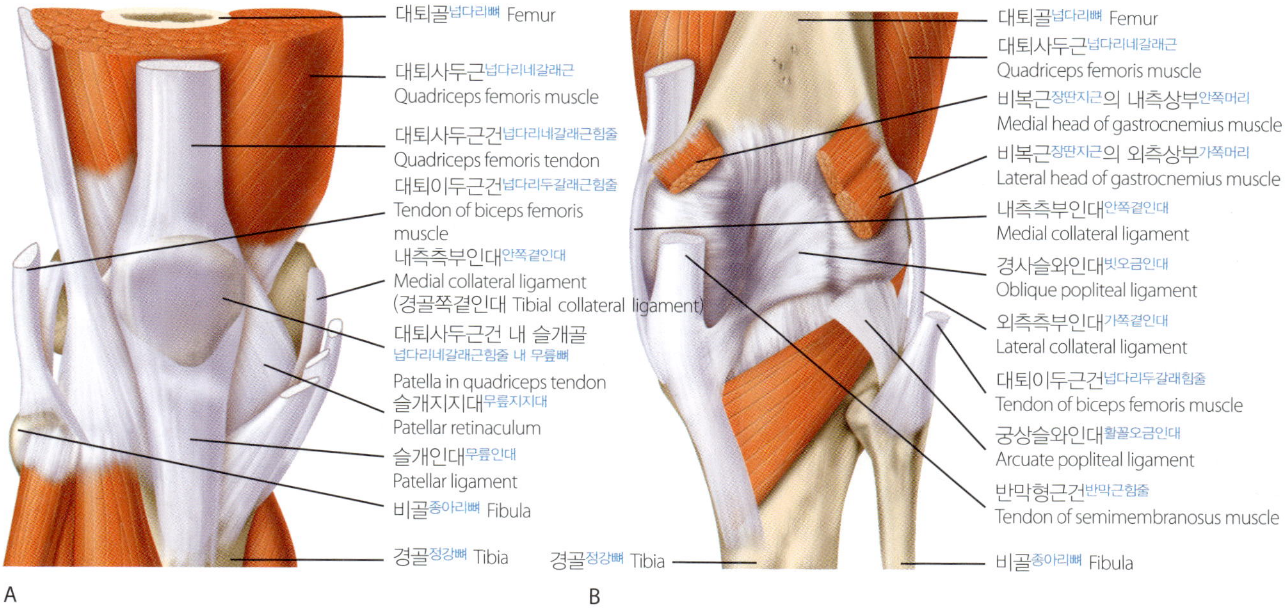

그림 18-6 오른쪽 무릎: A. 앞면 B. 뒷면

은 종골발꿈치뼈(calcaneus)의 불규칙한 거골목말뼈(talus)을 지탱하고 뒤꿈치 모양을 형성한다[그림 18−7]. 주된 기능은 체중을 몸에서 바닥으로 옮기고 비골근종아리근(fibularis muscle)과 더불어 지렛대 작용을 한다. 종골은 또한 중족골발허리뼈 근위부의 말단 부분 전에서부터 유래하며, 발을 지지하는 두꺼운 섬유성 띠이다.

발목(ankle)은 경골과 비골이 경첩관절을 형성하고, 거골과는 격자관절(mortise joint)을 이룬다. 발목에는 뼈와 강화된 인대의 정렬 때문에 관절의 측부보다 내측이 훨씬 강하다.

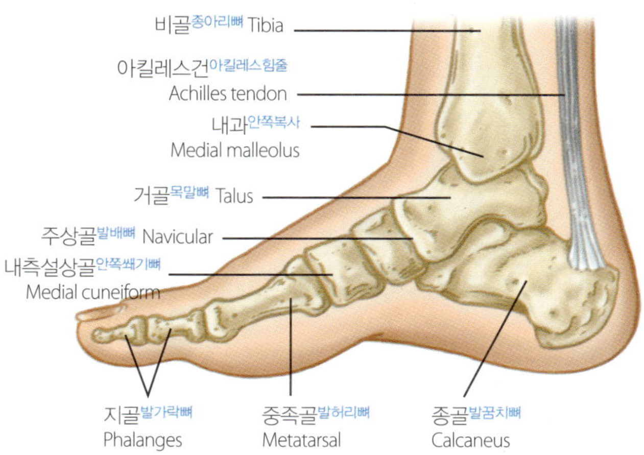

그림 18-7 오른쪽 발 내측면

척추

척추(spine)는 33개의 척추골(vertebra)로 이루어져 있고, 24개는 움직임이 가능하다[경추목뼈(cervical vertebrae) 7개, 흉추등뼈(thoracic vertebrae) 12개, 요추허리뼈(lumbar vertebrae) 5개, 천골(sacrum) 5개, 미골(coccyx)]. 척추는 4개의 시상만곡(sagittal curve)을 가지며 힘, 유연성, 균형을 제공한다. 5개의 요추는 5번 요추(L5)에서부터 1번 천골(S1)까지 굴곡이 가장 크다[그림 18−8].

천골과 장골이 만나는 천장관절엉치엉덩관절(sacroiliac articulation)이 가장 중요하며, 앉거나 설 때 많은 체중을 전달한다. 여러 개의 인대가 척추의 움직임이 가능하도록 하며, 척추골과 근육이 연결되어 있다.

건강력

건강력은 근골격계의 장애를 가진 환자의 관리에 있어서 필수적인 요소이다. 정확한 환자력은 장애의 병인 파악 시 중요하다. 환자의 관심을 경청하는 것은 중요한 단서(즉, 주요 불만사항 및 현재병력)를 제공한다. 건강력은 자세한 과거병력, 가족력, 사회력, 기관계의 사정을 포함해야 한다.

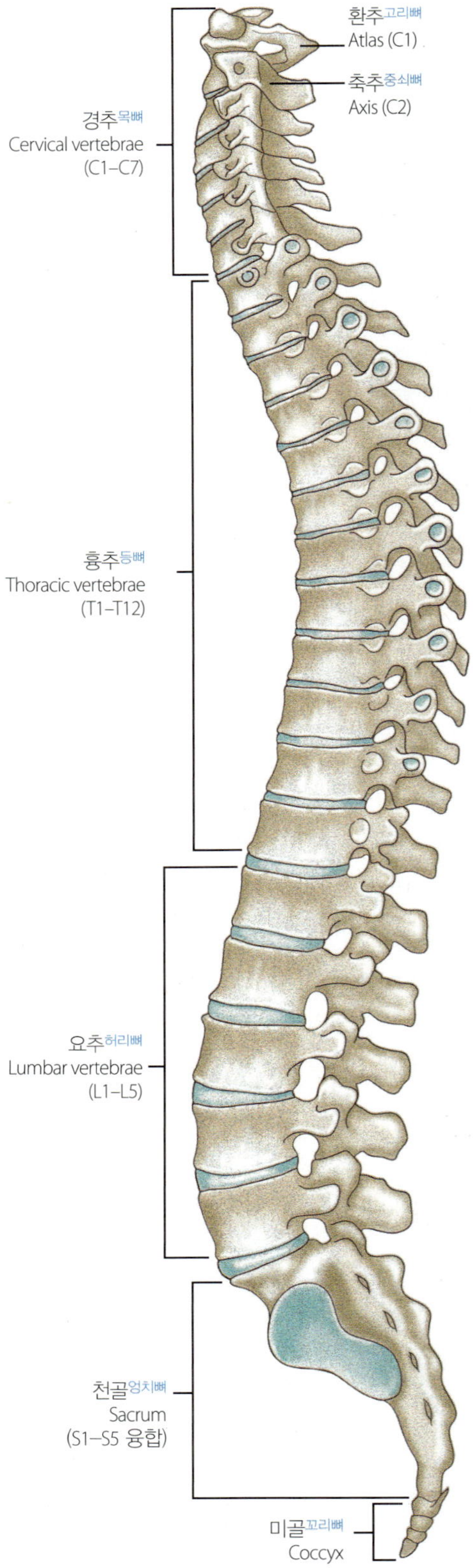

그림 18-8 척추

주호소와 현재병력

"오른쪽 엉덩이의 관절과 손이 아파요."

김씨는 25세의 여자 환자로, 산악자전거에서 떨어져 오른쪽 고관절과 손의 통증을 호소하고 있다. 그녀는 새 산악자전거를 테스트할 때 점프를 하려는데 핸드레바가 떨어져서 오른쪽으로 넘어졌다고 설명하였다. 헬멧은 쓰고 있었고, 의식도 있었다고 한다. 사고 후 그녀는 일어나서 자전거를 목발로 삼아 절름거리며 상점에 간 후에 차를 타고 집으로 갔다. 지난 밤에 타이레놀을 먹었으나 오늘 아침 일어날 때 오른쪽 허리와 어깨를 움직일 수 없고, 오른쪽 다리로 체중을 견뎌 낼 수 없었다. 부종은 없었으나 오른쪽 대퇴부에 커다란 찰과상긁힘과 반상출혈이 있다. 오늘 아침 브래지어 착용과 양치질하기가 힘들었다고 한다. 앉아 있으면 오른쪽 골반이 아파서 똑바로 누워 있기가 더 좋다고 한다.

통증

통증(pain)은 근골격계사정 시 흔한 호소이고, 정상 활동이나 작업 시 악화될 수 있으며, 손상 가능성에 대한 몸의 보호 반응이다. 이런 보호 기전은 신체적인 점과 심리적인 요소를 가진다. 이런 심리적인 요소는 문제 사정 시 어려움을 준다. 통증의 종류와 위치를 아는 것은 손상 기전과 손상 정도를 아는 좋은 지침이 된다.

염증(inflammation)은 통증의 가장 일반적인 원인이고, 다친 부위의 기능 저하와 발적, 종창부기, 열감이 나타날 수 있다. 염증 반응 시 잠재적인 화학적 반응을 매개로 중재하지 않으면 화학적인 연쇄 반응을 일으켜 엄청난 병태생리학적인 결과를 가져올 수 있다. 세심하고 정확한 개인의 통증 사정은 효율적인 간호계획 수행과 효과적인 결과가 나타나도록 도움을 줄 것이다.

발병	통증이 갑자기, 급성적, 점진적, 잠복적, 연합적으로 있었는가(환자가 본인의 언어로 말하도록 한다)? 손상 기전은 손상 정도에 좋은 지침이 될 수 있음을 명심한다. 급성 시작은 골절이나 큰 상처를, 점진적 시작은 염증을 나타낸다.
기간	통증이 얼마나 오래 지속되었는가? 변함없이 지속된다면 악성을 고려하여 체계적으로 병에 대한 증상과 징후를 조사하여 건강력을 분명하게 확인한다. 통증이 지속된다면 염좌나 윤활낭염주머니염(bursitis)과 같은 급성 상태를 파악한다. 통증이 손상 기전 반복 후에만 나타난다면 국소 병변을 고려하고, 통증이 한 방향으로만 재발된다면 근육이나 인대의 손상을 예상한다. 만약 통증이 반복된 움직임 후에만 나타난다면 과용 손상을 예상한다.
위치, 방사	어느 부위에 통증이 있는가? 의심이 가는 해부학적 위치와 그 부위에 무엇이 있는지 파악한다. 예를 들어, 통증이 외측 어깨에 있다면 관절상완관절염오목위팔관절염(glenohumeral arthritis), 극상건염가시끝힘줄염(supraspinous tendinitis), 견봉하활액낭염봉우리밑주머니염(subacromial bursitis)을 의심할 수 있다. 뒤쪽 견갑통어깨통증을 호소한다면 극돌기하건염가시아래힘줄염(infraspinatus tendinitis)이다. 신경근통신경뿌리통증을 호소한다면 요통과 관련된 디스크의 문제이다. 환자에게 통증이 있는 부위를 지적하라고 한다. 국소통증은 보다 표면적이고 아픈 부위를 쉽게 지적할 수 있다. 통증은 연관될 수 있음을 기억한다. 예를 들면, 복통배앓이은 어깨와 연관될 수 있다. 연관통은 깊은 구조와 신경과 관련이 있다.
질, 심각성	이 통증으로 일상적인 활동에 방해를 받거나 쉽게 피로를 느끼는가? 객관적으로 통증을 나타내는 척도(1~10 혹은 얼굴 표정)를 사용한다. 통증이 예리하거나 둔하거나 타는 듯하거나 찌르는 듯한가? 무감각하거나 저리는가? 예리한 통증(sharp pain)은 종종 피부, 건, 표면의 근육이나 인대, 활액낭의 손상를 의미한다. 찌르는 통증(aching pain)은 깊은 조직을, 타는 듯한 통증(burning pain)은 수포물집와 같은 피부 손상, 발의 진균감염곰팡이감염 또는 신경 손상 시 나타난다. 이것은 근육이 스트레스를 받거나 운동과 같은 과격한 사용 시 나타난다.
장애	즉각적인 결함이 있거나 나중에 증후가 나타났는가? 통증이 시작되었을 때 활동을 지속하였는가? 체중을 감당하거나 문제가 되는 부위를 사용할 수 있었는가? 관절이나 다른 부위의 움직임이 불편했는가?
관련 징후	관련된 증상으로 소음, 부종, 변색이 있는지 확인한다. 통증이 시작되기 전이나 통증이 있을 때, "꽝소리", 씹는 소리, 째깍음, 찰깍소리를 들었는가? 만약 위와 같은 경우라면 심하게 찢어지거나 갈라졌을 때 관절 부위에서 흔하게 나타난다. 부종이 즉각 혹은 밤새 잠자는 동안 나타났는가? 부종이 즉시 있었다면 심한 열상이나 골절을 예측할 수 있다. 부종이 점점 심해진다면 염증을 예측할 수 있다. 특별하게 부종이 바로 나타난다면 염증에 혈액이 관여한다는 것이다. 신뢰할 수 없는 증상과 부종은 염증과 자극 때문에 통증이 증가할 수 있다.
촉진요인	통증이 있을 때 하루 중 어떻게 다르게 나타나는가? 아침에 통증을 호소한다면 염증을 의심한다. 디스크 문제는 밤에 더 심하다. 특별한 활동 시 통증이 있는가? 예를 들면, 재채기나 기침은 척추 간격의 디스크 문제에 영향을 줄 것이다. 만약 통증이 중앙에서 승모근 위로 견갑골에 있다면 근막통증증후군(myofascial pain syndrome)을 의심한다. 돌발적인 통증을 경험했는가? 만약 있다면 원인이 무엇이라고 생각하는가?

과거병력

과거병력은 진단 시 믿을만한 단서를 제공한다. 근골격계 외상에 대한 어떤 것이라도 확인한다.

> 김씨는 어깨, 손, 다리 손상의 과거병력은 없다. 그녀는 어떤 수술도 하지 않았다. 오로지 통증에 대한 소염진통제만을 복용하였다. 김씨는 만성 질환도 없다.

과거 외상이나 수술	최근의 외상과 과거 수술에 대해 질문한다. 이 정보는 급성과 만성 문제를 구별하게 한다. 만약 만성 문제라면 악화키는 것이 무엇인지 확인한다. 비슷한 경우 최근의 문제라면 관련된 부위의 과사용의 결과일 수 있다. 직접적인 외상은 신경로의 방해의 결과일 수 있으므로 이차적인 손상에 대한 평가를 확인한다. 환자가 최근에 외상을 입었다면 연조직물렁조직과 뼈 손상을 의심해본다. 만약 최근에 수술을 했다면 감염 과정이거나 잠재적인 문제가 원인일 수 있다.
손상된 감각의 현존	시력이나 청력의 손상, 걸음걸이의 이상, 어지럼증, 조직치유 지연에 대하여 질문한다. 어떤 손상도 환자의 회복에 영향을 주거나 지연될 수 있다.
과거 건강력	과거나 현재의 건강력을 질문한다. 과거 질환(골다공증뼈엉성증, 당뇨, 암, 신장콩팥이나 신경계통의 문제)의 현존은 손상위험성을 증가시키고 치유율과 근육량을 감소시킨다.
골격 기형/선천적 기형	선천적 비정상과 장애에 대하여 질문한다.
투약	복용하는 약에 대하여 질문한다. 어떤 약은 걸음걸이를 변하게 하고 다칠 수 있게 한다.

가족력

가족력에서 얻은 정보는 환자의 주호소에 중요한 역할을 하는 유전적인 요소를 결정지을 수 있다. 제공자는 환자의 간호계획 시 진단과 검진 과정을 결정하는 데 도움을 줄 수 있다.

> 김씨의 외할머니는 관절염 환자이고, 어머니는 살아있으며 건강하다. 아버지는 관상동맥질환심장동맥질환을 앓고 있고, 친할아버지는 관상동맥질환으로 67세에 돌아가셨다. 친할머니와 고모는 골다공증 약을 복용하고 있다. 폐질환, 당뇨, 암에 대한 가족력은 없다.

살아 있는 친척의 나이	부모, 형제, 아이들의 건강과 관계를 포함한다.
사망	환자와 관계된 사망한 사람과 사망의 원인(특별히 근골격계와 관련된 장애)을 포함한다.
만성 질환	가족 중 만성 질환자가 있는가? 관련된 가족의 환자와의 관계, 나이, 질환이 진행된 연령을 확인한다. 골다공증에 대한 위험 요소를 확인한다.
태아기의 건강	환자를 임신했을 때 어머니의 건강 여부를 확인한다.

사회력

> 김씨는 도시에 사는 대학원생이며, 담배와 마약을 하지 않는다. 한 달에 두 잔 정도의 포도주를 마신다고 한다. 수혈을 거부하고 활발한 야외 활동을 하며 산악자전거를 좋아한다.

가족	현재의 가족 단위를 설명하게 한다.
직업	직업의 성격, 신체적이고 감정적인 노력과 스트레스에 대하여 설명하도록 한다. 잠정적인 손상을 가져오는가? 척추보호벨트나 부목덧대 같은 안전예방장치를 사용하는가? 생명공학적으로 올바른 작업장인가? 작업 장소가 환경적으로 위험한 것이 있는가(장시간 컴퓨터 작업 시 수근관증후군손목굴증후군(carpal tunnel syndrome)과 요통, 양탄자 까는 일을 하는 사람은 무릎의 문제 위험성, 접영 수영선수는 회전근개 문제의 위험이 증가)? 작업과 관련된 근골격계장애근육뼈대계장애는 작업에 이어 나타나는 자세와 동작(반복되는 작업의 속도와 움직임, 동작의 강도, 진동, 온도)과 연관이 있을 수 있다.
취미와 오락활동	모든 취미와 오락 활동에 대해 질문한다. 일상 활동 시 능력의 한계를 경험했는가? 활동 시 어느 정도로 움직이는가? 관절에 불필요한 활동이 있는가? 활동 참여 시 신체적 조건은 어떠한가? 각 활동 시 차갑거나 뜨거운 경우가 있는가? 밀착 스포츠를 하는가? 경쟁수준은 어느 정도인가? 사용하는 기술이나 장비를 확인한다. 환자가 급성장하는 시기(어린이, 청소년기)인가? 과사용 손상 사정 시 위의 모든 질문은 중요하며, 환자는 근골격계를 악화시키는 활동에 참여할 수 있다. 텔레비전 시청 시간이 증가했는가? 수동적 활동이 증가하면 정상적인 운동의 양이 줄어들고, 갑작스럽게 운동에 참가하면 손상의 위험성이 증가한다.
영양 상태와 체중변화	영양과 식이섭취에 대하여 질문한다(특히 칼슘, 단백질, 비타민 D). 청소년기의 여자는 하루에 칼슘을 약 1500mg 섭취해야만 한다(월경 시 전십자인대의 손상 위험성이 증가할 수 있다). 식욕부진/폭식증은 골절의 위험을 증가시킨다. 불충분한 영양은 근육량을 감소시키고, 결합조직과 뼈의 보호를 저하시킨다. 최근에 체중 증가나 감소를 경험했는가? 비만은 골관절염뼈관절염, 요통, 관절 문제에 대한 위험성을 증가시킨다.
흡연	흡연 여부, 흡연의 종류, 양, 기간, 간접흡연의 노출에 대하여 질문한다. 흡연은 치유를 지연시킬 수 있다. .
음주	음주를 하는가? 한다면 어떤 형태로 어느 정도 마시는가? 음주는 치유를 지연시킬 수 있거나 손상을 더 나쁘게 증가시킬 수 있다.
마약 복용	마약을 복용하는가? 복용한다면 어떤 약을 얼마나 복용하는가? 마약 복용은 사고 과정을 방해하므로 손상의 위험성을 증가시킨다.

계통별 문진

많은 근골격계 질환과 장애는 근골격계보다 다른 신체기관의 발현으로 나타난다. 종합적인 신체기관 검사는 가능하면 언제라도 시행되어야 한다. 더구나 시간과 여러 형태의 제한 때문에 집중된 몇 가지 신체기관검사만 수행할 수도 있다. 제한된 신체기관검사 시 제공자는 근골격계 문제가 가장 제한되기 때문에 근골격계에 관한 질문에 목표를 둔다.

계통	정상과 징후	관련 질환/장애
전체	열, 진전	골수염뼈속질염, 화농관절염고름관절염, 전이성 골질환뼈질환, 청소년 류마티스관절염, 통풍
	체중 감소	전이성 골질환, 청소년 류마티스관절염, 골연화증뼈연화증
	피로	류마티스관절염
호흡기계	호흡곤란	청소년 류마티스관절염
심혈관계	흉통가슴통증	청소년 류마티스관절염
	맥박, 감각의 변화, 따뜻함	골절, 탈구, 레이노증후군
비뇨생식기계	장창자/방광 기능장애	말총(마네)증후군말총증후군

신체검진

필요한 기구

- 줄자
- 반사망치

신체검진 구성 요소

근골격계 검사 시 신경혈관의 문제가 연결될 가능성이 있음을 항상 고려한다. 전체 골격계뼈대계를 운동의 연결 부분으로 고려한다. 단서가 없다면 장기간 불능이 될 수 있다.

근골격계 검진 시 다음의 P자 5개를 기억한다.

Pain(통증), **P**aralysis(마비), **P**aresthesia(이상감각), **P**allor(창백), **P**ulselessness(맥박이 없음)

5개 P자 사용은 어떠한 근골격계 문제라도 더 정확한 검사가 수행되도록 도와 줄 것이다.

근골격계 검사에는 시진, 촉진, 가동범위 조사, 근육강도 조사가 있다. [박스 18-1]는 위의 검사에 대한 일반적인 전략을 설명한 것이다.

박스 18-1 근골격계 검사의 일반적인 전략

환자를 편안한 자세로 한다. 방은 따뜻하게 한다. 동작은 검사를 쉽고 덜 아프게 한다. 부종이 나타날 수 있으므로 모든 반지, 귀고리, 목걸이는 제거한다.

시진

환자가 방으로 들어 올 때 걸음걸이를 주목한다. 환자가 어떻게 앉고 옷을 벗으며 일어나는지 주목한다. 이것은 검진자가 환자를 보고 있다는 것은 알지 못한 상태에서 사정을 할 수 있게 한다. 환자가 손상이나 불편을 설명하며 이야기할 때 관련된 모든 부위를 주목한다. 환자 자신이 행동하는 것을 인지하지 못할 때, 가동범위의 많은 부분을 확인할 수 있다. 손상 부위의 체위와 자세를 세심하게 관찰한다. 관절의 외형, 비정상적인 피부 표시, 반상출혈, 붉음, 부종, 위축/비대, 피부통합성의 변화, 기형, 변색을 눈으로 확인한다. 창백, 청색증, 출혈을 확인한다. 양측면과 마찬가지로 관절의 앞과 뒷면을 비교한다. 파열은 비정상적인 모양이지만 탈구가 원인이다.

촉진

환자가 편한 자세를 취하도록 격려한다. 환자를 편하게 하면 손상 부위를 수동적으로 움직이게 할 수 있다. 환자의 불안, 부종, 극심한 통증은 인대의 안정성에 대한 관절 검사를 힘들게 할 수 있다.

관절을 촉진한다. 압통누름통증, 덩어리, 마찰음비빔소리, 뼈의 기형이나 병변을 주목한다. 모세혈관의 충만, 손상된 부위의 체온과 맥박을 사정한다.

가동범위

가동범위를 수동적, 능동적으로 모두 검사한다. 수동적, 능동적 가동범위는 똑같아야 한다. 관절에서 근육의 허약이나 문제가 있음을 제시할 수 있다. 동작에 어떤 마찰음이 압통이 있는지 확인한다.

근육강도

각 근육군의 강도를 평가하고, 반대쪽에 힘을 줄 때 환자에게 굽히고 잡으라고 지시하며, 이 검사 시 관절은 움직이지 않도록 해야만 한다. 검사를 양측으로 수행하고 0~5의 척도로 근육의 강도를 측정한다.

1. 흔적 2. 나쁨 3. 양호 4. 좋음 5. 정상

어깨 검사

어깨는 복잡한 구조이다. 어깨를 구성하는 구조를 알면 사정 시 도움이 된다. [표 18-2]는 일반적인 어깨 문제를 요약한 것이다.

시진

검진	이론적 근거
1. 어깨의 전면과 후면을 모두 사정한다. 쇄골, 견갑골, 어깨의 윤곽을 조사한다. 삼각근어깨세모근(deltoid muscle)의 쇠약이나 관절의 부종을 조사한다.	**1.** 어깨의 구조는 외형상 대칭이어야 한다. 비대칭이나 움푹 들어간 것은 어깨탈구를 의미한다. 환자는 어깨 부위를 사용하지 말고 움직이지 않도록 한다.
2. 견갑골 뒷면의 튀어나온 부위를 조사한다. 환자에게 벽에 대항하여 밀도록 하여 전거근앞톱니근(serratus anterior)의 기능을 평가한다.	**2.** 견갑골 뒷면의 튀어나온 부위는 전거근의 마비나 쇠약으로 나타나는 비정상이고 이차적으로 상완신경총위팔신경얼기 손상이 될 수 있다. 견갑골 뒷면의 튀어나온 부위가 있다면 근육이나 신경의 파손을 의심한다.
3. 피부의 색깔 변화를 확인한다.	**3.** 타박상의 색깔은 손상의 급성과 만성을 구별하게 해 준다. 붉은색은 감염과 염증 과정을 의미한다.

촉진

검진	이론적 근거
1. 환자에게 팔을 옆에 놓도록 한다. 견갑골의 흉쇄관절, 견봉쇄골관절[그림 18-9], 견봉돌기어깨뼈봉우리돌기, 쇄골, 견갑극어깨뼈가시, 상완골의 대전자를 만져본다. 최상의 사정을 위해 개별적으로 만진다. 관절이 없는 부분부터 사정한다.	**1.** 촉진 시 불편감이 없어야 한다. 어깨 부위의 압통은 인대나 근육의 파열을 의미할 수 있다. 견봉쇄골관절의 촉진은 불편, 통증, 텅빔을 나타낼 수 있다. 텅빔은 어깨탈구를 의미한다. 극상위의 통증은 회전근개건염돌림근띠힘줄염을 의미한다.

표 18-2 일반적인 어깨 문제

문제/진단	사정 결과
근막통증 Myofascial pain	▪중앙에서 견갑골과 승모근등세모근 위로 비대칭적인 유발점 ▪스트레스, 과거의 목 손상
견봉하활액낭염 Subacromial bursitis	▪우세한 팔다리에 수차례 상완골두 위로 만져질 수 있는 압통: 활액낭의 염증과 90°의 내회전, 외회전과 30° 이상의 외전으로 분명해진 통증 때문임. ▪야간통증 ▪알려진 외상이 없는 돌발적인 시작 ▪과사용 형태(대상의 직업과 함께 확인)
견봉쇄골관절 분리 Acromioclavicular[AC] joint separation	▪낙상력이나 어깨 부위의 타박(X-선으로 확인)
어깨탈구 Shoulder dislocation	▪외전 시 외회전을 포함하는 어깨의 손상 기전이 있는 외상 ▪정상적인 어깨 윤곽의 소실(X-선으로 확인) ▪표시된 불안정: 앞으로 움직일 때 전방으로 멀리 가고, 뒤로 움직일 때 후방으로 멀리감. ▪주의: 말단 부위의 맥박을 확인한다.
굳은어깨(유착관절낭염) Frozen shoulder(adhesive capsulitis)	▪잠행성 통증이 있는 부위의 정상운동범가 제한적임. ▪염증 과정의 원인이 활동하지 않거나 활동 시 의존적이어서 늦게 나타남. ▪50대 이상 여자, 당뇨에 흔함.
쇄골골절빗장뼈골절 Clavicle fractures	▪쇄골의 직접적인 외상 ▪중간 지점까지 확실한 변형 ▪손상 부위 촉진 시 통증

검진	이론적 근거
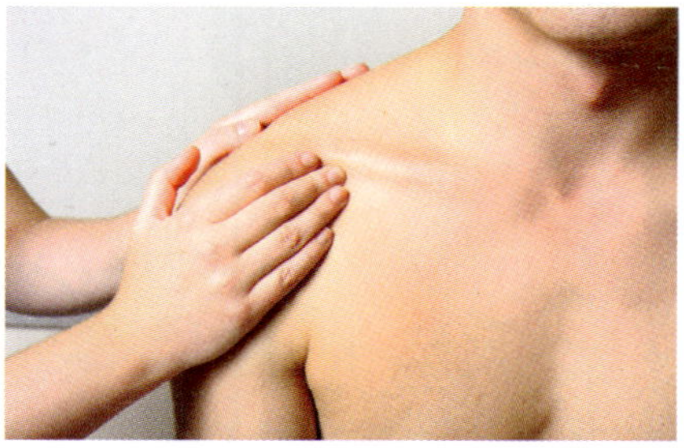 그림 18-9 견봉쇄골관절 촉진	
2. 이두근과 삼두근의 홈을 만진다. 환자에게 팔을 굽히게 하여 이두근이 수축하게 한다. 굴곡과 신전 사이에 팔의 중간을 잡고 외전을 하도록 한다.	2. 통증, 압통, 근육강직은 비정상이다.

가동범위와 특수한 검사

가동범위의 빠른 검사는 "팔을 머리 위로, 팔을 등 뒤로"하는 것이다. 가동성 검사는 수동적, 능동적 검사가 모두 행해져야 한다.

검진	이론적 근거
1. 가동범위 검사	
a. 환자에게 바닥과 수평되게 팔을 앞으로 똑바로 뻗게 한다.	a. 환자는 어려움 없이 팔을 들어야만 한다. 만약 이때 날카로운 통증이 있다면 회전근개의 충돌을 고려해 본다.
b. 외전과 내전을 사정한다[그림 18-10]. 가능한 멀리 귀를 지나 머리 위로 뻗도록 요구한다(외전). 손을 옆으로 했을 때 0°이고, 머리 위로 최대한 뻗었을 때 180°임을 기억한다. 흉부를 가로질러 최대한 멀리 뻗으라고 요청한다.	b. 회전근개가 완전히 파열되면 어깨의 내전이 불가능할 것이다. 이 방법을 시도했을 때 어깨가 움츠려들 것이다.
c. 내회전안돌림과 외회전바깥돌림을 사정한다[그림 18-11]. 외회전을 검사하기 위해 팔꿈치를 90° 굽히게 한다. 옆으로 환자의 팔꿈치를 잡고 불편함을 가져오기 시작하는 지점까지 팔을 바깥쪽으로 회전시킨다. 마치 등을 긁는 것처럼 어깨를 움직여 내회전을 사정한다. 환자 옆에 팔꿈치를 놓고 최대한 멀리 엄지를 척추 위로 올리게 한다.	c. 내회전 시 흉추 7에 닿는 것이 정상이다.
2. 내 · 외 회전근개를 검사한다.	2. 환자는 저항이 적용될 때 자세를 유지할 수 있어야 한다.

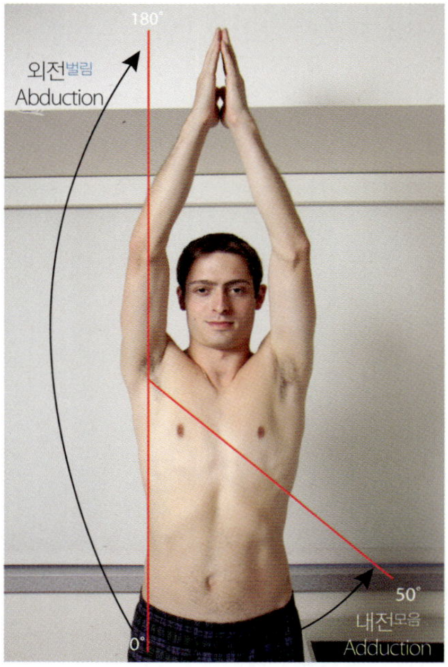

그림 18-10 어깨의 내전, 외전 검사

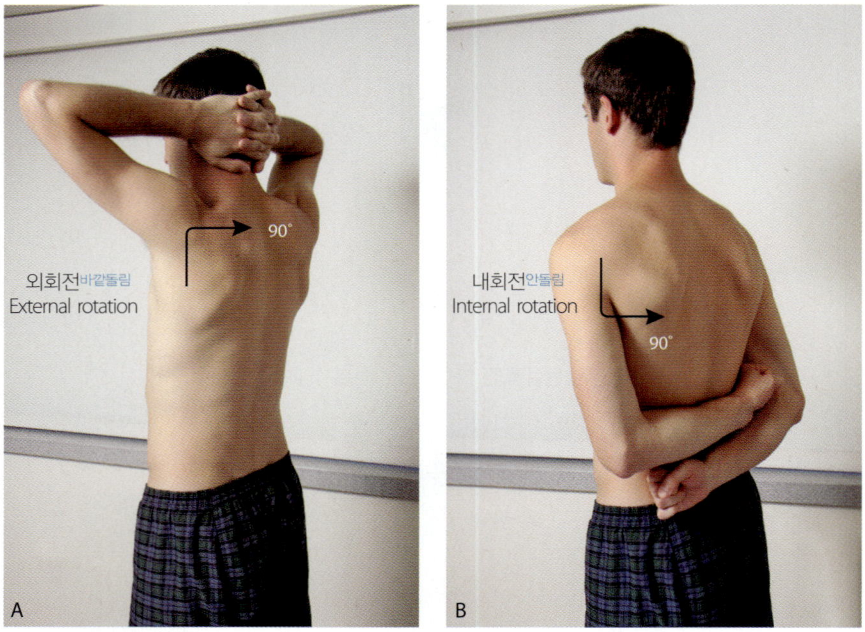

그림 18-11 A. 외회전 B. 내회전

검진	이론적 근거
a. 바깥쪽 힘 검사를 위해 팔은 옆으로, 팔꿈치는 90° 굽히게 한다. 팔꿈치의 자세를 유지하는 동안 내부 저항을 적용한다. b. 내부 저항은 이전에 설명했듯이 검사될 수 있으나 검진자가 외부 저항을 적용했을 때 내회전을 시도하도록 한다.	
3. 이두근과 삼두근의 기능을 검사한다. a. 이두근을 검사하기 위해 팔꿈치를 굽히도록 요청한다[그림 18-12]. b. 삼두근을 검사하기 위해 검진자의 손에 대항하여 밀도록 한다[그림 18-13].	3. 통증없이 이 작업을 수행해야만 한다. 힘이 떨어진다면 파열이나 염증 때문일 수 있다.

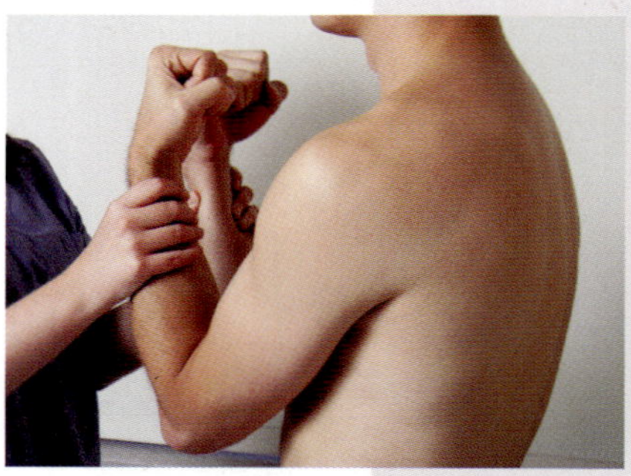

그림 18-12 이두근 힘 검사

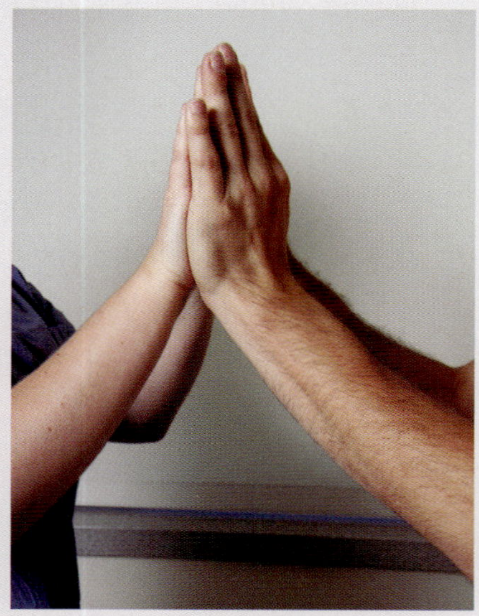

그림 18-13 삼두근 힘 검사

검진	이론적 근거
4. 교차수평 내전 검사를 수행한다. 수평으로 힘을 가할 때 환자의 손을 반대쪽 어깨에 놓도록 요구한다[그림 18-14].	**4.** 통증은 병리적인 가능성을 의미한다. 팔교차검사는 견봉쇄골관절 장애 때 실시한다. 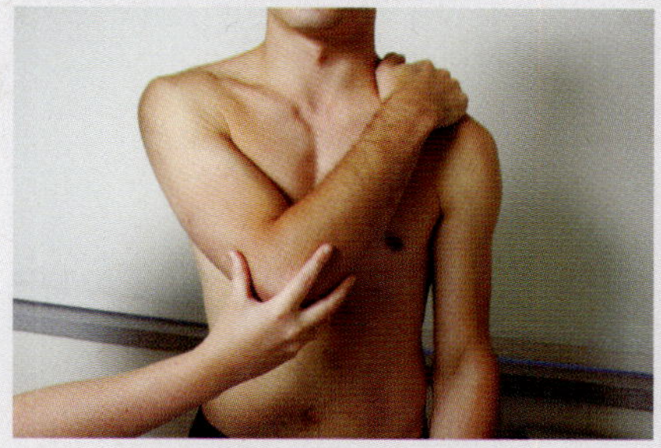 그림 18-14 팔교차 내전 사정
5. 충돌에 대한 검사를 한다. 다음의 두 기술을 사용한다.	
a. 견갑골을 밑으로 잡고 전완을 회내엎침하고 굽힌다(Nee's sign).	**a.** 통증은 양성을 의미한다. 서서히 둔하고 찌르는 듯 한 통증력을 가진 환자에게는 회전근개건염을 고려한다.
b. 하킨검사(Hawkins test)를 수행한다. 전완을 내회전할 때 어깨를 90°로 벌린 채 서 있도록 한다.	**b.** 인대가 너무 늘어나고 큰 결절이 견봉어깨뼈봉우리에 대하여 충돌 시 통증이 나타난다.
6. 상완낙하검사위팔낙하검사를 수행한다. 팔을 옆위로 잡도록 한다(최대로 팔을 외전). 만약 옆으로 떨어진다면 옆아래로 떨어뜨리거나 손목을 가볍게 치도록 한다.	**6.** 상완낙하검사는 회전근개 파열을 확인하는 것이다. 90°에 문제된 팔을 잡을 수 없을 때 비정상이다. 야간통증과 외전 시작이 불가능한 양성의 회전근개파열돌림근띠파열 환자에게 관심을 기울인다.
7. 종합검사를 수행하는데, 이것은 전면 불안정을 검사하는 것이다. 검진자가 팔을 외측으로 회전시키고 위팔에 전면 압력을 주는 동안 팔을 90°로 벌리게 한다.	**7.** 정상은 전체적인 가동 운동이 수행되는 경우이다. 양성은 어깨불안정(탈구)를 의미한다.
8. 이완검사를 수행한다. 앙와위바로누운자세에서는 관절의 안정을 평가하기 위해 관절와 안에서 앞면과 뒷면으로 상완골두가 미끄러지며 견갑골은 안정적이다. 팔꿈치에 주어지는 축을 주목한다.	**8.** 이 검사는 상완관절위팔뼈관절의 이완을 진단하는 데 도움을 준다. 정상적으로 통증과 힘의 손상 없이 전반적인 가동범위를 수행할 수 있다.

팔꿈치 검사

팔꿈치의 뼈 구조 때문에 모든 관절은 매우 안정적임을 기억한다. 팔꿈치관절은 과신전과 외측 변형 예방에 도움을 준다. 관절피막은 굴곡을 제한한다. 팔꿈치 사정 시 신경혈관의 문제가 매우 높음을 명심한다.

시진

검진	이론적 근거
1. 팔꿈치의 윤곽을 관찰하는 동안 신전과 굴곡을 하도록 한다. 팔꿈치를 어떻게 움직이는지 관찰한다.	**1.** 팔꿈치가 과신전된다면 이두근건두갈래근힘줄에 더 자극과 손상이 될 수 있다.
2. 부종, 기형, 결절을 조사한다.	**2.** 팔꿈치돌기 위의 부종은 즉시 간호해야 한다. 만성 윤활낭염은 외상에 의한 건파열힘줄파열의 위험성이 있다. 팔꿈치 굴곡 시 이두근이 국소적으로 튀어나온 팔과 검진자의 손가락을 팔꿈치에 놓고 환자가 손바닥을 안정적으로 위로하지 못한다면 파열에 대한 이두근건의 파열 위험성을 의미한다.

촉진

검진	이론적 근거
1. 척골과 내측 및 외측 상과위관절융기의 신근 표면 위의 압통을 촉진한다. 팔꿈치는 굴곡, 어깨는 과신전을 하도록 자세를 만든다.	**1.** 부종, 습함, 액상의 부종, 국소적 압통 혹은 회외뒤침와 회내 시 통증이 증가되면 힘줄염건염이나 상과염위관절융기염을 의미한다.
2. 척골신경을 촉진한다. 팔꿈치의 손상은 척골신경을 포함할 수 있다. 팔꿈치를 굽히고 척골신경의 운동 기능과 감각을 조사한다.	**2.** 정상적으로 압통이나 감각 저하는 없어야 한다. 충돌은 손과 손가락의 운동 기능과 감각 저하를 보여 준다. 만성 손상은 주먹을 쥘 수 없게 할 수도 있다.
3. 팔꿈치돌기를 촉진한다[그림 18–15]. 팔꿈치 굴곡 상태로 척골의 근위부 말단과 상완골구위팔뼈고랑를 촉진한다. 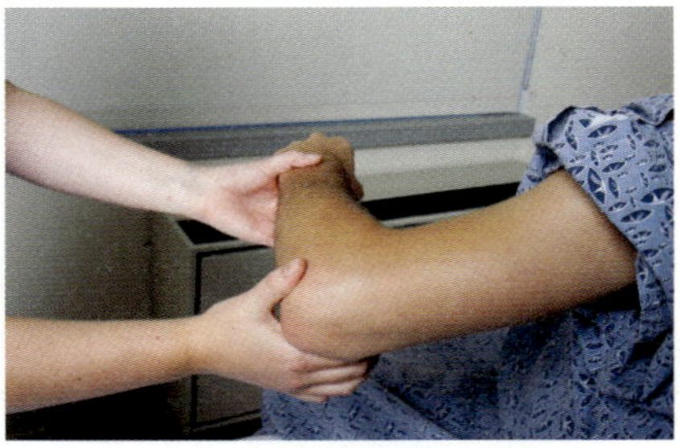 그림 18-15 팔꿈치돌기 촉진	**3.** 압통과 붉음은 비정상 소견이다. 제한된 동작은 감염과 윤활낭염을 의미한다. 만약 결절이 있다면 류마티스관절염을 의심한다.
4. 요골두를 촉진한다. 어깨는 외전, 팔꿈치는 굴곡 상태로 상과를 촉진한다. 요골두는 외측상과 원위부로 1~1.5cm에 있다.	**4.** 통증은 감염, 골절 혹은 힘줄염에 의한 염증을 의미한다.

가동범위와 특수검사

검진	이론적 근거
1. 신전, 굴곡, 회외, 회내를 검사한다[그림 18-16]. 팔꿈치를 굽혀서 똑바르게 하고 완전가동범위를 관찰한다. 팔꿈치를 90° 굽힌 채로 손을 회전한다.	**1.** 굴곡은 약 150°~160°이어야 한다. 신전은 약 180°이어야 한다. 정상적인 손 회전 운동은 약 90°이다. 윤활낭윤활주머니의 염증, 부종, 감염과 관절염은 가동범위를 제한한다.
2. 외측상과(tennis elbow)를 검사한다. 팔꿈치를 완전히 편 채로 손목을 민다.	**2.** 외측상과염가쪽위관절융기염 시 외측상과 안으로 건의 염증 때문에 반대쪽 힘은 통증을 야기할 것이다.
3. 내측상과를 검사한다. 저항에 대한 손목 굴곡을 사정한다.	**3.** 내측상과염안쪽위관절융기염은 저항이 적용될 때 내측으로 통증이 있을 것이다.

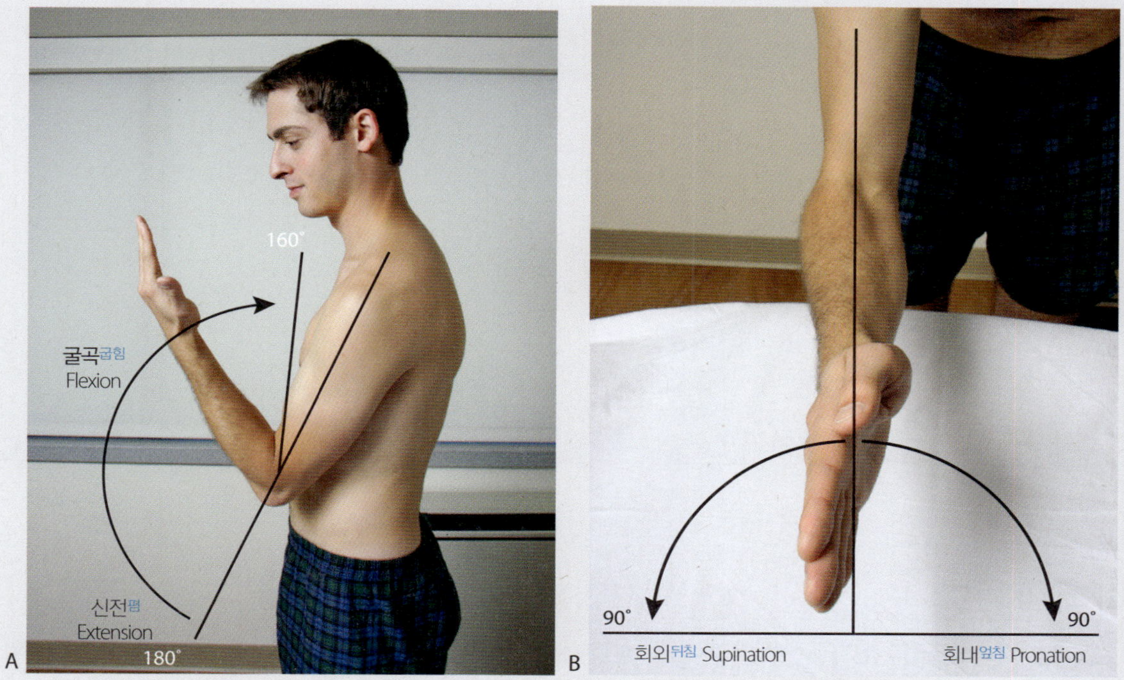

그림 18-16 내회전 팔꿈치의 가동범위 사정: A. 굴곡과 신전 B. 회외와 회내

손목, 손, 손가락 검사

손과 손목은 끊임없는 동작과 많은 활동에 관련됨을 기억한다. 정상가동범위 이상 신전되었을 때, 근접의 조직과 인대는 손상을 받을 것이다. 손상의 양은 손상 기전과 힘이 가해진 시간과 함께 그 부위에 확대된 힘의 양에 달려 있다. 정확하게 손상진단을 할 수 있는 것은 차후 불능을 최소화 할 수 있다. 가장 일반적으로 빠뜨리게 되는 손목의 손상은 수근골골절손목뼈골절이다. 만약 정확한 손상을 진단할 수 없다면 손목을 움직이게 않게 하고 7~10일 안에 재평가한다. [표 18-3]은 일반적인 손목, 손, 손가락 문제를 설명한 것이다.

표 18-3 일반적인 손목, 손, 손가락 문제

문제/진단	사정 결과
콜리스골절 Colles' fracture	▪손을 편 채로 넘어진 과거병력 ▪통증, 부종, 손목에 확실한 기형을 가진 제한된 가동범위
손의 주상골 골절 Navicular fracture	▪손바닥 원위부나 손가락에 충격이 가해지고 손을 편 채로 넘어진 과거병력 ▪손목 움직임 시 증가되는 압통 ▪부종 가능성 주의: 골절이 확실하지 않다면 무혈성 괴사나 부정교합의 가능성 때문에 손목을 고정시키고 2주 안에 재평가해야 한다.
수근관증후군 Carpal tunnel syndrome	▪야간통증 증가 ▪정중신경이 분포되어 있는 손가락의 저림으로 인한 불편감 ▪무지융기의 쇠퇴 가능성 ▪티넬징후(Tinel Sign) ▪반복되는 동작을 수행하는 과거병력 주의: 수근관증후군은 임산부, 알코올 환자, 관절염과 갑상선저하증 환자에게 흔함.
데퀴바인 건초염힘줄윤활막염 De Quervain's tenosynovitis	▪엄지굴곡으로 척골의 왜곡이 심각하게 된 요골의 통증 ▪촉진 시 결절이나 비후된 부위의 압통 ▪필켈스타인검사(Finkelstein test) 양성
신경절낭신경절주머니 Ganglion cyst	▪손등 쪽의 결절 ▪무통, 결절이 크다면 묵직한 통증
척골외측건파열자뼈가쪽힘줄파열 Gamekeeper's thumb/skier's thumb(ulnar collateral ligament tear)	▪엄지의 갑작스럽고 강한 외전 과거병력 ▪중수골의 부종이 있는 엄지의 척골 부위 통증 ▪부정확할 수 있으므로 안정적인 자세에서 실시함

시진

검진	이론적 근거
1. 손을 베개나 테이블 위에 놓도록 한다. 손바닥과 손등 쪽을 시진한다. 무지융기과 소지융기을 관찰한다. 손톱과 말단 부위의 색깔을 주목한다. 종기, 결절, 부종과 비정상적인 자세를 조사한다. 요수근관절의 종기나 붉음을 시진한다.	**1.** 손의 위축은 손바닥 함몰을 감소시킨다. 결절은 관절염을 나타낸다. 종기는 염증 과정을 의미한다.

촉진

검진	이론적 근거
1. 압통을 촉진한다.	
a. 손목의 최대 압통 부위를 촉진하여 손상의 특별한 부위를 확인한다.	**a.** 압통이 손상과 염증임을 확인해야 한다.
b. 요골의 경상돌기와 수근골 위로 압력을 주어 손목의 손바닥 부위를 사정한다.	**b.** 정상적으로 통증없이 매끄러워야 한다. 소지융기의 통증은 유구골의 골절을 의미한다.
c. 코담배갑을 촉진한다[그림 18-17]. 즉, 단수무지신근짧은엄지폄근과 장수무지신근긴엄지폄근의 건 사이, 요골의 경상돌기 건너에 위치해 있다. 이 부위에 주상골, 요골동맥노뼈동맥, 요골측부인대노뼈측부인대가 있다.	**c.** 코담배갑인 주상골의 압통은 주상골골절손배뼈골절을 의미한다. 이곳의 딸깍거리는 소리와 압통은 인대 손상을 의미한다.

검진	이론적 근거
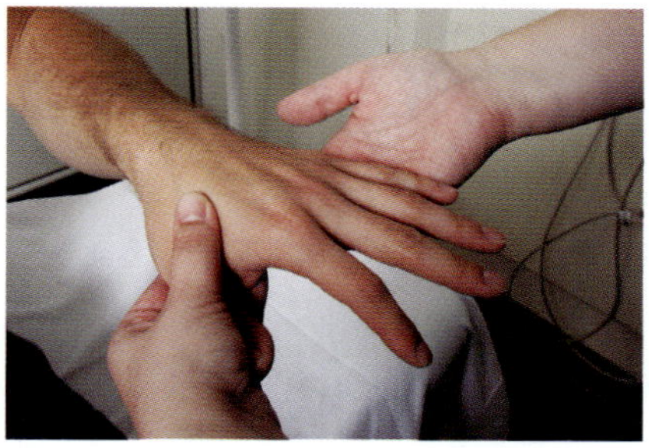 그림 18-17 코담배갑 촉진	
d. 손목과 손가락 관절을 촉진한다. 수근골관절손목뼈관절을 촉진하기 위하여 엄지를 사용하고, 지골간관절손가락뼈사이관절을 촉진하기 위하여 엄지와 검지를 사용한다. 엄지로 손목의 배측을 촉진하고 손가락으로 손바닥을 촉진한다.	d. 정상적으로 관절 사이에 오목함을 느낄 것이다. 염증이나 퇴행성 관절질환에서는 오목함이 없다. 관절의 표면은 매끄러워야 한다. 손목 배측의 딱딱한 덩어리는 신경절낭일 수 있다.
2. 혈관 상태를 사정한다.	
a. 요골과 척골 맥박을 촉진하고, 손가락의 따뜻함과 색깔, 손톱밑 모세혈관의 충만을 주목한다.	a. 정상적으로 손과 손목은 분홍색이고 만져서 따뜻하고 양방향으로 맥박이 똑같아야 한다. 정상적인 모세혈관 충만은 2초 이내이어야 한다.
b. 알렌검사(Allen's test)를 수행한다. 한 손은 요골동맥을, 다른 손은 척골동맥자뼈동맥을 폐쇄하고 손바닥이 하얗게 될 때까지 손가락을 빠르게 굽히게 한다. 교대로 한 동맥에서 다른 동맥으로 압력을 뺀다. 이 부위의 미묘한 변화를 주목하기 위해 지속적으로 계통적인 재평가를 완전하게 확인한다.	b. 5초 이내로 재충혈된다면 측부 순환은 정상이다. 느리게 충혈되는 것은 부적절한 측부 순환을 의미한다.
3. 감각 상태를 사정한다. 손바닥과 손등 표면, 손목의 요골과 척골 표면, 손과 손가락의 바닥과 배측의 감각을 조심스럽게 사정한다. 가벼운 접촉과 두 점 구별(two-point discrimination)은 미묘한 비정상을 확인하는 데 유용하다. 계통적인 평가가 이루어지도록 한다.	3. 정중신경, 척골신경, 요골신경의 분포에 주목하여 감각이 저하된 부위[표 18-1]를 확인한다.

가동범위와 특수검사

검진	이론적 근거
1. 손목의 가동범위를 사정한다.	
a. 손목의 굴곡과 신전을 검사한다[그림 18-18]. 굴곡검사굽힘검사를 하기 위하여 환자의 팔을 고정시키고 가능한 대로 손목을 아래쪽으로 굽히게 한다. 신전검사폄검사를 하기 위해 환자의 팔을 고정시키고 가능한 대로 손목을 위쪽으로 굽히게 한다.	a. 90°로 굴곡되고 70°로 신전되어야 한다.

검진	이론적 근거
b. 요골과 척골의 편위를 검사한다. 환자 팔꿈치 위에 한 손을 올려 놓는다. 다른 한 손으로 환자의 손을 잡고 손목을 척골과 요골 모든 방향으로 변형시킨다.	b. 척골 편위는 약 55°이어야 한다. 요골 편위는 약 20°이어야 한다. 가동범위가 제한적이라면 염증의 형태나 탈구를 의미한다.
c. 회외와 회내를 검사한다. 환자의 손을 잡은 채로 회외와 회내를 시킨다.	c. 제한된 가동범위는 염증을 의미한다.

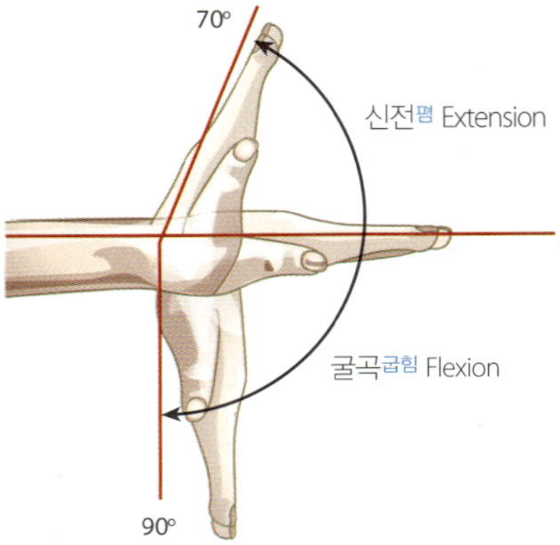

그림 18-18 손목의 굴곡과 신전

검진	이론적 근거
2. 팔렌검사손목굴곡검사(Phalen's test)를 수행한다[그림18-19]. 손목을 아래방향으로 굽히고 1분 동안 손목을 서로 밀도록 한다.	2. 양성 검사는 통증을 나타내고 수근관증후군을 의미한다.

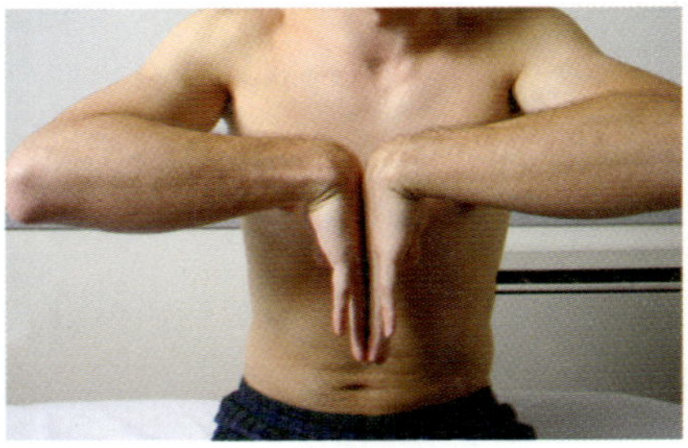

그림 18-19 팔렌검사

검진	이론적 근거
3. 엄지의 신전, 외전, 내전, 대립반대을 검사한다. 신전을 검사하기 위해 히치하이크(hitchhike)하게 한다. 내전을 검사하기 위해 엄지를 검지 쪽으로 보내게 한다. 대립반대를 검사하려면 환자가 5번째 손가락을 가로질러 엄지손가락을 뻗게 한다.	3. 통증 없이 모든 동작이 행해져야 한다.
4. 신전과 굴곡 시 손가락의 움직임을 관찰한다. 수동과 능동의 가동범위를 모두 검사한다.	4. 가동범위의 제한은 염증이나 건의 파손을 의미한다.
5. 심수지굴근깊은손가락굽힘근 기능을 검사한다. 환자의 근위지간관절을 펴지게 잡고 손가락을 굽히게 한다.	5. 성공적인 손가락의 굴곡은 건이 정상임을 나타낸다. 통증, 운동 저하, 불안정은 굴곡근건굽힘근육힘줄의 파열이나 일부분 파열을 의미한다.

검진	이론적 근거
6. 표재지굴근얕은손가락굽힘근 기능을 검사한다. 환자에게 손가락 검사 시 굽히도록 요구하고 다른 손가락을 펴도록 잡는다.	**6.** 성공적인 굴곡은 건이 정상임을 나타낸다. 통증이나 운동 저하는 건이 비정상임을 나타낸다.
7. 중수골관절손허리뼈관절의 과신전을 사정한다. 손가락을 가능한 한 뒤로 굽히게 한다.	**7.** 정상적으로 손가락은 뒤로 약 10~20° 최대 신전되고, 굽혀져야 한다.
8. 척골신경/골간근뼈몸통근 기능을 사정한다. 더 약한 쪽이 축소(collapse)될 때까지 손을 천천히 서로 밀면서 손가락을 벌린다.	**8.** 정상적으로 좋은 힘을 보여 주어야 한다.
9. 정중신경 기능을 사정한다.	**9.** 정상적으로 엄지는 넷째 손가락의 손톱으로 180° 회내할 수 있다. 만약 할 수 없다면 정중신경의 손상이 있다.
10. 아주 작은 것을 집는 손의 기능을 사정한다. 클립을 집도록 한다.	**10.** 정상적으로 손가락을 사용하여 클립을 집을 수 있다.

고관절과 골반 검사

고관절엉덩관절(coxal articulation)과 골반(pelvis) 사정 시 걸음걸이, 등, 다리를 꼭 평가해야만 한다. 운동 연결의 한 부분인 고관절과 골반에서, 척추에 가해지는 어떤 힘이나 충돌은 문제가 될 수 있다. 고관절의 골반의 주된 기능은 팔과 척추에서 다리까지 체중과 힘을 전달하는 것이다. 그러므로 고관절과 골반은 매우 안정된 구조이어야만 한다. 이 부위의 근육은 스스로 균형을 잡고 안정감을 추가한다. [표 18-4]는 일반적인 고관절을 설명한다.

표 18-4 일반적인 고관절 문제

문제/진단	사정 결과
대퇴골두골단분리증넙다리뼈머리끝분리증 Slipped capital femoral epiphysis	주의: 일반적인 골반 문제에서 결과는 미묘하다. ▪골반, 무릎, 서혜부샅굴부위, 대퇴부의 통증과 절룩거림을 가진 어린이 주의: 이러한 문제는 성장기 소년들에게 자주 발생한다.
레그-칼베-페르테스병 (대퇴골두골단골연골증넙다리뼈머리뼈끝뼈연골증, Osteochondrosis of the capitular epiphysis of the femur)	주의: 사정 결과는 어린이의 나이와 질환 단계에 따라 다양하다. ▪어린이의 절름거림이 무통이고 간헐적이다. ▪가능한 통증은 서혜부 앞면, 대퇴부 내측 또는 무릎: 대퇴부와 엉덩이의 위축 ▪내회전 시 제한과 통증이 나타난다. ▪특별히 굴곡과 외전의 제한 ▪양성 카터랄징후(Catterall's sign) (수동적 골반 굴곡이 외회전을 야기시킨다)
피로골절긴장골절 Stress fracture	▪장골능선엉덩뼈능선 촉진 시 서툰 운영 기술로 인한 통증
견열골절찢김골절 Avulsion fracture	▪대전자나 전상장골극앞위엉덩뼈가시 촉진 시 통증 ▪가능한 마찰음이나 촉진 시 느껴진 골편뼛조각 ▪능동 운동과 관련된 근육의 수동 스트레칭 시의 통증 ▪급성 통증과 함께 펑소리 나기 ▪달리기 과거병력(강력한 근육수축으로 건을 끌어냄)
좌골윤활낭염궁둥주머니염 Ischial bursitis	▪골반 굴곡인 채로 옆으로 누웠을 때 슬굴곡근으로 방사되는 통증 ▪장거리 달리기 과거병력
고관절골절엉덩관절골절 Hip fracture	▪장골능선의 촉진과 압력 시 통증 ▪누웠을 때 다리를 들 수 없음 ▪손상받은 쪽 다리가 외회전 됨 ▪방광의 압력과 소변을 보고 싶은 느낌의 과거병력 ▪외상 과거병력

시진

검진	이론적 근거
1. 앞뒤로 고관절을 시진한다. 엉덩이의 크기와 장골능선의 비대칭을 확인한다.	**1.** 정상적인 결과는 대칭이어야 한다. 비대칭이라면 척주측만증척주옆굽음증이나 다리 길이가 다르기 때문일 수 있다. 환자의 자세를 확인한다. 약한 복근배근육과 척주전만증척주앞굽음증은 앞쪽 골반 회전을 야기할 수 있다. 편평한 등은 뒤쪽 골반 경사 시 보여진다. 불편을 야기하는 동작을 확인한다. 골반이 편평하게 보이는가? 아니라면, 다리 길이의 편차나 골반이 한 방향으로 비정상적으로 근육이 수축하는지 확인한다.
2. 천골을 시진한다.	**2.** 붉음, 종창, 수축이 없어야 한다. 볼기 주름이 내려간 천골 부위에 붉고 아프고 부어 있는 부위가 있다면 모소낭모발둥지낭, 털몽치낭(pilonidal cyst)인지 확인한다.
3. 걸음걸이와 자세를 관찰한다.	**3.** 걸음걸이는 협동적이고 대칭적이어야 한다.

촉진

검진	이론적 근거
1. 뼈 부위 전면을 촉진한다.	
a. 전상장골극앞위엉덩뼈가시(posterior superior iliac spine, PSIS) 촉진부터 시작한다. 전상장골극은 봉공근넙다리빗근(sartorius muscle)의 시작이고 견열골절의 흔한 부위이므로 중요하다. 또한 마지막 골단이다.	**a.** 통증, 압통이나 마찰음이 없어야 한다.
b. 장골능선 아래로 진행한다. 대퇴대전자넙다리큰돌기의 뒤쪽 끝부분을 촉진한다. 중둔근(gluteus medius)으로 덮여 있다.	**b.** 골반의 장골능선이나 대전자는 압통 부위이다. 골반 부위를 평가할 때 내부 장기 손상을 꼭 확인한다. 외상으로 장골능선에 통증이 있다면 골반골절을 확인한다.
2. 뼈 부위 뒷면을 촉진한다.	
a. 후상장골극뒤위엉덩뼈가시은 엉덩이 위의 움푹해진 부위이다. 이 부위부터 장골능선의 뒤를 촉진할 수 있다.	**a.** 정상적으로는 통증이 없다. 통증이 있다면 천장골질환엉치엉덩뼈질환(sacroiliac disease)을 의심해야 한다. 급성장하는 청소년은 견열골절찢김골절 때문에 통증이 발생할 수 있다.
b. 각 엉덩이의 중간 부위는 좌골결절인데, 골반 굴곡 시 만져질 수 있다. 이 부위부터 좌골신경궁둥뼈신경과 슬굴곡근이 나온다.	**b.** 통증과 압통은 염증과 신경 압박을 의미한다.

검진	이론적 근거
c. 천골과 척주 말단의 크고 넓은 뼈를 촉진한다.	c. 통증과 부종은 골절을 의미한다.
3. 연조직을 촉진한다.	
a. 서혜부(groin)를 촉진한다. 서혜부 림프절 확대나 치골결합두덩결합과 전상장골극 사이의 돌출을 확인한다.	a. 서혜부의 확대와 돌출은 염증 과정을 의미한다.
b. 대둔근(gluteus maximus)의 긴장, 크기, 모양을 촉진한다.	b. 대둔근은 요추허리와 슬굴곡근 염좌 시 부드러울 수 있다.
4. 통증에 대하여 촉진한다.	4. 국소적인 통증은 건, 근육, 윤활낭 손상 같은 표재성을 의미한다. 퍼진 통증은 다른 증상을 모방할 수도 있다. 서혜부, 대퇴부 중간, 골반, 무릎의 통증은 서혜탈장샅굴탈장, 내부장기염증, 종양, 림프절 확대, 순환장애, 치골지두덩뼈가지 스트레스골절, 치골결합 불안정을 나타낼 수 있다. 뒤쪽 골반/대퇴부 통증은 요신경근허리신경근 자극, 후대퇴구획증후군뒤넙다리구획증후군, 이상근증후군궁둥구멍근증후군(piriform muscle syndrome), 슬굴곡근 염좌, 좌골둔부윤활낭염궁둥뼈엉덩이주머니염, 좌골신경 타박상을 의미할 수 있다. 앞면 통증은 대퇴직근 염좌/건염, 장요근엉덩허리근육 염좌/건염, 치골 결합, 장대퇴골건염긴넙다리뼈힘줄염, 림프부종, 골반골절을 의미할 수 있다. 옆쪽의 통증은 전자윤활낭염돌기주머니염, 중둔근 염좌, 장골능선 타박상, 골반관절 기능상실을 의미할 수 있다.

가동범위와 특수검사

검진	이론적 근거
1. 가동범위를 검사한다.	
a. 환자를 바닥에 등을 대고 눕힌다. 무릎을 편 상태로 다리를 올리고, 그다음은 무릎을 굽힌 상태로 올리게 한다.	a. 무릎을 편 상태의 굴곡은 90°, 굽힌 상태의 굴곡은 130~150°이어야 한다.
b. 무릎과 골반을 굽히게 한다. 한 손은 환자의 대퇴부를 잡고, 다른 손은 발목을 잡는다. 안과 밖으로 모두 회전한다.	b. 내회전은 35~40°, 외회전은 40~50°이어야 한다. 회전 시 제한이 있다면 골반질환을 의미한다. 외회전 시 짧아지는 것은 골반골절이다.
c. 내전과 외전을 검사한다. 다리를 펴도록 한다. 한 손은 환자의 대퇴부를 잡고, 다른 손은 발목을 잡는다. 다리를 내전과 외전을 하도록 한다.	c. 외전은 45°, 내전은 20~30°이어야 한다.

완화요인	통증이 어떤 활동이나 휴식으로 감소되는가? 활동이나 휴식에 의해 완화되지 않는 요통이 계속된다면 췌장염이자염(pancreatitis), 복부대동맥류배대동맥자루(abdominal aneurysm), 악성 종양을 의심하고, 근골격계나 척추원반질환은 제외시킨다.

운동 기능의 변화

운동의 질과 정도, 기능적 결함을 사정하고 평가하는 것은 필수적이며, 지속적으로 객관성 있게 하는 것이 중요하다.

발병	발병이 갑작스러웠는가 점직적이었는가? 급성 시작은 근육의 파열(예: 극상근 또는 AC 분리)을, 점진적인 시작은 근육, 건, 인대의 염증과 부종을 의미한다.
위치	운동 기능에서의 이 변화가 가동범위의 어느 부분에서 일어나는가? 가동범위의 특별한 부위는 환자의 손상 형태를 정확하게 알 수 있도록 해 준다. 관절염이나 염증의 형태는 전반적인 가동범위에 영향을 준다. 전반적인 운동 시 통증과 어깨 전체 가동범위의 감소는 충돌을 의미한다.
특징	움직일 때 어떤 부러지는 소리나 걸림이 느껴지는가? 또는 저항감이 있는가? 가동범위의 저항은 근육이나 건의 부종이나 열상찢김(laceration) 때문일 수 있다.
관련된 징후	확실한 관절부종이 있는가? 다른 징후와 함께 어떤 문제가 있는가? 운동 기능의 변화와 관련된 힘의 변화를 있었는가? 있다면 갑자기 시작되었는가, 서서히 시작되었는가? 다른 징후는 정상 상태로 복귀하거나 복귀되지 않을 수 있다.
손상 기전	어떻게 손상을 입었는가? 손상 시 관련된 부위가 어떤 자세였는가? 손상 기전과 근본적인 해부학 지식을 아는 것은 차별적인 진단에 단서를 제공할 수 있다. 굴곡된 손목으로 떨어지는 것은 노손목인대파열의 위험성을 증가시킨다. 과거에 들기와 비틀기의 경험이나 갑작스러운 작업량의 변화는 하배부염좌허리삠를 일으킬 수 있다.

감각의 변화

감각 변화의 사정은 세포 단계의 기능과 연관될 수 있다.

발병	갑자기 발병하였는가, 서서히 발병하였는가?
질	고유감각의 변화를 경험했는가(예: 저림, 무감각, 따뜻함)? 신경충돌은 신경의 손상이나 부종 때문에 종종 감각이 변할 수 있다.
관련 징후	피부 색깔의 변화를 알려 주었는가? 붉음은 감염이나 염증을 나타낸다. 창백함은 순환장애를 나타낸다. 주의: 신체검진 시 손상 위치의 위와 아래의 맥박을 확인한다. 체온의 변화를 경험했는가? 체온 상승은 감염이나 염증을 나타낸다. 체온 하강은 순환장애를 나타낸다.

검진	이론적 근거
2. 힘을 검사한다.	**2.** 힘의 제한은 질환이나 염증을 나타낸다.
3. 토마스검사(Thomas test)를 수행한다. 등을 대고 눕힌 채로, 무릎을 흉부로 끌어당기고 반대쪽 골반을 관찰한다.	**3.** 골반이 올라온다면, 척주전만증 시 나타나는 죄이는 골반굴곡근골반굽힘근육을 의심한다. 다리는 단단한 장경환엉덩정강뼈띠(iliotibial band)으로 벌린다. 통증이 있다면 장요근(iliopsoas muscle)이나 장치점액낭장치낭, 장골허리근관골주머니, 엉덩허리근볼기주머니(iliopectineal bursa)의 염증을 고려한다.
4. 일어서게 한다. 저항을 주는 동안 대퇴부를 올리도록 한다.	**4.** 서혜부 통증은 장요근건염엉덩허리근힘줄염 시 나타난다. 굴반굴곡골반굽힘 운동은 약하게 될 수 있고, 심한 경우 저항 없이도 통증이 나타날 수 있다.
5. 트렌델렌버그검사(Trendelenburg test)를 수행한다. 무릎을 굽힌 채로 한 다리로 서 있도록 한다. 서 있는 자세 옆에서 팔을 잡아 보조한다.	**5.** 중둔근의 힘과 골반탈구를 검사하는 것이다. 균형을 유지하며 비대칭을 확인한다.

무릎검사

무릎은 일상생활과 오락 활동을 하는 동안 극도의 스트레스를 견뎌야 하는 복잡한 구조이다. 주요 근육군의 불균형은 무릎과 함께 문제를 일으킨다. [표 18-5]는 무릎과 다리의 일반적인 문제를 설명한 것이다.

표 18-5 무릎과 다리의 일반적인 문제

문제/진단	사정 결과
네갈래근 파열사두근 파열 Quadriceps tear	▪파열이 시진으로 확인된다. ▪다리를 들지 못할 것이다.
전자윤활낭염 Trochanteria bursitis	▪골반의 가장 넓은 돌출부에 있는 대전자 위의 통증이 무릎으로 방사된다. ▪아픈 방향으로 누울 때 통증 호소
슬개대퇴골증후군무릎넙다리뼈증후군 (연골연화증) Patellofemoral syndrome (chondromalacial)	▪무릎의 앞중앙 부위의 칼로 찌르는듯 한 만성 통증 과거병력: 무릎 안팎으로 방사되는 슬개골 앞쪽의 통증 ▪다리를 굽힌 채로 장시간 앉기, 계단이나 언덕 오르고 내리기, 쪼그리고 앉은 후에 나타나는 통증 ▪부종은 없지만 숨이 찰 수 있다. ▪무릎이 손상되는 느낌이 들 수 있다. ▪마찰음과 억제검사에서 양성(다리가 똑바르게 되고 슬개골이 대퇴부 안으로 들어감)
장경환증후군엉덩정강뼈띠증후군 Iliotibial band syndrome	▪달리기나 자전거타기 과거병력 ▪무릎에서 느끼는 삐걱거리거나 찰깍 소리가 나는 외측 대퇴관절융기넙다리관절융기 부위의 통증 ▪외측 관절선 2~3cm 근위부의 압통 ▪오버시험(Ober's test)에서 양성
전십자인대파열앞십자인대파열 Anterior cruciate ligament(ACL) test	▪다리를 선 채로 자르거나 한쪽 발로 회전하는 과거병력 ▪갑자기 팡 소리나 찰깍소리가 들리고 무릎이 떨어지는 느낌의 과거병력 ▪삼출물이 많고 부종이 조기 출현함. ▪발끝으로 걷고 다리를 똑바로 할 수 없음. ▪리크만검사(Lachman's test)나 끌림검사(drawer test)에서 양성
반달연골파열 Meniscal tear	▪대퇴관절융기와 경골 사이의 부수는 힘 형태의 과거병력 ▪관절 부위의 통증 ▪관절 안 삼출액이 있는 부종 ▪맥머리검사(McMurray test)나 스테인만 증상(Steinmann sign)의 양성 주의: 여성은 외측 파열, 남성은 정중 파열이 흔함.

문제/진단	사정 결과
정중측부인대파열 Medial collateral ligament(MCL) tear	■ 측부로 힘이 가해진 무릎 손상 과거병력 ■ 무릎의 중앙이 움푹 들어가나 부종은 없음. ■ 정중측부인대통증이 있음 주의: 평영 수영을 하는 사람에게 종종 나타남.
후십자인대파열뒤십자인대파열 Posterior cruciate ligament tear(PCL)	■ 무릎을 굽힌 채로 떨어지는 과신전의 손상 과거병력 ■ 뒷면 드로(Draw)검사에서 양성
슬굴곡근 염좌 Hamstring strain	■ 갑자기 속도를 내는 운동으로 인한 손상 과거병력 ■ 갑자기 퍼지는 슬굴곡근 위의 통증과 부종
경골부목정강뼈덧대 Shin splints	■ 천천히 발생하고 시간을 두고 악화되는 경골의 원위부 1/3 부위의 둔한 중간 정도의 통증 과거병력
오스굿슐라터병(경골조면골연골증 정강뼈거친면뼈연골증) Osgood–Schlatter disease	■ 통증의 시작은 느리고, 아침 기상 시 중간 정도 통증; 2주 이상 통증 악화 ■ 반복되는 신전과 굴곡(쪼그리고 앉기, 계단오르기)으로 악화되는 정강뼈결절의 통증; 무릎신전 시 통증 야기됨(점프와 달리기). ■ 압통과 부종 ■ 탄탄한 슬굴곡근을 가지고 정강뼈결절의 슬개골 아래 충돌에 의한 멍 때문에 무릎이 두 개로 보임. 주의: 손상이 여자는 11세 이상, 남자는 13세 이상에서 나타남.
배이커낭포(슬와낭포) Bakers cyst	■ 무릎 뒤로 부종이 나타남(시진). ■ 완전 굴곡 시 통증이나 압력 ■ 무릎 중앙 뒤로 단단한 덩어리가 만져지고, 서 있으면 쉽게 보여짐. ■ 낭포 파열 시 종아리는 커질 것이나, 굳거나 심부정맥혈전증깊은정맥혈전증만큼 통증은 없음. ■ 낭종이 크면 다리로부터의 정맥귀환이 문제되어 결과적으로 다리에 부종이 생김.
화농관절염 Septic arthritis	■ 열, 한기, 권태의 과거병력 ■ 무릎 주위에 열과 홍반이 자주 나는 관절의 심한 통증 ■ 화농관절염은 가장 흔하게 무릎에 나타나지만 골반, 어깨, 손목, 발목, 팔꿈치도 나타날 수 있음. ■ 류마티스관절염, 면역이 약화된 환자, 약물남용자에게 흔하게 나타남.

시진

검진	이론적 근거
1. 환자를 눕히거나 무릎을 내린 앉은 자세를 검사한다.	
a. 무릎의 색깔과 부종을 시진한다. 기형과 근육긴장도를 주목한다.	**a.** 국소적인 부종이 있다면 윤활낭 파열을 확인한다. 전반적인 부종이 있다면 관절 내부의 문제를 확인한다. 붉음은 염증, 멍든 것은 외상, 튀어나온 것은 무릎 관절액을 의미한다.
b. 무릎의 외형과 슬개골의 정돈 상태를 시진하고 양쪽을 비교한다.	**b.** 슬개골과 무릎을 비교할 때, 여자는 흔히 외반슬밖굽이무릎(genu valgum)이 있음을 주목한다. 외반슬은 관절에 심각한 문제를 야기한다. 심한 Q각도는 무릎 내측으로 체중을 지탱한다. 남자는 10°, 여자는 15° 이상의 Q각도는 무릎의 문제를 쉽게 야기시킨다. 내반슬안굽이무릎(genu varum)은 슬개골과 장경대엉덩정강근막띠(iliotibial tract)에 심한 스트레스를 준다.

촉진

검진	이론적 근거
1. 뼈를 촉진한다.	
a. 눕히거나 앉힌 상태로, 대퇴골의 근위부에서 시작하여 원위부 끝까지 움직이며 촉진한다.	**a.** 덩어리나 위축 없이 매끄러워야 한다. 외상에 의한 덩어리가 만져진다면 출혈과 이차적으로 골절을 확인한다.
b. 경골을 촉진한다. 경골에 대한 획기적인 변화는 경골고원정강뼈고원(tibial plateau)과 경골결절정강뼈결절이다.	**b.** 경골은 어린이가 체중을 지탱할 때까지 편평할 것이고 차츰 수평적으로 된다. 이 부위는 덩어리나 부종 없이 매끄러워야 한다.
c. 슬개골을 촉진한다[그림 18-20]. 슬개골은 건 밑에 있고, 경골과 부착되며, 위와 아래로 향하는 융기를 가지고 있다. 중앙과 옆쪽으로의 움직임을 확인한다. 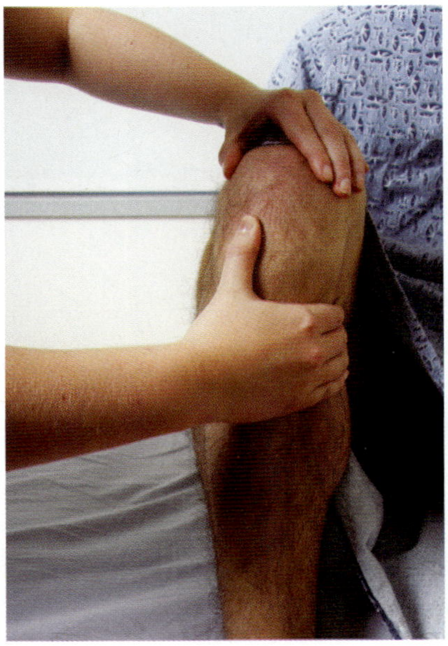 그림 18-20 슬개골 촉진	**c.** 슬개골은 커다란 종자골종자뼈이다. 관절은 매끄럽고 부드러움이나 마찰음 없이 튼튼해야 한다. 마찰음이나 압통은 염증을 의미한다.
d. 비골을 촉진한다. 비골은 근위부 끝에서 촉진하기 어려우나 원위부에서 촉진할 수 있다. 경골보다 더 외측에 있다. 옆쪽 대퇴상과넙다리위관절융기는 옆쪽 대퇴관절융기의 외측에 있다.	**d.** 옆쪽 대퇴관절융기는 슬개대퇴부무릎넓적다리 통증의 흔한 부위이고, 옆쪽 대퇴상과는 장경환증후군의 흔한 부위이다.
2. 연조직을 촉진한다. 체온을 확인한다.	**2.** 따뜻함은 관절 내의 혈액을 나타낼 수 있다(혈액은 활액보다 보통 더 따뜻하다).
a. 무릎 뒤쪽 부위에서 압통, 부종, 덩어리를 촉진한다.	**a.** 통증이나 압통은 염증을 의미한다.
b. 장경대(iliotibial tract)를 촉진한다. 무릎을 약간 굽혔을 때 촉진할 수 있다.	**b.** 통증이나 압통은 염증을 의미한다.

가동범위와 특수검사

수동과 능동의 가동범위를 검사한다.

검진	이론적 근거
1. 가동범위를 검사한다. 굴곡 상태에서 검사한다.	**1.** 정상 굴곡은 약 135°, 정상 신전은 180°이어야 한다.
2. 힘을 검사한다. 반대편으로 힘을 가할 때 환자에게 무릎을 굽히고 펴도록 하게 한다. 다른 근육/관절은 등급이 매겨진다.	**2.** 관절의 안정성을 확인해야 한다.
3. 어플레이견인검사(Apley's distraction test)를 수행한다. 환자의 무릎을 90° 굽힌 채로 엎드리게 한다. 발목을 위로 경골은 안과 밖으로 회전을 시키는 동안 대퇴골 뒤를 한 손으로 잡고 대퇴부를 안정시킨다.	**3.** 통증이 있다면 측부 인대 손상을 고려한다. 손상된 반달연골이 대퇴골과 경골 사이에 끼여 조여진 것처럼 반달연골 손상에 의한 전형적인 통증이 발생한다.
4. 라프만검사(Lachman's test)를 수행한다. 환자를 똑바로 눕힌 채로, 왼손은 대퇴골을 잡고 오른손은 경골의 근위부를 잡는다. 무릎을 30° 굽히고 앞과 뒤로 끈다. 주의: 만약 손이 작다면, 검진자의 하체로 환자의 다리 원위부를 단단히 붙잡거나 손 대신 전완을 사용할 수 있다.	**4.** 어느 방향이든 심한 운동은 각각 인대의 파열을 가져 올 수 있다. 단단한 말단 부분을 본다. 손상이 없는 부위와 비교하고, 네갈래근이 이완되었는지 확인한다.
5. 맥머리검사(McMurray's test)를 수행한다. 무릎을 굽힌 채로 환자를 앉히거나 눕힌다. 경골을 발목 쪽으로 외회전시키고, 그다음 무릎을 편다[그림 18-21].	**5.** 굴곡 초기에 만져지는 찰칵하는 소리음은 중앙반달연골 뒤쪽 파열을 의미하고, 모든 신전된 무릎에서 만져지는 찰칵하는 소리음은 더 내측의 파열을 의미한다.

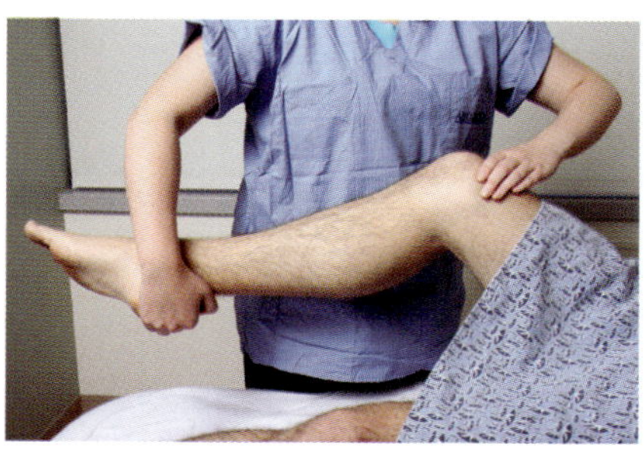

그림 18-21 맥머리 검사

검진	이론적 근거
6. 앞으로 끄는 검사를 한다. 무릎은 90°로 굽히고 골반과 발목은 45°로 굽히게 눕힌다. 손가락은 슬굴곡근의 중앙과 측면 안으로, 엄지는 관절선에 놓아 무릎 주위에 잔 모양으로 한다. 경골을 앞쪽으로 끌고 경골의 움직임을 관찰한다[그림 18-22].	**6.** 이것은 앞십자인대(Anterior cruciate ligament, ACL) 통합검사이다.

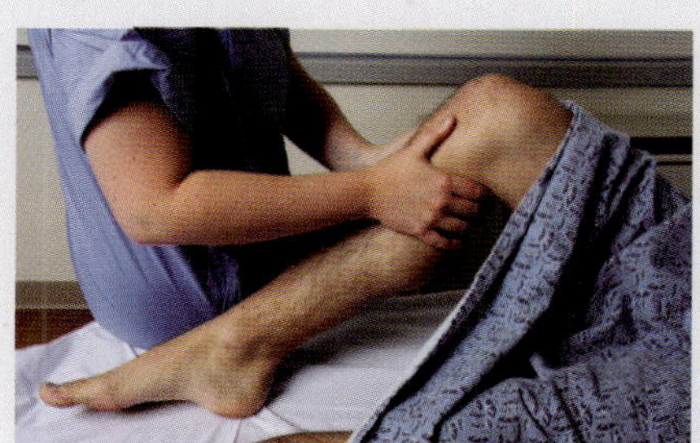

그림 18-22 앞으로 끄는 검사의 자세

검진	이론적 근거
7. 뒤로 끄는 검사를 한다. 탁자 옆 위로 무릎을 굽힌 채로 앉힌다. 경골의 근위부를 뒤로 움직이고 후방십자인대를 검사하기 위해 외회전시킨다.	**7.** 인대는 강하고 안정적이어야 한다. 불안정은 뒤십자인대의 손상을 나타낸다.
8. 외반스트레스검사(Valgus stress test)를 수행한다. 후방십자인대(PCL)를 검사한다. 무릎을 90°로 굽힌 채로 눕힌다. 검진자의 다리 사이에 환자의 발을 놓고, 검진자의 손바닥을 사용하여 경골을 뒤로 민다. 무릎 옆쪽 모양의 안정성을 시진한다. 촉진 시 엄지를 사용하여 뒤쪽 상태를 평가한다. 내측측부인대(MCL)를 검사한다. 환자를 똑바로 눕힌 채로, 대퇴부를 지탱하고 무릎을 20~30° 굽힌다. 대퇴골을 안정시키고 한 손으로 중앙관절선을 촉진한다. 다른 손은 경골의 원위부에 놓는다. 시작 자세로 관절 표면을 유지하고 축회전을 제한하면서 대퇴골 쪽으로 경골을 벌린다. 중앙관절 부위와 동작의 강직 정도를 평가한다.	**8.** 이완을 1~4 척도로 등급을 평가한다. 인대는 많은 동작(또는 이완) 없이도 강해야 한다.
9. 내반스트레스검사(varus stress test)를 수행한다. 무릎을 20~30° 굽히고 대퇴부를 보조하여 환자를 똑바로 눕힌다. 대퇴골을 안정시키고 한 손으로 측부 관절선을 촉진한다. 다른 손은 경골의 원위부에 놓는다. 선 자세로 관절부터 시작하여 축회전을 제한하면서 대퇴골로 경골을 모은다.	**9.** 이 검사는 특별히 무릎 옆쪽 인대에 대한 정중 안정성의 이완을 나타낸다.

발, 발목검사

발과 발목검사 시, 응급 상황은 대부분은 명확하게 된다(특별히 발목에 대한 오터 범주(Ottawa criteria)을 사용할 때[박스 18-2]. 만성 문제는 평범하지 않고 종합적인 과거 병력과 평가를 더 필요하다.

환자의 생체역학에 이상이 있을 때, 발과 발목은 등, 무릎, 골반에 영향을 줄 수 있다. 만약 무릎이 정렬되어 있지 않다면 발목장애와 손상이 증가된다. 가능하다면, 환자가 앉고, 서고, 걷는 동안 발과 발목을 검사한다. [표 18-6]은 발과 발목의 일반적인 문제를 나열하고, [박스 18-3]은 발목손상 기전을 논의한다.

박스 18-2 오타와 발목 규칙(The Ottawa Ankle Rules)

발목 방사선 사진은 복사뼈 통증이나 아래의 사항이 있을 때 찍는다.

- 복사뼈 끝이나 모서리의 압통
- 주상골발배뼈이나 5번째 중족골 바닥의 압통
- 즉시 또는 4발자국 걸음에 체중 부하가 힘듦

표 18-6 일반적인 발과 발목의 문제

문제/진단	사정 결과
경골부목정강뼈덧대 Shin splints(medial tibial stress syndrome)	■ 뼈로부터 분리된 골막에 의한 통증; 통증의 시작은 운동 후 점차적으로 나타남. ■ 점프 많이 하기, 달리기, 운동 전 · 후 스트레칭을 하지 않은 과거병력.
피로골절 Stress fractures	■ 운동 시 통증의 과거병력; 참을 수 없는 통증으로 묘사됨. ■ 비만 ■ 딱딱한 곳에서 오랜 시간 서 있는 작업의 과거병력
아킬레스건염아킬레스힘줄염 Achilles tendinitis	주의: 피로골절은 경골골절정강뼈골절과 혼동되나 특별한 조직이 뼈에 긴장을 야기하는 반복되는 활동 때문에 생김 ■ 뒤꿈치 건의 삽입 부위나 삽입의 2~6cm 근위부 부위 통증 ■ 만성 문제와 같이 있는 마찰음 ■ 잘 맞지 않는 신발이나 높은 힐을 신을 때 나타남. ■ 장거리 달리기나 운동 전 · 후 스트레칭을 하지 않은 과거병력
아킬레스건파열아킬레스힘줄파열 Achilles tendon rupture	■ 농구나 방향 변화를 요구하는 활동 ■ 뒤꿈치 뒤로 펑소리가 들리고 체중을 감당하지 못함. ■ 톰슨검사(Thompson's test) 양성
족저근막염발바닥근막염 Plantar fasciitis	■ 체중 부하 시 뒤꿈치 통증 ■ 발가락의 족배굴곡발등굽힘 시 통증의 증가 ■ 부종이나 붉음은 보통 없음; 마비나 따끔거림 없음. ■ 족저근막건발바닥근막힘줄의 끝이 가늘게 만져짐 ■ 편평족편평발, 평발이거나 심한 아치 경향인 사람
종골골단염발꿈치뼈곁돌기염 Calcaneal apophysitis (Sever's disease)	■ 활동적인 9~12세 어린이 ■ 어린이는 절름거리고 점프나 달리기 후에 더 심한 뒤꿈치통증을 호소함. ■ 뒤발바닥 교차점의 촉진 시 통증으로 나타남. ■ 뒤꿈치대의 스트레칭 시 통증의 증가 ■ 부종이 있거나 없을 수 있음. 따뜻함이나 붉음은 없음.
존스골절 Jones fracture	■ 내번안쪽돌림 손상 후 5번째 중족골 기저의 통증 ■ 부종 가능성
타라돔골절 Talar dome fracture	■ 내번과 외번가쪽돌림 발목 손상 과거병력 주의: 손상 초기 X선상에는 골절이 나타나지 않지만, 지속적인 단단함, 간헐적인 관절통증, 혹은 발목염좌 후 2~3주 불안정을 경험함.

박스 18-3 발목의 손상 기전

• 내번 손상

가장 흔한 발목 손상의 일반적인 기전은 과신장과다늘림 때문이다. 이 손상 시 전방거비골인대앞목말종아리인대가 경골의 회전과 함께 손상되며, 측부 발목염좌를 일으킨다.

• 외번 손상

발의 일반적인 경향은 내번이므로 흔하지 않다. 삼각인대를 손상시키고, 이 인대의 힘 때문에 경골 원위부의 연속적인 견열골절을 일으킬 수 있다.

• 족저굴곡발바닥쪽굽힘 손상

흔하지는 않지만 앞에서 언급한 운동과 연합하여 나타날 수 있다.

• 과사용

부적절한 훈련 기술과 신발, 근육의 불균형, 열악한 신체역학으로 나타난다.

시진

검진	이론적 근거
1. 부종, 반상출혈, 기형을 시진한다. 양쪽 모두 시진한다. 비율적으로 좋은 자세인지 발끝을 확인한다.	**1.** 부종을 평가할 때, 부종이 눌려지면 그 정도를 메모한다(이런 부종을 심장 문제나 말초혈관질환을 의미할 수 있다). 두 번째 긴 발가락은 신발이 너무 작을 경우 자극이 될 수 있는 모톤 발가락(Morton's toe)과 연관된다. 발톱 밑의 혈액 때문에 아픈 통증을 야기할 수 있다. 이것은 직접 외상 때문일 수 있다. 발톱에 구멍을 내어 모아진 혈액이 나가도록 함으로써 완화될 수 있다. 건막류는 보통 엄지발가락 내측에 생기고, 너무 작은 신발로 심한 내전 때문에 자극되는 윤활낭이다. 추상족지망치발가락는 중족지관절발허리발가락관절의 과신전과 원위부 지관절발가락관절의 굴곡으로 나타난다. 티눈은 접촉 자극 때문에 압력 부위에 나타난다. 엄지발가락이 붓고 따뜻하면 통풍을 의심한다. 아치를 시진하고 요족휜발이나 편평족편평발, 평발을 확인한다.
2. 걸음걸이를 시진한다.	**2.** 절름거림은 골절, 감염 또는 퇴행성 질환일 가능성이 있다.

촉진

검진	이론적 근거
1. 발목을 촉진한다.	
a. 거골을 촉진한다.	**a.** 복사뼈은 편평족에서 쉽게 만져진다. 압통과 아킬레스건아킬레스힘줄의 안정을 확인한다.
b. 내측 복사와 외측 복사를 촉진한다.	**b.** 덩어리나 톱니 모양은 비정상적이다.
c. 뒤꿈치나 종골, 경골과 비골의 근위부를 촉진한다.	**c.** 정상적으로 촉진 시 통증이 없어야 한다. 손상의 외반 형태를 경험한다면 경골과 비골에 압통이 있을 것이다.
d. 엄지로 발목관절의 앞을 촉진한다.	**d.** 매끄럽고 통증이 없어야 한다.
e. 아킬레스건을 촉진한다. 결절이나 압통을 메모한다.	**e.** 건이 뒤꿈치 안에 있어야 한다. 톱니 모양이 있다면 아킬레스건 파열을 확인한다.
2. 발을 촉진한다.	**2.** 발은 맥박이 강하게 뛰고 따뜻해야 한다. 없다면 신경이나 혈관계의 손상을 의미한다.
a. 발의 맥박을 촉진하고 발과 발목의 체온을 사정한다. **b.** 족근골, 중족골, 관절을 따라 압통을 메모한다.	

가동범위와 특수검사

검진	이론적 근거
1. 발과 발목의 가동범위를 검사한다.	
a. 발과 발목의 족배굴곡과 족저굴곡을 검사한다.	**a.** 후굴뒤굽힘(족배굴곡, dorsiflexion)은 20°, 족저굴곡은 45°이어야 한다. 가동범위가 제한된다면 퇴행성질환, 탈구, 염증일 수 있다.
b. 발목을 한 손으로 안정시키고, 다른 손으로 뒤꿈치를 잡고 복사뼈를 내번과 외번한다[그림 18-23].	**b.** 이완이 증가되면 인대 손상을 의미한다.
c. 뒤꿈치를 안정시키고, 발쪽을 내번과 외번하면서 횡근관절가로근관절의 가동범위를 검사한다[그림 18-24].	**c.** 이완이 증가되면 인대 손상을 의미한다.
d. 중족지관절의 발가락을 굽힌다.	**d.** 가동범위의 저하는 염증과 퇴행성질환 때문일 수 있다.

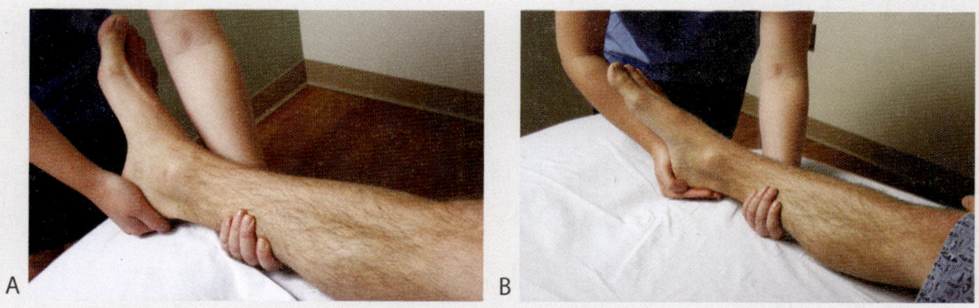

그림 18-23 A. 복사뼈의 내번 B. 외번

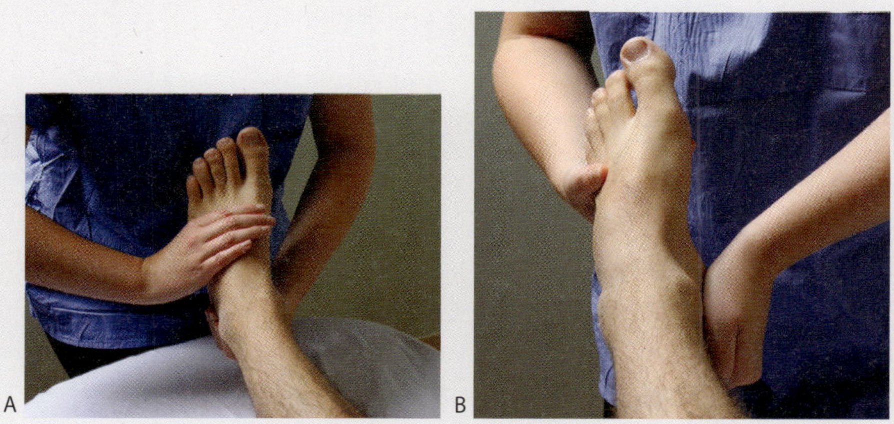

그림 18-24 A. 앞발의 내번 B. 외번

검진	이론적 근거
2. 원위부의 감각을 검사한다. 신체의 고유감각을 검사한다. 눈을 감도록 한다. 환자의 엄지발가락을 검진자의 엄지와 검지로 잡고, 다른 발가락으로 멀리 당기고 활발하게 위·아래로 움직인다. 발끝이 움직여지는 방향을 결정할 수 있는지 질문한다.	**2.** 자세를 감지할 수 있어야 한다. 불안정은 신경계 손상을 의미한다.

검진	이론적 근거
3. 앞쪽 끌기(anterior draw)를 검사한다. 환자의 발을 중립 자세로 내려놓고 검사 테이블 옆으로 앉힌다. 경골과 비골을 안정시키기 위해 관절선 위 경골 전면에 한 손을 올려놓는다. 다른 손은 종골에 잔 모양을 하여 앞에 놓는다.	**3.** 정상 움직임은 3mm이다. 더 많이 움직인다면 인대파열을 의심한다.
4. 옆옆(side-to-side)검사를 수행한다. 발목을 중립 자세로 다리를 내려놓고 검사 테이블 옆에 앉힌다. 한 손을 관절선 위에 놓아 경골과 비골을 안정시킨다. 다른 손은 뒤꿈치 주위에 놓아 격자관절이 얼마나 열려 있는지 보기 위해 외측과 중앙에 힘을 적용한다.	**4.** 양성은 통증을 유발하고 쿵하고 울린다. 이것은 거비골인대목말종아리인대의 안정성을 검사하는 것이다.
5. 톰슨검사(Thompson's test)를 수행한다. 환자의 무릎을 90°로 굽힌 채로 엎드리게 한다. 발의 족저굴곡을 만들기 위해 종아리의 중간 1/3에 압력을 가한다.	**5.** 족저굴곡이 안되는 것은 아킬레스건 파열을 의미한다.

척추검사

요통은 가장 흔하게 나타나는 불편감이다. 비교적 간단한 문제 같지만 매우 복잡하다. 관련된 사건에 대한 전반적이고 정확한 과거병력을 말하는 것은 엄밀한 진단에 도움을 준다. 요통은 손상이 반복되면서 축적되는 증상임을 명심한다(예: 나쁜 자세와 신체역학, 등근육의 불충분한 유지). 척추 손상을 사정할 때 신경검사를 수행해야만 한다. 또한 요통과 같이 나타날 수 있는 복부장애배장애를 기억한다. 복부사정배사정을 확인한다. [표 18-7]은 하부 요통의 일반적인 원인을 나타낸 것이다.

표 18-7 일반적인 등 문제

검진	이론적근거	
압박골절/등통증 Compression fracture/back pain	▪ 작은 외상 후 부인과 환자의 뼈 돌출부의 압통 ▪ 쇠약 ▪ 통증	▪ 반사와 신경이 포함되었는지 결정하기 위해 사정되어야 하는 신체의 고유감각 요구
하배부염좌 Low back strain	▪ 제한된 가동범위 ▪ 느린 걸음걸이 ▪ 하부 요통(뼈가 아닌 척추 옆의 근육 부위)	▪ 반사 작용 정상; 신체 고유감각 정상 ▪ 복부에 잡음과 덩어리 없음.
악성 또는 종양 Malignancy or tumor	▪ 2~4주 이상 지속된 요통 ▪ 돌출부 압통 ▪ 체중의 변화	▪ 감소된 반사 작용 ▪ 똑바로 누울 때 야간통증
강직척추염 Ankylosing spondylitis	▪ 활동 시 증가되는 요통 ▪ 감소된 흉부 팽창	▪ 척추굴곡척추굽힘의 감소
마미증후군 Cauda equina syndrome	▪ 요통 ▪ 대소변 실금 ▪ 새들마취(S2-S4 신경말단의 회음부의 마비나 감각의 저하)	▪ 괄약근조임근 이완 ▪ 최근 키로프라틱요법(Chiropractic manipulation), 감염, 종양
탈출척추사이원반탈출추간판 Herniated disc	▪ 발살바 수기(Valsalva maneuver)나 기침 시 악화되는 통증	▪ 무릎 아래로 방사되는 통증

시진

검진	이론적 근거
1. 방으로 들어 올 때 환자의 걸음걸이를 관찰한다. 비복근장딴지근을 검사하기 위해 한 발을 다른 발 앞에 놓도록 한다.	**1.** 걸을 수 없다면, 이것은 불가능하다. 한 걸음의 폭이 작고 아픈 쪽으로 기댄다면 골반의 문제일 수 있다.
2. 자세를 사정한다[그림 18-25].	**2.** 전만증앞굽음증의 강조가 나타난다면 근육강직이나 추간판척추사이원반 염증을 의미한다. 자세의 다른 변화, 즉 척주전만증, 척주측만증, 척주후만증척주뒤굽음증, 골반경사골반기울기를 주목한다[그림 18-26].

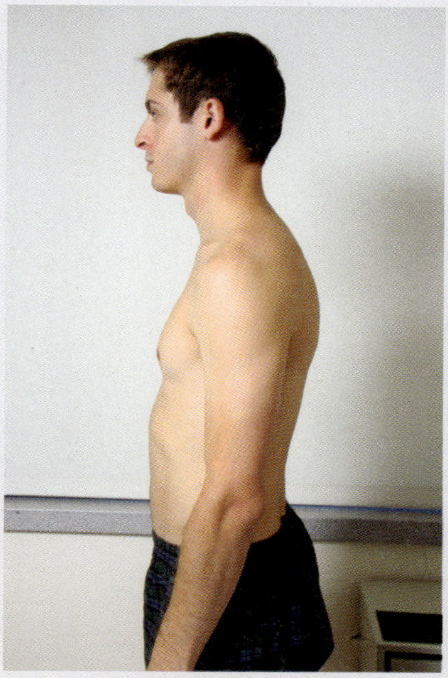

그림 18-25 자세 사정

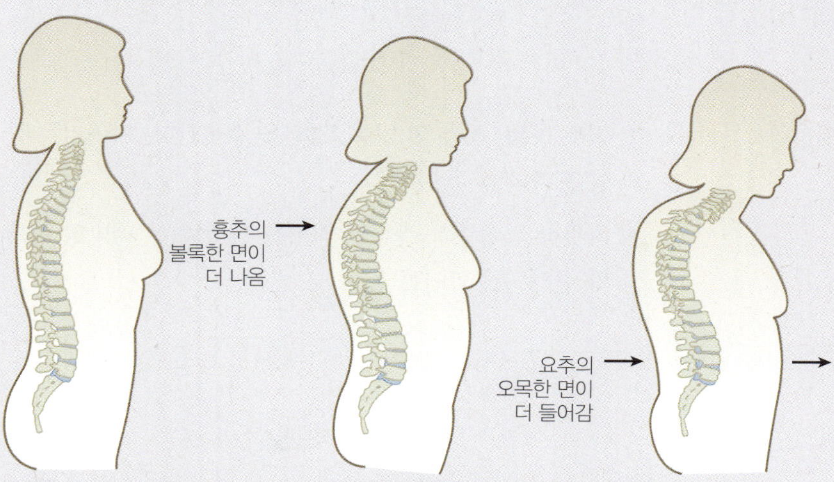

그림 18-26 비정상 척추 굽음: A. 정상 B. 척주후만증 C. 척주전만증

검진	이론적 근거

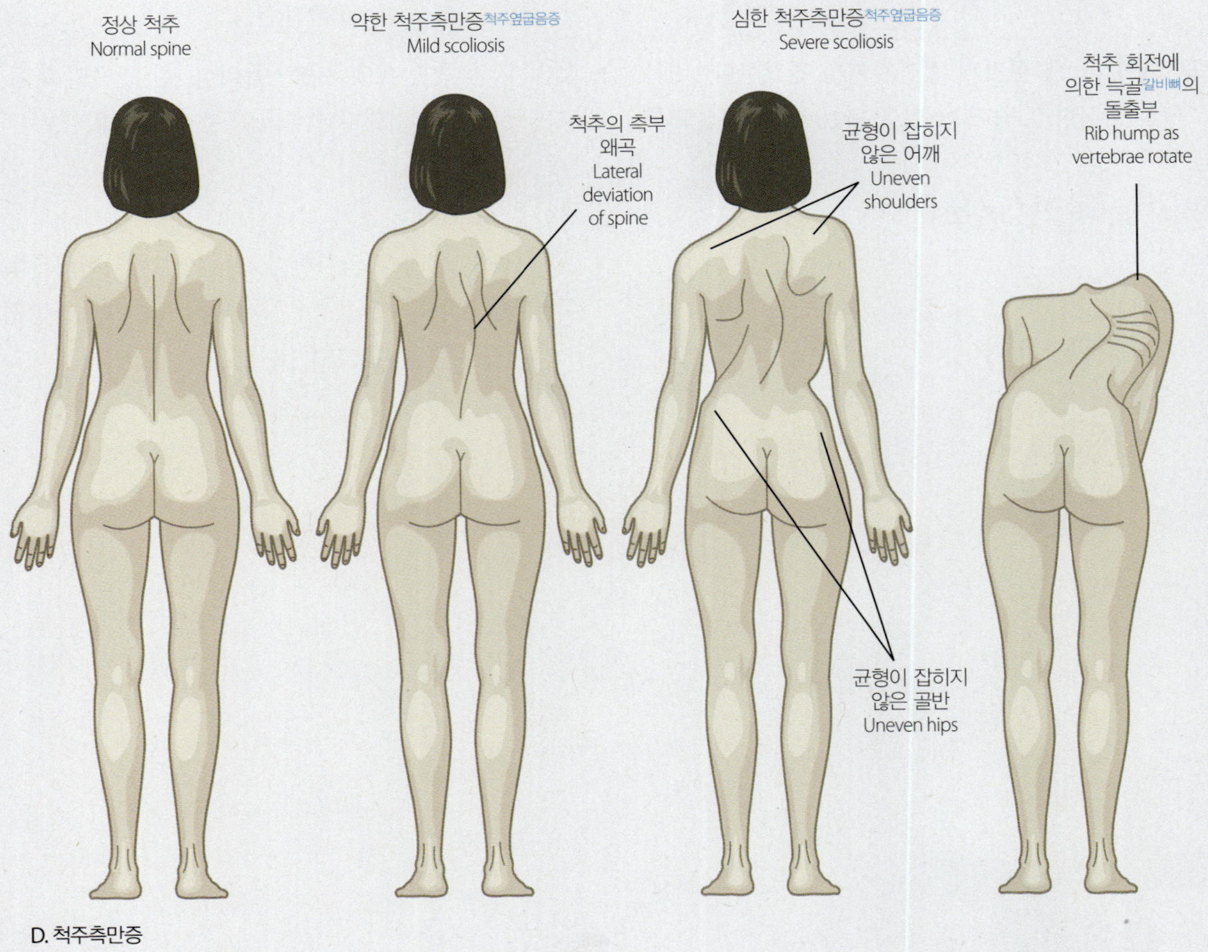

그림 18-26-계속 D. 척주측만증

시진

검진	이론적 근거
1. 척주와 척추 옆 근육을 포함하여 등을 촉진한다.	**1.** 척주 압통, 척추 옆 압통, 경련을 주목한다. 덩어리는 종양을 나타낼 수 있다.
2. 따뜻함과 원위부 맥박을 촉진한다.	**2.** 따뜻함은 염증과 관류를 의미한다. 원위부 맥박의 강도가 변하는지 확인한다.

가동범위와 특수검사

검진	이론적 근거
1. 가동범위를 관찰한다. 환자에게 발끝을 만지도록 굽히게 하고, 펴고, 옆으로 움직이게 한다[그림 18–27].	**1.** 90° 굽음굴곡이 되어야 한다. 신전은 30°가 되어야 한다. 굴곡의 부족은 추간판 문제를 제시한다. 좌 · 우 측부 굴곡은 35°가 되어야 한다.

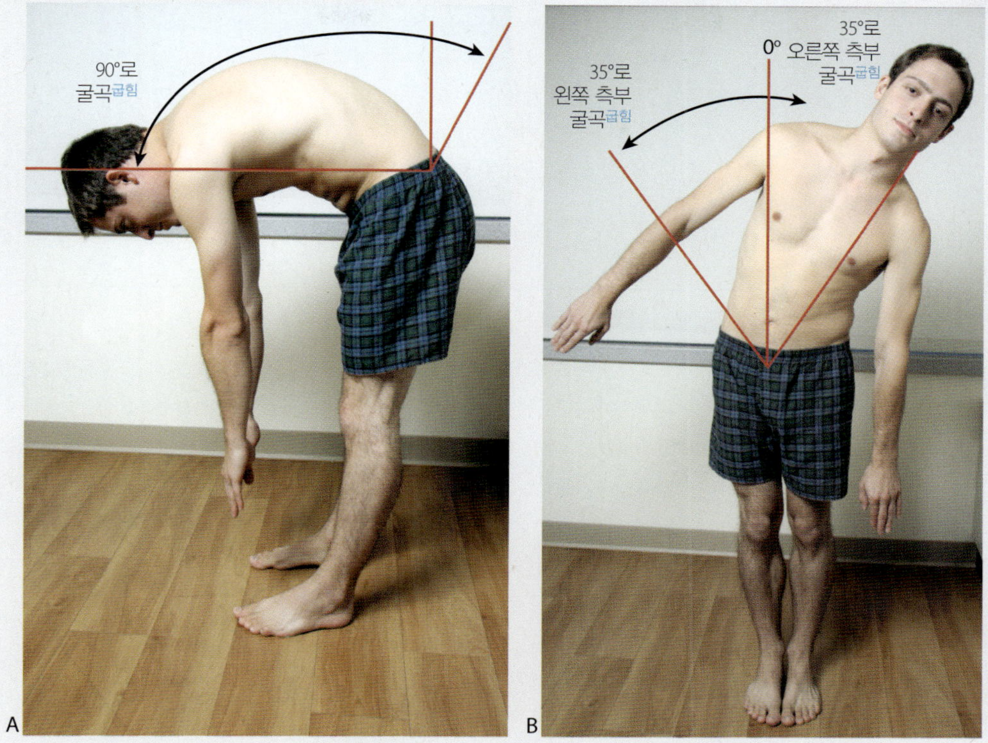

그림 18-27 척추 가동범위: A. 굴곡과 신전 B. 좌 · 우 측부 굴곡

검진	이론적 근거
2. 환자를 앉히고 족배굴곡 시 발의 힘을 조사한다.	2. 발끝들기나 족배굴곡은 L5와 S1에 대한 정보를 제공한다. 이 동작을 할 수 없다면 이 부위의 이상을 조사한다.
3. 환자를 앉히고 똑바로 다리들기를 수행한다.	3. 들려진 다리의 옆에 통증이 있다면 추간판 문제를 고려한다. 가능한 추간판 문제의 더 특별한 검사는 아픈 쪽 통증 결과와 함께 반대쪽 다리로 드는 것이다. 통증에 대한 보호로 다리를 들 때 정상적으로 뒤에 기댈 것이다.
4. 천장관절을 검사한다. 환자를 옆으로 한 채 다리를 태아 자세로 끌어당기고 팔을 펴도록 한다.	4. 천장관절의 통증이 이 운동과 함께 다시 나타날 것이다. 양성은 추간판 문제나 궤양성 대장염큰창자염을 의미한다.

진단적 추론

의료인은 건강력과 신체검진 결과를 토대로 평가 및 계획을 세우게 된다. 예를 들어, 환자는 진단을 내리는 데 도움이 되는 많은 증상들을 이야기할 것이다. 그러면 과거병력과 신체검진 결과에서 발견된 소견들로 한 개 또는 두 개 정도의 진단이 가능하게 된다. 골반통증은 일반적인 주호소이다. [표 18-8]은 골반통증과 관련된 일반적인 질환들의 감별 진단들을 설명한 것이다.

표 18-8 골반의 차별적인 진단

차별적인 진단	과거병력의 중요한 결과	신체검진의 중요한 결과	진단검사
고관절골절 Hip fracture	최근 외상, 골다공증	촉진 시 통증, 외회전 시 다리가 짧아짐, 체중부하 못함, 타박상	골반 X-선
좌골신경통궁둥신경통 Sciatica	고관절이나 골반의 최근 외상, 장시간 앉아있기, 저림, 다리 화상	마비, 대퇴부와 다리의 감각저하/비정상; 발과 다리의 허약; 걷기 어려움	MRI(골절/종양) 확인
윤활낭염주머니염 Bursitis	외상과 과사용 과거병력	관절통증과 압통, 관련된 부위의 따뜻함, 부종, 마찰음	CBC
뼈관절염 Osteoarthritis	비만, 20세 이상, 서서히 진행하는 통증	대퇴부 앞쪽 통증, 운동 시 통증, 가동범위 축소	고관절과 대퇴부 X-선

Abbreviations: CBC, complete blood count; MRI, magnetic resonance imaging; ROM, range of motion.

특수대상자의 근골격계사정

임산부에 대한 고려사항

일반적인 사항

다음의 내용을 기억한다.

- 임신 기간 동안은 골반 부위 인대의 이완, 피로, 불안정한 걸음걸이로 낙상과 넘어짐이 흔하다.
- 임신3분기는 임부의 자세가 전만증이 되고 자궁의 무게가 중앙에서 앞으로 이동한다.
- 전만증은 머리나 어깨를 뒤로 보내지 않고 다리 뒤로 중심을 이동하는 노력이다.
- 높은 구두는 전만증을 증가시킬 수 있으므로 족궁을 보조하는 낮은 신발을 신도록 명심한다.
- 임신은 체액과다와 매우 역동적인 상태이다.
- 임신은 천장관절이 이완되고 골반연골이 부드러워진다. 골반은 3분기 시(2배의 넓이) 넓어진다. 천장관절이 넓어지고 이완되기 때문에 골반은 골절이 덜 일어난다.
- 2분기 동안 임산부는 밤에 주로 대퇴부, 장딴지 또는 엉덩이의 근육경련이 있다.

목표로 삼은 건강력 질문

- 출산 예정일이 언제인가?
- 어떤 관절이든 이완이 증가(특별히 골반)되었는가?
- 어떤 운동을 하는가?
- 근육경련, 요통, 다른 근골격계 문제를 경험하는가?
- 어떤 종류의 신발을 신는가?

신생아에 대한 고려사항

시진

- 고관절을 시진하기 위해 신생아를 개구리다리 자세로 놓는다. 대퇴부 주름이 항문 아래에 있으면 탈구를 의심한다.

특수검사

- 바로오토라니검사(Barlow–Ortolani test)를 수행한다. 고관절 탈구를 발견하기 위해 신생아가 태어나 첫 해에 수행한다. 엄지는 무릎, 손가락 끝은 골반에 놓은 채로 손은 대퇴부 내측에 놓는다. 엄지를 움직여 고관절을 모은다. 아래로 압력을 주고, 천천히 대퇴부를 벌린다. 오토라니증세는 탈구된 고관절이 외전으로 줄어들 때 만져지는 째깍음으로 만져진다.
- 알리스징후(Allis's sign)을 수행한다. 신생아의 양쪽 무릎은 굽히고 대퇴부는 일자로 한 채로 침대에 똑바로 눕힌다. 만약 한쪽 무릎이 다른 쪽보다 낮다면 고관절 탈구에 대한 이 검사에서 양성이다.

소아에 대한 고려사항

일반적인 사항

다음의 내용을 기억한다.

- 어린이는 골절을 진단하기가 더 어렵다. 영상으로 확인한다.

특수대상자의 근골격계사정-계속

- 뼈가 유연하고 골막이 더 두껍고 강하다. 어린이 골절은 잘 표시되지 않고 불완전하다.
- 성장판의 골절이 가장 큰 관심사이다.
- 나이가 어린 경우 뼈에 구멍이 많아서 융기골절찜쇠골절(buckle fracture)이 더 잘 일어난다.
- 골막이 뼈의 많은 양을 생산하고 덮는 능력이 있기 때문에 어린이는 뼈가 빨리 회복된다.
- 무게중심이 어른은 요추(L4~L5)인데, 어린이는 흉추(T11~T12)에 있다. 무게중심이 위에 있기 때문에 근육이 덜 발달됨과 더불어 균형 잡기가 힘들다.
- 어린이는 6~8세까지 몸통에 비해 머리가 크다.
- 어린이는 쉽게 주의가 산만하고 위험에 대한 개념이 거의 없다.
- 자전거를 탈 때 무릎밸트를 착용한 어린이는 요추중간허리중간/척추골절(L2~L4)의 위험성이 증가한다.
- 경추는 덜 보호된다.
- 아탈구불완전탈구는 팔다리가 갑자기 세게 세로 방향으로 당겨질 때 이차적으로 나타난다.
- 어린이는 의학전문가가 사용하는 여러 가지 용어를 잘 이해하지 못한다. 발달 단계를 고려하여 어린이가 이해할 수 있는 적절한 용어를 사용한다.
- 청소년기의 급성장은 골단의 강도가 줄고, 덜 유연하여 손상에 대한 잠재력이 증가한다.

목표로 삼은 건강력 질문

- 출생력: 어린이에게 회음부 외상이 있었는가? 엄마는 산전 간호를 받았는가? 정상분만이었는가?
- 운동과 언어발달: 어린이의 미세 운동과 전체 운동 발달은 또래와 비슷한가?
- 섭취 가능한 물질: 약이나 알코올을 먹었는가?
- 사고가 아닌 외상: 어린이가 신체적 학대나 태만을 경험했는가?
- 면역 상태: 최근 예방접종을 받았는가?
- 운동 참가: 운동에 참가하고 있는가? 얼마나 자주 운동을 위한 훈련을 받는가?
- 약물: 어떤 약물을 복용하는가?(예: 비스테로이드항염제, 아스피린, 아세트아미노펜, 근육이완제, 일반의약품, 한약, 체중 감량약, 칼슘)

노인에 대한 고려사항

일반적인 사항

다음의 내용을 기억한다.

- 노인은 빠르게 진행되고 협동적이며 자극에 반응하는 뇌의 능력이 떨어지기 때문에 위험을 받아들이는 능력이 감소한다.
- 종종 시력과 집중력이 감소한다.
- 퇴행성 질환이나 관절염 때문에 목의 회전이 제한될 수 있다.
- 동맥경화성 변화가 스트레스에 반응하는 능력을 제한할 수 있다.
- 골격계가 취약하여 골절의 위험성이 증가한다.
- 근육량의 변화 때문에 뼈 돌출부가 더 도드라진다.
- 건의 탄력성이 떨어진다.
- 관절의 변화는 움직임에 제한이 있다.
- 시력과 걸음걸이의 문제 때문에 사소한 낙상 사고가 증가하지만 독립성이 감소된다는 이유로 상대방이 아는 것을 원치 않는다.
- 가동범위의 통증 제한을 역학적 제한과 구별한다.
- 굴곡, 신전, 회외, 회내, 가동범위의 감소와 감각의 변화로 생긴 관련된 통증을 항상 사정한다.
- 노인의 관절에 대한 퇴행성 변화는 X-선상의 골절과 구별하기 힘들 수 있다.
- 낙상 사고가 증가한다.
  - 매년 노인의 1/3에서 낙상 사고가 일어나고, 84%가 집에서 발생한다.
  - 낙상의 13%는 급성 의학적 상태가 먼저 존재한다(예: 어지럼증, 마비, 협심증가슴조임증).

특수대상자의 근골격계사정-계속

- 환경적인 문제/물건(가구, 양탄자, 전기코드, 울퉁불퉁한 도보)가 낙상과 관련이 있다.
- 걸음걸이나 균형의 문제인 내적 요소가 낙상과 근골격계 문제와 연관된다.
  이 요소는 알코올 소비와 함께 악화될 수 있다.

목표로 삼은 건강력 질문

- 다른 의학적 문제, 예를 들면 말초혈관질환, 골절, 쇠약에 대한 질문을 한다.
- 무슨 약을 복용합니까? 비스테로이드 항염제, 아스피린, 아세트아미노펜, 근육이완제, 일반의약품, 한약, 체중 감소 약, 칼슘, 글루코사민, 항류마티스제, 코르티코스테로이드에 대하여 질문한다. 통증을 완화시키기 위해 무엇을 하는가(예, 약, 얼음, 부목, 가정요법)?
- 다양한 약물을 복용하는가? 다양한 약물의 부작용과 상호작용을 고려해 본다.
- 적절하게 음식을 섭취하는가? 부적절한 영양과 수분섭취는 스트레스에 반응하는 능력을 변화시킬 수 있다. 부적절한 영양은 경제적인 문제, 혼자 사는 것 또는 운동 능력과 힘의 변화 때문에 음식을 준비하는 능력이 없기 때문일 수 있다.
- 노인은 대접을 잘 받고 있는가? 노인은 대접을 잘 받지 못하는 경향이 있다: 지병이 있는 노인은 푸대접에 대한 위험이 더 크다. 푸대접은 거절이나 고립에 대한 개인의 두려움 때문에 확인하기 어렵다.
- 통증이 희미한 증상이나 증후로 나타나는가? 노인은 이런 희미한 증상이나 증후가 차후 더 심해지고 아프게 될 가능성이 많다.

사례 연구

이 장을 통해서 김씨를 소개받아 왔다. 이 장은 그의 병력을 함께 끌어내고, 그 병력을 문서화하고, 신체검진을 입증한다.

주호소(현재 질환)

"오른쪽 엉덩이의 관절과 손이 아파요."

면담하는 동안 수집된 정보

김씨는 25세의 여자 환자로, 산악자전거에서 떨어져 오른쪽 고관절과 손의 통증을 호소하고 있다. 그녀는 새 산악자전거를 테스트할 때 점프를 하려는데 핸드레바가 던져지고 오른쪽으로 넘어졌다고 설명하였다. 헬멧은 쓰고 있었고, 의식도 있었다고 한다. 사고 후 그녀는 일어나서 자전거를 목발로 삼아 상점에 절름거리며 갈수 있었고, 차로 되돌아 갔다. 지난 밤에 타이레놀을 먹었으나 오늘 아침 일어날 때 오른쪽 허리와 어깨를 움직일 수 없고, 오른쪽 다리로 체중을 견뎌 낼 수 없었다. 부종은 없으나 오른쪽 대퇴부에 커다란 찰과상과 반상출혈이 있다. 오늘 아침 브래지어 착용과 양치질하기가 힘들었다고 한다. 그녀는 앉아 있으면 오른쪽 골반이 아파서 똑바로 누워 있기가 더 좋다고 한다.

김씨는 어깨, 손, 다리 손상의 과거병력은 없다. 그녀는 어떤 수술도 하지 않았다. 오로지 통증에 대한 소염진통제만을 복용하였다. 김씨는 만성 질환도 없다.

김씨의 외할머니는 관절염 환자이고, 어머니는 살아있으며 건강하다. 아버지는 관상동맥질환을 앓고 있고, 친할아버지는 관상동맥질환으로 67세에 돌아가셨다. 친할머니와 고모는 골다공증 약을 복용하고 있다. 폐질환, 당뇨, 암에 대한 가족력은 없다.

김씨는 도시에 사는 대학원생이며, 담배와 마약을 하지 않는다. 한 달에 두 잔 정도의 포도주를 마신다고 한다. 수혈을 거부하고 활발한 야외 활동을 하며 산악자전거를 좋아한다.

주요 근거	주요 사항
자전거에서 낙상	손상 기전은 오른쪽의 둔한 외상이다.
어깨를 움직일 수 없음.	반상출혈은 피하피부밑 출혈이 있고 경계 조직의 외상으로 뼈가 손상받았을 수 있다.
오른쪽 대퇴부의 커다란 찰과상과 반상출혈	알레르기는 흔히 가족적 구성 요소를 가지고 있다.

주요 근거	주요 사항
어제 밤에는 절름거리며 걸었고, 지금은 다리에 체중부하가 힘듦.	절름거림은 타박상을 의미한다. 체중부하가 힘든 것은 골절이나 통증 때문이고, 기동성에 문제가 되는 부위의 부종이 심해질 수 있다.
브래지어 착용과 양치질의 어려움.	어깨의 타박상/긴장을 의미한다.
허리를 움직일 수 없음.	이것이 부종/통증 또는 골절 때문인가?
편안한 자세는 똑바로 앉기가 아닌 앙와위(똑바로 눕기)라고 함.	골절을 의미한다.

<table>
<tr><td rowspan="2">이름 김○○</td><td>날짜 2018/03/05</td><td>시간 10:30</td></tr>
<tr><td>생년월일 1993/06/10</td><td>성별 여</td></tr>
<tr><td colspan="3">병력</td></tr>
<tr><td colspan="3">주호소
“오른쪽 엉덩이의 관절과 손이 아파요.”</td></tr>
<tr><td colspan="3">현재병력
어제 헬멧을 쓰고 산악자전거를 타고 점프하다가 떨어짐. 아세트아미노펜을 복용했음. 오늘 오전 오른쪽 어깨와 허리를 움직일 수 없고, 다리로 체중부하를 할 수 없음. 오른쪽 대퇴부에 큰 찰과상과 반상출혈이 있음. 부종 없음. 브래지어 착용과 양치질 어려움. 앙와위 좋아함: 앉게 되면 고관절 통증이 있음.</td></tr>
<tr><td colspan="3">투약
아세트아미노펜.</td></tr>
<tr><td colspan="3">알레르기
약에 대한 알레르기 알지 못함.</td></tr>
<tr><td colspan="3">과거병력
외상이나 만성 질환 없음.</td></tr>
<tr><td colspan="3">입원/수술
수술이나 입원 없음.</td></tr>
<tr><td colspan="3">가족력
외할머니: 관절염, 아버지: 관상동맥질환, 친할아버지: 관상동맥질환으로 67세에 사망, 친할머니와 고모: 골다공증.</td></tr>
<tr><td colspan="3">사회력
대학원생, 담배와 마약복용 없음, 음주 포도잔 2잔/월, 야외 활동 선호.</td></tr>
<tr><td colspan="3">계통별 문진</td></tr>
<tr><td>일반적 외모
체중변화 없음, 두통 약간, 의식장애 없음.</td><td colspan="2">심혈관계
흉통이나 심계항진두근거림 없음.</td></tr>
<tr><td>피부
대퇴부 타박상과 반상출혈.</td><td colspan="2">호흡기계
호흡곤란(shortness of breath: SOB)이나 어려움 없음.</td></tr>
<tr><td>눈
시력 변화나 복시겹보임 없음.</td><td colspan="2">소화기계
복통, 오심구역, 욕지기, 구토 없음.</td></tr>
<tr><td>코/입/목
변화 없음.</td><td colspan="2">근골격계
오른쪽 허리, 어깨의 가동범위 제한: 오른쪽 다리 체중부하 안됨: 사고 후 걸을 수 있음.</td></tr>
</table>

유방	신경계
변화 없음.	마비나 저림 없음. 기억상실 없음. 통증 때문에 오른쪽 다리의 쇠약.

신체검진

체중 51kg	체온 36.7℃	혈압 100/56mmHg
신장 160cm	맥박 100회/min	호흡 16회/min

일반적 외모
건강한 외모, 마른 백인 여자, 불편함을 나타내지 않음.

목
림프계장애 없이 유연함. 골기형뼈기형이나 압통 없음.

피부
오른쪽 무릎과 대퇴부의 찰과상과 반상출혈, 피부는 따뜻하고 건조함.

머리/귀/눈/코/목
머리 정상. 외상의 증거 없음. 동공과 눈동자 움직임 정상. 빛과 협응 반응 정상. 고막은 진주빛. 코는 깨끗함. 분비물이나 왜곡, 폐쇄 없음. 구인두입인두는 분명한 손상 없이 깨끗함. 구개수목젖는 중앙에 위치. 편도선은 대칭임.

심혈관계
약간 빈맥빠른맥이 있으나 규칙적이며 잡음과 비정상 심장음 없음.

호흡기계
양쪽 폐허파 깨끗함. 흉부 외상 증거 없음.

소화기계
외상 증거 없음: 부드럽고 압통 없음. 4분역 장음창자소리: 반동압통되튐통증(rebound tenderness)이나 덩어리 없음.

비뇨생식기계
검사 안함.

근골격계
오른쪽 대퇴부 반상출혈, 오른쪽 다리로 체중부하 힘듦.
제한된 가동범위와 오른쪽 견갑통 강함: 분명한 기형없이 견봉쇄골관절 위로 압통, 능동적으로 30° 올린 후 머리 위로 팔 올릴 수 있음.
통증 때문에 천천히 내전과 외전을 할 수 있음. 부종 없음. 통증 때문에 제한된 가동범위로 코담배갑 위로 손목 압통 있음.
색은 분홍색, 촉진 시 따뜻함. 말초혈관 충혈 2초 이내. 순환, 운동, 감각 정상.
다리: 오른쪽 대퇴부 지름 약 3cm 부종과 반상출혈, 지름 2.5cm 원위부 찰과상. 고관절과 서혜부 촉진 시 통증 있음. 대퇴부 원위부나 근위부 압통 없음. 원위부 감각 좋고 서혜고샅, 무릎뒤 발의 맥박 강함. 색은 분홍색, 촉진 시 따뜻함. 말초혈관 충혈 2초 이내. 양쪽 발끝을 흔들 수 있음. 오른쪽 다리 힘은 3/5. 반사 작용은 정상.

신경계
마비나 저림 없음. 뇌신경 CN II~XII 정상: A&B 3: 오른쪽 고관절 통증과 쇠약 때문에 걸을 수 없음.
심부건반사깊은힘줄반사 정상 2: 바빈스키 음성.

기타

임상검사

CBC	Hgb: 14g/dL	Hct: 40%
WBC: $10.1 \times 10^3/mm^3$	Neutrophils: 75%	Bands: 9%
Lymphs: 13%	Monocytes: 3%	

소변검사: 맑은 노란색 소변; 비중 1.005; pH 5.0; WBCs와 RBCs 음성; 케톤, 빌리루빈 또는 단백질 없음; 세균 없음.

특수검사 X선 오른쪽 어깨: 골절 없이 약한 견봉쇄골관절 분리. 오른쪽 고관절: 이탈 없는 고관절골절. 골반 정상, 모든 뼈에 퇴행성 변화 있음. 오른쪽 손목: 이탈 없는 주상골골절.
최종 검진 결과 오른쪽 고관절골절: 체중 부하 안됨: 목발 사용. 오른쪽 손목골절: 트럼스피카부목(Thumb spica splint) 적용. 오른쪽 견봉쇄골관절 분리: 삼각건삼각포붕대법 적용. 조기 골다공증 가능성.

참고문헌

Adkins, S., & Figler, R. (2000). Hip pain in athletes. *American Family Physician, 61,* 2109–2120.

American Society for Surgery of the Hand. (2003). *The hand: Primary care of common problems* (3rd ed.). New York, NY: Churchill Livingstone.

Biewen, P. C. (1999). A structured approach to low back pain. *Postgraduate Medicine Online, 106*(6), 102–107, 111–114.

Braunwalk, E., & Fauci, A. (2018). *Harrison's principles of internal medicine* (20th ed.). San Francisco, CA: McGraw-Hill.

Burkhart, S. (2000). A 26-year-old woman with shoulder pain. *Journal of the American Medical Association, 284,* 1559–1567.

Cardone, D., & Tallia, A. (2002). Diagnostic and therapeutic injection of the elbow region. *American Family Physician, 66,* 2097–2100.

Carragee, E. (2005). Persistent low back pain. *New England Journal of Medicine, 352,* 1891–1898.

Chapman, M. W. (2017). *Chapman's orthopaedic surgery* (6th ed.). Philadelphia, PA: Lippincott Williams & Wilkins.

Chumbley, E., O'Connor, F., & Nirschl, R. (2000). Evaluation of overuse elbow injuries. *American Family Physician, 61,* 691–702.

Daniels, J., Zook, E., & Lynch, J. (2004). Hand and wrist injuries: Part I. Non-emergent evaluation. *American Family Physician, 69,* 1941–1948.

Daniels, J., Zook, E., & Lynch, J. (2004). Hand and wrist injuries: Part II. Emergent evaluation. *American Family Physician, 69,* 1949–1956.

D'Arcy, C., & McGee, S. (2000). The rational clinical examination: Does this patient have carpal tunnel syndrome? *Journal of the American Medical Association, 283,* 3110–3117.

Deyo, R., & Weinstein, J. (2005). Low back pain. *New England Journal of Medicine, 344,* 363–370.

El-Gabalawy, H. S., Duray, P., & Goldbach-Mansky, R. (2000). Evaluating patients with arthritis of recent onset. *Journal of the American Medical Association, 284,* 2368–2373.

Emergency Nurses Association (Ed.). (2003). Pediatric trauma. In *ENPC provider manual* (3rd ed., pp. 9–10). Park Ridge, IL: Emergency Nurses Association.

Felson, D. (2006). Osteoarthritis of the knee. *New England Journal of Medicine, 354,* 841–848.

Griffin, L. (2015). *Essentials of musculoskeletal care* (15th ed.). Rosewood, IL: American Academy of Orthopedic Surgeons.

Hoppenfeld, S., & Hutton, R. (1976). *Physical examination of the spine and extremities.* New York, NY: Prentice-Hall.

Jackson, J. L., O'Malley, P. G., & Kroenke, K. (2003). Evaluation of acute knee pain in primary care. *Annals of the Institute of Medicine, 139,* 575–599.

Levine, J. D., & Reichling, D. B. (1999). Peripheral mechanisms of inflammatory pain. In P. D. Wall & R. Melzack (Eds.), *Textbook of pain* (4th ed., pp. 59–84). Philadelphia, PA: W. B. Saunders.

Lonner, J. H. (2003). A 57-year-old man with osteoarthritis of the knee. *Journal of the American Medical Association, 289,* 1016–1025.

Luime, J. J., Verhagen, A. P., & Miedema, H. S. (2004). Does this patient have an instability of the shoulder or a labrum lesion? *Journal of the American Medical Association, 292,* 1989–1999.

Magee, D. J. (2002). *Orthopedic physical assessment* (4th ed.). Philadelphia, PA: W. B. Saunders.

McCaffery, M., & Pasero, C. (1999). *Pain: Clinical manual* (2nd ed.). St. Louis, MO: Mosby.

Smith, C. C. (2004). Evaluating the painful knee: A hands-on approach to acute ligamentous and meniscal injuries. *Advanced Studies in Medicine, 4,* 362–369.

Solomon, D. H., Simel, D. L., & Bates, D. W. (2001). Does this patient have a torn meniscus or ligament of the knee? *Journal of the American Medical Association, 286,* 1610–1620.

Woodward, T. W., & Best, T. M. (2000). The painful shoulder—Part I. *American Family Physician, 61*(10), 3079–3088.

찾아보기

한글

ㄱ

ㅅ

ㅇ

ㅈ

ㅊ

ㅋ

ㅌ

ㅍ

ㅎ

영어

A

B

C

V

W

X

기타

FOURTH EDITION

Advanced Health Assessment *and* Diagnostic Reasoning

건강사정 제4판

발 행 일 2024년 1월 5일 1쇄 인쇄
2024년 1월 15일 1쇄 발행

저 자 Jacqueline Rhoads • Sandra Wiggins Petersen

역 자 강혜승 강희경 권경희 김경화 김미원 김성해 김유미 남지란 민지영 박소연 박연자 박현순 백영미 변규리 석윤희 석현진 신희건 염영선 윤정원 이선주 이영희 이인실 이창관 장형순 장효열 전소연 정경화 정유진 정윤서 조진희 최영아 최지연 한수연 한정화 현수진 홍정주

발 행 인 김재민

발 행 처 정문각 J M K
서울특별시 마포구 백범로 104, 봉화빌딩 4층

출판등록 2011년 1월 19일 제2011-000035호

전 화 02)713-0421~3

팩 스 02)704-6265

전자우편 jmk@jmkp.co.kr

홈페이지 www.jmkp.co.kr

정 가 **39,000원**

ISBN 979-11-6260-336-9 93510